Palliative Care

Susanne Kränzle · Ulrike Schmid · Christa Seeger

Hrsg.

Palliative Care

Praxis, Weiterbildung, Studium

7. Auflage

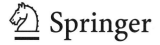

Hrsg.
Susanne Kränzle
Esslingen, Deutschland

Ulrike Schmid
Bietigheim-Bissingen, Deutschland

Christa Seeger
Stuttgart, Deutschland

ISBN 978-3-662-66042-3   ISBN 978-3-662-66043-0   (eBook)
https://doi.org/10.1007/978-3-662-66043-0

Die Deutsche Nationalbibliothek verzeichnet diese Publikation in der Deutschen Nationalbibliografie;
detaillierte bibliografische Daten sind im Internet über http://dnb.d-nb.de abrufbar.

Planung/Lektorat: Sarah Busch
Springer ist ein Imprint der eingetragenen Gesellschaft Springer-Verlag GmbH, DE und ist ein Teil von
Springer Nature.
Die Anschrift der Gesellschaft ist: Heidelberger Platz 3, 14197 Berlin, Germany

Das Papier dieses Produkts ist recyclebar.

Geleitwort von Herta Däubler-Gmelin

Liebe Leserin, lieber Leser,

die Gelegenheit, zur 7. Auflage (!!!) eines Buches ein Geleitwort zu schreiben, hat man nicht häufig im Leben. Mich freut's:

Das Buch *Palliative Care* von Susanne Kränzle, Ulrike Schmid und Christa Seeger ist wichtig. Es dürfte alle interessieren, die sich darüber Gedanken machen, dass wir Menschen unseren letzten Lebensabschnitt in Würde verbringen können. Und diejenigen, die sich genau in diesem wichtigen Bereich engagieren, ob hauptberuflich oder ehrenamtlich.

Jetzt erscheint das Buch in seiner 7. Auflage. Das unterstreicht seine Bedeutung. Es ist nicht nur für diejenigen wichtig, die sich für Palliativmedizin und Hospizwesen interessieren; es hilft vielmehr gerade denen, die in diesen Bereich selbst tätig sind und sich täglich mühen.

Deshalb wird es gebraucht.

Sie werden sehen: Die neue Auflage enthält alle wichtigen Neuerungen der letzten Jahre. Da hat sich viel getan, auch wenn noch manches zu tun ist.

Die Anschaffung lohnt, das Buch nützt allen im Bereich von Palliative Care. Und der wird immer wichtiger.

Vielen Dank den drei Herausgeberinnen.

Ihre

Prof. Dr. H. Däubler-Gmelin

Bundesministerin der Justiz a. D.

Schirmherrin der Deutschen Hospizbewegung DHPV

Berlin, den 29.5.2022

Geleitwort von Barbara Monroe

Dame Cicely Saunders died on 14 July this year at St Christopher's Hospice in London. It was a huge privilege for us to be able to look after in her final illness here in the Hospice she called home. St Christopher's opening in 1967 marked the formal start of a revolution in the care of the dying and a transformation in the practice of medicine. Dame Cicely's vision and work launched a social movement that has spread worldwide with hospice and palliative care services now established in over 120 countries. She always saw ‚hospice‘ as a philosophy, not a place and in 1969 St Christopher's pioneered the first home care team taking support out in the community.

Dame Cicely's inspiration was the concept of total pain; that the experience of physical pain was also shaped by psychological, social and spiritual experiences and that care for the patient should extend to support for family and friends both during the illness and into bereavement. Her work was based on really listening to dying individuals. She gathered hundreds of tape recordings of their stories to deliver an imaginative alternative to the then despondent response of doctors to the dying patient, ‚there is nothing more we can do‘. She created an environment and a system beyond a hospital and more like home that linked expert pain and symptom control and compassionate care with teaching and clinical research.

Palliative care matters. Everyone dies, everyone will be bereaved. The universality of this experience is why people want the security of good care at the end of life and during bereavement. Society still often sees death as a taboo subject, too difficult and dangerous to mention. This reluctance to acknowledge death can make people more isolated and afraid. Good palliative care recognises patients as people and responds to the needs of those close to them. As Dame Cicely said, „You matter because you are you“.

Challenges remain. Inadequate community support means that many cannot die at home when this would be their place of choice. The needs of the elderly are often neglected and support for those caring for someone who is very ill is often negligible. Children's needs are often ignored through mistaken efforts to protect them. We still need a sustained focus on the palliative care needs of those dying from non-cancer related illnesses. Broader initiatives are also important including; public education, bereavement support and education for non-healthcare staff who interact with the public.

Dame Cicely's first profession was nursing and she always respected nursing skills and insights. Right to the end of her life she continued to seek the next advance in treatment, the next innovation in care, saying firmly, „There is so much more to be done“. This book will help us all as we respond to the challenges ahead.

Barbara Monroe
Chief Executive, St Christopher's Hospice
September 2005

Geleitwort (Übersetzung)

Dame Cicely Saunders starb am 14. Juli 2005 im St. Christopher's Hospiz in London. Wir empfanden es als ungeheures Privileg, sie in unserem Hospiz, das sie als ihr Zuhause bezeichnete, im Endstadium ihrer Krankheit betreuen zu dürfen. Die Eröffnung von St. Christopher's im Jahr 1967 kennzeichnete den formalen Beginn einer Revolution in der Pflege sterbender Menschen ebenso wie eine Veränderung der medizinischen Praxis. Dame Cicelys Vision und ihre Arbeit begründeten eine soziale Bewegung, die sich weltweit mit Hospizen und Palliativpflegeeinrichtungen verbreitet und mittlerweile in über 120 Ländern etabliert hat. Für sie war Hospiz stets eine Philosophie und nicht nur ein Ort. 1969 richtete St. Christopher's den ersten Hausbetreuungsdienst ein.

Dame Cicely war vom Konzept des totalen Schmerzes inspiriert, die Vorstellung also, dass die Erfahrung körperlicher Schmerzen ebenso psychologische, soziale und spirituelle Komponenten mit einbezieht und die Pflege des Patienten um die Begleitung und Unterstützung der Angehörigen und Freunde während der Krankheit und in der Trauer erweitert werden muss. Ihre Arbeit stützte sich darauf, sterbenden Menschen wirklich zuzuhören. Sie zeichnete hunderte von Gesprächen mit Sterbenden auf und bot dadurch eine fantasievolle Alternative zu den entmutigenden Aussagen der Ärzte: „Wir können leider nichts mehr für Sie tun." Dame Cicely entwickelte ein Umfeld und ein System, die nicht einem Krankenhaus, sondern eher einem Zuhause glichen und kompetente Schmerzbehandlung, Symptomkontrolle und empathische Pflege mit Ausbildung und klinischer Forschung verbanden.

Palliativpflege ist wichtig. Jeder stirbt, jeder wird trauern. Die Allgemeingültigkeit dieser Erfahrung ist der Grund, warum Menschen sich die Sicherheit einer guten Pflege und Begleitung am Lebensende und während der Trauer wünschen. In der Gesellschaft wird der Tod noch immer als Tabuthema betrachtet, zu schwierig und zu gefährlich, um darüber zu sprechen. Diese Abneigung, den Tod zu akzeptieren, kann dazu führen, dass die Menschen noch isolierter und ängstlicher werden. Eine gute Palliativpflege würdigt den Patienten als Mensch und berücksichtigt die Bedürfnisse seiner Angehörigen. Wie Dame Cicely sagte: „Du bist wichtig, weil Du Du bist."

Viele Herausforderungen liegen noch vor uns. Ein unzulängliches Netzwerk in der ambulanten Versorgung bedeutet, dass viele Menschen nicht Zuhause sterben können, obwohl dies der Platz ihrer Wahl wäre. Die Bedürfnisse älterer Menschen werden oft vernachlässigt und diejenigen, die Schwerkranke pflegen, werden häufig nicht ausreichend unterstützt. Wie oft werden die Bedürfnisse sterbender Kindern in dem falschen Bemühen, sie zu beschützen, nicht beachtet? Auf die Palliativpflege derer, die nicht an Krebs sterben, muss ein dauerhafter Schwerpunkt gesetzt werden. Dazu sind weitere Denkanstöße in den Bereichen Öffentlichkeitsarbeit Trauerbegleitung sowie in der Ausbildung all jener relevant, die nicht zu den Gesundheitsprofessionen gehören und in Interaktion mit der Öffentlichkeit treten.

Dame Cicelys erster Beruf war Krankenschwester, und sie respektierte stets pflegerische Fertigkeiten und Einsichten. Noch am Ende ihres Lebens war sie um weitere Fortschritte in der Behandlung und stetige Innovationen in der Pflege bemüht und betonte: „Es gibt noch so viel zu tun!" Dieses Buch wird uns allen eine Hilfe sein, wenn wir uns den zukünftigen Aufgaben stellen wollen.

Barbara Monroe
Chief Executive, St Christopher's Hospice
September 2005

Vorwort zur 7. Auflage

Liebe Leserinnen, liebe Leser,

wenn uns zu Beginn jemand gesagt hätte, dieses Buch würde einmal ein grundständiges Werk im Themenbereich Palliative Care werden, so hätten wir das nicht geglaubt. Umso dankbarer sind wir, dass es nun schon in der 7. Auflage erscheint. Danke für alle Anregungen und Rückmeldungen, die uns zu den vorangegangenen Auflagen erreicht haben! In besonderer Weise geht unser Dank an alle Autorinnen und Autoren, die den Erfolg dieses Werkes maßgeblich mitgestalten.

Seit der letzten Auflage gab es ein einschneidendes Ereignis: In der Bundesrepublik wurde das Gesetz zum Verbot der geschäftsmäßigen Beihilfe zum Suizid, der § 217 StGB, vom Bundesverfassungsgericht für nichtig erklärt. Das bedeutet, dass nunmehr die Suizidassistenz eine legale und verfügbare Option werden wird, sich das Leben zu nehmen, und zwar ohne dass „materielle Kriterien" wie z. B. eine schwere Erkrankung vorliegen müssen. Das höchste Gericht gab den Klagen verschiedener Menschen und Berufsgruppen statt, die sich durch die bisherige Regelung in ihrer Freiheit eingeschränkt sahen, durch die Gabe eines todbringenden Medikamentes sterben oder jemandem auf diese Weise beim Sterben helfen zu können. Der Gesetzgeber ist aufgefordert, dafür einen Rahmen zu schaffen.

Für alle, die im Gesundheitswesen tätig sind, für jede Mitarbeiterin, für Leitungskräfte, für Teams, für Einrichtungen und Träger heißt das nun: Sie müssen sich positionieren und sich verhalten, eine Haltung finden zur Suizidassistenz. Niemand kann gezwungen werden, Beihilfe zum Suizid zu leisten oder auch nur zu organisieren, so steht es im Urteil des Bundesverfassungsgerichts. Doch die Fragen danach werden kommen, und es gilt, sich respektvoll und kompetent zu verhalten den Menschen gegenüber, die mit den Pflegenden, Ärztinnen und Ärzten, Seelsorgenden und anderen darüber sprechen möchten.

Palliative Care ist das Angebot in der „anderen Waagschale" im Blick auf das Lebensende. Es geht hierbei um ein ganz besonderes Verständnis von Sorge für die schwerkranken und sterbenden Menschen und ihre Angehörigen. Wir wissen, dass Menschen, die sich gut umsorgt fühlen, nicht zu anhaltenden Suizidwünschen neigen. Wir möchten Sie daher gerne ermutigen, sich jeden Tag mit jedem Menschen, den Sie betreuen, wieder neu auf den Weg zu machen, ohne gleichzeitig die Achtsamkeit sich selbst gegenüber zu verlieren. Wir hoffen, unser Buch kann Sie dabei unterstützen.

Wir danken allen herzlich, die die 7. Auflage mit ermöglicht haben. Die Praxiserfahrung unserer Autorinnen und Autoren ist eines der Erfolgsgeheimnisse dieses Buches. Dem Springer-Verlag danken wir für die Möglichkeit, eine neue Auflage herausgeben zu können – danke für alle professionelle und gleichzeitig geduldige Unterstützung. Frau Sarah Busch und Frau Dr. Ulrike Niesel seien hier stellvertretend genannt.

Susanne Kränzle
Ulrike Schmid
Christa Seeger
Esslingen
Juni 2022

Inhaltsverzeichnis

IV   Palliative Pflege und komplementäre Therapien

V   Trauer

Herausgeber- und Autorenverzeichnis

Über die Herausgeberinnen

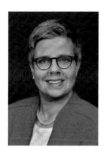

Susanne Kränzle
MAS Palliative Care, Pflegefachkraft, Hospiz- und Palliativfachkraft, Gesamtleitung Hospiz Esslingen, ehemalige Vorsitzende des Hospiz- und PalliativVerband Baden-Württemberg e. V.

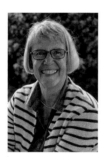

Ulrike Schmid
Freiberufliche Erwachsenenbildnerin und Lernbegleiterin im Bereich Palliative Care und Schmerzlinderung, zertifizierte Trainerin für Palliative Care (DGP), Supervisorin (DGSV), Fachbuchautorin, Lehrbeauftragte der HFH, MAS Palliative Care.

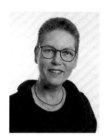

Christa Seeger
Diakonin und Palliative-Care-Fachkraft. 2000–2022 Leitung des Ambulanten Hospizdienstes für Erwachsene, Begleitung in Krankenhäusern und Pflegeeinrichtungen, Hospiz Stuttgart, Beratung von Pflegeteams zur Implementierung von Palliative Care.

Kurzbiografien der Autorinnen und Autoren

Kirsten Allgayer
Diplom-Sozialpädagogin, Systemische Familientherapeutin, Kinder- und Jugendtrauerbegleiterin, traumazentrierte Fachberatung, Traumapädagogin. Leitung und Koordination des Kinder- und Jugendhospizdienst Sternentraum in Backnang/Rems-Murr-Kreis.

Kristina Class
Kinaesthetics-Trainerin (EKA), Gesundheitspädagogin (AK), Krankenschwester mit Fachweiterbildung Intensivpflege. Als Kinaesthetics-Trainerin in verschiedenen Institutionen und Fachbereichen des Gesundheitswesens tätig.

Dipl.-Päd. Angelika Farnung
Diplompädagogin, Supervisorin, Traumatherapeutin, engagiert sich ehrenamtlich in der Beratung von traumatisierten Geflüchteten und Frauen nach Gewalterfahrung, forscht danach, was für die Menschen ein Weiterleben möglich und sinnvoll macht.

Angelika Feichtner
MSc, DGKP, Autorin und Mitglied der Ethikgruppe der Österreichischen Palliativgesellschaft.

Dipl.-Psych. Esther Fischinger
Klinische Psychologin, Kinder- und Jugendlichen-Psychotherapeutin (tiefenpsychologisches Richtlinienverfahren) in eigener Praxis, Weiterbildung in Systemischer Familientherapie, Dozentin der Bayerischen Psychotherapeutenkammer, Referentin und Supervisorin für Palliative Care und Hospizarbeit.

Evelyn Franke
Dipl.-Lehrerin, Dipl.-Rehabilitationspädagogin, NEPA, Palliative Care, Ethikberaterin im Gesundheitswesen, Fachbuchautorin, seit 1980 in der Begleitung von Menschen mit kognitiven Beeinträchtigungen tätig, Fortbildungen und Beratungen.

Dr. med. Christoph Gerhard
Arzt für Neurologie, Palliativmedizin, Spezielle Schmerztherapie, Weiterbildungsstudium Medizinische Ethik an der Fernuniversität Hagen, Weiterbildung für universitäre Palliativdozenten (Train the Trainer/Harvard University Curriculum), Master Palliative Care (Akademie für Palliativmedizin Bonn/Lehrstuhl der Universität Bonn), Wissenschaftlicher Leiter der Niederrheinischen Akademie und SAPV Dinslaken, Hochschuldozent (Münster, Zürich, Westschweiz). Sprecher der AG Nichttumorpatienten der DGP.

Hermann Glaser
Gesundheits- und Krankenpfleger; Experte für Anthroposophische Pflege (IFAN); Ausbilder für Rhythmische Einreibungen nach Wegman/Hauschka; 1993–2007 Leitung einer internistischen Pflegegruppe in der Filderklinik, seitdem Mitarbeiter im Zentrum für Integrative Onkologie und Praxisanleiter und Koordinator für die praktische Ausbildung am Pflege-Bildungszentrum an der Filderklinik; Kinaesthetics-Trainer Stufe 2.

Dipl.-Psych. Dipl.-Biol. Martin Göth
Gestalttherapeut; Psychoonkologe am Südwestdeutschen Tumorzentrum, Comprehensive Cancer Center, Universitätsklinikum Tübingen.

Dr. Margit Gratz
Theologin, Fachkraft Palliative Care, zertifizierte Kursleiterin (DGP), seit 1997 ehren- und hauptamtlich in Hospizarbeit und Palliative Care tätig. Tätigkeitsschwerpunkte waren und sind u. a. Koordination, Leitung einer Hospizeinrichtung, Implementierung, Forschung sowie Lehre in Hospizarbeit, Palliative Care und Spiritual Care für Ehren- und Hauptamtliche.

Inger Hermann
Studium der Philologie, Universität Tübingen; Lehrtätigkeit in Uganda, Nigeria und Deutschland; seit 1987 in der Hospizarbeit tätig; ab 1991 Lehrauftrag der Ev. Fachhochschule für Sozialwesen, Reutlingen; 1997–2002 Bildungsreferentin am Hospiz Stuttgart, Autorin.

Susanne Hill
Krankenschwester und Wundexpertin ICW. Seit 2005 tätig auf der Palliativstation der Universitätsmedizin Mainz.

Claudia Jaun
Theologin, MAS Palliative Care, arbeitete von 2001 bis 2019 bei der Katholischen Kirche Stadt Luzern, von 2004 bis 2019 beauftragt als Betagtenheimseelsorgerin, von 2015

bis 2019 in einem Pflegezentrum mit einer Palliativabteilung. Zudem von 2012 bis 2020 Koordinatorin bzw. Fachbereichsleiterin Betagtenheimseelsorge. Seit 2020 Gemeinde-seelsorgerin im Kanton Luzern, seit 2022 bei der Katholischen Kirche Stadt Luzern.

Martin Klumpp

Evangelische Theologie, Familien-, Ehe- und Lebensberatung; seit 1979 Leiter von Gesprächsgruppen für trauernde Menschen, Mitbegründer des Hospiz Stuttgart, Prä-lat i.R. der Evangelischen Landeskirche in Württemberg.

Dr. Dr. Marina Kojer

Hon.-Prof. Dr. phil. (Psychologie), Dr. med. (Ärztin für Allgemeinmedizin, Fachärztin für Geriatrie), Begründerin und Chefärztin i.R. der Abteilung für palliativmedizinische Geriatrie im Geriatriezentrum am Wienerwald (Wien), Ehrenvorsitzende der interna-tionalen, deutschsprachigen Fachgesellschaft für Palliative Geriatrie (FGPG).

Susanne Kränzle

MAS Palliative Care, Pflegefachkraft, Hospiz- und Palliativfachkraft, Gesamtleitung Hospiz Esslingen, ehemalige Vorsitzende des Hospiz- und PalliativVerband Baden-Württemberg e. V.

Petra Leidig-Woltering

Fachkrankenschwester für Innere Medizin und Intensivmedizin, Praxisbegleiterin für Basale Stimulation® in der Pflege, Heilpraktikerin, Ausbildung in Reflexzonentherapie am Fuß nach Hanne Marquardt, ROMPC® (Relationship-oriented Meridian-based Psychotherapy, Counselling and Coaching)-Therapeutin und -Coach, Fachkraft Palli-ative Care, Pflegerische Schmerzexpertin (Zertifikat Deutsche Schmerzgesellschaft). Seit 2015 tätig im Hospiz Veronika Eningen unter Achalm.

Univ.-Prof. Dr. med. Georg Marckmann, MPH

Studium der Medizin und Philosophie an der Universität Tübingen, Public-Health-Studium an der Harvard-Universität in Boston; Habilitation für Ethik in der Medizin. Seit 2010 Professor für Ethik, Geschichte und Theorie der Medizin an der Ludwig-Maximilians-Universität München.

Hanne Marquardt

Seit 1958 Weiterentwicklung der Fußbehandlung aus den USA zur heutigen Reflexzo-nentherapie am Fuß (RZF). Über 50 Jahre eigene Praxis, vorwiegend mit RZF. Fach-buchautorin. Ausbildung zur Krankenschwester (England), staatlich geprüfe Masseurin, Atemtherapeutin und Heilpraktikerin.

Prof. Dr. med. Christian Albrecht May

Studium der Humanmedizin und Philosophie in Erlangen; klinische Erfahrung in der Psychiatrie und Onkologie; Habilitation 2002 im Fach Anatomie; seit 2004 Professor für Anatomie an der TU Dresden. Forschungsgebiete: funktionelle Morphologie des Auges und der Haut, Aspekte der Persönlichkeit.

Christa Mellis

Seit 1993 selbstständige Trainerin, Referentin, Coach im Bereich Methoden- und Sozi-alkompetenz, Schwerpunkte Selbst- und Zeitmanagement, Kommunikation, Umgang mit schwierigen Gesprächssituationen und schwierigen Gesprächspartner*innen, Kon-fliktbewältigung, Moderation, Lehrauftrag an der Fachschule für Organisation und Führung (FOF), Kursbegleitung Palliative-Care-Kurse.

Prof. Dr. H. Christof Müller-Busch

Leitender Arzt i.R. der Abteilung für Anästhesiologie, Schmerztherapie und Palliativmedizin am Gemeinschaftskrankenhaus Havelhöhe, Berlin. Dozent in Weiterbildungskursen Palliative Care sowie im Fernstudiengang „Palliativbegleitung" am ILS, Hamburg.

Hans Nau

Dipl-. Sozialarbeiter und Leiter der Sozialen Arbeit sowie Koordinator des Netzwerks Palliativmedizin am Klinikum Stuttgart, seit 12/2019 in Rente, Supervisor mit Weiterbildung Hospiz und Palliative Care, Sprecher der AG Palliative Care und Hospiz bei der Deutschen Vereinigung für Soziale Arbeit im Gesundheitswesen e. V. (DVSG).

Eva Niedermann

Fachmitarbeiterin Alter und Generationen, Abteilung Kirchenentwicklung an der evangelisch-reformierten Landeskirche des Kantons Zürich. Pflegefachfrau. MAS in Palliative Care. Projektleitung Letzte Hilfe Kurs Schweiz. Mitglied im Herausgeberbeirat der Fachzeitschrift für Palliative Geriatrie FGPG.

Maria Patzlsperger

MAS Palliative Care, Pflegefachfrau, Tätigkeit im Hospiz.

Dr. rer. cur. Sabine Proksch

Studium der Pflegepädagogik, Pflegewissenschaftlerin. Themenschwerpunkte: Personalentwicklung, Leadership, Management, Pflegeentwicklung. Pflegedirektorin, Kreiskliniken Reutlingen GmbH.

Carola Riehm

Krankenschwester, Pflegedienstleitung der Filderklinik gGmbH; B.A. Pflegewissenschaft; zertifizierte Kursleitung Palliative Care (DGP) Expertin für anthroposophische Pflege (IFAN). pflegerische Leitung und Koordinatorin der Palliativstation der Filderklinik; AlFa; Case Managerin (DGCC).

Prof. Dr. Traugott Roser

Evangelischer Theologe, Pfarrer und seit 2013 Hochschullehrer an der Westfälischen Wilhelms-Universität Münster; gemeinsam mit Prof. Eckhard Frick hatte er 2010–2013 die erste Professur für Spiritual Care in Deutschland (an der Ludwig-Maximilians-Universität München) inne.

Wolfgang Schanz

Krankenpfleger und Lehrer für Pflegeberufe, Kontaktstudium Palliative Care an der Evangelischen Hochschule Freiburg.

Ulrike Schmid

Freiberufliche Erwachsenenbildnerin und Lernbegleiterin im Bereich Palliative Care und Schmerzlinderung, zertifizierte Trainerin für Palliative Care (DGP), Supervisorin (DGSV), Fachbuchautorin, Lehrbeauftragte der HFH, Diplomübersetzerin. Gründungsmitglied der LAG Hospiz BW (heute HPVBW). MAS Palliative Care.

Margarete Schnaufer

Graduierte Musikpädagogin, Diplom-Sozialpädagogin, Integrative Musik- und Gestalttherapeutin, zertifizierte Lehrtherapeutin (DMtG). Seit 1983 klinische Praxis mit pflegebedürftigen alten Menschen, chronisch psychisch Kranken, schwerstkranken und sterbenden Menschen; Lehr- und Vortragstätigkeit. Seit 1992 Integrative Musiktherapie/Integrative Gestalttherapie, Lehrtherapie und Supervision in freier Praxis. Mitglied in: Deutsche Musiktherapeutische Gesellschaft (DMtG e.V.); MAKS (Musiktherapeutischer Arbeitskreis Stuttgart); Qualitätszirkel der FPI-Lehrtherapeuten Baden-Württemberg; Pesso-Vereinigung Schweiz-Deutschland (PVSD).

Dr. med. Wolfgang G. Schulze

Arzt für Strahlentherapie (Patent Bestrahlungstechnik bei Hirnmetastasen), Palliativmedizin, Radiologie. Master, Kursleiter und Train-the-Trainer-Absolvent der Harvard University, Curriculum Palliativmedizin. Aufbau (CA, im Ruhestand) der Palliativmedizin in Bayreuth, aktuell noch SAPV. Medizinische Hypnose und MedHypKompakt-Ausbilder der MEG. Überregionale Dozententätigkeit, Kurse und Publikationen in Palliativmedizin, Strahlentherapie, Hypnotherapie.

Christa Seeger

Diakonin und Palliative-Care-Fachkraft. 2000–2022 Leitung Ambulanter Hospizdienst für Erwachsene, Begleitung in Krankenhäusern und Pflegeeinrichtungen, Hospiz Stuttgart, Beratung von Pflegeteams zur Implementierung von Palliative Care.

Dr. rer. soc. Gudrun Silberzahn-Jandt

Palliative-Care-Fachkraft, Kulturwissenschaftlerin und Ethnologin, langjährige Erfahrung in der Hospizarbeit, freiberufliche Dozentin, tätig in Lehre und Forschung sowie im Ausstellungswesen.

Prof. jur. Konrad Stolz

Professor für Jugend- und Familienrecht an der Hochschule für Sozialwesen ehemals Hochschule für Sozialwesen Esslingen und Vormundschaftsrichter beim Amtsgericht Stuttgart.

Manuela Völkel

Pflegeexpertin, Master Palliative Care (MAS), hauptberuflich Lehrerin für Pflegeberufe und Kursleitung Palliative Care im Pflegebildungszentrum der Diakonie Südwestfalen in Siegen. Freiberuflich in Wissenschaft, Lehre und Beratung tätig.

Vera Gräfin von Harrach

Kunsthistorikerin, Dipl.-Kunsttherapeutin, Einzel- und Gruppenarbeit, ab 1998 viele Jahre in der ambulanten Hospizarbeit tätig und seit 2012 als Kunsttherapeutin in stationären Hospizen.

Dr. Birgit Weihrauch

Staatsrätin a.D., Ärztin/Sozialmedizin. Mehrjährige ärztliche Tätigkeit in der Inneren Medizin, Kinderheilkunde und einer Praxis für Allgemeinmedizin; u. a. langjährige leitende Tätigkeit im Gesundheitsministerium des Landes NRW; zuletzt Staatsrätin bei der Senatorin für Arbeit, Frauen, Gesundheit, Jugend und Soziales der Freien Hansestadt Bremen. 2006–2012 Vorstandsvorsitzende des Deutschen Hospiz- und Palliativ-Verbands (DHPV) e.V. Berlin; 2008–2012 auch Vorsitzende der Deutschen Hospiz- und PalliativStiftung. Mitglied der Charta-Steuerungsgruppe.

Dorothee Wellens-Mücher

MTR-A, Altenpflegerin, Heilpraktikerin. Sie gründete die Schule MediAkupress® und entwickelte das Konzept „Begleitende Hände". Buchveröffentlichung *Akupressur in Pflege und Betreuung*.

Apl. Prof. Dr. med. Andreas Zieger

Facharzt für Neurochirurgie – Rehabilitationswesen i.R., Mitglied im Lehrkörper der Carl von Ossietzky Universität Oldenburg, Institut für Sonder- und Rehabilitationspädagogik, Vorsitzender des Vereins Neuro-Netzwerk Weser-Ems e.V. und Ehrenmitglied der Deutschen Wachkoma Gesellschaft.

Verzeichnis der Mitarbeiterinnen und Mitarbeiter

Kirsten Allgayer   Backnang, Deutschland

Kristina Class   Ludwigsburg, Deutschland

Angelika Farnung   Stuttgart, Deutschland

Angelika Feichtner   Innsbruck, Österreich

Dipl. Psych. Esther Fischinger   München, Deutschland

Dipl. Rehapäd. Evelyn Franke   Kernen im Remstal, Deutschland

Dr. med. Christoph Gerhard   Dinslaken, Deutschland

Hermann Glaser   Filderstadt, Deutschland

Dipl. Psych. Dipl. Biol. Martin Göth   Tübingen, Deutschland

Dr. Margit Gratz   München, Deutschland

Inger Hermann   Stuttgart, Deutschland

Susanne Hill   Mainz, Deutschland

Claudia Jaun   Grosswangen, Schweiz

Martin Klumpp   Stuttgart, Deutschland

Dr. Dr. Marina Kojer   Wien, Österreich

Susanne Kränzle   Esslingen, Deutschland

Petra Leidig-Woltering   Pfullingen, Deutschland

Prof. Dr. med. Georg Marckmann   München, Deutschland

Hanne Marquardt   Königsfeld-Burgberg, Deutschland

Prof. Dr. med. Christian Albrecht May   Dresden, Deutschland

Christa Mellis   Gomaringen, Deutschland

Prof. Dr. H. Christof Müller-Busch   Berlin, Deutschland

Hans Nau   Stuttgart, Deutschland

Eva Niedermann   Stäfa, Schweiz

Maria Patzlsperger   Zürich, Schweiz

Dr. rer. cur. Sabine Proksch   Reutlingen, Deutschland

Carola Riehm   Sindelfingen, Deutschland

Prof. Dr. Traugott Roser   Hattenhofen-Haspelmoor, Deutschland

Wolfgang Schanz   Au, Deutschland

Ulrike Schmid   Bietigheim-Bissingen, Deutschland

Margarete Schnaufer   Stuttgart, Deutschland

Dr. med. Wolfgang G. Schulze   Bayreuth, Deutschland

Christa Seeger   Stuttgart, Deutschland

Dr. Gudrun Silberzahn-Jandt   Esslingen, Deutschland

Prof. Dr. Konrad Stolz   Stuttgart, Deutschland

Manuela Völkel   Erndtebrück, Deutschland

Vera Gräfin von Harrach   Hohengehren, Deutschland

Dr. Birgit Weihrauch   Köln, Deutschland

Dorothee Wellens-Mücher   Bremen, Deutschland

Apl. Prof. Dr. Andreas Zieger   Oldenburg, Deutschland

Grundlagen

Inhaltsverzeichnis

Geschichte, Selbstverständnis und Zukunftsstrategien von Palliative Care

Susanne Kränzle und Birgit Weihrauch

Inhaltsverzeichnis

© Springer-Verlag GmbH Deutschland, ein Teil von Springer Nature 2023
S. Kränzle et al. (Hrsg.), *Palliative Care*, https://doi.org/10.1007/978-3-662-66043-0_1

1

1.1 Geschichte und Selbstverständnis

Susanne Kränzle

In Kürze

Der Begriff „Hospiz" war bereits im frühen Mittelalter gebräuchlich und wird assoziiert mit Gastfreundschaft, Herberge, Freundlichkeit und Großzügigkeit, Sorgetragen für unsere Mitmenschen.

1.1.1 Historische Entwicklung

Hospize waren in der Regel von Ordensleuten betriebene Herbergen für Pilger, die über ganz Europa verteilt entlang der großen Pilgerstraßen als Raststätten für erschöpfte, arme und kranke Menschen dienten. In Hospizen wurde gelebt, gestorben, geboren; es wurde die damals zur Verfügung stehende Art von Heilkunst von oft sehr gebildeten Mönchen und Nonnen betrieben. In den Regeln der Malteser und Johanniter aus dem 12. Jahrhundert war zu lesen, die Armen und Kranken seien „wie der Herr selbst" zu behandeln – das Evangelium diente als Grundlage und Richtschnur für die Aufnahme Fremder und für den Umgang mit ihnen in Hospizen.

Erstmals wurde die Pflege und Versorgung Armer, Kranker und Sterbender systematisiert und organisiert von einem Priester und Ordensgründer im Frankreich des 16. und 17. Jahrhunderts: Vinzenz von Paul (1581–1660), der den Orden der Vinzentinerinnen oder Barmherzigen Schwestern zusammen mit Louise von Marillac im Paris des ausgehenden 16. Jahrhunderts gründete. Aus seinem christlichen Verständnis trug Vinzenz von Paul Sorge dafür, dass für Bedürftige mit finanzieller Hilfe von Reichen und mit der Tatkraft der „Filles de la Charité", wie er seine Schwestern nannte, menschenwürdige Bedingungen zum Leben und zum Sterben geschaffen wurden. Noch heute sind in Paris die „Hôtels de Dieu" zu besichtigen, die „Herbergen Gottes", in denen die Ärmsten der Armen Aufnahme fanden und nach allen Regeln der Kunst betreut wurden.

Nachdem die meisten Einrichtungen und Tätigkeitsfelder der Orden der Säkularisation zum Opfer gefallen waren, stellte Ende des 19. Jahrhunderts Mary Akinhead ihr Haus in Dublin als erstes „modernes" Hospiz zur Verfügung. Sie war Gründerin des Ordens der „Irish Sisters of Charity". Eine der Aufgaben dieses sozialkaritativ tätigen Ordens war die Pflege und Versorgung sterbender Menschen. Mary Akinhead entschied sich für die Bezeichnung „Hospiz", weil das Haus genau wie ein traditionelles Hospiz einen Ort darstellen sollte, an dem Menschen alles finden und bekommen konnten, was sie für den letzten Abschnitt auf der Pilgerreise ihres Lebens brauchten.

Im Jahre 1905 eröffneten einige ihrer Schwestern ein ähnliches Haus in London, das „St. Joseph's Hospice". Etwa zeitgleich wurden zwei weitere Hospize von Angehörigen anderer Ordensgemeinschaften eröffnet.

Während sich die Entstehung dieser frühen Hospize allmählich in Europa ausbreitete, erkannte man auch in Amerika die Notwendigkeit solch spezieller Einrichtungen. Die Dominikanerin Rose Hawthorne und ihre Mitschwestern widmeten sich der Pflege unheilbar kranker Menschen. Ihr erstes von insgesamt sieben Hospizen öffnete 1899 in New York seine Pforten.

Eine Gruppe New Yorker Sozialarbeiterinnen gründete in den 1950er-Jahren die Gesellschaft „Cancer Care Inc.", deren Ziel es war, Menschen beim Sterben zuhause zu unterstützen. Beinahe parallel dazu erfolgte die Gründung der „Marie-Curie-Stiftung", die sich mit den Folgen bösartiger Krankheiten beschäftigte. Aus den Berichten ging die Dringlichkeit zur Einrichtung von Hospizen zweifelsfrei hervor.

Im England der späten 1940er-Jahre freundete sich indes in einem Krankenhaus in London Dr. Cicely Saunders, Krankenschwester, Ärztin und Sozialarbeiterin, mit David Tasma an, einem polnischen Juden, der dem Warschauer Ghetto entkommen war. Er war unheilbar an Krebs erkrankt. Im Verlauf ihrer Gespräche und ihrer kurzen, zarten Liebesbeziehung entstand die Vision von einem Haus, in dem den Bedürfnissen Sterbender Rechnung getragen würde, wo Menschen in Frieden und in Würde sterben könnten. David Tasma starb 1948 und hinterließ Dr. Saunders 500 Pfund Sterling mit den Worten: „Ich werde ein Fenster in deinem Heim sein." Dieses Fenster existiert noch heute in St. Christopher's. Cicely Saunders war unermüdlich unterwegs, um eigene Erfahrungen in der Begegnung mit Sterbenden zu machen, zu hören, was diese wünschten und brauchten, wovor sie sich fürchteten, welches ihre Nöte und Ängste waren. Es gelang ihr, viele Menschen für ihre Idee zu begeistern, ein Haus für Sterbende zu bauen. Und so konnte 1967, nach fast 20 Jahren der Vorbereitung, das erste moderne Hospiz in London eröffnet werden: St. Christopher's, das bis heute als „die Mutter aller Hospize" gilt und ständig innovativ und kreativ das Wesen der Hospizarbeit vorantreibt.

Von England ausgehend breitete sich die Hospizidee rasch in andere Länder aus: Der Beginn fand in den USA mit der Gründung des „Hospital Support-Teams" im St. Louis Hospital in New York 1974 statt. Im Jahr 1975 entstand in Montreal die erste „Palliativstation" am Royal Victoria Hospital, eine Hospizeinrichtung nach modernem Konzept, allerdings in ein Krankenhaus integriert. Im St. Louis Hospice in Sheffield (UK) entstand 1975 das erste „Day-Care-Centre", also eine Hospiz-Tagesbetreuungsstätte. Weitere Gründungen folgten in Australien, Neuseeland, Skandinavien, Schweiz, Frankreich, Japan, Polen und Russland. In der

Mehrzahl dieser Länder sind Lehrstühle für Palliativmedizin eingerichtet worden, und Palliativmedizin wurde eine anerkannte Spezialisierung in der facharztlichen Ausbildung, meist als sog. „Zusatzbezeichnung" für Anästhesisten, Internisten oder andere Fachdisziplinen.

In den USA begann zu dieser Zeit die junge Schweizer Psychiaterin Dr. Elisabeth Kübler-Ross, in anderer Weise der Hospizbewegung den Weg zu bereiten. Sie brach im Dialog mit sterbenden Patienten und mit Trauernden ein Tabu, definierte Strukturen und Gemeinsamkeiten in den Erfahrungen von Sterbenden und Trauernden und versuchte diese zu systematisieren. Sie wagte es, die Bedürfnisse am Ende des durch Krankheit belasteten Lebenswegs zu formulieren und zu veröffentlichen. Elisabeth Kübler-Ross begann, in der Schweiz und im gesamten europäischen Raum Workshops zu halten mit Menschen, die dringend psychische Unterstützung brauchten, um ihr Leben, ihre Trauer und ihr Sterben leben zu können – so wurden ihr Ruf und ihre Art zu denken und zu arbeiten rasch legendär.

1.1.2 Entwicklung in Deutschland

Am 10. Juni 1971 wurde spätabends im ZDF ein Film mit dem Titel „Noch 16 Tage. Eine Sterbeklinik in London" ausgestrahlt, gedreht vom Jesuitenpater Dr. Reinhild Iblacker (1930–1996). Der Film wurde von 6 Millionen Menschen angeschaut, trotz der späten Sendezeit. Durch die Bilder, im St. Christopher's Hospice in London gedreht, kam die Hospizidee nach Deutschland. Dennoch konnte sich diese in Deutschland zunächst nur schwer durchsetzen. Vor dem Hintergrund der Euthanasieverbrechen während des Nationalsozialismus traf die Vorstellung, Sterbende in spezielle Abteilungen der Krankenhäuser „abzuschieben", vor allem bei den Kirchen, aber auch in der öffentlichen Diskussion in Deutschland auf Ablehnung. Die Sterbebegleitung zu Hause oder im Krankenhaus nahmen von jeher kirchliche und karitative Gruppen unbemerkt von der breiten Öffentlichkeit wahr.

Erst allmählich erfolgte ein Umdenken in den beiden großen deutschen Kirchen. Die Erkenntnis griff, dass Sterbende einer besonderen medizinischen, aber auch ansonsten umfassenden Betreuung bedürfen. Der Begriff „Sterbeklinik" wich nach langer Debatte dem Wort „Hospiz".

Zweifelsohne trug auch – unbeabsichtigt – der Arzt Dr. Julius Hackethal (1921–1997) dazu bei, dass sich die Hospizbewegung in Deutschland formierte: Er hatte zunächst öffentlich bekannt, seiner Mutter eine tödliche Spritze verabreicht zu haben, später gab er vor laufender Kamera einer durch Gesichtskrebs entstellten Frau eine Kapsel Zyankali, die diese selber einnahm und aufgrund dessen verstarb. Dies führte zu heftigen Debatten in den Medien, der Politik, der Ärzteschaft. Tötung auf Verlangen (§ 216), Beihilfe zum Suizid, die Diskussion um ärztliche Aufgaben und Grenzen, die Gründung der DGHS (Deutsche Gesellschaft für Humanes Sterben) waren letztendlich alles Anstöße für Pionierinnen und Pioniere in ganz Deutschland, dem eine menschenwürdige Begleitung und medizinisch und pflegerisch adäquate Betreuung bis zum Lebensende entgegenzusetzen. So ist die Gründung und Erfolgsgeschichte der Hospizbewegung in Deutschland nicht nur, aber auch auf die Euthanasiebewegung zurückzuführen!

Die erste deutsche Station für Schwerkranke und Sterbende an einem Akutkrankenhaus, eine Palliativstation, wurde 1983 an der Chirurgischen Universitätsklinik in Köln eröffnet, das erste deutsche stationäre Hospiz 1986 in Aachen. Nur in Deutschland gibt es als Besonderheit die Unterscheidung zwischen stationären Hospizen, die „autonome" Einrichtungen sind, und Palliativstationen, die einem Krankenhaus angegliedert sind.

Inzwischen sind Hospize weltweit verbreitete Institutionen, die mit ihrem speziellen Konzept der Palliative Care aus der Versorgung schwer kranker und sterbender Menschen sowie deren Angehöriger nicht mehr wegzudenken sind. Der Begriff „Palliative Care" wurde aus dem englischen Sprachgebrauch mangels treffender Übersetzung (etwa: „lindernde, ganzheitliche Fürsorge") ins Deutsche übernommen.

1.1.3 Definition

Die WHO erstellte 2002 eine Definition für ein ganzheitliches Betreuungskonzept zur Begleitung von Sterbenden:

„Palliative Care ist ein Ansatz zur Verbesserung der Lebensqualität von Patienten und ihren Familien, die mit den Problemen konfrontiert sind, die mit einer lebensbedrohlichen Erkrankung einhergehen, und zwar durch Vorbeugen und Lindern von Leiden, durch frühzeitiges Erkennen, untadelige Einschätzung und Behandlung von Schmerzen sowie anderen belastenden Beschwerden körperlicher, psychosozialer und spiritueller Art.

Palliative Care:
- lindert Schmerzen und andere belastende Beschwerden;
- bejaht das Leben und betrachtet das Sterben als normalen Prozess;
- will den Tod weder beschleunigen noch verzögern;
- integriert psychische und spirituelle Aspekte;

1

- bietet jede Unterstützung, um dem Patienten zu einem möglichst aktiven Leben bis zum Tod zu verhelfen;
- steht den Familien bei der Verarbeitung seelischer Probleme während der Krankheit des Patienten und nach dessen Tod zur Seite;
- arbeitet multi- und interdisziplinär, um den Bedürfnissen von Patienten und Angehörigen gerecht zu werden;
- verbessert die Lebensqualität und kann so positiven Einfluss auf den Krankheitsverlauf nehmen;
- kann frühzeitig in der Erkrankung angewendet werden in Kombination mit lebensverlängernden Maßnahmen, wie beispielsweise Chemo- und Radiotherapie;
- beinhaltet auch die notwendige Forschung, um Beschwerden oder klinische Komplikationen besser verstehen und behandeln zu können." (WHO 2002)

1.1.4 Selbstverständnis

Als Schwerpunkte und damit als Wesen des Konzepts „Palliative Care" sind zu sehen (BAG Hospize; Dt. Caritasverband e. V.; DW der EKD e. V., o. J.):

■ **Orientierung am Menschen**
Durch

Psychosoziale Begleitung Die psychosoziale Begleitung umfasst den emotionalen Beistand des Sterbenden und seiner Angehörigen. Sie hilft bei der Auseinandersetzung mit dem bevorstehenden Tod. Sie unterstützt die Betroffenen bei der Klärung und Bewältigung unerledigter Probleme, sie hilft, die Kommunikationsfähigkeit aller Beteiligten zu verbessern.

Spirituelle Begleitung Der spirituelle Begleiter öffnet sich dem natürlichen Bedürfnis von Sterbenden, Fragen nach dem Sinn von Leben, Tod und Sterben und dem Danach zu stellen. In der Auseinandersetzung mit diesen letzten Fragen soll niemand alleine bleiben müssen. Trauernde werden nicht alleine gelassen.

Verbesserung der Lebensqualität Am Ende seines Lebens soll ein Mensch nicht unter unerträglichen Schmerzen leiden müssen. Ganzheitliche Leidenslinderung durch die modernen Verfahren der Palliativmedizin hat damit höchste Priorität für würdig gelebte letzte Tage. Palliative Versorgung ist integraler Bestandteil einer umfassend verstandenen Hospizarbeit.

■ **Orientierung an den Mitarbeitenden**
Fachliche und persönliche Kompetenz zeichnen die haupt- und ehrenamtlich Mitarbeitenden aus. Sie sind bereit, die besonderen Belastungen, die durch die ständige Konfrontation mit existenziellen Fragen des Lebens, mit Tod und Trauer auftreten, gemeinsam und unter Berücksichtigung der individuellen persönlichen Situation zu tragen. Sie sind bereit, sich berühren und bewegen zu lassen und gleichzeitig mit dem Erlebten so umzugehen, dass sie daran wachsen und davon profitieren können als Einzelne und als Team. Dies gewährleistet in besonderem Maße die Qualität der Arbeit.

■ **Arbeit im Team**
Ein wesentliches Merkmal von Palliative Care ist die Arbeit im interdisziplinären Team. Jede Berufsgruppe bringt ihre speziellen Kenntnisse und Erfahrungen ein und trägt so gleichwertig zur Erfüllung des Auftrags bei.

■ **Vernetzung**
Palliative Care trägt zur Verbesserung der Situation Sterbender und deren Angehöriger nicht nur in spezifischen Einrichtungen bei. Vielmehr ist ein wichtiger Grundsatz, Wissen und Erfahrung zu teilen und unterschiedliche Einrichtungen und Dienste miteinander im Interesse des Sterbenden zu vernetzen.

■ **Ethische Grundsätze**
Palliative Care versteht das Sterben als einen zu gestaltenden Teil des Lebens, der weder eine künstliche Verlängerung noch eine Verkürzung erfährt. Der Respekt vor der Würde eines Menschen endet nicht mit dem Tod, Solidarität und Subsidiarität sind gelebte Inhalte.

■ **Wirkung in die Gesellschaft**
Palliative Care leistet einen unverzichtbaren Beitrag für das Leben einer Gesellschaft. Sterben und Tod werden als zum Menschen gehörend erlebbar, das Prinzip der Gemeinschaft wird hierin besonders deutlich. Eindrucksvoll wird dies beschrieben in der 2010 erschienenen „Charta zur Betreuung schwerstkranker und sterbender Menschen in Deutschland".

1.1.5 Palliative Care heute

Palliativmedizin und -pflege werden häufig als neue Disziplinen beschrieben. Das sind sie aber nicht, vielmehr sind sie vermutlich die ältesten überhaupt – in früheren Jahrhunderten und Jahrtausenden gab es für kaum eine Erkrankung einen kurativen Ansatz. Es ging stets darum, Leiden zu verringern, Schlimmeres zu verhindern, Menschen zu begleiten in ihrer Krankheit oder aber sie von der Gesellschaft abzusondern, um vermeintliche Ansteckungen zu vermeiden.

Neu indes sind die Fortschritte in derSchmerztherapie, Symptomlinderung und die Erkenntnisse hinsichtlich elementarer Bedürfnisse schwer Kranker und Sterbender. Wieder entdeckt wurden Themenbereiche und Begriffe wie Kommunikation, Ethik, Mitmenschlichkeit, Beziehung, Teamarbeit und der Mensch in seiner ganzheitlichen Dimension. Anfang und Mitte des 20. Jahrhunderts wurde die Betreuung von Patienten in der Terminalphase vernachlässigt zugunsten der neuen Errungenschaften der Medizin und Pflege, in der es immer mehr um die „Machbarkeit" ging, um das Gesundwerden, das Funktionieren des menschlichen Körpers. Sterbende passten nicht mehr in das Konzept der Omnipotenz von Medizinern, auch die Pflegenden richteten sich mehr und mehr ein auf die Mobilisation, Wiederherstellung der Selbständigkeit usw. Palliative Care dagegen lebt von Menschen, die das Prinzip „low tech, high touch" praktizieren: wenig Technik, viele Berührungspunkte. Zu Beginn richteten sich die Angebote der Palliativversorgung fast ausschließlich an Menschen, die an Tumoren, AIDS oder ALS erkrankt waren. Glücklicherweise ist inzwischen unstrittig, dass auch in der Altenhilfe Palliativversorgung nötig ist. Gerade in den stationären Pflegeeinrichtungen finden sich oft dramatische Situationen bei multimorbiden alten Menschen, die sich nicht mehr verbal äußern können und deshalb nur unzureichend Zugang zu adäquaten Palliativmaßnahmen haben. Angesichts der Alterspyramide ist es dringend geboten, das pflegerische und ärztliche Personal in stationären und ambulanten Einrichtungen der Altenpflege rasch und gründlich zu qualifizieren und palliative Maßnahmen selbstverständlich in die Abläufe aufzunehmen.

Die Spezialisierte Ambulante Palliativversorgung (SAPV) hat sich fast überall in Deutschland etabliert. Es muss jedoch weiterhin der Frage nachgegangen werden, wie die Allgemeine Palliativversorgung im ambulanten und stationären Setting für Erwachsene und Kinder gesichert werden kann.

Im klinischen Kontext wurden und werden Leitlinien zur Entscheidungsfindung in der Palliativversorgung erarbeitet, die sog. S3-Leitlinien (▶ http://www.leitlinienprogramm-onkologie.de/leitlinien/palliativmedizin/), an deren Erstellung Fachleute aus den unterschiedlichsten Disziplinen beteiligt sind. Die Qualität der Versorgung soll damit überall gleichermaßen gewährleistet sein.

Die ambulanten und stationären Hospize sind ein unverzichtbarer Teil des deutschen Gesundheitswesens geworden. Dem hat auch das 2015 verabschiedete Gesetz zur Verbesserung der Hospiz- und Palliativversorgung (HPG) Nachdruck verliehen, das die Hospizarbeit politisch und finanziell stärkt. Ein Gesundheitssystem muss sich nach den Vorstellungen der Hospizbewegung an seiner Menschlichkeit messen lassen und nicht an seiner Rentabilität. Hier kann die Hospizbewegung ein Modell sein für viele drängende Probleme in der Versorgung schwacher, alter, behinderter, kranker und aktuell auch zu uns geflüchteter Menschen, z. B. für den Umgang mit ethisch schwierigen Situationen, für gelingende Kommunikation, bürgerschaftliches Engagement oder Vernetzung mit anderen Berufsgruppen und Institutionen.

Eine weitere dringende Frage lautet, wie die Hospizbewegung bei ihren Wurzeln bleiben kann, ohne von der Palliativversorgung vereinnahmt oder in die zweite Reihe gestellt zu werden. Es geht um eine Zusammenarbeit gleichberechtigter Partner, bei der die eine Seite auf dem Ehrenamt fußt und die andere inzwischen hauptsächlich von Medizinerinnen und Medizinern vertreten wird – das löst berechtigte Ängste bei Ehrenamtlichen aus, wo denn ihre Anerkennung, ihr Wert, ihre Wichtigkeit bleiben. Dies auszubalancieren ist eine der wichtigsten Aufgaben unserer Zeit, denn zweifelsohne kann die Versorgung und Begleitung sterbender Menschen nicht ohne die besonderen Fähigkeiten und vor allem ohne die Zeit Ehrenamtlicher auskommen. Dies verdeutlicht der Deutsche Hospiz- und PalliativVerband e. V. (DHPV) in seinen Leitsätzen, die im Jahr 2007 von der Mitgliederversammlung beschlossen wurden (▶ Kap. 2).

1.2 Zukunftsstrategien – die Charta und ihre Handlungsempfehlungen im Rahmen einer Nationalen Strategie

Birgit Weihrauch

In Kürze

Mit der **Charta zur Betreuung schwerstkranker und sterbender Menschen in Deutschland** und ihren **Handlungsempfehlungen im Rahmen einer Nationalen Strategie** wurde im Oktober 2016 ein insgesamt 8 Jahre währender engagierter gesellschafts- und gesundheitspolitischer Konsensusprozess abgeschlossen; seither gilt es, die gemeinsam erarbeiteten Empfehlungen ebenso konsequent und umfassend umzusetzen. Ziel war und ist es, den Dialog und die Auseinandersetzung in unserer Gesellschaft über die Fragen von Sterben, Tod und Trauer zu fördern und allen Menschen entsprechend ihren individuellen Bedürfnissen einen gerechten Zugang zu einer würdevollen Begleitung und Versorgung am Lebensende zu ermöglichen.

1

Der Charta-Prozess ist von Beginn an auf große Resonanz gestoßen; bis Februar 2023 haben mehr als 33.000 Institutionen und Einzelpersonen die Charta unterzeichnet, darunter zahlreiche Politiker aller politischen Ebenen. Bereits während des Charta-Prozesses selbst kam es zu anregenden Diskussionen und beispielgebenden Initiativen, besonders auf der kommunalen Ebene. Die Bundespolitik war in vielfacher Weise, insbesondere mit dem in 2013 gegründeten, vom Bundesministerium für Gesundheit (BMG) geleiteten Forum für die Hospiz- und Palliativversorgung in Deutschland in den Charta-Prozess involviert. Auch das im Dezember 2015 in Kraft getretene Hospiz- und Palliativgesetz (HPG) war letztlich ein Ergebnis des Charta-Prozesses.

Der Prozess begann im September 2008 mit der Entwicklung der Charta, die nach nur 2 Jahren konsentiert und veröffentlicht wurde. Er fand seinen Abschluss im Oktober 2016 nach einer dreijährigen Phase der Konkretisierung mit der Konsentierung und Verabschiedung der Handlungsempfehlungen im Rahmen einer Nationalen Strategie. Das Projekt entstand aus einer internationalen Initiative, den Budapest Commitments, verabschiedet auf dem Kongress der Europäischen Gesellschaft für Palliative Care (EAPC) im Jahre 2007; an ihr beteiligten sich zahlreiche europäische Länder. Initiatoren und Träger des Charta-Prozesses waren die Deutsche Gesellschaft für Palliativmedizin (DGP), der Deutsche Hospiz- und PalliativVerband (DHPV) und die Bundesärztekammer (BÄK). Über 50 Organisationen und Institutionen aus Gesellschaft und Gesundheitssystem wirkten an dem zentralen Konsensusgremium, dem Runden Tisch, mit, daneben in den verschiedenen Phasen des Charta-Prozesses jeweils mehr als 200 Expertinnen und Experten. Der Charta-Prozess wurde von der Robert-Bosch-Stiftung (RBS), vom Bundesministerium für Familie, Senioren, Frauen und Jugend (BMFSFJ) und von der Deutschen Krebshilfe gefördert.

Zur Begleitung und Unterstützung der weiteren Umsetzung wurde nach Abschluss des Charta-Prozesses im November 2016 die Koordinierungsstelle für Hospiz- und Palliativversorgung in Deutschland eingerichtet, die bis Ende August 2022 vom BMFSFJ gefördert wurde und seither von den Charta-Trägern weitergeführt wird. Ihre wesentliche Aufgabe ist es, die weitere Umsetzung der Charta voranzubringen und zu koordinieren, sie durch Öffentlichkeitsarbeit weiter zu verbreiten, die Vernetzung von Akteuren und Projekten zu unterstützen und die nachhaltige Umsetzung der Handlungsempfehlungen zu dokumentieren.

Der ehemalige Runde Tisch ist als beratendes Begleitgremium in den Umsetzungsprozess weiterhin einbezogen und unterstützt die Koordinierungsstelle bei ihren Aufgaben.

1.2.1 Ziele der Charta

Die Charta und ihre Handlungsempfehlungen haben wegweisende Bedeutung und sind ein Meilenstein zur Verwirklichung der Rechte schwerstkranker und sterbender Menschen. In den vergangenen 30–40 Jahren sind durch die Hospizbewegung und die Entwicklung der Palliativmedizin aus einer Situation der Tabuisierung heraus in Deutschland große Fortschritte bei der Betreuung schwerstkranker und sterbender Menschen erzielt worden. Immer noch aber wurden viele Menschen, die einer hospizlich-palliativen Betreuung bedürfen, nicht erreicht. Dies betraf – und betrifft vielfach auch heute noch – vor allem Menschen, die nicht in den spezialisierten Hospiz- und Palliativstrukturen, sondern in der sog. Regelversorgung, d. h. in der allgemeinen ambulanten Versorgung in den Krankenhäusern und Pflegeeinrichtungen versorgt und begleitet werden. Die Charta will mit ihren Handlungsempfehlungen dazu beitragen, die Versorgungsstrukturen entsprechend weiterzuentwickeln und auszubauen und diese qualitativ und finanziell abzusichern – Rahmenbedingungen, bei denen Wettbewerb und ökonomische Aspekte keine vorrangige Rolle spielen dürfen. Das im Dezember 2015 in Kraft getretene Hospiz- und Palliativgesetz (HPG), das sehr wesentlich auf den Diskussionen des Charta-Prozesses und des Forums für die Hospiz- und Palliativversorgung basierte, hat wesentliche Aspekte aufgegriffen und einen besonderen Fokus auf die Regelversorgung, auf Vernetzung und Patientenorientierung gelegt. Die Charta will darüber hinaus dazu beitragen, die gesellschaftliche Auseinandersetzung mit den Themen Sterben, Tod und Trauer zu fördern; sie soll grundlegende Orientierung geben und Impulsgeber sein für eine andere Kultur und eine andere Haltung im Umgang mit schwerstkranken Menschen, ausgehend von deren Wünschen und Bedürfnissen.

Wie in kaum einem anderen Bereich müssen in der Hospizarbeit und Palliativversorgung viele Beteiligte eng zusammenwirken. Kommunikation und Kontinuität erfordern die Arbeit in Teams und Netzwerken, in denen alle Beteiligten – haupt- und ehrenamtlich – gleichberechtigt und partnerschaftlich zusammenwirken. Gemeinsames Ziel und Grundverständnis der Charta ist es, „den Bestrebungen nach einer Legalisierung der Tötung auf Verlangen durch eine Perspektive der Fürsorge und des menschlichen Miteinanders entgegenzuwirken". Gerade vor dem Hintergrund des Bundesverfassungsgerichtsurteils vom 26. Februar 2020 und der aktuellen politischen Debatte um eine gesetzliche Neuregelung der Suizidbeihilfe kommt dem hier formulierten Ziel besondere Bedeutung zu. Dazu müssen alle, die hier Verantwortung tragen, ihren Teil beitragen, die in der Charta und ihren Handlungsempfehlungen konsentierten Ziele und Empfehlungen auch umzusetzen. Jeder, der im Charta-Prozess mitgewirkt oder die Charta unterzeichnet hat, geht damit – so das Selbstverständnis der Charta – eine Selbstverpflichtung zur Umsetzung ihrer Ziele ein.

1.2.2 Inhalte der Charta und ihrer Handlungsempfehlungen

Charta Die Charta zeigt mit ihren **fünf Leitsätzen** auf, wie vielfältig der Ansatz sein muss, damit den Bedürfnissen schwerstkranker und sterbender Menschen tatsächlich Rechnung getragen wird. Im Mittelpunkt stehen die Rechte und Bedürfnisse der Betroffenen; so sind die fünf Leitsätze der Charta mit dem Satz überschrieben: *Jeder Mensch hat ein Recht auf ein Sterben unter würdigen Bedingungen.*

Die Leitsätze umfassen die nachfolgenden Themenfelder:

- **Leitsatz 1**: Gesellschaftspolitische Herausforderungen – Ethik, Recht und öffentliche Kommunikation
- **Leitsatz 2**: Bedürfnisse der Betroffenen – Anforderungen an die Versorgungsstrukturen
- **Leitsatz 3**: Anforderungen an die Aus-, Weiter- und Fortbildung
- **Leitsatz 4**: Entwicklungsperspektiven und Forschung

- **Leitsatz 5**: Die europäische und internationale Dimension

Es ging den Beteiligten bei der Entwicklung der Charta darum, von Visionen zu realistischen Zielen und Umsetzungsschritten zu kommen. „IST-SOLL-COMMITMENT" – nach dieser grundsätzlichen Struktur erfolgte die inhaltliche Erarbeitung der Charta. Die Inhalte der fünf Leitsätze stehen vielfach in engem Zusammenhang, dies war auch bei der weiteren Konkretisierung und der Erarbeitung der Handlungsempfehlungen zu berücksichtigen.

Handlungsempfehlungen Für jeden der fünf Leitsätze wurden im Februar 2014 durch den Runden Tisch drei prioritäre Handlungsfelder festgelegt, die die wichtigsten Umsetzungsziele der Charta in ihrer gesellschafts- und gesundheitspolitischen Breite darstellen. Vorausgegangen war eine engagierte Diskussion in einer öffentlichen Auftaktveranstaltung im Deutschen Bundestag im September 2013 – unter Beteiligung von Vertreterinnen und Vertretern aller politischen Ebenen, des BMG, des BMFSFJ, der Gesundheitsministerkonferenz der Länder sowie der kommunalen Spitzenverbände wie auch der Mitglieder der verschiedenen Institutionen und Organisationen des Runden Tisches. Alle Beteiligten hatten hier ihre Unterstützung und Mitwirkungsbereitschaft zugesagt und zugleich ihre Erwartungen an eine Nationale Strategie formuliert (◻ Abb. 1.1).

Alle Handlungsempfehlungen der fünf Leitsätze sind in der Broschüre (◻ Abb. 1.2) im Wortlaut ab-

**15 prioritäre Handlungsfelder
zu den Leitsätzen 1 – 5**

Leitsatz 1:

1. Verbesserung der Entscheidungs- und Handlungskompetenz
2. Debatte zur Priorisierung von Gesundheitszielen und -schwerpunkten
3. Öffentliche Kommunikation, Rolle der Medien und gesellschaftlicher Dialog

Leitsatz 2:

1. Transfer in die Regelversorgung (ambulante Versorgung, allgemeine Krankenhäuser, stationäre Pflegeeinrichtungen)
2. Menschen aus besonderen Betroffenengruppen und anderen Kulturkreisen
3. Vernetzung, integrative Zusammenarbeit, Verantwortung in der Region

Leitsatz 3:

1. Bildungsqualität in den Berufsfeldern, die an der Behandlung schwerstkranker und sterbender Menschen unmittelbar beteiligt sind
2. Bildungsqualität in den Berufsfeldern, die verstärkt mit den Themen Sterben und Tod konfrontiert werden
3. Bildungsqualität in der Gesellschaft zu den Themen Krankheit, Sterben und Tod, insbesondere im (vor-) schulischen Bereich

Leitsatz 4:

1. Förderung von Strukturen und Projekten
2. Forschungsethik und Forschungsmethodik
3. Forschungsagenda

Leitsatz 5:

1. Palliativversorgung als Menschenrecht
2. Terminologie und Definition der Begriffe im internationalen Vergleich
3. Qualitätssicherung/Qualitätsindikatoren

◻ **Abb. 1.1** Prioritäre Handlungsfelder zu fünf Leitsätzen

1

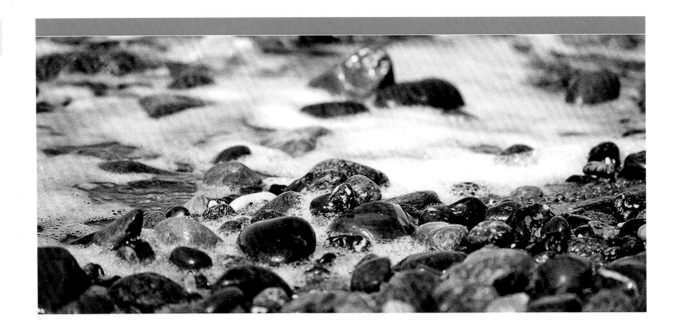

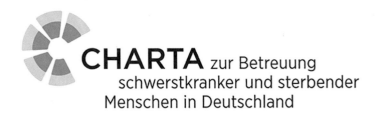

CHARTA zur Betreuung
schwerstkranker und sterbender
Menschen in Deutschland

Handlungsempfehlungen
im Rahmen einer Nationalen Strategie

Träger und Herausgeber

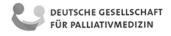

DEUTSCHE GESELLSCHAFT
FÜR PALLIATIVMEDIZIN

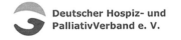

Deutscher Hospiz- und
PalliativVerband e. V.

◘ **Abb. 1.2**   Charta-Broschüre. Mit freundlicher Genehmigung der Charta-Steuerungsgruppe DGP/DHPV/BÄK. (© K. Dlubis-Mertens)

gedruckt. Sie „beruhen auf drei grundsätzlichen Zielen, deren Umsetzung in einer Nationalen Strategie in Deutschland angestrebt wird:

1. einer in ganz Deutschland bedarfsgerechten, für alle Betroffenen zugänglichen Hospiz- und Palliativversorgung mit hoher Qualität,
2. einer in ganz Deutschland gesicherten Finanzierung einer qualitativ hochwertigen Hospiz- und Palliativversorgung in Krankenhäusern, Pflegeeinrichtungen, anderen Wohnformen sowie in der häuslichen Umgebung und
3. einer auf wissenschaftlicher Grundlage und Qualitätssicherung beruhenden Hospiz- und Palliativversorgung zum Wohle der Betroffenen." (aus der Präambel der Handlungsempfehlungen, S. 7)

Alle Empfehlungspapiere der 15 Handlungsfelder folgen einer einheitlichen Struktur:

- Ausgangssituation
- Ziele
- Umsetzung/Maßnahmenkatalog – konkret bezogen auf die unterschiedlichen Adressaten

Beispiel Leitsatz 2 Mit insgesamt 11 Handlungsempfehlungen wurden für die drei Handlungsfelder von Leitsatz 2 inhaltlich/thematisch besonders umfassende Empfehlungen erarbeitet. Sie stehen unter dem Leitgedanken der Zugangsgerechtigkeit (◘ Abb. 1.3).

Vor dem Hintergrund, möglichst allen Menschen ihren individuellen Bedürfnissen entsprechend den Zugang zur Hospiz- und Palliativversorgung zu eröffnen, erfolgte die Auswahl der drei Handlungsfelder mit dem Anliegen, die bislang bestehenden großen strukturellen

Zugangsgerechtigkeit:
3 Handlunsfelder zu Leitsatz 2 mit 11 Handlungsempfehlungen

Transfer in die Regelversorgung
- Allgemeine ambulante Palliativversorgung
- Hospiz- und Palliativversorgung im Krankenhaus
- Hospizkultur und Palliativkompetenz in stationären Pflegeeinrichtungen

Hospiz- und Palliativversorgung für Menschen aus besonderen Betroffenengruppen und anderen Kulturkreisen
- Menschen mit Migrationshintergrund und aus anderen Kulturkreisen
- Menschen mit Demenz
- Wohnformen für Kinder, Jugendliche und junge Erwachsen mit lebensverkürzenden Erkrankungen
- Menschen mit geistiger Behinderung
- Von Wohnungslosigkeit betroffene Menschen
- Menschen in Vollzugseinrichtungen

Vernetzung, integrative Zusammenarbeit, Verantworung in der Region
- Regionale Hospiz-und Palliativnetzwerke
- Universelles Rahmenkonzept

◘ **Abb. 1.3** Zugangsgerechtigkeit: Handlungsfelder zu Leitsatz 2 mit Handlungsempfehlungen

Defizite in den Blick zu nehmen. Dies betraf in besonderer Weise den Transfer in die Regelversorgung, die Berücksichtigung besonderer Betroffenengruppen sowie das Thema der Vernetzung, der integrativen Zusammenarbeit und der Verantwortung in der Region. Alle Handlungsempfehlungen zur Umsetzung des Leitsatzes 2, auch die Empfehlungen zum Handlungsfeld 1, bezogen die Neuregelungen des 2015 in Kraft getretenen HPG bereits ein und geben konsentierte Hinweise zu dessen Umsetzung.

1.2.3 Struktur und Verfahren des Prozesses

Der Charta-Prozess Der Charta-Prozess war über insgesamt 8 Jahre lang ein engagierter Gemeinschaftsprozess, getragen von einem partizipativen und demokratischen Grundverständnis der Akteure, in dem alle Beteiligten bereit waren, miteinander den Dialog zu führen, Positionen auszutauschen und, wenn notwendig, auch darum zu ringen. Nur so war es am Ende möglich, sich auf gemeinsame Ziele und gemeinsame Empfehlungen für konkrete Weiterentwicklungen zu verständigen und eigene Interessen, wo notwendig, auch zurückzustellen. Der Konsensusprozess selbst hatte vor diesem Hintergrund seine ganz eigene Bedeutung. Er wurde strukturiert und moderiert durch die Steuerungsgruppe der drei Trägerorganisationen DGP, DHPV und BÄK, mit maßgeblicher organisatorischer Unterstützung der Charta-Geschäftsstelle. Zentrales Diskussions- und Entscheidungsgremium im Charta-Prozess war der Runde Tisch; an ihm wirkten die wesentlichen gesellschaftlichen und gesundheitspolitischen Akteure mit: Vertreterinnen und Vertreter des selbstverwalteten Gesundheitssystems, von Patientenorganisationen, der Kirchen, der freien Wohlfahrtsverbände, der Ärzte- und Pflegeverbände, der politischen Akteure auf Länder- und kommunaler Ebene, verschiedener wissenschaftlicher Fachgesellschaften sowie von Organisationen der Hospiz- und Palliativversorgung. An der inhaltlichen Ausarbeitung der Charta-Leitsätze wie auch der Handlungsempfehlungen waren jeweils über 200 Expertinnen und Experten beteiligt. Besonders die Erarbeitung der Handlungsempfehlungen stellte große Anforderungen an Koordination und Management: Allein 9 Sitzungen des Runden Tisches, 32 Arbeitsgruppen-Sitzungen, 26 Unterarbeitsgruppen-Sitzungen, zahlreiche Treffen der Steuerungsgruppe und mehr als 60 Telefonkonferenzen der unterschiedlichsten Akteure galt es zu organisieren.

Von der Charta zur Nationalen Strategie Ziel der Charta-Träger und zahlreicher Akteure war es, den weiteren Charta-Prozess nach ihrer Verabschiedung in eine Nationale Strategie zu überführen, um so mit Unterstützung der Politik eine systematische und verbindliche Umsetzung zu erreichen (◘ Abb. 1.4). Denn alle Er-

1

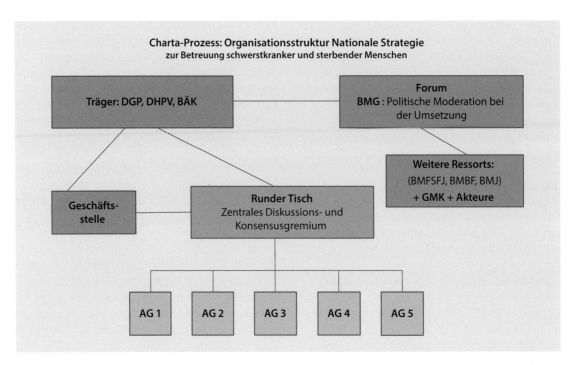

Abb. 1.4 Organisationsstruktur der Nationalen Strategie. Adaptiert nach Charta-Steuerungsgruppe von DGP/DHPV/BÄK

fahrungen – national und international – haben gezeigt: Dies geht nicht ohne die Politik. In einem derart komplexen Handlungsgebiet, in dem gesellschaftliche und gesundheitspolitische Aspekte gleichermaßen von Bedeutung sind und in dem alle politischen Ebenen eines föderalen Systems gleichermaßen Verantwortung tragen, bedurfte es einer konzertierten Aktion, auch unter kontinuierlicher, aktiver und unterstützender Mitwirkung der Politik auf allen Ebenen.

Als wesentliche Initiative zu einer solchen Nationalen Strategie wurde im Juli 2013 in Ergänzung zu den Charta-Strukturen unter Federführung des BMG und unter Beteiligung des BMFSFJ sowie weiterer Ressorts das **Forum für die Palliativ- und Hospizversorgung in Deutschland** eingerichtet. Mit ihm wurde der Charta-Prozess noch stärker mit der Politik verknüpft. Zentrales Konsensusgremium im Charta-Prozess blieb der **Runde Tisch** mit seinen Akteuren aus allen Bereichen – Gesellschaft, Politik und Gesundheitssystem. Ihm oblag die systematische Strukturierung und Vorbereitung der Handlungsfelder und der dazu erarbeiteten Handlungsempfehlungen. Ausgewählte besonders komplexe Projekte, bei denen es darum ging, unter Moderation durch die Politik zu Lösungen zu kommen und Hürden zu beseitigen, wurden vom Forum aufgegriffen. Priorität hatten hier der notwendige Transfer von Hospizkultur und Palliativversorgung in die Regelversorgung, insbesondere Fragen der allgemeinen ambulanten Palliativversorgung, das Thema Hospizkultur und Palliativversorgung in stationären Pflegeeinrichtungen sowie das

Thema der Vernetzung und der regionalen Hospiz- und Palliativnetzwerke. Auch im Forum wirkten neben den Bundesressorts die politisch Verantwortlichen auf Länder- und kommunaler Ebene sowie die wesentlichen Akteure des Gesundheitswesens mit. Die Initiative zum Hospiz- und Palliativgesetz (HPG) basierte sehr wesentlich auch auf den im Forum geführten Diskussionen.

1.2.4 Wie geht es weiter? – Zur Umsetzung der Charta und ihrer Handlungsempfehlungen

Die Verantwortung der Adressaten   Nach Verabschiedung der Handlungsempfehlungen und nach Abschluss des eigentlichen Charta-Prozesses im Oktober 2016 ging und geht es darum, die Charta und ihre Handlungsempfehlungen umzusetzen. Die angesprochenen Adressaten im Maßnahmenkatalog der Handlungsempfehlungen sind konkret benannt und zur Umsetzung aufgerufen. Gefordert ist die Gesellschaft insgesamt; gefordert ist die Politik auf allen Ebenen sowie das Gesundheitssystem mit seinen Partnern in der Selbstverwaltung; gefordert sind die zahlreichen Beteiligten in den Fachverbänden und Fachgesellschaften sowie in den Einrichtungen selbst mit ihren vielfältigen Möglichkeiten, an der Umsetzung der Ziele aktiv mitzuwirken. Besonders zu nennen ist an dieser Stelle die Ebene der Städte und Landkreise. Hier muss die strukturelle Weiterentwicklung erfolgen, vor Ort, in den sozialen Nahräumen der Menschen, dort, wo die Menschen leben, wo sie betreut und versorgt werden. Der Zugang zu einer bedürfnis- und bedarfsgerechten Versorgung am Lebensende ist auch Teil der kommunalen Daseinsvorsorge.

Aber es geht dabei nicht nur um Strukturentwicklungen. Es geht auch darum, die Gesellschaft insgesamt in die Pflicht zu nehmen; es geht um das zivilgesellschaftliche Engagement jedes Einzelnen, das die im Leitsatz 1 der Charta geforderte Verlässlichkeit und das humane Miteinander am Lebensende ermöglicht; es einer sorgenden Gemeinschafteiner sorgenden Gemeinschaft. Bewegung einer Caring Community kann dazu – in engem Zusammenwirken mit der Umsetzung der Charta und ihrer Handlungsempfehlungen – wesentliche Impulse setzen (Kellehear 2017; Weihrauch und Voltz 2017).

Als ein Erfolg darf die im Juli 2021 im Rahmen des Gesetzes zur Weiterentwicklung der Gesundheitsversorgung (GVWG) in Kraft getretene gesetzliche Neuregelung zur Finanzierung der Koordination regionaler Hospiz- und Palliativnetzwerke (§ 39 d SGB V) gelten, die sehr wesentlich auf einer entsprechenden Handlungsempfehlung (Leitsatz 2, Handlungsfeld 3) basiert. Vom weiteren Auf- und Ausbau regionaler Netzwerke werden – davon ist auszugehen, auch wenn die Fördersumme begrenzt ist – auf kommunaler Ebene neue Impulse für strukturelle Weiterentwicklungen, für die Öffentlichkeitsarbeit und den gesellschaftlichen Dialog ausgehen.

Koordinierungsstelle für Hospiz- und Palliativversorgung in Deutschland   Die Koordinierungsstelle für Hospiz- und Palliativversorgung in Deutschland (► http://www.koordinierung-hospiz-palliativ.de/) wurde mit dem Ziel eingerichtet, die Umsetzung der Charta und ihrer Handlungsempfehlungen weiter zu befördern „durch die

- Bekanntmachung der Charta und ihrer Handlungsempfehlungen,
- Unterstützung bei der Vernetzung von Akteuren und Projekten der Hospiz- und Palliativversorgung,
- Begleitung der Implementierung der Handlungsempfehlungen in Organisationen und Institutionen."

Die Koordinierungsstelle wird von den Trägern der Charta, der DGP, dem DHPV und der Bundesärztekammer getragen. Sie wurde über fast sechs Jahre von November 2016 bis August 2022 vom BMFSFJ unterstützt und finanziell gefördert und wird seither von den Charta-Trägern weitergeführt. Die zahlreichen Akteure des Runden Tisches sind im eigens gebildeten „beratenden Begleitgremium" im Rahmen regelmäßiger Sitzungen weiterhin in den Umsetzungsprozess ein-

bezogen und unterstützen die Koordinierungsstelle bei ihren Aufgaben. In einer ersten Sitzung dieses Gremiums im Juni 2017 wurden die Aufgaben und Planungen der Koordinierungsstelle allen Beteiligten vorgestellt, und die Zusammenarbeit im Rahmen der weiteren Umsetzung wurde diskutiert. Seither haben insgesamt neun Sitzungen des Begleitgremiums stattgefunden.

Die Koordinierungsstelle hat in den vergangenen Jahren die Umsetzung der Charta auf vielfältige Weise und mit zahlreichen Projekten und Initiativen unterstützt: Wesentliche Schwerpunkte waren die Unterstützung kommunaler Charta-Initiativen, die Durchführung thematischer Workshops, z. B. zum Thema der Vernetzung oder zur Weiterentwicklung von Hospizkultur und Palliativversorgung in stationären Pflegeeinrichtungen, sowie verschiedenste Maßnahmen der Öffentlichkeitsarbeit, vielfach mit innovativen Mitteln.

Mit Unterstützung der Koordinierungsstelle wurden aber auch aktuell anstehende gesundheitspolitische Themen aufgegriffen, und dazu wurde der Austausch mit der Politik gesucht und organisiert, z. B. zur Versorgung von Menschen mit Behinderung, zur Frage des assistierten Suizids nach dem Urteil des Bundesverfassungsgerichts im Februar 2020 oder im Zuge von Gesetzgebungsverfahren, wie zuletzt im Zusammenhang mit der Neuregelung der Finanzierung der Koordination regionaler Hospiz- und Palliativnetzwerke.

Umgekehrt hat aber auch die Politik, insbesondere das BMFSFJ als Förderer, den Umsetzungsprozess der Charta unterstützt und auch mit eigenen Impulsen aktiv begleitet.

Die weitere Umsetzung der Charta bleibt eine große Aufgabe für Gesellschaft und Gesundheitspolitik, die auch weiterhin der Unterstützung durch die Koordinierungsstelle bedarf. Seit Verabschiedung des Hospiz- und Palliativgesetzes (HPG) im Jahr 2015 sind mehr als sieben Jahre vergangen, grundlegende strukturelle Fragen der Hospiz- und Palliativversorgung, aber auch grundlegende gesellschaftspolitische Fragen gilt es im Rahmen des weiteren Umsetzungsprozesses gemeinsam anzupacken.

Informationen und Downloads
- ► http://www.charta-zur-betreuung-sterbender.de
- ► http://www.koordinierung-hospiz-palliativ.de

1.3   Haltung in der Hospizarbeit und Palliativversorgung

Susanne Kränzle

1

In Kürze

Im Zusammenhang mit der Pflege und Begleitung sterbender Menschen wird von einer persönlichen Haltung der Pflege- und Betreuungskräfte und im Zusammenhang damit von einer Ethik der Organisationen gesprochen, die eine angemessene Palliative-Care-Sorgearbeit und eigene Haltung erst ermöglichen. In Palliative Care sind wir in besonderer Weise bemüht, die Perspektive der Betroffenen zu beleuchten, um für deren individuelle Nöte gemeinsam und unter Einbeziehung aller vorhandenen Ressourcen Lösungen suchen.

Jeder Mensch hat eine *innere* Haltung oder ein Verständnis vom Leben, das ihm hilft, das Erlebte in Beziehung zu seinem Leben zu setzen und daraus die für ihn notwendigen Schlüsse zu ziehen. Haltung könnte somit auch mit „Lebenseinstellung", „Spiritualität", „Moral" oder anderen Begriffen beschrieben werden, die die Sinnhaftigkeit und die Suche nach Verstehen und Sinn im Leben eines Menschen meinen. Ebenso geht es bei Haltung um das Menschenbild, das jemand pflegt, und darum, wie dieser Mensch sich selbst und anderen Menschen begegnet. Haltung muss entwickelt, geübt und reflektiert werden und kann sich verändern durch äußere Einflüsse, z. B. ein Umfeld, das Raum für Haltung lässt oder diesen beschränkt, oder durch grundlegende Ereignisse, die einen Menschen in seiner Lebenshaltung vollständig verändern können.

Entscheidend ist, dass Haltung nicht verordnet oder erzwungen werden kann, sondern vielmehr auf Dauer geübt und immer wieder korrigiert werden muss. Haltung „hat" der Mensch nicht, sondern Haltung „erhält" der Mensch, der offen und bereit dafür ist.

Im Zusammenhang mit Pflegesituationen meint Haltung eine innere Haltung, eine Einstellung, mit der Pflegekräfte und andere Begleitende die kranken, möglicherweise sterbenden Menschen und ihre Angehörigen wahrnehmen und ihnen begegnen, mit der sie sich Zusammenhänge und Gegebenheiten erklären und zu antworten versuchen auf die vielfältigen Fragen und Herausforderungen des Pflegealltags, in dem Sterben, Tod und Trauer zu festen Größen geworden sind. Haltung hat also auch etwas mit Spiritualität zu tun – vor welchem Hintergrund sehen Menschen Leben, Leid, Liebe, Sterben und Tod; welche Praktiken sind hilfreich für sie, mit Belastungen umzugehen; was ist ihnen wichtig im Leben, welche Werte sind wert-voll oder wert-los usw. Eine Pflegekraft kann ihr berufliches Selbstverständnis wesentlich über ihre eigene Haltung zu ihrer Tätigkeit erklären, ein schwer kranker oder sterbender Mensch wird die Krankheitsbewältigung und den Umgang mit seiner Lage ausgehend von seiner Haltung zum Leben und Sterben unternehmen.

Pflege- und Heilberufe und die damit verbundenen Attribute und Haltungen fußen auf einer langen **Historie,** die im Folgenden zum besseren Verständnis der Gegenwart kurz umrissen werden soll.

Zunächst gab es die heilenden Frauen, die als Hebammen und „Heilpraktikerinnen" tätig waren. Mit dem Beginn der universitären Lehre der Medizin, zu der ausschließlich Männer Zugang erhielten, und in der Zeit der Inquisition übernahmen immer mehr die Männer die vorrangigen und ab da hierarchisch geprägten Aufgaben und Positionen in den Heilberufen. Lediglich die Pflege war immer und ist bis heute eine weibliche Domäne, die sich von Männern nie bedroht fühlen musste und seit Beginn mit als weiblich-mütterlich identifizierten Eigenschaften belegt ist.

Vinzenz von Paul, ein Priester im Frankreich des 17. Jahrhunderts und vielfach als „Genie der Nächstenliebe" bezeichnet, gründete zur Unterstützung von Armen und Bedürftigen Caritasvereine, in denen ehrenamtliche Helferinnen tätig waren (▶ Abschn. 1.1.1). Seine Auffassung davon, wie Helfende den Hilfebedürftigen gegenüberzutreten haben, welche Haltung und welches Verständnis aus seiner Sicht dafür notwendig waren, prägten über Jahrhunderte das Selbstverständnis von Pflegekräften und anderen helfenden Berufen. Vinzenz erkannte bald, dass Nächstenliebe Struktur braucht, wenn sie nicht unter- oder überorganisiert sein soll. Er bemerkte, dass die Pflege und Betreuung von Armen und Kranken von ehrenamtlichen Helferinnen, wie zunächst gedacht, nur begrenzt zu leisten waren. So gründete er zusammen mit Louise von Marillac 1633 die Genossenschaft der Barmherzigen Schwestern, die „Filles de la Charité". Vinzenz von Paul entwickelte, ohne dies von vornherein beabsichtigt zu haben, die Lebensform der sozial-caritativen Orden, die es bis dahin nicht gegeben hatte. Ordensleben war seit Jahrhunderten ausschließlich kontemplativer Natur gewesen. Umso revolutionärer waren Vinzenz' Worte an die Schwestern, die von frühmorgens bis spätabends bei den Armen und Kranken waren:

» Die Armen seien euer Brevier, eure Litaneien! Das genügt! Ihretwegen lasst alles! Dies tun heißt, Gott um Gottes willen verlassen. … Ihr habt als Kloster die Häuser der Kranken, als Zelle eine Kammer, als Kapelle eure Pfarrkirche, als Kreuzgang die Straßen der Stadt, als Klausur den Gehorsam, als Gitter die Furcht Gottes, als Schleier die heilige Bescheidenheit (Kranz 1978, S. 183).

Mit der Strukturierung der Krankenpflege und Armenfürsorge schuf er bereits im 17. Jahrhundert die Grundlage für die moderne Pflege und soziale Arbeit. Von seinen Helferinnen erwartete er, dass sie den Armen und Kranken als ihren Herren mit Hochachtung und Hingebung dienten, da sie die Person Jesu Christ darstellten, der gesagt hat: Was ihr einem dieser meiner geringsten Brüder getan habt, das habt ihr mir getan. Die Schwestern sollten nie vergessen, dass die Härte und Geringschätzung gegen die Kranken ebenso wie Liebesdienste und Ehrerbietung, die sie ihnen erweisen, dem Heiland selbst erwiesen würden (Witzel 1973, S. 31 f.). Vinzenz von Paul ging vom Menschen als ganzheitlichem Geschöpf aus, das aus Leib und Seele besteht. So war er sich dessen bewusst, dass einem hungrigen Menschen nicht die Frohe Botschaft verkündet werden könne, dass es aber ebenso wenig genug war, jemandes Hunger zu stillen, ohne auch für dessen Seele zu sorgen.

Aus einer späteren Zeit, dem Krimkrieg, wird über Florence Nightingale (1820–1910) und ihren bahnbrechenden Beitrag zur Pflege unzähliger verwundeter Soldaten berichtet, indem es ihr gelang, einen rudimentären Krankenhausbetrieb zu errichten:

» Die Früchte dieser Erziehung, die Nightingale-Schwester, war ganz schlicht die vollendete Frau, die vom Haus ins Krankenhaus verpflanzt und vom Gebärzwang freigesprochen worden war. Dem Arzt schenkte sie die weibliche Tugend absoluten Gehorsams. Dem Patienten schenkte sie die aufopfernde Liebe der Mutter (Ehrenreich und English 2001, S. 62).

An diesem Bild der idealen Pflegekraft hat sich bis heute nicht viel verändert. Die „Opferbereitschaft" der Pflegekräfte, die krank zur Arbeit kommen, auf freie Tage verzichten, ihre privaten Termine zurückstellen, um für erkrankte oder im Urlaub befindliche Kolleginnen und Kollegen den Dienst zu übernehmen, scheint auch heute für Arbeitgeber eine Selbstverständlichkeit. Die Hierarchie zwischen Pflege- und ärztlichem Personal hat sich hartnäckig gehalten. Die Erwartung der Pflegebedürftigen, das Pflegepersonal habe sich aufzuopfern, entspricht ebenfalls dem, was Pflegekräfte auch heute noch erleben. Noch immer werden die Pflege- und Heilberufe in besonderer Weise mit Moral, Dienst am Nächsten, Selbstlosigkeit und anderen aus dem Bereich der Ethik und Religion stammenden Attributen belegt.

Gegenwärtige Ausarbeitungen wie die der AG Palliativpflege der Deutschen Gesellschaft für Palliativmedizin zu persönlichen Qualifikationen von Palliativpflegefachkräften nennen u. a. die Bereitschaft zur Auseinandersetzung mit Sterben, Tod und Trauer, Bereitschaft zur Kommunikation mit Patienten, Angehörigen und Team, Bereitschaft zur Teamarbeit sowie zur Übernahme von Verantwortung, mit Authentizität und Fähigkeit zur Selbstreflexion, Kritik- und Konfliktfähigkeit, Toleranz, physischer und psychischer Stabilität sowie Krisenstabilität, mit der Fähigkeit zur Selbst-pflege und der Bereitschaft zur Vertiefung des erworbenen Wissens. Die Fähigkeit zur kreativen, flexiblen und individuellen sowie situationsgerechten Pflege wird gefordert, Angehörige sollen in den Pflegeprozess integriert werden. Multidisziplinäre Teamarbeit ist ebenso gefragt wie die Fähigkeit zu Organisation, Koordination und Vernetzung und die Fähigkeit, auf Augenhöhe mit den anderen Berufsgruppen zusammenzuarbeiten.

Ein solches **Anforderungsprofil** ist kaum erfüllbar, verdeutlicht aber die komplexen Situationen, die eine Palliativbetreuung mit sich bringen kann. Wichtig ist auch hier, dass es sich dabei nicht in erster Linie um Techniken, Wissen und pflegerische Fertigkeiten handelt, sondern vielmehr um die Bereitschaft zur persönlichen Auseinandersetzung mit den Themen Sterben, Tod und Trauer und zur interdisziplinären Teamarbeit – Palliative Care ist nicht zu leisten als Einzelperson und ist so auch nicht gedacht. Neben der Haltung und dem Selbstverständnis der Einzelnen ist also auch ein Team gefragt, um sich zu verständigen und z. B. ein Leitbild zu erarbeiten, das als Orientierung und Maßstab gelten kann.

Als **Grundlagen dieser Haltung** können gelten:
- Die *innere Achtsamkeit*, die es uns ermöglicht, aufmerksam und präsent zu sein – z. B. zu üben in Meditation oder Gebet.
- Die *personenzentrierte Haltung (nach Carl Rogers)*, die mit Wertschätzung, Empathie und Wahrhaftigkeit einhergeht und dadurch echte Begegnungen auf Augenhöhe ermöglicht.
- *Care-Ethik, z. B. nach Elisabeth Conradi*, beschreibt das Wesen der Pflege in Bezug auf die Haltung der Pflegekraft gegenüber den Pflegebedürftigen, aber auch in Bezug auf Selbstbild und Selbstpflege. Care-Ethik könnte als Pflege-Philosophie oder Philosophie über die Pflege bezeichnet werden. Eine wesentliche Erkenntnis von Care-Ethik ist, dass trotz des hohen Ranges, den die Autonomie jedes einzelnen Menschen in der Sichtweise unserer Gesellschaft einnimmt, kein Mensch wirklich autonom ist, sondern gerade Beziehungen und Angewiesenheit das menschliche Leben ausmachen und prägen. Der Umgang mit dieser Angewiesenheit ist eines der großen ethischen Themen in der Pflege und in den Fragestellungen von Care-Ethik.
- *Professionelle Nähe statt professioneller Distanz (nach Susanne Kränzle)* – das Verständnis davon, dass nicht Distanz unsere Profession und Professionalität ausmacht, sondern wir besonders gut darin sein sollten, schnell und verlässlich Nähe herzustellen, um dem betroffenen Menschen und uns selbst gerecht zu werden. Die Professionalität besteht darin, sich nicht als das einzig wichtige und

hilfreiche Gegenüber zu verstehen, sondern den Teamgedanken und die Rolle der Nahestehenden als wichtig und wertvoll zu begreifen.

- *Haltung der radikalen Betroffenenorientierung (nach Andreas Heller)* – die Betroffenen, und nur sie, geben den Weg vor, der beschritten werden soll. Die Aufmerksamkeit für die Betroffenen und eine einfühlende Compathie (Mitleidenschaft) ermöglichen es, die Versorgung im ihrem Sinn zu entwickeln (Heller 2007, S. 19).

Die Begleitenden tun alles, damit die letzte Wegstrecke eines Menschen so würdevoll und komfortabel wie möglich gestaltet wird. Das Anerkennen, dass die Begleitenden den Weg nicht kennen und für den sterbenden Menschen suchen oder gar gehen können, stellt einen Paradigmenwechsel in der Sicht- und Handlungsweise der Pflege und Medizin dar. Palliative Care wird hier zur unterstützenden Maßnahme, die keinesfalls den Ton angibt, wohl aber auf dem Hintergrund von Compathie und Fachwissen beratend zur Seite ist. Die bisherige „Hauptrolle" wird durch eine „Nebenrolle" ersetzt. Das ist radikal und revolutionär und stellt in besonderer Weise das Wesen von Palliative Care dar. Gleichzeitig ergibt sich daraus die Folgerung, dass Palliative Care für Mitarbeitende im Gesundheitswesen, die sich stark über ihre Position und Fachlichkeit definieren, eine „Kränkung" darstellen kann, weil in diesem Kontext Hierarchie und Behandlungspfade nicht nur keine Rolle spielen, sondern ausdrücklich nicht gefragt sind.

- *Reflexion des eigenen Lebens* – Palliative Care als Haltung meint auch, als Person in einen Prozess der Reflexion des eigenen Lebens einzutreten, in dem Sterben und Endlichkeit, Abschied und Trauer Themen werden können, und zwar so, dass Gedanken gefühlt und Gefühle gedacht werden können (Heller und Knipping 2006, S. 42). Eigens betont wird hier die Fähigkeit, Gedanken und Gefühle wirklich und wirksam erleben und reflektieren zu können, sodass die persönliche Reflexionsfähigkeit sich ständig erweitert und die beteiligten Teammitglieder und möglicherweise sogar die dem Sterben entgegen sehenden Menschen und ihre Angehörigen immer selbstkompetenter werden.

Einzelne Haltungen ergeben die hospizlich-palliative Haltung: Martina Kern verdeutlicht ihr Verständnis einer Haltung, die im Kontext von Palliative Care bezeichnend ist, als eine Konklusion aus verschiedenen „Bausteinen", die, jeder für sich genommen, bereits eine eigene Haltung darstellen. Diese Bausteine sind für Kern (An)Erkenntnis (eigener) Grenzen, Wertschätzung, Respekt, Sensibilität, (Dien)Mut, Präsenz, Wahrnehmung und Achtsamkeit (Kern 2007). Diese, so Kern,

ermöglichen es, jedem einzelnen Menschen, der Palliativbehandlung benötigt, gerecht zu werden. Die Vielzahl und der Anspruch der einzelnen Haltungen, die zusammen die palliative Haltung ergeben, lassen ahnen, dass es sich um einen Prozess des Einübens und Reflektierens handelt, der nie beendet ist, sondern jeden Tag und in jeder Betreuungssituation neu zu üben ist.

- *Sich als Person einbringen:*
  » Die Grundhaltung in der Sterbebegleitung nicht nur aus einer professionellen Kompetenz oder einem Rollenbild besteht, sondern dass sich auch die SterbebegleiterInnen selbst als Personen in die Begleitung einbringen. Die innere Arbeitseinstellung hat demnach viel mit dem eigenen Selbstverständnis, der eigenen Identität und dem inneren Halt zu tun. … Das Hauptaugenmerk liegt auf dem respektvollen und ehrlichen Umgang miteinander. … Das Wesen der Begleitung besteht in dem ‚Ganz-anwesend-Sein', in dem authentischen Präsent-Sein (Geiss-Mayer et al. 2009, S. 18).

Immer geht es darum, dem (sterbenden) Menschen und seinen Angehörigen respektvoll, empathisch, ehrlich zu begegnen und sich an seinen Bedürfnissen und Wünschen zu orientieren; diese sollen handlungsleitend sein. Die Professionalität besteht demnach darin, die Bedürfnisse, Nöte und Wünsche der betroffenen Menschen wahrzunehmen und, beratend und unterstützend durch spezifisches Fachwissen und Erfahrung, einen Entscheidungsprozess zu begleiten und, wenn gewünscht, zu unterstützen und diese Entscheidung dann zuverlässig mit umzusetzen. Hier geht es auch um die organisierte Ethik, denn Ethik geschieht nicht von selbst, sie braucht Rahmen und Verständigungen.

Gleichzeitig stellen alle Modelle heraus, dass es wichtig ist, als Pflege- oder Betreuungsperson und als Teil des interdisziplinären Teams reflektiert zu arbeiten und auch die Fähigkeit der Selbstreflexion ständig weiterzuentwickeln, indem z. B. bewusst die Wahrnehmung der eigenen Emotionen geübt wird. Ebenso stellt sich unweigerlich die Frage nach Sinn, Bedeutung und Möglichkeiten des menschlichen Lebens, von Krankheit, Sterben und Tod. Deshalb spiegelt sich die Spiritualität jedes einzelnen Teammitglieds in der Haltung wider. Palliative Care kann so durchaus auch mit Spiritualität oder spiritueller Praxis gleichgesetzt werden, wenn davon ausgegangen wird, dass Spiritualität als gelebter Bezug zu dem verstanden wird, was uns wichtiger ist als alles andere, und sich in seltenen, intensiven Erfahrungen ebenso manifestiert wie in einer Grundhaltung zur Welt, die sich in bestimmten Tugenden konkretisiert wie Mitgefühl, Achtsamkeit usw. sowie durch die bewusste Gestaltung unseres Daseins im Licht dessen, was uns am meisten bedeutet (Baier 2009, S. 64).

Alle Begriffe, die mit „Haltung in Palliative Care" assoziiert werden, sind zutiefst menschliche Eigenschaften oder Verhaltensweisen. Der Begriff „Menschlichkeit" scheint im Zusammenhang mit „Haltung" in Palliative Care dennoch zu kurz gegriffen, werden die aufgeführten Modelle reflektiert – es sei denn, wir meinen damit eine Menschlichkeit und ein Menschsein, das den Bezug zum Transzendenten oder Göttlichen und alle anderen Ebenen des Menschseins mit einschließt. Das würde bedeuten, dass die Voraussetzung für Palliativbetreuung Menschlichkeit im besten oder eigentlichen Sinne ist, dass also nicht nur die zu pflegenden Menschen in ihrer Ganzheitlichkeit gesehen werden sollen, sondern auch Pflege- und Betreuungskräfte „ganz" sein sollen, körperlich, seelisch, sozial und spirituell.

Das stellt gewisse Anforderungen an Institutionen, die diese Pflege- und Betreuungskräfte beschäftigen, denn Haltung braucht **Rahmenbedingungen**, unter denen sie nachhaltig gelebt werden kann. Heller et al. (2007, S. 227 f.) nennen als solche:

— Sterben, Tod und Trauer sind Thema in der Einrichtung, Führungskräfte sind Vorbilder und bieten Räume an, in denen darüber gesprochen werden kann, und sichern so gleichzeitig die strategische Orientierung.
— Die ethische Entscheidungskompetenz wird erweitert und bezieht alle Beteiligten und Betroffenen rechtzeitig ein.
— Die interdisziplinäre Zusammenarbeit funktioniert unter der Federführung der Pflege und gewährleistet Kontinuität im Hinblick auf die fachgerechte Betreuung.
— Die Abschiedskultur ist entwickelt und etabliert.
— Die Pflegeeinrichtung ist auch im Hinblick auf die Themen Sterben und Tod nach außen vernetzt.

Träger müssen sich entscheiden, Hospiz- und Palliativversorgung etablieren zu wollen. Das bedeutet auch, dass das Verständnis von Qualität überprüft und ggf. neu definiert, die Sicht der Betroffenen und aller Beteiligten einbezogen werden muss. Hinter allen Anforderungen steht eine Haltung, die von Respekt, Sorgfalt und Zugewandtheit geprägt ist. Unabdingbar sind auch das Wissen um die eigene Endlichkeit und die ständige Weiterqualifizierung der Pflege- und Betreuungskräfte, was auch deren Reflexionsfähigkeit einbezieht. Organisationsethik zeigt Möglichkeiten auf, wie Organisationen unter den gegebenen Bedingungen ethisch verantwortungsvoll arbeiten können und wie Ethik organisiert werden kann – auch dies eine Voraussetzung, um eine Haltung im Sinne von Hospiz- und Palliativversorgung einnehmen zu können.

» Organisationsethik hat nicht zuletzt den Prozess des Umgangs mit ethischen Fragen zu moderieren und zu organisieren: Die Haltungen, Interessen, Positionen von Menschen, die von einer Situation fachlich, menschlich, sozial und ethisch betroffen sind, gilt es sichtbar und hörbar zu machen. Die Bereitschaft, solche Räume zu etablieren, verändert die Organisationen: Ethische Auseinandersetzungen bleiben nicht beliebig (Heller und Krobath 2010, S. 63).

Dass Entscheidungen gemeinsam und nach ausführlicher Beratung und Abwägen getroffen werden, ist zunächst fremd und möglicherweise auch befremdlich für diejenigen, die bislang Entscheidungen alleine trafen, und auch für die, die sich damit nicht auseinandersetzen mussten. Die Stärke der Organisationsethik ist ihr Irritationscharakter, der die scheinbar vertraute Diskursivität der Ethik mit der soziologischen Kategorie der Organisation zusammenbindet (Heller und Krobath 2010, S. 47). Die Einführung von Entscheidungsprozessen angesichts vielfach auftretender ethischer Dilemmata braucht zuallererst das Bewusstsein von Mitarbeitenden, dass es sich um ein ethisches Dilemma handelt. Erst, wenn es nicht mehr als normal oder hinzunehmen gilt, dass ein Mensch nicht mehr essen und trinken mag, dass die Medikamente verweigert werden oder was immer an alltäglichen ethischen Problemen auftritt, wird Mitarbeitenden verständlich werden, dass mit solchen Situationen verantwortungsvoll umgegangen werden muss.

Diese Zeiten und Orte, Verfahren und Regeln zu organisieren, ist neu und überraschend für eine Institution, die derlei Probleme üblicherweise nicht als besprechenswert würdigte oder zu lösen glaubte, indem z. B. der betroffene Mensch in die Klinik eingewiesen wurde. Die große Erleichterung und Zufriedenheit, die selbst dann eintritt, wenn es keine „gute" Lösung mehr gibt, wenn aber zuvor gemeinsam nachgedacht, hingefühlt und gerungen wurde, stärkt die Organisationsethik – es lohnt sich, sich gemeinsam auf den Weg zu machen. Auch das ist Haltung in der Hospiz- und Palliativversorgung: sich als einzelne Person und als Team betreffen lassen von der Not der Menschen und gemeinsam nach Lösungen und Strukturen zu suchen im Wissen darum, dass viele gemeinsam mehr vermögen als ein Mensch alleine.

Literatur

Ehrenreich B, English D (2001) Hexen, Hebammen und Krankenschwestern, 17. Aufl. Frauenoffensive, München

Geiss-Mayer G, Ramsenthaler C, Otto M (2009) Haltung als Herzstück palliativer Begleitung. Einblicke – Carl von Ossietzky Universität Oldenburg 50:16–19

Heller A (2007) Die Einmaligkeit von Menschen verstehen und bis zuletzt bedienen: Palliative Versorgung und ihre Prinzipien. In: Heller A, Heimerl K, Huseboe S (Hrsg) Wenn nichts mehr zu machen ist, ist noch viel zu tun: Wie alte Menschen würdig sterben können. Lambertus (Palliative Care und OrganisationsEthik, 2), Freiburg im Breisgau, S 191–208

Heller A, Knipping C (2006) Palliative Care – Haltungen und Orientierungen. In: Knipping C (Hrsg) Lehrbuch palliative care. Huber, Bern, S 39–47

Heller A, Krobath T (2010) Organisationsethik – eine kleine Epistemologie. In: Krobath T, Heller A (Hrsg) Ethik organisieren: Handbuch der Organisationsethik. Lambertus (Palliative Care und OrganisationsEthik, 21), Freiburg im Breisgau, S 43–70

Heller A et al (2007a) Palliative Kultur in der stationären Altenhilfe. In: Heller A, Heimerl K, Huseboe S (Hrsg) Wenn nichts mehr zu machen ist, ist noch viel zu tun: Wie alte Menschen würdig sterben können. Lambertus (Palliative Care und OrganisationsEthik, 2), Freiburg im Breisgau, S 221–230

Heller A, Heimerl K, Huseboe S (Hrsg) (2007b) Wenn nichts mehr zu machen ist, ist noch viel zu tun: Wie alte Menschen würdig sterben können. 3., aktualisierte und erw. Lambertus (Palliative Care und OrganisationsEthik, 2), Freiburg im Breisgau

Heller A, Wegleitner K, Heimerl K (2007c) Palliative Care in der (stationären) Altenhilfe – Ansätze der Implementierung. In: Heller A, Heimerl K, Huseboe S (Hrsg) Wenn nichts mehr zu machen ist, ist noch viel zu tun: Wie alte Menschen würdig sterben können. Lambertus (Palliative Care und OrganisationsEthik, 2), Freiburg im Breisgau, S 351–366

http://www.dhpv.de/ueber-uns_der-verband_leitsaetze.html. Zugriff 07.03.2023

Kellehear A (2017) Hospizgespräch/Interview. die hospizzeitschrift, 75, 2017

Kern M (2007) Haltung in Palliative Care- neuer Ansatz oder alter Hut?: Vortrag beim 2. Österreichischen Palliativkongress, Salzburg, 06.–09. Dezember 2006. http://www.palliativ-medizin.at/PP_Vortraege/kern.pdf. Zugegriffen am 05.04.2011

Kranz G (1978) Sie lebten das Christentum: 28 Biographien. 3. Aufl., Sonderausg., 8.–17. Tsd. Pustet, Regensburg.

Weihrauch B, Voltz R (2017) Die Charta und Nationale Strategie – Motor für kommunales Engagement und eine sorgende Gemeinde. die hospiz zeitschrift 74

Witzel G (1973) … er sah die Not und half: Vinzenz von Paul – Vater der Armen und Außenseiter. Föderation vinzentinischer Gemeinschaften, Fulda

Weiterführende Literatur

Conradi E (2001) Take care: Grundlagen einer Ethik der Achtsamkeit. Campus, Frankfurt am Main/New York

Deutsche Gesellschaft für Palliativmedizin AG Pflege (2000) DGP AG Pflege Anforderungsprofil. http://www.dgpalliativmedizin.de/images/stories/pdf/ag/ag%20Pflege%20_Anforderungsprofil_.pdf. Zugegriffen am 29.04.2011

Deutsche Gesellschaft für Palliativmedizin AG Pflege (2002) Leitbild Palliativpflege. https://www.dgpalliativmedizin.de/images/RZ_120905_Folder_SektionPflege_vec.pdf. Zugriff 07.03.2023

Deutsche Gesellschaft für Palliativmedizin e. V., Deutscher Hospiz- und Palliativverband e. V., Bundesärztekammer (2010/2016) Charta zur Betreuung schwerstkranker und sterbender Menschen in Deutschland und Handlungsempfehlungen im Rahmen einer Nationalen Strategie. http://www.charta-zur-betreuung-sterbender.de. Zugriff 07.03.2023

DHPV e. V./Dt. Caritasverband e. V./Diakonisches Werk der EKD e. V. (Hrsg) (2004) Sorgsam. Qualitätshandbuch für stationäre Hospize, erweiterte und ergänzte 2. Aufl. hospiz, Esslingen

Die hospiz zeitschrift (2014/2015) Die Charta als Schwerpunktthema. Ausgaben 61–65 2014–2015; Informationen und Downloads: http://www.charta-zur-betreuung-sterbender.de; http://www.koordinierung-hospiz-palliativde/. Zugriff 07.03.2023.

Heller A et al (2013) Die Geschichte der Hospizbewegung in Deutschland. hospiz, Esslingen

Klinkhammer G, Richter-Kuhlmann EA (2012) Palliative Versorgung: Tod und Sterben – kein Tabu mehr. Dtsch Ärztebl 109(45):A–2239/B-1826/C-1790

Knipping C (Hrsg) (2006) Lehrbuch palliative care. Huber, Bern

Kränzle S (2010) Professionelle Distanz? Streichen!: Kommentar. Prax Palliat Care 9:48. Vincentz Network, Hannover

Kränzle S (2011) unveröffentlichte Masterthesis „Palliative Care in stationären Einrichtungen der Altenhilfe – Alles eine Frage der Haltung?!"

Nauck F, Dlubis-Mertens K (2011) Germany has adopted a charter for the care of the critically ill and the dying. Eur J Palliat Care 18:176–178

Radbruch L, Bausewein C, Simon ST, Sipp W, Wodarg W, Jünger S (2011) Europäische Empfehlungen zur Palliativversorgung und Hospizarbeit und ihre Umsetzung in Deutschland. Z Palliativmed 12:175–183

Schweizerische Gesellschaft für den Personzentrierten Ansatz (2011) Einführung in den Personzentrierten Zugang zum Menschen. http://www.pca-acp.ch. Zugegriffen am 09.08.2011

Wartburg L von, Näf F (2012) Bundesamt für Gesundheit (BAG) und Schweizerische Konferenz der kantonalen Gesundheitsdirektorinnen und -direktoren (GDK) (Hrsg) Nationale Strategie Palliative Care (Schweiz) 2013–2015. https://www.bag.admin.ch/bag/de/home/strategie-und-politik/nationale-gesundheitsstrategien/strategie-palliative-care.html. Zugriff 07.03.2023

Wegleitner K (2007) Nachhaltigkeit in Palliative Care Entwicklungsprozessen. In: Heller A, Heimerl K, Huseboe S (Hrsg) Wenn nichts mehr zu machen ist, ist noch viel zu tun: Wie alte Menschen würdig sterben können. Lambertus (Palliative Care und OrganisationsEthik, 2), Freiburg im Breisgau, S 338–348

Weihrauch B (2013) Von der Charta zur Nationalen Strategie: Startschuss am 11. September 2013. Bundes-Hospiz-Anzeiger 5/2013

Weihrauch B (2014) Von der Charta zur Nationalen Strategie – ein Gemeinschaftsprojekt für mehr „Zugangsgerechtigkeit" und „Letztverlässlichkeit". die hospiz zeitschrift 61:6–9

World Health Assembly (WHA) (2014) Strengthening of palliative care as a component of comprehensive care within the continuum of care. 2014. http://apps.who.int/gb/ebwha/pdf_files/WHA67/A67_R19-en.pdf. Zugegriffen am deutschland.bundeskanzlerin.de/index.html. Zugriff 07.03.2023

Zukunftsdialog-Blog-Kanzlerin Merkel (2012) Kanzlerin Merkel empfängt Teilnehmer des Online-Bürgerdialogs. deutschland.bundeskanzlerin.de/index.html. Zugriff 07.03.2023

Grundsätze von Palliative Care

Christa Seeger

Inhaltsverzeichnis

© Springer-Verlag GmbH Deutschland, ein Teil von Springer Nature 2023
S. Kränzle et al. (Hrsg.), *Palliative Care*, https://doi.org/10.1007/978-3-662-66043-0_2

2

In Kürze

In diesem Kapitel werden die Grundlagen von Palliative Care aufgezeigt. Aufgrund dieser Grundsätze hat sich in der Hospizbewegung ein Rahmen gebildet, der in allen Bereichen der Sterbebegleitung umgesetzt werden kann. Die Rahmenbedingungen für die verschiedenen Orte des Sterbens – zu Hause, Pflegeeinrichtung, Krankenhaus, Hospiz, stationärer Bereich – sind sehr unterschiedlich.

Die folgenden Leitsätze für die Hospizarbeit wurden am 05.10.2007 als Beschluss der Mitgliederversammlung des Deutschen Hospiz- und PalliativVerbands e. V. (DHPV) formuliert. Sie gelten uneingeschränkt für die Hospiz- und Palliativarbeit, egal, an welchem Ort ein Mensch stirbt.

Leitsätze für die Hospiz- und Palliativarbeit

1. Im Mittelpunkt der Hospiz- und Palliativarbeit stehen der schwerstkranke und sterbende Mensch jeden Alters und die ihm Nahestehenden. Sie benötigen gleichermaßen Aufmerksamkeit, Fürsorge und Wahrhaftigkeit. Die Hospiz- und Palliativarbeit richtet sich nach den Bedürfnissen und Rechten der schwerstkranken und sterbenden Menschen, ihrer Angehörigen und Freunde. Einbezogen sind insbesondere auch die Belange der Kinder.

2. Die Hospizbewegung betrachtet das menschliche Leben von seinem Beginn bis zu seinem Tode als ein Ganzes. Sterben ist Leben – Leben vor dem Tod. Im Zentrum stehen die Würde des Menschen am Lebensende und der Erhalt größtmöglicher Autonomie. Voraussetzung hierfür sind die weitgehende Linderung von Schmerzen und Symptomen schwerster lebensbeendender Erkrankungen durch palliativärztliche und palliativpflegerische Versorgung sowie eine psychosoziale und spirituelle Begleitung der Betroffenen und Angehörigen. Diese lebensbejahende Grundidee schließt Tötung auf Verlangen und Beihilfe zur Selbsttötung aus.

3. Sterben zu Hause oder in der gewohnten Umgebung zu ermöglichen, ist die vorrangige Zielperspektive der Hospiz- und Palliativarbeit. Der Ausbau ambulanter Strukturen, die Knüpfung regionaler Netzwerke und eine enge Zusammenarbeit unterschiedlicher Professionen und Ehrenamtlicher sind hierfür Voraussetzung. Wenn eine palliative Versorgung zu Hause nicht oder nur begrenzt möglich ist, stehen voll- und teilstationäre Einrichtungen in Form von Hospizen und Palliativstationen – ggf. auch im Wechsel mit ambulanter Versorgung – zur Verfügung.

4. Die Einrichtungen der Hospiz- und Palliativversorgung in ihren vielfältigen Gestaltungsformen sind damit wesentliche Bausteine im bestehenden Gesundheits- und Sozialsystem, die in enger Kooperation mit den anderen Diensten und Einrichtungen des Gesundheits- und Sozialsystems eine kontinuierliche Versorgung sterbender Menschen gewährleisten. Sie bedürfen insoweit der entsprechenden Absicherung im sozialen Leistungsrecht.

5. Zur Hospiz- und Palliativarbeit gehört als ein Kernelement der Dienst Ehrenamtlicher. Sie sollen gut vorbereitet, befähigt und in regelmäßigen Treffen begleitet werden. Durch ihr Engagement leisten sie einen unverzichtbaren Beitrag zur Teilnahme der Betroffenen und der ihnen Nahestehenden am Leben des Gemeinwesens und tragen dazu bei, die Hospizidee in der Gesellschaft weiter zu verankern.

6. Schwerstkranke und sterbende Menschen und ihre Angehörigen, die der Versorgung und Begleitung bedürfen, brauchen professionelle Unterstützung durch ein multidisziplinäres Team, dem Ärztinnen und Ärzte, Pflegekräfte, Seelsorgerinnen und Seelsorger, Sozialarbeiterinnen und Sozialarbeiter, Ehrenamtliche u. a. angehören sollten. Für diese Tätigkeit benötigen sie spezielle Kenntnisse und Erfahrungen in der medizinischen, pflegerischen, sozialen und spirituellen Begleitung und Versorgung. Dies setzt eine sorgfältige Aus,- Fort-, und Weiterbildung entsprechend den jeweiligen Qualifizierungsstandards, fortgesetzte Supervision und Freiräume für eine persönliche Auseinandersetzung mit Sterben, Tod und Trauer voraus.

7. Zur Sterbebegleitung gehört im notwendigen Umfang auch die Trauerbegleitung.

2.1 Der sterbende Mensch und die ihm nahestehenden Menschen

2.1.1 Der sterbende Mensch

Der sterbende Mensch jeden Alters befindet sich in einem intensiven Prozess, die letzte Wegstrecke kann sehr unterschiedlich verlaufen und unterschiedlich lang sein. Sie gestaltet sich überdies oft anders als wir es uns wünschen würden. Auf diesem Weg bedarf der sterbende Mensch einer besonderen Pflege und Zuwendung. Er benötigt Raum und Zeit, um diesen Prozess zu durchleben. Der Rückzug von der Außenwelt bringt eine große Veränderung der bisher gelebten Lebensbedingungen mit sich. Mit dem Rückzug kann ein Rückblick auf das bisherige Leben an Wichtigkeit gewinnen.

Neue Fragen stellen sich:

- Wie viel Zeit bleibt noch zum Leben?
- Muss ich noch lange leiden?
- Welche Lebenserwartung habe ich noch?
- Werden meine Schmerzen ausreichend behandelt?
- Was kommt nach dem Tod?

Die Erfahrung der eigenen Hilflosigkeit, der Begrenztheit des Lebens und die Auseinandersetzung mit der eigenen Biografie prägen diese Zeit des Lebens. Irgendwann verlieren Worte, Raum und Zeit ihre Wichtigkeit. Elisabeth Kübler-Ross beschreibt den Prozess des Sterbens als langwierig mit wechselnden Phasen (weitere Ausführungen ▶ Abschn. 3.1).

Aus der Praxis der Sterbebegleitung und aus Umfragen sind die Wünsche von sterbenden Menschen bekannt. Sie möchten: nicht alleine sterben; ohne Schmerzen sterben; Zeit und Raum haben, um letzte Dinge erledigen zu können; Menschen um sich haben, die es aushalten, wenn alles infrage gestellt wird. Oft hört man heute den Wunsch, der sich immer stärker entwickelt, ohne Apparatemedizin sterben zu „dürfen".

2.1.2 Die Angehörigen des sterbenden Menschen

Mit den Angehörigen sind alle verwandten, vertrauten, nahestehenden und freundschaftlichen Beziehungen eines Menschen umschrieben. Sie durchleben ebenso einen Prozess des Loslassens und des Abschiednehmens. Sie sind in ähnlicher Weise belastet und brauchen dieselbe Aufmerksamkeit und Begleitung wie der sterbende Mensch selbst.

Für pflegende Angehörige verändert sich das ganze Lebensumfeld. Den geliebten Menschen loslassen und von ihm Abschied nehmen zu müssen ist nicht einfach und oft mit Überforderung, Krisen sowie Ängsten verbunden.

Auch für nahestehende Angehörige tauchen viele Fragen auf:

- Was wird kommen?
- Habe ich genügend Kraft, das alles durchzuhalten?
- Woher bekomme ich Unterstützung?
- Wie kann ich helfen?
- Was wird passieren?
- Wann wird der sterbende Mensch von seinem Leid erlöst?
- Werde ich in der Todesstunde dabei sein und es aushalten können?
- Wie kann ich Abschied nehmen?
- Was passiert, wenn der Mensch verstorben ist?

Die Vorstellung von dem, was passieren wird oder kann, ist für Angehörige eine sehr belastende Situation. Er-

fahrungswerte fehlen weitgehend im Umgang mit sterbenden Menschen. Viele Menschen haben heute noch nie einen Verstorbenen gesehen. Angst, auch vor dem eigenen Sterben, und eine große Unsicherheit im Umgang mit Sterben, Tod und Trauer kommen neben der Belastung zur Rolle als pflegende Angehörige hinzu. Schuldgefühle aus früheren Begegnungen im Umgang mit Verlustsituationen können zusätzlich belasten. Die moralische Last oder Verpflichtung, in der Todesstunde anwesend sein zu müssen, macht vielen Nahestehenden Probleme. Die psychische und physische Belastung von Angehörigen ist sehr groß.

2.2 Die Würde des sterbenden Menschen

2.2.1 Linderung von Schmerzen und Symptomen

Ein Palliative-Care-Beratungsteam verfügt über spezielle Kenntnisse in der Symptomlinderung. Es weiß auch um die medizinischen, pflegerischen, psychischen, sozialen und spirituellen Belange, die das Sterben begleiten können. Ein weiteres Thema von Palliative Care sind die Schmerzen von schwer kranken und sterbenden Menschen. In den vergangenen Jahren wurde eine große Verbesserung der Schmerztherapie durch die Erfahrungen der Palliativmedizin herbeigeführt. Immer noch wird jedoch in Deutschland eine zu große Zahl der Patienten unzureichend behandelt (▶ Kap. 14).

Eine kontinuierliche Versorgung sterbender Menschen kann in enger Kooperation mit anderen Diensten gewährleistet werden. Das Palliative-Care-Beratungsteam sollte gut erreichbar sein. Die telefonische Erreichbarkeit bietet für Angehörige und Pflegepersonal eine große Sicherheit. Durch telefonische Beratung können Entscheidungssituationen besprochen werden. Das Unterbrechen eines Sterbeprozesses kann so verhindert werden. Oft ist es eine große Sicherheit für Angehörige, hauptamtliche Mitarbeiter im Hintergrund zu wissen, und es lassen sich Situationen in der häuslichen Umgebung, im Krankenhaus oder in der Pflegeeinrichtung gemeinsam durchstehen. Die Erreichbarkeit lässt sich in einer Rufbereitschaft über Handys gut organisieren. Gestorben wird eben nicht immer in festgelegten Dienstzeiten.

2.2.2 Nein zur aktiven Sterbehilfe

Palliative Care spricht ein klares „Nein" zur aktiven Sterbehilfe. So wie das Leben in einem langen Prozess beginnt, so kann das Leben in einem ähnlich langen

Prozess enden, der nicht unterbrochen werden darf. Die Hospizphilosophie setzt auf lindernde Fürsorge, Pflege und Medizin, nicht auf eine lebensverlängernde Therapie.

2.3 Sterben zu Hause

> 76 % aller Menschen möchten laut einer Umfrage der Bertelsmann Stiftung (2015) zu Hause sterben.

Diesem Wunsch versucht Palliative Care vorrangig zu entsprechen mit dem Angebot eines „Ambulanten Hospizdienstes", der die Sterbebegleitung zu Hause mit anderen Berufsgruppen unterstützt (Pflegedienst, Hausarzt, Therapeuten etc.) und gemeinsam mit Angehörigen begleitet. Ein weiteres Ziel kann auch das „Zu-Hause-Sterben" im Rahmen einer Pflegeeinrichtung bedeuten.

Das Sterben findet heute größtenteils in Institutionen statt. Unsere Gesellschaft und unsere hochtechnisierten medizinischen Möglichkeiten verlagern die Orte des Sterbens entgegen dem Wunsch der meisten Menschen.

Zahlen aus dem Faktencheck der Bertelsmann Stiftung (2015) bezüglich der tatsächlichen Orte des Sterbens besagen, dass
- ca. 20 % zu Hause,
- ca. 31 % in Pflegeeinrichtungen,
- ca. 46 % im Krankenhaus,
- ca. 3 % im stationären Hospiz

sterben.

Die politische Entwicklung fördert heute über die Krankenkassen den Ausbau der Ambulanten Hospizdienste, damit sich ein „Zu-Hause-Sterben" in der vertrauten Umgebung oder in der Pflegeeinrichtung realisieren lässt. Die Entwicklung von Palliative Care in der Institution Krankenhaus ist ebenso eine große Aufgabe und weiter ausbaufähig.

2.4 Einrichtungen der Hospiz- und Palliativversorgung als wesentliche Bausteine im Gesundheits- und Sozialsystem

In den vergangenen Jahren hat sich die Palliativversorgung stark weiterentwickelt. Damit an den unterschiedlichen Orten des Sterbens die Palliativversorgung nicht zufällig vorhanden ist, sondern jeden schwer kranken und sterbenden Menschen in gleichem Maße erreicht, bedarf es einer Absicherung durch den Gesetz-geber. Es müssen sich weiter regionale Netzwerke bilden, deren Wirken einer geregelten gesetzlichen Grundlage und damit auch der Finanzierung bedarf, wie die Spezialisierte Ambulante Palliativversorgung (SAPV) dies in einem allerdings sehr kleinen Ausmaß nun vorsieht, betrachtet man den Gesamtversorgungsbedarf.

2.5 Ehrenamtlichkeit

Laut dem Deutschen Hospiz- und PalliativVerband e. V. (DHPV 2022) gibt es in Deutschland mehr als 120.000 Ehrenamtliche im Hospizbereich. Ehrenamtliche sind und dürfen keine kostengünstigen Arbeitskräfte sein. Sie sind im Palliative-Care-Beratungsteam gleichberechtigt und bringen einen wertvollen „Schatz" in Form von Zeit in die Begleitung sterbender Menschen ein. Zeit zu haben ist ein Kapital, das es in den meisten beruflichen Gruppierungen heute nicht mehr gibt. Eng gestrickte Dienstpläne lassen wenig Spielraum für einen sterbenden Menschen zu. Ehrenamtlichkeit ist ein wesentlicher und unverzichtbarer Bestandteil von Palliative Care. Ehrenamtliche tragen in der Begleitung sterbender Menschen eine große Verantwortung. Die ehrenamtlichen Menschen bringen eine Haltung und Einstellung mit, geprägt durch das Achten der Nächstenliebe, der Menschenwürde und Verantwortung, gegenüber dem sterbenden Menschen und seinen Angehörigen.

Ehrenamtliche können Raum schaffen zum Sterben, sie bringen Ruhe in ausweglose und schwierige Situationen aufgrund ihrer Erfahrungen mit sterbenden Menschen. Damit die Ehrenamtlichkeit ihren Platz im interdisziplinären Team einnehmen kann, benötigen Ehrenamtliche die Unterstützung durch professionelle Mitarbeiter. Besonders wichtig ist es, gute Voraussetzungen in Form von Reflexion, Supervision und gesicherten Rahmenbedingungen für Ehrenamtliche zu schaffen. Nur geschulte Ehrenamtliche können die hohen Anforderungen mittragen (▶ Abschn. 11.2).

2.6 Professionelle Unterstützung durch ein interdisziplinär arbeitendes Team (Palliative-Care-Beratungsteam)

Professionelle Unterstützung geschieht durch ein interdisziplinäres handlungsfähiges Team, das alle Berufsgruppierungen einbezieht in die Begleitung und Versorgung des sterbenden Menschen: Ärzte, Pflegepersonal, hauswirtschaftliches Personal, Seelsorger, Psychologen, Therapeuten, Sozialarbeiter, Koordinationspersonen und Ehrenamtliche des ambulanten Hospizdienstes etc.

Die Teammitglieder unterstützen sich gegenseitig, wissen umeinander und beachten aufmerksam die Bedürfnisse des sterbenden Menschen, die nach Möglichkeit erfüllt werden. Ehrenamtliche und Fachpersonal arbeiten eng und vertrauensvoll zusammen als Palliative-Care-Beratungsteam – ein hohes Ziel von Palliative Care, das überall dort, wo es realisiert und umgesetzt werden kann, eine gute Versorgung von sterbenden Menschen und ihren Angehörigen ermöglicht; eine große Herausforderung für alle Berufsgruppierungen, die sich bei der medizinischen, pflegerischen oder psychosozialen Versorgung von sterbenden Menschen zusammenfinden. Durch Aus-, Fort- und Weiterbildung können sich diese Teams entwickeln. Unsere Gesellschaft ist es nicht gewohnt, gleichwertig in einem Team zusammenzuarbeiten, und so entstehen diese Teams nur mit sehr viel Mühe, Zeit und wachsendem Vertrauen. Das Erwerben von Fachkompetenz und Basiswissen, die Offenheit zur Veränderung von Einstellungen, Haltungen und Fertigkeiten sind Voraussetzung. Durch Fallbesprechungen, Supervision, Teambesprechungen, Koordination und Konfrontation entsteht ein Rahmen, der Veränderung im Umgang mit Sterben und Tod zulässt. Ein Prozess des Umdenkens und der Entwicklung wird bei den Teammitgliedern erforderlich sein, da jeder die Versorgung nur von seinem Blickwinkel aus leisten kann. Keine Berufsgruppierung kann Sterbebegleitung alleine leisten. Gleichwertiges Arbeiten im Team muss an dieser Stelle gelernt werden.

2.7 Trauerbegleitung

Die hinterbliebenen Angehörigen werden in der Zeit ihrer Trauer weiter begleitet. Für viele Menschen beginnt nach dem Tod eines geliebten Menschen eine schwierige Zeit. Die Beziehungen und Kontakte zu Freunden und Bekannten sind verändert oder brechen ab. Nichts ist mehr so, wie es vorher war. Krankheiten und Depressionen können große Belastungen darstellen.

Kontakte und Beziehungen, die in der Begleitung zu Ehrenamtlichen einer Hospizgruppe entstanden sind, werden über die Beerdigung hinaus erhalten. Über diesen Kontakt können auch schwierige Situationen wahrgenommen und weitergeleitet werden. Trauereinzelberatungsgespräche bzw. Trauergruppen werden angeboten, in denen Angehörige einen Platz für ihre Trauer finden können (► Kap. 24).

Literatur

Deutscher Hospiz- und PalliativVerband e. V. (2022) Leitsätze für die Hospiz- und Palliativarbeit. Berlin (http://www.hospiz.net/bag/leitsaetze.pdf). Zugegriffen am 12.08.2009

Faktencheck Gesundheit Palliativversorgung Bertelsmann Stiftung (2015). http://www.bertelsmann-stiftung.de. Zugegriffen am 21.5.2022

Student JC (1999) Was ist ein Hospiz? 4. Aufl. http://www.hospiz-stuttgart.de

Tausch D, Bickel L (2017) Die letzten Wochen und Tage. Eine Hilfe zur Begleitung in der Zeit des Sterbens. Stuttgart, Krebsverband Baden-Württemberg e. V.

Der sterbende Mensch und seine Angehörigen

Inhaltsverzeichnis

Wenn nichts mehr zu machen ist – der Beginn der Therapie ist der Anfang von Palliative Care

Susanne Kränzle und Christian Albrecht May

Inhaltsverzeichnis

© Springer-Verlag GmbH Deutschland, ein Teil von Springer Nature 2023
S. Kränzle et al. (Hrsg.), *Palliative Care*, https://doi.org/10.1007/978-3-662-66043-0_3

Ein Mensch bekommt aufgrund mehr oder weniger stark ausgeprägter Beschwerden eineDiagnose, die sein Leben komplett verändert – es wird ihm mitgeteilt, dass er an einer Erkrankung leidet, die nur geringe Chancen auf Heilung verspricht. Schock, Entsetzen, ein Gefühl des Ausgeliefertseins machen sich breit, Verdrängung und Leugnung setzen ein. „Es muss doch etwas zu machen sein, das kann doch nicht alles gewesen sein, ich habe doch noch so viele Pläne und Aufgaben, ich werde gebraucht, ich will meine Kinder und Enkel aufwachsen sehen, ich wollte doch den Ruhestand genießen, warum gerade ich, ich habe doch niemandem etwas getan …" – die unterschiedlichsten Gedanken und Gefühle versetzen den Betroffenen und die Angehörigen in Panik und Hilflosigkeit. Schwerwiegende Fragen stellen sich, wie die Frage nach Schuld, nach dem Schuldigen, die Frage: Wie geht es weiter, wird es eine Möglichkeit der Therapie und Genesung geben, oder steht der Tod bevor – wenn ja, wann und wie qualvoll wird er sein …?

In diesem Zusammenhang ist eine Veröffentlichung der australischen Sterbebegleiterin Bronnie Ware bemerkenswert. Sie sprach mit vielen Menschen, die den Tod vor Augen hatten, und hörte von ihnen immer wieder das Bedauern über ähnliche Dinge, die Menschen wünschten, in ihrem Leben anders gemacht zu haben. Sie stellte darauf die Liste der „Top 5 Regrets of the Dying" zusammen:

- Ich hätte gerne den Mut gehabt, mein eigenes Leben zu leben – und mich nicht von den Erwartungen anderer leiten lassen.
- Ich hätte nicht so hart arbeiten dürfen.
- Ich hätte den Mut haben sollen, meine Gefühle auszudrücken.
- Ich hätte mit meinen Freunden in Kontakt bleiben sollen.
- Ich hätte mir mehr Glück und Zufriedenheit gönnen sollen.

Die meisten Menschen, die wir im palliativen Bereich als Patienten oder Klienten erleben, haben bereits eine längere Zeit der Diagnostik und kurativen Therapie hinter sich. Sie sind durch manchmal beinahe unzählige Zyklen von Chemotherapien oder Bestrahlungen gegangen, sie haben regelmäßig vor Untersuchungen und Stagings gebangt, sie haben einmal bessere und einmal schlechtere Nachrichten erhalten. Es ist erstaunlich und bewundernswert, unter welchen Belastungen Menschen sich ihr Leben einrichten, oft sehr isoliert und sich unverstanden fühlend, mit der ständigen Angst und Bedrohung lebend, die Erkrankung könnte unaufhaltsam fortschreiten, es gäbe neue Hiobsbotschaften.

3.1   Sterbephasen

Susanne Kränzle

Nach vielen Begegnungen und Gesprächen mit Sterbenden und jahrelanger Forschungsarbeit definierte eine der wohl bekanntesten Sterbeforscherinnen unserer Zeit, die Schweizer PsychiaterinElisabeth Kübler-Ross († 2004), die folgenden Phasen des psychischen Erlebens als regelmäßig bei Schwerkranken und Sterbenden zu beobachten. Kübler-Ross bemerkte weiter, dass die Phasen nicht in dieser Abfolge und nicht abschließend erlebt werden, sondern sich immer neu und unsortiert wiederholen können.

3.1.1   Phase 1: Schock und Verleugnung

Der Betroffene kann die schwerwiegende Diagnose nicht glauben. Geschockt glaubt er an eine Fehldiagnose, Verwechslung der Befunde, fordert neue Untersuchungen, beschuldigt die behandelnden Ärzte der Unfähigkeit. Oft werden Verordnungen nicht eingehalten, da sie nach Einschätzung des Patienten auf einer „falschen" Grundlage erstellt sind. Die Verleugnung mildert den Schock. So gewinnt der Kranke Zeit, sich zunächst unbewusst und nur teilweise – soweit er es ertragen kann – bewusst mit der Mitteilung auseinanderzusetzen.

3.1.2   Phase 2: Emotionsphase

Hat der Betroffene die tödliche Krankheit als solche anerkannt, wird er zornig und reagiert neiderfüllt auf die anderen, die leben dürfen („Warum gerade ich?"). Es kommt zu einer Flut negativ getönter Emotionen, die den Sterbenden mit sich fortreißen können. Dies äußert sich dann oft in Unzufriedenheit mit dem Essen, dem Zimmer, den Mitpatienten, dem Pflegeteam und den Ärzten, in Sonderwünschen, aber auch in heftigen Streitigkeiten mit der Familie und aggressiven Beschuldigungen.

3.1.3   Phase 3: Verhandlungsphase

In dieser – meist kurzen – Phase wird der bevorstehende Tod als unvermeidbar anerkannt. Weiteres Verdrängen oder Ausweichen ist nicht mehr möglich. Der Sterbende versucht, durch Verhandeln einen Aufschub, also mehr Lebenszeit, zu erreichen. Dazu gehört es, zu feilschen mit den Ärzten (z. B. um andere Therapien) und mit dem Team (Versprechen, sich anzupassen, an Therapien teilzunehmen). Durch die Bereitwilligkeit, einen hilfreichen Einsatz zu bringen, wird ein einstmals „schwieriger" Sterbender manchmal zu einem „zahmen", pflegeleichten Patienten. Auch das Schicksal oder Gott werden zu (Handels-)Partnern im Kampf des Sterbenden um eine längere Lebenszeit. Gelübde werden geleistet, Verpflichtungen abgelegt. Dem Inhalt solcher Versprechungen liegen oft Schuldgefühle zugrunde: Der Sterbende gelobt, etwas zu tun, was er als wichtig oder als vielversprechend erkannt, aber noch nicht geleistet hat.

3.1.4 Phase 4: Depressionsphase

Ein neues Stadium wird erreicht, wenn der Patient jede Hoffnung aufgibt und in tiefe Traurigkeit versinkt. Es handelt sich bei dieser Reaktion aber nicht um eine Depression im engeren Sinn, der medikamentös begegnet werden müsste. Daher ist die Bezeichnung „Phase der Traurigkeit" zutreffender. Den Sterbenden überwältigt die Trauer über einen entsetzlichen Verlust. Er bereut zurückliegende Versäumnisse und trauert um all das, was er verlieren wird: Partner, Kinder und Freunde. Probleme, die er nicht mehr lösen kann (z. B. finanzielle Sorgen der Familie), erwecken Kummer, und begangene Fehler rufen Schuldgefühle hervor.

In dieser Zeit ist es dem Sterbenden möglich, sich umfassend mit der Realität seines Todes auseinanderzusetzen. Er verfasst z. B. ein Testament oder bringt Geschäfte zum Abschluss. Möglicherweise ändert sich seine persönliche Lebensphilosophie. Manchmal können jahrelang eingenommene Positionen noch verlassen werden, z. B. sind die Aussöhnung mit Familienmitgliedern oder die Kontaktaufnahme nach langem Schweigen Erfahrungen, die auch den Angehörigen den Abschied erleichtert.

Die Depression kann in eine Phase vorbereitender Trauer münden. Der Sterbende wird stiller und zieht sich zurück. Dieser Rückzug kann für die Angehörigen schmerzlich sein, ist aber ein Zeichen dafür, dass es dem Patienten gelingt, sich von seinen Bindungen zu lösen und sein Leben hinter sich zu lassen.

3.1.5 Phase 5: Akzeptanz

Die letzte Phase ist gekennzeichnet von Zustimmung und ruhiger Erwartung des Todes. Der Sterbende hat seinen Frieden mit der Welt gefunden und akzeptiert den nahenden Tod, auch wenn noch eine schwache Hoffnung aufrechterhalten wird, doch nicht sterben zu müssen. Dieses Stadium scheint fast frei von Gefühlen oder Gefühlsausbrüchen zu sein. Der Patient ist müde und schwach, schläft viel und möchte nicht gestört werden. Er verständigt sich oft nur noch mit Gesten oder wenigen Worten.

3.2 Was Sterbende sich wünschen

Susanne Kränzle

Sterbende wünschen sich laut Umfragen, die alle in etwa ähnliche Ergebnisse erbrachten, vor allem
- nicht alleine sterben zu müssen, d. h. von nahestehenden, vertrauten Menschen umgeben zu sein und zuverlässig versorgt zu werden,
- ohne Schmerzen und andere quälende Beschwerden sterben zu können, in Würde und Frieden gehen zu dürfen,
- die Möglichkeit zu haben, letzte Dinge noch erledigen zu können, Beziehungen zu klären,
- über den Sinn des Lebens und des Sterbens mit Menschen sich austauschen zu können, die bereit sind, dies auszuhalten.

3.3 Palliative Care in der Begleitung

Susanne Kränzle

Palliative Care beginnt im Grunde dann, wenn ein Mensch eine Diagnose mitgeteilt bekommt, die möglicherweise eine ungünstige Prognose hat, d. h., wenn die Erkrankung tödlich enden könnte. Ab diesem Moment ist es wichtig, den Erkrankten und das ganze Familiensystem zu stützen. Eine Aufgabe der behandelnden Ärzte, der Pflegenden und des Sozialdienstes ist es, an geeignete Beratungsstellen zu verweisen (Tumorberatungsstellen, Selbsthilfegruppen), auf notwendige Formalitäten hinzuweisen (z. B. bezüglich der Zuzahlungsbefreiung, Pflegeeinstufung o. Ä.) und, falls gewünscht, die Seelsorge oder klinische Psychologie einzuschalten und vor allem selber Beratung anzubieten – wie sind die Chancen, wie die Nebenwirkungen einer Therapie, welche Zeit wird sie in Anspruch nehmen, wie viel Zeit bleibt ohne Therapie? Das alles sind Fragen, die Betroffene bewegen und über die sie, soweit es geht, informiert werden möchten. Auch während der Therapiephasen gibt es Krisen oder möglicherweise nicht gerechtfertigte „Höhenflüge", mit denen in geeigneter Weise umgegangen werden muss – immer jedoch so, dass die Betroffenen sich ernst genommen und unterstützt fühlen und sie konkrete Hilfe erfahren.

Ist eine Therapie beendet oder gar abgebrochen worden, weil der Erfolg sich nicht einstellte, beginnt für den Patienten ein weiterer Lebensabschnitt: „Es ist nichts mehr zu machen", und das bedeutet, die Tage des Patienten sind nicht mehr ausgefüllt mit Fahrten zur Bestrahlung, mit Arztterminen, mit Verpflichtungen, die immer noch zur Hoffnung berechtigten, die Erkrankung sei zu besiegen oder zumindest hinauszuzögern. Dieses Begreifen des Patienten bedarf guter engmaschiger Begleitung, da Depressionen, Aggressionen und massive Ängste damit einhergehen können. Die Sterbephasen können erneut auftreten oder sich, bunt durcheinander geworfen, wiederholen. Für Angehörige ist dies eine Zeit, in der sie gut daran tun, sich ebenfalls Beratung und Unterstützung zu holen, z. B. bei der örtlichen Hospizgruppe, in psychologischen Beratungsstellen oder wiederum in Selbsthilfegruppen.

David Kessler formulierte die Bedingungen für ein menschenwürdiges Sterben als die „Rechte der Sterbenden" (1997, S. 7 f.):

Die zwölf Rechte des Sterbenden (Kessler 1997)

1. Das Recht, als lebender Mensch behandelt zu werden und sich ein Gefühl der Hoffnung zu bewahren, egal, wie subjektiv diese Hoffnung auch sein mag
2. Das Recht, Gedanken und Gefühle zum Thema Tod auf seine Weise zum Ausdruck zu bringen
3. Das Recht, an allen die eigene Pflege betreffenden Entscheidungen teilzuhaben
4. Das Recht, von mitfühlenden, sensiblen und kompetenten Menschen gepflegt zu werden, die sich bemühen, die Bedürfnisse des Kranken zu verstehen
5. Das Recht, den Prozess des Todes zu verstehen und auf alle Fragen ehrliche und vollständige Antworten zu bekommen
6. Das Recht, Trost in geistigen Dingen zu suchen
7. Das Recht, körperlich schmerzfrei zu sein
8. Das Recht der Kinder, am Tod teilzuhaben
9. Das Recht zu sterben
10. Das Recht, friedlich und in Würde zu sterben
11. Das Recht, nicht einsam zu sterben
12. Das Recht, zu erwarten, dass die Unantastbarkeit des Körpers nach dem Tode respektiert wird

---

Die Frage, wie viel Zeit noch bleibt, kann letztlich niemand beantworten. Sterbende haben jedoch ein gutes und in der Regel untrügliches Gespür für die ihnen verbleibende Zeit. Deshalb sollten Äußerungen über Wünsche, zu erledigende Dinge oder letzte Vorhaben ernst

genommen und bei der Umsetzung geholfen werden. Es gibt Abschnitte und Momente im Leben eines Menschen, in denen große Chancen liegen, in denen trotz Krisen und Belastungen in höchstem Maße Lebendigkeit, Begegnungen, Beziehungen, Authentizität und Liebe erfahren und als tragfähig erlebt werden können. Krankheit und Sterben können solche Abschnitte sein. Gewöhnlich, und darin liegt die große Verantwortung derer, die Sterbende begleiten, sind sie nicht wiederholbar.

3.4 Physiologie des Sterbens

Albrecht May

Der Tod ist die Überleitung des Sterbenden aus dem Zustand des Lebens in einen Zustand, bei dem der irdische Organismus seine Aufgaben beendet und zerfällt. Der Zeitpunkt des Todes und die damit verbundenen Rituale sind kulturell unterschiedlich definiert. Sterben ist ein natürlicher Vorgang, der von Anfang an mit dem Leben verknüpft ist. So ist z. B. in der Embryonalentwicklung ein kontrollierter Zelluntergang für eine regelrechte Entwicklung notwendig. Absterbende Tendenzen lassen sich auch beim Erwachsenen an unterschiedlichen Stellen im Körper finden. Sterben im engeren Sinn umfasst eine spürbare Zeitspanne vor Eintritt des Todes, in dem die Ablösung der seelisch-geistigen Bereiche vorbereitet wird. Der Zerfall des irdischen Organismus nach dem Tod ist zeitlich geordnet, sodass sichere Todeszeichen (Zeichen der Unumkehrbarkeit des Zerfalls) bestimmt werden können, bevor alle Zellen des Körpers abgestorben sind.

3.4.1 Sterben als mehrgliedriger Prozess

Je nach kulturellem Hintergrund und nach den Vorstellungen des eigenen Menschenbildes geschehen zum Ende des Lebens hin im Menschen Veränderungen, deren Tragweite von unserem Standpunkt als Lebende nicht vollständig erfassbar ist. Aufgrund ernst zu nehmender Beobachtungen im Rahmen der Nahtoderfahrungen und der außerkörperlichen Seinszustände lässt sich ableiten, dass neben den rein körperlichen Vorgängen weitere Ebenen beim Menschen vorhanden sind, die nach althergebrachter Begrifflichkeit mit Geist und Seele benannt werden.

Sterben muss in diesem Kontext als Veränderung der Verbindung der verschiedenen Ebenen aufgefasst werden. Dabei ist die deutlichste Veränderung die Ablösung der Lebenskräfte des Menschen von der materiell geformten Gestalt, die von einer Einzelperson erkannt und

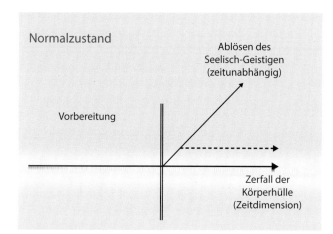

Abb. 3.1 Schematische Darstellung des Sterbevorganges mit dem Todesereignis, d. h. der Ablösung des Seelisch-Geistigen von der Körperhülle. (May 2006)

beschrieben werden kann. Bildhaft gesprochen trennen sich im Sterben die seelisch-geistigen Bereiche vom materiellen Körper, der damit seine Funktion erfüllt hat und nun den physikalisch-chemischen Gesetzen der Erde unterliegt (■ Abb. 3.1). Die Ablösung der seelisch-geistigen Bereiche wird als transzendente Erfahrung in vielen Mysterien beschrieben, ist jedoch den normalen Sinnen nicht unmittelbar zugänglich. Die Veränderungen des Körpers während des Sterbens lassen jedoch auf eine gestaffelte Ablösung schließen; dazu gehören insbesondere auch Veränderungen nach dem Todeszeitpunkt.

Hinweis   Im ägyptischen Totenmythos durchfährt das Seelisch-Geistige abgelöst vom Körper verschiedene Stationen der Unterwelt, die durch Wasser von der Welt der Lebenden getrennt ist. Die Seele unterzieht sich einer Prüfung und Läuterung und geht schließlich in das rein Geistige des Göttlichen auf. Hier erfolgt eine Wiedervereinigung mit dem Körper, dessen Unversehrtheit wünschenswert, aber nicht zwingend ist (körperliche Gebrechen des Lebenden können nach dem Tod durch göttlichen Einfluss behoben werden).

Im Totenbuch der Tibeter stehen verschiedene Bardo-Erfahrungen (Zwischenzustände) auf dem Weg vom Tod zur Wiedergeburt. Um die Läuterung dieser Erfahrungen zu bestehen, gilt die Aufforderung: Bleibe, wo du bist, und nimm an, was kommt. Die vollständige Ablösung vom Körper erfolgt in mehreren Stufen, die von Lebenden spirituell begleitet werden können.

Wenn im weiteren Text überwiegend die körperliche Seite beschrieben wird, dann deshalb, weil die anderen Veränderungen nicht so eindeutig nachvollziehbar sind. Mit dem Körper des Menschen ist man auch nach dem Tod konfrontiert. Er erinnert an die abgelaufene Metamorphose und die Unumkehrbarkeit dieses Ereignisses. An ihm wird die Veränderung manifest, er löst sich nachweislich in die Grundsubstanz der Erde auf.

3.4.2 Der Tod und seine Definitionen

Im Vorgang des Sterbens nimmt der Tod eine besondere Stellung ein, denn er markiert die kritische Metamorphose vom geläufigen irdischen Leben in einen anderen Zustand. Der Zeitpunkt des Todes wird jedoch in der Regel nicht allgemein definiert (wie oben versucht), sondern richtet sich nach den kulturellen Anschauungen und Normen. Somit wird klar, dass verschiedene Todesdefinitionen im Lauf der Geschichte entstanden und teilweise auch heute noch parallel verwendet werden.

Schon vor der körperlichen Veränderung wird der Begriff des Todes bei sozialer Isolation eingesetzt (sozialer Tod) – ein Zustand, der die radikale Veränderung der gewohnten sozialen Umgebung beschreibt. Eine auf der Bewusstseinsebene liegende Veränderung, die den Verlust der kognitiven Wahrnehmung einschließt, ist der psychische Tod, der jedoch temporär auch für den Schlaf („Todes Bruder") diagnostiziert und somit einen Endlichkeitscharakter enthalten kann.

Bis vor wenigen Jahrzehnten war der klinische Tod die gebräuchliche Definition in der westlichen Kultur. Sie basiert auf der Feststellung der fehlenden Lebensfunktionen von Atmung und Kreislauf, bei denen es in Folge zu einem zeitlich gestaffelten Untergang der einzelnen Organsysteme und Organe kommt. Das Kreislaufsystem als das zentrale rhythmische Verteilungssystem des Körpers kann dabei auf zweierlei Weise aufhören: entweder „traumatisch", im Sinne einer akuten Unterbrechung wie z. B. beim Herzinfarkt, oder „atraumatisch", im Sinne eines gesteuerten, teilweise bewussten Ausschleichens wie z. B. beim Entschlafen.

Durch die Errungenschaften der Medizin wurde es möglich, klinisch tote Menschen wieder zum Leben zurückzubringen. Diese oft auf den Einsatz von Maschinen angewiesene Lebensrettung schaffte eine spezifische klinische Situation: einen Menschen mit stabilem Kreislauf, aber ohne spezifische menschliche Regung, die eine regelrechte Hirnfunktion voraussetzt. Aus dieser Situation entwickelte sich die heute weit verbreitete Todesdefinition des Hirntodes (erstmalig 1968 an der Harvard Medical School formuliert), die auch vor dem Gesetz die momentan etablierte Anschauung liefert (juristischer Tod). Da der Hirntod ganz auf selbst zu bestimmenden Parametern beruht, gibt es unterschiedliche Festlegungen in den verschiedenen Ländern: Teilweise wird der Ausfall des Stammhirns als ausreichend für das Kriterium „tot" herangezogen (England), andere fordern den Ausfall sämtlicher Gehirnregionen (übriges Europa), wobei das Rückenmark als weiterer Anteil des zentralen Nervensystems nicht berücksichtigt wird.

Führt man die Todesdefinition bis auf die kleinste lebende Einheit des Körpers, die Einzelzelle, dann kommt man zum biologischen Tod. Diese durch das Absterben aller Zellen begründete Definition ist zwar unter

Aspekten der Unumkehrbarkeit die eindeutigste, sie ist jedoch im sozialen Kontext nicht einsetzbar, da sie sich nicht auf die menschlichen Funktionen bezieht. Es ist gleichsam der Endpunkt des Sterbevorganges der irdisch-materiellen Seite des Menschen.

Die verschiedenen Todesdefinitionen

■ Sozialer Tod
Radikale Veränderung der gewohnten sozialen Umgebung (z. B. Behandlungsende bei einem Schwerstkranken durch ein Ärzteteam); steht nicht unmittelbar im Zusammenhang mit dem Todesereignis beim Sterben.

■ Psychischer Tod
Verlust der kognitiven Fähigkeiten (z. B. komatöser Zustand); steht nicht unmittelbar im Zusammenhang mit dem Todesereignis beim Sterben.

■ Klinischer Tod
Völliger Kreislaufstillstand mit der Folge der zeitlich gestaffelten Funktionsverluste von Organen (z. B. nach unbehandeltem Herzinfarkt); für kurze Zeit potenziell reversibel (Wiederbelebungszeit) (Tod des Organismus).

■ Juristischer Tod
Irreversibler Funktionsverlust des Gehirns, zumindest des Hirnstamms mit den lebensnotwendigen Regulationszentren von Atmung und Kreislauf (z. B. nach Reanimation); wird auch als Individualtod bezeichnet (Tod eines Organs/Teilorgans).

■ Biologischer Tod
Das Ende aller Organ- und Zellfunktionen (z. B. nach gesamter Verbrennung); kompletter Zerfall des irdischen Körpers (Tod der Einzelzellen)

3.4.3 Sterben beginnt mit dem Leben

Biologische Vorgänge im Körper, die gemeinhin mit der Veränderung am Ende des menschlichen Lebens assoziiert werden, sind bereits bei der Entstehung aktiv, jedoch mit einer anderen Zielsetzung. Das bedeutet, der Prozess des Sterbens beginnt nicht erst kurz vor dem Tod, sondern allgemein gesprochen mit der Zeugung. Verschiedene „Sterbevorgänge" seien hier exemplarisch aufgeführt:

■ Absterben eines eigenständigen Organismus
Schon kurz nach der Befruchtung differenzieren sich die Zellen des neuen Menschenwesens in zwei Populationen: die Embryoblasten und die Trophoblasten. Während Erstere für die Entstehung des menschlichen Kör-

pers sorgen, bilden die Trophoblasten die Grundlage für die Plazenta, die zunächst alle Aufgaben (Ernährung, Kontakt mit der Umwelt etc.) übernimmt, bevor die entsprechenden Organe im Menschen angelegt und gereift sind. Nachdem alle Aufgabenbereiche in den Körper hinein verlagert wurden, ist die Funktion der Plazenta erfüllt und sie wird nicht weiter benötigt. Deshalb kann sie nach der letzten Funktionsabgabe, der Aufnahme von Sauerstoff, bei der Geburt absterben.

■ Absterben von Organen
Die Nieren entstehen beim Menschen in drei Generationen, bei denen die erste Nierenanlage sich komplett zurückbildet (abstirbt), Teile der zweiten Nierenanlage für die inneren Geschlechtsorgane beim Mann umfunktioniert werden, das übrige Gewebe abstirbt und erst die dritte Anlage die eigentlich funktionierende Niere wird.

■ Absterben von Zellgruppen
Die Finger und Zehen der Extremitäten entstehen nicht durch Aussprossung von Fortsätzen, sondern durch kontrollierten Zelluntergang von zunächst angelegtem Gewebe zwischen den Fingern. Bei unvollständigem Absterben bleiben „Schwimmhäute" bestehen.

■ Absterbetendenzen, die aufgehalten werden können
Am deutlichsten sind solche Tendenzen im zentralen Nervensystem sichtbar. Stabile Leitungsbahnen für die Informationsweiterleitung und -vermittlung werden durch sich nicht mehr teilende Zellen sichergestellt. Nur an wenigen Stellen im Gehirn ist eine Neubildung von Nervenzellen in geringem Umfang möglich. Ein weiterer Aspekt ist die irreversible Abspeicherung von lipophilen Substanzen, die z. B. die Markhülle um die Nervenzellfortsätze bilden. Selbst bei ausgeprägten Mangelzuständen können diese Fettvorräte dem Körper nicht zur Verfügung gestellt werden.

3.4.4 Vorboten der seelisch-geistigen Ablösung

Der Zeitraum des Sterbens im engeren Sinn, d. h. die besondere Zeit vor der Ablösung des Seelisch-Geistigen von der Körperhülle, ist biologisch nur schwer fassbar. Es gibt keine objektivierbaren Kriterien, die auf den Eintritt in den Ablösevorgang hinweisen. Einzelne Verhaltensweisen können ein Hinweis sein (z. B. der Blick ins Leere, der Interessenverlust an der Umwelt), sind jedoch nicht zwingend. Der Eintritt in den letzten Abschnitt der irdischen Verbindung von Seele, Geist und Körper ist auch unabhängig von den von der Psychiaterin Elisabeth Kübler-Ross (1926–2004) aufgestellten und beobachteten Phasen, die mehr für die Zeit davor gelten.

Der Sterbende selbst kann den Eintritt ebenso wenig verbalisieren wie die Umgebung; die Angehörigen und Pflegenden sind deshalb auf nonverbale Signale angewiesen, die von dem Sterbenden ausgehen. Dass es solche Signale gibt, zeigen Gespräche mit langjährig erfahrenen Pflegekräften; diese können aufgrund solcher Signale darauf schließen, dass der Tod in den nächsten 24–48 Stunden erfolgt.

> ▶ **Beispiel**

> Eine durch ihr Pankreaskarzinom gezeichnete 50-jährige Frau kommt auf Station, um eine erneute Therapie zu beginnen. Zwei Tage nach Therapiebeginn verschlechtert sich ihr Zustand, und es werden intensive Stabilisierungsmaßnahmen unternommen. Eine erfahrene Pflegekraft äußert, dass die Frau die Zeichen des Sterbens trage. Am nächsten Mittag verstirbt die Frau trotz fortgesetzter Intensivpflege.
>
> In einem Altenheim erkranken zwei 80-Jährige an einem hochfieberhaften Infekt. Eine Pflegekraft spürt, dass die eine diese Erkrankung nicht überleben wird, während bei der anderen noch deutliche Lebenskräfte zu spüren sind. Bei nahezu gleicher Behandlung von ärztlicher Seite verstirbt die eine in der nächsten Nacht, die andere gesundet und lebt ohne Nachwirkungen weiter. ◀

Durch den professionellen Umgang mit Sterbenden lassen sich das Gefühl und die notwendige Sensibilität für diese Situation erlernen. Dies ist ein typisches Beispiel für „tacit knowledge" (implizites oder verborgenes Wissen), das existiert, aber in seiner Komplexität nicht verbalisiert werden kann.

3.4.5 Körperliche Vorgänge um den klinischen Tod

Im natürlichen Ablauf des Sterbens geht die Ablösung des Seelisch-Geistigen mit einer Beendigung der rhythmischen Organsysteme einher. Durch den Wegfall der Atmung und durch den Stillstand des Blutes wird ein stufenweiser Funktionsausfall der einzelnen Organe und Organsysteme initiiert, der im Wesentlichen durch den Mangel an Sauerstoff (Hypoxie) gekennzeichnet ist (◻ Abb. 3.2).

Die Empfindlichkeit der Organe gegenüber Hypoxie bestimmt dabei die Reihenfolge ihres Funktionsverlustes (reversible Schädigung) bzw. ihrer Auflösung (irreversible Schädigung). Die angegebenen Zeiten beziehen sich dabei auf definierte „Normalzustände", d. h. keine extremen Außentemperaturen oder andere besondere Umgebungsbedingungen (z. B. extreme Höhe bei Bergsteigern oder Tiefe und Wasser bei Tauchern).

Gehirn	8-10 Minuten
Herzmuskulatur	15-30 Minuten
Leber	30-35 Minuten
Lunge	50-60 Minuten
Niere	bis 120 Minuten
Skelettmuskulatur	bis 8 Stunden
Magen-Darm-Rohr	bis 24 Stunden
Spermien	bis 4 Tage

◻ **Abb. 3.2** Überlebenszeiten von Gewebe unter Hypoxiebedingungen. Funktionseinschränkungen können in dieser Zeit bereits auftreten, sind jedoch reversibel

Unsichere Todeszeichen

Aufgrund des unter Umständen temporären Funktionsausfalls einzelner Organe oder Organsysteme kann es zu Zuständen kommen, die mit dem Begriff „Tod" in Verbindung gebracht werden, obwohl eine Reversibilität vorliegen kann. Solche Beobachtungen fasst man als unsichere Todeszeichen zusammen. Sie können ein Hinweis auf einen weit fortgeschrittenen Sterbeprozess sein, sind jedoch nicht im Sinne von irreversiblen Veränderungen für die Feststellung des Todes verlässlich, da sie auch bei lebenden Menschen beobachtet werden können.

▪ **Fehlen von Atmung, Puls und Herzschlag**
Oftmals reduzieren sich die vitalen Zeichen der rhythmischen Organsysteme zum Tod hin so stark, dass sie mit den gewohnten Untersuchungstechniken (Atembewegungen sehen, Puls tasten) nicht mehr erfasst werden können und voreilig als nicht mehr vorhanden interpretiert werden. Da der Herzschlag auch nach kurzem Stillstand von selbst oder durch Manipulation von außen wieder angeregt werden kann, ist ein fehlender Herzschlag noch kein ausreichender Grund zur Feststellung des Todes.

▪ **Lähmung aller Muskeln und Areflexie**
Hierzu ist anzumerken, dass ein Erschlaffen der Muskulatur beim Toten zunächst auftritt, ein solcher Zustand jedoch auch durch toxische, entzündliche oder traumatische Schädigungen hervorgerufen werden kann. Ist das Nervensystem dabei mitbeteiligt, kommt es häufig zu einem Verlust der Reflexe (Areflexie); eine Lähmung kann aber auch bei erhaltenen Reflexen auftreten.

3

■ **Bewusstlosigkeit**

Dieser Zustand bezieht sich auf die gestörte Funktion im Bereich der Großhirnrinde, also auf einen Teil der Hirnfunktion.

■ **Auskühlung (Algor mortis)**

Nach dem Tod gleicht sich die Körpertemperatur der Umgebungstemperatur an (der Temperaturabfall beträgt etwa 0,8 °C pro Stunde). Gerade unter extremen Bedingungen ist jedoch eine Unterkühlung (Hypothermie) auch mit dem Leben vereinbar, und es kommt durch eine gleichzeitige Reduktion des Stoffwechsels zu keinen irreversiblen Schäden. Dieser Effekt wird z. B. bei größeren Operationen am Herz oder Gehirn genutzt.

Sichere Todeszeichen

Wenn Funktionsausfälle längere Zeit bestehen, können sie zu irreversiblen Veränderungen im Gewebe und in Organen führen. Diese Unumkehrbarkeit der Ereignisse wird als ausreichend für den Zustand des Todes angesehen, wenn wesentliche Funktionsbereiche dadurch nachhaltig nicht wieder erscheinen können. Einige dieser irreversiblen Veränderungen sind nur mit Apparaten messbar (Null-Linie im EEG als Zeichen eines Ausfalls der Gehirnaktivität), andere treten nach wenigen Stunden auch nach außen hin sichtbar auf. Zu letzteren zählen die Totenflecken und die Leichenstarre.

■ **Totenflecken (Livores)**

Etwa 30 Minuten nach Kreislaufstillstand entwickeln sich durch Blutansammlungen in den der Schwerkraft folgenden untersten Stellen des Körpers rotviolette Flecken, die sich durch Positionswechsel des Körpers zunächst noch bis zu 12 Stunden lang verlagern lassen. Durch Eindickung der geronnenen Blutzellen (Austritt der Blutflüssigkeit in das umliegende Gewebe) fixieren sich die Flecken, sodass sie sich dann nicht mehr wegdrücken lassen.

■ **Totenstarre (Rigor mortis)**

Die Totenstarre beginnt bei Zimmertemperatur nach etwa 2 Stunden, oftmals am Kopf beginnend und zu den Extremitäten fortschreitend. Die einzelnen Fasern eines Muskels erstarren zeitlich versetzt, sodass durch das Lösen der Starre zu einem frühen Zeitpunkt eine erneute Starre durch die bisher noch nicht beteiligten Muskelfasern einsetzen kann. Bei Hitze erfolgt die Erstarrung schneller, bei Kälte langsamer. Nach 2–3 Tagen löst sich die Starre durch Gewebszersetzung und kehrt nicht mehr zurück.

> Bei starkem Blutverlust (nach äußeren oder inneren Blutungen) können die Totenflecken fehlen. Bei der Diagnose „Hirntod" auf der Intensivstation fehlen die klassischen sicheren Todeszeichen (Totenflecken und Totenstarre). In diesem Fall ist die apparative Diagnostik das einzige sichere Kriterium, ergänzt durch klinische Untersuchungen.

3.4.6 Seelisch-geistige Vorgänge um den klinischen Tod

Am Anfang des klinischen Todes bzw. bei ausgeprägten Sauerstoffmangelzuständen ohne Organschaden tritt das seelisch-geistige Erleben in eine andere Dimension, bei der insbesondere die gewohnte Zeitdimension fehlt. Etwa 5 % der Bevölkerung weltweit (etwa 20 % der Patienten mit Herz-Kreislauf-Stillstand) hat eine solche außergewöhnliche Erfahrung erlebt, die oftmals das weitere Leben prägt und verändert. Da es oft in lebensbedrohlichen Situationen auftritt, wird ein solches Erlebnis „Nahtoderfahrung" genannt. Neben außerkörperlichen Erfahrungen (Beobachtung des eigenen Körpers oder der Situation von außen) berichten Menschen hauptsächlich über Lichtvisionen, Glücksgefühle und innere Ruhe, Begegnungen mit verstorbenen Freunden oder Angehörigen sowie die Retrospektion des eigenen Lebens. Die Wahrnehmungen erfolgen überwiegend optisch und akustisch, gelegentlich sind auch andere Sinne mit angesprochen. Interessanterweise ist dies unabhängig von der physischen Organfunktion; so berichten Blinde häufig auch über optische Erlebnisse.

Verschiedene Bestandteile werden der Nahtoderfahrung zugeschrieben (nach Greyson 1985):

- Im Bereich der kognitiven Ebene kommt es zu „Verzerrungen" der Zeit, einer Beschleunigung des Denkens und zum „plötzlichen Begreifen".
- Im Bereich der affektiven Ebene kommt es meistens zu Empfindungen des Friedens und der Freude (selten werden angstvolle Wahrnehmungen genannt), Einssein mit dem Kosmos, eine Loslösung von irdischen Emotionen und die Erfahrung echter Liebe, meist von einem Licht ausgehend.
- Im Bereich ungewöhnlicher Wahrnehmungen treten außersinnliche Erfahrungen auf, Zukunftsvisionen und Ablösungen vom eigenen Körper.
- Im Bereich transzendentaler Erfahrungen kommt es zu Kontakten mit Geistern, dem Eintritt in eine andere Welt.

Ob und inwieweit die Erfahrungen sich auch nach dem irreversiblen Organausfall fortsetzen, lässt sich mit Messgeräten niemals klären. Die Ablösung des Seelisch-Geistigen scheint jedoch bei jedem Einzelnen zeitlich unterschiedlich zu verlaufen. Einen indirekten Hinweis darüber kann man von der sterbenden körperlichen Hülle bekommen. Insbesondere verändern sich die Gesichtszüge oft nach dem Tod in sehr unterschiedlichen

Zeitintervallen und unabhängig von äußeren Faktoren (Totenstarre), die auch einen Einfluss haben können. Das Erkennen dieser unterschiedlich langen Ablöse- bzw. Anheftungsvorgänge ist jedoch wiederum dem „tacit knowledge" vorbehalten und somit nicht verbal definierbar.

▶ **Beispiel**

Obwohl Herr K. ohne sichtbaren Todeskampf verstorben ist, weisen seine Gesichtszüge zunächst angespannte Züge auf und bei Annäherung spürt man als sensibler Beobachter eine innere Unruhe. Etwa 12 Stunden später glätten sich die Gesichtszüge und der tote Körper strahlt eine friedliche Ruhe aus. ◀

Die nicht vollständige Ablösung kann sich auch über einen längeren Zeitraum erstrecken. Bei in Formalin und Alkohol fixierten Körperspendern kann man noch bis zu einem Jahr nach dem Tod als sensibler Beobachter Spannungen spüren, ohne dass diese am Körper dingfest gemacht werden können.

3.4.7 Körperliche Prozesse bis zum biologischen Tod

Nach der Feststellung des Todes eines Menschen geht der Zersetzungsprozess des irdischen unbeseelten Körpers weiter, bis eine vollständige Auflösung der einzelnen lebendigen Bausteine (Zellen und Zellverbände) erfolgt ist. Mehrere verschiedene Faktoren sind an der Zersetzung beteiligt: Durch körpereigene Enzyme kommt es zur Autolyse, chemische Reaktionen führen zur Verwesung, und Mikroorganismen verwerten die energiereichen Reststoffe und bewirken eine Fäulnis.

Da der Funktionsverlust und die Auflösung der Zellen gestaffelt erfolgen, existieren in der Regel bei der Feststellung des eingetretenen Todes noch ausreichend aktive Zellverbände, die ihre Tätigkeit zunächst fortsetzen. Sichtbar wird dies insbesondere an der Haut, einem Organ, das bis zu 30 Stunden nach Aussetzen der Blutsauerstoffversorgung noch aktiv ist. Im Prinzip ist diese Aktivität ein Ausdruck von Lebendigkeit, jedoch nicht mehr die des Menschen als Individuum, sondern die eines einzelnen Organs. Man spricht deshalb von „scheinbaren" Lebenszeichen, da sie nicht mehr im Sinn einer ganzheitlich gedachten menschlichen Lebensäußerung aufzufassen sind. Darunter fallen auch Aktivitäten von Mikroorganismen, die in dem sich zersetzenden Körper gute Vermehrungsbedingungen finden.

Scheinbare Lebenszeichen

Darunter versteht man die Aktivität im Körper nach Eintritt sicherer Todeszeichen, die nicht mehr als Aktivität des individuellen Menschen interpretiert werden soll.

- **Schweißabsonderung, Haarwuchs, Gänsehaut**

Obgleich die Haut durch die fehlende Durchblutung ihre Farbe schnell ändert, bleibt ein Großteil der hauteigenen Funktionen noch über einen Tag lang erhalten. Dies betrifft insbesondere Aktivitäten des Hautepithels, das Sauerstoff auch aus der Umgebungsluft verwerten kann (Hautatmung).

- **Geräusche, Bauchbewegungen, Hautblasen**

Durch das Überhandnehmen und die unphysiologische Ausbreitung körpereigener Mikroorganismen (besonders aus dem Darm- und Mundbereich) kommt es zu einer Gasbildung an verschiedenen Stellen des Körpers. Die Zersetzung des Gewebes ermöglicht es den Gasen, sich plötzlich in andere Regionen des Körpers auszubreiten, was zu Geräuschbildung und Bewegungen des Körpers führen kann. Bakterielle Zersetzung kann auch zur Gasbildung in der Haut führen, was zunächst als „Knistern" bei Berührung imponiert (mit Luft gefüllte Blasen) und sich mit fortschreitender Zeit meistens als mit Gewebsflüssigkeit angefüllte Blasen auf der Haut manifestiert.

3.4.8 Pathophysiologie des Sterbens: Wachkoma und Hirntod

Die Entwicklung der Intensivmedizin mit der Einführung einer effizienten Herz-Lungen-Funktionsmaschine machte es in den 1960er-Jahren erstmals möglich, Patienten mit einem schweren Hirnschaden über einen gewissen Zeitraum am Leben zu erhalten. In diesem Zeitraum ist es möglich, dass das Gehirn seine Funktion komplett einstellt, was heutzutage in vielen Gesellschaften als Eintritt des Todes angesehen wird. Bleiben Teilfunktionen des Gehirns erhalten, insbesondere die den Kreislauf regelnden Zentren im Hirnstamm, wird aber kein Bewusstsein wiedererlangt, spricht man vom Wachkoma.

❯ Bei natürlichem Verlauf kommt es infolge von schwerwiegenden Organausfällen immer auch zu einem Herz-Kreislauf-Stillstand. Nur durch das Einsetzen intensivmedizinischer Apparate können die Vitalfunktionen aufrechterhalten werden und ein Mensch mit teilweisem oder komplettem Ausfall der Hirnfunktion „entstehen".

3

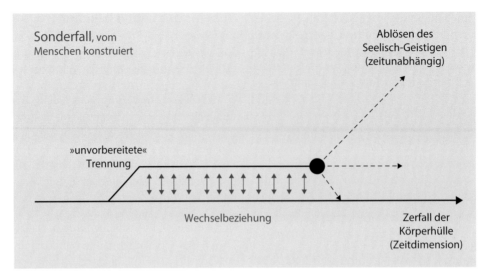

Sonderfall, vom
Menschen konstruiert

Ablösen des
Seelisch-Geistigen
(zeitunabhängig)

»unvorbereitete«
Trennung

Wechselbeziehung

Zerfall der
Körperhülle
(Zeitdimension)

◻ **Abb. 3.3**   Schematische Darstellung des Sterbevorganges mit den verschiedenen Ereignissen im nichtnatürlichen Fall. Zu dem willkürlich definierten Zeitpunkt (dicker schwarzer Punkt) gibt es verschiedene Möglichkeiten: Die Ablösung geht reversibel zurück in den Zustand des Lebenden, die Ablösung bleibt in einer schwebenden Wechselbeziehung, oder die Ablösung komplettiert sich wie beim natürlichen Tod. (May 2006)

Unabhängig von den ethischen Diskussionen zwischen den beiden Zuständen soll hier der Vorgang beider Situationen auf das zu Anfang entwickelte Schema des normalen Sterbens übertragen werden. In den genannten Fällen handelt es sich beide Male um eine Unterbrechung der normalen Ablösung von Seelisch-Geistigem, sodass eine gewisse Verbindung zum Körper bestehen bleibt, ohne dass dies dem Zustand eines lebendigen Menschen entspricht (◻ Abb. 3.3).

Diese Wechselbeziehung zwischen den menschlichen Ebenen kann unterschiedlich lange bestehen bleiben und erlaubt zu einem bestimmten Zeitpunkt drei verschiedene „Lösungen" dieses vom Menschen erzeugten unnatürlichen Zustandes:

- Schafft man es, die Verbindung zwischen den Ebenen (z. B. durch eine Funktionswiederherstellung eines Organs) wiederherzustellen, kann der Mensch ein nach unseren Kriterien normales Leben weiterführen.
- Ist die trennende Kraft zwischen Seelisch-Geistigem und Körperlichem ausreichend groß, kann die Ablösung weitergehen, der Körper wird dann seiner natürlichen Auflösung entgegensteuern, und die Wechselbeziehung wird beendet.
- Fehlt für die beiden erstgenannten Möglichkeiten der jeweilige Impuls, wird der Zwischenzustand bis zu einem erneuten Zeitpunkt weiter bestehen.

Im Gegensatz zu den natürlichen Ablösevorgängen hat der begleitende Mensch beim Einsatz künstlicher Funktionshilfen plötzlich einen aktiven Entscheidungsspielraum, dessen ethische Dimension er selbst verantworten muss. Durch den Schwebezustand, der dadurch bei einem Menschen erzeugt wird, wird der Tod als definierbarer Zeitpunkt oder als überschaubares Zeitintervall wahrgenommen. Er ist nicht mehr der Beginn der Ablösung, sondern wird aufgrund von Untersuchungen am Körper zu einem selbst gewählten Zeitpunkt festgelegt, ohne den Gesamtzustand des Menschen zu berücksichtigen. Nach dem vorliegenden Schema gäbe es zunächst keinen Unterschied zwischen dem an Maschinen angeschlossenen Menschen mit ausgefallener Hirnfunktion und dem teilweise ohne Maschinen auskommenden Menschen mit Teilhirnfunktion – zumindest wenn man die Verbindung von Seelisch-Geistigem mit dem Körperlichen betrachtet.

Ob man aufgrund der unterschiedlichen Schweregrade im Ausfall des zentralen Nervensystems (das Rückenmark als Teil des zentralen Nervensystems wird für beide Diagnosen nicht berücksichtigt) einmal für Leben, ein andermal für Tod plädieren soll, muss an anderer Stelle weiterdiskutiert werden.

Literatur

Beutel H, Tausch D (Hrsg) (1996) Sterben – eine Zeit des Lebens. Quell, Stuttgart

Brunner-Traut E (1981) Gelebte Mythen. Wissensch. Buchgesellsch, Darmstadt

Eagleton T (2008) Der Sinn des Lebens. Ullstein, Berlin

Ewald G (2006) Nahtoderfahrungen – Hinweise auf ein Leben nach dem Tod? Topos plus, Kevelaer

Greyson B (1985) A typology of near-death experiences. Am J Psychiatry 142:967–969

Kessler D (1997) Die Rechte der Sterbenden. Beltz, Weinheim

Kübler-Ross E (1974) Interviews mit Sterbenden. Kreuz, Stuttgart

Laureys S (2006) Hirntod und Wachkoma. Spektrum der Wissenschaft, Heidelberg, S 62–72

May CA (2006) Von der Natürlichkeit des Sterbens. Vortrag, unveröffentlicht

Schneider V (2002) Leichenschau. Der Internist 43:1575–1587

Tausch A (1997) Gespräche gegen die Angst. Rowohlt, Reinbek

Trungpa C (1976) Das Totenbuch der Tibeter. Diederichs Gelbe Reihe 6, Eugen Diederichs, Düsseldorf

Ware B (2011) The top five regrets of the dying: a life transformed by the dearly departing. Balcony Press, Glendale

Yalom ID (2008) In die Sonne schauen: Wie man die Angst vor dem Tod überwindet. btb, München

Psychosoziale Begleitung von Sterbenden und Angehörigen

Martin Göth, Gudrun Silberzahn-Jandt, Traugott Roser, Margit Gratz, Claudia Jaun und Hans Nau

Inhaltsverzeichnis

© Springer-Verlag GmbH Deutschland, ein Teil von Springer Nature 2023
S. Kränzle et al. (Hrsg.), *Palliative Care*, https://doi.org/10.1007/978-3-662-66043-0_4

4.1   Familie und soziales Umfeld

Martin Göth

In Kürze

Wenn wir einen Menschen in der letzten Lebensphase begleiten, begegnet uns meist nicht nur eine einzelne Person, sondern wir sehen uns einer Familie, Freunden und Nachbarn gegenüber. Diese Angehörigen sind oft nicht weniger belastet als der Patient selbst und benötigen häufig ebenfalls Unterstützung. Eine besondere Situation ergibt sich, wenn eine Mutter oder ein Vater von minderjährigen Kindern im Sterben liegt, hier sind die Wahrnehmung der Kinder und eine Hilfestellung für Eltern und Kinder besonders wichtig.

Für den Patienten stellt in der Regel die Familie, insbesondere der Partner, den wichtigsten Beistand in der Zeit von Krankheit und Leiden dar. Im Vordergrund steht dabei die Gewissheit, nicht alleingelassen zu sein, Kraft zugesprochen zu bekommen und Ängste offen aussprechen zu können. Auch bei der praktischen Hilfe, z. B. beim Einkaufen und der körperlichen Pflege oder beim Gespräch mit Ärzten, übernehmen Familienangehörige eine entscheidende Funktion. Die Stabilität des sozialen Umfeldes besitzt für den Patienten und das Behandlungsteam eine herausragende Bedeutung.

Um auszudrücken, dass das Team nicht nur auf den Patienten fokussiert ist, sondern die ganze Familie im Blick hat, spricht man auch von einer „Unit of Care" – „Einheit in der Begleitung".

4.1.1   System Familie

Eine Familie ist mehr als eine Ansammlung von Einzelpersonen, wie Patientin, Partner, Kinder und Eltern. Diese Personen stehen in lebendigen Beziehungen zueinander und haben eine gemeinsame Geschichte und eingespielte Rollen.

Als Bild für das vernetzte Gefüge bietet sich ein Mobile an (◘ Abb. 4.1). Wenn an einer Stelle eine Figur des Mobiles schwerer wird, wirkt sich das auf das ganze System aus. So kann beispielsweise die Patientin, die immer für die Pflege der Sozialkontakte zuständig war, aufgrund ihrer Erkrankung dies nicht mehr übernehmen. Der Ehemann traut sich nun nicht, Nachbarn und Freunde um Hilfe anzufragen, hat er sich doch nie aktiv bei diesen gemeldet, sondern dies seiner Frau überlassen. Es besteht die Gefahr des Rückzugs und der Überforderung des Ehemanns. Möglicherweise können nun die erwachsenen Kinder eine Vermittlerrolle übernehmen und neue/alte Unterstützungssysteme aktivieren. Das Mobile kann ein neues Gleichgewicht finden.

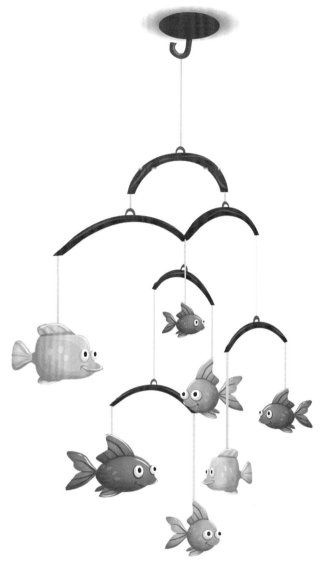

◘ Abb. 4.1   Fische-Mobile. (Pixabay)

Blick auf das System Familie

Im Kontakt mit einer Familie ist es wichtig, immer wieder innerlich einen Schritt zurückzutreten und sich zu fragen:

- Was fällt mir bei dieser Familie auf, wenn ich sie als Ganzes betrachte?
- Welche Stärken und Fähigkeiten besitzt diese Familie (z. B. enger Zusammenhalt, offene Aussprache, verstehen sich gut, schon lange verheiratet, gemeinsames Ringen um besten Weg für den Patienten)?
- Was benötigt dieses Familiensystem zur Unterstützung (z. B. Anerkennung, Informationen zu wahrscheinlichem Verlauf der Erkrankung, sozialrechtliche Beratung, ehrenamtlicher Besuchsdienst)?
- Wie sieht meine Rolle in Bezug auf das System dieser Familie aus?

Familienangehörige versuchen gelegentlich, Helfende, gleich ob Pflegende, Ärzte oder Ehrenamtliche, in einer Auseinandersetzung auf ihre Seite zu ziehen. Dabei ist es in der Regel gut, die gesamte Familie im Auge zu behalten und sich nicht in eine Koalition mit der einen Seite gegen die andere zu begeben. **Allparteilichkeit** drückt diese Haltung aus: Wir verstehen die Sorge der Tochter, dass ihre Mutter noch lange leiden muss, wenn weitere lebensverlängere Maßnahmen angesetzt werden. Ebenso verstehen wir den Schmerz des Sohnes, für den es nicht sein darf, dass man nicht alles versucht, um das Leben seiner Mutter zu verlängern.

Nachdem wir beiden Seiten signalisiert haben, dass wir ihr Anliegen verstehen, versuchen wir, den mutmaßlichen Willen der Patientin herauszufinden. In der Regel ist davon auszugehen, dass alle Familienmitglieder das aus ihrer Sicht Beste wollen, manchmal passt es jedoch nicht zusammen. Die Würdigung dieser Bemühungen ist wohltuend.

Allparteilichkeit ist mehr als Neutralität, bei Letzterer halten wir uns raus, bei Ersterer sind wir mit dabei, ohne uns zu verstricken. Nichtsdestotrotz sollten wir uns bewusst sein, dass viele Familienkonflikte schon lange Zeit bestehen und Außenstehende diese Auseinandersetzungen oft weder verstehen noch auflösen können.

4.1.2 Partner und andere enge Angehörige

Das Erleben von Angehörigen

Angehörige von Schwerkranken sind vielfältigen Belastungen ausgesetzt, dazu gehören:
- Psychische Belastung (Ungewissheit, Angst vor dem Tod, dem Alleinsein; s. a. Bär et al. 2017).
- Körperliche Belastung (Pflege, Mehrarbeit, da Unterstützung durch Partner wegfällt).
- Zeitliche Belastung (Pflege/Besuche + Haushalt + Beruf).
- Belastung durch die Notwendigkeit häufiger Entscheidungsfindung.
- Finanzielle Belastung (Heilmittel, Pflege, geringeres Einkommen durch Arbeitsunfähigkeit des Partners etc.). Oft wird diese Form der Belastung angesichts einer lebensbedrohlichen Erkrankung unterschätzt. Es zeigt sich jedoch, dass ein deutlicher Zusammenhang zwischen subjektiv empfundener finanzieller Belastung und hoher Erschöpfung und Überlastung besteht (Götze et al. 2015).
- Isolation durch die Abnahme sozialer Kontakte (bei einer intensiven Betreuung bleibt weniger Zeit für die eigenen Sozialkontakte – Gefahr des „Social Death"). Eine schlechte soziale Einbindung kann eine erhöhte Depressivität zur Folge haben (Kim et al. 2013).

Neben vielfältigen Sorgen und Verpflichtungen, die auf die Angehörigen zukommen, erleben viele Partner (oder auch erwachsene Kinder) Erfüllung darin, den Schwerkranken zu begleiten. Sie sehen es als ihre ureigene Aufgabe an, als Ehepartner auch in schweren Zeiten an der Seite der Erkrankten zu stehen. Eine Rolle, die nur sie ausfüllen können. Die Aussage „bis dass der Tod uns scheidet" kann wahr werden. Die Erfüllung dieses inneren Selbstverständnisses stärkt den Partner und unterstützt seine Resilienz (s. Wadenpohl 2008).

Das Team darf diese Fürsorglichkeit und „Treue" wertschätzend ansprechen und erwähnen, dass dies nicht bei allen Familien selbstverständlich ist.

Krankheitsverarbeitung

Wie die Patienten, so erleben auch nahe Angehörige verschiedene „Phasen" in der Verarbeitung der Krankheits- oder Pflegesituation. Sie können die palliative Erkrankung verleugnen oder verdrängen, sie können wütend oder niedergeschlagen sein, trauern oder die Situation annehmen. Festgelegte Stadien der Verarbeitung gibt es nicht, jeder Mensch geht seinen eigenen Weg. Das Behandlungsteam muss diese verschiedenen Gefühlszustände kennen und mit ihnen umgehen können. Es ist wichtig, entsprechende Reaktionen von Angehörigen, z. B. Wut, die über den eigentlichen Anlass hinausgeht, als Teil der Krankheitsverarbeitung zu erkennen und diese nicht als persönlichen Angriff aufzufassen.

Besondere Situationen mit Patienten und Angehörigen

Angehörige an der Grenze ihrer Belastbarkeit Wenn das Behandlungsteam den Eindruck hat, dass die Partnerin des Patienten an der Grenze ihrer eigenen Belastbarkeit angekommen ist, kann es der Frau nahelegen, sich eine Pause zu gönnen. Dies kann ein kleiner Spaziergang sein, eine Kaffeepause, ein Bummel in der Stadt oder die Übernachtung zu Hause statt im Krankenzimmer der Klinik.

Diese „Erlaubnis" durch jemanden aus dem Team kann sehr entlastend wirken, da manche Angehörige sich verpflichtet fühlen, täglich viel Zeit am Bett des Partners zu verbringen. Manchmal kann der Hinweis helfen, dass die Angehörigen nicht nur für sich selbst, sondern auch für den Kranken ihre Kraft auftanken müssen, da dieser sie noch einige Zeit an seiner Seite braucht.

Bisweilen wollen Angehörige auf keinen Fall die intensive Begleitung reduzieren. Hier sollte vom Team kein zusätzlicher Druck ausgeübt werden, sondern bestätigt werden: „Dann ist das Ihr richtiger Platz". Natürlich verbunden mit einem achtsamen Auge auf die Situation.

In Untersuchungen wurde festgestellt, dass der Tod des Partners leichter zu verarbeiten ist, wenn man sich bis zur Erschöpfung eingesetzt hat – „Ich habe alles gegeben, mehr ging nicht".

Übertriebene Fürsorge – „Overprotection" Zuweilen nehmen nahe Angehörige den Patienten jegliche Handgriffe ab, betonen, die Kranken sollten sich nicht anstrengen und sich lieber ausruhen. Die Folge ist, dass sich die Patienten noch kränker fühlen, als sie es sind. Ihre Selbstwirksamkeitserwartung und ihr Selbstwertgefühl sinken, und sie bekommen das Gefühl, völlig nutzlos und auf jegliche Hilfe angewiesen zu sein. Dies schwächt den Patienten (Coyne und Smith 1991).

Deshalb ist eine – im angemessenen Rahmen – aktivierende Haltung, die den Erkrankten entsprechende Handlungen zutraut, auch wenn diese nicht perfekt, sondern eher zitternd ausgeführt werden, hilfreicher.

Bedeutung von Nähe und Körperkontakt für Patienten und ihre Partner Nähe, Körperlichkeit, auch Sexualität als Ausdruck emotionaler Nähe können für Patienten und Angehörige in der letzten gemeinsamen Zeit sehr wichtig sein (▶ Abschn. 8.4).

Über den Tod sprechen Immer wieder kostet es das Team Überwindung, Angehörige – und auch Patienten – auf das baldige Sterben anzusprechen, wenn die Betroffenen ausschließlich auf die Verbesserung des Zustands ausgerichtet sind.

Hier kann das Bild eines Gleises mit zwei Schienensträngen weiterhelfen. Beide Stränge laufen nebeneinander auf das gleiche Ziel zu, sie gehören zusammen (◘ Abb. 4.2).

Auf der einen Seite darf Hoffnung sein, Menschen können nie absolut sicher sein, wie sich eine Krankheit entwickeln wird, und unerwartete Entwicklungen kann es immer wieder geben.

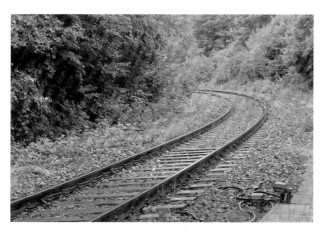

◘ **Abb. 4.2** Zwei Schienenstränge als Metapher

Indem wir den Menschen diese Hoffnung lassen, haben sie einen Halt, um von dort aus auch auf den anderen Schienenstrang, die andere Seite zu schauen. „Auch wenn die Hoffnung und das Kämpfen für Sie an erster Stelle stehen, denken Sie auch manchmal daran, dass die gemeinsame Zeit sehr begrenzt sein kann?"

Beide Stränge dürfen nebeneinander verlaufen: einerseits mit aller Kraft kämpfen, hoffen und andererseits den Gedanken an den Tod zulassen und sich damit auseinandersetzen.

Wie nicht ansprechbaren Patienten begegnen? Oft fühlen sich Angehörige hilflos, wenn sie am Bett des Sterbenden sitzen. Sie haben das Gefühl, nichts tun zu können, wissen nicht, wie sie mit dem Kranken umgehen sollen.

Hier helfen Vorbild und Erklärungen der Pflegenden wesentlich weiter. Es wird vorgelebt, dass man die Patienten anspricht, wenn man ins Zimmer tritt, und mit ihnen redet, auch wenn sie nicht mehr reagieren können. Das Hören ist einer der letzten Sinne, der schwindet. Auch wenn das Gesprochene nicht mehr verstanden wird, vermitteln die vertrauten Stimmen der liebsten Menschen ein Gefühl von Sicherheit und Geborgenheit. Das Wissen um diese Zusammenhänge nimmt den Angehörigen das Empfinden von Scham beim Sprechen zu einem Menschen, „der einen doch nicht mehr hören kann".

Es ist ein großes Bedürfnis der Angehörigen, den Sterbenden in irgendeiner Form hilfreich zu sein. So kann ihnen gezeigt werden, wie sie den Mund befeuchten können und welche Berührungen als angenehm empfunden werden können, z. B. die Massage von Händen und Füßen.

Die Erlaubnis, sterben zu dürfen Für manche Menschen ist die Vorstellung nicht auszuhalten, dass ein geliebter Mensch sterben wird. Sie sagen: „Du darfst nicht sterben, du darfst mich nicht verlassen, ich kann doch ohne dich nicht leben." Dadurch werden die letzten Tage und Stunden für beide besonders schwer. Der Sterbende hat Schuldgefühle und kann nicht loslassen, die Angehörige verharrt im Prozess des Festhaltens, was im Todesfall den Abschied erschwert und eine tiefe Kränkung hinterlässt: „Er ist gegangen, obwohl ich gesagt habe, dass er bleiben soll und ich ohne ihn nicht leben kann."

Manchmal kann eine Hilfestellung in folgender Richtung unterstützend wirken: „Wissen Sie, Ihr Mann will Sie nicht verlassen, Sie wissen, dass er alles, alles getan hat, um bei Ihnen zu bleiben. Wenn er nun wirklich alle Kraft gegeben hat, die er hat, darf er dann gehen?"

Wenn dann die Angehörige aussprechen kann, dass ihr Mann gehen darf, ist es für beide leichter. Der Patient spürt, dass er nicht mehr festgehalten wird und dass er ohne Schuldgefühle loslassen darf, die Frau trägt neben der Trauer nicht noch eine tiefe Kränkung mit sich.

Der Tod tritt in Abwesenheit der Angehörigen ein   Nicht selten versterben Menschen gerade dann, wenn niemand bei ihnen ist. Die Angehörigen waren nur kurz einen Kaffee trinken oder zu Hause, um ein paar Dinge zu holen, und nun ist der Tod eingetreten. Oft machen sich die Angehörigen in einer solchen Situation schwere Vorwürfe, dass sie ihren Liebsten gerade in der schwersten Stunde allein gelassen haben. Diese Schuldgefühle können über Jahre bestehen bleiben, wenn sie nicht aufgelöst werden.

Deshalb ist es gut, der Familie in einer entsprechenden Situation oder auch schon im Vorfeld eine Erklärung anzubieten. Es hilft zu hören, dass auch viele andere Patienten verstorben sind, als sie alleine waren. Es kann für die Sterbenden leichter sein, loszulassen und zu gehen, wenn die Liebsten nicht so nahe sind.

Zusammenfassung: Was brauchen Angehörige?

- Achtsamkeit und Respekt gegenüber der Situation, in der sie sich befinden
- Aufrichtigkeit
- Unterstützung bei der Bewältigung von Ungewissheit, z. B. durch Informationen und die aktive Einbindung in die Behandlung
- Möglichkeiten zur Selbstbestimmung
- Individuell sehr Unterschiedliches
- Konkrete Hilfe bei der Mobilisierung von innerhalb und außerhalb der Familie liegenden Ressourcen

Da pflegende Partner und Partnerinnen erschöpfter und überlasteter sind als andere Angehörige, bedarf es fest etablierter Hilfs- und Unterstützungsangebote (Götze et al. 2015).

4.1.3   Minderjährige Kinder

Die Kinder schwer kranker Eltern werden oft übersehen. Da sich der Fokus von Angehörigen und Professionellen verständlicherweise zuerst auf die erkrankte Person und ihren Partner richtet, geraten Kinder leicht in den Hintergrund, oft sind sie aber schwer belastet.

Situation der Kinder und Familien

Häufig steht zu Beginn einer schweren Erkrankung der Patient unter Schock aufgrund der Diagnose, versucht, das ganze Geschehen zu verdauen, und hat Angst, die Krankheit nicht zu überleben. Die Partnerin oder der Partner fühlt sich meist ebenso betroffen und fürchtet, den Patienten zu verlieren.

Alles dreht sich um die richtige Behandlung der Erkrankung, oft folgen Klinikaufenthalte, Therapien mit Nebenwirkungen wie Schmerzen, Übelkeit oder Kraftlosigkeit. Der Lebensplan der Familie ist auf den Kopf gestellt. Hinzu kommen teilweise finanzielle Sorgen. Kinder werden nicht selten bei wechselnden Personen, z. B. Großeltern oder Nachbarn, untergebracht. Manche müssen länger im Kindergarten oder in der Schulbetreuung bleiben.

Sowohl Eltern wie Professionelle sind häufig unsicher, wie mit den Kindern umgegangen werden soll. Was soll ihnen mitgeteilt werden? Wäre es nicht am besten, nichts zu sagen, um eine „unbeschwerte Kindheit" möglichst lange zu erhalten?

In Untersuchungen wurde gezeigt, dass Kinder körperlich kranker Eltern stark belastet und „anfälliger" für die Entwicklung psychosozialer Auffälligkeiten und psychiatrischer Erkrankungen sind (Romer und Haagen 2007).

Risiko- und Schutzfaktoren für die Kinder

Unter welchen Umständen haben Kinder ein erhöhtes Risiko, psychisch zu erkranken (Romer et al. 2014)?
- Wenn in der Familie bereits vor der Erkrankung kaum offener Austausch über Probleme, Gefühle und Wünsche bestanden hat, also keine offene Kommunikation möglich war.
- Wenn ein geringer familiärer Zusammenhalt besteht.
- Wenn einer oder beide Eltern depressiv veranlagt sind.
- Wenn das gesunde Elternteil psychisch nicht stabil ist.
- Wenn ein Elternteil alleinerziehend ist.

Welche Schutzfaktoren unterstützen die psychische Stabilität der Kinder?
- Eine offene Kommunikation in der Familie.
- Partnerschaftliche Zufriedenheit der Eltern.

Konkrete Elternfragen aus der Praxis
- **Verwende ich das Wort „Krebs"?**

Viele Eltern scheuen sich, vor ihren Kindern den Begriff „Krebs" zu verwenden. Meist fürchten sie die Assoziationen mit Tod und Sterben, die sie selbst damit verbinden.

> ► **Praxisbeispiel**
>
> Eine 32-jährige Mutter, die an gut behandelbarem Brustkrebs erkrankt war, erzählte, wie ihre 4-jährige Tochter Sonja eines Tages aus dem Kindergarten nach Hause kam und sagte: „Mama, du hast Krebs, du musst sterben!" Die Patientin war erschüttert, sie hatte ihrer Tochter gegenüber nie gesagt, dass sie an Krebs erkrankt war. Auf die Frage, wie die Tochter darauf käme, antwortete diese: „Meine Freundin Anne hat gesagt, du hast Krebs, und ihr Opa ist auch an Krebs gestorben und deshalb musst du jetzt auch sterben."

Die Mutter von Anne hatte ihrer Tochter die Krankheitssituation von Sonjas Mutter erklärt und dabei von „Krebs" gesprochen. Die Verbindung zum Tod hatte Anne selbst hergestellt.

Glücklicherweise hat Sonja ihrer Mutter gleich nach dem Heimkommen von Annes Behauptung erzählt, sodass die Patientin in Ruhe ihrer Tochter die Erkrankung erklären und wahrheitsgemäß auf die hohe Heilungswahrscheinlichkeit hinweisen konnte. ◄

Meist ist es hilfreich, Kinder bereits ab dem Alter von 4 Jahren mit dem Namen der Erkrankung vertraut zu machen. Dabei ist es wichtig, nicht beim Namen stehen zu bleiben, sondern z. B. zu erklären, dass Krebs etwas anderes ist als das Tier mit den Greifzangen, dass es ganz viele verschiedene Krebskrankheiten gibt und dass die Krankheit, an der der Opa gestorben ist, eine ganz andere Krebskrankheit war. Außerdem ist die Mama viel jünger und stärker, als es der alte Opa war …

■ Spreche ich von einer sehr schweren Krankheit und davon, dass man daran sterben kann? Oder versuche ich, mein Kind zu schonen und gute Laune zu verbreiten, um eine „angstfreie, glückliche Kindheit" zu erhalten?

Es gibt kein Patentrezept, aber:
- Kinder nehmen Stimmungen sehr stark wahr, auch wenn sie diese noch nicht benennen können.
- Kinder haben sehr gute Ohren und hören auch das, was zwei Zimmer weiter gesprochen wird, auch wenn sie tief ins Spiel vertieft scheinen.
- Sie können sich selbst als Verursacher der Erkrankung ansehen und starke **Schuldgefühle** entwickeln.

► **Praxisbeispiel**

Der 6-jährige Bill fragte seinen Vater, ob er schuld sei, dass sein Vater einen Gehirntumor bekommen habe. Völlig überrascht erkundigte sich der Vater, wie sein Sohn auf diese Idee käme. Bill erklärte ihm, dass er ja immer gesagt habe, er solle ihn nicht so oft nerven und dass er durch die andauernde Fragerei schon Kopfweh bekommen habe. Bill fragte sich also, ob er die Krankheit seines Vaters verursacht habe. ◄

- Zudem sind Kinder in der „magischen Phase" (3–5 Jahre) sehr empfänglich für Ideen und Kausalzusammenhänge, die sich Erwachsene kaum vorstellen können. Die Wolken weinen, weil die Sonne weg ist, unter dem Bett versteckt sich ein Monster. Sie können auch fest davon überzeugt sein, dass die Krankheit eines Elternteils durch Gedanken oder Handlungen anderer verursacht wurde, beispiels-

weise durch den eigenen Wunsch bei einem Streit, die Mutter möge verschwinden oder tot sein. Und nun ist sie schwer krank.
- Wenn diese Gedanken und eigenen Vorstellungen zur Krankheitsentstehung nicht ausgesprochen werden, können Kinder über viele Jahre mit starken Schuldgefühlen belastet sein.
- Insbesondere ältere Kinder und Jugendliche können sich ausgegrenzt fühlen, wenn sie später merken, dass ihnen nicht die Wahrheit gesagt wurde. Sie empfinden dies als Vertrauensbruch und werden sich daraufhin immer fragen: Lügen mich meine Eltern wieder an? Gerade in dieser schweren Zeit ist es jedoch wichtig, dass in der Familie eine vertrauensvolle Atmosphäre besteht.
- Wenn ein Elternteil stirbt, ist die Trauerarbeit der Kinder erschwert, wenn diese erst sehr spät vom bevorstehenden Tod erfahren haben. Es ist wichtig, Kindern frühzeitig Bescheid zu geben. Zuerst müssen jedoch die Eltern selbst die Situation begriffen haben.

► **Praxisbeispiel**

Erst zwei Stunden vor dem Tod der Mutter erfuhr die 14-jährige Jana, dass ihre Mutter sterben würde. In der unterstützenden Psychotherapie nach dem Tod setzte sie sich vor allem mit zwei Vorwürfen auseinander, die sie sich selbst machte:
- Wie konnte sie nur so dumm sein, dass sie nicht merkte, wie krank ihre Mutter war? (Die Mutter hatte dem gesamten Umfeld untersagt, ihrer Tochter die palliative Situation mitzuteilen.)
- Und: Warum hatte sie sich bei ihrer Mutter nie für das bedankt, was diese ihr „Gutes" getan hatte? (Als pubertierendes Mädchen hatte sie alles abgewertet und abgelehnt, was diese getan und gesagt hatte). Nie war ihr das Mittagessen recht, fast immer fand sie Gründe zur Ablehnung.

Durch die begleitende Psychotherapie konnte das Mädchen sich mit den Selbstvorwürfen auseinandersetzen und ihrer Trauer einen angemessenen Raum geben. ◄

■ Was soll Kindern erklärt werden?
Ist die Krankheit ansteckend?

Für Erwachsene kaum vorstellbar, können Kinder glauben, die Krankheit ihres Elternteils, z. B. Krebs, sei ansteckend. Die meisten Krankheiten, mit denen Kinder zu tun haben, sind ansteckend. Die Sorge vor Coronaviren und die Schutzmaßnahmen vor Übertragung sind omnipräsent. Aber auch früher hieß es: „Die Erkältung hast du von deinem Bruder", „Im Kindergarten grassieren Windpocken", selbst Läuse sind „ansteckend".

▶ Praxisbeispiel

Eine Mutter, die gerade Chemotherapie erhielt, kam in die Krebsberatungsstelle, weil sie sich Sorgen um ihren 6-jährigen Sohn Erik machte. Er kuschelte nicht mehr mit ihr und vermied weitgehend den Körperkontakt. Sie konnte sich sein Verhalten nicht erklären, da sie mit ihm über ihre Erkrankung gesprochen und ihm auch erklärt hatte, dass er sich bei ihr nicht anstecken könne. Nach einem ausführlichen Gespräch in der Beratungsstelle setzte sie sich zu Hause mit Erik zusammen und erklärte ihm nochmals ihre Erkrankung und wie die Therapie funktioniert. Dabei stellte sich heraus, dass Erik überzeugt war, dass der Haarausfall, den seine Mutter als Folge der Chemotherapie bekam, weitergegeben werden konnte. Seine Mutter hatte eine Glatze, und er wollte auf keinen Fall eine Glatze haben und in der Schule ausgelacht werden.

Erik nahm die Klarstellung seiner Mutter erleichtert auf und suchte anschließend wieder viel ihre körperliche Nähe. ◄

Wie wird Mutter oder Vater geholfen? Wie funktionieren z. B. Operation, Chemotherapie, Radiotherapie, Medikamente? Mithilfe von Illustrationen und Bilderbüchern für Kinder kann die Funktion des Körpers und der Organe gut erklärt werden. Daran anknüpfend können die bestehende Krankheit und auch die angewandte Therapie altersgerecht erläutert werden.

In dem kleinen Büchlein *Der Chemo-Kasper* wird sehr anschaulich schon für Kinder ab 3 Jahren beschrieben, wie Chemotherapie wirkt. Entsprechend ist *Radio-Robby* für die Radiotherapie geeignet (Literatur).

Für die Kinder sind natürlich auch die Nebenwirkungen der Therapie wahrnehmbar. Je nach Therapieform können Übelkeit, Haarausfall, Schwäche und Reizbarkeit auftreten. Diese Veränderungen von Vater oder Mutter sind für die Kinder viel leichter hinzunehmen, wenn sie verstanden werden. So kann bei einer Chemotherapie vielleicht erklärt werden: „Die Medikamente sind sehr stark, sie sollen die verrückten Zellen ja auch kaputt machen. Aber weil sie so stark sind, ist es für mich auch so anstrengend, und ich muss mich viel ausruhen."

In den meisten betroffenen Familien besteht zeitweise eine Atmosphäre der Anspannung, die Eltern sind ungeduldig und gereizt. Hier ist es für die Kinder hilfreich, wenn man ihnen erläutert, dass es nicht an ihnen liegt, wenn die Eltern häufiger schimpfen. Nicht sie sind schuld, wenn die Eltern schneller aus der Haut fahren.

Wenn die Eltern im Nachhinein merken, dass sie ihren Kindern gegenüber ungerecht waren, ist es sehr wichtig, dass sie sich entschuldigen. „Es tut mir leid, dass ich dich heute Morgen so angeschrien habe, das lag nicht an dir, sondern an mir."

Goldene Regeln im Gespräch mit Kindern
- Alles, was Kindern gesagt wird, soll stimmen! Aber es müssen nicht alle Sorgen und Befürchtungen, die die Eltern haben, den Kindern mitgeteilt werden.
- Kinder sollen ermutigt werden, jederzeit Fragen zu stellen, die mit der Krankheit zusammenhängen.

Es kann auch genug sein! Manchmal überfordern die Eltern die Kinder im Bestreben, ehrlich zu sein, und mit dem Wunsch, ihnen alle Tatsachen ausführlich zu erklären. Die Kinder reagieren teilweise dann mit Aussagen wie: „Mir ist langweilig", oder „Kann ich Fußball spielen gehen?". In der Regel ist den Kindern nicht langweilig, sondern sie sind kognitiv oder wahrscheinlicher emotional überfordert. Wichtig ist, die Signale der Kinder aufzunehmen und das Gespräch lieber zu einem anderen Zeitpunkt fortzusetzen.

▪ Sollen Eltern ihre Gefühle offen zeigen?

Kinder lernen den Umgang mit Gefühlen in erster Linie von ihren Eltern. Deshalb dürfen Kinder natürlich mitbekommen, wenn Eltern traurig, wütend oder hilflos sind. Eltern dürfen auch vor ihren Kindern weinen. Allerdings sollte beim Ausdruck von Gefühlen ein gewisses Maß nicht überschritten werden.

Für die Kinder ist es entscheidend, dass sie die Stabilität der Eltern, insbesondere des gesunden Elternteils, wahrnehmen können. Zu erklären, dass man traurig ist, z. B. weil die Krankheit schon so lange dauert, hilft den Kindern, die Situation zu verstehen. Dabei zu vermitteln, dass man mit der Situation zurechtkommt, hilft ebenfalls.

▪ Sprechen über Sterben und Tod

Nicht in jedem Fall einer schweren Erkrankung ist es notwendig, das Thema Tod und Sterben mit den Kindern zu besprechen. Wann ist es angebracht?

Wenn Kinder fragen! Wenn Jugendliche oder Kinder von sich aus das Thema ansprechen, ist es wichtig, ehrlich zu antworten.

Wenn eine palliative Situation besteht! Untersuchungen haben gezeigt, dass die Trauerarbeit der Kinder leichter ist, wenn sie vor dem Tod eines Elternteils Zeit mit ihm verbringen konnten, um sich auf die Situation vorzubereiten und Abschied zu nehmen (◘ Abb. 4.3).

Eine wichtige Voraussetzung: Die Eltern müssen sich zuvor selbst mit der palliativen Situation auseinandersetzen.

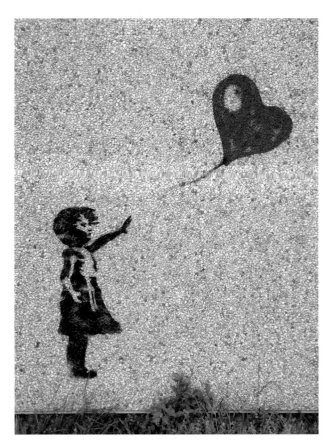

Abb. 4.3 Abschied. (Pixabay)

Wenn eine Person des Umfeldes an einer gleichen Krankheit verstorben ist Wenn Opa, Oma oder eine Nachbarin an der gleichen Erkrankung verstorben ist, liegt die Verbindung zwischen schwerer Erkrankung und Tod für das Kind nahe. Es kann aber sein, dass sich das Kind nicht traut, dieses Thema anzusprechen, es aber überaus beängstigende Gedanken mit sich trägt. Hier ist es die Aufgabe der Erwachsenen, wahrheitsgemäß – auch Kinder haben ein Recht auf Wahrheit – die Situation zu erklären und gegebenenfalls die Unterschiede der Erkrankungen zu betonen.

Vorstellungen über eine Existenz nach dem Tod Für Kinder ist es hilfreich, wenn es Vorstellungen über eine Existenz nach dem Tod gibt. Schon Erwachsene können sich kaum vorstellen, dass nach dem Tod alles vorbei sein soll. Für Kinder ist dies beängstigend, da sie sich getrennt von ihren Eltern oder ihrer Familie fühlen.

Wenn nun in der Familie ein Bild vermittelt werden kann, dass die Mutter sich „im Himmel" befindet oder auf einem Stern und vielleicht dort auf das Kind aufpasst, kann dies für die Kinder recht tröstlich sein.

► **Praxisbeispiel**

Zwei Brüder im Alter von 7 und 12 Jahren hatten ihren Vater verloren. Sie kamen mit ihrer Mutter zur Beratung. Der Jüngere erzählte, dass er seinen Vater wie einen Mantel um sich herum spüre, der immer da sei und ihn beschütze. Dabei strahlte er eine innere Ruhe aus. Für den Älteren hingegen war sein Vater einfach verschwunden, er sprach nicht mit ihm und fühlte sich verlassen. ◄

Welche Konsequenzen hat der Tod für das Kind? Kinder können recht konkret überlegen, welche Auswirkungen das Fehlen der Mutter im Alltag haben wird. So können sie sich fragen, wer künftig das Frühstück richten wird und wer es vom Kindergarten abholt, da die Mutter tot ist und der Vater immer so viel arbeitet. Auch die Sorge vor einer bösen Stiefmutter oder die Unterbringung im Kinderheim kann die Kinder sehr belasten.

Deshalb helfen offene Gespräche, in denen den Kindern zukünftige Veränderungen erklärt werden, so z. B. dass morgens eine Haushaltshilfe kommt, die das Frühstück richtet, und abends der Vater früher von der Arbeit zurückkommt. Eine konkrete Vorstellung, wie sich das Leben nach dem Tod der Mutter gestalten wird, mindert die Angst vor einer ungewissen bedrohlichen Zukunft und stärkt den Lebensmut des Kindes. Für die Eltern kann die Auseinandersetzung mit diesen Themen jedoch sehr schmerzhaft sein.

■ **Antizipatorische (vorweggenommene) Trauer**
Häufig trauern Angehörige – Erwachsene wie Kinder – bereits vor dem Tod des geliebten Menschen. Sie trauern, da der Mensch bald nicht mehr bei ihnen sein wird, dass vieles nicht mehr gemeinsam erlebt werden kann, dass sie sich verlassen fühlen werden.

Diese Gefühle sind „normal" und gehören zum Trauerprozess. Sie helfen den Angehörigen, mit der veränderten Situation umzugehen, und dienen der inneren und äußeren Vorbereitung auf die Zeit nach dem Tod. Wenn diese Trauer allerdings sehr stark erlebt wird und die Angehörigen sich nach innen kehren, zugleich der Patient sich Kontakt mit den Angehörigen wünscht, „da er ja noch lebt", kann dies schwierig sein.

Zuweilen ziehen sich auch Kinder von den schwer kranken Eltern zurück, sie möchten sie nicht mehr in der Klinik besuchen, auch nicht telefonieren. Dies ist für das betroffene Elternteil meist sehr schmerzlich. Der Rückzug des Kindes ist als (unbewusster) Schutz zu verstehen. Es ist leichter, die Mutter nicht mehr zu sehen, als sie so verändert, vielleicht mit Schmerzen zu erleben. Auch der täglich neu erlebte Abschied nach dem Klinikbesuch kann kleine Kinder überfordern, sodass sie nicht mehr ins Krankenhaus wollen.

Es ist wichtig, diese Grenze der Kinder zu sehen (Besuche auf der Intensivstation), ihnen Hilfestellungen zu geben, z. B. kurze Besuche zu ermöglichen, aber auch ein „Nein" der Kinder zu akzeptieren. Dem betroffenen Elternteil muss dies gut erklärt werden.

■ **Wie mit dem Kind über den bevorstehenden Tod sprechen?**

Wenn mit einem Kind über den bevorstehenden Tod eines Elternteils gesprochen wird, gilt es, ein paar Dinge zu beachten:

- Die Eltern wünschen sich meist, dass es dem Kind nach dem Gespräch nicht schlecht geht. Das ist nicht möglich. Eine entsprechende Mitteilung ist immer eines der schlimmsten Dinge, die ein Kind zu hören bekommen kann. Wichtig ist, die Nähe zum Kind aufrechtzuerhalten, die Fragen, die Verzweiflung, die Trauer und die Tränen zu teilen.
- Es müssen nicht die Eltern selbst dieses Gespräch führen, es können auch Opa, Oma, eine Tante oder Freundin der Familie sein.
- Möglichst eine ruhige Gelegenheit schaffen, die Zeit vor dem Schlafengehen ist wenig geeignet.
- Zu Beginn sagen, dass man etwas Trauriges mitteilen muss.
- Erklären, dass Vater oder Mutter bald sterben muss, man aber nicht genau sagen kann, wann.
- „Die Krankheit war nicht aufzuhalten, die Ärzte und die Pflegenden haben alles getan, was möglich war. Keiner trägt eine Schuld".
- Klare, ehrliche und kindgerechte Worte.

■ **Kinder auf die Intensivstation – ins Sterbezimmer – zur Beerdigung mitnehmen?**

In früheren Zeiten war es üblich, dass Kinder das Sterben der Großeltern im Haus mitbekommen haben. Später ging man davon aus, das Sterben oder der Anblick des Toten würde die Kinder traumatisieren – was sicher auch manchmal der Fall ist –, und hielt die Kinder von den Schwerkranken fern. Noch später wurde den Eltern empfohlen, den Kindern unbedingt den Leichnam zu zeigen, sonst könnten sie nicht glauben, dass der Mensch wirklich verstorben ist.

Wer weiß am besten, was für ein bestimmtes Kind das Richtige ist? Das Kind selbst.

Es ist gut, die Kinder zu fragen, ob sie auf die Intensivstation – ins Sterbezimmer – zur Beerdigung mitkommen möchten. Man darf sie ermuntern und ihnen Hilfestellungen geben, ein „Zwingen" ist nicht hilfreich und kann sie überfordern.

Auf Folgendes ist zu achten:

- Kindern die Situation anschaulich und kindgerecht erklären.

- Unbedingt auf die äußerliche Situation vorbereiten (z. B. Sauerstoffgerät).
- Ablauf der Beerdigung erklären.
- Kinder in den Ablauf der Trauerfeier aktiv einbeziehen (Lieder aussuchen, Gaben für das Grab mitbringen).

❯ Da eine Beerdigung oder der Besuch am Sterbebett für die Kinder extrem belastende Situationen darstellen, kann es sein, dass sie sich nach einiger Zeit emotional überfordert fühlen und gehen wollen. Deshalb brauchen Kinder eine eigene psychisch stabile Begleitperson, die bereit ist, die Situation auch früher zu verlassen, um gemeinsam zu reden, Fußball zu spielen oder Eis essen zu gehen.

■ **Was brauchen Kinder?**

- Eine altersgerechte schrittweise Aufklärung über Krankheit, wahrscheinlichen Verlauf und die Folgen für das Kind.
- Das Kind in seiner veränderten Lebenssituation sehen, mit seinen Einschränkungen, und es würdigen in dem, was es tut.

Umgang mit Jugendlichen

Um die Situation von Jugendlichen mit einem erkrankten Elternteil besser zu verstehen, hilft es, sich die Entwicklungsaufgaben Jugendlicher (ergänzt nach Havighurst 1972) und ihre Veränderung durch die Erkrankung bewusst zu machen.

Entwicklungsaufgaben Jugendlicher

1. Ablösung von den Eltern. Jugendliche lösen sich emotional von ihren Eltern, sie finden sie oft peinlich und beginnen, eigene Wege zu gehen. Wenn nun ein Elternteil erkrankt ist, besteht eine verstärkte Ambivalenz zwischen Ablösung und der Angst, ein Elternteil im Stich zu lassen oder zu verlieren. Die eigenen Schritte sind meist mit einem schlechten Gewissen verbunden.

2. Erwerb neuer Beziehungen zu Altersgenossen und dem anderen Geschlecht („erste Liebe"). Die Jugendlichen bemühen sich um Anerkennung in der „Gleichaltrigen-Gruppe" (Peer-Group), dabei können Schamgefühle wegen der Erkrankung der Eltern aufkommen.

3. Annehmen der veränderten Körperlichkeit (Fremdheit – Scham – Lust). Wenn die Mutter an Brustkrebs erkrankt, sehen sich jugendliche Mädchen einer besonderen Belastung ausgesetzt. Die bei ihnen sich entwickelnde Brust verbinden sie direkt mit

einer Krebserkrankung. Dadurch fällt es ihnen schwerer, die Veränderung ihres Körpers zu akzeptieren.

4. Vorbereitung auf die berufliche Zukunft (Schulnoten werden wichtiger). Oftmals beschreiben Jugendliche ein Nachlassen ihrer Konzentrationsfähigkeit, wenn ein Elternteil erkrankt ist. Sie machen sich Sorgen, um Vater oder Mutter und um sich selbst. Dadurch können sie sich schlechter auf das Lernen konzentrieren, auch Schulabschlussprüfungen können sich zu einer unüberwindlich erscheinenden Hürde entwickeln.

5. Wissen, wer man ist und was man will (Identitätsfindung).

Diese zentralen Aufgaben der Heranwachsenden führen im Umfeld einer schweren Erkrankung zu besonderen Bedingungen für die Jugendlichen. Je nach sozialem Umfeld und eigener Resilienz können diese zu einer frühzeitigen oder auch verzögerten emotionalen Reifung führen.

Umgang mit Jugendlichen Jugendliche können sehr unterschiedlich reagieren. Manche ziehen sich von Freunden oder der Familie zurück, andere werden aggressiv oder überfürsorglich. Grundsätzlich gilt:

- Gespräche sollten immer wieder angeboten werden, aber ohne Druck, sondern als Angebot.
- Oft hilft es, wenn der Gesprächspartner von sich und den eigenen Gefühlen erzählt.
- Häufig suchen sich Jugendliche Gesprächspartner außerhalb der Familie, z. B. Lehrer, Trainer, Leiter.
- Auch wenn Verständnis für aus Hilflosigkeit entstandene Aggressivität besteht, ist es wichtig, mit Respekt Grenzen zu setzen.
- Viele Jugendliche sind stolz, helfen zu können und mehr Verantwortung in der Familie zu übernehmen. Es ist gut, diese Hilfe wertschätzend anzunehmen, jedoch die Jugendlichen keine „Elternrolle" übernehmen zu lassen (Parentifizierung). Hier besteht die Gefahr der Überforderung.
- Freunde, Feste, Feiern sind als „krankheitsfreier Raum" wichtig zum Auftanken – im „normalen" Rahmen.
- Jugendliche reagieren besonders empfindlich, wenn sie das Gefühl haben, dass ihnen nicht die Wahrheit gesagt wird. Offenheit und Informationen helfen, die Situation zu verarbeiten.
- Verständnis für emotionale Schwankungen.
- Erlaubnis, sich abzulösen.

Zusammenfassung: Was kann das Behandlungsteam tun?

- Kinder ins Gespräch bringen.
- Die Eltern fragen:

- Wie geht es den Kindern?
- Was wissen die Kinder über die Krankheit?
- Wie gehen sie damit um?

- Informationen weitergeben (es ist wichtig, mit den Kindern über die Krankheit zu reden).
- Eltern im Kontakt mit Kindern kompetent machen. Aber: Eltern in ihrem Umgang akzeptieren (Vertrauen erhalten).
- Mit Kindern reden:

- Kinder sehen, ihre Situation „würdigen".
- Kontakt für Kinder und Jugendliche anbieten (Telefonnummer geben).
- Keinen Keil in die Familie treiben!

- Bücher und Ratgeber empfehlen.
- Bei Bedarf weiterführende professionelle Hilfe empfehlen – Telefonnummern von Beratungsstellen, Kinder- und Jugendpsychotherapeuten und anderen Ansprechpartnern vor Ort weitergeben. Das Kinder- und Jugendtelefon „Die Nummer gegen Kummer" 116111 ist ein gutes und niederschwelliges Hilfsangebot. Inzwischen gibt es dabei auch die Möglichkeit, über Mail oder Chat Hilfe zu bekommen.

Präventive und therapeutische Begleitung der Kinder am Beispiel von „KikE – Hilfe für Kinder krebskranker Eltern"

KikE – die Bezeichnung leitet sich ab von „**Ki**nder **k**rebskranker **E**ltern" – ist ein psychoonkologisches Unterstützungsangebot für Kinder und Jugendliche, deren Eltern an Krebs erkrankt sind. Es gehört zur Psychosozialen Krebsberatungsstelle am Südwestdeutschen Tumorzentrum Tübingen-Stuttgart und bietet unterschiedliche Unterstützungsformate an:

Eltern-/Familiengespräch – Diagnostik und Beratung Oftmals sind Eltern unsicher, was sie ihren Kindern zu Krankheit und Therapie erzählen sollen, ob das Verhalten und Erleben ihrer Kinder noch „normal" ist, worauf sie achten müssen und wo ihr Kind Unterstützung erhalten kann. Zuweilen übersteigt die Sorge um das Wohlergehen der Kinder die Sorge um die eigene Gesundheit. Im Erstgespräch können diese Aspekte besprochen und weitere Unterstützungsmöglichkeiten koordiniert werden.

„KikE-Atelier" – kunsttherapeutische Einzelbegleitung, Kinder- und Jugendgruppen Mit kunsttherapeutischen Methoden erhalten Kinder oft leichter Zugang zu ihrer inneren Welt. Gefühle wie Angst, Traurigkeit oder Wut können ausgedrückt werden, Fragen haben ihren Platz (◘ Abb. 4.4 und 4.5). Die Kinder haben einen Raum für sich, sie können sichere Orte bauen, Schätze finden und Kraftquellen erschließen.

▣ Abb. 4.4 Kinder im KikE-Atelier

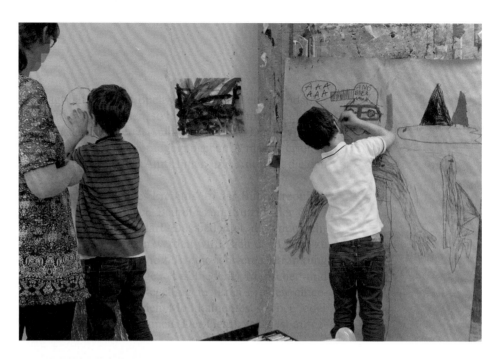

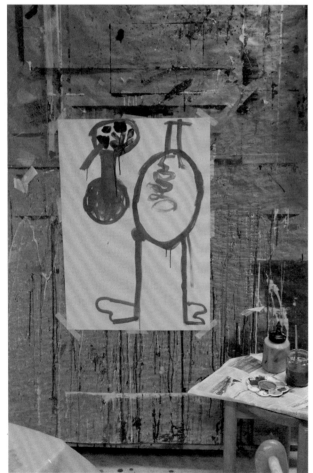

▣ Abb. 4.5   Bild eines Kindes: Gehirntumor des Vaters

KikEvent   Bei unterhaltsamen Tagesaktionen wie einem Ausflug zum Flughafen oder dem Erlernen von Zaubertricks bei einem Zaubermeister besteht die Möglichkeit, andere betroffene Kinder kennenzulernen. Auch ein erster Kontakt zu den Therapeuten findet statt. An erster Stelle steht hier der gemeinsame Spaß der Kinder.

KikE-Familienwochenende   Einmal im Jahr treffen sich bis zu acht Familien mit einem erkrankten Elternteil beim KikE Familienwochenende. In der Elterngruppe geht es um den gegenseitigen Austausch, wie andere betroffene Eltern mit ihrer Lebenssituation umgehen, und um Impulse des Therapeutenteams. Bei den Jugend- und Kindergruppen stehen die Stärkung und die Gemeinschaft mit anderen Kindern in einer ähnlichen Situation im Vordergrund. Daneben spielen gemeinsame Ausflüge, Spaß und Aktionen eine wichtige Rolle.

Elternabende   Die regelmäßigen Elternabende fördern den Kontakt zu anderen Eltern und bieten die Möglichkeit, Therapeuten zur Situation in der eigenen Familie zu befragen.

Aktionstag für trauernde Familien   Immer wieder versterben Patienten mit minderjährigen Kindern an ihrer Krankheit. Trotz aller sozialen Unterstützung fühlt sich der überlebende Elternteil verlassen und oft auch unverstanden in seiner Trauer. Der Kontakt zu anderen jungen Verwitweten mit Kindern kann hier stärken. Auch den Kindern und Jugendlichen hilft es, andere Gleichaltrige kennenzulernen, die sich in einer ähnlichen Lebenssituation befinden.

4.1.4 Erwachsene Kinder

Auch wenn die Kinder bereits erwachsen sind, Beruf und eigene Familie haben, bleiben sie dennoch die Kinder ihrer Eltern. Wenn Mutter oder Vater nun krank werden, kommt eine neue Verantwortung auf sie zu. Sie müssen ihre Eltern unterstützen, manchmal im Haushalt oder bei der Pflege, manchmal bei der Kommunikation mit den Ärzten oder in der Entscheidungsfindung, welche medizinischen Maßnahmen durchgeführt werden sollen.

Bei einer fortgeschrittenen Erkrankung kommt es immer wieder vor, dass erwachsene Kinder das bevorstehende Sterben eines Elternteils kaum aushalten können. Sie fühlen sich wieder wie ein kleines Kind, das doch ohne die Eltern nicht leben kann. Für das Behandlungsteam kann dies anstrengend werden, da die erwachsenen Kinder sehr emotional reagieren können. Hier kann zweierlei weiterhelfen. Zuerst das Verständnis für das Entsetzen, dass die Mutter bald nicht mehr da sein wird. Anschließend ist es wichtig, den erwachsenen Angehörigen als erwachsene Person mit seinen Kompetenzen anzusprechen und mit ihm zu überlegen, was sich der Sterbende in dieser Situation wünschen würde.

4.1.5 Soziales Umfeld

In der Regel stellt das weitere soziale Umfeld aus Freunden, Vereinskameraden und Nachbarn eine wichtige

Ressource für die emotional und organisatorisch belastete Familie dar. Immer wieder erzählen Patienten jedoch von großer Enttäuschung, auch Verbitterung, da sich vermeintliche Freunde nicht mehr melden. Hier kann eine Erklärung über die vermutliche Unsicherheit der Freunde, wie sie sich verhalten sollen (die Krankheit ansprechen oder lieber über den Urlaub reden), und über das dadurch entstandene schlechte Gewissen Verständnis beim Patienten wecken. Die Ermutigung, auch als Patient die Initiative zu ergreifen ("Hast du nicht Lust, mich mal wieder zu besuchen, ich habe dir viel zu erzählen"), kann eine Aussprache anstoßen und Versöhnung schaffen.

4.1.6 Genogramm

Ein sehr hilfreiches Instrument, insbesondere für die Arbeit im Team, ist das Genogramm, mit dem die Struktur einer Familie übersichtlich dargestellt werden kann.

Grundsätzlich ist das Genogramm eine schematische Darstellung einer Familie mit ihren verwandtschaftlichen Zusammenhängen und den wichtigsten Beziehungsaspekten. In der hier vorgestellten erweiterten Form gibt es zusätzlich die Möglichkeit, weitere wichtige Personen wie Freunde oder professionelle Helfer miteinzubeziehen (◨ Abb. 4.6 und 4.7).

Wie kann die Genogramm-Darstellung hilfreich sein?
- Durch die bildhafte Darstellung ist es leichter, die Personen einer Familie zu erfassen.

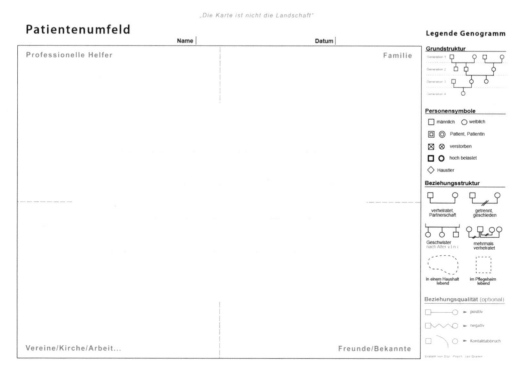

◨ **Abb. 4.6** Genogramm Formular. (Quelle: J. Gramm, Deutsche Gesellschaft für Palliativmedizin)

2

Kommentierte Legende zum Genogramm

Grundstruktur

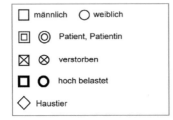

- Personen einer Generation werden auf einer Ebene angeordnet (= Geschwister und Partner)

- Horizontale Linien verbinden die einzelnen Familienmitglieder von zwei Generationen miteinander (die Eltern und deren Kind/er)

- Eltern befinden sich somit jeweils überhalb der horizontalen Linie, Kinder darunter. Partner werden mit einem senkrechten Strich nach unten mit der Horizontallinie verbunden, Kinder mit einem senkrechten Strich nach oben.

- Eltern sind natürlich wiederum Kinder ihrer Eltern u.s.w.

Personensymbole

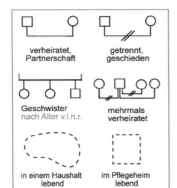

- Ein Quadrat kennzeichnet Personen männlichen, ein Kreis Personen weiblichen Geschlechts

- Der Patient wird durch eine Doppellinie beim Personensymbol gekennzeichnet

- Bei verstorbenen Person zeichnet man in das Personensymbol ein diagonales Kreuz und gibt das Sterbedatum an

- Hoch belastete Personen können dick umrandet werden

- Auch Haustiere können sehr bedeutsam sein

Verwandschaftsverhältnis/Beziehungsstruktur

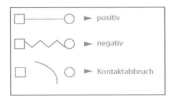

- Partner (Verheiratet, Lebenspartnerschaft, in fester Beziehung lebend) werden mit einer durchgezogenen Linie verbunden

- Bei einer Trennung oder Scheidung wird die Linie mit zwei parallelen Schrägstrichen unterbrochen

- War eine Person mehrmals verheiratet, werden entsprechend viele Verbindungslinien angelegt

- Wenn möglich, sollten die Personen von links nach rechts dem Alter nach (absteigend) angeordnet werden

- Personen, die in einem Haus/Haushalt wohnen, werden mit einer gestrichelten Linie umschlossen

- Patienten, die in einem Pflegeheim oder Hospiz wohnen, werden mit einem gestrichelten Rechteck umschlossen

Beziehungsqualität (optional)

- Durchgezogene oder grüne Linie: gutes Verhältnis zwischen zwei Personen. Je besser das Verhältnis, desto dicker kann die Linie gezeichnet werden

- Zickzacklinie oder rote Linie: gespanntes oder deutlich negatives Verhältnis. Je schlechter das Verhältnis, desto dicker kann die Linie gezeichnet werden

- Bogenlinie (rot): kennzeichnet einen Kontaktabbruch. Es kann dazu notiert werden, seit wann kein Kontakt mehr besteht und wer den Kontakt abgebrochen hat

Zusatzinformationen

Wesentliche Informationen werden in Stichworten neben den Personensymbolen vermerkt, z.B.:
- Alter (Patient)
- Beruf (Patient)
- Wohnort (Angehörige)
- Sterbedatum
- Todesursache
- chronische Krankheiten
- Trennungsdatum

■ **Abb. 4.7** Kommentierte Legende zum Genogramm. (Quelle: J. Gramm, Deutsche Gesellschaft für Palliativmedizin)

- Das Genogramm wird bei der Aufnahme des Patienten erstellt, dies ist auch in Gegenwart der Familie möglich.
- Jederzeit können weitere Personen nachgetragen werden.
- Im Team können sich auch neu hinzugekommene Pflegende schnell ein Bild von der Familie machen.

4.1.7 Selbstreflexion zur Auseinandersetzung mit der eigenen Familie

1. Erstellen Sie auf einem Blatt ein Genogramm Ihrer eigenen Familie bis zur Generation Ihrer Großeltern
2. Beantworten Sie für sich folgende Fragen, insbesondere in Bezug auf Krankheit, Leiden, Helfen, Sterben …
   - Regeln in unserer Familie?
     (z. B. „Kranke dürfen nicht gestört werden" oder „Kranke darf   man auf keinen Fall allein lassen")
   - Unsere Kommunikationsformen
     (z. B. eher offen und konfliktbereit oder sehr rücksichtsvoll und vorsichtig)
   - Meine Rolle in unserer Familie
     Ich bin eine Tochter/ein Sohn, die/der … (bitte Satz vervollständigen)
   - Charakterisierung der eigenen Familie, z. B.: Wir sind eine Familie, die … (welche Fortsetzung des Satzes fällt Ihnen **spontan** ein?)
3. Überlegen Sie nun: Was bedeutet dies für meine Arbeit im Kontakt mit Familien?
   - Wo habe ich meine Stärken im Umgang mit Familien?
   - An welchen Stellen/in welchen Situationen habe ich eher Schwachpunkte (z. B. in welchen Situationen bin ich leicht gekränkt, reagiere ich reizbar oder zornig, ziehe ich mich zurück)?

4.2 Transkulturelle Pflege oder: die Falle mit „den Fremden"

Gudrun Silberzahn-Jandt

In Kürze

Fremde aus den unterschiedlichsten Ländern, hierhergekommen aus den unterschiedlichsten Gründen wie Krieg, Hunger, Verfolgung als Arbeitsmigranten und -migrantinnen oder zum Studieren, gehören inzwischen selbstverständlich zu unserer Gesellschaft. Meist wird der Status Fremdheit an der Staatsangehörigkeit festgemacht und dabei zugleich klassifiziert in weniger und mehr fremd. Mit der ersten Taxierung des andersartigen Gegenübers werden Vorstellungen, nicht immer auf eigenen Erfahrungen beruhend, der jeweiligen fremden Kultur aktiviert. Das Alltagsverständnis von Kultur ist oft eines, das Kultur als abgeschlossene, territorial und religiös zugeordnete Einheit erklärt. In unseren Köpfen existieren Bilder von unterschiedlichen Kulturen und Religionen, von einer arabischen, asiatischen oder osteuropäischen. Diese Vorstellungen gehen oft einher mit Klischees und führen zu Stereotypisierungen, die insbesondere in einem palliativen Kontext eine der Situation angemessene Pflegebeziehung erschweren können. Die Ursachen eines problematischen Umgangs mit solch fremden Patient*innen werden selten genau analysiert, vielmehr oft vorschnell der fremden Kultur zugeschrieben. Probleme im Umgang mit Fremden oder von Fremden mit dem hiesigen Gesundheitssystem werden wiederholt kulturalisiert. Andere die Beziehung strukturierende Kategorien wie soziale Herkunft, Geschlecht, Alter oder Machtverhältnisse bleiben dabei außen vor.

Mit dem etablierten Konzept der transkulturellen Pflege soll erreicht werden, dass neben einem verstehenden Grundwissen eine neugierig-offene Haltung die Begegnung mit dem Anderen leitet. Gleichzeitig soll kritisch einer Kulturalisierung entgegengewirkt werden.

4.2.1 Wer ist fremd?

Karl Valentin und Liesl Karlstadt im Dialog

Karl Valentin: – Ja, ein Fremder ist nicht immer ein Fremder.

Liesl Karlstadt: – Wieso?

Karl Valentin: – Fremd ist ein Fremder nur in der Fremde.

Liesl Karlstadt: – Das ist nicht unrichtig. – Und warum fühlt sich ein Fremder nur in der Fremde fremd?

Karl Valentin: – Wenn jeder Fremde, der sich fremd fühlt, ein Fremder ist und zwar so lange, bis er sich nicht mehr fremd fühlt, dann ist er kein Fremder mehr.

Liesl Karlstadt: – Sehr richtig! – Wenn aber ein Fremder schon lange in der Fremde ist, bleibt er dann immer ein Fremder?

Karl Valentin: – Nein. Das ist nur so lange ein Fremder, bis er alles kennt und gesehen hat, dann ist ihm nichts mehr fremd.

Liesl Karlstadt: – Es kann aber auch einem Einheimischen etwas fremd sein!

Karl Valentin: – Gewiss, manchem Münchner z. B. ist das Hofbräuhaus nicht fremd, während ihm in der gleichen Stadt das Deutsche Museum, die Glyptothek, die Pinakothek und so weiter fremd sind.

Liesl Karlstadt: – Und was sind Einheimische?

Karl Valentin: – Dem Einheimischen sind eigentlich die fremdesten Fremden nicht fremd. Der Einheimische kennt zwar den Fremden nicht, kennt aber am ersten Blick, dass es sich um einen Fremden handelt. …

Liesl Karlstadt: – Das Gegenteil von fremd wäre also – unfremd?

Karl Valentin: – Wenn ein Fremder einen Bekannten hat, so kann ihm der Bekannte zuerst fremd gewesen sein, aber durch das gegenseitige Bekanntwerden sind sich die beiden nicht mehr fremd. Wenn aber die zwei zusammen in eine fremde Stadt reisen, so sind diese beiden Bekannten jetzt in der fremden Stadt wieder Fremde geworden. Die beiden sind also – das ist zwar paradox – fremde Bekannte zueinander geworden.

(Valentin 1983 – Gesammelte Werke)

Bis zur Groteske und zum Absurden geht Valentin in diesem im zweiten Kriegsjahr des Zweiten Weltkriegs verfassten Stück folgenden Themen nach: Was sind eigentlich Fremdheit und Fremdsein? Wo beginnt Fremdheit? Wer ist ein Fremder? Was ist das Eigene, und wo hört es auf und erwächst selbst zum Fremden? Er spürt dabei einer abstrusen Merkwürdigkeit nach, insofern das Fremde an Fremdheit verliert, sobald es begrifflich erfasst wird.

Deutlich tritt in diesem Dialog zutage, wie die Konstruktion von Fremdheit in Abgrenzung zum Eigenen erfolgt und wie dies in jeweils verändertem situativem Zusammenhang aufs Neue geschieht.

In einer professionellen Begegnung zwischen Menschen aus unterschiedlichen Milieus (Schulze 1992) ist es deshalb unabdingbar, zunächst das Eigene zu erkunden und zu reflektieren. Mit dem Beispiel von Karl Valentin lässt sich fragen: Ist ein Münchner nur der, der alle Museen und Kunstsammlungen und Wirtshäuser kennt? Oder gehören zum Münchner-Sein noch die schlafwandlerische Sicherheit beim Benutzen der U- und S-Bahn und die Dauerkarte für die Heimspiele des 1. FC Bayern? Oder reicht es aus, in München zu wohnen und sich lediglich im eigenen Stadtviertel auszukennen? Wird dieser Mensch dann jedoch vielleicht zum Haidhausener und Teil einer Münchner Subkultur?

In keiner Weise artikuliert Valentin eine Angst vor dem Fremden, ebenso wenig spricht er von einer Exotik und besonderen Erotik des Fremden, wie wir sie als Topos in der Südseeromantik und aus der Malerei Gauguins kennen. Der Fremde bleibt bei ihm eigentümlich blass – vermutlich ist es ein Mann, ob er jedoch Ausländer ist und eine andere Sprache spricht und daher fremd ist oder einer vom Land, der in die Großstadt kommt, oder ein Andersgläubiger, scheint für Valentin ohne Belang zu sein. Auch die Andersartigkeit beschreibt Valentin nicht – sie ist zudem flüchtig, da sie durch ein Kennenlernen an Bedeutung verliert.

4.2.2 Leiningers Kulturbegriff und ihr Modell der transkulturellen Pflege

Madeleine Leiningers Modell der transkulturellen Pflege (Leininger 1998) liegt ein Konzept von Kultur zugrunde, das sich eng an dem klassischen evolutionistischen Kulturbegriff des britischen Kulturanthropologen Edward Burnett Tylor orientiert. Demnach ist

» Kultur oder Zivilisation … jenes komplexe Ganze, das das Wissen, den Glauben, die Kunst, die Moralauffassung, die Gesetze, die Sitten und alle anderen Fähigkeiten und Gewohnheiten umfasst, die sich der Mensch als Mitglied der Gesellschaft aneignet (Tylor 1871, zit. nach Hirschberg).

Kultur ist nach dieser Definition etwas klar Abgeschlossenes, eine Einheit, die für alle Menschen, die dieser Kultur entstammen, Gültigkeit besitzt.

Undeutlich und problematisch bleibt, wie sich Zugehörigkeit zu einer Kultur in diesem Sinn manifestiert. Ist es die Territorialität, Staatszugehörigkeit, Religion, Sprache etc.? Leininger geht davon aus, dass vor allem das Wissen um spezifische Eigenschaften und Wertvorstellungen fremder Kulturen den Umgang mit diesen Menschen erleichtere. Die Forschungsgruppe um Madeleine Leininger stellte für fast 60 Kulturen wie die der „Afroamerikaner" oder „Mexikoamerikaner" in den USA deren für die Pflege relevante Vorstellungen in Form schematischer Tabellen dar.

Dies suggeriert, dass es eindeutige, erlernbare und abrufbare Rezepte und Handlungsanleitungen im Umgang mit Menschen unterschiedlicher Herkunft gibt. Dagmar Domenig kritisiert Leininger derart:

» Eine solche Herangehensweise führt jedoch zu Abgrenzung und Ausgrenzung: Nicht das eigene Selbst in der Interaktion mit dem anderen Selbst stellt die Grundlage für die Beziehung dar, sondern stereotype Aussagen, welche sich zwischen das eigene und das andere Selbst schieben (Domenig 2001, S. 143–144).

Hinweis
Überlegen Sie sich, welcher „Kultur" Sie sich zuordnen würden. Was gehört unabdingbar zu dieser „Kultur"? Oder würden Sie sich eher dem Konzept einer hybriden und wechselnden Kultur zuordnen wollen? Was kennzeichnet in Ihrer Kultur den Umgang mit Krankheit? Schützen Sie sich vor den dieser Kultur zugeschriebenen Stereotypen und – wenn ja – in welcher Weise?

4.2.3   Hinwendung zum prozesshaften dynamischen Kulturbegriff

Kritiker sind sich einig: Ein statischer und homogener Kulturbegriff entspricht nicht den politischen wie gesellschaftlichen Lebenswirklichkeiten in unserer von Migrationsbiografien und Globalisierungsprozessen bestimmten Welt. Der Begriff „Kultur" muss von anderen Prämissen ausgehen. Beispielsweise betonen konstruktivistische Konzepte von Kultur die Interaktion und die darin aktivierten Deutungsmuster.

Jutta Dornheim legt dar:

» Die Konzepte von Kultur als einem Gewebe von Bedeutungen und als Erscheinungsform sozialer Konstrukte haben den Vorteil, dass sie sich von allen Entwürfen abkehren, die Kulturen als statische (wenn auch nur für einen Moment) stillstellbare Gegenstände betrachten. „Kultur" sollte vielmehr als dynamisches Bedeutungs- und Deutungsgefüge verstanden werden, das in interaktiven Prozessen gemeinsam und immer wieder neu produziert wird (Dornheim 2003, S. 71).

Obgleich in solchen Konzepten politische, wirtschaftliche und soziale Faktoren unbeachtet bleiben, ist ein so gearteter Kulturbegriff operabel für die Pflege. Hierdurch eröffnet sich der Blick auf eine offene Begegnung von individuellen Akteuren mit unterschiedlichen Wertvorstellungen, Deutungs- und Handlungsmustern und den ihnen eigenen Biografien.

❯ Das heißt: Einfache Handreichungen zum Erlernen der Begegnung mit Anderen gibt es nicht, und sie wären auch falsch, da in der pluralistischen Gesellschaft auch unter den Zugewanderten eines Landes nicht so etwas wie eine klar abgrenzbare Kultur mit eindeutig zuordenbaren Mitgliedern und gleichen Denk- und Verhaltensmustern existiert.

Dies wird deutlich, wenn Sie an die Vielfalt scheinbar klassifizierbarer Kulturen denken. In Deutschland lebten Ende 2020 mehr als 11,48 Millionen Ausländerinnen und Ausländer – davon knapp 1,5 Millionen aus der Türkei, 867.000 aus Polen und 81837.500 aus Syrien. Allein die Menschen aus der Türkei gehören unterschiedlichen Kulturen an und praktizieren verschiedene Religionen. Die meisten von ihnen sind sunnitische Muslime, aber auch Aleviten, Christen, Juden oder Jessiden gehören dazu; sie können sich an einem modernen sunnitischen Islam oder einem traditionellen orientieren, den Glauben im Alltag mit den Gebetszeiten und Fastengeboten praktizieren oder nur an Festtagen oder sich als atheistisch verstehen.

4.2.4   Konzept der Transkulturalität

Mit dem theoretisch begründeten Konzept der Transkulturalität (Welsch 1998), das mit einem dynamischen nichtterritorialen Kulturbegriff operiert, werden konsequent das Subjekt, seine Biografie, seine wie auch immer gearteten kulturellen, religiösen, familiären, wirtschaftlichen und zeitgebundenen Prägungen und jeweiligen handlungsleitenden Interessen in den Mittelpunkt jeder Interaktion gestellt.

Charlotte und Michael Uzarewicz erklären:

» Transkulturalität geht letztlich über das bloß Kulturelle hinaus, ohne es zu verabschieden. Ihr Untersuchungsgegenstand sind Individuen als soziokulturelle und historische Knotenpunkte. Transkulturalität beschreibt kulturelle Prozesse als flexibles individuelles Kondensat aus biografischen, soziografischen und ökologischen Faktoren, welches in Situationen immer neu verhandelt wird (Uzarewicz und Uzarewicz 2001, S. 170).

Transkulturelle Kompetenz kann erworben werden, es ist kein einfaches Rezeptelernen über Religion, Werte, Stellung von Mann und Frau, Verhältnis zu Moderne und Tradition. Domenig beschreibt **transkulturelle Kompetenz** und das Erlernen in Abhängigkeit von drei gleichwertigen, jedoch aufeinander aufbauenden Pfeilern (Domenig 2001, S. 148):
- Selbstreflexion,
- Wissen und transkulturelle Erfahrung,
- Empathie.

Die Selbstreflexion beinhaltet in einem ersten Schritt, den eigenen Standpunkt zu hinterfragen und eigenes Handeln kritisch zu betrachten. Dieser selbstreflexive Blick verunsichert zunächst, da damit angeblich klare Denk- und Deutungsmuster sowie Weltbilder in Frage gestellt werden und stattdessen die Relativität von Lebenswelten – auch der eigenen – in den Mittelpunkt rückt.

Hintergrundwissen bedeutet, übergeordnete Konzepte, z. B. verschiedene Gesundheits- und Medizinsysteme und die Bedeutung subjektiver Krankheitstheorien wie den „bösen Blick" oder „Krankheit als Strafe Gottes", kennen- und einordnen zu lernen, ohne dass damit Vorurteile zementiert werden. Des Weiteren gehört auch das Wissen um die rechtliche Situation von Migranten, insbesondere um das komplexe Aufenthaltsrecht, und um die daher rührenden Ängste und Unsicherheiten sowie fehlenden Bleibeperspektiven und die daraus resultierenden Schwierigkeiten in unserem Gesundheitssystem dazu. Hintergrundwissen kann auch durch eigene Fremdheitserfahrung erworben werden, ob durch Auslandsreisen oder in konkreten Begegnungen mit „Fremden" bei der Arbeit oder in der Freizeit.

Der Begriff „Neugierde" beschreibt das, was Domenig unter „Empathie und Verstehen" darstellen will. Es ist ein offenes, interessiertes Zugehen auf den Anderen, ohne das Eigene außer Acht zu lassen.

Hinweis

Erinnern Sie sich an eine problematische Situation mit Migrant*innen in Ihrer Einrichtung? Was störte Sie in dieser Situation? Finden Sie Erklärungen, warum dieses Problem auftrat? Was würden Migrant*innen in erster Linie als problematische Situation bezeichnen?

4.2.5 Probleme mit Menschen mit Migrationshintergrund

Das Pflegepersonal, das in Krankenhäusern, Pflegeheimen und im ambulanten Bereich ebenso von vielfältiger Herkunft ist wie die Menschen, die sie pflegen, zählt meist mit folgender Prioritätensetzung die Probleme mit Migrant*innen auf (Kuckert 2001):

- Sprache,
- zu viel und zu langer Besuch,
- Ausländer wittern häufig eine Benachteiligung; sie gehen davon aus, sie würden wegen ihrer Fremdheit schlechter behandelt,
- Umgang mit Schmerz.

Bei Interviews mit Pflegenden im Rahmen eines Forschungsprojekts zur Kommunikation mit dem Titel „Entwicklung eines Interventionsmodells zur Verbesserung der kommunikativen Kompetenz von Pflegenden und Gepflegten", gefördert durch die Carl Gustav Carus-Stiftung für psychosomatische Forschung Zürich und die Robert Bosch-Stiftung Stuttgart, fiel auf, dass in teilnehmender Beobachtung auch andere Schwierigkeiten notiert wurden, die jedoch nicht erzählt werden. So tauchen in den Gesprächen mit Pflegenden migrationsbedingte Probleme beim Umgang mit den Patienten durch deren Erfahrung von Flucht, Vertreibung, Krieg oder Verlust der Familie nicht auf. Auch über Heimweh der Patienten berichtet das Pflegepersonal nicht. Und nur am Rande, wenn es um ökonomische Fragen geht, wird das fehlende Verständnis für das hiesige medizinische System als Problem erwähnt.

Das Problem mit der Angst

> ► **Beispiel**

Frau Özcan und ihr Mann stammen aus der Türkei und leben seit ca. 35 Jahren in Deutschland. Alle haben inzwischen die deutsche Staatsbürgerschaft angenommen. Der Sohn hat hier seinen Hochschulabschluss gemacht und arbeitet als Ingenieur. Er ist mit einer deutschen Frau verheiratet, die Tochter lebt in Köln, hat eine leitende Position in einem großen Dienstleistungsunternehmen und ist daher in der ganzen Welt unterwegs. Frau Özcan, 58 Jahre alt, erkrankt bei einem Urlaub in der alten Heimat, muss ihren Urlaub verkürzen und in Deutschland ein Krankenhaus aufsuchen. Von dort wird sie nach sechs Wochen aufgrund einer rasch fortschreitenden, zum Tode führenden neurologischen Erkrankung mit Hirndruck und wiederholten Krampfanfällen in ein Hospiz verlegt. Sie erhält Sedativa und Schmerzmittel. Bei der Pflege achtet der Ehemann sehr darauf, dass die Wünsche seiner Frau beachtet werden. Er legt hingegen keinen Wert darauf, dass sie nur unter fließendem Wasser gewaschen wird, wie es religiöse Vorschrift ist. Hingegen ist er dankbar, dass ausschließlich die weiblichen Pflegekräfte sie versorgen. Die Familie ist verzweifelt und so oft als möglich bei ihr. Sie möchte, dass alles unternommen wird, damit Frau Özcan gesund wird. Bereits im Krankenhaus fanden umfänglich und sensibel Aufklärungsgespräche über den Verlauf der Erkrankung statt, auch im Hospiz geht es wiederholt darum. Die Familie versteht die medizinischen Hintergründe, und dennoch formuliert insbesondere die Tochter mehrmals: „Auch wenn es zu 100 Prozent keine medizinische Möglichkeit der Heilung gibt, so kann es doch sein, dass ein Wunder geschieht." Dieser im Islam und in der Tradition verwurzelte Glaube an die Macht Allahs vermittelt ihr in ihrer Verzweiflung Halt.

Das Pflegepersonal jedoch ist sich unschlüssig darüber, ob die Erläuterungen verstanden wurden oder gar vergeblich waren. Es wagt manche Fragen nicht zu stellen, wie die, was beim Tod und Sterben zu beachten ist, wer anwesend sein soll und darf, wer aus religiösen und kulturellen Gründen nicht. Die Kommunikation scheint zu stocken, als die Tochter, gerade aus Wien eingeflogen, mit Tränen in den Augen zur Pflegefachkraft kommt und von ihrer Angst erzählt, die Mutter zu verlieren und nicht da sein zu können. Sie beendet das Gespräch mit dem tiefen Dank: „Möge der Friede, die Barmherzigkeit Allahs und sein Segen mit Euch und Eurer Familie sein." Als Frau Özcan wenige Tage später stirbt, kann die ganze Familie bei ihr sein und die Sterberituale in dem gewünschten intimen familialen Kreis durchführen. Bestattet wird sie in ihrer neuen Heimat Deutschland. ◄

Allgemeines Wissen um vermeintliche kulturelle Praktiken einerseits – wie Unwissenheit um die speziellen Wünsche dieser Familie – führt wiederholt zu Irritationen und Unsicherheiten. Ideen von hybriden Identitäten, bei denen unterschiedliche kulturelle und sprachliche Einflüsse erfolgreich vereint sind oder wechselnd sich darauf bezogen wird, bleiben oft – auch aufgrund der Komplexität – unterbelichtet. Es mag zwar zutreffen, dass viele aus der Türkei sowie aus dem arabischen Kulturkreis stammende Menschen nicht offen über das Thema Sterben sprechen, da auch das Sprechen darüber das Unvermeidliche, den Tod, eher einhole. Ob dies aber für diese Familie zutrifft und ob sie es im Gegensatz vielleicht gerade erwartet, muss in der Begegnung erkundet werden. Die Familie ist in dieser Situation Ressource und vergegenwärtigt das Woher und Wohin. Sie hilft, Antworten auf spirituelle Fragen zu finden (Kayales 2017, S. 5). Die Hoffnung auf ein Wunder drückt eher eine Gemeinsamkeit bei Menschen egal welcher Kultur und Religion aus, denn der Wunsch, den nahenden Tod eines geliebten Menschen nicht wahrhaben und stattdessen die Welt so bewahren zu wollen, wie sie ist, ist etwas ureigen Menschliches.

Gemeinsamkeiten zu suchen, um so Unterschiede zu überwinden, ist das Konzept, das Charlotte Uzarewicz der transkulturellen Pflege zugrunde legt. Dann erscheinen auch solche Vorstellungen wie die in der jüdischen Religion verhaftete, dass jede Sekunde Leben von so großer Bedeutung ist, weil diese die kleine Pforte bedeuten könnte, durch die der Messias hervortritt. Dies kann dann zur Konsequenz haben, dass trotz langer Vorbereitung auf das Sterben gar der Wunsch entsteht, eher lebensverlängernde Maßnahmen statt palliativer Hilfe anzunehmen.

4.2.6 Transkulturelle Pflegeanamnese

Migrationsspezifische Pflegeanamnesen gehören bisher nicht zum Standard in Gesundheits- und Pflegeeinrichtungen. Dagmar Domenig entwickelte ein sehr umfassendes Modell der transkulturellen Pflegeanamnese, das sich am Konzept der professionellen Nähe orientiert. Zentrales Anliegen ist es, die Patientenperspektive zu erfassen. Zu den dabei erfragten Themenkomplexen gehören u. a. Lebensgeschichte, Migrationserfahrung, Aufenthaltsstatus und im Weiteren der Bereich Kommunikation, das Problem von Schmerz und Schmerzerfahrung, Konzepte von Gesundheit und Krankheit, Tod und Sterben sowie religiöse Vorstellungen und Praktiken (Domenig 2001, S. 231). Die Fragen zu den einzelnen Themenbereichen überschneiden oder ergänzen sich teilweise und führen hin zu den Deutungs- und Lebenswelten der Individuen.

Beispielsweise werden mit der Themeneinheit „Gesundheit und Krankheit" folgende Bereiche angesprochen und erfragt (Domenig 2001, S. 231):
- Krankheitserklärungsmodell? (…)
- Verhältnis von Psyche und Körper?
- Stigmata in Bezug auf die Krankheit?
- Verhältnis zur Biomedizin?
- Erfahrungen mit dem Gesundheitssystem?
- Kenntnisse über das hiesige Gesundheitswesen?
- (religiöse) Heilpraktiken?
- Migrationsgeschichte? Fluchtgeschichte? Kriegs- und Gewalterfahrungen (Traumatisierung)?
- Wer entscheidet im Krankheitsprozess (Patient, Familie, soziales Netz)?

Domenig ist sich im Klaren, dass eine derart umfassende Pflegeanamnese mehr Zeit kostet und somit dem Anspruch der Wirtschaftlichkeit der Gesundheits- und Pflegebetriebe widerspricht. Deshalb fordert sie das Personal auf, abzuwägen, was für den Krankenhausaufenthalt oder die Pflegesituation relevant ist, und vorauszuschauen, was wichtig werden könnte. Für eine palliative Situation ist von Bedeutung zu wissen, welche Verhaltensweisen kulturell gewünscht, ja sogar erwartet werden. Diese Themenkomplexe müssen vorrangig geklärt werden, andere zu einem späteren Zeitpunkt oder in Form von Fallbesprechungen. In diesem Rahmen sollen die in Alltags- und Pflegesituationen gewonnenen weiteren Informationen über Patienten gesammelt und überprüft werden.

4.2.7 Visionen

Empathie, Neugierde und Selbstreflexion sind unabdingbar für das Konzept transkultureller Pflege, doch dies allein reicht nicht aus. Notwendig ist ebenso kommunikative Kompetenz, um Empathie und Interesse am Gegenüber zu vermitteln, die richtigen Fragen zu stellen und bei den falschen Fragen oder auch auftretenden Problemen nicht die Sprache – das Medium der Interaktion und Handlung – zu verlieren. Der theoretische Entwurf der Transkulturalität bedeutet eine konsequente Orientierung an dem zu pflegenden Menschen, seinen Bedürfnissen und seiner Biografie. Dies kann jede Begegnung verunsichern, da auf diese Weise Fremdheit nicht nur bei den offensichtlich Fremden, den Migrant*innen zu entdecken ist, sondern auch am scheinbar Vertrauten und umgekehrt auch Gemeinsames und Vertrautes am anscheinend so unverständlich Fremden. Das heißt, wie Charlotte Uzarewicz mit aller Konsequenz formuliert, „dass das Konzept der Transkulturalität – wenn man es ernst nimmt – ein temporäres Konzept ist. Wenn die Praxis transkulturell funktioniert, dann hat sich das Konzept selbst aufgelöst" (Uzarewicz 2003, S. 29).

Statt eines Schlussworts

Eine Fabel: Als die Mücke eines Morgens zum allerersten Mal einen Löwen brüllen hörte, sprach sie zur
Nachbarin Henne: „Der summt aber komisch", worauf-
hin die Henne der Mücke antwortete: „Summen, dass
ich nicht lache." „Was dann?", fragte die Mücke. „Er
gackert, aber das tut er allerdings äußerst komisch", erklärte die Henne.

4.3   Spiritualität in der Sterbebegleitung

Traugott Roser und Margit Gratz

In Kürze

Spiritualität scheint nach landläufiger Meinung dem Personal der Seelsorge vorbehalten. Im Folgenden wird aufgezeigt, warum spirituelle Begleitung als transprofessionelle
Aufgabe auch einen Bestandteil pflegerischen, ärztlichen,
sozialarbeiterischen, therapeutischen und ehrenamtlichen
Handelns im interprofessionellen Team darstellt und welche Besonderheiten in der Begleitung von Menschen am
Lebensende bestehen.

4.3.1   Spiritualität in Berufen des Gesundheitswesens – ein Widerspruch?

Laut Weltgesundheitsorganisation (WHO) umfasst der
Ansatz von Palliative Care die „Behandlung von
Schmerzen sowie anderen Problemen körperlicher,
psychosozialer und spiritueller Art" in einer nicht hierarchisch gegliederten Abfolge. Palliativmedizin wird als
eine Medizin beschrieben, die „psychologische und spirituelle Aspekte der Betreuung" (WHO-Definition
2002) integriert. Dies entspricht einem ganzheitlichen
oder – wie der Internist, Ethiker und Franziskaner Da-
niel P. Sulmasy formuliert – einem biopsychosozial-
spirituellen Ansatz von Medizin (Sulmasy 2006).

Die Begründerin der modernen Hospiz- und Palliativarbeit Dame Cicely Saunders hat diese Sicht auf den
Menschen nicht nur in der eigenen Person und in ihrer
Laufbahn als Krankenschwester, Sozialarbeiterin und
Ärztin gelebt, sondern zur Grundlage des von ihr entwickelten Konzepts gemacht, ausgehend von der Beobachtung von Schmerz und Leiden von sterbenden
Menschen. Ihr Konzept des Total Pain ist entstanden,
weil in der Begegnung mit kranken Menschen in ihrem
ärztlichen Berufsalltag klar wurde, dass eine ausschließlich medizinische Zuwendung insbesondere am Lebensende der Situation des Sterbenden nicht gerecht wird.
Aus der Sicht des Sterbenden, so Saunders' zentrale Einsicht, bleibt ein rein physischer Ansatz hinter den Be-

dürfnissen nach einem würdevollen Sterben, aber auch
hinter dem tatsächlichen Begleitungs- und Versorgungsbedarf zurück. Die leidvollen Symptome eines sterbenden Menschen bedürfen einer Betrachtung und Begleitung von physischer, psychischer, sozialer und
spiritueller Seite gleichermaßen. Die Arbeitsgruppe
„Spirituelle Begleitung" der Deutschen Gesellschaft für
Palliativmedizin hat deshalb den Versuch einer Arbeits-
definition unternommen, die Spiritualität auf die existenzielle Herausforderung einer lebensbedrohlichen Erkrankung bezieht:

» Unter Spiritualität kann die innere Einstellung, der innere
Geist wie auch das persönliche Suchen nach Sinngebung
eines Menschen verstanden werden, mit dem er Erfahrungen des Lebens und insbesondere auch existenziellen Bedrohungen zu begegnen versucht (DGP 2007, S. 1).

Spiritualität in Palliative Care steht in einem unmittelbaren Zusammenhang mit einer existenziellen Bedrohung. Deshalb ist spirituelle Begleitung in die medizinische Versorgung zu integrieren.

Innerhalb der EAPC (European Association for Palliative Care) wurde im Jahr 2010 eine Arbeitsgruppe für
Spiritual Care in Palliative Care mit 13 Mitgliedern aus
acht Ländern ins Leben gerufen. Sie arbeiteten gemeinsam eine Definition von Spiritualität und dazu-
gehörige Schwerpunktthemen aus, womit eine grundlegende Orientierung geschaffen wurde:

» Spiritualität ist die dynamische Dimension menschlichen Lebens, welche sich auf die Art und Weise bezieht, in der Personen (Individuen und Gemeinschaften) Sinn, Bedeutung und Transzendenz erfahren,
ausdrücken und/oder suchen, und die Art und Weise,
wie sie sich mit dem Moment, mit sich selbst, mit anderen, mit der Natur, mit dem Bedeutsamen und/oder
dem Heiligen verbinden (Nolan et al. 2011, S. 88; Übersetzung: Kammerer et al. 2013, S. 141).

Dabei betonen die Autoren, dass Spiritualität aufgrund
ihrer multidimensionalen Natur nicht einfach zu definieren ist und dass das Feld mehreres mit einschließt:

– „Existenzielle Fragen (bezüglich z. B. Fragen nach
   Identität, Sinn, Leiden und Tod, Schuld und Scham,
   Versöhnung und Vergebung, Freiheit und Ver-
   antwortung, Hoffnung und Zweifel, Liebe und Freude)
– Wertorientierte Einstellungen und Haltungen (indi-
   viduelle Priorisierung hinsichtlich Beziehung zu sich
   selbst, Familie, Freunden, Arbeit, dingliche Natur,
   Kunst und Kultur, Ethik und Moral und das Leben
   an sich)
– Religiöse Überzeugungen und Fundamente (Glaube,
   Glaubensinhalte und Praktiken, die Beziehung zu
   Gott oder dem Endgültigen)" (Nolan et al. 2011,
   S. 88; Übersetzung: Kammerer et al. 2013, S. 141).

Spiritualität ist damit eine Konstante der Conditio humana, hat mit Sinnsuche und Sinnerfahrung zu tun sowie mit der Art und Weise, wie Menschen ihre Verbundenheit einschließlich eines Bezugs zur Transzendenz erleben. Diese Definition eignet sich international als Standard für Forschung und Lehre, um Spiritual Care in Palliative Care zur Geltung zu bringen.

Ein erstes Fazit aus der Auseinandersetzung mit der zentralen Definition lautet daher:

> ❯ Spiritual Care ist ein wesentlicher Bestandteil der Sterbebegleitung, der aus dem Handlungsfeld Pflegender, Mediziner, Sozialarbeiter, Therapeuten, Ehrenamtlicher – kurz: Mitarbeitenden des Gesundheitswesens – nicht ausgeklammert werden darf.

4.3.2 Spirituelle Begleitung – eine Aufgabe für Pflegekräfte und Ärzte?

Üblicherweise verläuft die Integration von Spiritualität in die Versorgung über Seelsorge in Form seelsorglich-vertraulicher Gespräche und rituellen Handelns wie – im christlichen Kontext – Krankensalbung, Krankenabendmahl oder ein Abschiedsritual. Aber sind Spiritualität und Spiritual Care auf diese Berufsgruppe begrenzt? In einem Beitrag zur *Zeitschrift für Palliativmedizin* schreibt Dorthe Dörschug, dass Kultursensibilität und Achtsamkeit für das religiös-spirituelle Umfeld von Patienten und ihren Angehörigen auch zur Kompetenz von Palliativpflege gehören, da „dieses für die Pflegenden auch handlungsleitend ist" (Dörschug 2011, S. 62). Es bedarf also der Kenntnisse, wie sich pflege- und behandlungsrelevante spirituelle Bedürfnisse und Gegebenheiten bei Patienten und Angehörigen äußern. Menschen können sich bedingt durch Krankheit in einer Krise befinden, weil die Auseinandersetzung mit einer lebensbegrenzenden Diagnose oder dem allzu nahen Lebensende zu Reflexionen führt, die sich äußern können in Fragen nach dem „Warum?", „Warum ich?", „Warum jetzt?" oder „Straft mich Gott?", „Was wird werden?".

Verortung von Sinn und Trauer in der Behandlung

Eine schwere Erkrankung wirft also in vielfältiger Weise Sinnfragen auf: z. B. nach dem Sinn der Krankheit, nach dem Sinn des eigenen Lebens und nach der Sinnhaftigkeit von Behandlungen. Bisher fraglos akzeptierte Wertvorstellungen, Welt- und Gottesbilder werden infrage gestellt, Halt bietende Gewissheiten geraten ins Wanken und müssen überdacht werden (Borasio in Frick und Roser 2011, S. 115). Neue Prioritäten werden gesetzt: Was bisher wichtig war, gerät jetzt in den Hintergrund.

Trauer stellt sich ein, die sich nicht nur auf Vergangenes und aktuell Bestehendes bezieht, sondern auch auf nicht mehr Erlebbares in der Zukunft, auf Hoffnungen und Pläne. Diese als antizipatorisch bezeichnete Trauer setzt längst vor dem Tod ein, erfasst Patienten und Angehörige in unterschiedlicher Weise und stellt sie vor Herausforderungen, die eigene Lebensplanung an die neue Situation anzupassen. Antizipatorische Trauer beginnt auch nicht erst mit einer klar gestellten Diagnose, sondern bereits mit der Ahnung einer schweren Erkrankung als einem Schwanken zwischen Bangen und Hoffen, wobei gerade der Aspekt Hoffnung unklar definiert ist. Dies spielt auch im weiteren Verlauf des Umgangs mit der Krankheit eine wichtige Rolle.

Die religiöse Sprache kennt die Unterscheidung zwischen Heil und Heilung. In der palliativen Phase ist Heilung im Sinne einer körperlichen Genesung und Wiederherstellung des gesundheitlichen Zustands vor der Erkrankung nicht das behandlungsleitende Ziel, während Heil im spirituellen Sinn (Frick 2011, S. 409 f.) an Bedeutung gewinnt, etwa in der Form von intra-personalen und interpersonalen Prozessen von Schuld und Versöhnung, in der Rekonstruktion und Neubewertung der eigenen Biografie etc. Manches, was einem Menschen bislang wichtig war und Halt gegeben hat, kommt auf den Prüfstand. Nicht selten stellen sich „letzte Fragen", Fragen nach Spiritualität, Glauben und Hoffnung zum ersten Mal, gerade auch dann, wenn sie aktiv im Betreuungsgeschehen angesprochen werden.

> ❯❯ Gerade bei schwerer Erkrankung und in der Nähe des Todes tritt die Spiritualität der Betroffenen aus den Alltagshaltungen heraus. Sie ist dann mehr als nur spiritueller Hintergrund. Es werden die langfristigen Lebensziele und Grundüberzeugungen wach und es wird deutlich, was dem Menschen zutiefst wichtig ist (Weiher 2014, S. 66).

Diese Prozesse des Abschieds und der Sinnfindung finden gerade auch in der Phase kurativ-medizinischer Behandlung statt. Der Anspruch palliativer Betreuung schon in dieser Behandlungsphase (vgl. dazu den Beitrag zu Palliativmedizin bei Lungenkrebs von Temel et al. 2010) ist, dass diese Fragestellungen Raum erhalten und durch geschultes Personal aller ehren- und hauptamtlichen Berufsgruppen wahrgenommen und ernst genommen werden. Gegebenenfalls – also je nach dem Bedürfnis des Patienten, der Patientin oder der angehörigen Person – bedarf es einer engmaschigeren Begleitung durch spezielle spirituelle Begleitung, i. d. R. durch qualifiziertes Personal der Seelsorge.

Denn spirituelle Aspekte sind für die Krankheitsverarbeitung im Umfeld von Sterben und Trauer auch im engeren, mitunter religiösen Sinn von Bedeutung. Sie sind in diesem Fall an Seelsorger zu delegieren, zum Teil im Rahmen des Betreuungsteams, zum Teil darüber hinaus im Sinne einer Vernetzung um den Patienten herum. Spiritualität in einem weiteren Sinn und entsprechend der oben genannten Definition begegnet aber in allen Bereichen der Sinnfindung, z. B. Familie, Freunde, Partnerschaft, Fragen der Identität, der Gesundheit. Die vom Psychologen Martin Fegg und seinem Team durchgeführte SMiLE-Studie (SMiLE: Akronym für Schedule for Meaning in Life Evaluation) hat gezeigt (Fegg et al. 2008), dass die Erfahrung von Sinn im Leben bei klar begrenzter Lebensspanne nicht ausgeschlossen ist. Es findet also nicht eine Auflösung bislang sinnstiftender Lebensbereiche statt, sondern eine Verschiebung und Verdichtung, die deutlich altruistische Werte, die Erfahrung von Partnerschaft und Familie sowie Spiritualität und Naturerleben verstärkt. Deshalb ist spirituelle Unterstützung der Patienten wichtig und kann durch ärztliche, pflegerische, psychosoziale Berufsgruppen erfolgen. Unerlässlich ist es jedoch, die spirituelle Situation zu erkennen und sich gemeinsam auf den Bedarf nach einer spirituellen Begleitung zu verständigen. Dies schließt mit ein sicherzustellen, dass Aspekte der Sinnfindung und Spiritualität im Behandlungskonzept berücksichtigt sind.

Zuordnung von spirituellen Fragen im interprofessionellen Team

In erster Linie, insbesondere in ambulanten Versorgungssituationen, begegnen dem kranken Menschen Ärzte, Pflegende und Mitarbeitende der verschiedenen Professionen aus psychosozialen und therapeutischen Berufsgruppen, sowohl ehren- als auch hauptamtlich. Zu ihnen bauen kranke Menschen mitunter eine enge Betreuungsbeziehung mit einem unterschiedlichen Grad von Vertrauen auf. Dies ist eine wichtige Grundlage der spirituellen Begleitung. Eine Untersuchung hat gezeigt, dass eine Mehrheit von Patienten es bevorzugt, dass ihr Arzt, ihre Ärztin sie nach ihrer spirituellen Ausrichtung und Situation befragt, noch vor der Seelsorge (Frick et al. 2005, S. 238). Die Untersuchung wurde vergleichend zwischen ärztlichem und seelsorglichem Personal durchgeführt. Bislang ist unbekannt, wie das Ergebnis z. B. bei Pflegekräften aussehen würde. Die Erwartung von Patienten ist dabei nicht, dass ihnen Ärzte und Pflege (oder Seelsorge) Antworten auf religiös diffizile Fragen geben. Es geht vielmehr um eine Qualität in der Betreuungsbeziehung: Es konnte nachgewiesen werden, dass es „Krebspatienten in der Regel sehr schwer gefallen ist, über beinahe schon tabuisierte Themen wie Glaubensüberzeugungen und Hoffnungen zu sprechen, aber dass die Gespräche, wenn das Vertrauen einmal aufgebaut war, eine befreiende Qualität hatten" (Büssing et al. 2006, S. 82).

Dies ist ein wichtiger Hinweis darauf, dass es zu einem Gespräch über spirituelle Bedürfnisse in der medizinischen Versorgung häufig der Initiative von Mitarbeitenden verschiedenster Professionen bedarf. Wenn man darüber hinaus

» Spiritualität nicht einfach abfragt, sondern wahrnimmt, wo es bei der Patientin und beim Bewohner im Alltag Anzeichen für mögliche spirituelle Bedürfnisse gibt und diese daraufhin anspricht, dann ist es grundlegend, dass das *ganze* Team in der Wahrnehmung spiritueller Phänomene geschult ist und diese erkennen kann. Denn diese Anzeichen können sich zu irgendeinem Zeitpunkt bei irgendeiner Fachperson zeigen, bei der morgendlichen Visite der Ärztin genauso wie bei einem Gespräch mit der Pflegefachperson mitten in der Nacht. Bei wem sich jemand öffnet, um über seine inneren Nöte zu sprechen, hat viel mit dem jeweils bestehenden Vertrauensverhältnis zu tun. Dieses kann sich über längere Zeit aufbauen, es kann aber genauso in einer einzigen Begegnung entstehen, in einem besonderen Augenblick (Aebi und Mösli 2020, S. 59).

Spirituelle Begleitung, die Fähigkeit, den Bedarf zu erkennen, und der Mut, den Zweifeln gezielt Raum zu geben, gehen also zunächst einmal alle Berufsgruppen an, auch und gerade die Mitarbeitenden der medizinisch-pflegerischen Professionen!

Der Perspektivenwechsel gelingt, wenn der Tod nicht als das zu bekämpfende Ziel fokussiert und als solches thematisiert, sondern als eine gegebene Rahmenbedingung verstanden wird (vgl. Borasio und Roser 2008, S. 45), in der das gesamte Handeln eingebettet ist. Dabei geht es nicht unmittelbar um Intervention, sondern vielmehr darum,

» die spirituelle Not zusammen mit der realen Not zu sehen und sich darauf zu konzentrieren. ... Es ist entscheidend, ob sich die jeweilige Profession über den eigenen spezifischen Bereich hinaus einen Blick, eine Sensibilität dafür bewahrt hat, den ganzen Menschen mit all seinen Dimensionen zu sehen, um dann erahnen zu können, wo dessen „Seele", dessen spirituelle Kraftquelle liegt (Hagen und Raischl 2011, S. 289).

Ein gesellschaftlicher Aspekt begründet diese Perspektive: In einer multikulturellen und – wie manche Soziologen sagen – postsäkularen Gesellschaft hat spirituelle Begleitung es nicht mehr nur mit dem entweder „religiösen Menschen" zu tun, der einer Religionsgemeinschaft angehört, ihre Lehren und Handlungsweisen teilt und von dieser betreut wird, oder mit einem „nicht religiösen Menschen", bei dem vermutet werden könnte, dass es keiner seelsorglichen Begleitung bedarf. Vielmehr geht es in der medizinisch-pflegerischen Versorgung um

Menschen, die jeweils auf ihre Weise spirituell sind bzw. sich so bezeichnen und sich angesichts einer bedrohlichen Lebenssituation mit Sinn-, Glaubens- und Wertfragen auseinandersetzen. In einer pluralen Gesellschaft ist damit zu rechnen, dass Menschen eine vielschichtige spirituelle Biografie haben, die sich bei manchen eher als Abfolge unterschiedlicher Einflüsse oder Flickwerk aus unterschiedlichen Versatzstücken zeigt. Deshalb ist ein besonders achtsames, wertschätzendes Vorgehen empfohlen, das dem gleichen Dreischritt folgt, den die WHO-Definition von Palliative Care für alle Formen der Begleitung vorsieht: Anamnese – Indikation – Intervention (WHO-Definition 2002).

4.3.3 Kennzeichen von Spiritual Care

Patientenzentrierung

Palliative Care ist in allen Bereichen grundsätzlich patientenzentriert und -orientiert. Für Spiritual Care folgt daraus notwendig ein offenes Verständnis von Spiritualität. Diese Offenheit ist Chance und Begrenzung zugleich: Ein individueller Blick auf den Menschen und seine persönlichen Befindlichkeiten ist gefragt. Dies kann eine spirituelle Notsituation sein, die sich als Orientierungsverlust („Ich weiß überhaupt nicht mehr, wie es weitergehen soll") oder Verzweiflung („Ich kann nicht mehr beten") äußert. Dieser Orientierungsverlust ist verständlich:

» Durch den Sturz aus der Alltäglichkeit in die Welt des Leidens verliert der erkrankte Mensch Ziel und Bestimmung sowie seine „Landkarte" von Welt und Dasein. Durch den Orientierungsverlust wird es notwendig umzudenken … Die Welt und das Selbst erscheinen in einem anderen Licht, erfordern eine andere Wahrnehmung der Dinge. Was gültig war und selbstverständlich, geradezu unter der Schwelle der alltäglichen Aufmerksamkeit, das ist nun zweifelhaft und fraglich. … Genauer noch müsste man allerdings sagen, dass durch den Sturz aus der Vertrautheit und dem Bruch mit der Welt der Stürzenden erst bewusst wird, dass sie überhaupt eine bestimmte Landkarte besessen und verwendet hat … Erst durch den Bruch wird sie sich des impliziten und gelebten Verständnisses bewusst, das sonst unauffällig fungiert hat, aber nicht Bestandteil der thematischen Aufmerksamkeit war. Dieser Bruch mit einem gelebten Verständnis erwirkt den Ruf der Sorge (Schuchter 2016, S. 188 f.).

Zu dieser Sorge gehört, innerhalb dieser persönlichen Landkarte bei der individuellen Neuorientierung zu unterstützen. Es kann sich aber auch um eine Ressource handeln, die in der Biografie des Patienten angelegt ist und auf die der Patient in der Krankheitsbewältigung

zurückgreifen kann („Wenn es mir früher schlecht ging, habe ich in der Natur oft zur Ruhe gefunden").

Spiritualität im Palliativkontext ist diesem Verständnis nach „genau – und ausschließlich – das, was der Patient dafür hält" (Roser 2011, S. 47). So, wie auch Schmerz in der Palliativbetreuung zunächst das ist, was der Patient als solchen benennt, oder wie Lebensqualität subjektiv ist – also das, was die Patientin als solche anerkennt, so ist auch in der spirituellen Begleitung der Ausgangspunkt die subjektive Spiritualität des Patienten, der Patientin.

Die Begrenzung besteht darin, dass nicht gleich in der ersten Begegnung unmittelbar erkennbar sein muss, was das spirituelle Leiden ausmacht oder wo Ressourcen in spiritueller Hinsicht liegen. Physische Schmerzen sind offensichtlicher, leichter erkennbar und können kurzfristig nach Leitlinien und Erfahrungswerten unverzüglich und verhältnismäßig regelhaft behandelt werden. Die Erkundung spirituellen Schmerzes bedarf intensiver und mitunter zeitaufwendiger Gespräche und Gesprächstechniken, wie sie in der pastoralpsychologischen Qualifikation erworben werden. Dies ist nur schwer in Leitlinien zu fassen. Dennoch, oder gerade deshalb, bedarf es schon vorab einer Wahrnehmungskompetenz aller an der Versorgung beteiligten Personen: Spirituelle Begleitung des Patienten ist damit auch Aufgabe der behandelnden Ärzte und Pflegekräfte. Sie umfasst in jedem Fall die Wahrnehmung spiritueller Bedürfnisse und Nöte (s. unten). Weitere Handlungsmöglichkeiten spiritueller Begleitung (z. B. Beratung und Deutung spiritueller Aspekte der Erkrankung sowie rituelle Begleitung) hängen von einem Auftrag oder Anliegen durch den Patienten ab, dem es frei steht, wem er die Aufgabe der spirituellen Begleitung anvertraut.

Spiritual Care als Teil von Palliative Care geht in diesem personenbezogenen Ansatz von der Annahme aus, dass den Angehörigen mit ihren Sorgen und Ängsten die gleiche Haltung und Aufmerksamkeit zukommt wie dem kranken Menschen selbst. Zudem gilt der personenzentrierte Ansatz auch für die Mitarbeiterinnen und Mitarbeiter des Betreuungsteams mit ihren spirituellen Ressourcen und Nöten angesichts beständiger Konfrontation mit Krankheit und Leid.

Unaufhebbare Grenze Sterben

Einen Menschen im Sterben zu versorgen und zu begleiten heißt, sich einer Situation auszusetzen, die sich dem eigenen Erfahrungshorizont entzieht bzw. diesen prinzipiell übersteigt. Begleitung am Lebensende ist nur möglich unter Anerkennung der unterschiedlichen Betroffenheit des Einzelnen durch die Situation des Sterbens. Die Betroffenheit des Patienten unterscheidet sich von der des Angehörigen wie auch des Mitarbeiters im Team. Deshalb bedarf es eines sorgenden und sorgsamen Blicks nicht nur auf die Bedürfnisse des Kranken und der Angehörigen, sondern auch auf die eigenen Bedürfnisse und Erfahrungen, auf die Bestimmung der eigenen Situation in der Begleitung: Sterbebegleitung setzt die Bereitschaft zur Reflexion eigener Erfahrungen von Krankheit und Sterben, Verlust, Tod und Trauer voraus in Bezug auf die eigene Spiritualität.

Sich eigene Erfahrungen in Erinnerung zu rufen, Ressourcen und Bewältigungsformen zu vergegenwärtigen, Unerledigtes oder Tabuisiertes zu (er)kennen, sich der eigenen Spiritualität bewusst zu werden: All dies ist unerlässliche Aufgabe an selbstbewusster und selbstkritischer Reflexion der eigenen Position am Kranken- und Sterbebett, um für die Einzigartigkeit des Anderen in der Begegnung (bewusst) Raum zu schaffen. Wenn ein Mitarbeiter weiß, wo er selber steht, was ihn im Leben trägt und hält, wird es möglich, dem anderen in seiner Krise, in seiner Lebenswende zu begegnen und Projektionen zu vermeiden.

❯ Sterbebegleitung setzt die Fähigkeit zu Reflexion der eigenen Haltung gegenüber einem sterbenden Menschen, seinen Angehörigen und anderen Betreuenden voraus.

Nach Carl R. Rogers geht es um Kongruenz (Echtheit, Authentizität), Akzeptanz (als bedingungslose Wertschätzung und Anteilnahme) und Empathie (nicht als Mitleid, sondern als Einfühlungsvermögen in die Wahrnehmungswelt des anderen bei gleichzeitigem Bewusstsein für diese beschriebene prinzipielle Grenze). Ausgestattet mit den Fähigkeiten des Zuhörens und der Kommunikation (Lang et al. 2008, S. 28 ff.) kann eine Begegnung an dieser Grenze stattfinden, in der Betroffene sich gehört, verstanden, aufgefangen, gut versorgt und letztlich bestärkt fühlen (vgl. Weiher 2014, S. 117 f.).

❯ „Beim Anderen sein" heißt auch immer, am „eigenen Ort" bleiben.

Ein praktischer Ansatz

Diese kommunikativen Kompetenzen münden im Kontext von Spiritual Care in konkrete Handlungsmöglichkeiten, die es Mitarbeitenden erleichtern, mit Patienten über spirituelle Fragen zu kommunizieren. Dafür benötigen sie Qualifizierung. Wie diese aussehen kann, wurde für die Personengruppe der ehrenamtlichen Hospizbegleiter ausgearbeitet und erprobt. Daraus ergeben sich Impulse für hauptamtliche Berufsfelder.

Zum Basiswissen kann gehören, Begrifflichkeiten wie Spiritualität, Religiosität, Glaube einordnen zu können, eine Vorstellung von spirituellen bzw. religiösen Be-

dürfnissen, Ressourcen und Nöten schwer kranker Menschen zu haben, existenzielle Krisen mit der Krankheitserfahrung in Zusammenhang bringen zu können, Lebenssinn im Kontext von Krankheit zu verstehen, mit Lehren und Wirkweisen von Religionen und Kulturen in Berührung zu kommen, Bewältigungsstrategien von Leid sowie die Grundlagen und Hintergründe von Spiritual Care zu kennen. Neben Wissensvermittlung nimmt dabei die Selbstreflexion, d. h. die Frage nach den eigenen Perspektiven, Kränkungen und Prioritäten einen nennenswerten Raum ein, damit eigene Bedürfnisse, Erfahrungen und Ressourcen bewusst werden und die Abgrenzung zur Situation der Patienten gefördert wird. Zu den Fähigkeiten gehören Dasein und Aushalten, Präsenz und Kommunikation, Kooperation mit Seelsorge und rollenspezifisch die Gestaltung von Ritualen bzw. der Umgang mit Symbolen (Gratz und Roser 2016).

Für Mediziner, Pflegende und andere Berufsgruppen sind analoge Ansätze wünschenswert, die sich mit der Verortung von Spiritual Care in der jeweiligen beruflichen Rolle, mit Anforderungen im Arbeitsalltag sowie mit den rollenspezifischen Rahmenbedingungen, Chancen und Grenzen spiritueller Begleitung einschließlich der Kooperation mit Seelsorge auseinandersetzen. Sie unterscheiden sich weniger in der Frage, welches Basiswissen sinnvoll ist, sondern vielmehr durch diverse Faktoren wie z. B. verfügbare Zeit für den Patienten, Begleitungsmöglichkeiten und -grenzen und damit einhergehend Unterschiede in den Begleitungsaufgaben und ihren Rahmenbedingungen, die durch den Träger einer ambulanten oder stationären Einrichtung gegeben oder gezielt hergestellt werden. Sie implizieren unterschiedliche Unterrichtsziele und damit unterschiedliche Akzente in der inhaltlichen Ausgestaltung einer Qualifizierungsmaßnahme (vgl. Gratz und Roser 2019). Entscheidend bleibt, jeweils Rollenklarheit und Handlungssicherheit in spiritueller Begleitung herzustellen. Spirituelle Begleitung durch verschiedene ehren- und hauptamtliche Berufsfelder bedarf also nicht nur Bildungsmaßnahmen, sondern allem voran einer Implementierung in das Begleitungs- und Versorgungskonzept. Innerhalb dieser Implementierung sind einige (patienten-, mitarbeiter-, team-, trägerspezifische) Klärungen vorzunehmen (vgl. Gratz und Reber 2019 am Beispiel Spiritual Care im Krankenhaus). Fortbildung ist daher nur ein Baustein von mehreren, der in diese Klärungen eingebettet ist.

Rolle von Seelsorge und anderen Aufgabenfeldern im Gesundheitswesen

Für den Behandlungsauftrag ist also ein Rollenbewusstsein wichtig. Pflegende und Ärzte stehen immer wieder vor der Frage: Bin ich in der konkreten Situation gefragt in meinem professionellen Tun im engeren Sinn oder auch in anderen Formen der Betreuung? Als Mediziner liegt der Auftrag (mit Blick auf die Krankheit) in einer Aktivität, z. B. Schmerztherapie, Symptomlinderung. Die Rolle des Begleiters zeichnet sich (mit Blick über die Krankheit hinaus) zunächst aus durch Passivität, denn Wahrnehmen und Verstehen gehen allem Tun, aller Aktivität (z. B. Beratung, Klärung und Begleitung) voraus.

Sicher ist spirituelle Begleitung durch alle Mitarbeitenden ein wichtiger Bestandteil in der medizinisch-pflegerischen Versorgung, für die es Grundkompetenzen braucht. Deshalb ist spirituelle Begleitung nicht nur ein Angebot an Gesprächen und Ritualen durch Seelsorgerinnen, sie mündet darin und in anderen (Gesprächs-)Angeboten, für die es eine theologische Qualifizierung braucht. Darüber hinaus muss Seelsorge in dem beschriebenen Kontext von spiritueller Begleitung unter multikulturellen Voraussetzungen eine neue Ausrichtung und Positionierung erfahren.

Ärzten und Ärztinnen, Pflegekräften sowie allen anderen Professionen werden mehr als berufsspezifische Kompetenzen abverlangt, um schwer kranke Menschen gut zu begleiten und zu versorgen. Spirituelle Begleitung ist sowohl eine ärztliche Aufgabe als auch eine pflegerische Realität und somit berufliche Grundbedingung in allen Arbeitsfeldern von Hospizarbeit und Palliative Care. Sie will auf eine dem Betroffenen wohltuende Form der Kommunikation gelernt und geübt sein, unter Einbeziehung der jeweiligen beruflichen oder ehrenamtlichen Rolle. Bezogen z. B. auf den kranken Menschen fördert es das Wohlbefinden und lindert das Leiden, weil sich der medizinische Blick nicht nur auf die Krankheit, sondern auf den ganzen Menschen richtet. Bezogen auf den Arzt entspannt es den ärztlichen Berufsalltag, weil z. B. an das bevorstehende und für den Patienten so wichtige Aufklärungsgespräch (Lang et al. 2008, S. 50 ff.) nicht mit Schrecken gedacht wird und es schnell erledigt sein will, sondern im Gegenteil Gespräche mit schwer kranken Menschen ein Teil des Arbeitsalltags werden, der weniger ein zusätzlicher Stressfaktor wird als vielmehr das Berufsleben bereichert.

4.4   Seelsorge in der Palliative Care

Claudia Jaun

Die Diagnose einer lebensbedrohlichen Krankheit stellt einen entscheidenden Einschnitt in das bisherige Leben dar. Nichts ist mehr, wie es vorher war. Erkrankte und Angehörige sind in ihrer ganzen Persönlichkeit betroffen. Auch ihre spirituelle Haltung kann infrage gestellt werden, ins Wanken kommen. In diesem Moment, aber auch im Verlauf einer Krankheit, wünschen sich viele Betroffene und ihre Angehörigen einen Gesprächspartner oder -partnerin, um darüber sprechen zu können, was sich in ihrem Leben ereignet.

Seelsorge, die Sorge um sich und um andere Menschen, um das, was uns im tiefsten Inneren bewegt, ist grundsätzlich die Aufgabe aller. Jeder Mensch kann für andere Seelsorger bzw. Seelsorgerin sein. Traugott Roser weist darauf hin: Letztlich ist jeder Mensch sein eigener Seelsorger bzw. seine eigene Seelsorgerin (Roser 2007). In manchen Situationen ist es jedoch sinnvoll, wenn eine ausgebildete professionelle Seelsorgeperson einbezogen wird.

4.4.1   Was ist Seelsorge?

In der Schweiz und in Deutschland bilden die christlichen (Landes-)Kirchen Seelsorgende aus und beauftragen sie. Seelsorgende sind in der Regel studierte Theologinnen und Theologen und ausgewiesene Fachpersonen, die im Auftrag der Kirchen in Krankenhäusern, Kliniken, Einrichtungen der Langzeitpflege, Hospizen oder/und Gemeinden und Pfarreien in der ambulanten oder stationären Palliative Care tätig sind. Sie stehen

» in Gespräch, Gebet, Lied, Sakrament und Ritual Menschen zur Seite, welche in einer christlichen Glaubenspraxis verankert sind. Sie tun dies in sorgfältiger ökumenischer Verantwortung. Genauso verantwortungsvoll begleiten sie auch Menschen, die in anderen religiösen Bezügen stehen oder keinen Bezug zu einer religiösen Weltanschauung haben (Spital-, Heim- und Klinikseelsorge: Ökumenisches Positionspapier, S. 4).

So wird es im ökumenischen Positionspapier von 2015 der ref. und der kath. Vereinigung der Spital-, Heim- und Klinikseelsorgerinnen und Seelsorger der Deutschschweiz (seit 1. Januar 2022 Berufsverband Seelsorge im Gesundheitswesen) beschrieben. Auf Wunsch vermitteln Seelsorgende den Kontakt zu einem Vertreter einer anderen Glaubensgemeinschaft. „Seelsorge ist ein qualifiziertes Begegnungsangebot". Seelsorgende begegnen Menschen mit Respekt und Achtung, unabhängig von Herkunft, Glaubensauffassung oder Religionszugehörigkeit. Ihr Ziel ist es, Betroffene, ihre Angehörigen sowie Mitarbeitende „zu verstehen und ihre Anliegen wahrzunehmen". Seelsorgende sind geübt, empathische Gespräche zu führen. Sie haben sich mit ihrer eigenen Spiritualität, mit der jüdisch-christlichen Tradition intensiv auseinandergesetzt, ohne aber bereits vorgefertigte Antworten zu haben oder zu präsentieren. Sie gehen mit den Betroffenen auf eine Reise zu deren spirituellen Quellen und Ressourcen und unterstützen sie dabei, hilfreiche Ressourcen zu aktivieren. Vielleicht stoßen sie dabei auch auf einengende Erfahrungen. Sie

4

helfen, schädliche spirituelle und theologische Bilder zu entdecken und wenn möglich zu verändern. Sie können andere Bilder, Sichtweisen und Deutungsmöglichkeiten aufzeigen und anbieten, ohne diese aufzuzwingen.

» Seelsorgende nehmen Nöte ernst und bemühen sich um Linderung des Leidens. Sie halten mit den Betroffenen die Ohnmacht aus, wo nichts verändert werden kann. Und sie schöpfen Trost aus der Vision vom Ende allen Leidens, wie sie in den biblischen Traditionen aufscheint (Positionspapier, S. 5).

Im Mittelpunkt bleibt immer die betreffende Person mit ihren Anliegen. Sie wird in ihrer Autonomie und Einzigartigkeit ernstgenommen. Manchmal sind Angehörige bei einem Gespräch dabei. Seelsorgende begleiten auf Wunsch auch Gespräche unter den Angehörigen, um ihnen bei der Klärung von Fragen oder der Verständigung beizustehen.

Ethische Grundlage ist, dass weder ein Gespräch noch eine spirituelle Haltung aufgezwungen wird. Niemand weiß, was für einen Menschen „richtig" und „gut" ist, das weiß höchstens er oder sie selber. Spirituelle Grundlage für Seelsorgende ist die „Verheißung eines ‚Lebens in Fülle' für alle" (Positionspapier S. 5). Seelsorgende

» setzen sich dafür ein, dass gerade auch Menschen an den Rändern der Gesellschaft ihr Potential entfalten können. Gleichzeitig wissen sie: Jedes Leben bleibt ein Fragment. Menschen können immer nur einen Teil ihrer Möglichkeiten realisieren. Sie bleiben auf Trost, Vergebung und Erlösung angewiesen (Positionspapier S. 5).

Um ihre Arbeit immer wieder zu reflektieren, besuchen Seelsorgende Supervision und bilden sich laufend weiter.

4.4.2 Seelsorge in einer Institution

Seelsorgende in Institutionen sind loyal zu den jeweiligen Einrichtungen.

» Sie sind dem Auftrag der Institution, in welcher sie tätig sind, verpflichtet und verstehen sich als solidarische Partnerinnen und Partner der Mitarbeitenden. Gleichzeitig stellen sie grundlegende, auch kritische Fragen nach dem Sinn unseres Handelns, nach den Grenzen des Machbaren, nach der Herkunft des Lebens und nach den uns tragenden Werten, und bringen diese Perspektive in die Institutionen und Tätigkeitsfelder ein (Positionspapier, S. 4).

Sie arbeiten intensiv mit den Vertreterinnen und Vertretern der anderen beteiligten Professionen zusammen. Sie teilen mit den anderen Mitarbeitenden das Berufsgeheimnis und sind zugleich an das Seelsorgegeheimnis gebunden.

4.4.3 Konkrete Seelsorge

Jede und jeder Betroffene ist anders, jede und jeder Seelsorgende ist anders, jede Begegnung und jedes Gespräch ist einzigartig. Die Themen und Erfahrungen, die angesprochen werden, sind so individuell wie die Menschen. Manche Betroffene beginnen von selbst zu erzählen: was sie beschäftigt; was sie tröstet; was sie freut; was sie ängstigt; was sie im Hinblick auf ihr Leben und dasjenige der Angehörigen sorgt; was sie noch bereinigen möchten oder wofür sie dankbar sind. Manchmal werden auch Fragen, Sorgen, Ängste vor dem Sterben, vor dem Tod angesprochen oder Bilder eines möglichen Lebens danach beschrieben.

Andere Menschen reden wenig oder gar nicht. Manche wünschen einen Besuch, auch für die Zeit, in der sie nicht mehr reden können. Seelsorgende begleiten Menschen, die sich nicht (mehr) verbal äußern können. Sie haben gelernt, auch nonverbal zu kommunizieren. Manchmal sind gerade in solchen Situationen Musik, Gebet, Ritual sehr hilfreich. Lieder, Segnungen, rituelle Handlungen, Gebete können für Betroffene überhaupt wichtig sein, manchmal tröstlich, manchmal sogar seelisch heilsam.

Manche Betroffene wünschen dezidiert keinen Besuch einer Seelsorgeperson, dies wird selbstverständlich respektiert. Andere sind froh, wenn jemand eine Weile an ihrem Bett sitzt, vielleicht auch wortlos da ist.

Seelsorgende begleiten Trauernde nach dem Tod ihrer Angehörigen. Sie gestalten Trauerfeiern und Gottesdienste.

▶ **Beispiel Herr D.**

Herr D. leidet seit Längerem an einer chronisch fortschreitenden, nicht heilbaren Krankheit. Er ist familiär gut eingebunden, auch wenn seine Kinder in großer örtlicher Distanz leben. Die Therapien helfen Herrn D. lange gut, sodass er sein Leben einige Jahre lang in ziemlich stabilem Zustand führen kann. Äußerlich sieht man Herrn D. zunächst so gut wie nichts an. Er erzählt der Gemeindeseelsorgerin, die ihn immer wieder besucht, dass er dankbar ist, dass es ihm angesichts seiner Krankheit körperlich recht gut geht. Er akzeptiert, dass auch Krankheit zum Leben gehört. Trotzdem spürt er Wut, dass das Leben nun mit einigem Leiden verbunden zu Ende gehen könnte. Er hat auch große Angst vor dem, was ihm bevorstehen könnte. Mit der Seelsorgerin spricht er darüber, was nach dem Tod wohl kommen könnte, was dann mit ihm geschieht. Immer wieder ist er in innerer Auseinandersetzung. Seine inneren Bilder helfen ihm zunehmend, mit der Angst besser umgehen zu können.

Herr D. sorgt sich um seine Frau, denn sie würde schon recht früh, im mittleren Alter, Witwe werden. Herr und Frau D. sind in gutem Austausch; sie sprechen gemeinsam über das, was sie bewegt. Sie teilen ihre Erinnerungen, erzählen sich von ihren Vorstellungen von Sterben und Tod und was danach sein könnte. Schon längere Zeit haben sie immer wieder auch über ihre je persönliche spirituelle Haltung gesprochen. Sie haben Gemeinsames gefunden und ebenso sehr Unterschiedliches. Sie haben sich auch gegenseitig herausgefordert. Innerlich gehen sie über Berge und auch durch tiefe Täler.

Auch mit ihren Kindern tauschen sie sich aus und fühlen sich von ihnen unterstützt. Bei Besuchen der Seelsorgerin haben sie immer wieder die Möglichkeit, von ihrem Weg zu erzählen, einzeln, gemeinsam. Zur Sprache kann kommen, wenn es etwas zu klagen gibt, ebenso wie auch Momente der Dankbarkeit, die es auch gibt. Sie erfahren in den Begegnungen mit der Seelsorgerin Bestärkung, wie sie es selbst einmal ausdrücken. Die Seelsorgerin segnet Frau und Herr D. immer wieder, sie wünschen es explizit. Es vermittelt ihnen Vertrauen, gesegnet zu sein.

Sie unternehmen Dinge, die ihnen wichtig sind, die sie noch gemeinsam teilen wollen.

Nach einigen Jahren verschlechtert sich der Gesundheitszustand von Herrn D. Die Therapien helfen nicht mehr, die Krankheit schreitet unaufhaltsam voran. Mehrere Klinikaufenthalte werden nötig. Dazwischen kann Herr D. immer wieder nach Hause zurückkehren. Die Ehefrau übernimmt zunehmend mehr pflegerische Aufgaben. Verschiedene Unterstützungsdienste werden involviert. Die intensive Begleitung durch die Hausärztin gibt Beruhigung und Sicherheit; auch die Seelsorgerin begleitet sie weiterhin. Die Unterstützung hilft Herrn D., sich in einem Netz getragen zu fühlen.

Schließlich übersteigt der Pflegebedarf die Möglichkeiten und Kräfte der Familie und des Freundeskreises. Herr D. wechselt in eine hospizliche Institution, wo er sich gut aufgehoben und begleitet fühlt. Der Seelsorger in der Institution begleitet die Familie bei regelmäßigen Besuchen im Zimmer. Im Einverständnis mit Herrn und Frau D. nimmt er Kontakt auf mit der Gemeindeseelsorgerin. Da er vor Ort ist, sind ihm häufigere Besuche möglich. Der Kontakt mit der Gemeindeseelsorgerin bleibt jedoch bestehen. Der Hospizseelsorger steht auch in Kontakt mit dem ganzen Betreuungsteam und spricht sich mit den involvierten Berufsgruppen ab, soweit es das Seelsorgegeheimnis zulässt, sowie im Rahmen des gemeinsamen Berufsgeheimnisses. Die Eheleute können die letzten Tage miteinander teilen, bevor Herr D. schließlich verstirbt. Die

Gemeindeseelsorgerin nimmt wieder Kontakt auf und unterstützt die Familie bei der Trauerfeier und auch danach in zunächst regelmäßigen, nach einiger Zeit sporadischen Gesprächen. ◄

4.5 Soziale Arbeit im Krankenhaus und Palliative Care

Hans Nau

In Kürze

Eine Palliativsituation ist geprägt von hoher Belastung und hat immer eine soziale Dimension. Sterben stellt einen Prozess dar, der von den Beteiligten gestaltet werden muss und in eine grundlegende Neudefinition der Wirklichkeit mündet (DGP 2012). C. Saunders war sowohl Ärztin, Krankenschwester als auch Sozialarbeiterin, weil für sie das fachspezifische Wissen von Medizin, Pflege und Sozialer Arbeit Voraussetzung für eine gute Palliativ- und Hospizversorgung war. Wenn Bedürfnisse der Patienten und gesundheitsbezogene Lebensqualität im Fokus stehen, ist Soziale Arbeit unverzichtbarer Bestandteil. Auf vielen Palliativstationen ist Soziale Arbeit inzwischen integriert, dies gilt jedoch nicht für Palliativkonsildienste. Für Borasio gehört Soziale Arbeit „zu den wichtigsten und am meisten unterschätzen Berufen in der Betreuung Schwerstkranker und Sterbender" (Borasio 2012, S. 82).

4.5.1 Soziale Arbeit im Krankenhaus

Soziale Arbeit im Krankenhaus hat eine lange Tradition und ihre Wurzeln in der sozialen Hilfsarbeit von Frauen (1896). Im Fokus standen Menschen, die benachteiligt waren (sozial, wirtschaftlich). Die soziale Dimension von Krankheit wurde früh erkannt. Eine Behandlung ohne begleitende fachkundige soziale Beratung zur Vorbereitung der Entlassung wurde als Mangel interpretiert.

Heute kümmert sich Soziale Arbeit schwerpunktmäßig um Menschen, die aufgrund der Erkrankung mit Einschränkungen ihrer Mobilität rechnen müssen und mit Auswirkungen auf alle Lebensbereiche. Der Dienst wird als Vermittler von nachstationären Leistungen der Pflege und/oder der Rehabilitation wahrgenommen, insbesondere seit der Einführung medizinischer Rehamaßnahmen als Regelleistung bei bestimmten Erkrankungen. Der Wandel in der Krankenhausversorgung sowie veränderte Rahmenbedingungen in der Versorgung insgesamt wirken sich auf Soziale Arbeit aus. Der Dienst hat auch in der allgemeinen Versorgung häufig mit schwerstkranken und sterbenden Menschen zu tun, sodass sich das Aufgabenprofil wandelt. Hinzu kommen Anforderungen im Rahmen von Zertifizierungen,

z. B. Onkologisches Zentrum. Soziale Arbeit soll zu allen Fragen beraten, die Krebspatientinnen haben, letztendlich unabhängig davon, ob sie stationär, teilstationär oder ambulant behandelt werden. Darüber hinaus ist Soziale Arbeit häufig mit Konfliktsituationen konfrontiert, was Vermittlungs- und Mediationskompetenz erfordert.

4.5.2 Das spezifische Konzept Sozialer Arbeit und ihre Bedeutung für Palliative Care

In der Parabel vom Elefanten lässt sich die spezifische Rolle und Aufgabenstellung Sozialer Arbeit darstellen:

Fünf Blinde wollten die Wahrheit über Aussehen und Gestalt eines Elefanten erfahren (◘ Abb. 4.8). Der Mann, dessen Hand ein Ohr betastet hatte, sagte: „Er ist groß und rauh, so breit und ausgedehnt wie ein Teppich." Einer, der den Rüssel berührt hatte, sagte: „Ich kenne die wahren Tatsachen. Er ist eine gerade und hohle Röhre, schrecklich und zerstörerisch." Ein anderer, der Füße und Beine des Elefanten berührt hatte, rief: „Ich sage euch, er ist ein mächtiger und starker Pfeiler." Und der Blinde, der den Schwanz des Elefanten in seinen Händen gehalten hatte, sagte: „Er ist ein riesiger Pinsel." Und der schließlich, der den Leib des Elefanten betastet hatte, meinte: „Glaubt mir, es ist eine wuchtige Tonne." Jeder hatte einen Teil von vielen berührt. Und weil keiner alles wusste, hatte jeder es falsch angefasst (aus: Der Elefant, Deutscher Verein 1993).

Soziale Arbeit ist nicht an einen Standort gebunden (im Bild des Elefanten an einen bestimmten Körperteil). Übertragen auf die Versorgung von Palliativpatientinnen bezieht sie Diagnosen und Wahrnehmungen der Einzelnen (Ärztlicher Bereich, Pflege, Psychologe, Seelsorger, Ehrenamtliche u. a.) ein und verknüpft diese. Soziale Arbeit erschließt auch das umgebende System und die Lebenswelt als Grundlage für eine multiprofessionelle „Diagnose" (Wasner 2011). Damit entsteht ein neues, ganzheitliches Bild von der Situation des Patientinnen und damit eine breite, fundierte Basis für Entscheidungen. Dies verdeutlicht, dass Soziale Arbeit ihre Kompetenzen in erster Linie auf der Basis ihres lateralen Denkens entfalten kann. Mit der Einbeziehung aller Faktoren steigt die Chance auf optimale, den Bedürfnissen der Patientinnen und Zugehörigen entsprechende Maßnahmen.

Das Studium für Soziale Arbeit vermittelt sozialarbeits- und sozialwissenschaftliche sowie rechtliche Kenntnisse. Die erworbenen Methoden- und Kommunikationskompetenzen prägen ihr Handeln, die bedarfsorientiert und flexibel in Beratungsprozessen eingesetzt werden. Dies ist insbesondere in komplexen Situationen hilfreich, in denen die Verknüpfung von Erkenntnissen der einzelnen Fachexperten, die Einbeziehung von Umweltfaktoren und die systemische Blickrichtung zu einem umfassenderen und klareren Bild führen und damit zu einer exakteren Fassung der Behandlungsziele (Wasner 2011).

4.5.3 Psychosoziale Diagnostik

Eine Palliativphase ist häufig geprägt von hoher Symptombelastung. Es bleibt nur begrenzte Zeit, um Belastungen richtig zu deuten, z. B. Ursachen von „psychosozialen" Schmerzen, und zu mindern. Das diagnostische Vorgehen ist mehrdimensional und beleuchtet die Lebenswirklichkeit sowohl auf horizontaler (aktuelle soziale, familiäre Situation etc.) als auch auf vertikaler Ebene (Biografie, Erfahrungen). Dies geschieht durch Gespräche mit den Patientinnen, seinen Zugehörigen und durch Einbeziehung von Informationen des Behandlungsteams.

Die Wirksamkeit Sozialer Arbeit erschließt sich somit in der Ermittlung des tatsächlichen Bedarfs (was ist der Grund für z. B. depressive Verstimmung) und darauf aufbauender Hilfen (z. B. Klärung der Versorgung von Hinterbliebenen).

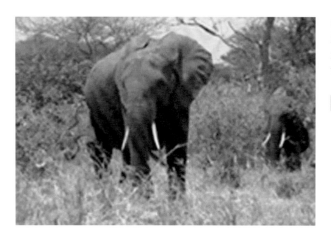

◘ Abb. 4.8   Elefanten. Bildrechte liegen bei Beate Vacano

> ► **Fallbeispiel**
>
> Eine Sozialarbeiterin wird eingeschaltet, um eine gesetzliche Betreuung für eine Patientin einzuleiten. Ergebnisse der Erstanamnese: Bei der Patientin wurde vor 2 Monaten ein Hirntumor diagnostiziert. Die Patientin, Mitte 60, war bis vor kurzem noch berufstätig. Sie war zuvor nie ernsthaft krank und sportlich sehr aktiv. Sie ist verheiratet. Zum Zeitpunkt der Einschaltung der Sozialen Arbeit ging es der Patientin bereits schlecht, sie hatte Funktionseinschränkungen und als Folge des rasch wachsenden Tumors

auch erhebliche Gedächtnis- und Verständigungsstörungen. Die Patientin hatte keine Vollmachten erteilt, sodass die Einleitung einer gesetzlichen Betreuung unumgänglich schien. Da sich ihr geistiger Zustand in den Folgetagen kurzfristig etwas besserte, konnte sie schließlich doch Vollmachten unterschreiben.

Die Diagnose, die sehr schlechte Prognose mit voraussichtlich sehr begrenzter Lebenszeit waren für Patientin und Zugehörige ein Schock. Die Sozialarbeiterin war für Patientin und Zugehörige bis zur Verlegung von der behandelnden Klinik auf die Palliativstation und anschließend ins Hospiz, wo sie nach wenigen Wochen und nur 4 Monate nach der Diagnosestellung starb, ständige Begleiterin und emotionale Stütze. Die Zugehörigen brauchten bei ihren Überlegungen und Planungen für die Zeit des Krankenhausaufenthalts und die Zeit danach regelmäßige Gespräche. Der Patientin ging es immer schlechter, Fragen der Lebensqualität für die Patientin, z. B. kam ein Friseur ans Krankenbett, waren Teil der Beratung und Begleitung.

Zwei Freundinnen kümmerten sich intensiv um die Patientin, der Ehemann war selten zu Besuch. Für die Sozialarbeiterin waren die Freundinnen Ansprechpartner. Kontakte zum Ehemann beschränkten sich überwiegend auf Telefonate oder persönlich zur Regelung formaler Angelegenheiten, z. B. Unterschrift auf Anträgen. Schon nach den ersten Kontakten war ersichtlich, dass es Konflikte zwischen dem Ehemann und den Freundinnen gab, verbunden mit gegenseitigen Vorwürfen. Im weiteren Vorgehen musste dies berücksichtigt werden mit dem Ziel, mutmaßliche Bedürfnisse der Patientin umzusetzen und Neutralität zu wahren.

Die Leistungen der Sozialen Arbeit waren:
- Kontinuierliche Ansprechpartnerin: Sicherheit vermitteln, stabilisierend einwirken
- Begleitung der Zugehörigen (Freundinnen) bei der Bewältigung der Krisensituation, des Schocks, kontinuierlich, immer wieder mit neuen Fragen; Aufzeigen von Entlastungsmöglichkeiten
- Vermittlung zwischen Freundinnen und Ehemann (gegenseitige Vorwürfe), deeskalierend
- Beratung zu Vollmacht bzw. gesetzliche Betreuung
- Identifizierung von Bedürfnissen der Patientin (Lebensqualität, z. B. Friseur); Ruhe schaffen
- Unterstützung/Begleitung bei Überlegungen zum mutmaßlichen Willen der Patientin bezüglich Versorgungsform/-ort
- Umgang mit Krankheit und begrenzter Lebenserwartung
- Unterstützung beim Verstehen von Befunden und daraus resultierenden Behandlungsvorschlägen
- Ethische Fragen: Fortsetzung oder Abbruch der Therapie
- Gespräche mit potenziellen Pflegeeinrichtungen
- Sicherstellung der Finanzierung von Pflege (Antrag Pflegeversicherung)

- Koordinierung und Vermittlung, z. B. Ergebnisse von Gesprächen mit Zugehörigen ins Team einbringen; Hintergründe von Wünschen erläutern, für eine Umsetzung „werben"
5 Trauerbegleitung, beginnend mit dem Wissen, dass die Patientin bald sterben wird ◄

An dem Fallbeispiel wird deutlich:
- Eine optimale hospizlich-palliative Versorgung setzt voraus, dass die Begleitung in einer Hand (Person/Profession) bleibt.
- Soziale Arbeit ist prädestiniert, auf der Basis einer guten internen und externen Vernetzung das erforderliche Case Management – über Systemgrenzen hinweg und eingebettet in eine patienten- und zugehörigenorientierte Begleitung – zu übernehmen.

4.5.4 Struktur Sozialer Arbeit

Soziale Arbeit ist Bestandteil der palliativen Betreuung im Krankenhaus, wobei die Formen und Strukturen der Einbindung unterschiedlich sind, ohne klare Aussagen zur strukturellen Einbindung.

Soziale Arbeit als fester Bestandteil des Palliative-Care-Teams
Die Integration Sozialer Arbeit in ein Palliative-Care-Team ist durch folgende Merkmale gekennzeichnet: Sozialarbeiterinnen sind täglich auf der Station und nehmen an den multiprofessionellen Besprechungen teil. In Palliativkonsildiensten wird Soziale Arbeit regelhaft einbezogen, entweder direkt und bereits als Teilnehmer des Erstgesprächs gemeinsam mit Ärztlicher Dienst/Pflege oder beratend im Rahmen von Fallbesprechungen. Sinnvoll ist eine ausschließliche Zuständigkeit für den Palliativkonsildienst mit einer klaren Abgrenzung zur allgemeinen Sozialen Arbeit im Krankenhaus, mit klaren Strukturen, z. B. feste Zeiten, definiertem Stellenbudget, damit hospizlich-palliative Leistungen erbracht werden können: neben der intensiveren und umfassenderen Betreuung von Patientinnen und Zugehörigen die Teilnahme an Teambesprechungen, Supervisionen, Gremien- und Vernetzungsarbeit (Bartkowski 2012, S. 28).

Soziale Arbeit als Konsiliardienst
Sofern Soziale Arbeit nicht im Kernteam integriert ist, erfolgt die Einschaltung wie in anderen Bereichen mit einer definierten Aufgabenstellung, z. B. Verlegung in ein Hospiz organisieren. Die Kommunikation beschränkt sich überwiegend auf diese Themenstellung, die Einbeziehung äußerer Faktoren (Lebenswelt) erfolgt, wenn überhaupt, nur partiell. Wegen der fehlen-

den Integration ins Team kann Soziale Arbeit sich auch nicht aktiv bei der Entwicklung einer multiprofessionellen Diagnose einbringen. Hinzu kommen unterschiedliche Konzepte, was die Einbeziehung der Zugehörigen betrifft. Für das Krankenhaus und damit auch für Soziale Arbeit sind Zugehörige in erster Linie als Ressource (z. B. Information über Hilfenetz) zur Vorbereitung der Entlassung von Bedeutung. In der Palliativversorgung sind Zugehörige Mitbetroffene und damit auch Zielgruppe für Beratung und Unterstützung.

> Fazit: Soziale Arbeit muss Teil des Palliativteams sein, damit der Dienst zur Qualität der Behandlung und Versorgung beitragen kann.

4.5.5 Leistungen für Patienten

Soziale Arbeit unterstützt schwer kranke Menschen in der Auseinandersetzung mit der Erkrankung und motiviert sie, belastende Themen anzusprechen. Die Palette möglicher Themen ist breit, mit folgenden Schwerpunkten: besondere Wünsche, nicht gelöste Konflikte, Sterbeprozess (z. B. Angst vor Schmerzen), nach dem Tod (z. B. Beerdigungsform/-ort), Sorgen um die Hinterbliebenen. Viele dieser Themen kann Soziale Arbeit direkt aufgreifen und mit den schwer kranken Menschen mögliche Lösungen entwickeln. Grundsätzlich ist es Auftrag Sozialer Arbeit, diese ins Team einzubringen und Lösungen anzuregen.

Geleitet wird das Handeln Sozialer Arbeit von der Haltung, dass das verbleibende Potenzial an Selbstbestimmung des Sterbenden gewahrt wird. Damit erfüllt sie ihren Auftrag, auf die Einhaltung der Würde des Sterbenden zu achten. Die Erschließung möglicher Ressourcen ist impliziert. Dazu gehören die Förderung von Kommunikation, die Bearbeitung des Spannungsfeldes unterschiedlicher Bedürfnisse und Entlastung.

Psychosoziale Begleitung

Schwer kranke Menschen brauchen Unterstützung bei der Bewältigung der Situation, bei der Auseinandersetzung mit eigenen Verlusten (z. B. wachsende Einschränkung der Mobilität), beim Lebensrückblick und bei der Trauer über das bevorstehende Lebensende mit allen damit verbundenen Fragen auch über den Tod hinaus und in Sorge um Kinder, Ehepartner usw. Hilfestellung zur Überwindung von Sprachlosigkeit ist ein weiteres Element der psychosozialen Begleitung, einschließlich belastender sozialer und familiärer Konflikte.

Psychosoziale Begleitung ist ein offener Prozess, baut Brücken, um Gefühle ausdrücken und Gedanken ansprechen zu können, unsortiert und offen, mit entlastender Wirkung („Das hat mich schon lange bedrückt") und ebnet den Weg zum Abschiednehmen.

Psychosoziale Begleitung ist Aufgabe aller, die Sterbende begleiten. Entscheidend ist, dass sich aus der psychosozialen Begleitung konkrete Aufgaben ergeben können, die häufig Soziale Arbeit betreffen. Dies unterstreicht die Bedeutung des regelmäßigen Austauschs im Team. Soziale Arbeit ist entweder Übermittler von Informationen oder empfängt diese von anderen Teammitgliedern.

Beratung und Information

Die Beratung dient der gezielten, unterstützenden Begleitung und Information. Konkrete Beratungsinhalte erschließen sich aus der psychosozialen Diagnostik und beziehen sich schwerpunktmäßig auf die Vermittlung nachstationärer Hilfen, sozialrechtliche Beratung und zum Thema Vollmacht und Patientenverfügung.

Begleitende Hilfen:
- Hospizdienste/Sitzwachen oder Kinderhospizdienste
- Haushaltshilfen

Nachstationäre Hilfen:
- Aufzeigen von Versorgungsperspektiven/-möglichkeiten
- Organisation ambulanter oder stationärer Pflege und zusätzlicher fachlicher Hilfen, z. B. SAPV
- Organisation von hauswirtschaftlichen Hilfen und Hilfen zur Verbesserung der Mobilität und Erleichterung der Versorgung, z. B. Hilfsmittel, Notruf usw.
- Organisation von Hilfen für Kinder oder betreuungsbedürftige Angehörige

Soziale und sozialrechtliche Beratung:
- Beratung zu Leistungen der Pflege- und Krankenversicherung und andere Sozialleistungen
- Unterstützung in sozialen Notlagen, z. B. akute wirtschaftliche Krise, Wohnung u. Ä.

Vollmacht/Patientenverfügung:
- Beratung zu Vorausverfügungen
- Unterstützung und Beratung bei der Ermittlung des mutmaßlichen Willens
- Einschaltung des Ethikkomitees zur Entscheidungsfindung

Vermittlung

Sozialarbeiterinnen wirken an unterschiedlichen Schnittstellen, deren Verknüpfungen manchmal nicht störungsfrei gelingen. Sie können Blockaden transparent machen und zwischen den Beteiligten vermitteln. Blockaden können sein:

- Informationen vom Behandlungspersonal werden nicht oder falsch verstanden.
- Entscheidende Themen werden in Gesprächen von Patienten und Zugehörigen ausgeklammert (oft aus Angst).
- Entscheidungen von Behörden sind unverständlich; Unterstützung bei der Durchsetzung von Ansprüchen.

4.5.6 Leistungen für Zugehörige

Zugehörige von schwer kranken Erwachsenen befinden sich immer in einer Krisensituation, mit unterschiedlicher Ausprägung: als Handelnde (Ehepartnern, Geschwister), als Kinder oder als Eltern(teil) mit jeweils unterschiedlichem Hilfebedarf. Soziale Arbeit sieht Patientinnen und nahestehende Zugehörige als Einheit.

Für Zugehörige ist eine Palliativphase mit mehreren Belastungsrisiken verbunden. Sie sollen Stärke zeigen, den Kranken emotional stützen und sind mit dem „Abschiednehmen" konfrontiert. Sie müssen zu Wünschen der Sterbenden nach Unterstützung in der Versorgung, z. B. zu Hause sterben dürfen, Stellung beziehen, und gleichzeitig muss das eigene Leben mit allen Anforderungen bewältigt werden. Viele Zugehörige bewegen sich in einem emotionalen Ausnahmezustand von Schuldgefühlen, Trauer, Angst oder auch Wut und brauchen Unterstützung in Entscheidungsprozessen und in der Vermittlung gegenüber den schwer kranken Zugehörigen als auch Außenstehenden, die Erwartungen formulieren (andere Zugehörige, Krankenhauspersonal usw.). Manche Zugehörige überschreiten die Grenze der Belastung, ohne dies wahrzunehmen (sie funktionieren). Dieser Situation vorzubeugen ist zentrale Aufgabe Sozialer Arbeit in der Begleitung von Zugehörigen durch:

- Erkennen eigener Bedürfnisse und Erlaubnis, diese befriedigen zu können, z. B. sich mit Freunden treffen, bisherige Freizeitaktivitäten fortführen oder wieder aufnehmen
- Möglichkeiten der Betreuung des Kranken während der Abwesenheit aufzeigen, z. B. Hospizdienste und Dienste in Absprache einschalten
- Vermittlung an Gruppen von Zugehörigen in ähnlicher Situation oder an Trauergruppen

Sofern die Erkrankung zu Persönlichkeitsveränderungen führt, ist der Bedarf an Begleitung der Zugehörigen als kontinuierlicher Prozess zu betrachten. Ein Beispiel sind Patientinnen mit Hirntumoren. Besonders belastend sind eintretende Persönlichkeitsveränderungen der Schwerstkranken, teils mit aggressiven Phasen. Zugehörige, die die Betreuung und Versorgung übernehmen, brauchen Begleitung, Gesprächspartner, mit denen sie Erlebnisse reflektieren können. Sie brauchen Zeit und die Erlaubnis, sich Zeit zu nehmen, um Abstand zu gewinnen, vorübergehend oder auch auf Dauer, wenn die physische und psychische Belastung unerträglich wird. Soziale Arbeit unterstützt den Prozess der Selbstachtung und vermittelt konkrete Hilfen (Wasner et al. 2013).

4.5.7 Weitere Aufgaben

Trauerbegleitung

Die Trauer der Zugehörigen beginnt, sobald ausgesprochen ist, dass die Erkrankung nicht mehr heilbar und die verbleibende Lebenszeit begrenzt ist (Fallbeispiel). Soziale Arbeit begleitet Zugehörige, gibt Informationen über Angebote für Trauernde mit besonderem Augenmerk auf Kinder. Eine optionale Dienstleistung Sozialer Arbeit ist die nachgehende Betreuung der Trauernden, z. B. telefonische Einzelberatung, Initiierung von Trauergruppen, Zugehörigentreffen, Erinnerungsveranstaltungen u. Ä.

Gremien- und Netzwerkarbeit

Vernetzung ist ein zentrales Element Sozialer Arbeit. Es gilt, Netzwerke zu initiieren, zu pflegen, auszuweiten, aufeinander abzustimmen usw., im Interesse einer optimalen Versorgung der Schwerstkranken und deren Zugehöriger.

4.5.8 Leistungen Team

Die Einbeziehung der psychosozialen Dimension, definiert als seelische und soziale Auswirkungen einer schweren Erkrankung mit begrenzter Lebenszeit sowie der Wechselwirkungen von Symptomen und sozialer, familiärer und wirtschaftlicher Bedingungen, hat Einfluss auf den Behandlungs- und Betreuungsplan. Eine zentrale Aufgabe Sozialer Arbeit ist die Schnittstellenkoordination (innerhalb des Teams, zwischen Patientinnen/Zugehörigen und Team, zu externen Diensten). Soziale Arbeit hat die Kompetenz, Hintergründe von Konflikten oder Störungen transparent zu machen, und kann so das Team unterstützen und entlasten, z. B. bei Kommunikationsblockaden in Betreuungssituationen oder auch zwischen Teammitgliedern. Soziale Arbeit erfüllt somit eine mediatorische Funktion (► Abschn. 4.5.5, Vermittlung). Soziale Arbeit kann schwierige Gespräche leiten, z. B. wenn unterschiedliche Meinungen bestehen oder die emotionale Belastung unterschiedlich ist. Grundlage dafür sind die spezifischen Kommunikationskompetenzen und eine Haltung, die die Meinungen/Empfindungen jedes Einzelnen zulässt und achtet (Wasner et al. 2014, S. 76 ff.).

4.5.9 Versorgungsbereiche

Der Wirkungsbereich Sozialer Arbeit bezieht sich auf alle Bereiche, in denen Versorgung und Betreuung von Schwerkranken stattfindet. Während auf Palliativstationen und teilweise in Konsildiensten Soziale Arbeit einbezogen ist, davon auf Palliativstationen laut Bartkowski (2012, S. 47) zur Hälfte unmittelbar im Team, ist im Rahmen der Spezialisierten Ambulanten Palliativversorgung (SAPV) Soziale Arbeit offiziell nicht vorgesehen. Im ambulanten Hospizbereich sind Sozialarbeiterinnen häufig in Leitungsfunktion und zuständig für die Gewinnung von Ehrenamtlichen, sie initiieren Fortbildungen u. v. m. Im stationären Hospiz ist Soziale Arbeit überwiegend fester Bestandteil des Teams. Schwer kranke Menschen werden nicht nur von o. g. Einrichtungen versorgt und betreut. Palliativpatienten sind in allen Bereichen eines Akutkrankenhauses anzutreffen, ebenso in Pflegeeinrichtungen u. a. Letztlich müssen sich alle im Gesundheits- und Pflegebereich Tätigen – auch Sozialarbeiterinnen – auf eine an den Bedürfnissen der Schwerstkranken orientierte Betreuung der letzten Lebenszeit konzentrieren. Neue gesetzliche Bestimmungen und Empfehlungen, z. B. das Hospiz- und Palliativgesetz sowie die Handlungsempfehlungen, Charta zur Versorgung schwer kranken und sterbenden Menschen in Deutschland, zielen darauf ab, die allgemeine Palliativversorgung in Krankenhäuser, im häuslichen Bereich und in Pflegeeinrichtungen deutlich zu verbessern.

4.5.10 Fachliche und persönliche Voraussetzungen

Die Arbeit mit Schwerkranken setzt einen persönlichen Klärungsprozess voraus. Es ist eine bewusste Entscheidung, Menschen zu begleiten, die nach menschlichem Ermessen nur noch eine kurze Lebenszeit haben und bei denen das Thema Sterben und Tod im Mittelpunkt steht sowie die Lebensqualität für die verbleibende Lebenszeit. Die spezifischen Anforderungen begründen die Notwendigkeit einer Weiterbildung – wie bei allen anderen Berufsgruppen –, um auf die besonderen Anforderungen vorbereitet zu sein. Dies betrifft auch die enge und verlässliche Teamarbeit.

Es ist auch eine Hinwendung zu einer anderen Ausprägung Sozialer Arbeit mit mehr Intensität, mehr Verantwortung und aktiver Mitgestaltung.

Die emotionale Belastung kann sehr groß sein (Fallbeispiel). Das Erkennen belastender Situationen, die immer wieder aufbrechen, ist Voraussetzung, um diese Aufgaben über einen längeren Zeitraum erfüllen zu können. Kollegiales Coaching oder Supervision sind dabei unerlässliche Bausteine.

4.5.11 Ethische Grundlagen

Soziale Arbeit findet auf der Grundlage der berufsethischen Prinzipien der International Federation of Social Workers von 1994 statt, und sie orientiert sich an den in der Charta zur Versorgung schwerstkranker und sterbender Menschen formulierten Leitlinien, die eine würdevolle, den individuellen Wünschen der Betroffenen orientierte Versorgung anstrebt (▶ Abschn. 1.1).

4.5.12 Ausblick

Der spezifische Ansatz Sozialer Arbeit mit ihrem generalistischen und ganzheitlichen Ansatz auf der Basis einer ethischen Grundhaltung, die die Würde und die Interessen des Schwerkranken in den Mittelpunkt stellen, tritt außerhalb der Palliativversorgung kaum in Erscheinung. Sozialarbeiterinnen sind keine Spezialisten, die ausschließlich auf bestimmte Fragestellungen fokussiert sind. Ihre Wirkung erschließt sich sowohl für die Patientinnen und Zugehörigen als auch für das Team erst, wenn sie ihren vernetzten, das Umfeld einbeziehenden Blick entfalten kann und die Erkenntnisse aktiv in den Prozess einbringt. „Palliative Care ohne … in das Palliativteam fest integrierte … Sozialarbeit wäre unvollständig, denn ein ganzheitlicher Ansatz ohne Beachtung der (psycho-)sozialen Situation würde seinem eigenen Anspruch nicht gerecht" (Bitschnau 2006, S. 99).

Krankenhäuser favorisieren aus ökonomischen Gründen schnelle Lösungen, wobei Palliativstationen und Palliativkonsildienste eine Sonderstellung einnehmen. Neue gesetzliche Bestimmungen (HPG) und Handlungsempfehlungen (Charta) setzen deutliche Impulse, die Versorgung von Palliativpatientinnen in der allgemeinen Versorgung zu verbessern. Dies betrifft auch Soziale Arbeit, da diese Profession in unterschiedlichen Handlungsfeldern Schwerstkranke berät und betreut. Die Leistungen Sozialer Arbeit werden an Bedeutung gewinnen. Gefragt sind die spezifischen kommunikativen, vernetzenden Kompetenzen. Notwendig sind ein geschärftes Profil, klare Strukturen, eine feste Verankerung in allen Bereichen der Palliativversorgung sowie eine Anpassung der Personalressourcen. Die Palliativversorgung ist die Quelle für eine Neuausrichtung der Sozialen Arbeit mit Auswirkungen auf andere Versorgungsbereiche.

Literatur

Aebi R, Mösli P (2020) Interprofessionelle Spiritual Care. Im Buch des Lebens lesen. Hogrefe, Bern

Ansen H, Gödecker-Geenen N, Nau H (2004) Soziale Arbeit im Krankenhaus. Reinhardt, München

Arbeitskreis psychosoziale Fachkräfte in Hospiz- und Palliativeinrichtungen in NRW (2012) Nordrheinwestfälisches Qualitätskonzept – Maßstäbe für Soziale Arbeit im Hospiz- und Palliativbereich. http://www.dgpalliativmedizin.de

Bär K, Preisler M, Rohrmoder A, Letsch A, Goerling U (2017) Selbstwirksamkeit von Angehörigen bei früher Integration von Supportiv-/Palliativversorgung in der Onkologie. Z Palliativmed 18:203–214

Bartkowski J (2012) Die Rolle der Sozialen Arbeit in der Palliativversorgung. Diplomica, Hamburg

Bäuml J, Pitschel-Walz G (2003) Psychoedukation bei schizophrenen Erkrankungen. Schattauer, New York/Stuttgart

Beutel H, Tausch D (Hrsg) (1996) Sterben – eine Zeit des Lebens. Ein Handbuch der Hospizbewegung, 4. Aufl. Quell, Stuttgart

Bitschnau KW (2006) in Knipping C Lehrbuch Palliative Care. Hans Huber, Bern

Borasio GD (2011) Spiritualität in Palliativmedizin/Palliative Care. In: Frick E, Roser T (Hrsg) Spiritualität und Medizin. Gemeinsame Sorge für den kranken Menschen, 2. Aufl. Kohlhammer, Stuttgart, S 112–118

Borasio GD (2012) Über das Sterben. C.H. Beck, München

Borasio GD, Roser T (2008) Der Tod als Rahmenbedingung. Spiritual Care in der Palliativmedizin. Praktische Theologie 43(1): 43–51

Borde T, David M (Hrsg) (2003) Migrantinnen und Migranten im Gesundheits- und Sozialwesen. Mabuse, Frankfurt am Main

von Bose A, Terpstra J (2012) Muslimische Patienten pflegen: Praxisbuch für Betreuung und Kommunikation. Springer, Berlin/Heidelberg

Broeckmann S (2002) Plötzlich ist alles ganz anders – wenn Eltern an Krebs erkranken. Klett-Cotta, Stuttgart

Büssing A, Ostermann T, Glöckler M, Matthiessen PF (Hrsg) (2006) Spiritualität, Krankheit und Heilung – Bedeutung und Ausdrucksformen der Spiritualität in der Medizin. Verlag für akademische Schriften, Waldkirchen

Charta zur Versorgung Schwerstkranker und Sterbenden Menschen. Handlungsempfehlungen im Rahmen einer Nationalen Strategie (2016). http://www:charta-zur-betreuung-sterbender.de

Coyne JC, Smith DAK (1991) Couples coping with a myocardial infarction: a contextual perspective on wives' distress. J Pers Soc Psychol 61:404–412

Deutsche Gesellschaft für Palliativmedizin, Sektion Soziale Arbeit (2012) Profil – Soziale Arbeit in Palliative Care

Deutscher Bundestag, Referat Öffentlichkeitsarbeit (2002) Enquête-Kommission, Demographischer Wandel. Herausforderungen unserer älter werdenden Gesellschaft an den Einzelnen und die Politik. Berlin Wasner: Soziale Arbeit in Palliative Care - gestern, heute und morgen? BNr. 12(03)

Domenig D (2001a) Einführung in die transkulturelle Pflege. In: Domenig D (Hrsg) Professionelle transkulturelle Pflege. Handbuch für Lehre und Praxis in Pflege und Geburtshilfe. Hans Huber, Bern, S 139–158

Domenig D (Hrsg) (2001b) Professionelle transkulturelle Pflege. Handbuch für Lehre und Praxis in Pflege und Geburtshilfe. Hans Huber, Bern

Domenig D (Hrsg) (2021) Transkulturelle und transkategoriale Kompetenz. Lehrbuch zum Umgang mit Vielfalt, Verschiedenheit und Diversity für Pflege-, Gesundheits- und Sozialberufe. Hogrefe, Bern

Dornheim J (2003) Konzepte zu „Kultur" und „kulturelle Identität" für die Pflegebildung. Synopse-Kritik-Perspektiven. In: Friebe J, Zalucki M (Hrsg) Interkulturelle Bildung in der Pflege. W. Bertelsmann, Bielefeld, S 61–82

Dörschug D (2011) Transkulturelle Pflegekompetenz – Pflege Sterbender und der Umgang mit Verstorbenen unterschiedlicher Religionen. Z Palliativmed 12(2):62–65

Fegg MJ, Kramer M, Stiefel F, Borasio GD (2008) Lebenssinn trotz unheilbarer Erkrankung? Die Entwicklung des Schedule for Meaning in Life Evaluation (SMiLE). Z Palliativmed 9(4): 238–245

Fischer N (2003) Tod in der Mediengesellschaft. Vortrag auf dem Symposium: Sterben und Tod im 20. Jahrhundert. http://post-mortal.de/Diskussion/Mediengesellschaft/mediengesellschaft.html

Frick E (2011) Spiritual Care in der Humanmedizin: Profilierung und Vernetzung. In: Klein C, Berth H, Balck F (Hrsg) Gesundheit – Religion – Spiritualität. Konzepte, Befunde und Erklärungsansätze. Juventa, Weinheim/München, S 407–420

Frick E, Roser T (Hrsg) (2009) Spiritualität und Medizin. Gemeinsame Sorge für den kranken Menschen. Kohlhammer, Stuttgart

Frick E, Riedner C, Fegg M, Hauf S, Borasio GD (2005) A clinical interview assessing cancer patients' spiritual needs and preferences. Eur J Cancer Care 15:238–243

Friebe J, Zalucki M (Hrsg) (2003) Interkulturelle Bildung in der Pflege. W. Bertelsmann, Bielefeld

Gibran K (1981) Der Prophet, 13. Aufl. Walter, Freiburg

Götze H, Brähler E, Gansera L, Schnabel A, Köhler N (2015) Erschöpfung und Überlastung pflegender Angehöriger von Krebspatienten in der palliativen Situation. Psychother Psych Med 65(02):66–72

Gratz M, Reber J (2019) Seelsorge und Spiritual Care als Angebot und Beitrag zur Unternehmenskultur. In: Roser T (Hrsg) Handbuch der Krankenhausseelsorge, 5. überarbeitete und erweiterte. Aufl. Vandenhock & Ruprecht, Göttingen, S 313–333

Gratz M, Roser T (2016) Curriculum Spiritualität für ehrenamtliche Hospizbegleitung. Vandenhoeck & Ruprecht, Göttingen

Gratz M, Roser T (2019) Spiritual Care in Qualifizierungskursen für nicht-seelsorgliche Berufe. Grundsätze der Deutschen Gesellschaft für Palliativmedizin. Münchner Reihe Palliative Care, Bd 15. Kohlhammer, Stuttgart

Gries C (2007) Gewalt in der Pflege von Angehörigen. Ursachen und Möglichkeiten der Prävention und Intervention. VDM Dr. Müller, Saarbrücken

Grundlach G, Nell-Breuning O von (1931, Mai 15) Über die Gesellschaftliche Ordnung (Enzyklika Quadragesimo anno. http://www.vatican.va/holy_father/pius_xi/encyclicals/index_ge.htm)

Hagen T, Raischl J (2011) Allgemeine und spezielle Kompetenzen in Spiritual Care. In: Frick E, Roser T (Hrsg) Spiritualität und Medizin. Gemeinsame Sorge für den kranken Menschen, 2. Aufl. Kohlhammer, Stuttgart, S 285–292

Havighurst RJ (1972) Developmental tasks and education. McKay

Heinemann C, Reinert E (2011) Kinder krebskranker Eltern. Kohlhammer, Stuttgart

Heller B (2012) Wie Religionen mit dem Tod umgehen: Grundlagen für die interkulturelle Sterbebegleitung. Lambertus, Freiburg im Breisgau

van den Heuvel B (o.J.) Radio-Robby. Hrsg.: Deutsche Kinderkrebsstiftung und Deutsche Leukämie-Forschungshilfe –Aktion für krebskranke Kinder e. V. – Dachverband, Joachimstraße 20, 53113 Bonn, Tel. 0228 91394-30. www.kinderkrebsstiftung.de

Hirschberg W (Hrsg) (1988) Neues Wörterbuch der Völkerkunde. Reimer, Berlin, S 269

IFSW (1994) The ethics of social work. http://www.ifsw.org

Jütte R (2016) Leib und Leben im Judentum. Jüdischer Verlag im Suhrkamp Verlag, Berlin

Kammerer T, Roser T, Frick E (2013) Spiritualität und Religion. In: Michalsen A, Hartog CS (Hrsg) End-of-Life-Care in der Intensivmedizin. Springer, Berlin/Heidelberg, S 139–145

Kayales C (2017) Spirituelle Ressourcen muslimischer Patienten erkennen und fördern. Erfahrungen aus der Krankenhausseelsorge. Deutsches Pfarrerblatt. http://www.pfarrerverband.de/pfarrerblatt/archiv.php?a=show&id=4209-. Zugegriffen am 26.07.2017

Kim Y, Carver CS, Rocha-Lima C et al (2013) Depressive symptoms among caregivers of colorectal cancer patients during the first year since diagnosis: a longitudinal investigation. Psychooncology 22:362–367

Koch T (2009) Das ewige Leben und der Tod. Calwer, Stuttgart

Krech G (2007) Die Kraft der Dankbarkeit. Das Praxisbuch für innere Zufriedenheit. Knaur, München

Kuckert A (2001) „Türkische Patienten haben immer viel Besuch und sind sehr wehleidig!" Die Vermittlung von Kulturkenntnis als Lösungsstrategie zur Überbrückung der Probleme zwischen Pflegenden und ausländischen Patienten – eine kritische Analyse. Curare 24:97–109

Kuhlmann B, Abt-Zegelin A (Hrsg) (2004) Die Beziehung zwischen Angehörigen und Pflegenden auf Intensivstationen. Schlütersche Hannover, Fokus Intensivpflege:219–274

Lang K, Schmeling-Kludas C, Koch U (2008) Die Begleitung schwer kranker und sterbender Menschen. Das Hamburger Kursprogramm. Stuttgart, New York

Leininger M (1998) Kulturelle Dimensionen menschlicher Pflege. Lambertus, Freiburg

Motzfeldt H. Der Chemo-Kasper. Hrsg.: Deutsche Kinderkrebsstiftung und Deutsche Leukämie-Forschungshilfe – Aktion für krebskranke Kinder e. V. – Dachverband, Joachimstraße 20, 53113 Bonn, Tel. 0228 91394-30. www.kinderkrebsstiftung.de

Nolan S, Saltmarsh P, Leget C (2011) Spiritual Care in palliative care: working towards an EAPC Task Force. Eur J Palliat Care 18(2):86–89

Pennebaker JW (2010) Heilung durch Schreiben. Ein Arbeitsbuch zur Selbsthilfe. Hans Huber, Bern

Piper HC (1998) Einladung zum Gespräch, Themen der Seelsorge, Vandenhoeck & Ruprecht, Göttingen (darin besonders die Kapitel: Die Sprache der Sterbenden; Ars moriendi im Mittelalter, bei Martin Luther und heute)

Puchalski C, Ferrel B (2010) Making health care whole. Integrating spirituality into patient care. Templeton Press, West Conshohocken

Reddemann L (2004) Eine Reise von 1000 Meilen beginnt mit dem ersten Schritt, Seelische Kräfte entwickeln und fördern. Herder Spektrum, Freiburg

Reifarth W, Scherpner M (1993) Der Elefant. Deutscher Verein, Frankfurt

Reinhard V (Hrsg) (2005) Deutsche Familien. C.H. Beck, München

Rodenstock U, Beutel H (2008) Spiegel-Bilder. Kommunikationsförderung bei Gruppen-, Paargesprächen und im inneren Dialog mit sich selbst. GwG, Köln

Rogers CR (2002) Entwicklung der Persönlichkeit. Psychotherapie aus der Sicht eines Therapeuten, 14. Aufl. Klett-Cotta, Stuttgart

Rogers CR (2005) Die Person als Mittelpunkt der Wirklichkeit, 2. Aufl. Klett-Cotta, Stuttgart

Romer G, Haagen M (2007) Kinder körperlich kranker Eltern. Hogrefe, Göttingen

Romer G, Bergelt C, Möller B (2014) Kinder krebskranker Eltern. Hogrefe, Göttingen

Roser T (2007) „Ich habe mich selbst verloren!". Demenzerkrankung als Problem evangelischer Seelsorge. In: Kunz R (Hrsg) Religiöse Begleitung im Alter. Religion als Thema der Gerontologie. Theologischer, Zürich, S 307–319, hier 308.

Roser T (2011) Innovation Spiritual Care: Eine praktisch-theologische Perspektive. In: Frick E, Roser T (Hrsg) Spiritualität und Medizin. Gemeinsame Sorge für den kranken Menschen, 2. Aufl. Kohlhammer, Stuttgart, S 45–55

Schuchter P (2016) Sich einen Begriff vom Leiden Anderer machen. Eine Praktische Philosophie der Sorge. transcript, Bielefeld

Schulze G (1992) Die Erlebnisgesellschaft. Kultursoziologie der Gegenwart. Campus, Frankfurt am Main

Sepúlveda C, Marlin A, Yoshida T, Ullrich A (2002) Palliative care: the World Health Organization's global perspective. J Pain Sympt Manage. http://www.who.int/cancer/palliative/definition/en

Spirituelle Begleitung in der Palliativversorgung. Konzept des Arbeitskreises Spirituelle Begleitung der Deutschen Gesellschaft für Palliativmedizin.. http://www.dgpalliativmedizin.de/arbeitskreise/ak-spirituelle-begleitung.html. Zugegriffen am 10.05.2007

Spital-, Heim- und Klinikseelsorge: ökumenisches Positionspapier. Gültig ab Januar 2015. http://www.spitalseelsorge.ch/media/archive1/praxishilfen/strukturen/positionspapier/Positionspapier_2015.pdf

Steffens M (2010) Die Lücke schließen – Zusammenhänge zwischen Häuslicher Gewalt und Gewalt im Pflegebereich. Deutsches Polizeiblatt für die Aus- und Fortbildung, 6/2010 Polizei im demographischen Wandel. Boorberg, Stuttgart

Sulmasy DP (2006) The rebirth of the clinic: an introduction to spirituality in healthcare. Georgetown University Press, Washington, DC

Tausch R (2004) Hilfen bei Stress und Belastungen, 12. Aufl. Rowohlt, Reinbek. http://www.uni-hamburg.de

Temel JS et al (2010) Early palliative care for patients with metastatic non-small-cell lung cancer. N Engl J Med 363:733–742

Tylor EB (1871) Primitive culture. J Murray, London

Urban E (2014) Transkulturelle Pflege am Lebensende: Umgang mit Sterbenden und Verstorbenen unterschiedlicher Religionen und Kulturen. 2.,überarb. und erw. Aufl. Kohlhammer, Stuttgart

Uzarewicz C (2003) Überlegungen zur Entwicklung transkultureller Kompetenz in der Altenpflege. In: Friebe J, Zalucki M (Hrsg) Interkulturelle Bildung in der Pflege. W. Bertelsmann, Bielefeld, S 29–46

Uzarewicz C, Uzarewicz M (2001) Transkulturalität und Leiblichkeit in der Pflege. Intensiv Fachzeitschrift Intensivpflege Anästh 4:168–175

Valentin K (1983) Gesammelte Werke. Jubiläumsausgabe in vier Bänden. Bd. 1. Monologe und Dialoge, 2. Aufl. Piper, München/Zürich, S 156–160

Wadenpohl S (2008) Demenz und Partnerschaft. Lambertus, Freiburg

Wallis V (2000) Zwei alte Frauen. Wilhelm Heyne, München

Wasner M (2011) Z Palliativmed:116–119

Wasner M et al (2013) Psychosocial care for the caregivers of primary malignant brain tumor patients. J Soc Work End-Of-Life Palliative Care 9(1):74–95

Wasner M et al (2014) Soziale Arbeit in Palliative Care. Kohlhammer, Stuttgart

Weiher E (2009) Das Geheimnis des Lebens berühren. Spiritualität bei Krankheit, Sterben, Tod. Kohlhammer, Stuttgart

Weiher E (2014) Das Geheimnis des Lebens berühren. Spiritualität bei Krankheit, Sterben, Tod, 4., durchgeseh. u. akt. Aufl. Kohlhammer, Stuttgart

WHO-Definition Palliative Care (2002) http://www.dgpalliativmedizin.de/images/stories/WHO_Definition_2002_Palliative_Care_englisch-deutsch.pdf

Wolff HP, Wolf J (2011) Krankenpflege: Einführung in das Studium ihrer Geschichte, 2. Aufl. Mabuse, Frankfurt am Main

4

Das Wertschätzen der Biografie in der Sterbebegleitung – jedes Leben hinterlässt Spuren

Christa Seeger

Inhaltsverzeichnis

© Springer-Verlag GmbH Deutschland, ein Teil von Springer Nature 2023
S. Kränzle et al. (Hrsg.), *Palliative Care*, https://doi.org/10.1007/978-3-662-66043-0_5

In Kürze

Spuren der Lebensgeschichte eines Menschen kennen zu lernen kann eine sehr wichtige Voraussetzung für die Begleitung in der letzten Lebensphase sein. Um einen Menschen zu erreichen, ist es unendlich wichtig, sich in sein Leben einzufühlen, um so wichtige Schritte seines Lebenslaufes, vielleicht seines Denkens und bisherigen Lebens zu erfassen. Es erleichtert die Pflege, die Versorgung und die seelische Begleitung eines Menschen, wenn Informationen aus der Biografie bekannt sind. Die folgenden Seiten zeigen Möglichkeiten und Beispiele auf, biografische Daten zu erfassen, oder Möglichkeiten, in biografisches Arbeiten bewusst einzusteigen, um mit Gegenständen, Symbolen, Gerüchen, Fotos etc. die Fantasie anzuregen, über die die Brücke zur Erinnerung schnell gelingen kann.

5.1 Einführung

In der Begleitung von schwer kranken und sterbenden Menschen tauchen wir als „Begleitende" in der Begegnung mit diesem Menschen in eine uns fremde Lebensgeschichte ein.

Das zu Ende gehende Leben wirft für den betroffenen Menschen eine Reihe von Fragen auf:

- Was war mein Leben?
- Woher bin ich gekommen?
- Wer bin ich?
- Wohin gehe ich?

Sehr belastende Fragestellungen und Situationen am Lebensende:

- Was bleibt von mir, wenn ich gehe?
- Wer wird sich an mich erinnern?
- Ich will noch Abschied nehmen und auf bestimmte mir wichtige Personen warten!

In der Begegnung mit schwer kranken oder sterbenden Menschen oder Menschen in Krisen befinden wir uns immer in der Auseinandersetzung mit dem Leben dieses Menschen:

- Was hat dieses Leben geprägt?
- Was war wichtig?
- Welche Personen waren wichtig?
- Wo ist dieser Mensch aufgewachsen?
- Wo hat dieser Mensch gelebt?
- Gibt es wichtige Bezugspersonen?

- Welche Beziehungen sind abgebrochen?
- Gibt es Kinder?
- Was hat dieser Mensch erlebt?
- Gibt es eine religiöse Prägung?

Fragen die uns im Umgang mit diesem Menschen umtreiben. Häufig wissen wir nicht viel aus der Biografie, aus dem Leben eines Menschen. Doch jede Einzelheit hilft uns weiter, diesen anderen Menschen ein wenig besser zu verstehen, besser anzunehmen und ihn in seinem „Gewordensein" zu akzeptieren.

Nicht selten geschieht es, dass ein Mensch gerne sterben möchte, weil er die Realität seines körperlichen Abbaus nicht mehr ertragen kann. Manchmal kann ein Mensch aufgrund seiner biografischen Geschichte nur schwer sterben, obwohl er medizinisch und pflegerisch gut versorgt wird. Letzte „Knoten", Erlebnisse seiner Lebensgeschichte, die sich auch in Form von Schmerzen äußern können, „seelische Schmerzen" können betrachtet oder vielleicht nochmals angeschaut werden.

Nicht immer wird uns eine intensive Begegnung gelingen, aber wenn ein Mensch Vertrauen fassen kann in einer solchen Situation, gibt es eine sehr befreiende und vertrauensvolle Begegnung für die Seite des Begleitenden und des sterbenden Menschen. Einiges bewegt sich und kommt in Bewegung. Menschen in der letzten Lebensphase halten eine Rückschau auf ihr gelebtes Leben. Wir können oder dürfen hin und wieder unter großer Sorgsamkeit teilhaben an Prozessen, die dieses Leben zum Abschluss kommen lassen. Wir können behutsam anregen, anstoßen, einfühlen und werden bald merken, ob unser Gegenüber das Bedürfnis hat, sich darauf einzulassen. Den Weg lenkt der Mensch, dessen Leben schneller zu Ende geht als unseres.

So ein Rückblick in das Leben eines Menschen kann auch sehr schmerzlich sein. Lange Jahre der Verschlossenheit aufzubrechen, sich noch einmal oder vielleicht das erste Mal zu öffnen, vielleicht das letzte Mal, sich auseinanderzusetzen mit Beziehungen und Erlebnissen in diesem Leben. Biografisches Arbeiten setzt eine Vertrauensbasis voraus, die mit Einfühlung und echtem Verständnis, mit der Achtung vor dieser Person zu tun haben. Eine Wertschätzung und Achtung vor der Biografie des Anderen ohne Wertung und Bewertung. Es geht nicht mehr darum, Dinge zu verändern, eher darum, Lebensprozesse so stehen zu lassen wie sie gewachsen sind, Dinge noch einmal ansprechen und aussprechen können mit einer Person des Vertrauens.

Die Lebensgeschichte eines Menschen zu betrachten, das heißt, einen Zugang zu dem Menschen zu finden, Stationen des Lebens anzuschauen oder auch nur eine Station, die diesen Menschen geprägt haben. Biografisches Arbeiten heißt in Kommunikation treten, auf verbaler, vielleicht auch nonverbaler Ebene. Durch ein Anregen der Sinne dieses Menschen, ihn in seiner Gefühlsebene, seiner seelischen Welt zu erreichen, um mitzuerleben und nachzuempfinden, was jetzt noch wichtig ist oder geklärt werden muss.

Dieses Eintauchen in biografisches Arbeiten kann je nach Lebenserwartung ein größerer Prozess über Wochen und Monate sein oder auch eine ganz kleine Begegnung oder ein einzelnes Gespräch. Die Vorgabe dafür gibt uns der Mensch, der uns teilhaben lässt an seiner Biografie, ausgerichtet nach seinem Wunsch und seiner Verfassung.

5.2 Möglichkeiten

Es gibt sehr unterschiedliche Möglichkeiten, einen Lebensweg zu betrachten:

■ **Linear**

Das Leben wird von Geburt an nach seinen Ereignissen wie Kleinkind (Kindergarten), Jugendzeit (Schule), Erwachsensein (Beruf, Heirat, Kinder), Alter (Tod von Partner, Alleinsein, Auszug von zu Hause, Unterbringung in einer Pflegeeinrichtung) betrachtet. Eventuell auch in Verbindung mit zeitgeschichtlichen Geschehnissen (■ Abb. 5.1).

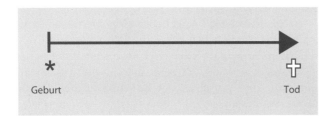

■ **Abb. 5.1**   Lineare Linie

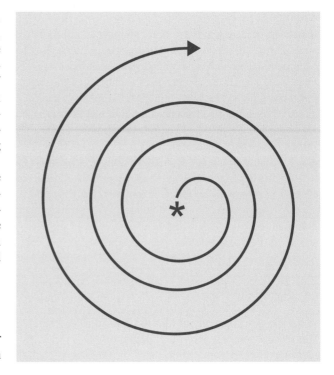

■ **Abb. 5.2**   Spirale

■ **Spirale**

Der Blick auf das Leben in einer Spirale lässt ein breites Spektrum aller Beziehungen und Lebensthemen aufbauend erkennen: eigene Person, Ursprungsfamilie, Bildungsweg, eigene Familie, Freunde, Wohnungen, Lebenserfahrungen, Interessen, Gewohnheiten und Vorlieben, einschneidende Erlebnisse, Fähigkeiten und Begabungen, Besonderheiten, Charakter, Abneigungen, soziale Kontakte, Sonstiges (■ Abb. 5.2).

■ **Spiegelungen**

Bekannt aus der anthroposophischen Lehre in Schritten mit 7 Jahren. Seelische Entwicklungsschritte, Wiederholungen, äußere Ereignisse, Gefühle lassen sich erkennen (■ Abb. 5.3).

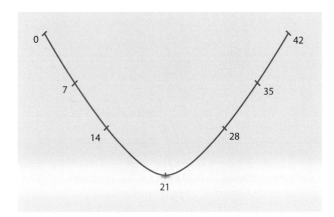

■ **Abb. 5.3** Spiegelungen

■ **Genogramm**

Ein Genogramm ist eine grafische Darstellung des Familienstammbaums. Es zeigt mehr als die faktischen Daten der Abstammung. Über Generationen hinweg werden wiederkehrende Muster und Verhaltensweisen einer Familie sichtbar. Eine Zeichnung über die Zusammenhänge in der Familie, die schnell erkennen lässt, welche Beziehungen, auch die von verstorbenen Familienmitgliedern, eine Bedeutung haben. Ein Pflegeteam kann mithilfe eines Genogramms schnell erkennen, in welchen Konstellationen der betroffene Mensch lebt. Ein Genogramm erspart viele Worte und erklärt symbolisch familiäre Zusammenhänge. (■ Abb. 5.4 und 5.5).

Dies sind verschiedene Möglichkeiten und Methoden, unserem Leben, unserem Abstammen und unserem Gewordensein ein Gesicht zu geben, vielleicht einen roten Faden zu erkennen, der unser Leben aneinanderreiht. Es geht im Folgenden nicht um bestimmte Methoden der Biografiearbeit, vielmehr um Anregungen und Beispiele, die uns im Alltag mit ein bisschen Kreativität, z. B. durch das Anregen der Sinne, durch einfühlendes Zuhören, durch Wertschätzung der Person, erstaunliche Möglichkeiten bieten können, um mit Menschen in ihrer letzten Lebensphase mit Blick auf ihre Biografie in Kommunikation zu treten. Bereits in einem Sterbeprozess sowie nach dem Tod eines Familienmitgliedes verändern sich die Konstellationen zur Familie, zu Freunden, Nachbarn, Bekannten und Arbeitskollegen.

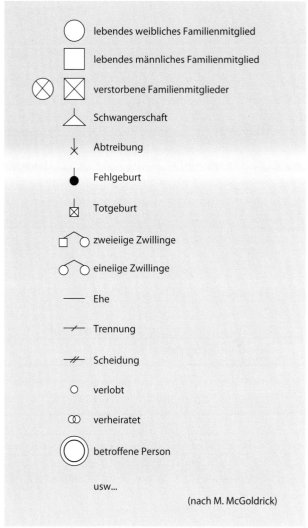

■ **Abb. 5.4** Symbolsprache des Genogramms. (Adaptiert nach McGoldrick und Gerson 2000)

Biografisches Arbeiten kann versuchen, diese Prozesse und Veränderungen wahrzunehmen und das Umfeld eines sterbenden Menschen dafür zu sensibilisieren. Ergebnisse und Entwicklungen aus der Biografie können dann in die Dokumentation aufgenommen werden, um so eine ganzheitliche palliative Versorgung eines sterbenden Menschen zu ermöglichen.

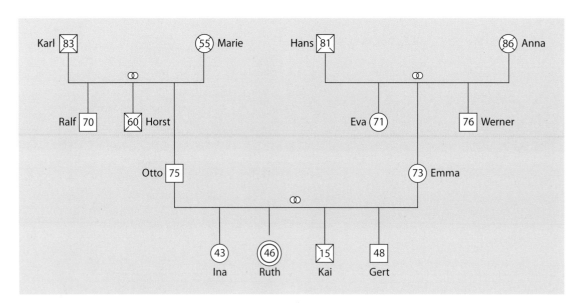

◙ Abb. 5.5 Beispiel eines Genogramms

5.3 Auseinandersetzung mit unserer eigenen Biografie

Die Auseinandersetzung mit unserer eigenen Biografie ist ein wichtiger Schritt, um uns respektvoll auf den anderen Menschen einzustellen. Die Begegnung mit anderen Menschen bringt uns unwiderruflich auf unsere eigene Lebensgeschichte, unsere eigene Biografie zurück. Wir müssen und können einen Blick auf unsere eigene Lebensspur werfen, um dadurch unser eigenes Verhalten besser kennen zu lernen, um uns dann, nach diesem wichtigen Schritt, einer fremden Lebensgeschichte ohne Vorbehalte und Übertragungen nähern zu können.

In der Auseinandersetzung mit der Lebensgeschichte eines Menschen kann man das Leben einteilen in:

- Frühling – Kindheit
- Sommer – Jugendzeit
- Herbst – Erwachsenenzeit
- Winter – Alter

Wo stehen wir selbst? Haben wir schon Jahrzehnte überschritten? Haben wir schon die Hälfte unseres Lebens überschritten? Wo stehen wir heute?

Unsere Fantasie hilft uns vielleicht, einen roten Faden zu finden, der all die Ereignisse und Entwicklungen im Laufe der Jahre verbinden kann. Unser Lebensweg ist einzigartig. Wir selbst kennen uns am besten und können am besten unsere eigene Biografie betrachten. Wir brauchen Mut dazu. Wir erkennen im Rückblick auch Dinge, die nicht immer gut waren. Wir sehen Fehler, Versäumnisse oder Verletzungen von anderen Menschen oder durch uns selbst. Der Rückblick kann schmerzlich sein, er lässt uns aber auch erkennen,

wohin unser Leben geht. Wir erkennen Wandlungen und Veränderungen. Wir können auch berichten, was wir aus bedrohlichen Lebenssituationen gemacht haben, wie wir es geschafft haben, uns weiterzuentwickeln, trotz allem zu leben und zu lernen. Es gehören Mut und Vertrauen zur Arbeit mit der Biografie. Schön daran ist, dass wir es selbst bestimmen, auf was wir uns einlassen möchten und können. Hilfreich ist es für Mitarbeitende oder Ehrenamtliche im Bereich der Sterbebegleitung, selbst Erfahrungen mit biografischen Übungen zu machen, bevor sie sich mit der Biografie von sterbenden Menschen auseinandersetzen.

5.4 Gründe für biografisches Arbeiten

- Die Auseinandersetzung mit der Biografie hilft, einen Weg aus der Einsamkeit zu finden.
- Die Zuwendung von anderen Menschen ermöglicht, das Selbstbewusstsein zu stärken.
- Im Rückblick gibt es die Möglichkeit, „unerledigte Dinge", „offene Themen" anzugehen und so vielleicht unbelasteter auf die letzte Lebensphase zugehen zu können.
- Biografisches Arbeiten verbessert die Kommunikation zwischen Begleitern, Angehörigen und dem alten oder kranken Menschen.
- Den ganzen Menschen im Blick zu haben, wie er sich entwickelt hat, was er erlebt hat, wie er gelebt hat, hilft, ihn in seiner Ganzheit zu sehen und nicht nur den letzten Lebensabschnitt mit körperlichen Defiziten.
- Menschen in ihrer letzten Lebensphase können von ihrer Lebensweisheit abgeben an die „Begleitenden",

und es steht somit nicht nur die Hilfsbedürftigkeit, sondern die Lebensgeschichte dieses Menschen im Vordergrund.

- Viele Menschen fühlen sich wohl, wenn sie sich an vergangene Zeiten zurückerinnern. Dies ist eine gute Möglichkeit, um auch mit demenzkranken Menschen in Kontakt zu treten und Erinnerungen wieder wachzurufen.
- Unruhezustände können verringert werden durch die Wertschätzung der Person.

5.5 Schwierigkeiten beim biografischen Arbeiten

- Es sollte akzeptiert werden, wenn kein Einstieg gefunden wird oder Ablehnung erfolgt. Nicht „wir" bestimmen den Weg, sondern das „Gegenüber".
- Manche Menschen blocken jegliche Erinnerung ab, die Grenzen müssen respektiert werden und dürfen nicht persönlich nachtragend bewertet werden.
- Emotionale Äußerungen wie z. B. Weinen müssen vom Gegenüber ertragen werden, da Erinnern schmerzliche, gleichzeitig aber auch befreiende Momente enthalten kann.
- Es gelingt vielleicht nicht gleich bei einer Begegnung, einen geeigneten „Aufhänger" für ein Gespräch zu finden; dann nicht enttäuscht aufgeben, sondern mehrere Versuche starten.
- Biografisches Arbeiten muss auf freiwilliger Entscheidung basieren, sonst muss mit Ablehnung, vielleicht auch aggressivem Verhalten gerechnet werden.

5.6 Regeln der Kommunikation für biografische Gespräche

Nach den bekannten Regeln der Gesprächsführung sollten auch biografische Gespräche geführt werden (▶ Abschn. 8.1):
- Neutrale und höfliche Fragen stellen
- Einfache Formulierungen und klare Sätze bilden
- Gespräch nicht in hektischer Umgebung führen
- Deutliche Aussprache
- Genügend Zeit einplanen
- Unterbrechungen vermeiden
- Keine Fremdwörter verwenden, in Umgangssprache sprechen
- Nonverbale Signale wie Nicken, Blickkontakt, Augenbrauen hochziehen einsetzen
- Umfassendes aktives Zuhören, mit den Worten des Anderen rückfragende zusammengefasste Gedanken des Gegenübers wiederholen

- Körpersprache beachten
- Ich-Sprache benutzen, um glaubwürdig zu sein, z. B. „Ich denke", nicht: „Man denkt"
- Symbolische Sprache immer da beachten, wo Aussagen als „verwirrt" gewertet werden, es gilt, genau hinzuhören (▶ Abschn. 8.2)
- Keine geschlossenen Fragen stellen, die nur mit Ja oder Nein beantwortet werden können
- Offene Fragen formulieren, die ein Gespräch weiterführen können, z. B. „Wie ist es dazu gekommen?"
- Biografische Gespräche einüben, nicht jedes Gespräch löst eine Erinnerung aus
- Bildhafte Sprache verwenden, um besser verstehen zu können
- Keine Wertung oder Bewertung in die Aussagen des Gesprächspartners bringen, wahrnehmen und nachempfinden, was gemeint wird
- Das Ausdrücken von Gefühlen einüben

5.7 Anregen unserer Sinne – eine Brücke hin zur Erinnerung, die gelingt

Es gibt sehr unterschiedliche Variationen, um mit sterbenden Menschen wichtige Begegnungen, vielleicht befreiende Momente anzuregen, durch ein Angebot von außen, das, wenn es passt, sehr viel auslösen kann. Über unsere Sinne können wir in eine vergessene Welt zurückgeführt werden: Durch Sehen, Riechen, Hören, Schmecken und Tasten werden wir in die Welt der Erinnerung geführt.

- **Riechen**

Unsere Nase ist ein sehr feines Organ, das uns helfen kann, vielfältige Erinnerungen wachzurufen.
- Der Geruch eines Kuchens, der gebacken wird, z. B. Apfelkuchen, Marmorkuchen, Zwetschgenkuchen, Marmelade, Pfannkuchen, Waffeln etc.
- Der Geruch eines Parfums, z. B. 4711, Rasierwasser, Haarwasser etc.
- Der Geruch eines Gewürzes, z. B. Nelken, Zimt, Lorbeer, Rosmarin, Eukalyptus etc.
- Der Geruch einer Blume, z. B. Rosen, Veilchen, Flieder, Lavendel etc.
- Der Geruch einer Süßigkeit, z. B. Brause, Schokolade, Himbeerbonbons, Spekulatius etc.
- Der Geruch von Seife, Putzmittel, Waschmittel etc.
- Der Geruch von ätherischen Ölen, z. B. Pfefferminz etc.
- Der Geruch von Getränken, z. B. Bier, Sekt, Wein, Kaffee etc.

Es können intensive Erinnerungen ausgelöst werden, und durch das Wahrnehmen eines Geruches als „Aufhänger" lässt sich vielleicht ein Einstieg in ein Gespräch finden oder in eine Begegnung eintauchen.

■ **Hören**

Über unser Gehör erreichen wir ganz bestimmte Erinnerungen. Unsere Ohren (sofern nicht jemand schwerhörig ist) lassen uns sehr genau wahrnehmen, was in der Umgebung passiert.

- Der Klang von Glocken
- Der Klang einer Spieluhr
- Der Klang eines Liedes
- Der Klang einer Stimme
- Der Klang eines Instruments
- Der Klang von Regen, Gewitter
- Der Klang von Verkehrsgeräuschen, Pferden, Flugzeug, Polizeiauto

Geräusche können uns in erlebte Situationen zurückführen.

■ **Schmecken**

- Essen: Braten, Kartoffelsalat
- Getränke: Bier, Wein, Kaffee, Saft, Sekt, Tee

Lieblingsessen oder Lieblingsgetränke lassen sich auch bei Menschen in der letzten Lebensphase oder den letzten Lebenswochen und -tagen in besonderer Darreichungsform verabreichen in Erinnerungen an Tage, wo Essen und Trinken noch eine große Bedeutung hatten (Mundpflege: ▶ Abschn. 13.2).

■ **Tasten**

- Sand – Erinnerung an Urlaube
- Erde – Erinnerung an Hobby, Beruf (Bauer, Gärtner etc.)
- Muschel – Erinnerung an Meer
- Stopfei, Stricknadel – Erinnerung an Hobby
- Blume – Erinnerung an Geschenke, Garten, Beruf
- Früchte – das Tasten eines Apfels erinnert an Garten, Obst auflesen
- Geld – früher gab es DM und Pfennig, im Ausland andere Währungen

Durch bestimmte Symbole können Erinnerungen ausgelöst werden, die in einem Leben von Bedeutung waren. Unserer Fantasie und Kreativität sind an der Stelle keine Grenzen gesetzt.

■ **Sehen**

- Fotos
- Geografische Karten
- Postkarten

- Bücher
- Gedichte
- Liedtexte
- Sprüche
- Symbole

Alle genannten Dinge lassen einen Einstieg für das Eintauchen in die Biografie eines Menschen zu. Durch das Anschauen von Fotos oder ähnlichen Dingen können viele Erinnerungen angeregt werden, die längst vergessene oder verlorene Geschichten zutage bringt.

5.8 Lebensalter und Erlebniswelten

Themen, die in unterschiedliche Lebensalter und Erlebniswelten zurückführen:

- Dialekt – Wo bin ich aufgewachsen?
- Familie – Was gibt es für Berührungspunkte oder Erinnerungen?
- Verwandtschaft – Welche Begegnungen waren wichtig?
- Kulturkreis – Bin ich religiös erzogen worden, welche Sprachen spreche ich?
- Freundeskreis – Gibt es noch Freunde, welche sind wichtig?
- Geografischer Raum – Wo bin ich aufgewachsen, in den Bergen, am Wasser, im flachen Land, im Süden, im Norden?
- Kindheit – War es eine behütete Kindheit, bin ich bei Verwandten aufgewachsen oder in einer fremden Erziehungssituation? Thema: Spiele etc.
- Schulzeit – Wo habe ich die Schulzeit erlebt, gab es Hausaufgaben, strenge Erziehung, war vielleicht Krieg, große Klassen, in einem anderen Land, einer fremden Sprache?
- Haushalt – An was erinnere ich mich, wenn ich an meine Kindheit denke; Umzüge, Frühjahrsputz, Haushaltsbuch, Wäsche, Gartenarbeiten, Milch holen, Einmachzeit von Obst, Kehrwoche, Backen, Nähen, Heizen, Schlachten, Markt?
- Geschichte – Hat sie mein Leben berührt, wurden geschichtliche Ereignisse eher ferngehalten?
- Kunst – Welche künstlerischen oder kunsthistorischen Einflüsse haben mich nachhaltig geprägt?
- Rituale – Welche Rituale wurden in der Familie gelebt: Abschied, Begrüßung?
- Texte, Gedichte, Bücher – Gibt es wichtige literarische Erinnerungen in meinem Leben?
- Essen – Welche Lieblingsgerichte gab es?
- Feste – An welche kann ich mich erinnern: an Geburt, Namensgebung, Taufe, Kommunion, Konfirmation, Hochzeit, Beerdigung?

- Mode – Welche Modetrends waren in meiner Jugend aktuell?
- Urlaub – Wo war ich im Urlaub?
- Tiere – Gab es Haustiere, Bauernhof, keine Tiere?
- Krieg – Haben mich die Auswirkungen des Krieges in der Entwicklung beeinflusst? Vertreibung, Gefangenschaft?
- Hobby – Welche hatte ich: Singen, Basteln, Garten, Kochen?
- Wohnorte – In welchen Städten bin ich aufgewachsen, an welchen Orten, zu welchen Türen bin ich ein- und ausgegangen?
- Berufe – Was habe ich alles gelernt in meinem Leben?
- Jahreszeiten – Welche Rituale gab es in der Familie oder im Kindergarten (Frühling, Fasching, Ostern, Pfingsten, Sommer, Herbst, Erntedank, Winter, Advent, Nikolaustag, Heiligabend, Silvester, Schnee, Kälte)?

5.9 Biografisches Arbeiten mit Fotos, Erinnerungsbuch, Erinnerungskiste, Symbolen

- **Arbeiten mit Fotos, Erinnerungsbuch**

Eine schöne Aufgabe kann es sein, mit einem Menschen rückblickend auf sein gelebtes Leben Fotos zu sortieren. Vielleicht auch ein Abgrenzen von zu vielen Alben oder losen Fotos, die jetzt nicht mehr wichtig sind, mit dem Blick auf das Wesentliche, noch einmal festzuhalten, anzuschauen, was in diesem Leben passiert ist. Der Blickwinkel vom Ende eines Lebens, an dem viele Dinge nochmals in ein neues Licht getaucht werden. Dies ist eine gute Möglichkeit für Angehörige, Freunde oder Ehrenamtliche. Alle an der Versorgung beteiligten Menschen können mitwirken. Pflegepersonal kann Angehörige zum biografischen Arbeiten anregen. Gibt es keine Fotos mehr, so können mit Kreativität mit Postkarten, Zeitungsausschnitten, Collagen aus Zeitschriften ein buntes Buch oder ein paar Seiten aus dem Leben entstehen, die mit ein bisschen Fantasie zu leben anfangen.

Die Fotos können mit einem Bild begrenzt werden, vielleicht lässt sich die Beziehung, die Geschichte zu der Person oder zu der Begebenheit notieren und aufschreiben, was dazu erzählt wird. So werden nicht viele Fotos oder sonstige Abbildungen benötigt, um intensiv zu biografischen Geschichten vorzudringen. Beziehungen zu Freunden oder zur Familie erhalten somit einen neuen Impuls. Nicht die Erkrankung oder Defizite im jetzigen Leben sind ausschließlich das Thema der Begegnung. Das Gespräch, die Begegnung findet eine neue Möglichkeit der Auseinandersetzung. Das Betrachten von Fotos löst fast immer einen Einstieg in ein intensives Gespräch aus. Vorausgesetzt, das Gegenüber lässt sich gerne darauf ein.

Möglichkeiten für ein Erinnerungsbuch können sämtliche in ▶ Abschn. 5.8 genannten sein, wie z. B. Reisen, Familie, Wohnorte, Freunde, Vorbilder, Verwandtschaft, Urlaube, Berufe, Gedichte, Bücher etc. Das Thema bestimmt der Mensch in seiner letzten Lebensphase.

Bilderrahmen mit wichtigen Fotos: Wenn die Möglichkeiten schon sehr eingeschränkt sind, so lässt sich z. B. mit ein paar Handgriffen auf jedem Nachttisch ein Bilderrahmen mit vier bis fünf wichtigen Bildern des Lebens aufstellen oder die Entwicklung einer wichtigen oder der eigenen Person oder der Kinder über verschiedene Lebensalter hinweg. Fotos sind immer ein Stück Heimat, Zeitzeugen von Erlebtem und Vergangenem.

Fotos lassen uns eintauchen in unsere Lebensgeschichte und wirken auch ohne Worte.

- **Erinnerungskiste – Symbole**

Auch durch Symbole kann ein Lebensweg beschrieben werden. Mit dem Sammeln von symbolischen Dingen lässt sich der eigene Lebensweg gestalten und aufzeigen. Mit wichtigen Dingen, die immer zum Leben der Person gehört haben oder die ihr besonders wichtig waren oder geblieben sind, z. B. Ring, Uhr, Briefe, Zigarette, Wolle, Buch, Stein, Bild etc., können im Betrachten der Symbole Erinnerungen wachgerufen werden. Das Sammeln der Symbole ergibt eine „Schatzkiste" von einem Lebensweg. Zugleich kann es über einen längeren Zeitraum ein großes Thema in einer vertrauten Beziehung sein.

Ob eine Auseinandersetzung mit Fotos oder Symbolen gewählt wird, bestimmt und fühlt der Mensch selbst am besten, um dessen Biografie es geht. Er weiß, was ihm eher liegt.

5.10 Biografische Auseinandersetzung in der Zeit der Trauer

- **Erinnerungsbuch als „Trauerbuch"**

Die Auseinandersetzung mit Fotos in der Zeit der Trauer um einen geliebten Menschen kann ein wichtiger Schritt zum Akzeptieren und Bewältigen im Prozess der Trauer sein. Mit Fotos kann ein Erinnerungsbuch gestaltet werden – in Erinnerung an gemeinsam erlebte Zeiten. Beispiel: Ein Trauerbuch entsteht zwei Jahre nach dem Tod des Partners in Eigenarbeit. Auch als Möglichkeit in einer Trauerbegleitung der gemeinsamen Gestaltung z. B. für Ehrenamtliche.

> Vorsicht! Nicht jeder kann Fotos im Trauerprozess ansehen und aushalten.

Ein sehr feinfühliger Umgang ist die Voraussetzung für eine Auseinandersetzung mit Fotos eines verstorbenen Menschen. Es wird mit jedem Anschauen auch ein schmerzvoller und trauriger Rückblick sein, was einen sehr vertrauensvollen Rahmen braucht.

■ **Erinnerungskiste als „Trauerkiste"**

Wenn ein Mensch verstorben ist, gibt es bestimmte Dinge, die „zurückbleiben", die zur Erinnerung aufbewahrt werden. Ein Schatz, der weiterlebt und beim Anschauen viele oft sehr schmerzvolle, aber auch dankbare Erinnerungen auslösen kann. Beispiel: Trauerkiste vom verstorbenen Vater: Brille mit Fingerabdrücken, Geldbeutel, verschiedene Fotos von vergangenen Jahren, Textblatt von der Beerdigung, Beerdigungsanzeige, Zigarettenschachtel, Brief, Führerschein, Foto vom Wohnort, Ring, Briefe von der Kriegsgefangenschaft etc.

In der Sterbe- und Trauerbegleitung kann ein Auseinandersetzen mit Blick auf den Lebensweg – durch Fotos oder Symbole – verschiedene Bedeutungen haben:
1. Auseinandersetzung mit dem gelebten Leben
2. Gestaltung von etwas, was bleibt und auch gezielt jemandem nach dem Tod weitergeschenkt werden kann
3. In der Zeit der Trauer eine Möglichkeit zur Trauerbewältigung und zum bewussten Leben mit der Trauer
4. Gute Möglichkeit für an Demenz erkrankte Menschen, sich über den Auslöser des Fotos oder des Symbols zu erinnern

5.11 Beispiele aus der Begleitung mit sterbenden Menschen

5.11.1 Beispiele für Riechen, Hören, Sehen, Tasten

▶ **Das Parfüm**

Nach dem Tod ihres Mannes blieb Frau M. alleine in ihrer kleinen Dachwohnung zurück: seh- und gehbehindert, sehr schwerhörig, traurig, verzweifelt und mit ihrem Schicksal hadernd. Den Umzug in ein Pflegeheim lehnte sie mit Nachdruck ab. Außer den Mitarbeiterinnen des Pflegedienstes und gelegentlichen Besprechungen mit ihrem Betreuer war ich die einzige Bezugsperson. Meine

Besuche bei Frau M. waren anstrengend, die Stunden wollten kaum verstreichen, und es gelang nicht, sie aufzuheitern. Eines Tages hielt sie plötzlich inne, schnupperte und sagte: „Du riechst aber heute gut. Wenn wir früher ausgegangen sind, habe ich mich immer schick gemacht und auch ein tolles Parfüm benutzt: Nonchalance". Beim nächsten Besuch schenkte ich ihr eine Flasche ihres Lieblingsduftes. Sie war ganz glücklich und erzählte mir, dass sie an gewöhnlichen Tagen 4711 oder Tosca genommen hätte. Nonchalance sei für besondere Gelegenheiten gewesen.

Von da an wurde ich zu ihrer „besonderen Gelegenheit". Immer wenn ich kam, lag ein Hauch von Parfüm in der Luft. Zwar weinte Frau M. noch viel, aber über den Duft hatten wir nun ein Gesprächsthema gefunden: Erinnerungen an frühere Ausflugsziele, Restaurantbesuche und Einladungen. Im Laufe der Zeit brauchte ich nur ein Stichwort zu geben, und schon schwelgte sie in Erinnerungen, beschrieb ihre Eindrücke aus vergangenen Zeiten und all die Köstlichkeiten, die sie bei verschiedenen Anlässen gegessen hatte. Bei ihren geistigen Exkursionen in die Vergangenheit blühte sie wenigstens für kurze Zeit auf. Als Frau M. eines Tages stürzte, ins Krankenhaus und anschließend in die Rehaklinik kam, stand das Parfümfläschchen immer auf dem Nachttisch. Dort stand es auch noch, fast leer, als sie starb. (G. Kuhnert) ◀

▶ **Die Geschichte mit dem Bär**

Die Patientin, Mitte 50, lebt alleine. Sie ist schwer zugänglich und muss aufgrund eines nach außen wachsenden Tumors ständig auf dem Rücken liegen. Nur in absoluter Bewegungslosigkeit ist sie schmerzfrei. Abends gehe ich noch einmal zu ihr, um zu sehen, ob sie noch etwas braucht. Mein Blick fällt auf einen schönen großen Teddybären, der auf dem Regal steht. Ich frage, ob ich ihn herunterholen dürfe, sie bejaht und ist plötzlich ganz wach. Sie erzählt, dass sie Puppen und Bären sammelt, und wir entdecken eine Gemeinsamkeit. Ich erzähle ihr von meinem Teddy Hermann, was bei ihr die Assoziation zu ihrem Ex-Ehemann auslöst, der Hermann heißt. Sie fängt an, von ihrer nicht sehr glücklichen Ehe zu erzählen, und ich nehme mir die Zeit, ihr zuzuhören. Über dieses Thema Ehe kommt sie auf die Beziehung zu einem Mann, die noch nicht so lange beendet ist. Es beschäftigt sie sehr die Frage, ob dieser Mann noch lebt, der offensichtlich auch an Krebs erkrankt ist. Sie meint, dass er ebenfalls in einer anderen Stadt in einem Hospiz sei.

Während des Erzählens gibt es für mich eine Phase, wo ich mir nicht mehr sicher bin, ob alles, was sie erzählt, real ist. Meine innere Stimme sagt mir: Hör einfach zu. Über ein Telefonat im Hospiz der anderen Stadt stellt sich heraus, dass der Mann tatsächlich dort lebt. Es dauert zwei Tage, bis ein Kontakt zustande kommt. Die Patientin wirkt danach entspannter. Sie hat nach diesem Gespräch nicht mehr viel gesprochen und stirbt einen Tag nach dieser Begegnung. (P. Jensen) ◄

▶ Singen

Um Mitternacht löse ich Herrn K. ab. Seit Wochen betreut er rund um die Uhr seine 84 Jahre alte Mutter. Frau K. ist dem Tod sehr nahe, nach einer langen Leidenszeit, und ich habe den Eindruck, dass sie sich schon in der Welt hinter der Welt befindet. Sie nimmt mich nicht wahr, denke ich. Die Krebserkrankung bringt die Rippen zum Brechen, die Medikamente machen den Magen krank, so berichtet der Sohn. Eine Schmerzpumpe lindert die starken Schmerzen. Frau K. kann nicht schlafen, auch nachts nicht. In kurzen zeitlichen Abständen schreckt sie auf, reißt die Augen weit auf und stöhnt laut. Das Kopfkissen ist nass. Ob sie wohl trinken möchte? Auf meine Frage schüttelt sie verneinend den Kopf. Frau K. kann mich also hören und verstehen. Auf dem Nachttisch liegt ein Gesangbuch. Ich berühre vorsichtig ihre Hand und fange leise an zu summen und zu singen. Abendlieder, Choräle, Kinderlieder, was mir einfällt. Bald lässt die Anspannung von Frau K. nach, sie wird ruhig, der Atem gleichmäßig. Ich nehme ihre Hand und summe weiter. Nach etwa einer dreiviertel Stunde schläft Frau K. Ich kann nun auch schlafen, so gut es eben geht. Am Morgen fragt der Sohn höchst erstaunt, wie ich seine Mutter zum Schlafen gebracht habe. Für mich war es klar, dass durch das Singen und Summen Erinnerungen bei Frau K. wachgerufen wurden, vielleicht aus der Kindheit, die ihr Vertrauen, Ruhe und den Schlaf brachten. (P. Tiede) ◄

5.11.2 Beispiele für die Auseinandersetzung: Was bleibt nach dem Tod?

▶ Fotoprojekt

Frau O. war ein schwieriger Mensch. Das Verhältnis zu ihrer einzigen Tochter litt darunter. Sie hatte zeitweilig nur sporadischen Kontakt, der irgendwann ganz abbrach. Erst im letzten halben Jahr vor ihrem Tod bemühte sie sich wieder um die Tochter, die diese Annäherung gerne und dankbar annahm. Eines Tages fragte ich Frau O., ob ihre Tochter Fotos von ihr hätte. Natürlich, „jede Menge". Im weiteren Verlauf des Gesprächs stellte sich allerdings heraus, dass ihre Tochter nur einige Fotos von der Mutter besaß. Dies waren überwiegend Gruppenaufnahmen, die schon vor vielen Jahren aufgenommen worden waren. Da Frau O. mit ihrem nachgewachsenen Kurzhaarschnitt sehr gut aussah, schlug ich vor, eine aktuelle Fotoserie zu machen, damit sie die schönsten Aufnahmen ihrer Tochter schenken könne. Ich rechnete mit Ablehnung, doch zu meiner großen Überraschung meinte sie: „Keine schlechte Idee". Als ich bei meinen folgenden Besuchen die Fotos

machen wollte, war sie aber gar nicht mehr von diesem Vorhaben begeistert. Innerlich war für mich das Fotoprojekt erledigt. Doch eines Tages begrüßte mich Frau O. mit dem Wunsch, bei so schönem Wetter endlich die Fotos zu machen. Zum Glück hatte ich den Fotoapparat immer noch in der Tasche dabei. Es war ein lustiger Nachmittag, und die Heiterkeit und Gelassenheit dieser Stunden spiegelten sich in Frau O.s Gesicht wieder. Die Fotos wurden wunderbar. Frau O. war begeistert, und ich war froh, dass ihre Tochter nach dem Tod der Mutter schöne Erinnerungsfotos von ihr aus einer Zeit hatte, in der sie wieder zueinander gefunden hatten. (G. Kuhnert) ◄

▶ Handabdruck aus Ton

Frau T., 32 Jahre alt, war in ihren letzten Wochen durch Hirnmetastasen erblindet, oft sehr traurig und schmerzhaft bewegt von der Frage, was von ihr als Erinnerung bliebe, welche Spuren sie hinterlassen werde. Ein Vorschlag der Maltherapeutin, mit einem Klumpen Ton einen Handabdruck zu machen, wurde von ihr angenommen. Der weiche Ton wurde zu einer glatten Rolle geformt, sie hat ihn mit ihrer Hand umfasst und zugedrückt. So wurde ein Abdruck ihrer Finger, ihrer Hand nachfühlbar. Es wurden mehrere solcher Abdrücke gemacht, und sie hat erlebt, dass Menschen um einen Abdruck baten, um nach ihrem Tod manchmal in die Spuren ihrer Hand die eigene Hand legen zu können. Der Abdruck wirkt nach ihrem Tod weiter für Familie, Freunde und Bekannte. (E. Weth) ◄

▶ Malen

Frau E., 87 Jahre alt, hat über längere Zeit das Malen anderer beobachtet, ehe sie auf meine Einladung, es auch mal mit den Farben zu versuchen, eingehen kann. Sie habe doch seit ihrer Schulzeit nicht mehr gemalt. Mit ihrem ersten Bild ist sie nicht ganz zufrieden, kann sich aber dann doch daran freuen, als es über ihrem Bett hängt. Ihr Enkel meint, sie könne doch mal eine Sonnenblume malen – auf dem Tisch im Hospiz steht eine große Schale mit leuchtenden Sonnenblumen. Der Enkel ist ihre wichtigste Bezugsperson, sie hat ihn großgezogen, sie ist für ihn ebenso wichtig, er besucht sie fast täglich. Als Frau E. einige Tage später malen möchte, sagt sie, sie wisse doch nicht, wie sie anfangen solle. Ich stelle die Blumenschale vor sie hin. Sie wählt Rot und Schwarz für ihr Bild, beginnt mit einem weiten, roten Ring, schaut dem Verlaufen der Farbe zu. Dann tupft sie mit Schwarz ein inneres Rund, das sie mit einem schwarzen Ring umgibt. Auch den roten Ring umgibt sie mit Schwarz. Mich rührt dieses Bild in Farbwahl und Gestaltung sehr an, es macht ihre tödliche Erkrankung anschaubar (sie leidet an einem Darmkarzinom), und ich denke, dass es wohl ihr letztes Bild sein wird.

Wenige Tage später ist Frau E. gestorben. Im Malen dieses Bildes ist sie in eine helle Kindheitserinnerung eingetaucht. Mit dem Pinsel in der Hand sagt sie: „Da fällt mir mein Onkel wieder ein: der war Kunstmaler, der hat mich gemocht, von dem habe ich alles bekommen, was ich wollte. Ich konnte bei ihm alles erreichen, seine Frau nicht, ich habe es dann für sie versucht." Es war eine gute Erinnerung für sie. Frau E. war wiederholt sehr von der Frage bewegt, was sie ihrem Enkel – dem wichtigsten Menschen – hinterlassen könnte. Sie konnte annehmen, dass sie ihm mit ihren Bildern etwas ganz Persönliches und sehr Kostbares von sich gebe – und der Enkel konnte die Bilder als Kostbarkeit annehmen. (E. Weth) ◄

▶ **Beispiel für Trauerarbeit nach Jahrzehnten**

Herr S. findet nach 59 Jahren der Ungewissheit durch eine biografische Reise das Grab des Bruders in Norwegen. Sein Bruder kam Ende Juni 1945, nach dem Krieg, durch die Arbeiten eines deutschen Minenräumkommandos mit Schärenbooten im Alter von 25 Jahren ums Leben. Er wollte eine Mine schadlos machen und rutschte vom Felsen ab, blieb an einem Draht hängen, und im selben Moment explodierte die Mine. Er war trotz schwerster Verletzungen an Armen und Beinen noch zwei Tage bei vollem Bewusstsein am Leben. Er wurde in Florö beerdigt. Erst ein Jahr später, im Juni 1946, erfährt die Familie zu Hause von dem tragischen Unfall. Sein persönlicher Nachlass erscheint erst zwei Jahre später bei der Familie. Das Grab in Florö wird von der Familie nicht gefunden.

Lange Zeit vergeht. Nach 59 Jahren gelingt es durch Herrn S.' Recherchen über die Kriegsgräberfürsorge, das Grab in Bergen ausfindig zu machen. Eine Reise mit seiner Familie nach Norwegen an die Orte des Geschehens, das Krankenhaus, das Grab in Bergen, die Archive in der Umgebung bringen genaue Details und sehr bewegende Momente für die Familie zum Leben. Erst jetzt ist es für die Familie möglich, dem verstorbenen Bruder einen Platz in der Erinnerung zu geben. Kinder und Enkelkinder von Herrn S. sind ebenfalls sehr bewegt durch die Erzählungen, die jetzt möglich sind. Trauerarbeit nach Jahrzehnten. (C. Seeger) ◄

5.12 Kriegserfahrungen

In die Biografie der heute alten und älteren Menschen haben sich Kriegserfahrungen unauslöschlich eingebrannt. Heute, so hat man das Gefühl, wird zunehmend mehr über Ereignisse und Geschehnisse der Kriegszeit gesprochen. Lange wirken bisher vielleicht verdrängte und verschwiegene, belastende Geschichten und Erlebnisse aus dieser schwierigen Zeit nach. Begibt man sich auf die Suche nach Ereignissen, tauchen diese längst verdrängten, aber nicht vergessenen Erlebnisse wieder auf.

Krieg erlebt zu haben heißt oftmals Schweigen. Schweigen, um damals zu überleben, um den Kindern eine bessere Welt zu bieten. Schnell vergessen, um wieder zu funktionieren.

Die Kinder sind ebenso Opfer des Krieges. Sie tragen am Erbe der Eltern mit. Traumatische Erlebnisse aus der Kriegszeit, die Kriegs- und Nachkriegszeit hat sie mitgeprägt.

Krieg hinterlässt:
- Frauen, die verwitwet sind, vielleicht auch missbraucht wurden, Flucht, Tod und Verluste mussten überstanden werden oder auch das Sterben von Kindern, Ehemännern und Söhnen, die im Krieg gefallen sind
- Männer, die in Gefangenschaft waren, verwundet waren, vermisst wurden; Krankheit, Verfolgung, Folter, Trennung von Familien und Partnerinnen
- Kinder, die auf der Flucht waren, Eltern verloren haben, Nächte im Luftschutzkeller und Bombenangriffe überlebt haben

Geschichten ruhen lassen ist häufig der Wunsch derer, die nicht betroffen waren. Am Lebensende muss hin und wieder eine Geschichte noch einmal oder eine sehr belastende Geschichte das erste Mal erzählt werden. Durch behutsame Gespräche können wir helfen, Leid zu ertragen; Leid, das vielleicht bis zum Lebensende nicht bewältigt oder irgendwann besprochen werden konnte.

„Vermutlich wurden 14 Millionen Menschen [nach dem Zweiten Weltkrieg, Anm. der Autorin] vertrieben" (Radebold 2004). Der Zweite Weltkrieg hinterließ 1,8 Millionen Witwen und 2,5 Millionen Halbwaisen in Deutschland (Radebold 2004). Heute wird vermutet, dass Unruhezustände in der Sterbephase auch mit dem Durchleben z. B. von traumatischen Kriegserlebnissen begründet sein können. Vielleicht lassen sich im Rückblick Zusammenhänge klarer erkennen, die man zuvor nicht sehen konnte. Es kann sich im Gespräch, im Zuhören, ein seelischer Schmerz lösen, ohne dessen Auflösung dieser Mensch nicht friedvoll sterben kann.

Bei traumatischen Erlebnissen wird der Betroffene uns den Weg zeigen und ein Signal geben, ob er sich auf diesen schwierigen Weg der schmerzlichen Erinnerung einlassen möchte. Einfühlsames Zuhören und „Mit-dabei-Sein" im Gespräch entlasten Menschen in der letzten Lebensphase von schweren und schwierigen Ereignissen. Es kommt auf unsere Haltung, unseren Respekt gegenüber dem Anderen an, das Akzeptieren und Stehenlassen dieses Gewordenseins. Es kommt aber auch auf unser Einfühlungsvermögen an, ob uns diese sehr intimen Lebensereignisse anvertraut werden. Dort, wo diese Gespräche einen vertrauensvollen Rahmen finden, kann dies als große Entlastung erlebt werden.

5.13 Lebenslauf in der stationären oder ambulanten Versorgung

Wie kann der Lebenslauf bei einer stationären oder ambulanten Versorgung sichtbar werden?

5.13.1 Biografieblatt als wichtiges Instrument

Durch das Sammeln biografischer Daten und Ereignisse, Erzählungen oder Berichte, auch von Angehörigen, wird das Leben eines Menschen auch im Abbau seiner physischen Kräfte sichtbar. Das Führen von Biografieblättern in der Dokumentation von Pflegediensten und stationären Einrichtungen ist ein wichtiges Instrument für eine ganzheitliche Versorgung. Nicht jeder, der den Heimbewohner, Patienten oder Klienten versorgt, bekommt einen engen Kontakt zu ihm. Durch das Wissen um wichtige Geschehnisse in dessen Leben lässt sich ein respektvoller und verständnisvoller Umgang zu gewissen Verhaltensweisen besser aufbauen und verstehen. So können Namen, Orte, Ereignisse, Sprachen, Länder etc. wichtige Anhaltspunkte sein, um in der letzten Lebenszeit einzelne Sätze oder Worte zuordnen zu können und verstehen zu lernen.

❯ Das Aufgeschriebene unterliegt wie alle Daten zur Person der Schweigepflicht.

5.13.2 Biografieblatt für Betroffene

Für Menschen, die noch reden und sich äußern können, kann ein biografisches Blatt mit Fragen zur Person selbst ausgefüllt bzw. gemeinsam ausgefüllt werden. Der Blickwinkel des Betroffenen eröffnet dem Pflegepersonal wichtige Erkenntnisse im alltäglichen Umgang mit erlebten Situationen.

− Beschreibung der Kindheit und Jugendzeit
− Erinnerungen an die Ursprungsfamilie mit Namen und Wohnorten
− Zeit des Erwachsenseins, eigene Familiensituation, Berufe
− Wichtige Ereignisse, Tage, in der Familie
− Hobbys, Beschäftigungen, Interessen
− Lebenskrisen (Kriegserlebnisse, …)
− Zeit des Alters, Fragen über die heutige Familie, Kontakte, Beziehungen, gibt es Enkelkinder, Bezugspersonen aus der Familie, Freunde, Bekannte
− Heutige Situation beschreiben, zu Hause, in der Pflegeeinrichtung, Hospiz, Krankenhaus etc.
− Aktuelle Wünsche und Vorlieben
− Abneigungen

5.13.3 Biografieblatt für Angehörige

Ein Biografieblatt speziell für Angehörige lässt einen anderen Blick auf den betroffenen Menschen werfen. Angehörige werden Situationen aus ihrem Blickwinkel beschreiben, haben unter Umständen ein anderes Erleben als der betroffene Mensch. Die zu versorgenden Menschen können durch die Einschätzung der Situation durch Betroffene und Angehörige ein erweitertes Umfeld überblicken. So können Betreuende die Beziehung zu beiden Beteiligten, dem sterbenden Menschen und seinem Angehörigen, gerechter werden. Das Wahrnehmen und Erkennen von beiden, vielleicht unterschiedlichen, Positionen, Einstellungen, Erwartungen, Verpflichtungen, Schwierigkeiten, Abhängigkeiten in der Beziehung zueinander werden aufgezeigt und sind so eine wichtige Voraussetzung für das Gelingen einer guten Versorgung.

❯ Das Biografieblatt für Angehörige sollte nur mit der Zustimmung des Betroffenen ausgefüllt werden.
− Daten zur Person
− Vorlieben abfragen
− Was macht Freude?
− Wovor gibt es Ängste, Sorgen, was beunruhigt?
− Was löst Beruhigung aus?
− Welche Themen sind schwierig?
− Welche Bereiche sind Lieblingsthemen?
− Eigene Beziehung zum sterbenden Menschen beschreiben

5.13.4 Biografische Aufschriebe für Ehrenamtliche

Für die Sterbebegleitung durch Ehrenamtliche in der letzten Lebensphase erweist sich ein Biografieblatt als eine große Erleichterung, um sich in Situationen besser einfinden zu können. Es kann sehr wertvoll sein, einige Angaben zur Biografie des sterbenden Menschen vom Pflegepersonal oder von Angehörigen zu bekommen, vor allem bei Menschen, die sich nicht mehr äußern können. Situationen, in denen von der zu begleitenden Person nichts oder nur wenig mitgeteilt wird, erweisen sich als eher schwierig. Angehörige können daher eine große Hilfe sein, wenn es um das Ausfüllen von Biografieblättern geht. Eine Kopie des Biografieblatts, das bereits in der Pflege angelegt ist, oder die Einsicht in die Dokumentation der Pflege ist wichtig, um zu erfahren, mit welchem Menschen ich mich auseinandersetze:

− Gibt es eine religiöse Prägung? Es ist sehr wichtig, um die religiöse Einstellung eines Menschen zu wissen, da sie am Lebensende sehr bedeutsam sein oder

5

sich noch verändern kann. Das Respektieren der religiösen Prägung oder auch der Ablehnung jeder Religion ist eine grundlegende Voraussetzung für die Ehrenamtlichen in der Sterbebegleitung.

- Traumatische Erlebnisse im Leben wie Vergewaltigung, Kriegsleid, Missbrauch in der Familie, Abtreibung, Tod von Familienangehörigen, Freunden sind wichtige Einschnitte im Leben und Anhaltspunkte für die Begleitenden, z. B. will die Frau nicht in ihrem Bett schlafen, weil dort die Männer wieder kommen, oder z. B. der jüdische Mann mit der eingebrannten Zahl am Unterarm hat eine Vergangenheit im KZ hinter sich.
- Früherer Beruf erklärt im Verhalten der älteren Person manche Verhaltensweisen, z. B. der Mann, der immer sehr autoritär bestimmt hat als Chef seiner Firma, versucht weiterhin, alle mit barschem Ton zu bestimmen.
- Namen, die von Bedeutung sind, z. B. Namen von Familienangehörigen, spielen in der letzten Lebensphase eine große Rolle, Namen von Menschen, auf die vielleicht noch gewartet wird, auch Namen von Tieren, z. B. die Katze, die das einzige Lebewesen ist, für die es sich noch zu leben lohnt.
- Gegenstände, die wichtig sind und unbedingt stehen bleiben müssen, der Engel, der nicht vom Nachttisch darf, weil er eine besondere Bedeutung hat.

5.13.5 Biografische Aufschriebe als Hilfe für Entscheidungen am Lebensende

Das Sammeln biografischer Daten und Ereignisse in der Zeit der Versorgung durch Pflegepersonal oder Ehrenamtliche einer Hospizgruppe erweitert das Feld des Verstehens für den Betroffenen. Angehörige und Freunde können einbezogen werden. Gespräche, die im Vorfeld des letzten Lebensabschnittes geführt werden können, sind im Blick auf das Ende des Lebens sehr wichtig. Ergebnisse sollten dokumentiert, Aussagen festgehalten sowie Wünsche besprochen und notiert werden. Alle Einrichtungen, durch die bzw. in denen sterbende Menschen begleitet werden, können schon bei Versorgungsbeginn wesentlich mitwirken, um Wünsche und Vorstellungen für das Lebensende zu sammeln und zu dokumentieren. Wird ein Mensch mit seiner Lebensgeschichte ernst genommen, so gilt es auch in dieser Phase des Lebens, die noch verbleibenden Wünsche zu respektieren. Mit dem Sammeln und Notieren von Aussagen lassen sich dann sehr persönliche Patientenverfügungen bzw. Gesundheitsvollmachten formulieren. Wie in einem Tagebuch werden Entwicklungen festgehalten, um am Lebensende

eine gewachsene Unterstützungshilfe für Entscheidungen zu bekommen, damit letztlich Entscheidungen getroffen werden können mit dem Wissen um Einstellungen in gesunden Tagen oder Tagen, an denen eine Äußerung noch möglich war.

Diese Aufschriebe beinhalten dann wertvolle Informationen, wenn es um Ethikberatung bei runden Tischen geht.

5.13.6 Ergänzendes Blatt – Wünsche für das Lebensende

Zu Beginn der Versorgung kann ein Blatt, das ganz gezielte Fragen nach den Bedürfnissen am Lebensende stellt, von Betroffenen und Angehörigen ausgefüllt werden. Dieses Blatt regt die Gesprächsbereitschaft in der Familie an und kann eine Auseinandersetzung mit nicht ausgesprochenen Themen öffnen. Dadurch werden sterbende Menschen in ihrer letzten Lebensphase sehr ernst genommen.

Mögliche Fragestellungen:

- Ist der Betroffene Mitglied einer Religion oder nicht?
- Gibt es eine Patientenverfügung?
- Gibt es eine Vorsorgevollmacht?
- Gibt es eine Generalvollmacht?
- Gibt es Wünsche zur Sterbebegleitung?
- Gibt es Wünsche zur Beerdigung?
- Welche wichtigen Bezugspersonen können genannt werden?
- Kommen die Bezugspersonen aus Besuchsdienst oder Hospizgruppe?
- Soll das Abendmahl oder die Krankensalbung erfolgen?
- Welche Maßnahmen sollen bei Erkrankungen ergriffen werden?
- Soll es lebensverlängernde Maßnahmen geben?
- Kann eine Abschiedsfeier durchgeführt werden? Eine Kurzbiografie über das Leben in einer Pflegeeinrichtung erleichtert z. B. das Durchführen einer Abschiedsfeier.

Damit eine Patientenverfügung wirken kann, bedarf es eines Umfeldes, das Bescheid weiß, auch um neue und sich verändernde Wünsche, und informiert ist. Nur so können benannte Personen für den Willen des sterbenden Menschen eintreten und mitwirken. Auch eine Vorsorgevollmacht setzt voraus, dass Angehörige gut informiert sind über ihre Aufgaben und Rechte, damit diese ihre Wirkung erzielen kann. Es geht hierbei immer um die Frage, wer in Entscheidungssituationen die Verantwortung mittragen und übernehmen kann.

5.14 Abschließende Bemerkungen

Die Stationen eines Lebens betrachten. Die verbleibende Zeit nutzen, um einzutauchen in eine fremde Lebensgeschichte als Möglichkeit, einen Zugang zu dem Menschen zu finden.

Eigene Probleme an- und aussprechen, um unbelasteter dem Tod entgegengehen zu können. Arbeiten mit der eigenen Biografie. Ein Weg – weg von Schmerz und Leid, von der Krankheit –, die Rolle des Gebenden und des Nehmenden wechseln, der körperliche Abbau des Gegenübers bekommt einen anderen Stellenwert. Wichtig sind die Lebensgeschichte und der Mensch mit seiner Einzigartigkeit. Das Ertasten von Gefühlslagen und Gefühlen bei bestimmten Themen.

Noch einmal erinnern an die so oft erzählten, sich immer wiederholenden Erzählungen des Erlebens mit Bekannten, Freunden und Familie, die Geschichten dieses Lebens. Geschichten voll mit Leben, Liebe, traurige, witzige, übertriebene, subjektiv gefärbte Geschichten. Eine Vergangenheit, die vielleicht vergessen, verdrängt, verschwiegen, verdreht oder auch verleugnet wurde. Nicht nur schmeichelhafte Dinge lasten der Vergangenheit an, die anzuschauen mitunter auch schmerzlich ist. Die erzählten Geschichten dürfen nicht gewertet oder bewertet werden. Biografisches Arbeiten lebt nicht von dem Anspruch auf Vollständigkeit oder historische Wahrheit. Erinnerungen können sich wandeln. Die Geschichten sind ein eigener Schatz, ein kostbares Gut und gehören jedem Menschen ganz alleine. Vielleicht kann durch diese Rückschau-Arbeit manches gefunden und wieder entdeckt werden, was verloren gegangen ist. Noch einmal durchlebt, nachempfunden werden, was wichtig ist, um dieses Leben abschließen zu können.

Wir als Begleitende sollten empfindsame Gesprächspartner sein, können Anregende sein und uns Zeit nehmen (die manchmal so knapp bemessen ist), immer da, wo ein Mensch uns ein Signal sendet, seine Lebensgeschichte noch einmal anzuschauen und zu ordnen.

Literatur

Bradshaw J (1999) Familiengeheimnisse. Goldmann, München
Burkhard G (2007) Das Leben in die Hand nehmen. Verlag freies Geistesleben, Stuttgart
Cole K (2003) Kommunikation klipp und klar. Beltz, Weinheim
Frühauf U (2004) Genogrammarbeit in der Hospiz- und Trauerarbeit. Die Hospiz-Zeitschrift 21(6/3)
Kreuzpaintner G, Bauer R (2004) Erzähl mir deine Geschichte. Ibicura, Unterostendorf
McGoldrick M, Gerson R (2000) Genogramme in der Familienberatung. Hans Huber, Bern
Radebold H (2004) Bei Diagnose historisch denken. Dstch Ärztebl 101(27)
Steiner I (2002) Erinnern heißt Leben (Hrsg) Hans-Ulrich Händel, Paul Wilhelm von Keppler-Stiftung
Steiner I (Betaprojekt) Training für kreative Biografiearbeit durch Erinnerungspflege. Altbach, 2002
Vopel KW (2001) Geschichten erzählen. Iskopress, Salzhausen

Vorsorgende Verfügungen

Konrad Stolz

Inhaltsverzeichnis

© Springer-Verlag GmbH Deutschland, ein Teil von Springer Nature 2023
S. Kränzle et al. (Hrsg.), *Palliative Care*, https://doi.org/10.1007/978-3-662-66043-0_6

In Kürze

Mit dem medizinischen Fortschritt steigen die Möglichkeiten, todkranke und sterbende Menschen über Tage, Wochen oder Monate künstlich am Leben zu erhalten. Viele Menschen lehnen es ab, am Sterben gehindert zu werden, wenn die Zeit dafür gekommen ist. Welche Bedeutung kommt dem Willen der todkranken oder sterbenden Menschen zu? Wie ist zu entscheiden und wer hat zu entscheiden, wenn die betroffenen Menschen ihren Willen nicht mehr äußern können? Hat nicht der Arzt die Pflicht, mit allen Mitteln Leben zu erhalten? Muss er eine Patientenverfügung beachten, in der lebenserhaltende und lebensverlängernde Maßnahmen am Ende des Lebens abgelehnt werden? Wie diese Fragen rechtlich zu beurteilen sind, soll im Folgenden ausgeführt werden.

6.1 Ärztlicher Heilauftrag und Selbstbestimmungsrecht des Patienten

Grundsätzlich bedarf jede ärztliche und pflegerische Maßnahme der Einwilligung des zuvor aufgeklärten Patienten (vgl. § 630 d BGB). Im Rahmen der Werteordnung des Grundgesetzes kann jeder Patient aufgrund seiner Menschenwürde und seines Persönlichkeitsrechts über seinen Körper und mögliche ärztliche oder pflegerische Maßnahmen selbst bestimmen. Die Rechtsprechung räumt dem Selbstbestimmungsrecht des Patienten (voluntas aegroti) einen Vorrang vor dem standesethisch begründeten Heilauftrag des Arztes (salus aegroti) ein. So führt der Bundesgerichtshof in einer Entscheidung vom 13.09.1994 (BGHSt 11, 111 [113]) aus:

» Das in Art. 2 Abs. 2 Satz 1 GG gewährleistete Recht auf körperliche Unversehrtheit fordert Berücksichtigung auch bei einem Menschen, der es ablehnt, seine körperliche Unversehrtheit selbst dann preiszugeben, wenn er dadurch von einem lebensgefährlichen Leiden befreit wird. Niemand darf sich zum Richter in der Frage aufwerfen, unter welchen Umständen ein anderer vernünftigerweise bereit sein sollte, seine körperliche Unversehrtheit zu opfern, um dadurch wieder gesund zu werden. Diese Richtlinie ist auch für den Arzt verbindlich. Zwar ist es sein vornehmstes Recht und seine wesentlichste Pflicht, den kranken Menschen nach Möglichkeit von seinem Leiden zu befreien. Dieses Recht und diese Pflicht finden aber in dem grundsätzlich freien Selbstbestimmungsrecht des Menschen über seinen Körper ihre Grenze.

6.2 Sterbehilfe

Das Selbstbestimmungsrecht des Patienten erlaubt es, in bestimmten Grenzen auch über das Sterben selbst zu bestimmen und sich beim Sterben helfen zu lassen.

Rechtlich werden im Allgemeinen folgende Formen der Sterbehilfe unterschieden:

- Passive Sterbehilfe im engeren Sinne ist der erlaubte Verzicht auf lebensverlängernde Maßnahmen oder deren Abbruch, wenn der Sterbevorgang bereits eingesetzt hat und der Tod unabwendbar bevorsteht. Ein Recht oder gar eine Pflicht des Arztes, das erlöschende Leben um jeden Preis zu verlängern, besteht rechtlich nicht.
- Erlaubte passive Sterbehilfe im Sinne eines Sterbenlassens liegt auch dann vor, wenn eine medizinische Behandlung unterlassen, begrenzt oder eine begonnene Behandlung abgebrochen wird, weil dies dem tatsächlichen oder mutmaßlichen Patientenwillen entspricht. Dabei kann ein Behandlungsabbruch sowohl durch Unterlassen als auch durch aktives Tun vorgenommen werden (BGH Urteil vom 25. Juni 2010 (2 StR 454/09) NJW 2010, 2963). Der Wille des Patienten ist auch dann beachtlich, wenn der Tod noch nicht absehbar bevorsteht.
- Indirekte Sterbehilfe ist gegeben, wenn eine ärztlich gebotene schmerzlindernde Medikation bei einem Schwerkranken oder Sterbenden zugleich auch den Todeseintritt beschleunigen kann. Sie ist erlaubt und rechtlich geboten, wenn sie dem tatsächlichen oder mutmaßlichen Willen des Patienten entspricht.
- Aktive Sterbehilfe ist die gezielte Verkürzung des Lebens eines Patienten, z. B. durch die Verabreichung eines tödlich wirkenden Medikaments. Diese Art der Sterbehilfe ist nach unserem Recht verboten und strafbar, auch dann, wenn der einsichtsfähige Patient sie ausdrücklich verlangt (Tötung auf Verlangen § 216 StGB).

6.3 Einwilligungsfähigkeit des Patienten

Voraussetzung für die uneingeschränkte Ausübung des Selbstbestimmungsrechts bezüglich medizinischer und pflegerischer Maßnahmen ist, dass der Patient über die sog. **Einwilligungsfähigkeit** verfügt. Sie ist gegeben, wenn der Patient Art, Bedeutung und Tragweite der fraglichen Maßnahme – nach entsprechender ärztlicher Aufklärung – erfassen und seinen Willen hiernach bestimmen kann. Volle Geschäftsfähigkeit ist nicht erforderlich. Einwilligungsfähigkeit wird manchmal auch als **Einsichts- und Steuerungsfähigkeit** oder als Ent-

scheidungsfähigkeit (bezogen auf ärztliche Maßnahmen) bezeichnet. Ist ein Patient noch
einwilligungsfähig, muss seine Entscheidung akzeptiert
werden, auch wenn sie dem ärztlichen Rat widerspricht
und eine Verschlechterung der Krankheit oder gar den
Tod zur Folge hätte.

Die Einwilligungsfähigkeit zu prüfen ist in erster
Linie Sache des Arztes, der untersuchen oder behandeln
will. Die Einwilligung ist nur wirksam, wenn ihr eine
ausreichende Aufklärung über die beabsichtigte ärztliche Maßnahme vorausgegangen ist. Wer das vom Arzt
geführte Aufklärungsgespräch nicht erfassen oder auf
seiner Grundlage keine eigenverantwortliche Entscheidung treffen kann, ist nicht einwilligungsfähig.

In der Regel wird man davon ausgehen können, dass
die Zustimmung eines aufgeklärten Patienten, bei dem
psychotische oder demenzielle Symptome nicht erkennbar sind, einer rechtswirksamen Einwilligung entspricht.
Andererseits ist aber die Ablehnung einer Behandlung
allein noch kein Zeichen für Einwilligungsunfähigkeit.
Auch die Diagnose einer psychischen Erkrankung
schließt nicht automatisch die Einwilligungsfähigkeit
aus, nicht einmal dann, wenn bereits eine gesetzliche Betreuung mit dem Aufgabenkreis „Gesundheitsfürsorge"
besteht. In jedem Fall muss der Arzt vor einer Behandlung die Einwilligungsfähigkeit des Patienten prüfen. **Art. 12 der UNBRK** verlangt, dass Patienten mit
eingeschränkter Selbstbestimmungsfähigkeit bezüglich
einer konkreten ärztlichen Maßnahme (z. B. durch Verwendung leichter bzw. einfacher Sprache oder durch
Hinzuziehung einer Vertrauensperson) so unterstützt
werden, dass sie selbst entscheiden können, ob sie sich
untersuchen oder behandeln lassen oder nicht. Ein eventuell bestellter rechtlicher Betreuer für Gesundheitsangelegenheiten oder ein Bevollmächtigter hätte in diesem Fall keine Entscheidungs-, sondern nur
Beratungsfunktion.

Festzuhalten ist: Solange der Patient einwilligungsfähig ist, trifft er allein – nach Aufklärung und Beratung
durch den Arzt – die Entscheidung über alle ihn betreffenden ärztlichen Maßnahmen. Dies gilt auch für
Entscheidungen über lebenserhaltende und lebensverlängernde Maßnahmen am Ende des Lebens. Wie aber
soll bei einer lebensbedrohlichen Erkrankung entschieden werden, wenn der Patient selbst nicht mehr entscheidungsfähig ist und seinen Willen aktuell nicht mehr
äußern kann, also „einwilligungsunfähig" bezüglich
noch möglicher ärztlicher Maßnahmen ist? In dieser Situation ist zu prüfen, ob sich der Wille des Patienten aus
einer Patientenverfügung ergibt oder ob aufgrund früherer Willensäußerungen oder allgemeiner Wertvorstellungen ein mutmaßlicher Wille festgestellt werden
kann.

6.4 Patientenverfügung

In einer Patientenverfügung kann der Patient schriftlich
im Voraus für den Fall der Einwilligungsunfähigkeit seinen Willen bezüglich einer noch möglichen ärztlichen
Behandlung und pflegerischen Versorgung niederlegen.
Verliert der Patient dann tatsächlich seine Einwilligungsfähigkeit, kann mithilfe der Patientenverfügung auf seinen Willen bezüglich einer fraglichen ärztlichen und
pflegerischen Maßnahme geschlossen werden. Auf diese
Weise nimmt der Patient sein grundgesetzlich geschütztes Selbstbestimmungsrecht im Voraus für eine
mögliche Zeit der Entscheidungsunfähigkeit bezüglich
ärztlicher und pflegerischer Maßnahmen wahr.

6.4.1 Rechtliche Verbindlichkeit gesetzlich geregelt

Seit der Entscheidung des Bundesgerichtshofs vom 7.
März 2003 (XII ZB 2/03- NJW 2003, 1588) ist die Verbindlichkeit von Patientenverfügungen obergerichtlich
anerkannt. Danach müssen bei einem einwilligungsunfähigen Patienten, dessen Grundleiden einen irreversiblen tödlichen Verlauf genommen hat, lebenserhaltende und lebensverlängernde Maßnahmen
unterbleiben, wenn dies dem in einer Patientenverfügung
niedergelegten Willen des Patienten entspricht. Auch in
den Empfehlungen der Bundesärztekammer und der
Zentralen Ethikkommission bei der Bundesärztekammer zum Umgang mit Vorsorgevollmacht und
Patientenverfügung in der ärztlichen Praxis vom März
2007 heißt es unter anderem:

» Der in einer Patientenverfügung geäußerte Wille des
Patienten ist grundsätzlich verbindlich; deshalb dürfen
sich Ärzte nicht über die in einer Patientenverfügung
geäußerten Willenserklärungen eines Patienten hinweg-
setzen …

Seit 2009 sind Voraussetzungen und Verbindlichkeit von
Patientenverfügungen gesetzlich geregelt. So heißt es in
§ 1901a Absatz 1 BGB (ab 01.01.2023 in § 1827 Abs. 1
BGB):

» Hat ein einwilligungsfähiger Volljähriger für den Fall
seiner Einwilligungsunfähigkeit schriftlich festgelegt,
ob er in bestimmte, zum Zeitpunkt der Festlegung noch
nicht unmittelbar bevorstehende Untersuchungen seines Gesundheitszustandes, Heilbehandlungen oder
ärztliche Eingriffe einwilligt oder sie untersagt
(Patientenverfügung), prüft der Betreuer, ob diese Festlegungen auf die aktuelle Lebens- und Behandlungssituation zutreffen. Ist dies der Fall, hat der Betreuer

dem Willen des Betreuten Ausdruck und Geltung zu verschaffen. Eine Patientenverfügung kann jederzeit formlos widerrufen werden.

6.4.2 Voraussetzungen

❯ Patientenverfügungen müssen nach dieser Regelung grundsätzlich schriftlich erfolgen, und zwar zu einem Zeitpunkt, zu dem der Verfügende noch einwilligungsfähig ist.

Eine besondere Form, z. B. eine notarielle Beurkundung, ist nicht vorgeschrieben, ebenso wenig eine vorherige Aufklärung durch einen Arzt. Es empfiehlt sich jedoch, sich bei einer unabhängigen und kompetenten Stelle oder Person über alle mit einer Patientenverfügung zusammenhängenden Fragen zu informieren. Sinnvoll kann auch eine Beratung über medizinische Fragen durch den Hausarzt sein. Eine Erneuerung der Verfügung innerhalb bestimmter Zeitabstände ist nicht erforderlich, kann aber die Befolgung des festgelegten Willens erleichtern. Wer in guten und gesunden Tagen eine Patientenverfügung verfasst hat, sollte spätestens dann die darin enthaltenen Wünsche und Forderungen überprüfen, wenn sich eine schwere Erkrankung einstellt, deren Verlauf einigermaßen abschätzbar ist. Im Sinne von „**Advance Care Planning**" (gesundheitliche Vorausplanung) kann der Patient die Festlegungen in seiner Patientenverfügung mit seinem Arzt, einem eventuellen Bevollmächtigen oder Betreuer sowie mit Vertrauenspersonen besprechen und eventuell ergänzen oder ändern. In Pflegeeinrichtungen können die Patienten über die medizinisch-pflegerische Versorgung und Betreuung in der letzten Lebensphase beraten und über Hilfen und Angebote der Sterbebegleitung informiert werden (§ 132 g SGB V).

Die Umsetzung der Patientenverfügung erfolgt in der Regel durch den Vertreter des einwilligungs- und entscheidungsunfähigen Patienten: Er hat zu prüfen, ob die Festlegungen in der Patientenverfügung auf die aktuelle Lebens- und Behandlungssituation zutreffen. Gegebenenfalls hat er dem Willen des Patienten gegenüber dem Arzt Ausdruck und Geltung zu verschaffen. Falls der Patient keine Vollmacht erteilt hat oder kein vertretungsberechtigter Ehegatte (▶ Abschn. 6.5) vorhanden ist, muss im Zweifelsfall (z. B. bei unklarem Patientenwillen) vom Betreuungsgericht ein rechtlicher Betreuer bestellt werden. Nach Meinung der Bundesärztekammer (Empfehlungen zum Umgang mit Vorsorgevollmacht und Patientenverfügung in der ärztlichen Praxis – Dtsch Ärztebl 2013; 110(33–34): A-1580/B-1392/C-1376) kann auf die Bestellung eines Betreuers verzichtet werden, wenn der Arzt – nach

Rücksprache mit den Angehörigen und sonstigen Vertrauenspersonen – den Patientenwillen aus einer eindeutigen schriftlichen Patientenverfügung direkt entnehmen kann.

6.4.3 Mutmaßlicher Wille

Falls keine schriftliche Verfügung vorliegt oder deren Festlegungen nicht auf die aktuelle Lebens- und Behandlungssituation zutreffen, hat nach § 1901a Abs. 2 BGB (ab 01.01.2023 nach § 1827 Abs. 2 BGB) der Betreuer

❯❯ die Behandlungswünsche bzw. den mutmaßlichen Willen des Betreuten festzustellen und auf dieser Grundlage zu entscheiden, ob er in eine ärztliche Maßnahme einwilligt oder sie untersagt. Der mutmaßliche Wille ist aufgrund konkreter Anhaltspunkte zu ermitteln. Zu berücksichtigen sind insbesondere frühere mündliche oder schriftliche Äußerungen, ethische oder religiöse Überzeugungen und sonstige persönliche Wertvorstellungen des Betreuten. Um solche Anhaltspunkte zu ermitteln, soll der Betreuer nahen Angehörigen und sonstigen Vertrauenspersonen des Betreuten Gelegenheit zur Äußerung geben, sofern dies ohne erhebliche Verzögerung möglich ist.

Für Bevollmächtigte und vertretungsberechtigte Ehegatten (▶ Abschn. 6.5.1) gilt dasselbe.

❯ Dies bedeutet, dass der Wille des Patienten auch dann befolgt werden muss, wenn er nicht schriftlich vorliegt, sich jedoch zweifelsfrei aus mündlich geäußerten Wünschen oder konkreten Anhaltspunkten ergibt.

6.4.4 Beachtung in jedem Krankheitsstadium

In § 1901a Absatz 3 BGB (ab 01.01.2023 in § 1827 Abs. 3 BGB) wird klargestellt, dass es für die Beachtung und Durchsetzung des Patientenwillens nicht auf Art und Stadium der Erkrankung ankommt. Ebenso wie der in der aktuellen Situation entscheidungsfähige Patient ohne Rücksicht auf die Art und den Verlauf seiner Erkrankung selbst darüber befinden kann, ob und gegebenenfalls welche ärztlichen Maßnahmen an ihm vorgenommen werden dürfen, kann er aufgrund seines grundgesetzlich verbürgten Selbstbestimmungsrechts eine solche Entscheidung auch im Voraus für den Fall seiner Entscheidungsunfähigkeit treffen. Sein Wille kann und muss umgesetzt werden, auch wenn der Tod noch nicht absehbar bevorsteht.

» Das Vorliegen einer Grunderkrankung mit einem „irreversibel tödlichen Verlauf" ist nicht Voraussetzung für den zulässigen Abbruch lebenserhaltender Maßnahmen. Für die Verbindlichkeit des tatsächlichen oder mutmaßlichen Willens eines aktuell einwilligungsunfähigen Betroffenen kommt es nicht auf die Art und das Stadium der Erkrankung an (BGH 17.09.2014 -XII ZB 202/13).

6.4.5 Mitwirkung des Betreuungsgerichts

Besteht zwischen dem Vertreter des Patienten (Bevollmächtigter, Betreuer oder vertretungsberechtigter Ehegatte) und dem behandelnden Arzt Einvernehmen über den vorausverfügten Willen oder den mutmaßlichen Willen des Patienten, wird dieser Wille befolgt und z. B. eine Behandlung abgebrochen, ohne dass eine Genehmigung des Betreuungsgerichts erforderlich wäre. Bei unterschiedlichen Auffassungen oder bei Zweifeln der Beteiligten hinsichtlich des Behandlungswillens des Patienten besteht in den meisten Kliniken die Möglichkeit, mithilfe einer professionell moderierten ethischen Fallbesprechung eine einvernehmliche Entscheidungsempfehlung zu erarbeiten. In Pflegeeinrichtungen und im ambulanten Bereich empfehlen sich wenigstens Fallbesprechungen unter Einbeziehung des behandelnden Arztes, der Pflege und der Angehörigen. Notfalls kann das Betreuungsgericht angerufen werden und entscheiden, ob die Behandlung entsprechend dem Willen des Patienten abgebrochen werden darf.

6.4.6 Im Zweifel Leben erhalten

Kann ein auf die Durchführung, die Nichteinleitung oder die Beendigung einer ärztlichen Maßnahme gerichteter Wille des Patienten auch nach Ausschöpfung aller verfügbaren Erkenntnisse nicht festgestellt werden, muss im Zweifel das Leben mit den gegebenen Mitteln so lange erhalten werden, wie ärztliche Maßnahmen in der individuellen Situation indiziert sind.

6.4.7 Empfehlungen

Die Aussagekraft und Verbindlichkeit von Patientenverfügungen können sichergestellt werden, wenn sie individuell festlegen, in welcher Lebens- und Behandlungssituation welche ärztlichen und pflegerischen Maßnahmen abgelehnt und/oder welche verlangt werden. Nicht aussagekräftig sind Patientenverfügungen, die nur allgemein gehaltene Formulierungen enthalten, wie beispielsweise den Wunsch, „in Würde zu sterben",

wenn ein „erträgliches Leben" nicht mehr möglich erscheint.

Dazu die **Leitsätze aus der Entscheidung des BGH** vom 8. Februar 2017 (AZ XII ZB 604/15):

» a) Eine Patientenverfügung entfaltet nur dann unmittelbare Bindungswirkung, wenn sie neben den Erklärungen zu den ärztlichen Maßnahmen, in die der Ersteller einwilligt oder die er untersagt, auch erkennen lässt, dass sie in der konkreten Behandlungssituation Geltung beanspruchen soll.

b) Die schriftliche Äußerung, dass „lebensverlängernde Maßnahmen unterbleiben" sollen, enthält für sich genommen nicht die für eine bindende Patientenverfügung notwendige konkrete Behandlungsentscheidung des Betroffenen.

c) Die erforderliche Konkretisierung kann sich im Einzelfall auch bei nicht hinreichend konkret benannten ärztlichen Maßnahmen durch die Bezugnahme auf ausreichend spezifizierte Krankheiten oder Behandlungssituationen ergeben. Der Wille des Errichters der Patientenverfügung ist dann durch Auslegung der in der Verfügung enthaltenen Erklärungen zu ermitteln.

Damit möglichst verbindliche Formulierungen gewählt werden, empfiehlt sich eine Beratung durch eine kompetente und neutrale Institution oder Person.

Hilfreich kann es auch sein, in der Patientenverfügung eine Vertrauensperson zu benennen, mit der die Verfügung besprochen wird und die im Falle einer späteren Umsetzung dem behandelnden Arzt und dem Betreuer (bzw. dem Bevollmächtigten) bei der Interpretation der Formulierungen der Verfügungen helfen kann. Vertrauensperson kann beispielsweise auch ein langjähriger Hausarzt sein, mit dem sich der Patient über seine Patientenverfügung beraten hat und den er bittet, erforderlichenfalls ergänzende Auskünfte zu seinem in der Verfügung niedergelegten Willen zu erteilen.

Zur Durchsetzung einer Patientenverfügung empfiehlt es sich, nicht nur eine Auskunftsperson zu benennen, sondern dieser oder einer anderen Vertrauensperson eine für Fragen der ärztlichen Behandlung gültige Vollmacht zu erteilen. Während die Auskunftsperson über Einzelheiten der Patientenverfügung informieren kann, ist die bevollmächtigte Person befugt, die erforderlichen Entscheidungen über ärztliche Maßnahmen entsprechend dem in der Verfügung enthaltenen Willen zu treffen.

❯ Mögliche Inhalte einer Patientenverfügung: Im Internet finden sich zahlreiche Formulierungsvorschläge für eine Patientenverfügung. So können z. B. Textbausteine für eine Patientenverfügung auf der Seite des Bundesministeriums für Justiz und Verbraucherschutz unter ▶ https://www.bmj.de/SharedDocs/Publikationen/DE/Patientenverfuegung.pdf?__blob=publicationFile&v=50 heruntergeladen werden.

6.5 Stellvertretung in Gesundheitsangelegenheiten

Wie in ▶ Abschn. 6.4.2 erwähnt, muss bei der Umsetzung einer Patientenverfügung in der Regel ein Vertreter des (einwilligungsunfähigen) Patienten mitwirken. Dies gilt übrigens bei allen Entscheidungen, die für einwilligungsunfähige Patienten getroffen werden müssen.

6.5.1 Ehegattenvertretungsrecht

Seit 01.01.2023 gibt es ein gesetzliches Ehegattenvertretungsrecht in Gesundheitsangelegenheiten: Gemäß § 1358 BGB kann unter bestimmten Umständen ein Ehegatte den anderen Ehegatten vertreten, wenn dieser aufgrund von Bewusstlosigkeit oder Krankheit seine gesundheitlichen Angelegenheiten nicht besorgen kann. Das auf 6 Monate befristete Vertretungsrecht ist inhaltlich auf den Bereich der Gesundheitsfürsorge, den Abschluss von Behandlungsverträgen, Krankenhausverträgen oder Verträgen über eilige Maßnahmen der Rehabilitation und Pflege beschränkt. Auch Entscheidungen über freiheitsentziehende Maßnahmen von höchstens 6 Wochen Dauer fallen darunter. Andere nahe Angehörige wie Kinder, Geschwister oder Eltern einer entscheidungs- und einwilligungsunfähigen Person haben kein Vertretungsrecht. Sie müssten bevollmächtigt oder als rechtliche Betreuer bestellt sein, um den Patienten vertreten zu können.

6.5.2 Vorsorgevollmacht und rechtliche Betreuung

Wer für den Fall einer krankheitsbedingten Entscheidungsunfähigkeit vorsorgen will, kann einer Vertrauensperson eine Vollmacht erteilen. Wird der Vollmachtgeber dann eines Tages tatsächlich entscheidungsunfähig, braucht ein rechtlicher Betreuer durch das Gericht nicht bestellt zu werden, da für diesen Fall die Vollmacht erteilt worden ist. Man spricht deshalb von einer Vorsorgevollmacht. Voraussetzung ist natürlich, dass überhaupt eine Vertrauensperson vorhanden ist (z. B. ein Ehepartner, Lebenspartner, Kinder, sonstige nahe Angehörige oder gute Freunde), der eine solche Vollmacht gegeben werden kann. Ehegatten haben wie oben ausgeführt ein auf die Gesundheitssorge beschränktes und auf 6 Monate befristetes Vertretungs-

recht (das Ehegattenvertretungsrecht ersetzt also nicht eine alle Bereiche umfassende Vorsorgevollmacht). Die Vollmachtsurkunde sollte entweder bei den persönlichen Unterlagen verwahrt oder einer Vertrauensperson, einem Rechtsanwalt, einem Notar oder einer Bank übergeben werden. Daneben besteht die Möglichkeit, die Vorsorgevollmacht bei der Bundesnotarkammer gegen eine geringe Gebühr zu hinterlegen. Auch Patientenverfügungen und Betreuungsverfügungen können dort registriert werden.

Wer sichergehen will, dass die Vollmacht erst gebraucht werden kann, wenn tatsächlich Entscheidungsunfähigkeit eingetreten ist, kann sie beim beurkundenden Notar mit der Maßgabe hinterlegen, sie erst herauszugeben, wenn ein ärztliches Attest vorgelegt wird, aus dem sich die Geschäfts- und Handlungsunfähigkeit des Vollmachtgebers ergibt. Über die verschiedenen Modalitäten kann ein Notar oder Rechtsanwalt beraten.

Umfang der Vollmacht

Die Vollmacht kann nur für bestimmte Bereiche, z. B. für Gesundheitsangelegenheiten, Vermögensangelegenheiten oder auch umfassend für alle Bereiche erteilt werden. Soll die Vollmacht auch zur Vertretung bezüglich Freiheitsentziehungen, risikoreichen ärztlichen Maßnahmen, einer Zwangsbehandlung oder Umsetzung einer Patientenverfügung berechtigen, muss dies ausdrücklich in der Vollmachtsurkunde aufgeführt sein. Wozu eine Vollmacht berechtigt, ergibt sich aus ihrem Inhalt. Wie die Vollmacht überschrieben oder bezeichnet wird, ist ohne Bedeutung.

Voraussetzung und Form der Vollmacht

Nur wer geschäftsfähig, also „im Vollbesitz seiner geistigen Kräfte" ist, kann eine Vollmacht erteilen. Im Zweifel muss die Frage der Geschäftsfähigkeit durch einen Facharzt geklärt werden. Obwohl es nach dem Gesetz in vielen Fällen ausreicht, eine Vollmacht schriftlich zu erteilen, empfiehlt es sich zur besseren Anerkennung im Rechts -und Geschäftsverkehr, sie von einem Notar beurkunden zu lassen (Gebühr je nach Vermögen). Dabei erfolgt eine rechtliche Beratung über die Modalitäten und Auswirkungen der Vollmacht und eine Überprüfung der Geschäftsfähigkeit des Vollmachtgebers in der Weise, dass im Zweifelsfall ein Arzt um eine Einschätzung gebeten werden muss. Möglich ist auch, die Unterschrift unter die Vollmacht gegen eine Gebühr von 10 Euro bei der für den Wohnsitz zuständigen **Betreuungsbehörde** (Betreuungsstelle) öffentlich beglaubigen zu lassen. Dabei wird allerdings nur die Identität des Vollmachtgebers (z. B. durch Vorlage eines Lichtbildausweises) geprüft, jedoch nicht seine Geschäftsfähigkeit. Auch eine rechtliche Beratung über die Vollmacht erfolgt nicht.

Gesundheitsvollmacht

Die Gesundheitsvollmacht berechtigt zur Vertretung in allen Fragen der ärztlichen Behandlung und pflegerischen Versorgung eines Patienten (in einer umfassenden Vorsorgevollmacht ist der Bereich der Gesundheitssorge enthalten). Im Falle der Entscheidungsunfähigkeit des Vollmachtgebers hat der Bevollmächtigte stellvertretend zu entscheiden, ob ärztliche Untersuchungen oder Behandlungen vorgenommen werden oder nicht. Der behandelnde Arzt muss den Bevollmächtigten an Stelle des entscheidungsunfähigen Vollmachtgebers über mögliche ärztliche Maßnahmen aufklären und von ihm die erforderliche Einwilligung einholen. Eine ärztliche Schweigepflicht besteht gegenüber dem Bevollmächtigten für Gesundheitsfragen nicht. Im Notfall, d. h., wenn keine Zeit bleibt, den Bevollmächtigten zu fragen, darf der Arzt selbstverständlich sofort die aus seiner Sicht erforderlichen Maßnahmen treffen. Das oben beschriebene Ehegattenvertretungsrecht ersetzt eine Gesundheitsvollmacht nur für 6 Monate. Eine umfassende Vorsorgevollmacht zwischen Ehegatten bleibt daher weiterhin sinnvoll.

Vollmacht ist Vertrauenssache

Der Bevollmächtigte wird im Gegensatz zum gesetzlichen Betreuer vom Staat grundsätzlich nicht kontrolliert. Die gerichtliche Kontrolle des Betreuers wird bei der Vollmacht durch das Vertrauen ersetzt, das der Vollmachtgeber dem Vollmachtnehmer entgegenbringt. Eine Ausnahme macht das Gesetz bei Entscheidungen des Bevollmächtigten über gefährliche ärztliche Maßnahmen, Zwangsbehandlungen, Freiheitsentziehungen und bei der Umsetzung einer Patientenverfügung. In diesen Fällen muss der Bevollmächtigte seine Entscheidung u. U. vom Betreuungsgericht genehmigen lassen.

Bestellung eines gesetzlichen Betreuers

Wer keine Vollmacht erteilt hat (oder erteilen konnte, weil keine Person des Vertrauens zur Verfügung stand) oder wer in Gesundheitsangelegenheiten nicht für 6 Monate durch seinen Ehegatten vertreten wird, erhält, falls er durch Krankheit oder Unfall entscheidungsunfähig wird, vom zuständigen Betreuungsgericht einen sog. rechtlichen Betreuer.

Betreuer für Gesundheitssorge

Soll der Betreuer – anstelle des einwilligungsunfähigen Patienten – über medizinische und pflegerische Maßnahmen entscheiden, muss ihm das Betreuungsgericht den Aufgabenkreis „Gesundheitssorge" oder „Gesundheitsangelegenheiten" übertragen. (Andere mögliche Aufgabenkreise sind z. B. „Vermögenssorge" oder „Bestimmung des Aufenthalts".) Häufig werden Angehörige zu rechtlichen Betreuern bestellt. Erst dann sind sie entscheidungsberechtigt und nicht aufgrund ihrer Angehörigeneigenschaft (Ausnahme: Ehegatten für längstens 6 Monate). Falls keine Angehörigen oder sonstige Ehrenamtliche als rechtliche Betreuer bestellt werden können, bestellt das Betreuungsgericht Berufsbetreuer (bei Betreuungsvereinen angestellt oder freiberuflich tätig) oder beauftragt die kommunale Betreuungsbehörde (Betreuungsstelle) mit der Betreuung. Beruflich geführte Betreuungen werden auf Kosten der Betreuten oder (bei Vermögenslosigkeit) der Staatskasse nach festgelegten Pauschalen vergütet. Ist für den Patienten ein Betreuer mit Aufgabenkreis „Gesundheitssorge" bestellt, muss der Arzt ihn anstelle des entscheidungsunfähigen Patienten über indizierte ärztliche Maßnahmen wie Untersuchung, medikamentöse Behandlung oder Operation sowie deren Risiken und Nebenwirkungen aufklären und von ihm die erforderliche Einwilligung einholen. Eine ärztliche Schweigepflicht besteht gegenüber dem legitimierten Stellvertreter nicht. Hat der Patient eine Patientenverfügung verfasst, ist es Aufgabe des Betreuers, diese gegenüber Arzt und Pflegepersonal durchzusetzen.

Stellt der Arzt fest, dass sein Patient krankheitsbedingt die ärztliche Aufklärung nicht verstehen und keine rechtswirksame Einwilligung in die erforderliche ärztliche Maßnahme erteilen kann, und wird der Patient nicht durch einen Bevollmächtigten (oder durch einen vertretungsberechtigten Ehegatten) vertreten, muss der Arzt beim zuständigen Betreuungsgericht die Bestellung eines Betreuers anregen. Bis zur Bestellung eines Betreuers dürfen dringend notwendige Behandlungen mit mutmaßlicher Einwilligung des Patienten begonnen oder weitergeführt werden. Die Gerichte haben die Möglichkeit, erforderlichenfalls innerhalb von Tagen durch eine „einstweilige Maßnahme" einen vorläufigen Betreuer zu bestellen.

„Einstweilige Maßnahme"

Für den Fall, dass eine gravierende Therapieentscheidung zu treffen ist, bevor ein (evtl. auch nur vorläufiger) Betreuer bestellt wird (und ohne dass ein Bevollmächtigter oder vertretungsberechtigter Ehegatte vorhanden ist), kann die Einwilligung des entscheidungsunfähigen Patienten in eine einzelne ärztliche Maßnahme durch eine „einstweilige Maßnahme" des Betreuungsgerichts ersetzt werden. Auch hier kann sich der Arzt direkt an das zuständige Gericht wenden, das innerhalb von Stunden oder Tagen eine entsprechende Eilentscheidung treffen kann.

6.5.3 Klärung der Stellvertretung bei Klinikaufnahme

Immer mehr Kliniken fragen bei der Aufnahme die Patienten, ob sie eine Vorsorgevollmacht erteilt haben oder ob eine rechtliche Betreuung besteht. Falls der Patient während des Klinikaufenthaltes einwilligungsunfähig werden sollte, könnte die Behandlung mit dem Bevollmächtigten bzw. dem Betreuer verbindlich besprochen werden. Auch wäre geklärt, wem der Arzt Auskunft über den Gesundheitszustand des Patienten geben darf. Die gängige (aber rechtswidrige!) Praxis, die Behandlung mit den nächsten Angehörigen zu besprechen, ohne dass diese durch Vollmacht oder Betreuung legitimiert wären, würde auf diese Weise durch eine gesetzeskonforme Vorgehensweise ersetzt werden. Falls bei Klinikaufnahme keine Vertretung durch Vollmacht, Betreuung oder einen berechtigten Ehegatten gegeben ist, könnte ein (geschäftsfähiger) Patient wenigstens für die Dauer seines Klinikaufenthaltes und den Fall, dass er geschäfts- und einwilligungsunfähig werden sollte, einem Angehörigen oder einer sonstigen Vertrauensperson eine Gesundheitsvollmacht erteilen.

6.6 Umsetzung einer Patientenverfügung oder des mutmaßlichen Willens

Am Beispiel einer künstlichen Ernährung über eine sog. PEG (perkutane endoskopische Gastrostomie) bei einem einwilligungsunfähigen Patienten soll zusammenfassend die gesetzliche Regelung der Patientenverfügung verdeutlicht werden.

6.6.1 Patientenverfügung vorhanden

Eine schriftliche Patientenverfügung ist vorhanden, in der für eine konkrete Krankheitssituation eine künstliche Ernährung abgelehnt wird:

- Falls kein Stellvertreter (Bevollmächtigter, Betreuer oder vertretungsberechtigter Ehegatte) vorhanden ist, wird in der Regel ein Betreuer durch das Betreuungsgericht bestellt, eventuell durch einstweilige Maßnahme. (Betrifft die Patientenverfügung eindeutig eine einzelne konkrete ärztliche Maßnahme, kann sie der Arzt direkt befolgen, ohne dass ein Betreuer bestellt werden müsste.)
- Der Stellvertreter befolgt den Willen des Patienten und verweigert die Einwilligung in die künstliche Ernährung:

- Eine gerichtliche Genehmigung ist nicht erforderlich bei Übereinstimmung mit dem Arzt über den Patientenwillen.
- Eine gerichtliche Genehmigung ist erforderlich, wenn keine Übereinstimmung mit dem Arzt über den Patientenwillen möglich ist.

6.6.2 Keine oder keine eindeutige schriftliche Patientenverfügung vorhanden

In diesem Fall sind mündliche Behandlungswünsche zu befolgen bzw. ist der mutmaßliche Wille aufgrund konkreter Anhaltspunkte zu ermitteln. Zu berücksichtigen sind insbesondere frühere mündliche oder schriftliche Äußerungen, ethische oder religiöse Überzeugungen und sonstige persönliche Wertvorstellungen des Patienten. Um solche Anhaltspunkte zu ermitteln, soll nahen Angehörigen und sonstigen Vertrauenspersonen des Patienten Gelegenheit zur Äußerung gegeben werden, sofern dies ohne erhebliche Verzögerung möglich ist.

- Falls kein Stellvertreter (Bevollmächtigter, Betreuer oder vertretungsberechtigter Ehegatte) vorhanden ist, wird ein Betreuer durch das Betreuungsgericht bestellt, eventuell durch eine einstweilige Maßnahme.
- Der mutmaßliche Wille des Patienten wird zweifelsfrei ermittelt: Die künstliche Ernährung wird abgelehnt.
- Der Stellvertreter verweigert die Einwilligung in die künstliche Ernährung:
  - Eine gerichtliche Genehmigung ist nicht erforderlich bei Übereinstimmung mit dem Arzt über den Patientenwillen.
  - Eine gerichtliche Genehmigung ist erforderlich, wenn keine Übereinstimmung mit dem Arzt über den Patientenwillen möglich ist.

6.6.3 Kein Wille des Patienten feststellbar

Kann ein auf die Durchführung, die Nichteinleitung oder die Beendigung einer ärztlichen Maßnahme gerichteter Wille des Patienten auch nach Ausschöpfung aller verfügbaren Erkenntnisse nicht festgestellt werden, muss das Leben mit den gegebenen Mitteln so lange erhalten werden, wie ärztliche Maßnahmen in der individuellen Situation indiziert sind.

6.6.4 Sonstige lebenserhaltende oder lebensverlängernde Maßnahmen

Die am Beispiel der künstlichen Ernährung empfohlenen Vorgehensweisen sind bei anderen ärztlichen Maßnahmen mit lebenserhaltendem oder lebensverlängerndem Charakter wie z. B. künstliche Beatmung oder Verabreichung von Medikamenten entsprechend anzuwenden.

6.6.5 Immer: palliativ-therapeutische Symptomlinderung

Wenn eine lebensverlängernde Maßnahme entsprechend dem Willen, dem mutmaßlichen Willen des Patienten oder in seinem wohlverstandenen Interesse nicht begonnen oder abgebrochen wird, ist die ärztliche Behandlung des Patienten dennoch bis zu seinem Tod im Sinne einer palliativ-therapeutischen Symptomlinderung und ganzheitlichen Begleitung weiterzuführen.

6.7 Das Wichtigste für Ärzte auf einen Blick

- Klären Sie vor der Behandlung eines Patienten, ober er einwilligungsfähig ist, d. h. Ihre Aufklärung verstehen und selbstbestimmt in die vorgeschlagene Behandlung einwilligen kann.

    Erforderlichenfalls unterstützen Sie den Patienten bei der Entscheidungsfindung durch Verwendung einfacher Sprache oder Hinzuziehung einer Vertrauensperson.
- Ist Ihr Patient nicht einwilligungsfähig, müssen Sie (Notfälle ausgenommen) die Einwilligung eines berechtigen Vertreters einholen. Stellen Sie dazu fest, ob
  - eine Vollmacht einschließlich Gesundheitssorge vorliegt,
  - ein rechtlicher Betreuer mit dem Aufgabenkreis „Gesundheitssorge" bestellt ist,
  - ein vertretungsberechtigter Ehegatte vorhanden ist.
- Ist ein Vertreter (Bevollmächtigter, Betreuer, vertretungsberechtigter Ehegatte) des aktuell einwilligungsunfähigen Patienten vorhanden, holen Sie von dieser Person stellvertretend für den Patienten die Einwilligung für Ihre Behandlung ein.
- Im Notfall, wenn keine Zeit bleibt, die Einwilligung eines Vertreters einzuholen, handeln Sie lege artis im mutmaßlichen Interesse Ihres Patienten.

- Gibt es keinen Vertreter des Patienten, regen Sie beim Betreuungsgericht die Bestellung eines Betreuers im Wege einer Eilentscheidung an. Bis zur Bestellung eines Betreuers handeln Sie weiter lege artis im mutmaßlichen Interesse Ihres Patienten.
- Ist Ihr Patient dauerhaft einwilligungsunfähig und ist der Beginn oder die Fortsetzung einer lebenserhaltenden oder lebensverlängernden Maßnahme fraglich, klären Sie, ob sich der Wille des Patienten zu dieser Frage aus einer Patientenverfügung oder mutmaßlich aus konkreten Anhaltspunkten ergibt.
- Kann der Wille des Patienten für die aktuelle Entscheidungssituation sicher und eindeutig festgestellt werden, ist er bindend und muss im Einvernehmen zwischen Ihnen und dem Vertreter des Patienten befolgt werden.
- Können Sie mit dem Vertreter des Patienten kein Einvernehmen über den Patientenwillen erzielen, ist das Betreuungsgericht zur Entscheidung anzurufen. Zuvor sollte versucht werden, mithilfe einer moderierten ethischen Fallbesprechung eine Einigung mit allen Beteiligten zu erreichen.

Literatur

Brosey D (1/2010) Der Wunsch des Betreuten – Umsetzung mit Einschränkung. BtPrax:16–18

Bühler E, Stolz K (6/2009) Das neue Gesetz zu Patientenverfügungen in der Praxis. BtPrax:261–265

Bühler E, Stolz K (5/2017) Ärztliche Behandlung und „unterstützte Entscheidungsfindung" – Betreuung entbehrlich? BtPrax:167–172

Bühler E, Riedel A, Stolz K (2014) Alzheimerdemenz – Medizinische, rechtliche und ethische Fragestellungen im Krankheitsverlauf – ein Überblick. BtPrax:197–204

Bühler E, Kren R, Stolz K (4/2015) Betreuungsrecht und Patientenverfügungen im ärztlichen Alltag, 5. Aufl. MMV Medizin, München

Diehn T, Rebhan R (2010) Vorsorgevollmacht und Patientenverfügung. NJW2010, 326

Hoffmann B (2010) Patientenwille, Patientenverfügung, Behandlungswunsch ein Jahr nach Inkrafttreten des 3. BtÄndG Recht Psychiatric R & P 28:201–210

Höfling W (2009) Das neue Patientenverfügungsgesetz. NJW:2849

http://wiki.btprax.de/Patientenverfügung

Jurgeleit A (Hrsg) (2013) Betreuungsrecht: Handkommentar, 3. Aufl. Nomos, Baden-Baden

May AT (2000) Autonomie und Fremdbestimmung bei medizinischen Entscheidungen für Nichteinwilligungsfähige. Lit, Münster

Pakaki N, Riedel A, Stolz K (4/2010) Palliative Sedierung. BtPrax:156–161

Putz W, Steldinger B (2016) Patientenrechte am Ende des Lebens, 6. Aufl. Deutscher Taschenbuch, München

Riedel A, Stolz K (1/2011) Wer darf die Behandlung abbrechen? BtPrax:14

Riedel A, Stolz K (2013) Behandlungswünsche und mutmaßlicher Wille bei Menschen mit geistiger Behinderung. BtPrax:9

Riedel A, Stolz K (4/2015) Ethische Fallbesprechungen – Relevanz für rechtliche Betreuer und betreuungsrechtliche Entscheidungen. BtPrax:127–135

Stolz K (3/2011) Patientenverfügungen in Notfallsituationen. BtPrax:103

Strätling M et al. Entscheidungen am Lebensende in Deutschland – Zivilrechtliche Rahmenbedingungen, disziplinübergreifende Operationalisierung und transparente Umsetzung. Medizinethische Materialien Heft 144, Zentrum für medizinische Ethik Bochum

6

Ethische Entscheidungen am Lebensende

Georg Marckmann, Angelika Feichtner und Susanne Kränzle

Inhaltsverzeichnis

© Springer-Verlag GmbH Deutschland, ein Teil von Springer Nature 2023
S. Kränzle et al. (Hrsg.), *Palliative Care*, https://doi.org/10.1007/978-3-662-66043-0_7

7.1   Ethische Fragen der Therapiezieländerung

Georg Marckmann

In Kürze

Der palliativmedizinischen und -pflegerischen Versorgung von Patienten geht häufig eine bewusste Entscheidung zur Begrenzung lebenserhaltender Behandlungsmaßnahmen voraus. Immer mehr Menschen sterben nicht plötzlich und unerwartet, sondern nach einer längeren Behandlungsphase, die sie oft im Krankenhaus verbringen (van der Heide et al. 2003). Dabei herrscht weitgehende Einigkeit darüber, dass nicht alles, was die Medizin kann, auch tatsächlich durchgeführt werden soll. Das ethisch Richtige ergibt sich nicht aus dem technisch Möglichen. Damit stellt sich aber die Frage: Wann soll auf eine Behandlung, die das Leben weiter erhalten könnte, verzichtet und ausschließlich auf eine palliativmedizinische Versorgung umgestellt werden? Wann soll z. B. bei einem Patienten mit einer weit fortgeschrittenen bösartigen Krebserkrankung auf eine weitere Chemotherapie verzichtet werden? Erschwerend kommt hinzu, dass die betroffenen Patienten sich häufig nicht mehr äußern und deshalb nicht für sich selbst entscheiden können. Die stellvertretende Entscheidung für diese Patienten wird zu einer besonderen Herausforderung, da unsere Gesellschaft von einer Pluralität von Wertüberzeugungen und Lebenseinstellungen geprägt ist, sodass wir bei der Bewertung lebenserhaltender Maßnahmen nicht mehr auf einen allgemein verbindlichen Konsens zurückgreifen können.

Der vorliegende Beitrag erörtert die ethischen Aspekte dieser Entscheidungen über lebenserhaltende Maßnahmen und zeigt auf, wie eine strukturierte Entscheidungsfindung ablaufen kann. Da die Unterscheidung von aktiver und passiver Sterbehilfe immer wieder für Unklarheiten und Unsicherheiten bei der Behandlung schwer kranker Patienten sorgt, werden zunächst die verschiedenen Formen der Sterbehilfe erläutert.

7.1.1   Formen der Sterbehilfe

Obwohl die moralische Relevanz der Unterscheidung zwischen aktiver und passiver Sterbehilfe philosophisch umstritten ist, prägt sie nach wie vor die öffentliche Diskussion und ist in Deutschland auch für die rechtliche Beurteilung maßgeblich. Unter einer passiven Sterbehilfe versteht man das Unterlassen oder Abbrechen lebenserhaltender Behandlungsmaßnahmen bei einem schwer kranken Menschen. Dieses „passive" Geschehenlassen des Sterbens kann auch ein „aktives" Tun erfordern, wie z. B. das Abstellen eines Beatmungs-

gerätes. Von einer aktiven Sterbehilfe spricht man hingegen, wenn durch ein (aktives) Eingreifen in den Sterbeprozess der Todeseintritt beschleunigt wird, z. B. durch die Gabe eines hochdosierten Medikamentes.

In Abhängigkeit von der Handlungsintention kann man darüber hinaus zwischen direkter und indirekter (aktiver) Sterbehilfe unterscheiden. Bei der direkten Sterbehilfe wird die Lebensverkürzung als primäres Ziel einer Intervention angestrebt, während bei der indirekten Sterbehilfe die Lebensverkürzung als unvermeidbare Nebenfolge einer medizinisch notwendigen Behandlungsmaßnahme, z. B. einer hochdosierten Schmerztherapie, lediglich in Kauf genommen wird.

In Verbindung beider Dimensionen, aktiv-passiv und direkt-indirekt, unterscheidet man in der Praxis drei Formen der Sterbehilfe: Die (direkte) aktive Sterbehilfe, die indirekte (aktive) Sterbehilfe und die passive Sterbehilfe, wobei die Bezeichnungen in Klammern meist weggelassen werden. Als weitere Form des assistierten Sterbens kommt die Beihilfe bei der Selbsttötung (Suizidassistenz) hinzu, bei der der Betroffene in der Regel Zugang zu einem tödlichen Medikament erhält, das er dann selbst einnimmt (vgl. hierzu ausführlicher ▶ Abschn. 7.3).

Da die Bezeichnungen aktive, passive und indirekte Sterbehilfe häufig zu Missverständnissen führen, erscheint folgende begriffliche Unterscheidung sinnvoller (vgl. Marckmann et al. 2010 sowie das BGH-Urteil vom 25.06.2010 – 2 StR 454/09):

Formen des assistierten Sterbens

- Das Zulassen des Sterbens durch Verzicht auf eine lebenserhaltende Behandlungsmaßnahme (= passive Sterbehilfe)
- Durchführung indizierter palliativer Therapien, die den Sterbeprozess beschleunigen können (= indirekte [aktive] Sterbehilfe)
- Tötung auf Verlangen (= [direkte] aktive Sterbehilfe)
- Beihilfe bei der Selbsttötung, in der Regel durch die Bereitstellung eines tödlichen Medikaments, das der Betroffene selbst zu sich nimmt (= assistierter Suizid)

Die (direkte) aktive Sterbehilfe ist in Deutschland – als Tatbestand einer Tötung auf Verlangen – strafrechtlich verboten (§ 216 StGB). Die Suizidassistenz war in Form der geschäftsmäßigen Beihilfe zur Selbsttötung durch den § 217 StGB von 2015 bis zum Urteil des Bundesverfassungsgerichts vom 26.02.2020 verboten. Seither gibt es keine spezielle gesetzliche Regelung der Suizidassistenz, die Beihilfe bei der freiverantwortlichen

Selbsttötung ist nicht strafbar. Die indirekte und passive Sterbehilfe sind erlaubt und in vielen Fällen auch ethisch geboten. Gerade die Zulässigkeit der indirekten Sterbehilfe ist für die palliativmedizinische Betreuung von Patienten von besonderer Wichtigkeit, da keinem Patienten eine wirksame leidenslindernde Behandlung vorenthalten werden darf, weil man irrtümlicherweise glaubt, die durch die Palliation möglicherweise verursachte Lebensverkürzung könne strafrechtliche Konsequenzen haben.

In seltenen Fällen bitten auch in Deutschland schwer kranke Patienten um aktive Sterbehilfe, wenn sie keinen anderen Ausweg aus ihrem Leiden sehen. Diesem Anliegen sollte man grundsätzlich mit Verständnis und Respekt begegnen, auch wenn es mit den eigenen Wertvorstellungen nicht übereinstimmt. Vielleicht kann man in einem vertrauensvollen Gespräch ermitteln, welche Motive dem Wunsch nach aktiver Sterbehilfe zugrunde liegen, um dann gemeinsam mit dem Patienten mögliche palliativmedizinische Alternativen zu erarbeiten. Gerade in diesen Situationen ist die Palliative Care besonders gefordert, nicht nur hinsichtlich der Symptomlinderung, sondern vor allem auch für die psychologische Begleitung der Patienten.

Das vorliegende Unterkapitel verfolgt die ethischen Fragen zur aktiven Sterbehilfe (zur Übersicht vgl. Wiesing 2020, ▶ Kap. 9) und zur Suizidassistenz nicht weiter, sondern widmet sich den ethischen Entscheidungsproblemen, die sich im Rahmen der passiven Sterbehilfe, also beim Verzicht auf lebenserhaltende Maßnahmen, ergeben. Es geht hier – und dies sei ausdrücklich betont – um den Verzicht auf (bestimmte) lebenserhaltende Maßnahmen (z. B. assistierte Beatmung, Chemotherapie, Antibiotikatherapie oder Dialyse) und keinesfalls um den Verzicht auf alle pflegerischen und therapeutischen Bemühungen. Im Vordergrund steht vielmehr eine Änderung des Therapieziels vom Lebenserhalt hin zu einer ausschließlichen Leidenslinderung. Besondere Berücksichtigung findet dabei auch die Frage der künstlichen Nahrungs- und Flüssigkeitszufuhr.

❯ Bei der Durchführung palliativmedizinischer Maßnahmen darf eine Lebensverkürzung als nicht beabsichtigte Nebenfolge in Kauf genommen werden (sog. indirekte Sterbehilfe).

7.1.2 Ethische Voraussetzungen medizinischer Maßnahmen

Bevor wir uns der Frage des Verzichts auf lebenserhaltende Maßnahmen zuwenden, erscheint es sinnvoll, zunächst allgemein zu klären, unter welchen Be-

dingungen es überhaupt ethisch – wie übrigens auch rechtlich – legitim ist, eine diagnostische, therapeutische oder pflegerische Maßnahme durchzuführen: Was sind die notwendigen ethischen Voraussetzungen pflegerischen wie ärztlichen Handelns? Drei Bedingungen sind hier zu nennen, die sich von den klassischen medizinethischen Prinzipien (Wohltun, Nichtschaden und Respekt der Patientenautonomie) ableiten (Beauchamp und Childress 2019; Marckmann 2000):

1. Die medizinische oder pflegerische Maßnahme muss einen Nutzen bzw. insgesamt mehr Nutzen als Schaden für den Patienten erwarten lassen.
2. Der Patient muss nach entsprechender Aufklärung in die Durchführung der Maßnahme eingewilligt haben – von den bekannten Ausnahmen abgesehen, wie Notfallbehandlung bewusstloser Patienten oder Zwangseinweisungen in der Psychiatrie.
3. Darüber hinaus muss die Maßnahme mit einer hohen Qualität, d. h. nach den aktuellen Pflege- und Behandlungsstandards, durchgeführt werden.

Wann soll nun eine lebenserhaltende Maßnahme abgebrochen oder gar nicht erst begonnen werden? Die Antwort lässt sich aus den ethischen Voraussetzungen medizinischer Maßnahmen ableiten: Genau dann, wenn zumindest eine der ersten beiden Voraussetzungen nicht erfüllt ist, d. h., wenn (a) die Maßnahme keinen Nutzen oder insgesamt mehr Schaden als Nutzen für den Patienten erwarten lässt – damit wäre die erste Bedingung nicht erfüllt – und/oder wenn (b) der Patient eine Weiterbehandlung ablehnt, womit die zweite Bedingung nicht erfüllt wäre.

❯ Medizinische oder pflegerische Maßnahmen sind zu unterlassen bzw. abzubrechen, wenn sie dem Patienten keinen Nutzen mehr bieten oder seinem Willen widersprechen.

Ist das Entscheidungsproblem damit gelöst? In allgemeiner Form schon, die Schwierigkeiten ergeben sich aber – wie so oft – bei der konkreten Anwendung im Einzelfall.

Drei Problemstellungen möchte ich erwähnen:
1. Es ist häufig ungewiss oder umstritten, ob der Patient von einem weiteren Lebenserhalt noch einen Nutzen hat **(Problem der Nutzlosigkeit)**.
2. In vielen Fällen kann der Patient sich nicht mehr selbst äußern, sodass schwieriger zu ermitteln ist, welche Vorgehensweise seinem Willen entspricht **(Problem der stellvertretenden Entscheidung)**.
3. Darüber hinaus kann es Konflikte geben zwischen der Selbstbestimmung und dem Wohl des Patienten, wenn der Patient eine nach ärztlichem Ermessen nützliche Maßnahme ablehnt oder auf einer Maß-

nahme insistiert, die nach ärztlicher Einschätzung dem Patienten keinen Nutzen oder insgesamt mehr Schaden als Nutzen bietet **(Konflikte zwischen Wille und Wohl).**

Die drei Problemstellungen werden im Folgenden näher untersucht. Beginnen möchte ich mit der dritten, den Konflikten zwischen Selbstbestimmung und Wohlergehen des Patienten.

7.1.3 Konflikte zwischen Wille und Wohl des Patienten

Bei der Therapieverweigerung ist – vor allem auch durch die Rechtsprechung – eine klare Abwägung vorgegeben: Der Wille des Patienten hat Vorrang vor seinem Wohl. Der Patient hat also das Recht, auch eine für ihn nützliche oder lebensrettende Behandlung abzulehnen. Im Einzelfall stellt sich aber dennoch häufig die Frage, mit welcher Intensität man versuchen soll, den Patienten von der Nützlichkeit der infrage stehenden Maßnahmen zu überzeugen. Vorausgesetzt ist hier, dass das pflegerische und therapeutische Team die Auffassung vertritt, der Patient könne von der Durchführung der Maßnahmen profitieren. Je größer der zu erwartende Schaden für den Patienten bei einer Verweigerung der Behandlungsmaßnahme ist, desto sorgfältiger sollte man überprüfen, ob es sich tatsächlich um eine wohlinformierte, gut abgewogene und durch klare Präferenzen begründete Entscheidung des Patienten handelt. Zunächst gilt es sicherzustellen, dass der Patient seine Situation richtig versteht und in der Lage ist, eine informierte Entscheidung zu fällen. Man sollte versuchen, sich in die Perspektive des Patienten hineinzuversetzen, um zu ergründen, was ihn in seiner Situation am meisten bewegt, welche Sorgen, Ängste und Befürchtungen hinter der Therapieverweigerung stehen. So wird man am ehesten in der Lage sein, die Überlegungen des Patienten zu unterstützen und ihn möglicherweise von den Vorteilen der Therapie zu überzeugen. Sofern sich keine Einigung erzielen lässt, muss man die Entscheidung eines einwilligungsfähigen Patienten respektieren und ihn auf seinem Weg begleiten.

Manchmal tritt aber auch die entgegengesetzte Konfliktsituation auf, wenn ein Patient auf der Durchführung einer nach ärztlichem Ermessen nutzlosen Maßnahme besteht. Da das Selbstbestimmungsrecht des Patienten keinen Anspruch auf die Durchführung nutzloser medizinischer Maßnahmen umfasst, wäre es grundsätzlich legitim, dem Patienten die gewünschte Maßnahme vorzuenthalten. Aber auch in diesem Fall erscheint es sinnvoll, sich zunächst in die Sichtweise des Patienten hineinzudenken und seine Erwartungen an die Behandlung zu klären. Man sollte dann den Patienten noch einmal sehr gründlich über die gewünschte Maßnahme informieren, Chancen und Risiken vor dem Hintergrund seiner persönlichen Wertüberzeugungen prüfen und versuchen, ein für alle Beteiligten akzeptables Vorgehen auszuhandeln. In manchen Fällen kann es überdies sinnvoll sein, eine zweite Meinung einzuholen: Dies kann sowohl für das Team als auch für den Patienten neue Gesichtspunkte ergeben oder aber auch dem Patienten helfen, die professionelle Einschätzung seiner Situation zu akzeptieren.

Bei ganz eindeutig nutzlosen oder sehr risikoreichen Maßnahmen kann es gerechtfertigt oder sogar geboten sein, dem Patienten die Maßnahme vorzuenthalten. Der Verzicht auf weitere, häufig nebenwirkungsreiche lebenserhaltende Maßnahmen bietet dabei auch Chancen für die Patienten, da er es ihnen oft ermöglicht, die verbleibende Zeit vor dem Tod in einer besseren Lebensqualität zu verbringen. In schwierigen Entscheidungssituationen kann die Durchführung einer ethischen Fallbesprechung hilfreich sein.

> **Tipp**
>
> **Bei Konflikten mit dem Patientenwillen**
> - Sich in die Perspektive des Patienten hineinversetzen
> - Erwartungen und Befürchtungen des Patienten ermitteln
> - Psychosoziale Probleme berücksichtigen
> - Patient sorgfältig über die Maßnahmen informieren
> - Nutzen und Risiken der Maßnahmen auf der Grundlage der Wertvorstellungen des Patienten bewerten
> - Entscheidungsprozess des Patienten unterstützen
> - Eventuell eine Zweitmeinung einholen

7.1.4 Nutzlosigkeit medizinischer Maßnahmen

Eine der Grundfragen bei der passiven Sterbehilfe lautet: Hat die Fortführung der lebenserhaltenden Maßnahmen für den Patienten noch einen Nutzen? Zunächst ist zwischen Nutzen und Wirksamkeit zu unterscheiden. Eine Behandlung, z. B. eine assistierte Beatmung, kann sehr wohl physiologisch wirksam sein, indem sie das Blut des Patienten ausreichend oxigeniert. Sie hat aber möglicherweise für den Patienten keinen Nutzen mehr, wenn dieser das Bewusstsein irreversibel verloren hat oder wenn die Beatmung einen leidvollen Sterbeprozess nur verlängert. Relevant für die Frage des Behandlungsabbruchs ist der Nutzen und nicht die Wirksamkeit einer Maßnahme: Das Ziel ärztlichen Handelns ist es nicht, irgendeinen physiologischen Effekt zu erzielen, sondern dem Patienten zu nützen. Bei der Abschätzung des Nutzens sind die verfügbare Evidenz aus klinischen Studien – im Sinne einer evidenzbasierten Medizin – und einschlägige Leitlinien zu berücksichtigen.

Dennoch bleibt in vielen Fällen eine erhebliche prognostische Unsicherheit bestehen, die die Entscheidungsfindung erschwert. Lässt sich der Nutzen einer Behandlung schlecht abschätzen, so erscheint es sinnvoll, die Behandlung zunächst zu beginnen, nach einer gewissen Beobachtungszeit erneut auf den Nutzen hin zu überprüfen und je nach Ergebnis dann abzubrechen oder fortzuführen. Ohne Zweifel ist der Abbruch einer lebenserhaltenden Therapie in vielen Fällen emotional belastender als der primäre Verzicht, da der dann einsetzende Sterbeprozess kausal enger mit dem eigenen Handeln in Verbindung gebracht wird. Moralisch erscheint der Abbruch gegenüber der Unterlassung hingegen mindestens gleichwertig, da die Entscheidung hinsichtlich der prognostischen Nutzenabschätzung im ersten Fall auf sichereren Füßen steht.

> ❯ Bei unklarer Prognose nie eine lebenserhaltende Maßnahme unterlassen, nur weil der primäre Verzicht psychologisch leichter ist als der Abbruch einer bereits laufenden Maßnahme.

Wann ist nun eine Maßnahme nutzlos? Zwei verschieden weite Definitionen von Nutzlosigkeit sind zu unterscheiden (Lo 2019). Nach der engen Definition ist eine Maßnahme nutzlos, wenn sie keine physiologische Wirksamkeit besitzt, wenn der Patient auch mit Maximaltherapie nicht weiter am Leben erhalten werden kann, wenn die Therapiemaßnahme versagt hat oder wenn das angestrebte Therapieziel, z. B. die Heilung, mit der Maßnahme nicht mehr erreicht werden kann. In einem weiteren Sinne ist eine Maßnahme hingegen nutzlos, wenn nur geringe Erfolgsaussichten bestehen, wenn keine erstrebenswerten Behandlungsziele mehr erreichbar sind, wenn die Lebensqualität inakzeptabel ist oder wenn die Maßnahme voraussichtlich mehr Schaden als Nutzen für den Patienten bieten wird. Während es sich bei der Nutzlosigkeit im engeren Sinne um rein medizinisch-fachliche Urteile handelt, erfordert die Nutzlosigkeit im weiteren Sinne Bewertungen: Was ist eine geringe Erfolgsaussicht? Wann ist die Lebensqualität als inakzeptabel zu bewerten? Und auch Nutzen und Schaden sind evaluative, d. h. bewertende Begriffe.

Welche Konsequenzen ergeben sich nun für die Frage des Behandlungsverzichts? Liegt eine Nutzlosigkeit im engeren Sinne vor, ist eine einseitige ärztliche Entscheidung zum Behandlungsverzicht nicht nur gerechtfertigt, sondern geboten. Die Entscheidung, ob eine Nutzlosigkeit im weiteren Sinne vorliegt, sollte man hingegen nach Möglichkeit dem Patienten selbst überlassen, da seine eigenen Präferenzen für die erforderlichen Bewertungen ausschlaggebend sein sollten. Bei den meisten Fällen der Therapiezieländerung geht es um diese Nutzlosigkeit im weiteren Sinne und damit um eine sehr individuelle Entscheidung des Patienten. Allerdings sollte man den Patienten bei dieser häufig schwierigen Entscheidung unterstützen.

> ❯ Grundsätzlich hat jeder Patient das Recht, auf lebenserhaltende Maßnahmen zu verzichten, eine absolute Verpflichtung zur Lebenserhaltung gibt es nicht. Sofern eine Maßnahme nicht im engeren Sinne nutzlos ist, sollten sich Entscheidungen zur Therapiebegrenzung an den individuellen Präferenzen und Wertvorstellungen des Patienten orientieren.

7.1.5 Stellvertretende Entscheidungen

Auch wenn der Patient nicht entscheidungsfähig ist, bleibt sein Selbstbestimmungsrecht grundsätzlich erhalten. Man muss also versuchen, auch den Willen eines nicht äußerungsfähigen Patienten so weit wie möglich zu berücksichtigen. Hier bietet sich ein mehrstufiges Entscheidungsverfahren an (◻ Abb. 7.1).

Zunächst ist auf den voraus verfügten, noch im einwilligungsfähigen Zustand erklärten Willen des Patienten zurückzugreifen (▶ Kap. 6). In einer Patientenverfügung können Patienten für den Fall ihrer Einwilligungsunfähigkeit schriftlich festlegen, ob und in welchem Umfang sie in einer bestimmten Krankheitssituation behandelt werden möchten (Vetter und Marckmann 2009). Sofern die Patientenverfügung auf die aktuelle Krankheitssituation zutrifft und keine konkreten Hinweise auf eine nachträgliche Willensänderung vorliegen, ist die in der Verfügung dokumentierte Willenserklärung für Ärzte, Pflegende und Angehörige bindend (vgl. § 1827, Abs. 1 BGB).

Wenn keine Patientenverfügung vorliegt oder diese nicht auf die aktuelle medizinische Situation zutrifft, ist auf mündlich geäußerte Behandlungswünsche des Patienten zurückzugreifen. Sofern sich der Patient nie zu der vorliegenden Situation geäußert hat, ist aus früheren mündlichen oder schriftlichen Äußerungen sowie den persönlichen Werthaltungen und Lebenseinstellungen des Patienten der mutmaßliche Patientenwillen zu ermitteln (§ 1827, Abs. 2 BGB). Dabei überlegt man, wie der Patient selbst in der vorliegenden Situation wohl entscheiden würde, wenn er dazu in der Lage wäre. Hierzu sollen nahe Angehörige und sonstige Vertrauens-

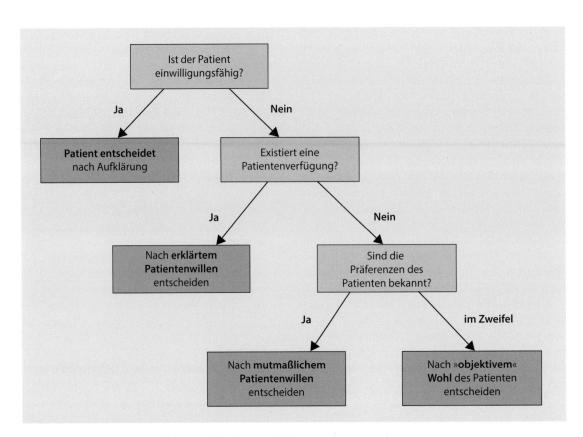

Abb. 7.1   Mehrstufiges Vorgehen bei fehlender Einwilligungsfähigkeit

personen des Patienten gehört werden; auch eine Patientenverfügung, die nicht auf die aktuelle Situation zutrifft, kann Hinweise auf die Wertvorstellungen des Patienten liefern. Da der Wille des Patienten aber nur „vermutet" werden kann, ist er mit einer erhöhten Irrtumsgefahr verbunden und dem in einer Patientenverfügung schriftlich erklärten Willen untergeordnet.

Im Zweifelsfall oder wenn Hinweise auf den mutmaßlichen Willen des Patienten vollkommen fehlen, kann sich die Entscheidung nur an allgemeinen Wertvorstellungen, d. h. am „objektiven" Wohl des Patienten orientieren. Auf der Grundlage einer sorgfältigen Abschätzung von Nutzen und Risiken für den Patienten gilt es abzuwägen, ob die Fortsetzung der lebenserhaltenden Maßnahmen als legitimationsbedürftiger Eingriff die Interessen des Betroffenen fördert – im Sinne einer „objektiven Interessenabwägung" (Taupitz 2000). Dies erfordert häufig auch eine Beurteilung der Lebensqualität des Patienten. Vor allem in Grenzfällen kann dies schwierig sein, da man in der heutigen pluralistischen Gesellschaft nicht mehr ohne Weiteres auf einen allgemein verbindlichen Wertekonsens zurückgreifen kann. Es erscheint deshalb sinnvoll, mehrere Personen in den Entscheidungsprozess einzubeziehen (Behandlungs- und Pflegeteam), um verschiedene Perspektiven auf das Wohl des Patienten zu berücksichtigen und einseitige Urteile zu vermeiden. Vor allem in

Konfliktfällen kann es hilfreich sein, ein klinisches Ethikkomitee (KEK) beratend hinzuzuziehen.

Betrachtet man die verschiedenen Stufen der Entscheidungsfindung, so fällt auf, dass die Selbstbestimmung des Patienten „von oben nach unten" immer weiter verblasst. Damit wird deutlich, dass die Entscheidungen möglichst weit oben im Entscheidungsbaum angesiedelt sein sollen, da sie dann eher an tatsächlichen Präferenzen des Patienten orientiert ist. Eine Möglichkeit hierzu ist das auch in Deutschland zunehmend etablierte Advance Care Planning (ACP, deutsch auch: Behandlung im Voraus planen) (in der Schmitten et al. 2016). Entsprechend geschulte Gesprächsbegleiter unterstützen die Betroffenen bei der Vorausplanung, zugleich werden im regionalen Versorgungssystem entsprechende Standards und Routinen etabliert, um sicherzustellen, dass die erstellten Vorausverfügungen einschließlich Notfallplan verfügbar sind und verlässlich umgesetzt werden.

7.1.6 Künstliche Nahrungs- und Flüssigkeitszufuhr

Schwierigkeiten bereitet oft auch die Frage, ob und ggf. unter welchen Umständen eine künstliche Nahrungs- und Flüssigkeitszufuhr, z. B. durch eine PEG (perkutane endoskopische Gastrostomie), abgebrochen werden darf. Die Sondenernährung ist als medizinische Behandlungsmaßnahme anzusehen, für die die gleichen Legitimationsvoraussetzungen gelten wie für andere lebenserhaltende Maßnahmen (vgl. ▶ Abschn. 7.1.2): Sie bedarf der Rechtfertigung durch einen Nutzen für den Patienten und der Legitimation durch den (erklärten oder mutmaßlichen) Patientenwillen (Marckmann 2007; Synofzik und Marckmann 2007).

Häufig stellt sich die Frage der künstlichen Ernährung mittels PEG im Rahmen einer fortgeschrittenen Demenzerkrankung, bei der die Patienten die Nahrung verweigern oder ihr zumindest indifferent gegenüberstehen. Mitunter können sie das Essen im Mund nicht mehr hinunterschlucken, sie leiden an einer sog. „oral phase dysphagia". In diesen Fällen muss als erstes geklärt werden, welche Ziele eine mögliche Sondenernährung verfolgen soll. Soll sie Aspirationspneumonien verhindern, das Leben der Patienten erhalten und/oder ihre Lebensqualität durch eine Leidensminderung verbessern? In einem zweiten Schritt ist dann zu prüfen, ob sich die angestrebten Ziele auch tatsächlich erreichen lassen.

Zwei Übersichtsarbeiten von Finucane et al. (1999) und Gillick (2000) kommen zu dem Schluss, dass ein überzeugender Wirksamkeitsnachweis für die Sondenernährung bei fortgeschrittener Demenz fehlt. Aspirationen lassen sich nicht sicher verhindern, die Überlebensrate ist mit Sondenernährung nicht besser als ohne. Offenbar bewirkt eine Sondenernährung auch nicht immer eine Leidensminderung, im Gegenteil, die Autoren beschreiben auch negative Auswirkungen auf die Patienten. Weniger gravierend sind in der Regel lokale Komplikationen am Stoma. Vor allem bei Patienten mit einer Demenz ist aber oft eine Fixierung erforderlich, um zu verhindern, dass sich die Patienten die Sonde selbst entfernen. Überdies entfällt nicht selten die mit der oralen Ernährung verbundene Zuwendung. Es erscheint deshalb insgesamt fraglich, ob sich die angestrebten Behandlungsziele mit einer Sondenernährung tatsächlich erreichen lassen. Ist dies nicht der Fall, so handelt es sich um eine Nutzlosigkeit im engeren Sinne, die nicht auf einer Bewertung der Lebensqualität der betroffenen Patienten beruht (Letzteres wäre Nutzlosigkeit im weiteren Sinne). Eine einseitige ärztliche Entscheidung zum Verzicht auf eine Sondenernährung ist damit gerechtfertigt.

Möglicherweise entspricht eine lebenserhaltende Sondenernährung auch nicht dem Willen der dementen Patienten: In einer empirischen Untersuchung wünschten nur 33 % entscheidungskompetenter Pflegeheimpatienten eine Sondenernährung, falls sie an einer dauerhaften Gehirnschädigung leiden würden, die ihnen die orale Nahrungsaufnahme unmöglich macht (O'Brien

et al. 1995). Darüber hinaus stellt sich die Frage, ob Patienten im Endstadium ihrer Erkrankung überhaupt noch Durst und Hunger leiden (Printz 1992). Mit zunehmender Dehydration werden körpereigene Morphine freigesetzt, die das Leiden der Betroffenen lindern (Post 2001). Diese Zusammenhänge mahnen insgesamt zu einer sehr sorgfältigen Indikationsstellung zur Sondenernährung. Hingegen sollte den Patienten regelmäßig Flüssigkeit und Nahrung oral angeboten werden (▶ Kap. 17).

> Eine Sondenernährung mittels PEG gehört nicht zur Basisbetreuung, sondern bedarf als medizinische Behandlungsmaßnahme einer klaren Indikationsstellung und Legitimation durch den Patientenwillen. Hunger und Durst sollten als subjektive Empfindungen jedoch immer gestillt werden.

7.1.7 Fazit

Wann darf bzw. soll auf lebenserhaltende Behandlungsmaßnahmen verzichten werden? Zunächst, wenn sie keinen Nutzen mehr für den Patienten bieten, wobei Nutzlosigkeit im engeren von Nutzlosigkeit im weiteren Sinne zu unterscheiden ist: Im ersten Fall handelt es sich um medizinisch-fachliche Urteile, die Ärzte auch einseitig fällen können, im zweiten Fall hingegen um Werturteile, die sich an den individuellen Präferenzen der Patienten orientierten sollten. Sofern der Patient nicht mehr selbst entscheiden kann, bietet sich ein mehrstufiges Vorgehen an. Zunächst ist der vorab erklärte Patientenwillen zu berücksichtigen, dann mündlich geäußerte Behandlungswünsche oder der mutmaßliche Patientenwillen. Wenn sich dieser nicht rekonstruieren lässt, muss eine Entscheidung nach dem „objektiven" Wohl des Patienten getroffen werden.

Abschließend sei noch einmal betont, wie wichtig und für alle Beteiligten hilfreich eine frühzeitige Vorbereitung auf die Entscheidungssituationen am Lebensende ist, etwa durch rechtzeitige Gespräche mit Patienten und Angehörigen oder durch das Abfassen einer vorsorglichen Willensbekundung (Patientenverfügung). Vor allem in Senioreneinrichtungen erscheint es sinnvoll, mittels einer ärztlichen Anordnung für den Notfall eine ergänzende Vorausplanung für akute medizinische Krisen zu erstellen (in der Schmitten et al. 2011). Bleibt zu hoffen, dass sich Advance-Care-Planning-Programme in Deutschland (in der Schmitten et al. 2016) weiter etablieren: nicht nur um der Autonomie der Patienten willen, sondern auch, um die Angehörigen zu entlasten und die schwierigen Entscheidungen im Team über Abbruch oder Unterlassung lebenserhaltender Maßnahmen zu erleichtern.

7.2 Vom Wunsch zu sterben und der Verantwortung der Betreuenden

Angelika Feichtner

» **Dialog am Krankenbett**

Patientin: „Ich will sterben – Schwester, bitte helfen Sie mir!"

Pflegeperson: „Ich kann Ihnen nicht helfen, damit würde ich mich strafbar machen."

Bei terminaler Erkrankung, bei Pflegebedürftigkeit und intensiven Leiderfahrungen sind Sterbewünsche der Patienten und Patientinnen keineswegs selten. Der Wunsch zu sterben ist eine Reaktion auf das erlebte Leid, und den Betroffenen erscheint das Sterben oder auch ein Beschleunigen des Sterbeprozesses als einziger Ausweg (Balaguer et al. 2016).

Dabei ist zwischen einem allgemeinen Wunsch zu sterben, dem Wunsch, der Tod möge eher kommen, und dem Wunsch, das eigene Sterben zu beschleunigen, zu unterscheiden. Sterbewünsche sind bei Menschen in palliativen Situationen nicht ungewöhnlich, und Pflegende hören solche Wünsche relativ oft, häufig in den Nächten, wenn die Verzweiflung besonders groß ist, während der Körperpflege oder auch während eines länger dauernden Verbandwechsels.

Während der Pflege kann eine besondere Nähe entstehen. In dieser Zugewandtheit scheint es den Kranken leichter zu fallen, über ihre Nöte zu sprechen und damit vielleicht auch über ihren Wunsch zu sterben. Das mag mit Nähe und Vertrauen zu tun haben, aber auch damit, dass die Patienten und Patientinnen während pflegerischer Handlungen in besonderer Weise mit ihren krank-

heitsbedingten Einschränkungen und Defiziten konfrontiert sind.

Auch bei bester palliativer Versorgung entwickeln Patienten und Patientinnen zeitweise einen Sterbewunsch (Gudat et al. 2013), allerdings werden diese Wünsche meist nicht offen geäußert. Sie werden auch den Angehörigen zunächst nicht mitgeteilt, um sie nicht zu belasten. Selbst mit ihrem behandelnden Arzt oder ihrer Ärztin sprechen die Kranken seltener darüber, denn sie fürchten – wie es eine Patientin formulierte –, damit als undankbar zu erscheinen.

Wenn ein Patient, eine Patientin den Wunsch zu sterben äußert, dann sind das oft besondere Momente. Es sind wichtige Schlüsselsituationen, denn je nachdem, wie die ersten Adressaten auf diesen Sterbewunsch reagieren, kann eine vertrauensvolle Beziehung zwischen der Pflegeperson und dem Kranken gestärkt oder auch nachhaltig gestört werden. Dabei ist zu unterscheiden zwischen einem vorübergehenden und situativ ausgelösten Wunsch zu sterben und einem dauerhaften, anhaltenden Sterbewunsch. Darüber hinaus ist eine Unterscheidung zu treffen zwischen einem Sterbewunsch mit und ohne Überlegungen, den Sterbeprozess zu beschleunigen. In der Praxis zeigt sich, dass die meisten der geäußerten Sterbewünsche nicht mit dem Wunsch nach einer Beschleunigung des Sterbeprozesses verbunden sind (■ Abb. 7.2).

Sterbewünsche können in unterschiedlicher Intensität auftreten. Es kann sich um einen eher allgemein formulierten Wunsch zu sterben handeln, z. B. „Hoffentlich hat das bald ein Ende", der Sterbewunsch kann aber auch mit expliziten Bestrebungen verbunden sein, den Sterbeprozess zu beschleunigen, z. B. durch Beendigung lebenserhaltender Maßnahmen oder durch Verzicht auf

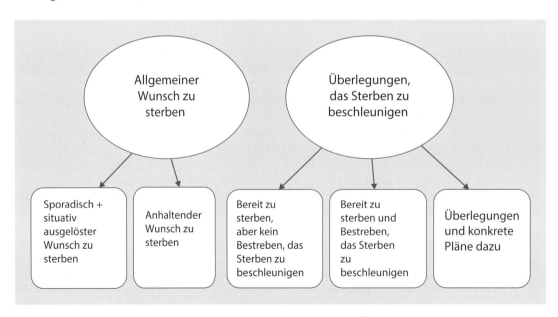

■ **Abb. 7.2** Formen von Sterbewünschen. (In Anlehnung an Monforte-Royo et al. 2010)

Nahrung und Flüssigkeit mit dem Ziel, das Sterben zu beschleunigen (Monforte-Royo et al. 2010).

Am häufigsten handelt es sich jedoch um allgemeine Sterbewünsche. Oft entsteht der Wunsch zu sterben aus einer Situation heraus, meistens dann, wenn sich eine besondere Nähe ergibt oder wenn die krankheitsbedingten Einschränkungen besonders deutlich wahrgenommen werden. Sehr oft verändern sich dieses Sterbewünsche auch wieder, wenn sich die für den Patienten, für die Patientin belastende Situation entspannt.

Das bedeutet, dass Sterbewünsche als dynamische und komplexe Konstrukte zu verstehen sind, deren Bedeutung und Gewichtung sich immer wieder verändern können (Ohnsorge et al. 2014). Diese Dynamik kann auch den inneren Prozess der Patienten und Patientinnen widerspiegeln. So kann es durchaus sein, dass die Patientin in der Früh sterben möchte, je eher, desto besser. Mittags zwingt sie sich zum Essen, „damit es wieder aufwärts geht", wie sie sagt, und nachts appelliert sie an die Nachtschwester, ihr doch „etwas zu geben, damit es endlich vorbei ist".

Sterbewunsch und Lebenswillen sind nicht zwei Enden eines Kontinuums, sondern unterschiedliche und voneinander unabhängige Phänomene. Ein Sterbewunsch kann also parallel zu einem intensiven Wunsch zu leben bestehen. Während gelegentliche, situativ getriggerte Wünsche, der Tod möge schneller kommen, recht häufig sind, sind anhaltende Sterbewünsche deutlich seltener. Je nach Studie haben zwischen 8,5 % und 17,2 % der Patienten in palliativen Betreuungssituationen einen anhaltenden Sterbewunsch (Wilson et al. 2014). Diese persistierenden Sterbewünsche können wiederholt und sehr appellhaft geäußert werden und damit auch einen hohen Handlungsdruck bei den Betreuenden auslösen.

Sterbewünsche entwickeln sich meist stufenweise. Das kann zunächst die fast beiläufige Aussage sein, dass der Patient, die Patientin hofft, „einfach einzuschlafen und nicht mehr aufzuwachen". Es kann aber auch eine metaphorische Äußerung sein, etwa: „Einen Hund würde man nicht so leiden lassen" oder „Man sollte in die Schweiz fahren können" oder auch „Ich glaube, der Herrgott hat mich vergessen". Und je nachdem, wie die ersten Adressaten auf einen derartigen, gleichsam verpackten Sterbewunsch reagieren, kann sich die Dringlichkeit dieses Wunsches wieder reduzieren, sie kann sich aber auch zu einer ganz konkreten, expliziten Bitte hin entwickeln: „Helfen Sie mir, geben Sie mir etwas, damit das ein Ende hat" oder: „Ich kann nicht mehr, helfen Sie mir zu sterben".

Anders als in älteren Studien beschrieben wird heute davon ausgegangen, dass ein geäußerter Sterbewunsch nicht grundsätzlich mit Suizidalität gleichzusetzen ist. Auch sind diese Wünsche nur selten mit konkreten Vor-

stellungen wie etwa einer Beihilfe zum Suizid verbunden. Auch die Theorie, dass jedem Sterbewunsch eine manifeste und behandlungsbedürftige Depression zugrunde liegt, ist inzwischen widerlegt. Trotzdem darf nicht übersehen werden, dass Demoralisation und depressive Syndrome bei Menschen mit terminalen Erkrankungen relativ häufig auftreten. Meist führen jedoch mehrere unterschiedliche Faktoren zusammen zu einem Sterbewunsch.

Ein geäußerter Sterbewunsch ist vor allem Ausdruck einer dramatischen Überforderung des Patienten, der Patientin, und er macht die Not und die Verzweiflung deutlich, in der er/sie sich aktuell befindet. Zugleich kann die Mitteilung eines Sterbewunsches aber auch ein Signal dafür sein, dass der Patient, die Patientin über das Sterben sprechen möchte.

In Anlehnung an das Modell von Nissim et al. (2009) können im Wesentlichen drei Kategorien von Sterbewünschen unterschieden werden:

- Hypothetischer Ausstiegsplan ➔ wird selten kommuniziert
- Ausdruck tiefer Verzweiflung ➔ meist ein vorübergehendes Phänomen
- Ausdruck der Bewältigung und Manifestation des Abschieds

Sterbewunsch als Notausgang und Ausstiegsplan Die zahlreichen Verluste, die schwer kranke Menschen erfahren, führen fast immer zu einer enormen emotionalen Belastung. Dann kann der Wunsch zu sterben einen Hilferuf darstellen, zugleich kann die Auseinandersetzung mit dem Sterbewunsch und vielleicht auch mit Überlegungen, wie das Sterben beschleunigt werden könnte, eine Entlastungsstrategie darstellen.

Ein Sterbewunsch kann aber auch der verzweifelte Versuch sein, dem erlebten Kontrollverlust entgegenzuwirken. Bei schwerer Erkrankung, bei Pflegebedürftigkeit und ganz besonders im Sterben versagen sämtliche erlernte Kontrollstrategien; in diesen Situationen wird zunehmender Kontrollverlust erfahren. Und mitunter scheint es auch die Intention des Betroffenen zu sein, diesem Kontrollverlust zuvorzukommen. Den Tod herbeizusehnen oder auch dem Leben – zumindest gedanklich – ein Ende zu setzen, um die Kontrolle zu behalten. Der unbedingte Respekt vor dem Recht der Patienten auf Selbstbestimmung ist daher ein zentrales Element palliativer Betreuung, und bei Patienten mit einem hohen Bedürfnis nach Kontrolle gilt dies in besonderer Weise.

Sterbewunsch als Ausdruck der Verzweiflung Der Wunsch zu sterben repräsentiert immer auch den Zusammenbruch der Fähigkeit, mit den Herausforderungen durch die Erkrankung umzugehen. Menschen in terminalen Krankheitssituationen erleben häufig intensive und unterschiedlich lange anhaltende Phasen von existenzieller Verzweiflung. Der Wunsch zu sterben ist dann eine Antwort auf das physische, psychische und spirituelle Leiden der betroffenen Person. Er macht die momentane enorme Überforderung des Kranken deutlich. Die Mitteilung eines Sterbewunsches ist ein Signal, dass der Patient, die Patientin, so nicht mehr leben will oder auch nicht mehr leben kann. Damit kann der Wunsch zu sterben auch als eine geradezu gesunde Reaktion auf eine multidimensionale Leiderfahrung verstanden werden und weniger als bilanzierende Entscheidung. Erfahren die Menschen in dieser Situation entsprechende Unterstützung und Solidarität, ist fast immer zu beobachten, wie sich dieses Leid im Sinne einer Bewältigung wandelt.

Sterbewunsch als Ausdruck der Bewältigung Der Wunsch zu sterben, aber auch Suizidgedanken sind in palliativen Situationen nichts Ungewöhnliches, und sie können, vor allem in terminalen Erkrankungsstadien, auch eine Form der Entlastung darstellen. Ein Sterbewunsch kann also eine geradezu gesunde Reaktion auf die erlebte existenzielle Not sein und einen Teil der Bewältigung dieser Not darstellen. Die Überlegungen, den eigenen Sterbeprozess zu beschleunigen – etwa, indem bewusst auf Nahrung und Flüssigkeit verzichtet wird, oder durch ein Beenden lebenserhaltender Maßnahmen –, kann den betroffenen Menschen wie ein Notausgang aus der unerträglich empfundenen Situation erscheinen. Meist bleibt es bei hypothetischen Überlegungen, und häufig scheint bereits das Wissen um die Möglichkeit einer derartigen Exit-Strategie entlastend zu wirken. Die innere Auseinandersetzung mit dem Wunsch zu sterben kann aber auch zu einer Akzeptanz des unvermeidbar gewordenen Sterbens führen.

7.2.1 Jeder Sterbewunsch hat eine Geschichte

Hinter jedem Sterbewunsch steht eine Geschichte. Dahinter stehen das Empfinden eines globalen Kontrollverlustes oder auch die Wahrnehmung, für andere eine Last und ihnen ausgeliefert zu sein. Hinter einem Sterbewunsch können aber auch die Angst vor Würdeverlust und die Erfahrung von Scham, Ohnmacht und Entwürdigung stehen. Weitere Gründe für einen Sterbewunsch können psychische Erschöpfung, spirituelle Nöte und existenzielle Verzweiflung sein.

Wenn schwer kranke Menschen umfassenden Leiderfahrungen ausgesetzt sind, können alle bisher tragenden Strukturen zusammenbrechen; gleichsam ein emotionaler Zusammenbruch, eine Erfahrung von absoluter Einsamkeit und Machtlosigkeit. Hinzu kommt, dass diese Leidenssituationen häufig auch zu einer Verstärkung bestehender Symptome führen. Damit kann ein unheilvoller Kreislauf in Gang gesetzt werden: Das Leid verstärkt die bestehende Symptombelastung, und die Symptome verstärken wiederum das Leid-Erleben. Wie nahezu alle aktuellen Forschungen zeigen, haben psychosoziale und spirituelle Faktoren eine weit größere Bedeutung in der Entwicklung eines Sterbewunsches als körperliche Symptome (Morita et al. 2004).

Existenziell leidende Menschen verlieren jeglichen Halt, sie erfahren einen Absturz ins Bodenlose, abgrundtiefe Trauer und Hoffnungslosigkeit. Sämtliche bisherige Bewältigungsmechanismen und alle bisherigen Sinn-Konzepte können versagen. Damit kann sich, vor allem am Lebensende, eine tiefgreifende psychisch-emotionale Erschöpfung als existenzielle Krise manifestieren. Dabei kann „Krise" als ein eher passageres Leiden verstanden werden, und wie die Praxis zeigt, gelingt es den meisten Menschen, diese Krise auch wieder zu überwinden.

Phasen tiefer existenzieller Verzweiflung am Lebensende sind aber auch ein Prozess des Verarbeitens des bisherigen Lebens und des Sterben-Müssens, wie Patzlsperger (2011) schreibt. Verzweifelt sein über die Einsamkeit, über den Schmerz des Abschiedes, über den Verfall des eigenen Körpers, Verzweifeln an den Umständen – und oft sind diese Umstände so, dass es fast pathologisch wäre, würde der Patient, die Patientin *nicht* trauern, *nicht* verzweifeln, *nicht* leiden.

In derartigen Situationen erscheint es nachvollziehbar, wenn der Wunsch zu sterben entsteht. Daher sollte ein Sterbewunsch vielleicht weniger als Pathologie betrachtet werden, sondern vielmehr als gesunde Reaktion auf eine extreme Belastung.

Sterbewünsche sind bei hoher Symptombelastung häufiger, wenn allerdings eine Linderung des belastenden Symptoms erreicht werden kann, reduziert sich der Sterbewunsch meist auch rasch wieder. Damit besteht eine hohe Verpflichtung zu umfassender palliativer Versorgung. Und es ist oft beeindruckend, wie rasch sich die emotionale Situation der betroffenen Menschen stabilisiert, sobald zum Beispiel der Schmerz oder die Atemnot zufriedenstellend behandelt wird.

Sterbewünsche können auch Ausdruck einer tief empfundenen Lebensmüdigkeit sein. Vor allem bei alten und sehr alten Menschen, die häufig fast alle Freunde und Bekannten verloren haben, manchmal auch bereits ihre Kinder (Grob 2012). Auch wenn diese Menschen nicht primär an einer lebenslimitierenden Erkrankung leiden, so führt die Perspektive auf weiter zunehmende Gebrechlichkeit, Pflegebedürftigkeit in Verbindung mit einem erlebten Sinnverlust zu einer umfassenden Lebensmüdigkeit.

7.2.2 Mitteilung eines Sterbewunsches als Vertrauensbeweis

Die Mitteilung eines Sterbewunsches ist immer auch als Vertrauensbeweis zu werten. Wenn Patienten und Patientinnen ihren Wunsch zu sterben oder auch den Wunsch, den Sterbeprozess zu beschleunigen, anvertrauen, so geschieht das im Vertrauen auf eine tragfähige Basis. Es gilt, diesem Wunsch mit Respekt und Achtung zu begegnen. In einem von Vertrauen geprägten Bündnis zwischen den Pflegepersonen und ihren Patienten und Patientinnen kann die Äußerung eines Sterbewunsches nicht nur Ausdruck der Not sein, sondern auch das bestehende Vertrauen in eben dieses Bündnis belegen. Zugleich beinhalten Gespräche, die sich im Zusammenhang mit einem Sterbewunsch ergeben, nicht nur die Chance, mehr darüber zu erfahren, was hinter diesem Wunsch steht – sie beinhalten auch die Möglichkeit, diese Vertrauensbasis zu stärken. Denn das brauchen Menschen in dieser verletzlichen Situation besonders: Vertrauen zu können und die Sicherheit einer verlässlichen, kompetenten und auch mitfühlenden Betreuung. Sie brauchen Pflegende, die ihr Leid, ihre Klage und ihre Verzweiflung aushalten können.

7.2.3 Rote-Flaggen-Situation

Äußern Patienten und Patientinnen einen Sterbewunsch, so muss dies gleichsam als Rote-Flaggen-Situation wahrgenommen werden. Diese Situation erfordert die absolute Priorität, Aufmerksamkeit, Achtsamkeit sowie hohe professionelle und kommunikative Kompetenz. In diesen Situationen darf nicht bagatellisiert werden, auch darf nicht vorschnell und ausschließlich nach Lösungen gesucht werden. Für die betroffenen Menschen kann es sehr bedeutsam sein, ihre Gefühle in Worte fassen zu können, und es ist wichtig, dem geäußerten Sterbewunsch wertfrei und respektvoll zu begegnen.

Pflegende als oft erste Adressaten eines Sterbewunsches haben damit eine besondere Verantwortung. Werden sie mit einem derartigen Wunsch konfrontiert, so ist zunächst zu klären, ob der geäußerte Wunsch richtig verstanden wurde. Da die Äußerung eines Sterbewunsches meist mehrdeutig ist (Roser 2012), gilt es, Näheres über das momentane Leid zu erfahren, um zu erkennen, welche Form der Unterstützung erforderlich ist.

- Was ist es, das Sie so verzweifeln lässt, was halten Sie nicht mehr aus?
- Was belastet Sie am meisten?
- Warum ist dieser Wunsch gerade jetzt so deutlich? (Quill 2012)

Darüber hinaus ist es wichtig, zu verstehen, ob es bei einem geäußerten Wunsch zu sterben vor allem darum geht, die aktuelle Not sichtbar zu machen, oder ob dieser Wunsch auch in Verbindung mit Überlegungen steht, das Sterben zu beschleunigen. Unabhängig davon, was dem Sterbewunsch zugrunde liegt und wie konkret die Vorstellungen zu einer Beschleunigung des Sterbens sind, ist in jedem Fall die multiprofessionelle Kompetenz des Teams gefordert. Gemeinsam muss überprüft werden, ob alle Möglichkeiten zur Linderung des Leidens ausgeschöpft wurden. Neben einer umfassenden Symptomkontrolle, psychosozialem Beistand und spiritueller Unterstützung bedürfen die Betroffenen vor allem intensiver Zuwendung. Die therapeutische Kraft menschlicher Zuwendung wird auch in aktuellen neurobiologischen Forschungen bestätigt. Das Erleben von Zuwendung, mitfühlender und emotionaler Resonanz löst im Organismus eine physiologische Beruhigungsreaktion aus: Oxytocin wird freigesetzt. Es wirkt hemmend auf die erregten emotionsbezogenen Gehirngebiete, vor allem auf die Amygdala, das Stresshormon Cortisol wird abgebaut, und die Angst- und Stressreaktionen klingen ab (Uvnas-Moberg 2003).

7.2.4 Der Wunsch, den Sterbeprozess zu beschleunigen

Ein zunächst situativ ausgelöster Sterbewunsch kann sich wieder verändern, wenn es gelingt, die Belastung für den betroffenen Menschen zu reduzieren. In der Praxis zeigt sich, dass bereits die Mitteilung dieses Wunsches eine gewisse Entlastung für die leidenden Menschen darstellen kann.

In der Hospiz- und Palliativbetreuung ergeben sich immer wieder Situationen, in denen Patientinnen und Patienten das Bedürfnis haben, ihr Leid zu beklagen. Sie brauchen eine menschliche Klagemauer, einen Menschen, der die Klage aushält und zuhören kann, ohne zu werten und auch ohne trösten zu wollen. Es geht dann primär nicht darum, die aktuelle Situation zu verändern oder Hilfe anzubieten, sondern ausschließlich um achtsames Zuhören.

Findet ein zunächst spontan geäußerter Sterbewunsch jedoch nicht entsprechend Gehör oder wird er als Aufforderung zur Beihilfe beim Suizid fehlinterpretiert, kann die Intensität dieses Wunsches zunehmen. Der ursprünglich situativ ausgelöste Sterbewunsch kann sich dann weiterentwickeln, nicht nur hin zu einem anhaltenden und zunehmend appellhaft geäußerten Wunsch zu sterben, sondern auch zu konkreten Bestrebungen des Patienten, der Patientin, das Sterben zu beschleunigen.

Die Angst vor einem verlängerten, leidvollen Sterbeprozess kann zu einem Verzicht der Betroffenen auf lebenserhaltende Maßnahmen führen. Das kann zum Beispiel von der Ablehnung bestimmter Medikamente oder einer künstlichen Ernährung über den Verzicht auf eine Antibiose bis hin zur Beendigung einer Beatmung oder einer Dialyse reichen.

Die bewusste Entscheidung eines Patienten, einer Patientin zum freiwilligen Verzicht auf Nahrung und Flüssigkeit mit dem Ziel, den Sterbeprozess zu forcieren, kann für ein hohes Bedürfnis nach Kontrolle stehen (Jansen 2004), andererseits aber auch Ausdruck eines anhaltenden Sterbewunsches sein. Bei einem konsequenten Verzicht auf Nahrung und Flüssigkeit ist der Eintritt des Todes innerhalb von 1–3 Wochen zu erwarten (Simon und Hoekstra 2015). Für die Betreuenden kann dies zu einem beträchtlichen Spannungsfeld führen, denn einerseits gilt die ethische Verpflichtung, das Sterben nicht zu beschleunigen, andererseits ist das Recht der Betroffenen auf Selbstbestimmung zu achten.

Auch wenn bereits nach wenigen Tagen des freiwilligen Verzichts auf Flüssigkeit und Nahrung das Bewusstsein eingetrübt und die Person nicht mehr kommunikationsfähig ist, gilt es, dieses Recht auf Selbstbestimmung zu respektieren. Bereits 2011 hat die deutsche Bundesärztekammer festgestellt:

» Entspricht es dem Patientenwillen, darf das Sterben auch durch den Verzicht auf Nahrung und Flüssigkeit ermöglicht werden.

Für terminal erkrankte Menschen mit einem anhaltenden Sterbewunsch und einem hohen Bedürfnis nach Kontrolle kann bereits das Wissen um die Möglichkeit eines zukünftigen freiwilligen Verzichtes auf Nahrung und Flüssigkeit eine Entlastung bedeuten.

Aber unabhängig davon, ob die Mitteilung eines Sterbewunsches bereits mit konkreten Überlegungen zu einer Beschleunigung des Sterbeprozesses verbunden ist, ist es bedeutsam, wie diesem Wunsch begegnet wird. Wird wie im eingangs geschilderten Dialog zwischen einer Patientin und einer Pflegeperson reagiert, wird die Patientin sich in ihrer Not alleingelassen fühlen, und vermutlich wird der Wunsch zu sterben an Intensität zunehmen. Ein vertrauensvoll mitgeteilter Sterbewunsch erfordert in jedem Fall eine respektvolle Auseinandersetzung.

» **Dialog am Krankenbett**
Patientin: „Ich will sterben – Schwester, bitte helfen Sie mir!"

Pflegeperson: „Ich habe den Eindruck, Sie sind momentan so verzweifelt, dass Sie sterben möchten. Bitte erzählen Sie mir mehr darüber, was ist es, das Sie so verzweifeln lässt – was halten Sie nicht mehr aus?"

Diese oder ähnliche Antworten vermitteln der Patientin, dass ihre Not wahrgenommen wird, und sie bieten die Chance, mehr darüber zu erfahren, was hinter ihrem Wunsch zu sterben steht.

7.3 Ein Paradigmenwechsel in Deutschland: die Legalisierung der geschäftsmäßigen Beihilfe zum Suizid

Susanne Kränzle

In Kürze

Ein „Sterben in Würde" und ohne „Quälerei" wünschen sich die meisten Menschen. Ob dabei die ärztliche Kunst die Hilfe beim Sterben oder die Hilfe zum Sterben einschließt – seit Langem und immer wieder wurde darüber diskutiert. Im Jahr 2020 erklärte das Bundesverfassungsgericht aufgrund etlicher Klagen den § 217 StGB, der die geschäftsmäßige Beihilfe zum Suizid seit 2016 unter Strafe stellte, für nichtig.

Der 2. Senat des Bundesverfassungsgerichts eröffnete das Urteil aus dem Jahr 2020 mit folgenden Sätzen und erläuterte es auf weiteren knapp 100 Seiten:

» a) Das allgemeine Persönlichkeitsrecht (Art. 2 Abs. 1 i. V. m. Art. 1 Abs. 1 GG) umfasst als Ausdruck persönlicher Autonomie ein Recht auf selbstbestimmtes Sterben.

b) Das Recht auf selbstbestimmtes Sterben schließt die Freiheit ein, sich das Leben zu nehmen. Die Entscheidung des Einzelnen, seinem Leben entsprechend seinem Verständnis von Lebensqualität und Sinnhaftigkeit der eigenen Existenz ein Ende zu setzen, ist im Ausgangspunkt als Akt autonomer Selbstbestimmung von Staat und Gesellschaft zu respektieren.

c) Die Freiheit, sich das Leben zu nehmen, umfasst auch die Freiheit, hierfür bei Dritten Hilfe zu suchen und Hilfe, soweit sie angeboten wird, in Anspruch zu nehmen.

Ein Paradigmenwechsel in der Bundesrepublik Deutschland, denn im Gegensatz zu anderen Ländern, in denen die geschäftsmäßige Suizidassistenz erlaubt ist, bedarf es in Deutschland keiner „materiellen Kriterien", d. h., die Suizidassistenz ist nicht z. B. an eine schwerwiegende Erkrankung gebunden und unterliegt keiner Begründungspflicht. Vielmehr wurde die Freiheit zum Suizid und das Recht auf Hilfe als ein Grundrecht des Menschen definiert, sofern die Entscheidung frei und ohne äußeren Druck getroffen wurde und anhaltend ist. Die Strukturen zu schaffen und die Prozedur als solche zu regeln, übertrug das Bundesverfassungsgericht dem Gesetzgeber.

Für die Befürworter der Suizidassistenz war dieses Urteil ein Grund zum Jubeln, obschon selbst sie sich von dieser beispiellos liberalen Regelung überrascht zeigten. Vertreterinnen und Vertreter aus dem Gesundheitswesen, aus der Wissenschaft, aus der Pflege, den Hospiz- und Palliativverbänden, von Kirchen und Sozialverbänden, aus Politik und Gesellschaft u. a. m. hingegen äußerten sich besorgt darüber, dass die Autonomie des Menschen eine einseitige Betonung erfahren habe und die soziale Bedeutung der Freiheit zum Suizid weitaus komplexer sei, sollte die Suizidassistenz eine „normale" Option, ja, vielleicht eine Art von „Therapieoption" werden. Dann nämlich könnte die Möglichkeit der Suizidassistenz als eine unausgesprochene Aufforderung verstanden werden von Menschen, die sich in schweren Lebenssituationen mit Abhängigkeiten von Dritten und in einer vermeintlichen Perspektivlosigkeit befinden. Das können neben Krankheit, Behinderung und Pflegebedürftigkeit auch z. B. Armut, Arbeitslosigkeit und Einsamkeit sein. Die Suizidprävention müsse daher ebenfalls gesetzlich verankert und inhaltlich und strukturell gestärkt, die Angebote der Hospiz- und Palliativversorgung – nicht zuletzt auch als eine Form der Suizidprävention – müssten erweitert und bekannter gemacht werden, so die Forderung an den Gesetzgeber.

» Die Würde des Menschen ist unantastbar

– so heißt es im Grundgesetz der Bundesrepublik Deutschland in Art. 1, Absatz 1. Dies gilt auch für die Zeit des Sterbens.

Das Erleben einer schweren Krankheit, die mit Leiden und Angewiesensein auf andere einhergeht, bleibt letztlich im Vorfeld unvorstellbar.

> Somit ist eine Beurteilung dessen, was von einem Menschen selbst unter scheinbar widrigen Umständen erlebt und empfunden wird, ausschließlich aus der Innensicht der betroffenen Menschen möglich.

Eine aus der Außensicht als unwürdiges, unerträgliches Leiden empfundene Situation ist für den betroffenen Menschen nicht unbedingt ein Grund, sich akut den Tod zu wünschen, denn schwerst kranke und sterbende Menschen sind häufig über einen längeren Zeitraum adaptions- und leidensfähiger, als Gesunde sich das vorstellen können. Daher argumentieren auch immer wieder Kritiker der Patientenverfügung, dass eine Situation nicht wirklich vorwegnehmbar und daher eine in besseren Tagen geschriebene Verfügung möglicherweise auf das Erleben gar nicht anwendbar sei. Die Rechtslage in Deutschland sagt jedoch eindeutig, dass Patientenverfügungen zu beachten sind, wenn der betroffene Mensch nichts Anderweitiges äußert, soweit er dies überhaupt könnte.

Festzuhalten sind Gemeinsamkeiten, die sich Menschen im Hinblick auf ihr Sterben wünschen:
- Nicht an Schmerzen und anderen belastenden Symptomen leiden müssen
- Nicht alleine sein, sondern von nahestehenden, zuverlässigen Menschen umsorgt sein
- Dinge erledigen können, die noch wichtig sind
- Nicht „würdelos", also nicht *demütigend* behandelt werden und *selbstbestimmt* leben können

Während langer und auf unterschiedlichen Ebenen schmerzhafter Krankheitsprozesse sollten die schon immer gegebenen Möglichkeiten der Hospiz – und Palliativversorgung in Betracht gezogen werden: die sogenannte passive Sterbehilfe oder das „Sterbenlassen" also das Unterlassen bzw. Beenden von lebenserhaltenden Maßnahmen. Auch die Möglichkeit der Sedierung am Lebensende ist zu wenig bekannt: wenn trotz einer exzellenten Palliativtherapie der betroffene Mensch seine Situation nicht aushalten kann oder will und er stattdessen für eine definierte Zeit in einer definierten Tiefe schlafen möchte, um neue Kraft zu sammeln oder dann zu entscheiden, dass er bis zuletzt sediert bleiben möchte. Allerdings geht auch die Entscheidung des Sterbenlassens nicht immer spurlos an Angehörigen vorüber – es bleiben mitunter durchaus Schuldgefühle und die große Frage, ob der richtige Weg und der richtige Zeitpunkt gewählt wurden oder ob der geliebte Mensch nicht doch noch hätte weiterleben können. Angehörige, die ihre Zustimmung geben, z. B. für eine Entscheidung gegen Ernährung, gegen Antibiotika oder gegen ein Beatmungsgerät, brauchen Begleitung und Unterstützung, um damit gut weiterleben zu können, denn neben der rationalen ist stets die emotionale Ebene der Menschen zu beachten.

> Dies bedeutet, dass derartige Entscheidungen extrem sorgfältig getroffen werden müssen und die Motivation, jemanden sterben zu lassen oder zu sedieren, unzweifelhaft nur und ausschließlich dem betroffenen Menschen zum Vorteil gereichen dürfen muss – niemals darf die Erleichterung eines Angehörigen, des Pflegepersonals oder anderer beteiligter Personen der Grund für derartige Entscheidungen sein. Diese Auseinandersetzung ist nur gemeinsam und streng entlang ethischer Richtlinien zu führen.

Das Wissen um die Möglichkeiten, die Verfügbarkeit sowie die Zugangsmöglichkeiten zu Hospizbegleitung und Palliativversorgung scheinen eine zentrale Rolle dabei zu spielen, wie Menschen sich ihr Lebensende vorstellen.

So stellen erfahrene Hospiz- und Palliativmitarbeitende fest:

1. Wenn eine umfassende Palliative Care gegeben ist, gehen Sterbehilfewünsche gegen Null. Wenn Menschen nach Sterbehilfe fragen, erleben sie in den meisten Fällen eine konkrete Not, die sie nicht alleine aushalten können. Wenn diese gelindert oder zumindest besprochen werden kann, leben Menschen gerne weiter und sind zuversichtlicher im Hinblick auf das Sterben.
2. Eine Umsorgung im Sinne von Palliative Care ermöglicht Autonomie, nämlich die Freiheit, mit der Erkrankung und Situation je persönlich umgehen zu können, entlastet von Beschwerden und Ängsten vor Alleinsein, Zur-Last-Fallen, Angst vor der Zukunft usw. Es findet dabei oft ein Prozess statt, der als ein „in Würde dem Tode entgegenreifen" bezeichnet werden kann.
3. Palliative Care tut auch Angehörigen gut, die das Leiden ihres geliebten Menschen gelindert sehen, dadurch selbst entlastet werden und durch ein funktionierendes Netzwerk nicht mehr alleine in ihrer Situation sind.
4. Palliative Care hilft auch allen beruflich und ehrenamtlich Beteiligten, denn sie erleben, wie sinnstiftend ihr Tun ist – das wiederum beugt Unzufriedenheit und Ausgebranntsein vor. Nicht zufällig ist die Fluktuation von Pflegekräften in Hospizen sehr gering, und auch viele Ehrenamtliche engagieren sich jahre- oder jahrzehntelang in der Hospizbewegung.
5. Palliative Care ist eine gesamtgesellschaftliche Aufgabe und Herausforderung, die der mangelnden Würdigung, der physischen, psychischen, sozialen Isolation der schwer kranken und sterbenden Menschen entgegentritt und wirklich und wirksam helfen kann.
6. Palliative Care darf nicht dem Zufall überlassen sein, sondern muss überall und jederzeit verfügbar sein – dafür zu sorgen ist politischer und gesellschaftspolitischer Auftrag, durchaus auch im Sinne der Daseinsvorsorge.

Für manche Menschen ist die Hospiz- und Palliativversorgung dennoch keine Option, sondern sie möchten ihr Leben selbstbestimmt und zu einem von ihnen gewählten Zeitpunkt beenden.

Das sogenannte **Sterbefasten** oder genauer: der Tod durch freiwilligen Verzicht auf Essen und Trinken wird seit einigen Jahren als Methode der Wahl propagiert die kranken, aber noch nicht unmittelbar im Sterben befindlichen Sterbewilligen sollen aufhören zu essen und vor allem zu trinken, um ihr Sterben zu beschleunigen.

> Mit der Möglichkeit der Suizidassistenz im Hintergrund kann eine schwere Erkrankung bzw. die Therapie möglicherweise erträglicher sein – „Wenn es gar nicht mehr geht, kann ich immer noch Schluss machen". Gleichwohl werden Menschen, die alt, krank und pflegebedürftig sind (was meist mit erheblicher finanzieller Belastung einhergeht), sich nun fragen oder gar fragen lassen müssen: Ist es denn zu rechtfertigen, dass ich noch da bin, dass ich viel Geld koste, meiner Familie zur Last falle? Wäre es nicht vernünftiger, ich würde mir das Leben nehmen?

Niemand will und beabsichtigt diese Auswirkung der Legalisierung der Suizidassistenz, doch sie ist nicht von der Hand zu weisen und daher für Pflegende und Begleitende umso achtsamer wahrzunehmen. Das Urteil des Bundesverfassungsgerichts hat außer Acht gelassen, dass ein Mensch nicht ein ausschließlich autonomes Wesen ist, sondern mit anderen in sozialer Verbundenheit lebt und von einem Suizid niemals nur der sterbewillige Mensch alleine betroffen ist. Neben den direkten Zugehörigen kann dies auch z. B. Mitbewohnerinnen und Mitbewohner in einer Pflege- oder Behinderteneinrichtung betreffen, die in einer ähnlichen Lage sind.

■ **Haltung zur Möglichkeit der Suizidassistenz**

Alle, die im engeren oder weiteren Sinne mit schwerst kranken Menschen zu tun haben, sind nach der neuen Gesetzgebung aufgefordert, eine Haltung zur Suizidassistenz und zum Umgang mit Sterbe- und Sterbehilfewünschen zu entwickeln.

Da geht es zum einen um die persönliche Haltung und zum anderen um die Haltung im beruflichen Kontext z. B. als Pflegefachkraft, Führungskraft, Einrichtungsleitung oder auch als ehrenamtliche Hospizbegleiterin. Jede Einrichtung, jeder Dienst wird sich positionieren müssen im Rahmen der gesetzlichen Gegebenheiten, wie sie vom Bundestag verabschiedet und in den Ländern und Kommunen umgesetzt werden.

Literatur

Balaguer A, Monforte-Royo C, Porta-Sales J, Alonso-Babarro A, Altisent R, Aradilla-Herrero A et al (2016) An international consensus definition of the wish to hasten death and its related factors. PLoS One 11(1):e0146184. https://doi.org/10.1371/journal.pone.0146184

Beauchamp TL, Childress JF (2019) Principles of biomedical ethics, 8. Aufl. Oxford University Press, New York/Oxford

Finucane TE, Christmas C, Travis K (1999) Tube feeding in patients with advanced dementia: a review of the evidence. JAMA 282:1365–1370

Gillick MR (2000) Rethinking the role of tube feeding in patients with advanced dementia. N Engl J Med 342:206–210

Grob D (2012) Vom Umgang mit Sterbewünschen – „Ich möchte sterben" heißt nicht „Ich möchte mich umbringen,". Schweiz Ärzteztg 93:13

Gudat H, Rehmann-Sutter C, Ohnsorge K (2013) Sterbewünsche – weit mehr als ein Hilferuf. Schweiz Krebsbulletin 1:33–35

van der Heide A, Deliens L, Faisst K, Nilstun T, Norup M, Paci E et al (2003) End-of-life decision-making in six European countries: descriptive study. Lancet 362:345–350

Jansen LA (2004) No safe harbor: the principle of complicity and the practice of voluntary stopping of eating and drinking. J Med Philos 29(1):61–74

Lo B (2019) Resolving ethical dilemmas. A guide for clinicians, 6. Aufl. Williams & Wilkins, Baltimore

Marckmann G (2000) Was ist eigentlich prinzipienorientierte Medizinethik? Ärztebl Baden Württemb 55:499–502

Marckmann G (2007) PEG-Sondenernährung: Ethische Grundlagen der Entscheidungsfindung. Ärztebl Baden Württemb 62:23–27

Marckmann G, Sandberger G, Wiesing U (2010) Begrenzung lebenserhaltender Behandlungsmaßnahmen: Eine Handreichung für die Praxis auf der Grundlage der aktuellen Gesetzgebung. Dtsch Med Wochenschr 135:570–574

Monforte-Royo C, Villavicencio-Chavez C, Tomas-Sabado J, Balaguer A (2010) The wish to hasten death: a review of clinical studies. Psycho-Oncology; Published online in Wiley Online Library (wileyonlinelibrary.com). https://doi.org/10.1002/pon.1839

Morita T, Sakaguchi Y, Hirai K, Tsuneto S, Shima Y (2004) Desire for death and request to hasten death of Japanese terminally ill cancer patients receiving specialized inpatient palliative care. J Pain Symptom Manage 27:44–52

Nissim R, Gagliese L, Rodin G (2009) The desire to hasten death in individuals with advanced cancer: a longitudinal qualitative study. Soc Sci Med 69(2):165–171

O'Brien LA, Grisso JA, Maislin G, LaPann K, Krotki KP, Greco PJ et al (1995) Nursing home residents – preferences for life-sustaining treatments. JAMA 274:1775–1779

Ohnsorge K, Gudat H, Rehmann-Sutter C (2014) The intentions in wishes to die: analysis and a typology – a report of 30 qualitative case studies with terminally ill cancer patients in palliative care. Psychooncology 2014, online https://doi.org/10.1002/pon.3524

Patzlsperger M (2011) Existenzielle Verzweiflung, Masterthesis an der Alpen-Adria Universität Klagenfurt/Wien, IFF Fakultät für Interdisziplinäre Forschung und Fortbildung, Palliative Care und OrganisationsEthik

Post SG (2001) Tube feeding and advanced progressive dementia. Hastings Cent Rep 31:36–42

Printz LA (1992) Terminal dehydration, a compassionate treatment. Arch Intern Med 152:697–700

Quill TE (2012) Physicians Should "Assist in Suicide" When it is Appropriate. Journal of Law, Medicine & Ethics 40(1):57–65. https://doi.org/10.1111/j.1748-720X.2012.00646.x

Roser T (2012) Sterbewunsch und gelebtes Leben. In: Palliative Geriatrie. Ein Handbuch für die interprofessionelle Praxis, 1. Aufl. W. Kohlhammer, Stuttgart, S 67–74

in der Schmitten J, Rothärmel S, Rixen S, Mortsiefer A, Marckmann G (2011) Patientenverfügungen im Rettungsdienst (Teil 2). Neue Perspektiven durch Advance Care Planning und die „Hausärztliche Anordnung für den Notfall". Notfall Rettungsmed 14:465–474

in der Schmitten J, Nauck F, Marckmann G (2016) Behandlung im Voraus planen (Advance Care Planning): ein neues Konzept zur Realisierung wirksamer Patientenverfügungen. Z Palliativmedizin 17:177–195

Simon A, Hoekstra NL (2015) Sterbebegleitung: Sterbefasten-Hilfe im oder Hilfe zum Sterben? Dtsch Med Wochenschr 140(14):1100–1102

Synofzik M, Marckmann G (2007) Perkutane endoskopische Gastrostomie: Ernährung bis zuletzt? Dtsch Ärztebl 104:A3390–A3393

Taupitz J (2000) Die Situation des nicht äußerungsfähigen Patienten ohne (erreichbaren) Vertreter. In: Verhandlungen des 63. Juristentages Leipzig 2000. C. H. Beck, München, S A36–A51

Uvnas-Moberg K (2003) The oxytocin factor. Tapping the hormone of calm, love and healing. Da Capo Press, Cambridge, MA

Vetter P, Marckmann G (2009) Gesetzliche Regelung der Patientenverfügung: Was ändert sich für die Praxis? Ärztebl Baden Württemb 64:370–374

Wiesing U (Hrsg) (2020) Ethik in der Medizin. Ein Studienbuch. Philipp Reclam jun., Stuttgart (v. a. Kap. 9 zur Sterbehilfe)

Wilson KG, Dalgleish TL, Chochinov HM, Chary S, Gagnon P, Macmillan K, De Luca M, O'Shea F, Kuhl D, Fainsinger R (2014) Mental disorders and the desire for death in patients receiving palliative care for cancer. BMJ Support Palliat Care 1–8. https://doi.org/10.1136/bmjspcare-2013-000604

Weiterführende Literatur

Bedford-Strohm H (2015) Leben dürfen – Leben müssen. Argumente gegen die Sterbehilfe. Kösel, München

Bundesärztekammer (2011) Grundsätze der Bundesärztekammer zur ärztlichen Sterbe-begleitung. Dtsch Ärztebl 108(7):A-346–A-348

BVerfG, Urteil des Zweiten Senats vom 26. Februar 2020 – 2 BvR 2347/15-, Rn. 1-343, http://www.bverfg.de/e/rs20200226_2bvr234715.html

Deutscher Hospiz- und Palliativverband e. V. (2021) Dialogpapier Hospizliche Haltung in Grenzsituationen (yumpu.com)

Diakonie Deutschland (2022): 02.2022: Orientierungshilfe zum Umgang mit Sterbewünschen und dem assistierten Suizid – Infoportal – Diakonie Deutschland

Gay P (1989) Freud. Eine Biographie für unsere Zeit. S. Fischer, Frankfurt am Main

Gottschling L (2016) Leben bis zuletzt. Was wir für ein gutes Sterben tun können. Fischer, Frankfurt

Gronemeyer R, Heller A (2014) In Ruhe sterben. Was wir uns wünschen und was die moderne Medizin nicht leisten kann. Pattloch, München

Gronemeyer R, Heller A (2021) Suizidassistenz? Warum wir eine solidarische Gesellschaft brauchen! der hospiz, Esslingen

Heller A, Kränzle S (2019) Tod durch freiwilligen Verzicht auf Essen und Trinken. Das Sterben des homo sapiens und seine organisationsethischen Implikationen. Z Med Ethik 65:281–297

http://www.bundesaerztekammer.de/fileadmin/user_upload/downloads/Sterbebegleitung_17022011.pdf

Kränzle S (2015) Gedanken einer Hospizpraktikerin zur Sterbehilfedebatte. die hospizzeitschrift, Sonderheft 39–41 17. Jahrgang Heft 675/2015

Lilie U et al (Hrsg) (2015) Würde, Selbstbestimmung, Sorgekultur. Blinde Flecken in der Sterbehilfedebatte. der hospiz, Esslingen

Müller-Busch C (2013) Abschied braucht Zeit. Palliativmedizin und Ethik des Sterbens, 4. Aufl. Suhrkamp, Berlin

Schwarz J (2007) Exploring the option of voluntary stopping eating and drinking within the context of a suffering patient's request for a hastened death. J Palliat Med 10(6):1288–1297

van Loenen G (2015) Das ist doch kein Leben mehr! 2. Aufl. Mabuse, Frankfurt

Wils JP (2021) sich den Tod geben. Suizid als letzte Emanzipation? S. Hirzel, Stuttgart

7

Sterbenden Menschen begegnen

Maria Patzlsperger, Susanne Kränzle, Inger Hermann, Manuela Völkel und Martin Göth

Inhaltsverzeichnis

© Springer-Verlag GmbH Deutschland, ein Teil von Springer Nature 2023
S. Kränzle et al. (Hrsg.), *Palliative Care*, https://doi.org/10.1007/978-3-662-66043-0_8

8.1 Existenzielle Verzweiflung am Lebensende

Maria Patzlsperger

8.1.1 Existenzielle Verzweiflung ist ein multidimensionales Leiden

Existenzielle Verzweiflung ist ein schwer fassbares Phänomen. Es besteht die Gefahr, dass existenzielle Verzweiflung bei schwer kranken und sterbenden Menschen von den involvierten Berufsgruppen deshalb ungesehen bleibt. Während Schmerzen und andere offensichtlich belastende Symptome behandelt werden, finden sich kaum Worte für diese stumme Verzweiflung und das Leiden daran. Existenzielle Verzweiflung kann sich in verschiedenen Formen zeigen, z. B. in nicht behandelbaren Schmerzen, massiven Ängsten, in der Forderung nach anderen Therapien oder aber auch im stummen Rückzug bis in die Sprachlosigkeit von Betroffenen.

Meist wird existentielle Verzweiflung zu spät oder kaum erkannt. Die Pflegenden stehen diesem Leid oft hilflos gegenüber, weil sie meinen, nichts mehr tun zu können, und gehen diesen Patienten häufig aus dem Weg. Weshalb ist das so?

Norbert Elias schreibt im Buch *Über die Einsamkeit der Sterbenden* von Menschen, die nicht in der Lage sind, sich eines sterbenden Menschen anzunehmen. Ihre Unsterblichkeitsphantasie hält überwältigend starke Kindheitsängste in Schach.

Im Folgenden wird dem Phänomen der existenziellen Verzweiflung nachgegangen, und die Ursachen dieses Phänomens werden erörtert, wie dieser stumme Schmerz und das Leiden daran bei sterbenden Menschen erkannt und in der Behandlung wie auch in der Pflege aktiv angegangen werden kann.

8.1.2 Annäherung an das Phänomen der existentiellen Verzweiflung

Um das Konzept der existenziellen Verzweiflung besser zu verstehen, bietet sich eine sprachliche Annäherung an.

Existenziell bezeichnet das Erleben und Handeln und kann als „wesenhaft" oder „daseinsmäßig" übersetzt werden. Es geht um das Elementare im Leben eines Menschen. Das Dasein gerät durch verschiedene Faktoren in Bedrohung, sei es durch Krankheit, Sterben, Krieg und Not allgemein. Die Existenz eines Menschen wird infrage gestellt.

Verzweiflung kann einen Zustand völliger Hoffnungslosigkeit beschreiben. Zugehörige Synonyme sind z. B.

Depression, Depressivität, Gedrücktheit, Gefühl der Aussichtslosigkeit/Auswegslosigkeit, Hilflosigkeit, Hoffnungslosigkeit, Mutlosigkeit, Niedergeschlagenheit, Not, Ratlosigkeit, Resignation, Schwermut und anderes mehr. Zusammenfassend sind es Krisensituationen eines Menschen, der keinen Ausweg mehr sieht.

Die existenzielle Verzweiflung am Lebensende beschreibt einen Zustand des Menschen im Kontext von Tod und Hoffnungslosigkeit.

8.1.3 Verzweiflung im Hinblick auf das Lebensende

„Krankheit zum Tode ist Verzweiflung"

Sören Kierkegaard gilt als einer der Ahnherren des Existentialismus. 1849 erscheint Kierkegaards Werk *Krankheit zum Tode* (Kierkegaard in Liessmann 1993). Für ihn fallen die Verzweiflung als Krankheit zum Tode und die Hoffnung als Wille zum Leben nahezu zusammen:

» Wenn der Tod die größte Gefahr ist, hofft man auf das Leben; wenn man aber die noch entsetzlichere Gefahr kennen lernt, hofft man auf den Tod. Wenn also die Gefahr so groß ist, dass der Tod die Hoffnung geworden, so ist Verzweiflung die Hoffnungslosigkeit, noch nicht einmal sterben zu können (Kierkegaard in Liessmann, S. 128).

In einer weiteren Analyse zeigt Kierkegaard auf: Die Verzweiflung ist ein notwendiges Ergebnis eines Bewusstseins, das sich nicht zu Ende denken kann. Er fragt nach der Struktur des Bewusstseins, nach der Struktur des menschlichen Geistes, die die Verzweiflung latent bereitzuhalten scheint.

Kierkegaard stellt den Geist, welchen er auch mit dem Selbst gleichsetzt, in ein Verhältnis. Es geht um die Frage, wie sich das Selbst zu dem jeweiligen Thema eines Menschen verhält; steht es im Gleichgewicht oder im Ungleichgewicht, so kann aus dem jeweiligen Verhältnis daraus die Verzweiflung entstehen. Er bezeichnet den Menschen als eine Synthesis von Unendlichkeit und Endlichkeit, dem Zeitlichen und dem Ewigen, von Freiheit und Notwendigkeit. In diesen Verhältnissen bewegt sich der Mensch und hat darauf seine subjektive Antwort zu finden.

Die Auflösung der Verzweiflung sieht er im Erlangen von Bewusstsein. Er nennt es das Bewusstwerden zum eigenen Selbstwert bzw. zum Selbstbewusstsein. Er geht davon aus, dass der Mensch die Freiheit hat, Entscheidungen zu treffen und sich zu diesen zu bekennen. Wir können Stellung zu jeder Entscheidung nehmen. Falls wir uns nicht entscheiden, ist dies eben auch eine

Entscheidung. Bewusste oder unbewusste Entscheidungen zeigen manchmal erst im Nachhinein, ob sie richtig waren. Je nach der persönlichen Einstellung kann daraus für manche Verzweiflung entstehen.

Kierkegaard setzt ein Bewusstsein des Menschen voraus. Der Mensch fällt bewusst oder aber auch unbewusst Entscheidungen in seinem Leben, die später manchmal nicht mehr rückgängig gemacht werden können oder gar als Fehlentscheidungen bewertet werden. Dieses Bewusstsein steht in einem Verhältnis von zwei Polen. Die Unendlichkeit steht der Endlichkeit gegenüber, die Notwendigkeit der Möglichkeit oder der Freiheit. Jeder Mensch kann bewusst Stellung zu diesen Polen beziehen. Falls ihm diese Bewusstheit fehlt, entscheiden andere oder das Schicksal für ihn.

Kierkegaard war sehr modern im Denken und dem damaligen Zeitgeist voraus. Sich selbst verantworten für das eigene Sein setzt Bewusstsein beim Menschen voraus.

Existenzielle Verzweiflung ist ein aktiver Prozess des Menschen im Leben und Sterben. In der Reflexion werden die Werte nochmals überprüft.

8.1.4 Ursachen für existenzielle Verzweiflung

Existenzielle Verzweiflung kann verschiedene Ursachen haben, wie „ungelebtes Leben", „Total Pain" oder „Angst vor dem bevorstehenden Tod". Es lohnt sich gerade für Pflegende, diese Ursachen besser zu verstehen.

Ungelebtes Leben

Mit dem Wissen um die Begrenztheit des Lebens, vor allem im Hinblick auf das Lebensende, findet oft ein Rückblick auf das gelebte Leben statt. Erst im Nachhinein lassen sich längerfristige Entwicklungen und Veränderungen erkennen und die Folgen von Entscheidungen einschätzen. Die Bilanzierung und Bewertung des Gelebten ergeben sich erst im Rückblick. Im Offengebliebenen und Ausstehenden eröffnen sich Fragen am Lebensende.

Das ungelebte Leben ist zunächst die Folge der Entscheidungen und damit des Lebensentwurfs eines Menschen. Karl Jaspers sah die erste und unausweichliche Grundbedingung der Existenz darin, „dass ich als Dasein immer in einer bestimmten Situation, nicht allgemein als das Ganze der Möglichkeiten bin" (Fuchs 2008, S. 8). Das Verwirklichte geht als Erfüllung, als Leistung oder als Werk in die gelebte Vergangenheit ein und erscheint so wirklicher als das Ungelebte.

Fuchs (2008) beschreibt die Formen des ungelebten Lebens des Menschen. Eine erste Unterscheidungsmöglichkeit erfordert, wie sich das Ungelebte vom Gelebten trennt.

Das kann auf einem **Versagen** beruhen, wenn einem die Erfüllung eines Wunsches durch Schicksal, Widerstände oder Krankheit verwehrt blieb. Es kann sich aber auch um einen bewussten **Verzicht** handeln, bei dem man eine attraktive Möglichkeit zugunsten einer höherwertigen verwarf. Und es kann auch ein **Versäumnis** sein, wenn im entscheidenden Moment nicht zugegriffen wurde und die Gelegenheit somit verpasst wurde. Die Möglichkeit kann aber zu einem späteren Zeitpunkt aufgegriffen und dann realisiert werden.

Ein **Verpassen** wäre dann das endgültige Versäumnis, die unwiederbringlich verlorene Gelegenheit. (Zacher 1988). Die Person macht sich den Vorwurf, dass sie der Situation nicht die angemessene Aufmerksamkeit geschenkt hat. Im Lebensrückblick werden daher unterlassene Handlungen mehr bedauert als vollzogene (Gilovich und Medvec 1995).

Auf eine weitere und schwer erkennbare Form des Ungelebten weist Fuchs (2008) hin. Es ist das ungelebte Leben durch mangelndes Erleben. Vielen Menschen wird erst spät klar, dass sie große Teile ihres Lebens nicht gelebt haben, sondern dass sie einfach am Leben vorbeigegangen sind, ohne Achtsamkeit und Anteilnahme. Beim Gewahrwerden ist es meist zu spät, sie geraten in eine Todesangst aus der Furcht heraus, zu sterben, ohne überhaupt richtig gelebt zu haben. In Tolstois Erzählung *Iwan Iljitsch* erkrankt der Protagonist mit 45 Jahren an einer unheilbaren Krankheit und bemerkt im Angesicht des Todes, dass er sein Leben nicht wirklich gelebt hat.

> » „Vielleicht jedoch habe ich nicht so gelebt, wie es sich gehört hat?", schoss es ihm plötzlich durch den Kopf. „Aber warum nicht so, da ich doch alles tat, wie es getan werden musste"?, sprach er zu sich selber und scheuchte alsbald diese einzige Lösung des ganzen Rätsels von Leben und Tod von sich, wie etwas völlig Unmögliches (Tolstoi 2008, S. 81).

Iwan Iljitsch hat alles in seinem Leben getan, was von ihm verlangt wurde. Die Frage stellt sich, ob er das wirklich alles tun wollte. Hat er nach Kierkegaard sein Leben mehr nach Notwendigkeiten ausgerichtet und dabei verpasst, über weitere Möglichkeiten nachzudenken? Andere Möglichkeiten übersehen und sich damit selbst in seiner Freiheit eingeschränkt? Die Frage nach dem Verhältnis von Notwendigkeit und Freiheit drängt sich auf.

Total Pain

Cicely Saunders (2009), die Pionierin der Hospizbewegung, sprach bereits in den Anfängen von „Total Pain" und hob hervor, wie wichtig es ist, dieses Phänomen zu erkennen. Durch Forschungen stellte Saunders fest, dass Patienten am Lebensende Schmerzen erleiden, die nicht nur im Körperlichen liegen. Das kann z. B. ein Trauern sein, ein Abschieds- oder Trennungsschmerz von den nächsten Angehörigen, unerfüllte Wünsche, nicht erreichte Ziele oder soziale Sorgen einer Mutter, wie es nach ihrem Tod mit den Kindern weitergehen wird. Der Schmerz kann sich auf spiritueller Ebene über Fragen nach dem Sinn des Lebens und Sterbens äußern. Zweifel können bestehen, seine Werte zu wenig oder nicht gelebt zu haben, aber auch, sie nicht wahrgenommen zu haben.

» Und von diesem Augenblick an setzte jener drei Tage lang ohne Unterbrechung währende Schrei ein, der so grauenhaft war, dass man ihn noch hinter zwei Türen nicht ohne Entsetzen vernehmen konnte (Tolstoi 2008, S. 89).

Angst im Hinblick auf den bevorstehenden Tod

Als weiterer Aspekt der existenziellen Verzweiflung nimmt die Angst eine wichtige Stellung ein. Heidegger beschreibt in *Sein und Zeit* die Angst als ein Existenzial des Menschen. „Das Sein zum Tode ist wesenhaft Angst" (Luckner 2001, S. 113).

Angst und Todesangst sind Pflegediagnosen und werden in wie folgt definiert:

» Unbestimmtes Gefühl des Unbehagens oder der Bedrohung, das von einer autonomen Reaktion begleitet wird (häufig unbestimmte oder dem Individuum unbekannte Quelle); eine Besorgnis, die durch die vorweggenommene Gefahr hervorgerufen wird. Es ist ein Warnsignal für drohende Gefahr und ermöglicht dem Individuum, Maßnahmen zum Umgang mit der Gefahr einzuleiten.

Zahlreiche beeinflussende Faktoren der Angst werden aufgezählt, z. B. Todesdrohung (wahrgenommene oder aktuelle) und Bedrohung des Gesundheitszustands (fortschreitende, behindernde, terminale Erkrankung).

Weitere Pflegediagnosen sind spirituelles Leiden, beeinträchtigte Religiosität, Sinnkrise, Hoffnungslosigkeit und andere.

Existenzielle Verzweiflung ist mittlerweile keine Pflegediagnose mehr, sie wurde durch andere Pflegediagnosen, wie oben erwähnt, ersetzt. Da existenzielle Verzweiflung ein multidimensionales Leiden ist, kann sie mit verschiedenen Pflegediagnosen korrelieren.

8.1.5 Existenzielle Verzweiflung im Kontext des Pflegealltags

Menschen, die sich in einem Zustand existenzieller Verzweiflung befinden, können unterschiedliche Symptome aufweisen. Das Erkennen und richtige Einordnen dieser Symptome stellt für Pflegende eine zentrale Heraus-

forderung dar. Der Mensch, der an existenzieller Verzweiflung leidet, muss im Sinne von Palliative Care (WHO 2011) multidimensional, d. h. sowohl auf der körperlichen, psychischen, sozialen, kulturellen als auch auf der spirituellen Ebene wahrgenommen werden.

Körperliche Ebene

Auf der körperlichen Ebene finden sich verschiedene Symptome und Beschwerden, die mit körperlichen Einschränkungen einhergehen. Ein fachgerechtes Erkennen und Einschätzen der Symptome ist unabdingbar. Schmerzen können mit Leiden und Verzweiflung einhergehen und die Persönlichkeit des Betroffenen so verändern, dass er sich nicht mehr als „Ich" empfindet und wahrnimmt, sondern sich nur noch als Schmerz erlebt (Schmidt 2006).

Auch andere Symptome wie Atemnot, Obstipation, Angst, Übelkeit, Erbrechen, starkes Schwitzen, Unruhe und weitere können ein Gefühl der existenziellen Verzweiflung verstärken oder aber auch überdecken. Es gilt, die Symptome zusammen mit der betroffenen Person zu erfassen und zu beurteilen. Zudem soll im Sinne einer gezielten Symptomkontrolle fortlaufend nach den besten Lösungen pflegerischer und medizinischer Art gesucht werden.

» Der peinigende Schmerz in der Seite wollte nicht nachlassen, es war fast, als nähme er zu und als wollte er sich festsetzten, der Geschmack jedoch, den er im Munde hatte, wurde immer sonderbarer – ja, es kam ihm so vor, als röche er abscheulich aus dem Munde – sein Appetit und seine Kräfte dagegen ließen zusehends nach (Tolstoi 2008, S. 47).

■ Bedeutung für die Pflege

Betroffene sind auf mehr Unterstützung in den Aktivitäten des täglichen Lebens angewiesen. Der zunehmende Verlust körperlicher Fähigkeiten kann als Autonomie- und Kontrollverlust wahrgenommen werden. Deshalb bedarf es in der Unterstützung bei der Körperpflege von Betroffenen eines achtsamen Abwägens zwischen dem stellvertretendem Übernehmen und der Förderung der Ressourcen, um einerseits Überforderung und andererseits Bevormundung zu vermeiden. Nicht selten führt dies gar zur Situation, dass verzweifelte Menschen körperlich nicht gepflegt werden möchten und dies von den Pflegenden ausgehalten werden muss, ohne dies zu werten. Zur Autonomie gehört aber auch, die Regression der Leidenden wahrzunehmen und zuzulassen. Das kann sich darin zeigen, dass Betroffene das Bedürfnis nach Wärme und Geborgenheit haben und gehalten werden wollen, Gefühle aussprechen oder sich auf besondere Art mitteilen wollen.

Für Betroffene stellt sich die Frage nach dem Verhältnis von Notwendigkeit und Freiheit bezüglich ihres Körpers und ihrer Bedürfnisse. Ein gemeinsames Ausloten der Bedürfnisse und Wünsche seitens der Pflege zusammen mit den Betroffenen ist ein wichtiger Prozess, der eine achtsame und respektvolle Pflege impliziert.

Psychische Ebene

Auf der psychischen Ebene gilt es, die Sorgen und Nöte zu erkennen. Was ist der betroffenen Person wichtig? An was kann diese sich erfreuen? Was stärkt das Selbstbewusstsein? Symptome wie Schwäche und Müdigkeit können die Lust und das Bedürfnis nach sozialen Kontakten stark mindern. Eine körperliche Veränderung kann starke Scham bei den Betroffenen auslösen sowie deren Rückzug vom sozialen Umfeld nach sich ziehen. Die verschiedenen Ebenen verschmelzen ineinander und lassen sich nicht mehr voneinander trennen, was im Moment weh tut und verzweifeln lässt. Ist es die Angst vor der Einsamkeit, Angst vor den Schmerzen oder Angst, eine Belastung für die nächsten Angehörigen zu sein? Depression, Hoffnungslosigkeit oder Machtlosigkeit können Hinweise für eine erlebte Ausweglosigkeit und ein Ausdruck dafür sein, nicht mehr fähig zu sein, einen Sinn zu sehen.

> » Ein quälender, unerträglicher Druck lastete auf ihm. Und war es denkbar, dass es allen Menschen seit je bestimmt war, diese entsetzliche Angst zu tragen? (Tolstoi 2008, S. 55)

Kommunikation ist eine wichtige Voraussetzung, um mit Menschen in Beziehung zu treten. Nöte werden von den Pflegenden gezielt wahrgenommen und angesprochen. Das Aussprechen von Angst kann für Verzweifelte wichtig sein und das Zulassen ermöglichen. Es kann daraus ein Prozess entstehen, verbunden mit weiteren Möglichkeiten der Bewältigung. Hilfreich kann es sein, Psychologen oder die Seelsorge einzubeziehen.

Für Betroffene kann die Notwendigkeit entstehen, gewisse unerledigte Dinge oder die letzten Dinge in Ordnung zu bringen. Ein Bedürfnis oder Wunsch kann plötzlich wichtig werden, und es kann sinnvoll sein, gemeinsam mit Betroffenen nach Möglichkeiten zu suchen, sich diesen zu erfüllen.

Soziale Ebene

Durch eine Erkrankung können Defizite und Verluste in der sozialen Lebenswelt der Betroffenen entstehen. Beziehungen können durch die vielfältigen körperlichen Einschränkungen nicht mehr wahrgenommen werden. Die Rolle als kranker Mensch wird als sehr leidvoll empfunden. Das kann einen Rückzug von Familienangehörigen, Freunden und Berufskollegen und anderen Mitmenschen zur Folge haben sowie den Rückzug der betroffenen Person selbst, weil die Kraft fehlt, den Kontakt aufrechtzuerhalten. Eine Konsequenz daraus ist das Erleben eines sozialen Todes verbunden mit Einsamkeit und Verzweiflung durch das Meiden von Kontakten.

Die soziale Ebene beinhaltet auch finanzielle Aspekte: Wie geht es weiter mit der Familie nach dem Tod des Familienvaters als Ernährer? Ist genügend Geld zum Leben vorhanden? Ist die Ausbildung der Kinder gesichert? Es kann um Schuld gehen, die es noch zu verantworten gibt, oder aber auch um Versöhnung mit Angehörigen und Mitmenschen. Die Fragen bilden hierbei eine ganz bedeutsame Größe, die unbedingt wahrgenommen und als Leidensfaktor erkannt werden soll.

Das Verhältnis von unerledigten und erledigten Dingen oder Geschäften kann Grund für existenzielle Verzweiflung sein.

> » Und Iwan Iljitsch blieb allein mit dem Bewusstsein dessen zurück, dass sein eigenes Leben vergiftet sei und dass er das Leben der anderen vergifte und dass diese Vergiftung nicht schwächer würde, sondern immer heftiger und heftiger sein Dasein durchsetzte (Tolstoi 2008, S. 50).

Die Selbstbestimmung der Betroffenen im Gestalten ihrer Beziehungen zu ihren Angehörigen und Mitmenschen ist maßgebend. Welches Verhältnis von Nähe und Distanz wünschen diese zu anderen Menschen? Brauchen sie Menschen um sich oder ziehen sie es vor, alleine zu sein?

Bei finanziellen Angelegenheiten, wie die Versorgung der Familie weitergehen soll, kann die Rolle der Pflege darin bestehen, den Kontakt zur Sozialarbeit herzustellen, die für Betroffene Beratung und Unterstützung anbietet. Manche Sorge kann den Betroffenen erleichtert werden, wenn sie wissen, wie es mit der Familie weitergehen kann.

Spirituelle Ebene

Das direkte Fragen nach der spirituellen Praxis, dem Glauben und der Zugehörigkeit ist nur bedingt geeignet, um die spirituellen Bedürfnisse eines Menschen zu erfassen (Schmid und Eglin 2010). Hinzu kommt, dass der Begriff der Spiritualität nur sehr vage ist und es unzählige Definitionen dafür gibt (Frick 2009).

Diese Ausgangslage erschwert einen klaren Zugang zu diesem Lebensbereich im Hinblick auf das Phänomen der existenziellen Verzweiflung. Gefragt werden kann nach dem Umgang mit bisherigen existenziellen Situationen (z. B.: Was gab den Betroffenen Kraft, bisherige Schwierigkeiten zu meistern? Woraus wird Hoffnung geschöpft? Was gibt Halt? Was stärkt? Was macht Mut? Was bereitet Freude? Was belastet Sie am meisten?).

Die Pflegenden beobachten, wie Alltägliches von Patienten gelebt wird und ihre Werte widergespiegelt werden. Das Ermitteln von spirituellen Aspekten geht vor allem mit der Wahrnehmung und Beobachtung der Pflegenden im Alltag einher. Das können einerseits Gefühle sein, die von den Pflegenden wahrgenommen werden, andererseits Gegenstände, Symbole, Bücher, Bilder, Fotos, die eine spirituelle Praxis vermuten und erahnen lassen (Schmid und Eglin 2010). Aber auch Themen, die von den Betroffenen direkt angesprochen werden, können eine spirituelle Ausrichtung andeuten. Das kann im Erzählen von Erlebnissen in der Natur und von Beziehungen mit anderen Menschen, von Reisen und Projekten oder auch mit Schilderungen über bestimmte Pflanzen und Tieren geschehen.

» Es war Iwan Iljitsch klar, dass er sterben müsse, und darum befand er sich im Zustand ständiger Verzweiflung (Tolstoi 2008, S. 57).

Auf der spirituellen Ebene existenziell Verzweifelte zu unterstützen beinhaltet zunächst, Gespräche über Religionszugehörigkeit und deren Relevanz, die Gestaltung des Alltags sowie über spirituelle Bedürfnisse zu führen. Des Weiteren ist es wichtig, nicht nur auf das Gesagte zu hören, sondern ebenso die individuelle Lebenswelt in den kleinen, unscheinbaren Alltäglichkeiten wahrzunehmen.

Religiöse Rituale sollen ernst genommen und soweit wie möglich unterstützt werden (Ackley und Ladwig 2008).

Das Verhältnis von Endlichkeit und Unendlichkeit steht im Vordergrund. Dies erfordert von Betroffenen, sich auf das Sterben einzustellen und sich mit der eigenen Endlichkeit bewusst auseinanderzusetzen. Die Seelsorge kann hier Begleitung und Unterstützung anbieten, sofern diese von den Betroffenen gewünscht wird.

Manchmal leiden die Angehörigen oder das Team aufgrund der Situation so sehr, dass sie Maßnahmen für den Betroffenen verlangen. Unaushaltbare Schmerzen können bei Angehörigen oder im Team große Verunsicherung auslösen und nach Maßnahmen verlangen, die der Betroffene nicht bereit ist anzunehmen. Es ist wichtig, die Angehörigen mit einzubeziehen, aber die Entscheidung, ob der Betroffene Schmerzmittel nehmen will oder nicht, bleibt bei ihm.

Der existenziell Verzweifelte entscheidet über sein Leiden. Ein wichtiges Element in der Palliative Care ist daher die Betroffenenorientierung.

8.1.6 Betroffenenorientierung und Interprofessionalität

» Betroffenenorientierung meint ja nicht mehr und nicht weniger, als den Anderen, den Fremden, den Kranken, den Sterbenden als Subjekt seines Lebens zu betrachten und mit ihm in eine Beziehung einzutreten (Heller 2007, S. 199).

Betroffenenorientierung in der Pflege von Menschen in der existenziellen Verzweiflung geht von der Individualität und Einzigartigkeit des betroffenen Menschen aus, er bestimmt, was ihm wichtig ist und wie und wo er versorgt werden soll und wo er sterben möchte.

Aufgrund angemessener Information über den Krankheitsprozess kann der Betroffene die therapeutischen und pflegerischen Maßnahmen mitbestimmen. Das heißt, dass die Betroffenen so nahe wie möglich vom interdisziplinären und interprofessionellen Team in Entscheidungsprozesse einbezogen werden.

Das beinhaltet auch ein Aushalten des Nichtwissens und Da-Sein für die Betroffenen. Das braucht unter Umständen ein Zurückstehen der Pflege, wenn die Betroffenen andere Wege gehen möchten, als das Fachpersonal vorschlägt. In einen Dialog mit den Betroffenen einzutreten, um ihre jeweiligen Anliegen und Werte zu kennen und sie in ihrem Prozess der Ungewissheit und Verzweiflung zu unterstützen ist sehr wichtig.

Im Team braucht es gut strukturierte Teamsitzungen, Fallbesprechungen, Supervisionen sowie schriftliche Dokumentationen. Seelsorge und Psychotherapie sind wichtige Bestandteile des interdisziplinären Teams. Klare Strukturen für eine reibungslose Kommunikation sind eine notwendige Voraussetzung im interdisziplinären Team. Im regelmäßigen Austausch unter den verschiedenen Berufsgruppen wird nach gemeinsamen Lösungen und Vorgehensweisen gesucht. Nicht immer gibt es Lösungen, und es kann dann hilfreich sein, diese Situationen der Ohnmacht anzusprechen und gemeinsam auszuhalten. Nach Heller (2007) zeichnet sich ein gut funktionierendes und tragfähiges Team dadurch aus.

8.1.7 Hoffnung

Hoffnung ist ein Gegenpart der existenziellen Verzweiflung. Diese zu stärken und zu fördern ist eine zentrale pflegerische Tätigkeit, die sich vor allem in vielen kleinen Handlungen und in der Haltung gegenüber dem existenziell verzweifelten Menschen zeigt (Ackley und Ladwig 2008).

Hoffen können auch Menschen in einer existenziellen Verzweiflung. Hoffnung umfasst viele kleine Hoffnungen, z. B. Schmerzfreiheit, wieder nachts schlafen können, Erfüllung bestimmter Wünsche, das Erhalten freundlicher Worte, beim Sterben nicht alleine gelassen zu werden und das Bedürfnis, berücksichtigt werden.

» Seit jenem Tage ließ Iwan Iljitsch zuweilen Gerassim rufen; Gerassim musste dann seine Schultern herhalten, damit er die Beine darauf legen konnte; während er so dalag, unterhielt er sich gern mit ihm (Tolstoi 2008, S. 65).

Tolstoi beschreibt im Buch *Der Tod des Iwan Iljitsch* auf eindrückliche Weise die Verzweiflung des Iwan Iljitsch. Die einzige Person, die ihm ehrlich zugewandt ist, ist sein Diener Gerassim. Dieser bleibt bei ihm in den schmerzvollen Momenten; Schmerzen und Verzweiflung werden zeitweise geringer.

Existenzielle Verzweiflung von schwer kranken und sterbenden Menschen ist multidimensional und bleibt eine große Herausforderung für das gesamte multiprofessionelle Team. Vor allem die Pflegenden kommen diesen Menschen in den verschiedensten Ebenen sehr nahe. Es braucht Wissen und Intuition Einzelner und des Teams, die existenzielle Verzweiflung zu erkennen, Kraft und Mut der Betreuenden, sich diesen Herausforderungen immer wieder neu zu stellen und sich auf die existenzielle Situation Betroffener einzulassen und auszusetzen. Gefühle von Machtlosigkeit und Ohnmacht bei sich selbst im Umgang mit diesen Menschen zu erkennen ist eine enorme Ressource, da diese Wahrnehmung in der Reflexion ausgesprochen und eingeordnet werden kann. Diese Gefühle im Team auszusprechen ist wichtig und kann Entlastung bedeuten. Es gilt in erster Linie nicht, das Phänomen von diesen Menschen wegzunehmen, sondern wahrzunehmen. Medikamente, Therapien und Pflegekonzepte können Linderung verschaffen und sind das Erste, was getan werden kann. Ein achtsamer Umgang der Pflegenden ist notwendig, und die menschliche Zuwendung, die vielleicht noch wichtiger ist, darf nicht unterschätzt werden. Sie kann sogar das wichtigste Element in der Betreuung und Begleitung von existenziell verzweifelten Menschen sein.

8.2 Kommunikation mit Sterbenden und Angehörigen

Susanne Kränzle

In Kürze

Der Gedanke an Gespräche mit Sterbenden und deren Angehörigen löst Ängste in den meisten Begleitenden aus. Was soll ich sagen, wann soll ich schweigen, was ist die richtige Antwort …? Kaum ein Sterbender jedoch erwartet Antworten, sondern wünscht sich vielmehr Menschen, die Fragen oder Aussagen hören und aushalten können, ihn nicht alleine lassen mit seinen Gedanken, Ängsten und Sorgen.

Eine Hospizmitarbeiterin in England machte darauf aufmerksam, dass wir Menschen zwei Augen, zwei Ohren, aber nur einen Mund haben. Sie wollte damit sagen: Hört zu, nehmt wahr, beobachtet doppelt so viel, wie ihr redet. Dies ist eine entscheidende Fähigkeit in der Begleitung Sterbender. Sehr oft wird aus Hilflosigkeit gesprochen, werden Fakten „schön geredet" – das wird schon wieder, du musst nur tapfer sein, lass dich nicht unterkriegen, das dauert eine Weile … So fühlt sich ein sterbender Mensch letztlich nicht ernst genommen, sondern bekommt eher das Gefühl vermittelt, selber zum Helfer werden zu müssen, diejenigen trösten zu müssen, die mit seinem Sterben offensichtlich so gar nicht umgehen können. Unvermittelt wird der Sterbende zum Begleiter und Tröster derer, von denen er eigentlich selber Beistand erwartet, gebraucht und gewünscht hätte.

Das Reden mit Sterbenden ist nur eine Form der Kommunikation, wenngleich die vielleicht schwierigste, bei der Begleitende am ehesten das Gefühl entwickeln, alles oder vieles falsch gemacht zu haben, nicht zu wissen, was sie wie in Worte fassen sollten. Begleitende fühlen zu Recht eine große Verantwortung, wenn es um Gespräche geht, die sich um das Thema Tod und Sterben drehen, die dem Sterbenden helfen sollen, sich in angemessener Weise zu verabschieden, sich zu versöhnen mit seiner Situation, das zu erledigen, was ihm noch wichtig erscheint.

8.2.1 Voraussetzungen für eine gelingende Kommunikation mit Sterbenden und deren Angehörigen

- Die ehrliche Auseinandersetzung mit eigenen Gefühlen und der eigenen Haltung gegenüber Sterben, Tod und Trauer, gegenüber dem eigenen Sterben und Tod, der eigenen Trauer
- Achtung und Wohlwollen gegenüber dem sterbenden Menschen und seinen Angehörigen – die meisten von uns als „schwierig" erlebten Angehörigen sind lediglich höchst besorgt
- Respekt davor, wie der Sterbende sein Leben gelebt hat und wie er nun sein Sterben lebt
- Zuhören können und wollen

- Wissen um Gesprächstechniken, um nonverbale Kommunikation und Körpersprache
- Die Erkenntnis, dass wir weder „das erlösende Wort" noch „den heilenden Satz" sagen können und müssen
- Die Klugheit, eigene Vorstellungen und Wünsche eines „gelungenen Sterbens" unterscheiden zu können von denen des Sterbenden
- Dem Anderen seine Autonomie lassen können
- Die Einsicht, dass ich niemandes Retter sein muss

8.2.2 Grundlagen der Gesprächsführung – verbale Kommunikation

Carl Rogers und die personzentrierte Haltung

Carl Rogers (1902–1987) war ein amerikanischer Professor für Psychologie und gilt als der Begründer der personzentrierten Beratung. Ende der 1950er-Jahre brachte der Hamburger Psychologieprofessor Reinhard Tausch dieses Konzept in den deutschsprachigen Raum und bezeichnete es als Gesprächspsychotherapie. 1972 wurde in Deutschland die Gesellschaft für wissenschaftliche Gesprächspsychotherapie (▶ http://www.gwg-ev.org) gegründet, die das Konzept durch Entwicklung von Aus- und Weiterbildungen etablierte.

Die Schweizerische Gesellschaft für den personzentrierten Ansatz mit der neuen, internationalen Namensgebung ▶ pca.acp (person-centered approach) beschreibt den Ansatz der personzentrierten Haltung auf ihrer Homepage (▶ http://www.pca-acp.ch) folgendermaßen:

„Die **personzentrierte Haltung** meint diejenige seelisch-geistige Einstellung von PsychotherapeutInnen und BeraterInnen, die der ratsuchenden Person hilft, Blockierungen seiner Wachstums- und Entwicklungsimpulse aufzulösen. Sie beschreibt die günstigen Beziehungsbedingungen für psychische Veränderung. Drei Aspekte kennzeichnen diese die therapeutische Beziehung prägende Haltung:

- **Bedingungslose positive Wertschätzung** der Person des Ratsuchenden mit ihren Schwierigkeiten und Eigenheiten.
- **Empathie:** Einfühlsames Verstehen der Welt und der Probleme aus der Sicht der KlientIn und die Fähigkeit, diese Empathie der KlientIn zu kommunizieren.
- **Kongruenz:** Offenes Wahrnehmen des eigenen Erlebens als TherapeutIn oder BeraterIn, die mit der KlientIn in Beziehung steht. Dieses Offen-Sein schließt auch Echtheit in dem Sinn ein, dass PsychotherapeutInnen und BeraterInnen nicht nur als Fachperson in Erscheinung treten, sondern auch und besonders als Person sich der Klientin/dem Klienten in der Begegnung zu erkennen geben.

Die Wirkung von Personzentrierter Psychotherapie und Beratung wurzelt in erster Linie in diesen drei Grundhaltungen von Helfenden. Sie prägt die Beziehung zur Klientin/zum Klienten, die sich dank dessen ihrer eigenen Person zunehmend wertschätzend, empathisch und kongruent zuwenden kann und dadurch Persönlichkeitsentfaltung erfährt. Die Wirkung liegt nicht im theoretischen und diagnostischen Experten-Wissen über KlientInnen oder der Anwendung therapeutischer Techniken. Die konkrete Umsetzung dieser Haltungen ist jedes Mal auf die Klientin/den Klienten abzustimmen und ergibt zwangsläufig einen je eigenen personzentrierten Prozess. Je mehr es gelingt, diese personzentrierte Haltung zu verwirklichen, desto grösser die Chance, dass bei KlientInnen ein Prozess in Gang kommt, der sich auf Besserung oder Heilung von psychischen und psychosomatischen Störungen zubewegt, auf die Übernahme von Selbstverantwortung und Verantwortung für Andere, auf eine Zunahme von Lern- und Lebensfreude, auf den Abbau von Wachstumsblockierungen. Das Psychotherapie- und Beratungskonzept von Carl R. Rogers erscheint als theoretisches Modell relativ einfach formuliert, seine Umsetzung in die Praxis stellt jedoch hohe Anforderungen an seine BenutzerInnen: An ihre eigene Erfahrung mit dem Prozess des Sich-Wahrnehmens, -Verstehens und -Annehmens und an die Fähigkeit zur Umsetzung in das jeweilige Berufsfeld."

Aus der Gesprächspsychotherapie leitete sich das **„aktive Zuhören"** ab. Diese Therapieform konzentriert sich weniger auf Ursachen einer Störung oder Schwierigkeit, sondern darauf, was der Therapeut oder Gesprächspartner tun kann, damit der Klient sich seiner Gefühle bewusst wird. Es hat sich gezeigt, dass das aktive Zuhören eine Hilfe in Problemsituationen darstellen kann, auch im Umgang mit Schwerkranken und Sterbenden.

Neben den o. g. Haltungen des Therapeuten/Beraters bedarf es für das aktive Zuhören weiterer Fertigkeiten, die immer neu geübt und ausprobiert werden müssen:

- **Aufmerksamkeit zeigen** – beobachten Sie neben den Inhalten der Aussagen Ihres Gegenübers auch die Körpersprache mit Mimik, Gestik, Körperhaltung usw., den Ton, die Sprechgeschwindigkeit, Lautstärke usw.
- **Botschaften bestätigen** – dies bedeutet, in kurzen Sätzen oder Worten das Erleben des Gesprächspartners zu reflektieren. Sie zeigen Ihrem Gesprächspartner dadurch, dass Sie gedanklich mit ihm gehen, anstatt mit Argumenten gegen ihn zu halten. Damit zeigen Sie ihm Aufmerksamkeit und Verständnis. Achten Sie sorgfältig auch auf unausgesprochene Gefühle, Wünsche und Botschaften und machen Sie die andere Person darauf aufmerksam (Wut, Verletz-

lichkeit, Unklarheiten, Widersprüche, Ängste, un-erfüllte Wünsche …).

— **Um weitere Informationen bitten** – ermutigen Sie Ihren Gesprächspartner, mehr zu erzählen, wenn der Informationsfluss stockt oder Sie das Bedürfnis haben, eine Frage zu stellen, zu widersprechen oder anders auf Erzähltes zu reagieren. Überlassen Sie ihm dabei, welches Thema zur Sprache kommen soll. Achten Sie darauf, dass sich diese Situation nicht „künstlich" oder konstruiert anfühlt, sondern Ihrem echten Interesse entspringt.

— **Zusammenfassen** – die vollständige Information wiederzugeben zeigt Ihrem Gegenüber, ob Sie alles richtig verstanden haben, unabhängig davon, ob Sie mit den Inhalten übereinstimmen oder nicht. Die Zusammenfassung lässt dem Gesprächspartner die Möglichkeit, zu erläutern oder zu berichtigen, was Sie verstanden haben.

Bei Menschen, die aktiv zuhören, fühlen Gesprächspartner sich wohl, verstanden und akzeptiert, selbst wenn dies nicht bedeutet, dass der Zuhörende einer Meinung ist mit dem Gehörten und somit mit dem Gesprächspartner. Das Erleben, vorbehaltlos angenommen zu werden, sich nicht rechtfertigen zu müssen, ist für viele Menschen tief berührend und veranlasst sie, ihre Gefühle, Standpunkte und ihre Belastungen neu und ehrlich anzuschauen und sie ggf. zu verändern.

Friedemann Schulz von Thun

Der Psychologe und Hochschullehrer Friedemann Schulz von Thun, geb. 1944, war ein Schüler Reinhard Tauschs in Hamburg. Auf seine Beobachtungen und Forschungen hat Schulz von Thun das „Vier-Ohren-Modell" (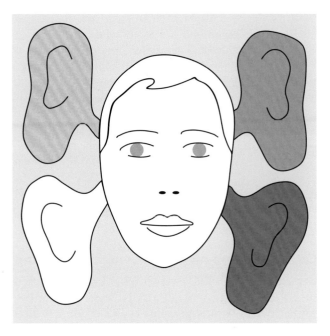 Abb. 8.1) begründet, in dem anschaulich dargestellt wird, warum mitunter eine Nachricht nicht so beim „Empfänger" ankommt, wie sie vom „Sender" gemeint war. Das Vier-Ohren-Modell leitet dazu an, jede Botschaft unter zumindest vier Gesichtspunkten zu interpretieren:
1. Dem wörtlich Gesagten – Sachebene
2. Dem darin verpackten „Appell"
3. Der darin verborgenen Selbstoffenbarung des Senders
4. Der darin enthaltenen Beschreibung der Beziehung zwischen Sender und Empfänger

Kommunikationsprobleme treten vor allem dann auf, wenn Sender und Empfänger nicht den gleichen „Kanal" eingestellt haben, die Nachricht also „falsch" verpacken oder entschlüsseln.

□ **Abb. 8.1**   Vier-Ohren-Modell. (Adaptiert nach Schulz von Thun 2008)

▶ **Beispiel (aus Schulz von Thun 2008, Bd. 1)**
Der Beifahrer schreit laut: „Da vorne ist rot!" Diese Botschaft könnte der Fahrer als nüchterne Sachverhaltsbeschreibung deuten (was meist nicht gelingen dürfte). Er könnte den „Appell" heraushören, langsamer zu fahren bzw. zu bremsen. Er könnte mitfühlend heraushören, dass der Beifahrer Angst hat (Selbstoffenbarung). Er könnte nachdenklich werden, weil er aus dem Satz entnimmt, dass der andere ihn immer glaubt bevormunden zu müssen. ◀

8.2.3   Regeln zur Gesprächsführung

Ohne die Quelle noch nachvollziehen zu können, gibt es seit vielen Jahren sogenannte Regeln zur Gesprächsführung, die im folgenden Beispiel zunächst sehr einfach und nachvollziehbar darstellen, wie Gespräche nicht gelingen.

▶ **Beispiel wie Gespräche nicht gelingen**
Die Bewohnerin sagt: „Ich möchte am liebsten wieder nach Hause!"
  Die Schwester antwortet:
— „Das geht am Anfang allen so!" = **Verallgemeinerung**
— „Wenn Sie sich nicht auf die neue Situation einlassen, gewöhnen Sie sich nie ein!" = **Belehrung**
— „Das ist hier doch gar nicht weit weg von Ihrem früheren Zuhause!" = **Verharmlosung**

- „Das hilft Ihnen aber gar nicht, wenn Sie so festgelegt sind!" = **Beurteilung**
- „Lassen Sie sich doch Ihre Möbel von zu Hause mitbringen!" = **Ratschlag**
- „So dürfen Sie aber nicht reden, wo Sie doch ein so schönes Zimmer bekommen haben!" = **Zurechtweisung** ◀

Mit diesen sogenannten Killerphrasen ist jedes Gespräch beendet, noch bevor es tatsächlich begonnen hat – die Bewohnerin kann nichts mehr antworten auf die Aussagen der Schwester, fühlt sich stattdessen nicht verstanden, gesehen oder ernst genommen in ihrer Not, sondern „klein gemacht".

Wie aber gelingt ein Gespräch? – Ziel ist es, sich möglichst schnell ein umfassendes Bild von der Situation und den Emotionen des Gesprächspartners zu machen, indem präzise Fragen gestellt werden, die wiederum knappe und informative Antworten nach sich ziehen. Dies gelingt mit den bekannten Fragewörtern: **Wer? Wie? Was? Wann? Wozu? Wohin? Woher? Worin? Womit? Wobei? Wovor? Inwiefern?**

Wieso? Weshalb? Warum? = Frage nach Gründen, was weniger präzise Antworten nach sich zieht. Ihr Gegenüber muss sich rechtfertigen, das Gespräch ist nach kurzer Zeit beendet.

So könnte die „Antwort" der Schwester z. B. lauten:
- „Was vermissen Sie hier denn am meisten?"
- „Was könnte Ihnen denn helfen beim Einleben?"
- „Wie kam es denn zu der Entscheidung, dass Sie hier aufgenommen werden?"

Es entsteht ein Gespräch, die betroffene Bewohnerin kann von sich erzählen und wird sich gleichzeitig ihrer eigenen Situation noch bewusster. Sie findet möglicherweise auch eine „Lösung" für ihr Problem. In der Regel tragen Menschen die Lösung für ihre Probleme in sich, in einem guten Gespräch gelingt es, die Fragen so zu stellen, dass die Lösung „ans Licht darf". Eine Antwort von unserer Seite, ein Ratschlag o. Ä. ist in den seltensten Fällen nötig, und wenn, dann höchstens zum Anstoß für eigene Ideen des betroffenen Menschen.

8.2.4 Nonverbale Kommunikation

Am Bett eines Sterbenden sind neben der Fähigkeit, in angemessener Form Gespräche führen zu können, überdies Fähigkeiten wie Schweigen, Innehalten, Beobachten und Freisein von Bewertungen gefragt. Sterbende erzählen viel auch ohne Worte. Unruhiger Schlaf, beschleunigte Atmung, Schweißperlen, Stöhnen oder auch Lächeln, Entspannung u. a. m. berichten über die innere Verfasstheit des sterbenden Menschen. Meist bedarf es nicht vieler Worte vonseiten der Begleitenden, um deutlich zu machen: Ich verstehe, ich bin da, ich lasse dich

nicht allein, es sei denn, du möchtest es. Blicke, die eigene Körperhaltung, das eigene Befinden vermitteln wiederum dem Sterbenden, wie präsent, wie interessiert und wie gerne jemand am Bett sitzt – oder ob das Dasein des Begleiters von ihm eher als Last, als beängstigend, als schwer auszuhalten erscheint. Der Psychotherapeut Paul Watzlawick sagte einmal: „Man kann nicht nicht kommunizieren" – Schweigen ist also nicht gleichbedeutend mit „nichts sagen".

Ich habe, wenn ich an viele Sterbende zurückdenke, die Vermutung, dass Sterbende ungleich offener, wahrnehmungsfähiger sind, dass die „Wände dünner sind", dass in dieser Lebensphase Dinge möglich sind, die wir nicht einmal erahnen können.

▶ **Praxisbeispiel**

Die junge Frau, mit der ich eines meiner eindrücklichsten Erlebnisse hatte, war 36 Jahre alt und hatte einen Hirntumor, der verschiedene neurologische Symptome mit sich brachte. So konnte Heike nicht mehr gehen oder auf ihren Beinen stehen, sie war mitunter vergesslich und neigte dazu, Dinge anders zu interpretieren, als sie gemeint waren. Sie war eine große, schöne Frau gewesen, verheiratet, hatte einen kleinen Sohn. Bei unserer ersten Begegnung in der Klinik schon beeindruckte sie mich zutiefst, und ich hatte die Ahnung, dass dies für mich eine besondere Begleitung werden würde.

Als ich sie im Krankenhaus besuchte, um mit ihr zu besprechen, ob sie bei uns aufgenommen würde, war es Sommer, ein sehr heißer Tag. Ich sprach mit ihr und ihrem Mann, der links von ihr saß, während es für mich keinen Stuhl mehr gab, und ich stand an der rechten Seite ihres Bettes. Als erstes sagte Heike zu mir: „Ich habe Ihre Augen immer gemocht." Ich war verwirrt und schaute wohl ziemlich fragend drein, bis der Ehemann mir erklärte, sie hätte mich einmal im Fernsehen gesehen bei einer Gesprächsrunde. Aha, ich hatte schon gedacht, die Patientin wäre nicht so ganz orientiert, denn wir hatten uns noch nie zuvor gesehen. – Nach einer Weile machte das heiße Wetter mir zu schaffen, es wurde mir übel und schwindlig. Ich dirigierte mich selber im Geiste ans Waschbecken, unter dem ich einen Hocker erblickt hatte, um mich dort setzen zu können. In diesem Moment sah die junge Frau mich an und sagte zu mir: „Ihnen ist bestimmt schlecht." Ich bekam einen solchen Adrenalinstoß, dass es mir sofort nicht mehr schlecht war. Woher nur wusste sie das?

Einige Tage später konnte ich die Patientin aus der Klinik übernehmen, wir hatten einen Platz, und es war klar, dass sie nicht zu Hause versorgt werden konnte.

Sie war etwa 6 Wochen bei uns. Heike hatte mich gebeten, ob wir „Du" zueinander sagen könnten, das fiele ihr leichter als „Sie", ausnahmsweise und auch gerne stimmte ich dem zu. Ich versorgte Heike oft, und ich verbrachte viel Zeit mit ihr. Ich hörte ihr zu, wenn sie aus ihrem Leben erzählte, davon, dass sie bereits krank war, als sie ihren Sohn erwartete. Sie hatte gesagt, sie hätte ihn nie so eng an sich gebunden, weil sie ihm und sich den Abschied erleichtern wollte. Heike hatte viele Ängste und bat mich, als es ihr bereits sehr viel schlechter ging, immer wieder: Sag mir, was ich tun soll, hilf mir zu sterben, ich weiß nicht, wie das geht. Ich fühlte mich sehr hilflos und wusste nicht, was ich ihr sagen sollte außer: Sterben ist vielleicht genau der Zustand, in dem wir nichts mehr tun können und müssen, sondern in dem etwas nur noch in uns geschieht, wenn wir reif dafür sind.

Es gab so etwas wie ein inneres Band zwischen uns, obwohl wir sehr verschieden waren. Heike war oft sehr unruhig. Immer, wenn ich zu ihr kam, wurde sie ruhig, klar, entspannt.

Eines Nachts, es war etwa 4 Uhr, saß ich wieder einmal bei Heike am Bett. Sie hatte Angst gehabt. Ich saß ganz bequem bei ihr, ich hatte meine Hand auf ihrem Oberarm und sie ihre Hand auf meinem Oberarm. So saßen wir schweigend, wir waren beide zu müde zum Reden. Ich dachte in der Ruhe der Nacht an einen Ausspruch der Hl. Teresa von Avila, der gerade auf meine Lebenssituation sehr zu passen schien: „Wenn Rebhuhn, dann Rebhuhn, wenn Fasten, dann Fasten." Plötzlich, aus der völligen Stille heraus, sagte Heike zu mir: „Ja, so ist das eben manchmal mit den Rebhühnern."

Ich war wie vom Donner gerührt und fiel fast vom Stuhl vor Schreck. Wie konnte das sein? Zum zweiten Mal hatte Heike gleichsam meine Gedanken gelesen. Im Laufe der Zeit geschah das immer wieder – und ich lernte durch sie, wie unglaublich verantwortungsvoll die Aufgabe ist, am Bett eines sterbenden Menschen zu sitzen und zu schweigen.

Wenig später besuchte ich einen Flohmarkt. Ich wusste nicht warum, aber ich kaufte einem Kind eine kleine Figur ab, ein Kamel. Ich hatte keine Vorliebe für Kamele, ich wollte es aber unbedingt haben. Es stand ein paar Tage zu Hause bei mir. Als ich eines Morgens wieder Heike versorgte, ging es ihr sehr, sehr schlecht, und ich sah, dass sie bald sterben würde. Das Letzte, was Heike zu mir sagte, war: „Auf ein Kamel, und auf und davon." Ich sagte zu ihr: „Ja, Heike, und wenn dein Kamel kommt, dann steig auf, du schaffst das ganz alleine, du wirst mich nicht brauchen." Am selben Abend starb sie in Ruhe und in Frieden, und sie bekam von mir das kleine Kamel mit in den Sarg, von dem ich nun wusste, warum ich es unbedingt kaufen musste. ◄

Berührung als Kommunikation

Wenn Worte nicht mehr greifen und Sterbende immer schwächer, müder, zurückgezogener werden, ist für Begleitende die „Verlockung" groß, dem Sterbenden durch verstärktes Berühren – Handauflegen, Streicheln, Halten – Nähe und Zuverlässigkeit zu vermitteln. Bewusst nenne ich dies „Verlockung", denn Berührungen unter Menschen innerhalb einer Sterbebegleitung sind immer als etwas außerordentlich Intimes zu betrachten. So gut diese auch gemeint sein mögen, so verantwortungsvoll und sorgsam ist mit ihnen umzugehen. Es ist wichtig, zuvor in Erfahrung zu bringen – falls ein Begleiter dies nicht selber im Laufe einer Begleitung tun konnte –, wie der sterbende Mensch früher, als er sich noch äußern konnte, zu Berührungen stand. War dies für ihn selbstverständlich und angenehm oder ungewohnt und eher unangenehm? Berührungen können schön sein, aber auch als Belästigung empfunden werden. Deshalb ist es, wenn ein Begleiter sich für eine Berührung entscheidet, unabdingbar, auf Signale des sterbenden Menschen zu achten: Veränderung der Atmung, Stirnrunzeln, Unruhe, Zurückziehen der Hand oder – siehe oben – Lächeln, Entspannung, tiefes Durchatmen.

❯ Eine Hand sollte niemals „beschwerend" auf einem sterbenden Menschen liegen, er sollte jederzeit die Möglichkeit haben, sich von einer Berührung zurückzuziehen.

Für Begleitende bedeutet dies, sich nicht persönlich zurückgewiesen fühlen zu müssen, sondern den Willen und die Freiheit des Sterbenden zu akzeptieren und gleichzeitig für sich zu wissen: Ich biete das an, was ich anzubieten habe – wohlbedacht, sorgfältig, behutsam –, wenn es für den Sterbenden gut ist, dann ist es gut, wenn nicht, dann lasse ich es, und das ist auch in Ordnung. Einreibungen, Massagen, Ausstreichen von Körperpartien sollten nur dann durchgeführt werden, wenn beide Seiten es möchten – auch Begleitende müssen die Freiheit der Entscheidung haben, wen sie berühren möchten und wen nicht! Berührungen sollten stets eindeutigen Charakter haben und nicht zu deplatzierten Fantasien verleiten können. Dies gelingt am ehesten durch eine klare innere Haltung des Begleitenden und durch behutsame, aber nicht im falsch verstandenen Sinne zärtliche Berührungen.

8.2.5 Ehrlichkeit und Wahrhaftigkeit in der Kommunikation

Eines der wesentlichen Ziele in der Begleitung Schwerkranker und Sterbender ist der Aufbau einer tragfähigen, vertrauensvollen Beziehung zwischen Begleiter und Erkranktem. Vertrauen zwischen ursprünglich Fremden muss wachsen dürfen, es ist nicht etwas, das der Begleiter aufgrund seiner Zugehörigkeit z. B. zum Pflegepersonal oder zu einer Hospizgruppe von vorneherein geschenkt bekommt. Sterbende sind außerordentlich feinfühlige, „wahrnehmungsbegabte" Menschen, die nichts so sehr kränkt und verletzt wie eine unwahrhaftige Begegnung oder das Gefühl, nicht ernst genommen zu werden.

Mitunter geraten Begleiter in die schwierige Situation, sich zwischen Wahrhaftigkeit und Fürsorglichkeit scheinbar entscheiden zu müssen. Ist es für den Kranken zumutbar, eine schlechte Nachricht übermittelt zu bekommen, sollte er nicht in dem Glauben gelassen werden, die Blutwerte seien stabil? Ist es nicht unmenschlich, die gesamte Wahrheit mitzuteilen, wenn jemand sich gerade mit der letzten schlechten Botschaft arrangiert hat?

Dies sind schwerwiegende und ernst zu nehmende Fragen, denen nachzugehen der Austausch im Palliative-Care-Team, im Kollegenkreis, in der Hospizgruppe eine Möglichkeit ist. Niemand möchte erleben müssen, dass ein Patient sich suizidiert, nachdem er ein Aufklärungsgespräch mit dem behandelnden Arzt hatte. Viele Ärzte und Angehörige anderer Berufsgruppen setzen sich nicht gerne emotionalen Reaktionen wie Wut, Tränen, Verzweiflung aus. Letztlich beinhalten schwerwiegende Gespräche auch die Frage des eigenen Erlebens – ich habe Angst, dies alles nicht zu ertragen, ich möchte selber auch nicht sterben müssen, ich werde an eigene schmerzliche Erlebnisse erinnert.

Für Pflegende und Hospizbegleiter besteht das Verständnis ihrer Professionalität u. a. darin, dass sie in der Lage sind, Beziehungen zu Patienten aufzubauen und diese als Grundlage aller Unterstützung zu sehen und zu pflegen. Wahrhaftigkeit und Ehrlichkeit sind wesentliche Merkmale einer solchen (Pflege-)Beziehung ebenso wie das Vertrauen in den vermeintlich schwachen Menschen. Aufgabe und Verantwortung der Begleitenden ist es, einen angemessenen Rahmen zu schaffen, in dem „schwierige" Gespräche stattfinden können.

Als Vorbereitung können dabei die folgenden Fragen dienen:

- Was genau ist die Botschaft, die ich überbringen möchte?
- Wer soll am Gespräch teilnehmen? (Klärung mit Patient)
- Muss jemand dazu evtl. von der Schweigepflicht befreit werden?
- Wo soll das Gespräch stattfinden, wie günstig sind die Bedingungen im Krankenzimmer, gäbe es einen besseren Ort?
- Wer moderiert das Gespräch?
- Wie viel Zeit steht zur Verfügung? Kann ich einen Folgetermin anbieten?
- Wie möchte ich mit emotionalen Reaktionen umgehen?

Das Wissen über Gesprächsführungstechniken ermöglicht das angstfreiere Zugehen auf ein solches Gespräch. Der Patient selber wird nach Eröffnung der „Kernbot-

schaft" die für ihn wichtigen Fragen stellen, auf die er dann auch eine angemessene Antwort haben möchte. Reaktionen wie Aggressionen oder Tränen sind für Helfende meist leichter auszuhalten als Schweigen oder Verdrängen vonseiten des Patienten. Möglicherweise bleibt dem Helfer nichts anderes übrig als das Angebot, jederzeit für weitere Gespräche oder zur Klärung offener Fragen zur Verfügung zu stehen – wenn „jederzeit" eine Zusage ist, die einhaltbar ist, ansonsten gilt es, diese zu präzisieren.

Für Klärungen, die einer umfassenden Kommunikation mit verschiedenen Beteiligten bedürfen, wenn z. B. die Frage einer weiteren Therapie, die Frage nach Maßnahmen wie Magensonde oder Blasenkatheter oder bei Verlegung und Entlassung die Bestimmung des zukünftigen Aufenthaltsortes zu besprechen sind, empfiehlt es sich, einen „Runden Tisch" einzuberufen, um den alle Platz nehmen, die mit der zu fällenden Entscheidung und der nachfolgenden Organisation und Begleitung zu tun haben: Patient, Angehörige, Arzt, Pflegedienst, Brückenpflege, Freiwillige, Sozialdienst ... Es muss – siehe oben – verabredet werden, wer die Gesprächsleitung übernimmt und wie das Gespräch gestaltet werden soll, welcher zeitliche Rahmen zur Verfügung steht etc.

Im ärztlichen Rahmen setzt sich derzeit das SPIKES-Modell nach R. A. Buckman zum Führen von Aufklärungsgesprächen durch – siehe ▶ http://www.cetl. org.uk/learning/feedback_opportunities/data/downloads/ breaking_bad_news.pdf. Hierbei werden folgende Schritte empfohlen:

- Setting – „Setting up the interview" – in welchem Rahmen, wie lange, mit wem wird das Gespräch geführt?
- Perception – „Assessing the patient's perception" – Einschätzen dessen, was der betroffene Mensch über seine Situation weiß und denkt
- Invitation – „Obtaining the patient's invitation" – die „Einladung" des Patienten einholen, die anstehenden Mitteilungen zu machen oder auch nicht, sie z. B. auf einen späteren Zeitpunkt zu verschieben o. Ä.
- Knowledge – „Giving knowledge and information to the patient" – die Mitteilungen machen in verständlicher Sprache und in der gebotenen Offenheit und Ehrlichkeit, Rückfragen, ob es Verständnisschwierigkeiten gibt
- Empathy – „Addressing the patient's emotions with empathic responses" – Benennen der (möglichen) Gefühle, Ermutigung, über die Gefühle angesichts der Mitteilungen zu reden, ggf. Unterstützung anbieten und signalisieren
- Summary – „Strategy and summary" – Zusammenfassung des Gesagten und Besprochenen, Ausblick, Strategie, nächstes Treffen vereinbaren

8.2.6 Abschlussbemerkung

Kommunikation bleibt, solange wir sie auch üben mögen, „unfertig". Wir sind als Begleitende Sterbenden und deren Angehörigen gegenüber in großer Verantwortung und haben hohe Ansprüche an uns, gleichzeitig sind und bleiben wir auch immer Lernende und Übende. Sind wir uns dessen bewusst und gehen wir mit all unserem Wissen und unserer Sorgfalt mit den uns anvertrauten Menschen um, dann ist es genug – denn ein wenig Demut, „Erdung", Nachsicht mit uns selber und vielleicht auch die Fähigkeit, über uns selber zu lachen, sind wichtige und unabdingbare Eigenschaften für Menschen, die Sterbende begleiten.

❯ Kommunikation ist spannend, hilfreich und ein unerschöpfliches Gebiet. Vergessen Sie aber über all Ihrem Wissen und Verstehen in der Begleitung Sterbender Ihre Persönlichkeit nicht: Ihre Intuition, Ihre Spontaneität, Ihren Humor, Ihre Wärme und Herzlichkeit. Diese sind mindestens genauso hilfreich und wichtig wie jede Technik der Gesprächsführung!

❯❯ Allmählich verstehe ich die Bedeutung der Machtlosigkeit. Ich erlebe sie in meinem Leben, und ich lebe mit ihr in meiner Arbeit. Das Geheimnis liegt darin, keine Angst vor ihr zu haben und nicht vor ihr wegzulaufen. Wenn Menschen sterben, wissen sie, dass wir nicht Gott sind. Alles, was sie von uns wünschen, ist, dass wir sie nicht alleine lassen (Cassidy 1990).

8.3 Kommunikation mit Sterbenden: Symbolsprache – Zumutung oder Geschenk?

Inger Hermann

In Kürze

In der palliativen Pflege kommt der Kommunikation ein besonderer Stellenwert zu. Nicht selten verändert sich beim Sterbenden die „Informationssprache" zur „Bildsprache". Dies ist zunächst erschwerend, kann aber bei entsprechenden Kenntnissen und einer veränderten Einstellung der Pflegenden neue und tiefere Ebenen der Kommunikation erschließen.

▶ **Beispiel: „Gibt es auch Engel ohne Haare?"**

„Gibt es auch Engel ohne Haare?", fragt Patrick die Mutter. Besorgt wendet sie sich an den behandelnden Arzt: „Ist der Tumor des Siebenjährigen weitergewachsen, redet er jetzt irre?"

Patrick ist nicht „irre", sondern im Gegenteil besonders klar. Er weiß im Innersten um seinen nahen Tod. Wie kann er das der Mutter mitteilen, die weiter auf ein Wunder hofft? ◀

8.3.1 Was bedeutet „Verwirrtsein" und „Klarsein" in der Nähe des Todes?

▶ **Beispiel: „Ruf am Flughafen an und frag, ob die Startbahn frei ist"**

„Ruf am Flughafen an und frag, ob die Startbahn frei ist", bittet der Schwerkranke seine Frau. Erschüttert weint sie ins Telefon: „Und das waren seine letzten Worte. Er war doch ein gläubiger Mensch. Warum so ein Unsinn zum Schluss?" – Wenn wir erkennen können, dass sich hier ein Sterbender bereit macht für den „Flug" in die Weite, ins Licht, dann kann aus dem „Unsinn" ein tiefer und trostreicher Sinn werden. ◀

Nach einem Fachvortrag wird ein Arzt gefragt, was denn für ihn „Tod" bedeute. Erstaunt über die sehr persönliche Frage antwortet er nachdenklich: „Der Tod ist der Horizont unseres Lebens. Aber der Horizont ist immer nur das Ende unserer Sicht …" Dieser Satz kann zum Schlüssel werden, wenn es darum geht, sonderbare Sprachbilder, fremde Symbole am Lebensende nicht kurzerhand als „Verwirrtheit" oder als „Durchgangssyndrom" abzutun. Der Horizont, diese Linie, wo Himmel und Erde sich zu berühren scheinen, ist für uns die Grenze, über die wir nicht hinausschauen können. Sterbende aber sind Grenzgänger. Was sie erfahren, lässt sich oft nur verschlüsselt kommunizieren.

❯ Symbolsprache heißt immer, dass der Sterbende auf die Grenze zugeht – dass er wohl noch unsere Sprache braucht und sie doch schon auf anderes hinweist.

❯❯ Der sterbende Mund/müht sich/um das richtig gesprochene/Wort/einer fremden/Sprache.
(Hilde Domin)

Bleibt er in diesem Mühen unverstanden, werden die oft archetypischen Bilder, Metaphern und Symbole gar als Unsinn abgetan, so kommt dies einer Demütigung seines Menschseins gleich. Sterben kann dann zu einem zuinnerst einsamen, verworrenen Prozess werden. Gelingt es uns aber, durch einfühlsames Hinhören diese Bilder aufzuschließen, lassen wir als Begleitende uns ein auf diesen Prozess tastenden Suchens, dann kann die Symbolsprache zur „Lebensverkündigung der Sterbenden" (H. Pera) befreit werden.

8.3.2 Woran erkenne ich, dass mein behutsames Deuten der inneren Wirklichkeit nahe kommt?

Es kann ein intensives Anschauen sein, ein erleichtertes Ja; aber auch ein Wechsel in der Atmung kann darauf hinweisen.

Im Alltag verstehen wir unter Kommunikation den Austausch von Informationen auf der äußeren Realitätsebene. In Grenzsituationen des Lebens und auch des Sterbens versagt jedoch die gewohnte Sprache. Sprache wird „unzuständig" für innerstes Erleben und bleibt zugleich die menschlichste Form des Kommunizierens. Das Wort Kommunikation enthält „communio": das Verbundensein in der Menschengemeinschaft. In allen Lebensübergängen – Geburt, Konfirmation und Heirat – vergewissern wir uns dieser Gemeinschaft, die zugleich Sinnbild einer größeren Geborgenheit ist. Sollten wir diese Erfahrung dem Menschen, der vor dem Tod – dem unbekanntesten und geheimnisvollsten aller Übergänge – steht, verweigern? („Inhumanes Sterben ist Sterben, dem die innere Gemeinschaft entzogen ist.") Nicht die Windel, nicht der Speichel, der aus dem Mund rinnt, machen das Sterben unwürdig – alleingelassen in der Angst, das ist unwürdiges Sterben – unwürdig auch der Lebenden.

» Terminale Sprache ist gelebte Symbolsprache.
   (M. Renz)

Beispiele aus dem Bereich von Zeit und Raum mögen das Gesagte verdeutlichen:

▶ **Praxisbeispiele**

Eine junge Patientin, die ich seit vielen Monaten zu Hause begleite: Nach einem verblüffend nüchternen Gespräch, wie der Garten neu angelegt werden müsste, scheint sie eingeschlafen. Plötzlich ist sie hellwach, setzt sich auf und fordert: „Die Uhr! Es ist wichtig, dass ich die Uhr immer sehe. Das ist jetzt wichtig, die Zeit einteilen!"

Eine Freundin sitzt am Sterbebett ihrer Schwiegermutter. Trotz ihrer tiefen Erschöpfung hebt diese ständig den Arm, um auf die Uhr zu schauen. „Warum schaust du denn immer auf die Uhr?" „Ich muss doch gucken, wann ich dran bin. Weißt du, es geht nicht so schnell, ich steh' in einer Schlange und muss noch warten."

Ein alter Herr, Pfarrer, hat in den langen Wochen seiner Krankheit viele Gespräche geführt. Dass er trotz seiner schweren Erkrankung so klar ist, darüber wundern sich alle. Eines Morgens bittet er seinen Sohn, ihm eine neue Uhr zu kaufen. Der Sohn ist erstaunt darüber. „Aber du hast doch eine gute Uhr. Außerdem …" Unwirsch unterbricht der Vater: „Taugt nicht. Die alten Uhren gehen nicht genau. Es kommt darauf an, dass ich die Stunde weiß. Ich muss doch die Stunde genau wissen." Nun ist der Vater doch verwirrt, darüber ist sich die Familie einig. ◀

In diesen Beispielen kommen bestimmte Begriffe immer wieder vor: die Zeit, die Uhr, die alte Uhr, mit der sich die neue Zeit nicht messen lässt. Die Zeit einteilen – an der Schwelle zur Zeitlosigkeit; Ewigkeit sagen wir manchmal.

Ein ganz anderer Bildbereich:

▶ **Praxisbeispiele**

Eine Schwester berichtet: Die alte Dame, die in den letzten Wochen kaum noch gesprochen hatte, fragt sie unvermittelt: „Schwester, steht jetzt das Flugzeug vor der Tür?" Auf die verwunderte Frage, wo sie denn hinfliegen wolle, antwortet sie: „Das ist gar nicht so wichtig. Nur ein Platz im Flugzeug, und dann auf und davon."

Eine junge Frau, die ihren Mann zu Hause gepflegt hat, berichtet: Der Arzt habe gesagt, der Zustand ihres Mannes sei stabiler. Als sie morgens in sein Zimmer kommt, schaut ihr Mann sie lächelnd an und sagt leise: „Die Koffer sind gepackt." Er stirbt in der folgenden Nacht. – Es ist der gleiche Satz, mit dem Papst Johannes XXIII. unmittelbar vor seinem Tod sich von den Umstehenden verabschiedet hat.

Eine Patientin empfängt den Pfarrer: „Gut, dass Sie kommen, gleich fährt das Schiff ab."

Reinhold Maier, der frühere Ministerpräsident von Baden-Württemberg, bittet seine Tochter etwa eine Woche vor seinem Tod, ihm die Wanderstiefel zu bringen. Sie sollen unter seinem Bett stehen. Manchmal muss man sie ihm zeigen. Sind sie auch ordentlich besohlt für die lange Wanderung? – Eines Abends lässt er seinen Freunden ausrichten, sie mögen sich doch morgen am Bahnhof einfinden, dann könne man abreisen. Er stirbt am folgenden Tag. ◀

In all diesen Beispielen geht es um eine bevorstehende Reise, sei es zu Fuß, mit dem Schiff, der Bahn oder dem Flugzeug. Reise: Bewegung im Raum.

Es fällt auf, dass in der Symbolsprache sterbender Menschen besonders viele Bilder aus dem Bereich von Zeit oder Raum kommen: Als Menschen sind wir eingebunden in die Koordinaten von Zeit und Raum.

Wir werden geboren zu einer ganz bestimmten Zeit und in einem ganz bestimmten Ort. Das ist so wichtig, dass es zuerst in der Geburtsurkunde und dann in jedem Pass nachzulesen ist. Erdenleben lässt sich beschreiben als eine Wanderung in der Zeit durch den Raum – bis wir sterben, zu einer bestimmten Zeit und an einem bestimmten Ort, festgehalten in der Sterbeurkunde. Aus der Zeit in die Zeitlosigkeit.

Deutlich wird in diesen Bildern von Wanderschaft und Reise, dass der Sterbende nicht auf den Tod zugeht wie auf ein punktuelles Geschehen, sondern sich erlebt in einem Prozess, auf einem strapazenreichen, oft auch geheimnisvollen Weg in ein unbekanntes Land. Kein Sterbender wird hierüber nachdenken, und doch zeigen diese Bilder, dass die Seele des Menschen, der sich dem Tod nähert, darum weiß und noch einmal nach diesen sehr irdischen Koordinaten des Lebens greift, bevor sie sich davon lösen kann.

Neben den Metaphern von Zeit und Raum gibt es andere. So der große Bildbereich: Heimat, der Weg nach Hause, das Tor ins Haus, der große Garten. So wie die Bilder von Zeit und Raum vom Loslösen der Seele von der Erde und ihren Gesetzmäßigkeiten zu sprechen scheinen, so weisen die Bilder der Heimat eher ins Transzendentale, „Jenseits" sagen wir manchmal.

Beispiele zu diesem Bildbereich:

▶ **Praxisbeispiele**

So laut, dass es in allen Zimmern zu hören ist, ruft ein Patient nach der Feuerwehr. Auf meine Frage: „Sie brauchen eine Feuerwehr?", antwortet er fast verwundert: „Aber ja doch! Wenn man so in Not ist, braucht man eine Feuerwehr!" – „Sie sind in Not?" – „Ja", antwortet er, „aber wenn ich heimkomme, dann bleibt die Feuerwehr draußen vorm Garten stehen". Heimkommen heißt hier auch inneres Heilwerden. In den „Garten" kommt die Not nicht hinein.

Eine Patientin, die nochmal ins Krankenhaus muss. Ich habe mit dem Arzt gesprochen und bringe ihr die Nachricht, auf die sie so sehr gewartet hatte: „Morgen dürfen Sie wieder nach Hause." Sie lächelt fast nachsichtig: „Nach Hause? Ich gehe sowieso heim, da kommt es gar nimmer so drauf an."

Eine kluge, ungeduldige 50-jährige Frau: Nach einem Gespräch legt sie sich erschöpft in die Kissen zurück. Klug und tüchtig war sie in ihrem Beruf, und jetzt, in ihrem Sterben, sind Klugheit und Tüchtigkeit eher Hindernisse auf dem Weg, den sie nicht gehen will. Ich denke, sie schläft, da fragt sie unvermittelt: „Haben Sie den Schlüssel?" Ich glaube, sie spricht von meinem Autoschlüssel. „Ja, draußen in der Manteltasche." – „Nein", sagt sie ungehalten, „den Schlüssel, den großen." Der Klang ihrer Stimme hat sich verändert. Daran merke ich, dass sie jetzt von einer anderen Ebene spricht. „Sie brauchen einen großen Schlüssel?" „Ja, wie krieg ich denn sonst das Tor auf? – Kommen Sie nächsten Donnerstag wieder?" Jetzt ist sie wieder auf der Sach- und Informationsebene. Der Einschub mit dem Schlüssel – ist das nur eine verwirrte Episode oder ein Zeichen, dass die Seele sich vorbereitet, durch das „große Tor" zu gehen?

Herr W. ist höchstens 50 Jahre alt. Er hat eine Trachealkanüle und kann nicht sprechen. Er deutet auf seinen Schreibblock. Ich entziffere: Man soll mich abholen. Die Aufträge sind erledigt. Richten Sie das aus. Es ist dunkel hier unten. Im Haus ist es hell. ◀

Hier scheint ganz offenkundig, dass das Haus als Symbol in eine geistige Heimat weist, ein „Jenseits", wo es hell ist. Das Haus, als Gebäude, kann jedoch auch Metapher für den Körper sein.

Hierzu ein Beispiel:

▶ **Praxisbeispiel**

Wenn eine ältere Frau sich entschuldigt: „Wissen Sie, mir fällt heute jede Entscheidung schwer, ich habe nämlich mein Haus auflösen müssen. Ach ja, mein Haus hergeben, wissen Sie, das ist schwer." Die Schwester, die dabei ist, sagt mir draußen, die Patientin sei jetzt doch sehr verwirrt, das mit dem Haus sei Unsinn, ihr Sohn wohne mit seiner Familie darin, kein Mensch spreche von Auflösen und Hergeben. ◀

Nun hat man aber beobachtet, dass gerade Menschen mit Knochenmetastasen davon sprechen, dass sie ihr Haus auflösen müssen. (Wir sprechen ja auch vom „Knochengerüst" unseres Körpers.) – So bittet ein Patient seine Frau, Handwerker zu bestellen. Das Haus müsse von Grund auf renoviert werden. Ein anderer verlangt Zeichenstifte, um ein ganz neues Haus zu entwerfen.

Dass Angehörige und auch Pflegende hier in Verzweiflung geraten können ob solch unsinniger Wünsche angesichts des nahen Todes ist leicht verständlich. Es wird etwas ausgesprochen, was auf der Realitätsebene überhaupt keinen Sinn mehr macht.

❯ Wenn wir es auf der Symbolebene deuten können, hilft es uns zu verstehen, dass der Sterbende seinen Abschied vorbereitet. Belastend kann hinzukommen, dass der Wechsel zwischen Realitätsebene und Symbolebene häufig übergangslos geschieht.

Dem sind wir im anstrengenden Pflegealltag häufig nicht gewachsen. Wie soll ich denn wissen, auf welcher Ebene jemand spricht, der sagt, sein Haus müsse er hergeben, eine Reise wolle er tun, die Schuhe sollen besohlt werden, eine gute Uhr müsse her! Ich als Pflegende bin meist auf der Realitätsebene, und so können wir im Gespräch einander nicht begegnen. Das macht ärgerlich, hilflos oder auch einsam – und es macht Angst. Dieses Sprechen auf zwei Ebenen verunsichert mich. Ich fühle mich verwirrt und überfordert und sage darum: Der Sterbende ist verwirrt. Vielleicht spüre ich auch, dass in diesen Bildern Unaussprechliches – der Tod, ein Leben nach dem Tod – ausgesprochen wird und das erschreckt mich: Sprache, die Unaussprechliches spricht …

8.3.3 Gibt es auch dunkle und bedrängende Bilder in der Zeit vor dem Tod?

Ganz sicher gibt es die, dunkle Bilder oder gar Gestalten. Da kann zur Angst des Sterbenden neben der Ratlosigkeit auch eigene Ängstlichkeit hinzukommen.

▶ **Praxisbeispiel**

Eine etwa 40-jährige Frau wird täglich unruhiger. Die Arme weit ausgestreckt, scheint sie mit heftigen Gebärden etwas abwehren zu wollen. Einzelne Worte, kurze Sätze wiederholen sich: „Nein! Lasst mich! Ihr sollt mich lassen! Es ist schon so lang …" Niemand von uns wusste, wie diese abwehrende Angst zu stillen sei, bis eines späten Abends – der freiwillige Begleiter war im Sessel an ihrem Bett fast eingenickt – sie leise zu sprechen begann: „Es ist so lange her. Und ich war so jung. Was sollte ich denn tun? Und der Freund … Und später nochmal, da wollte er das Kind auch nicht. Was sollte ich denn tun? So alleine. Und jetzt lassen sie mich nicht rüber …" Auf behutsames Nachfragen konnte sie von den beiden Abtreibungen erzählen, von der seelischen Not und ihrer Einsamkeit. „Und jetzt lassen sie mich nicht rüber, weil ich sie nicht ins Leben rübergelassen habe."

Sie weint lange. Auch in den nächsten Tagen. Aber ihre Züge sind weich geworden, und die Unruhe hat ganz aufgehört. ◄

Manche Schwester weiß zu berichten, wie Sterbende sich mit früher gestorbenen Angehörigen unterhalten – das kann auch ganz angstfrei und liebevoll geschehen.

▶ **Praxisbeispiel**

Ich erinnere mich an eine resolute alte Dame, die mit mir – nüchtern bis ins finanzielle Detail – über die Aufenthaltsgenehmigung ihrer Pflegerin sprach. Plötzlich schaute sie nach oben: „Mutterle, dass du auch mal wieder reinschaust. Gut siehst du aus. Jetzt muss ich aber erst noch das mit der Swetlana regeln."

Darauf wandte sie sich wieder mir zu, als sei dieses Zwischengespräch mit ihrem vor 40 Jahren gestorbenen „Mutterle" das Normalste von der Welt. ◄

Manchmal ist es komplizierter.

▶ **Praxisbeispiel**

Auch nach 23 Uhr abends war „Mon General" nicht zu bewegen, in ihr Bett zu gehen. Wir nannten diese alte Dame so, und sie hatte das gern, nicht nur wegen ihrer imposanten Nase, sondern auch wegen ihrer imposanten Autorität, mit der sie Anordnungen gab. Jetzt also bestand sie darauf, nicht ins Bett zu gehen: „Ja, sehen Sie denn nicht die dunklen Kerle? Die kriegen keine Chance. Solange die hier sind, tue ich kein Auge zu." Vergeblich versicherte die junge Schwester, dass da niemand sei, das sei doch nur Einbildung. Schließlich brachte sie ein Schlafmittel. Sie kannte „Mon Generals" Willensstärke noch nicht: „Das können Sie mit mir nicht machen! Die drei finsteren Gestalten, und ich soll schlafen. Niemals!" Schwester Magda, eine erfahrene Hospizschwester, kam herein. „Schwester Magda, aber Sie sehen doch die Kerle

dort!?" Schwester Magda schaute hin, legte den Arm um die erschöpft zusammengesunkene alte Frau und sagte: „Manchmal, da ist das so – da können Sie etwas sehen, was unsere Augen einfach nicht sehen können."

Eine große Erleichterung breitete sich aus. Kein anbiederndes „So-tun-als-ob", kein abwertendes „Für-verrückt-Halten" und auch kein medikamentöses Ruhigstellen. Die Schwester versprach, sich ans Bett zu setzen, bis eine freiwillige Begleiterin eintreffen würde, als Wächterin über den Schlaf und Schutz vor finsteren Gestalten. ◄

In diesem Beispiel wird ganz deutlich, dass so viel Aufwand auf einer normalen Krankenstation oft nicht zu leisten ist, dass hier Menschen gebraucht werden, Freiwillige, Ehrenamtliche oder Angehörige, die nicht nur Zeit haben, sondern auch ein weites Herz, bereit anzuerkennen, dass vieles im Umfeld des Todes unser Verstehen übersteigt.

Bei aller Offenheit, bei allem deutenden Bemühen können wir auch gründlich im Abseits landen.

▶ **Praxisbeispiel**

Hans ist Mitte 40. Es geht ihm jetzt täglich schlechter. Wieder – wie in den letzten Tagen häufig – hat er die Schlafanzughose ausgezogen und hält sie zusammengeknautscht mit ausgestrecktem Arm über sich. Aufmerksam verfolgen seine Augen, wie sich die Hand mit dem dunkel gestreiften Stoff langsam von der einen zur anderen Seite bewegt. Dazu wiederholt er leise ein Wort: „Vogelfrei – vogelfrei …" Interpretationsfreudig stürze ich mich darauf. Vogelfrei sein, bedeutet das nicht sich ungeschützt fühlen, rings vom lauernden Tod umgeben? „Sie fühlen sich vogelfrei?", biete ich ihm als Deutungsversuch an.

Da wendet er sein Gesicht mir zu, sagt deutlich und mit einer gewissen Strenge: „Nicht vogelfrei. Ein Vogel – frei!" Der Freund, der kurz darauf kommt, erzählt von den vielen gemeinsamen Wanderungen im Hochgebirge. Hans sei fasziniert gewesen von den Raubvögeln, die auf weiten Schwingen über alle Abgründe, über alle Grenzen hinwegsegelten: „Einmal frei sein, über allem, wie so ein Vogel", habe er oft gesagt. – So war also die schwebende Schlafanzughose nicht ein Symbol für lauernden Tod, sondern für grenzenaufhebende Freiheit. Mein Deutungseifer hatte mich in eine Sackgasse geführt. ◄

8.3.4 Was können Pflegende und Begleitende tun?

Wie können sie sich vorbereiten auf diesen ungewohnten Gebrauch von Worten und Bildern? Eine erfahrene Ausbilderin von Hospizgruppen im St. Christopher's Hospice, London, gab eine ungewöhnliche Antwort auf die

Frage, was das Wichtigste sei in der Kommunikation mit Sterbenden: „Schauen Sie in den Spiegel. Dann werden Sie sehen, dass Gott Ihnen zwei Ohren gegeben hat und nur einen Mund. Wenn Sie überzeugt sind, Sie sollten eigentlich vier Ohren haben – dann dürfen Sie Sterbende begleiten."

Sicher ist es darüber hinaus hilfreich, sich mit den Grundlagen des aktiven Zuhörens und der personenzentrierten Haltung (nach Carl Rogers und Reinhard Tausch) vertraut zu machen (▶ Abschn. 8.1). Aber auch dann ist es nötig, wie Martin Buber es vorschlägt, unser Ohr mit der Seele zu verbinden, oder, in Abwandlung eines Wortes von Saint-Exupery: Man hört nur mit dem Herzen gut.

Dabei kommt es nicht in erster Linie darauf an, dass eine zutreffende Deutung, ein Entschlüsseln gelingt. Wichtiger ist die innere Einstellung. Macht mich das Unverständliche gereizt, wehre ich es ab als Verwirrtheit, oder werde ich immer fähiger, mit Achtung und Interesse, vielleicht sogar mit ein wenig Neugier diese Sprachbilder, die der Sterbende uns hinhält, anzunehmen wie ein ungewöhnliches, womöglich gar kostbares Geschenk? Dann können sich manchmal neue Wege öffnen.

▶ **Praxisbeispiel**

Sichtlich erschöpft, fast zornig kommt der Freund aus dem Zimmer von Hans: „Das macht mich noch verrückt! Jeden Tag fragt er mich, ob ich neue Reifen an seinem Auto aufgezogen habe. Er wird es doch nie mehr fahren. Am einfachsten ist wohl, ich lüge ihn an. Überprüfen kann er es ja doch nicht." Ich sage, dass ich sterbende Menschen nie anlügen würde. Mit der ihnen eigenen Hellfühligkeit erkennt ihre Seele die Unwahrheit und zieht sich in eine innerste Einsamkeit zurück. Was also tun? Ich frage, ob ich am nächsten Tag mit ihm hineingehen darf. Die Tür ist noch nicht geschlossen, als Hans fragt: „Und, hast du jetzt neue Reifen aufgezogen?" Ich frage – und versuche das nicht nur mit dem Mund, sondern mit „dem Herzen" zu tun: „Neue Reifen. Sie brauchen neue Reifen?" Darauf Hans. „Na ja, für eine so lange Reise sollte man schon neue Reifen haben." Er ist zu schwach, auch nur ins Bad zu gehen, und spricht von einer Reise. So frage ich: „Eine Reise haben Sie vor? Eine lange?" Hans: „Wenn das keine lange Reise ist! Vom Sterben ist noch keiner zurückgekommen." – Jetzt war das Wort „Sterben" vor seinem Freund ausgesprochen.

Jetzt endlich konnten sie über vieles reden, was noch geregelt, auch ausgesprochen werden wollte, nach so vielen gemeinsamen Jahren. Die Worte „Tod" und „Sterben" waren bisher für beide zu bedrohlich gewesen. Die immer drängendere Forderung nach neuen Reifen war die verschlüsselte Bitte an den Freund, die Realität des Sterbens anzuschauen, miteinander den Abschied vorzubereiten. ◄

Und dann kommt die Zeit, in der der sterbende Mensch überhaupt keiner Worte mehr mächtig ist, vielleicht auch die Augen geschlossen hat, kaum oder gar nicht auf unsere Anwesenheit reagiert.

„Ich höre, obwohl ich schweigen muss und schweigen will", steht in den Ratschlägen eines Sterbenden an seine Begleiter. Es ist wichtig, uns ganz tief immer wieder klar zu machen: Der sterbende Mensch hört uns! Das bedeutet einerseits, dass wir in seinem Zimmer nur das sprechen und ebenso achtungsvoll sprechen, wie wir es täten, wenn er wach und gesund im Sessel säße. Die Tatsache seines Hörens legt unserem Sprechen eine zusätzliche Verantwortung auf. Andererseits heißt es aber auch, dass wir ihm auch jetzt noch etwas sagen können: unsere Liebe, ein klärendes Wort, eine Bitte um Verzeihung, Dank, Gebet.

Dieses Wissen um das Hören im Sterbeprozess macht es manchmal schwerer, aber es ist zugleich eine kostbare Möglichkeit für einen liebevollen klärenden Abschied und für ein geistliches Begleiten. Der Sterbende hört uns – wir hören ihn, zunächst mit unseren Ohren, dann immer mehr mit unserer Seele.

❯ Gespräche mit Sterbenden, das heißt Einüben ins Hören – in die Botschaften, die sie uns aus ihrem Grenzbereich schicken. Hören: ganz offen sein, ganz anwesend sein.

❯❯ Lebendiges Hören ist eine Grundform der Liebe. (Romano Guardini)

In diesem Sinne wird Hören zur Grundform des Gesprächs mit Sterbenden.

8.4 Die Bedeutung des sozialen Geschlechts für die Hospizarbeit und Palliative Care

Manuela Völkel

In Kürze

Menschen am Lebensende geraten häufig in Krisensituationen, die mit Leiden im körperlichen oder psychosozialen Sinne einhergehen. Palliative Care und Hospizbewegung möchten achtsam und sensibel auf Themen wie Gender, Autonomie, Depression, Trauer und Alterssuizid eingehen. Dies bedingt, dass der Blick für die Unterschiedlichkeiten aller Individuen geschärft wird und Konzepte für die Begleitungen und Beratungen entsprechend modifiziert werden.

8.4.1 Warum „Gender" für die Palliative Care wichtig ist

Besonders in Extremsituationen des Lebens werden eine mangelhaft erkannte Unterschiedlichkeit von Männern und Frauen sowie die daraus entstehenden Nachteile deutlich. Dies wird in Krisensituationen, z. B. beim Eintreten von (unheilbaren) Erkrankungen, bei Eintritt ins Rentenalter, in Trauerprozessen und beim Sterben besonders deutlich (Völkel 2011).

Die Strategie des Gender-Mainstreaming (geschlechtergerechtes Denken und Handeln in Organisationsformen) bietet daher als Querschnittsaufgabe für die Hospizarbeit und Palliative Care eine Möglichkeit, sich für Geschlechtergerechtigkeit einzusetzen, und ist zudem eine gesetzliche Forderung nach dem bereits am 01.05.1999 in Kraft getretenen Amsterdamer Vertrag, der dies auf EU-Ebene rechtlich verbindlich festschreibt.

Ein kleiner Exkurs in die Gendertheorien soll die Bedeutung von Gender genauer beleuchten:

Unterschieden wird zwischen dem biologischen Geschlecht (engl.: sex) und dem sozialen Geschlecht (engl.: gender). Das biologische Geschlecht wird mit der Zeugung und Geburt erkannt und festgelegt, während das soziale Geschlecht aufgrund des biologischen Geschlechts durch die Gesellschaft zugewiesen wird. Diese sogenannte „Vergeschlechtlichung" erfolgt überall auf der Welt und erhält durch die jeweilige Kultur eine besondere Färbung.

Jedem sozialen Geschlecht werden kulturabhängig spezifische Verhaltensweisen, Aufgaben, Berufe, Stellungen in der Hierarchie u. a. zugewiesen, die nicht nur von Begabungen, Motivationen und Kompetenzen abhängen, sondern auch und vor allem von den Erwartungen an die Genderrolle und die ethnische Zugehörigkeit.

Gender wird somit von der Gesellschaft konstruiert, das heißt, es werden sowohl Gleichheiten als auch Unterschiede mit den bestimmten Rollen und Pflichten geschaffen. Diese Zweiteilung oder auch Binarität ist so tief in Wahrnehmung, Denken, Verhalten und Handeln verankert, dass es uns nicht möglich ist, „Nicht-Gender" zu tun.

Am Beispiel der Transsexualität wird diese Zweipoligkeit (Binarität) der Geschlechterklassifikationen in der sozialen Weltordnung sehr deutlich. Die Tatsache, dass sie in dieser Form existiert, stellt nicht die Weltordnung infrage, sondern führt in der Gesellschaft eher zu einer Ausgrenzung bzw. dazu, dass sich die betroffenen Transsexuellen (mit gesundem Körper!) sogar teilweise langwierigen, komplexen und folgenreichen Operationen unterziehen, um einer gesellschaftlich akzeptierten Binarität zu entsprechen (Völkel 2011).

> Mit „Gender" ist nicht das duale, zweiseitige Konzept (Mann-Frau-Schema) von Gender gemeint, sondern eine durchlässige Verständnisform, in der Männer auch weibliche und Frauen auch männliche Eigenschaften aufweisen. Es gibt somit nicht nur zwei Pole

des sozialen Geschlechts, sondern Gender ist als ein variables Kontinuum zu verstehen. In der theoretischen Diskussion gehören zum Genderverständnis weitere gesellschaftliche Strukturkategorien, z. B. der soziale Status, die sexuelle Orientierung oder die Ethnizität. Das heißt, dass innerhalb bestimmter Identitäten vielfältige Dimensionen von Andersheit anzuerkennen sind, um Unterdrückungen zu verhindern.

Fazit: In der palliativen und hospizlichen Arbeit bedarf es daher auf den verschiedenen Ebenen einer kontinuierlichen Reflexion der eigenen Haltung, aber auch des Wissens und Könnens zum Thema Gendergerechtigkeit, um der Vielfalt der Gesellschaft bzw. dem individuellen Menschen gerecht zu werden.

Diese Forderung unterstreicht Elisabeth Reitinger (2011) in ihrem Artikel „Geschlechterspezifische Aspekte: Bedürfnisse am Lebensende" wie folgt:

» Als Gesellschaft sind wir weiterhin gefordert, Lebensmöglichkeiten für beide Geschlechter so weit zu fördern, dass Unterschiede zwischen verschiedenen Frauen und Unterschiede zwischen verschiedenen Männern tatsächlich größer werden als Unterschiede zwischen den Geschlechtern. Bis an das Lebensende und darüber hinaus.

8.4.2 Stationäre und ambulante Pflege

Pflegeheime sind Frauenwelten

Pflegeheime sind Frauenwelten, weil hier überwiegend weibliches Personal arbeitet und auch mehr Frauen als Männer wohnen. Nun ist es nicht möglich, diese Fakten zu verändern, aber wir können uns bemühen, Prozesse in dieser Organisation auf Gendergerechtigkeit zu überprüfen.

Beispiele:

- Freizeitangebote, Aktivitäten und Veranstaltungen für Männer *und* Frauen attraktiv gestalten
- Räume, Sprache und Aushänge bzw. Ankündigungen entsprechend sensibel gestalten bzw. formulieren

Pflege in häuslicher Umgebung durch männliche und weibliche Angehörige

Die Mehrheit der Pflegebedürftigen ist älter als 65 Jahre. Bei den über 85-Jährigen werden deutlich mehr Frauen als Männer gepflegt. Dieser Unterschied liegt vor allem darin begründet, dass Männer derzeit im Durchschnitt 5 Jahre früher sterben als Frauen. Wenn Männer pflegebedürftig werden, ist die Wahrscheinlichkeit statistisch gesehen sehr hoch, dass sie von ihrer Frau gepflegt werden.

Frauen können aufgrund dieser Tatsache seltener von ihrem Ehemann gepflegt werden. „Männlich" gestaltete Pflege unterscheidet sich allerdings deutlich von weiblich gestalteter:

- Männliche Pflegende sehen sich eher als Organisator oder Manager eines „Hilfemix".

  Das heißt, dass der männliche Pflegende sich schon frühzeitig von außen Unterstützung hinzuholt, beispielsweise in Form von Haushaltshilfen, Pflegediensten oder verschiedenen anderen Unterstützungsmöglichkeiten. Er sieht seine Funktion eher darin, alles Notwendige zu organisieren und eventuell auch zu dokumentieren.

- Männliche Angehörige sollten in die Pflegeberatung mit einbezogen werden.

  Bei Terminvereinbarungen für (Pflege-)Beratungsgespräche, z. B. in Hospizarbeit, Pflege, Versorgung von Menschen mit Demenz, sollte darauf geachtet werden, dass der nächste Angehörige (auch der männliche) unbedingt aktiv mit einbezogen wird.

Fazit: Der Generationenvertrag beruhte bisher auf einem Geschlechtervertrag zulasten der pflegenden Frauen.

In der häuslichen Pflege sollten zudem die männlichen An- und Zugehörigen auch zugunsten des Pflegebedürftigen gleichwertig in die Planung miteinbezogen werden.

> „Männliche" Pflege darf anders aussehen!

8.4.3 Verschiedene Phänomene am Lebensende von Männern

Sowohl in der stationären als auch in der ambulanten Hospizarbeit werden etwas mehr Frauen im Sterben begleitet als Männer, was den Angaben zur häuslichen Pflege entspricht. Männer sterben häufiger sehr plötzlich (im Krankenhaus). Männer, die einem mechanistischen Körperbild folgen, neigen eher zu Einwilligungen in unnötige medizinische Eingriffe und Therapien bis zuletzt. Sie benötigen daher vermehrten Schutz im Sinne einer interdisziplinären Beratung, die (palliative) Alternativen für den Therapieplan aufzeigt (Völkel 2012).

Hierzu ein Fallbeispiel aus Sicht einer Hospizkoordinatorin, das folgende häufig auftretende Phänomene aufzeigt: erhöhte Risikobereitschaft, „über die eigenen Grenzen gehen", Autonomie, äußeres Erscheinungsbild, Annahme von Angewiesensein.

▶ **Fallbeispiel**

Ein 89-jähriger Mann, verheiratet, ist seit 5 Jahren an einem Karzinom mit multiplen Metastasen in Bauchraum und Wirbelsäule erkrankt. Herr G. wird zu Hause von seiner Frau gepflegt und ist zu Beginn der hospizlichen Begleitung noch gut mobil, äußerlich adrett gekleidet, immer mit Jackett.

Er klagt über Appetitlosigkeit, zunehmende Schwäche, offene Wunden in Mund und Nase. Herr G. sagt, dass er das orale Chemotherapeutikum weiter nehmen wolle, obwohl er selbst auch keine Chance mehr auf Heilung sieht. Dennoch nennt er diese Therapie „seine Lebensversicherung".

Er war früher Landwirt und hatte seinen Hof später zu einem Mehrfamilienhaus umgebaut. Sein Leben bestand aus Arbeit, und er lebte stets sehr selbstbestimmt.

Als sich sein Zustand verschlechtert, wird von der Hospizkoordinatorin ein Planungsgespräch mit der Tochter und der Ehefrau anberaumt. Im Raum steht die Frage, ob die Chemotherapie abzubrechen und nunmehr palliative Begleitung, ggf. auch in einem stationären Hospiz, zu organisieren sei. Herr G. erbittet sich Bedenkzeit und sucht in den folgenden Tagen seinen Facharzt zum Besprechen der weiteren (Chemo-)Therapie auf.

Bei dem erneuten Hausbesuch der Hospizkoordinatorin wirkt Herr G. deutlich schwächer. Er liegt in Jogginghose, aber immer noch mit Jackett bekleidet auf dem Sofa. Sofort äußert er, dass er dem stationären Hospiz zustimme, er habe auch mit dem Facharzt darüber gesprochen. Herr G. wird sofort im stationären Hospiz auf der Warteliste vorgemerkt. Als er erfährt, dass die Aufnahme jedoch noch 3–4 Wochen dauern könne, antwortet er: „Bis dahin hat es sich von selbst erledigt", und weiter: „Am liebsten würde ich ja zu Hause bleiben und morgens nicht mehr aufwachen!"

Dies war sein Herzenswunsch, der nun auch von der Ehefrau positiv aufgenommen wird. Es wird vereinbart, die Überbrückungszeit nun doch im eigenen Zuhause mit einem Hilfemix aus Palliativpflege und Hospizdienst zu planen. Noch während die Koordinatorin telefonisch mit der Organisation beginnt, geht Herr G. in sein Schlafzimmer, zieht sein Jackett aus, den Schlafanzug an und legt sich ins Bett. Er akzeptiert sogar, dass er bequem gebettet wird, und wirkt nun wie ein „Ergebener". Zum Abschied gibt er der Koordinatorin die Hand und bedankt sich für alles.

An dieser Stelle wird deutlich, dass Herr G. erst zu diesem Zeitpunkt (wie es auch äußerlich an der Bekleidung erkennbar war) wirklich bereit ist, seine palliative Situation anzunehmen und sein „Angewiesensein" zu akzeptieren. ◀

Das Fallbeispiel zeigt Verhaltensweisen, wie sie häufig bei Männern zu erkennen sind, die eher einem stereotypen Männerbild entsprechen, die aber eben auch bei Frauen auftreten können:

- Entscheidung für kurative Maßnahmen am Lebensende auch über ihre eigenen Grenzen hinaus.
- Sehr lange Ablehnung von körperlicher Unterstützung und Pflege.
- Das Verhalten ist geprägt von einem hohen Autonomiebedürfnis, das in diesem Fall sogar die Grenzen der Freiheit und Autonomie des anderen (hier der Ehefrau) einschränkt.
- Trotz Schwäche und Pflegebedürftigkeit versucht der Mann, sein äußeres Erscheinungsbild aufrecht zu erhalten (adrette Kleidung; auf dem Sofa sitzend).

Erst später, nach dem Gespräch mit dem „männlichen" Arzt (dessen Meinung ihm viel bedeutete), akzeptiert er die palliative Pflegesituation. Männer sind im „Angewiesensein" aufgrund ihrer Biografie meist „ungeübter" als Frauen.

8.4.4 Schmerzen und Depression am Lebensende

Schmerzen und Depression sind häufig auftretende Zustände am Lebensende. So leiden beispielsweise bei einer fortgeschrittenen Krebserkrankung zwischen 68 und 85 % an Schmerzen, 77 % an depressiven Symptomen (Lehner 2010).

Beide Leidenszustände wurden genderspezifisch erforscht, und die Erkenntnisse wurden von Erich Lehner zusammengetragen:

Schmerzen
- Männer, die sich mit der idealen Männlichkeit am meisten identifizierten, wiesen eine höhere Schmerztoleranz auf.
- Beliebteste Copingstrategie ist bei Männern die Ablenkung, während Frauen sich eher durch verbalen Ausdruck im sozialen Netzwerk Unterstützung suchen.
- In einem Versuch berichteten männliche und weibliche Probanden von größerer Schmerzintensität, wenn es sich um eine Versuchsleiterin handelte, und von niedrigerer Schmerzintensität bei einem Versuchsleiter.

Fazit: In der gesellschaftlichen Ideologie dominiert das Bild einer „starken Männlichkeit" als Orientierungsmuster. Dies zeigt sich sowohl beim Individuum als auch in Institutionen.

In der Vorstellung vieler Menschen erträgt der „ideale Mann" mehr Schmerzen als die Frau, und gleichzeitig scheint zu gelten, dass Schmerzen auch zur „natürlichen Bedingung der Frauen" gehören (Lehner 2010).

Depression   Die Diagnose Depression wird bei Männern nur halb so häufig gestellt wie bei Frauen. Männer scheinen den Auslösern der allgemeinen Benachteiligung und der psychosozialen Belastungen weniger verletzlich gegenüberzustehen als Frauen. Zusätzlich ist jedoch zu beachten, dass das bisherige Diagnosebild der Depression vor allem die Symptome der Frauen darstellt. Es sollte jedoch um die männerspezifischen Symptome erweitert werden, da Männer eher Symptome aufweisen, die primär nicht diesem Krankheitsbild zugeordnet werden und es daher weniger oft zu dieser Diagnosestellung kommt.

Zu diesen „männlichen Symptomen" gehören nach Lehner (2010):
- Erhöhte Feindseligkeit
- Erhöhter Alkohol- und Drogenkonsum
- Gesteigerte Unruhe
- Gereiztheit
- Irritabilität
- Aggressivität
- Ärgerattacken
- Antisoziales Verhalten
- Physisches und sexuelles Risikoverhalten
- Emotionale Starre
- Überaktivität in Sport oder Arbeit
- Vernachlässigung von Freundschaften

Diese unterschiedliche Symptomatik liegt vor allem in der Geschlechtersozialisation begründet.

Schmerzen und Depression werden demzufolge von Männern und Frauen sehr unterschiedlich erlebt und sind geprägt durch komplexe Lebenszusammenhänge und -entwürfe. Für die Praxis gilt daher, sich „radikal an den Betroffenen zu orientieren" und durch kommunikative Begleitung im interdisziplinären Team die individuellen Lebensentwürfe zu berücksichtigen.

8.4.5 Trauer ist vielfältig

Trauerkulturen sind historisch betrachtet vor allem weiblich geprägt. Auch im fürsorglichen Bereich sind es nach wie vor in erster Linie Frauen, die Menschen pflegen, Sterbende begleiten und Trauernden beistehen. Das Erleben der Trauer ist jedoch ebenso wie Trauerverhalten soziokulturell geprägt und soll an dieser Stelle gendersensibel betrachtet werden.

Trauer – von Mann zu Mann unterschiedlich

Dass Männer weniger intensiv oder weniger lang trauern, ist nach Erkenntnissen der Trauerforschung nicht belegt (Levang 2002). Das Trauererleben hat nicht nur mit der eigenen Identität und dem Umfeld zu tun, sondern ist auch von den kulturellen Möglichkeiten und „Erlaubnissen" geprägt. Je stärker sich ein Mann an einem traditionellen Männerleitbild orientiert, umso eher weist er auch in der Trauer entsprechende „männliche" Copingstrategien auf, um mit seinen Gefühlen umzugehen. Beispielsweise:

- Fixieren auf das Außen
- Funktionieren-Müssen
- Abspaltung der inneren Hilflosigkeit
- Dominanzstreben
- Leistungsorientierung

Trauerverhalten wie erhöhter Alkohol- und Drogenkonsum, Aggressivität, Sex- und Spielsucht sowie Überaktivität in Sport und Arbeit wird eher Männern zugeordnet, kann aber durchaus auch bei Frauen auftreten. Das Ausmaß des Verhaltens kann sehr destruktive Formen annehmen (Völkel 2016).

Zwei idealtypische Arten von Trauer

Nach Martin und Doka (2000) gibt es zwei idealtypische Trauerarten, die durchaus auch in gemischter Form auftreten können: Der gefühlsintensive Trauerausdruck, der eher mit dem weiblichen Geschlecht assoziiert wird, wird *intuitive Trauer* genannt. Diese Trauer wird in tiefen, schmerzvollen Gefühlen erlebt, über die gerne mit anderen geredet wird. *Instrumentell Trauernde* bearbeiten ihre Trauer intellektuell, kognitiv und zögern eher, über ihre Gefühle zu sprechen, wobei sie diese auch intensiv empfinden können. Sie sind eher handlungs- und problemorientiert.

Manche Männer (aber auch Frauen) können besser ihre Gefühle mit sich selbst ausmachen und zeigen sie dann eher in sogenannten Zwischenräumen, z. B. beim Weinen auf Autofahrten, beim Hören von Musik oder eben beim Laufen. Nur eine sichere, solidarische und nicht konkurrierende Bindungsbeziehung ermöglicht es gegebenenfalls, Emotionen nach außen zu zeigen.

Darüber hinaus zeigen Erfahrungen aus Trauerbegleitungen (Kachler 2013), dass Männer (aber auch Frauen) mehr konkrete Fragen stellen sowie klare Handlungsanweisungen wünschen und eher eine fokussierte und kurze Begleitung einfordern.

Zwei Herausforderungen zur selben Zeit

Neben der Verlustbewältigung müssen Trauernde gleichzeitig ihre Identität und ihr neues Leben wieder aufbauen. Dies ist nicht nur eine Herausforderung nach dem Verlust durch Tod, sondern auch nach einschneidenden Diagnosen bei sich selbst oder bei nahestehenden Personen.

So zeigen Erfahrungen aus einem Trauercafé mit dem Namen „Lebenscafé für Trauernde", in dem meist gleich viele Männer wie Frauen zu Gast sind, dass die trauernden Männer dort offenkundig bekannt geben, dass sie auf der Suche nach einer neuen Partnerin seien. So haben sich innerhalb kürzester Zeit mehrere Paare zusammengefunden.

Dies zeigt, dass Menschen mit einer instrumentellen Trauerart eher problemorientiert handeln und, wie in diesem Fall deutlich wird, durch Wiederherstellung der gewohnten Alltagsstruktur und Beziehung zu einer neuen Partnerin die Trauer (versuchen zu) bewältigen.

> **Anregungen für die Praxis**
>
> Überprüfen Sie die Trauerarbeit in Ihrer Institution auf Gendergerechtigkeit!
> - Spricht das Setting/das Material/der Titel der Aktivität Frauen und Männer gleichermaßen an?
> - Sind den Trauerbegleitenden die unterschiedlichen Trauerarten bekannt und werden diese auch wertfrei anerkannt?
> - Welche Auswirkung hätte eine Geschlechterumkehrung in dem Setting Ihrer Einrichtung? Welche neuen Ordnungsstrukturen wären erkennbar? Welche Konflikte/Gewinne könnten entstehen?

8.4.6 Der Alterssuizid

Mit den steigenden Suizidraten bei älteren Menschen in deutschsprachigen Ländern, vor allem bei Männern über 65 Jahre (73 % aller Alterssuizide werden von Männern begangen), wächst die gesellschaftliche Herausforderung, sich diesem Thema zu stellen. Die Dunkelziffer dieser Alterssuizide wird bis zu fünfmal höher geschätzt, weil viele Menschen durch gezielte Veränderungen in der Medikamenteneinnahme, durch Verzicht auf Nahrung und Flüssigkeitszufuhr oder durch bewusst herbeigeführte Verkehrsunfälle oder Alkoholmissbrauch sterben wollen. Auf der Todesbescheinigung wird jedoch häufig „Herzversagen" dokumentiert (Völkel 2011).

Nach gerontologischen Erkenntnissen können drei Risikobereiche für Suizidalität im Alter als gesichert gelten (Hirsch et al. 2008):
- Psychische Erkrankungen, vor allem Depressionen, Suchterkrankungen und Anpassungsstörungen
- Körperliche Erkrankungen, häufig begleitet von chronischem und schmerzhaftem Leiden und insbesondere deren subjektive Bewertung

– Soziale Verluste, Beziehungsprobleme und interpersonelle Konflikte, Kränkungen und Einsamkeitsgefühle

Kommt dann eine unheilbare Erkrankung hinzu, z. B. eine Demenz, wird der selbstbestimmte Suizid schneller als Lösung erachtet. Dies wird in der Gesellschaft jedoch häufig „gut verstanden" oder sogar indirekt durch die Medien als „Lösung" präsentiert.

In unserem leistungsorientierten und mobilen Leben scheint es keinen Platz zu geben für entschleunigte, gesprächsbedürftige Menschen, deren Lebenssinn für andere nicht immer sofort erkennbar ist. Wie müssen sich diese Menschen fühlen, wenn sie Äußerungen hören wie „Diese Last werde ich meinen Kindern nicht antun, vorher bringe ich mich um!" oder „Bevor ich meinen Verstand verliere, würde ich mich erschießen!". Geraten auf diese Weise alte Menschen in Handlungszwang oder haben ein schlechtes Gewissen, wenn sie im Alter von beispielsweise 85 Jahren trotz Pflegebedürftigkeit und personeller Unterstützung dennoch eine hohe Lebenszufriedenheit empfinden?

Freier Wille?

Frei in seinen Handlungen ist der Mensch nur, wenn er frei von äußeren Ursachen ist, d. h. frei von Fakten, die das Handeln bestimmen können, doch das erscheint in diesem Zusammenhang sehr fragwürdig. Viele Suizidhandlungen entstehen aus einer Lebenskrise heraus, z. B. aufgrund einer Depression, starker Schmerzen, Verlust der Geschlechtsidentität (v. a. bei Männern in stationären Einrichtungen, die oft reine „Frauenwelten" sind), aber auch durch Kontrollverlust und mangelnde Wertschätzung sowie körperliche Abhängigkeit. Die Betroffenen wollen ihre Lebenssituation ändern, nicht aber ihr Leben beenden. Somit ist es keine freie Entscheidung des handelnden Menschen, denn er/sie ist möglicherweise in seiner/ihrer Willensfreiheit eingeschränkt. Es ist also eine sehr komplexe ethische Frage, ob sich der Mensch aus freiem innerem Willen und/oder frei von äußeren Ursachen und somit wirklich autonom für den Suizid entschieden hat.

Die Bedeutung für die Hinterbliebenen

Statistisch gesehen leiden nach einem Suizid durchschnittlich sechs „Hinterbliebene" an dem Verlust dieses Menschen. Unabhängig von der Entscheidungsfindung des suizidierten Menschen gilt es, nach dem Tod in jedem Fall die Angehörigen in ihrer Trauer zu begleiten und zu unterstützen. Diese Belastung, die nicht selten auch Schuldgefühle auslöst, bzw. Schuld, die den Angehörigen von der Gesellschaft zugewiesen wird, kann die Seele und den Körper über die Grenzen hinaus fordern und verändert dadurch auch ihre sozialen Bindungen und damit notwendige Bewältigungsmöglichkeiten.

Aufgaben für Palliative Care und Hospizarbeit

Palliative Care und Hospizarbeit leisten nicht nur wichtige Beiträge in der politischen Diskussion rund um den Alterssuizid, sondern auch wertvolle, oftmals ehrenamtliche Beziehungsarbeit in der Prävention sowie der Trauerarbeit nach einem Suizid. Palliativprojekte auf kommunaler Ebene fördern das zwischenmenschliche Miteinander im Alltagsgeschehen, in dem es wichtig ist, auch den Generationendialog zu intensivieren, denn so ist eine gegenseitige Bereicherung und Wertschätzung eines jeden Lebensalters langfristig denkbar und vor allem lebbar.

8.5 Sexualität und Palliative Care

Martin Göth

In Kürze

Weshalb wird das Thema Sexualität in einem Buch über Palliative Care behandelt? Spielt bei Sterbenden die Sexualität überhaupt noch eine Rolle? Und was bedeutet dies für Pflegende?

Mit Sexualität kommt man bei der Pflege schwer kranker Menschen nicht alltäglich in Berührung, scheinbar gibt es sie gar nicht. Wenn allerdings die Thematik im Raum steht, ausgesprochen oder unausgesprochen, dann ist meist eine große Hilflosigkeit im Umgang zu spüren. Sexualität führt wie kaum ein anderer Bereich zu Sprachlosigkeit und Unsicherheit – bei Patienten, Angehörigen und bei den Pflegenden selbst.

Ziel dieses Beitrags ist es, deutlich zu machen, warum es wichtig ist, auf Sexualität und Körperbild der Patienten zu achten. Weiterhin möchte er Informationen und Hilfestellungen für den Umgang mit diesen Themen geben. Im letzten Teil soll auf das Problemfeld sexueller Übergriffe auf Pflegende eingegangen werden.

8.5.1 Der Begriff Sexualität

Sexualität ist ein weit gefasster Begriff und kann für jeden Menschen Unterschiedliches bedeuten. Neben Geschlechtsverkehr, Leidenschaft, Erotik kann er auch für Geborgenheit, Nähe, Hautkontakt, Vertrauen, Partnerschaft und Bindung stehen. Dies sind Werte, die gerade im Alter und in schwierigen Lebenssituationen stark an Bedeutung gewinnen. Zudem hat unsere Geschlechtlichkeit eine große Auswirkung darauf, wie wir uns als Mensch, als Frau oder Mann, fühlen. Damit trägt sie zu einem wichtigen Teil unserer Identität bei und ist nicht auf bestimmte Lebensphasen beschränkt, sondern beeinflusst unser Menschsein bis zum Tod.

8.5.2 Auseinandersetzung mit der eigenen Sexualität

Eigene Einstellungen und Erfahrungen der Pflegenden wirken sich auf die Art und Weise aus, wie sie mit Patienten über Sexualität sprechen, wie sie deren Äußerungen wahrnehmen und darauf reagieren. Deshalb ist es wichtig, sich über die eigene Einstellung zur Sexualität Gedanken zu machen, sich dieser bewusst zu werden und eigene Unsicherheiten zu kennen. Dazu möchte der Fragebogen zur Selbstreflexion (◘ Tab. 8.1) einen Anstoß geben.

8.5.3 Schweigen über Sexualität

Wir leben in einer Zeit, in der sexuelle Darstellungen in der Öffentlichkeit weit verbreitet sind. Dennoch fällt es den meisten Menschen schwer, über Sexualität, insbesondere über die eigene, zu reden. Das Thema ist mit einem Tabu belegt; es löst oft Scham aus, über sexuelle Inhalte zu sprechen. Diese Scham führt zu Sprachlosigkeit und zur Vermeidung entsprechender Situationen.

So findet sich diese Sprachlosigkeit überall in unserem Kulturkreis, natürlich auch bei den Patienten und ihren Partnern, oft auch innerhalb ihrer Partnerschaft. Gleichermaßen besteht sie auch zwischen Pflegekräften und den Patienten und innerhalb des behandelnden Teams. In der Praxis zeigt sich deshalb oft folgendes Bild:

Ärzte gehen in der Regel davon aus, krankheits- oder behandlungsbedingte Probleme in der Sexualität seien bei Patienten nicht vorhanden. Falls doch, würden sie mit dem Pflegeteam besprochen, das sich tagtäglich um die körperlichen Belange der Patienten kümmert.

Pflegende nehmen ebenfalls an, dass keine sexuellen Schwierigkeiten bestehen. Gegebenenfalls würden sie Ärzten gegenüber geäußert, welche auch mögliche Nebenwirkungen der Therapie mit den Patienten besprechen.

Patienten selbst vermuten, Sexualität sei für andere Betroffene, insbesondere in der letzten Lebensphase, kein ernstliches Thema. Ansonsten würde es von Ärzten oder Pflegenden angesprochen. Damit lässt man die Erkrankten mit ihren Sorgen und Bedürfnissen allein. Sie selbst müssen den Mut finden, das tabubesetzte Thema einzubringen. Es kann jedoch nicht die Aufgabe der Patienten sein, diese Hemmschwelle der Scham zu überwinden und ihre Fragen in Bezug auf Sexualität zu stellen. So wie Pflegende und Ärzte beispielsweise über Veränderungen beim Essen durch die Beeinträchtigung der Mundschleimhaut informieren und bei Bedarf Hilfsmittel anbieten, so sollten auch mögliche Beeinträchtigungen bei der Sexualität angesprochen werden.

◘ **Tab. 8.1** Fragebogen zur Selbstreflexion. Im Folgenden finden Sie Aussagen zur Sexualität, bitte kreuzen Sie die Antwort an, die für Sie zutrifft oder die Sie für zutreffend halten

	Ja	Nein
Sexualität ist für mich eher ein schwieriger Bereich.	( )	( )
Sexualität ist für mich ein wertvoller und wichtiger Teil meines Lebens.	( )	( )
Über Sexualität zu reden ist mir peinlich. Deshalb bin ich froh, wenn mich die Patienten nicht darauf ansprechen.	( )	( )
Es ist normal, wenn Pflegende manchmal erotische Gefühle gegenüber Patienten empfinden.	( )	( )
Für ältere oder schwer kranke Menschen spielt die Sexualität keine große Rolle mehr.	( )	( )
Patienten möchten nicht vom Pflegepersonal auf das Thema Sexualität angesprochen werden. Dies wäre ein Übergriff auf die Privatsphäre der Patienten und würde sie beschämen.	( )	( )
Patienten wünschen sich, mit dem Pflegepersonal über die Veränderungen ihres Körpers, ihre Empfindungen und ihre Sexualität zu reden. Informationen und Zuwendung helfen, Unsicherheiten und Ängste abzubauen.	( )	( )
Wenn Patienten über Fragen bezüglich Sexualität reden wollen, so werden diese von sich aus das Thema ansprechen.	( )	( )

8.5.4 Sexualität im Alter

Die Mehrzahl der Palliative-Care-Patienten gehört zur Bevölkerungsgruppe der über 60-Jährigen. Deshalb erscheint es wichtig, über sexuelle Belange älterer Menschen Bescheid zu wissen.

Im Folgenden wird ein Ausschnitt der Untersuchungsergebnisse von Bucher et al. (2001) für 70- bis 74-jährige Personen angeführt. Sie ergeben, dass der Wunsch nach Zärtlichkeiten im Alltag wie Streicheln, in den Arm nehmen oder Küssen bei der Mehrheit der Befragten erhalten bleibt. 97 % der Männer und 85 % der Frauen wünschen sich entsprechende Zärtlichkeiten. Das sexuelle Verlangen bezieht sich nicht ausschließlich auf den Wunsch nach sexueller Aktivität mit einem Partner oder einer Partnerin, es kann sich auch im Bedürfnis, sich selbst zu befriedigen, äußern. 95 % der Männer und 77 % der Frauen berichten von sexuellem

Verlangen. 60 % der Männer und 33 % der Frauen erlebten während der letzten 3 Monate mindestens einmal Geschlechtsverkehr.

Diese Untersuchungen machen deutlich, dass Körperlichkeit, Zärtlichkeit, Intimität und Sexualität auch im Alter eine wichtige Rolle spielen.

8.5.5 Sexualität und Intimität schwer kranker Patienten

» Wir lieben uns jede Nacht, wer weiß wann es das letzte Mal sein wird, dass wir diese Augenblicke miteinander teilen können.
    (Eine 70 Jahre alte Frau mit fortgeschrittener Krebserkrankung; Hodern und Currow 2003)

Bedeutung von Sexualität für Palliative-Care-Patienten

Wie für gesunde, so stellen auch für viele kranke Menschen Sexualität, Intimität und Körperlichkeit einen bedeutsamen Lebensbereich dar und tragen dadurch nachdrücklich zur Lebensqualität bei. Dabei ist die emotionale Verbindung zum Partner wichtiger als der körperliche Ausdruck. Dies zeigte sich bei der Befragung von Patienten mit einer voraussichtlichen Lebenserwartung von 2–3 Wochen (Lemieux et al. 2004). Insgesamt kann davon ausgegangen werden, dass die Bedeutung von Patient zu Patient sehr unterschiedlich ist.

Für viele Palliative-Care-Patienten ist diese letzte Zeit durch starke körperliche Beeinträchtigungen, Erschöpfung und auch durch die Angst vor dem Sterben gezeichnet, sodass Sexualität im Sinne von Geschlechtsverkehr oder Erotik keinen Platz mehr hat.

Es steht oft nicht mehr Sexualität im engeren Sinne im Vordergrund. Körperliche Nähe, ausgetauschte Zärtlichkeiten und Augenkontakt als Ausdruck emotionaler Nähe sind jedoch sehr wichtig. Zusammengehörigkeit und Zweisamkeit können während der Krankheit eine zunehmende Rolle spielen. Zudem ist den Betroffenen meist die angesichts des Todes zeitliche Begrenztheit dieser Nähe sehr bewusst und deshalb besonders wertvoll.

▶ **Praxisbeispiel**

„… dann habe ich alle gebeten rauszugehen. Und ich habe mich zu ihr ins Bett gelegt. Zärtlichkeiten waren ihr immer so wichtig. Ich habe mein Hemd ausgezogen und ihr das Hemd hochgezogen und mich ganz nahe an sie gekuschelt und sie gestreichelt. Wir haben viel gesprochen, ich kann gar nicht mehr genau sagen, was, aber sie hat keine Erstickungsnot mehr gehabt wie die Stunden zuvor. Ich habe ihr versprochen, mich um den Sohn und auch um die Eltern zu kümmern. So lagen wir vielleicht eine Stunde.

Dann war ich kurz draußen, nur zehn Sekunden, und als ich zurückkam, habe ich noch ihren letzten Atemzug mitbekommen." (Der Partner einer 50-jährigen Patientin, die in der Klinik verstarb.) ◀

Wieder andere Patienten verbinden Sexualität mit Lebenskraft und der Freude am Leben und haben den Wunsch, diesen Bereich noch besonders intensiv zu erleben. Dies gilt insbesondere dann, wenn die Sexualität auch im bisherigen Leben eine hervorgehobene Bedeutung hatte. So lehnte ein 58-jähriger Patient eine zum Überleben notwendige Operation ab, da diese weitere sexuelle Empfindungen unmöglich gemacht hätte. Lieber wollte er eine kürzere Lebenszeit in Kauf nehmen und diese intensiv mit seiner Partnerin genießen.

Im Zusammenhang mit unserem Frau- und Mannsein spielt die Wahrnehmung des eigenen Körpers, unser Körperbild, eine wichtige Rolle. Der Körper kann durch Erkrankung und Therapie gezeichnet sein, so dass er fremd, vielleicht auch abstoßend wirkt. Dieses Missempfinden kann Scham, Verzweiflung und Rückzug zur Folge haben und sich entscheidend auf unser Selbstwertgefühl auswirken.

Die unterschiedliche Bedeutung von Sexualität für Patienten erfordert ein genaues Hinsehen auf die Bedürfnisse des Einzelnen. Für viele Kranke gilt jedoch, dass sie oft nicht verstehen können, weshalb sich ihr Körper und ihr Empfinden verändern. Deshalb sollten die Pflegenden über grundlegende Auswirkungen von Krankheit und Therapie auch auf den Bereich der Sexualität Bescheid wissen.

Störungen der Sexualität

Viele Erkrankungen oder deren Behandlung können sich direkt oder über das psychische Befinden auf Sexualität und Sexualfunktionen auswirken. Eine Beschreibung von Krankheiten und deren Behandlung, die sexuelle Störungen verursachen können, sowie eine Liste von Medikamenten, deren Einnahme die Sexualität beeinflussen kann, finden sich beispielsweise bei Zettl (2000).

Im Folgenden sind unterschiedliche Aspekte von Sexualität und beispielhaft einige Beeinträchtigungsfaktoren angeführt.

- Verändertes Körperbild: durch Operationen wie Brustamputation, durch Verlust der Haare (Chemotherapie), Gewichtsverlust oder -zunahme
- Verlust des sexuellen Verlangens (Libido): durch Medikamente, psychische Beeinträchtigungen wie Ängste, Körperbildveränderungen, Fatigue
- Veränderung in der Paarbeziehung: Partner übernimmt eine pflegende Rolle, vorausgreifende Trauer als vorherrschendes Gefühl, Ekelgefühle des Partners oder die Angst, sich anzustecken

- Sexuelle Funktionsstörungen, z. B. Verlust der Erektionsfähigkeit, Dyspareunie (= Schmerzen beim sexuellen Verkehr): durch Operation, Strahlentherapie
- Unfruchtbarkeit: durch Chemotherapie, Strahlentherapie, Hormontherapie, Operation

8.5.6 Wie spreche ich mit Patienten und Angehörigen über Sexualität?

In Untersuchungen zeigt sich, dass Patienten und ihre Partner das Gespräch mit Professionellen über die Veränderungen in der Sexualität wünschen (Hodern und Currow 2003). Wie wichtig dieser Bereich für den einzelnen Patienten in seiner letzten Lebensphase ist, kann keiner außer den Betroffenen und ihren Angehörigen wissen. Deshalb sollte ihnen ein entsprechendes Gesprächsangebot gemacht werden.

> **Voraussetzungen für Pflegende, um Patienten und Angehörige bei sexuellen Problemen unterstützen zu können**
> - Kenntnis und Bewusstheit der eigenen Einstellung zu Sexualität
> - Kenntnis der angewandten Therapie, ihrer möglichen Folgen auf die Sexualität und über den Einsatz von Interventionen oder Hilfsmitteln, um die Therapiefolgen zu beheben oder zu mildern
> - Gleichbleibende Unvoreingenommenheit der Pflegenden dem Patienten gegenüber – unabhängig von dessen Ansichten und Gewohnheiten

❯ Grundsätzlich sollte nie davon ausgegangen werden, dass die Patienten über sexuelle Aspekte ihrer Erkrankung oder Therapie informiert wurden oder dass sie selbst bei Interesse oder auftretenden Problemen nachfragen!

PLISSIT-Modell

Eine hilfreiche innere Richtschnur im Umgang mit dem Thema Sexualität stellt das PLISSIT-Modell von Annon (1976) dar. Der Name „PLISSIT" leitet sich aus den englischen Anfangsbuchstaben der vier Interventionsstufen ab. Die Idee hinter dieser Vorgehensweise besteht darin, dass zuerst einfache, sowohl leichter durchführbare wie auch gut annehmbare Interventionen angeboten werden, die oft schon bestehende Probleme auflösen. Erst wenn diese nicht genügen, wird mit dem Patienten auf einer weitergehenden Stufe weitergearbeitet. Im palliativen Umfeld liegt der Schwerpunkt auf den ersten beiden Schritten.

> **P-LI-SS-IT-Modell (modifiziert nach Annon 1976)**
> - **P** = Permission (Erlaubnis): Pflegende zeigen Patienten durch direkte oder indirekte Äußerungen, dass sie bereit sind, über Sexualität zu reden. Wie in jedem Bereich wünschen sich Patienten an erster Stelle jemanden, der zuhört und ihre Schwierigkeiten ernst nimmt. Dabei sind eine geschützte Gesprächsumgebung, Zeit und Toleranz wesentlich. Indem man in einer interessierten und offenen Art nachfragt, wirkt dies unterstützend und ermöglicht es den Pflegenden, eine genauere Vorstellung der Situation zu erhalten (Formulierungsvorschläge für den Einstieg s. unten).
> - **LI** = Limited Information (begrenzte Information): Pflegende geben Informationen über mögliche Nebenwirkungen der Behandlung auf die Sexualität. Dies sollte „wie selbstverständlich" im Rahmen der Aufklärung über andere Nebenwirkungen stattfinden, z. B. dass eine Trockenheit der Scheide auftreten kann, was den Geschlechtverkehr erschweren kann.
> - **SS** = Specific Suggestions (spezifische Anregungen): konkrete praktische Hinweise, z. B. die Verwendung eines Gleitgels bei Veränderung des Scheidenepithels; Möglichkeit anderer Stellungen beim Geschlechtsverkehr oder der Nutzung von Hilfsmitteln; Formulierungsvorschläge bei einem Gespräch mit dem Partner.
> - **IT** = Intensive Therapy (intensive Therapie): Bei lange anhaltenden sexuellen Störungen, seien es Beziehungsprobleme oder sexuelle Funktionsstörungen, ist die Behandlung durch einen Spezialisten notwendig. Die Pflegenden sollten Adressen von professionellen Ansprechpartnern griffbereit haben (mögliche Anlaufstellen: Pro Familia, Paartherapeuten, Sexualtherapeuten, Krebsberatungsstellen, Psychotherapeuten).

Formulierungsvorschläge zum Gesprächseinstieg

Wie kann ich das Thema Sexualität ansprechen?

> **Formulierungsvorschläge**
> - Von „anderen Patienten" erzählen, damit dienen diese als „Modell". Es wird signalisiert: Auch Mitpatienten sprechen über ihre Probleme in der Sexualität.
>
>   „Manche Patienten erzählen mir, dass für sie gerade in dieser Situation Nähe und Körperkontakt besonders wichtig geworden sind."
>
>   „Für einige Patienten, die eine ähnliche Krankheit wie Sie haben, war Veränderung in der Sexualität ein wichtiges Thema."

- Nicht immer zu Beginn das Wort „Sexualität" in den Mund nehmen. Der Einstieg fällt leichter mit Begriffen wie Nähe, Körperlichkeit, Partnerschaft. Zudem ermöglicht dies den Patienten, selbst zu entscheiden, inwieweit sie auf das Thema eingehen möchten:

    „Sind Sie mit dem zufrieden, was zurzeit in Bezug auf Nähe und Partnerschaft möglich ist?"

    „Ist die Nähe zu Ihrem Partner so, wie sie sie sich wünschen?"

    „Wie hat sich die Erkrankung auf Ihre Rolle als Frau/Mann ausgewirkt?"

- Im Gespräch deutlich machen, dass man versteht, wie ungewohnt es für den Patienten vermutlich ist, mit Ihnen über seine Sexualität zu reden:

    „Es ist für Sie vielleicht etwas komisch, mit einem Menschen, den Sie gar nicht so gut kennen, über Ihre Sexualität zu reden."

> Die Reaktion und die Signale der Patienten richtig einschätzen! Im Bewusstsein, dass die Thematik der Sexualität bei Patienten und Angehörigen leicht Schamgefühle erzeugt, sollte insbesondere auf eines geachtet werden: Das Wichtigste ist das Angebot zu einem Gespräch. Der Patient bestimmt selbst, ob und wann er es wahrnimmt.

Bei Bedarf kann neben dem Patienten auch der Partner ins Gespräch einbezogen werden. Beispielsweise nimmt für manche, bei denen der Partner bei der Pflege beteiligt ist, die Wahrnehmung ihrer sexuellen Bedürfnisse ab. Sie finden, dass mit der Veränderung vom Liebhaber zum Pfleger der Verlust der Sexualität einhergeht. Hier kann möglicherweise eine veränderte Aufgabenverteilung zwischen professionellen Pflegekräften und Partner Abhilfe schaffen.

Organisatorische und strukturelle Veränderungen

Sich innerhalb einer Einrichtung Gedanken zur Einbeziehung von sexuellen Aspekten zu machen, kann durchaus eine Herausforderung darstellen. Mit Blick auf die Lebensqualität der Patienten ist es dennoch lohnend, sich dieser Herausforderung zu stellen. Es kann hilfreich sein, in den bestehenden Ablauf die Weitergabe von Informationen zur Sexualität so selbstverständlich einzufügen wie Ratschläge zu Ernährung oder Körperpflege.

► Beispiele

- Beim Abschlussgespräch oder bei der Wiederaufnahme zu einem Klinikaufenthalt problematische Veränderungen im Sexualbereich nachfragen
- In einrichtungseigenen Informationsbroschüren, z. B. bei Chemotherapie, auf entsprechende mögliche Nebenwirkungen aufmerksam machen
- Informationsschriften über Sexualität bei Krankheiten griffbereit haben bzw. auslegen (Literatur) ◄

In aktuellen Studien wird im Rahmen einer ganzheitlichen Palliativpflege ein Assessment auch für den sexuellen Bereich gefordert (Blagbrough 2010). Dazu sollten entsprechende Fragen zu Partnerschaft und Sexualität in die Anamnese einbezogen werden wie z. B.: „Hat die Krankheit die Gefühle ihrem Partner gegenüber verändert?", „Wie wichtig ist Ihnen sexuelle Intimität?". Ein entscheidender Vorteil durch die Einbeziehung dieser Thematik in die Anamnese besteht darin, dass auf diese Weise die Lebensbereiche Partnerschaft und Sexualität nicht übersehen oder vermieden werden, sondern ein Zeitpunkt und eine Verantwortung für die Erfassung festgelegt werden.

Die Pflegenden stellen im Palliative-Care-Bereich wichtige Bezugspersonen dar und sie gelten als die bevorzugten Gesprächspartner im Bereich Sexualität. Daher ist es **dringend** erforderlich, ihnen durch **Fortbildungen** auch das notwendige Fachwissen zur Verfügung zu stellen. Zudem benötigen sie Kenntnisse, wie man angemessen diesen „heiklen" Bereich ansprechen kann. Beispielsweise kann die Teilnahme an einem speziellen Kommunikationstraining Sicherheit geben.

Praktische Hilfen

- Einfache Dinge können das Körperbild und damit das eigene Identitätsgefühl entscheidend verbessern: Tageskleidung statt Nachthemd, Rasierwasser, passende Kleidung, Perücke, Make-up, Zahnprothese im Mund.
- Um einem Paar in einer Einrichtung ein ungestörtes Zusammensein zu ermöglichen:
    - Möglichkeit des „Rooming-in" oder/und eines Doppelbetts, um körperlichen Kontakt zu erhalten
    - Schild an der Tür „Bitte nicht stören!"

        „Wir möchten Ihnen ein Stück Privatsphäre ermöglichen. Wenn Sie möchten, können wir gerne ein Schild an die Türe hängen mit der Aufschrift ‚Bitte nicht stören' – und von uns wird in dieser Zeit (beispielsweise von

19–21 Uhr oder die Nacht über) keiner in Ihr Zimmer kommen, ausgenommen Sie läuten."
–   Erlaubnis geben
„Wenn Sie möchten, dürfen Sie sich selbstverständlich auch neben Ihren Partner ins Bett legen."

8.5.7   Erotische Reaktionen der Patienten

Viele Pflegende kennen erotische Reaktionen von Patienten, z. B. das Steifwerden des Glieds bei der Körperpflege. Grundsätzlich ist es hilfreich, wenn Berührungen im Intimbereich durch Pflegende des gleichen Geschlechts durchgeführt werden, angekündigt und routiniert. Falls eine Erektion auftritt: Ruhig reagieren und den Patienten darauf ansprechen („Das ist ganz natürlich und kommt vor. Soll ich mit dem Waschen lieber später weitermachen?").

Wenn die Erregung durch den Patienten forciert wird, müssen deutlich Grenzen gesetzt werden, ggf. muss eine Beendigung des Pflegeverhältnisses möglich sein (▶ Abschn. 8.5.9).

Das sexuelle Verlangen ist ein Bedürfnis, das auch in der Klinik nicht schweigt. So kann es vorkommen, dass sich Patienten selbst befriedigen. Dies ist ein natürlicher Vorgang und sollte toleriert werden, wenn er nicht in einer sicht- oder hörbaren Weise geschieht und Mitpatienten dadurch nicht gestört werden.

8.5.8   Erotische Gefühle bei Pflegenden

Manchmal entsteht durch ein Pflegeverhältnis eine besondere Beziehung, in der Pflegende eine große Zuneigung zu einem bestimmten Patienten empfinden. Dabei können sich auch erotische Gefühle zeigen. Dies ist natürlich und zutiefst menschlich.

Patienten stellen jedoch „Schutzbefohlene" dar, die von der Hilfe der Pflegenden abhängig sind. Deshalb ist es nicht angemessen, wenn erotische Gefühle die professionelle Pflege beeinträchtigen oder gar zu Übergriffen führen. Aus diesem Grund ist gegenüber den eigenen Empfindungen eine wache Aufmerksamkeit notwendig und gegebenenfalls der Wechsel zu anderen Pflegepersonen empfehlenswert, auch zum Schutz der eigenen Person.

8.5.9   Sexuelle Übergriffe auf Pflegende

Situation

Immer wieder hört man von Übergriffen in der Pflege, auch von sexuellen Übergriffen. Damit ist aber fast ausschließlich die Grenzüberschreitung von Pflegenden auf die Pflegebedürftigen gemeint. Sehr selten wird der umgekehrte Sachverhalt benannt. Gibt es keine sexuellen Übergriffe auf die Pflegenden selbst?

Die Studie von Klass-Siegel et al. (1992) belegt, dass sich 44 % der Pflegenden in der Klinik zumindest gelegentlich von Patienten belästigt fühlen. Darüber hinaus ist zu vermuten, dass in der ambulanten Pflege entsprechende Vorkommnisse häufiger sind, da der häusliche Bereich für die „Übergreifenden" vertrauter ist und zudem keine anderen Pflegekräfte in der Nähe sind.

In der Regel sind es Männer, die diese sexuellen Übergriffe begehen, manchmal sind es die Patienten selbst, zum Teil aber auch Angehörige, wie die Partner schwer kranker Patientinnen.

Ein Übergriff kann verbal stattfinden („Haben Sie aber einen knackigen Hintern") oder auch tätlich erfolgen, indem Pflegekräfte berührt oder betatscht werden. Häufig ereignet er sich aber auch in einer Art, dass der/die Pflegende gar nicht so recht weiß, ob eine Grenzüberschreitung wirklich stattgefunden hat. Es bleibt oft nur ein vages, ungutes Gefühl zurück.

Warum ist das „Nein" so schwer?

Das Ziel im Umgang mit entsprechenden Situationen ist klar, die übergreifende Person soll deutlich und trotzdem respektvoll in ihre Schranken verwiesen werden. Warum ist manchmal das „Nein" aber so schwierig?

- Durch den überraschenden Übergriff empfindet die Pflegekraft ein lähmendes Gefühl und glaubt, sich nicht zur Wehr setzen zu können (ähnlich bei telefonischer sexueller Belästigung).
- Es entsteht ein Gefühl der Beschämung.
- Der/die Pflegende hat den eigenen Anspruch, mit schwierigen Situationen selbst zurecht zu kommen, und teilt sich weder Kollegen noch Vorgesetzten mit.
- Den Pflegenden ist das Thema peinlich, sodass sie sich keine Unterstützung bei Kollegen oder Vorgesetzten holen.
- Schlechtes Gewissen dem Kranken gegenüber („Der Patient ist in einer so schlimmen Situation, darf ich mich da so deutlich abgrenzen?").
- Es können eigene negative Lebenserfahrungen aktiviert werden.

Lösungsansätze

- **Konkrete Problemstellung**

Sie betreuen eine Patientin seit mehreren Tagen in deren Wohnung. Der meist anwesende Ehemann wirkte stets freundlich und zuvorkommend. Wie würden Sie reagieren, wenn Sie kurz vor dem Verlassen der Wohnung von ihm am Po berührt würden mit einer Bemerkung, er würde sich schon freuen, wenn Sie das nächste Mal kommen. Nehmen Sie sich einen Augenblick Zeit, um sich die Situation vorzustellen und zu überlegen, wie Sie sich verhalten würden.

- **Lösungsvorschläge**
- Sagen Sie dem Ehemann deutlich was Sie nicht wollen. Wenn Sie beim „Übergriff" zu überrumpelt waren, um adäquat reagieren zu können, sprechen Sie den Ehemann beim nächsten Kontakt direkt an.
- Vertrauen Sie Ihren Gefühlen.
- Suchen Sie das Gespräch mit den Kollegen und Vorgesetzten.
- Entwickeln Sie mit dem Team ein strukturiertes Vorgehen, wie Sie sich in entsprechenden Situationen verhalten können.
- Vergewissern Sie sich bei den Vorgesetzten, dass bei erfolglosen Verwarnungen und wiederholten Übergriffen die Pflege des Patienten abgebrochen werden kann.
- Nehmen Sie Supervision in Anspruch.
- Je nach Sachverhalt kann die Unterstützung bei einer psychologischen Beratungsstelle hilfreich sein.

> Geben Sie als Vorgesetzte den Pflegenden in entsprechenden Situationen Rückhalt!

- **Reflexion**

Wie möchten Sie reagieren, wenn eine Situation, wie die oben erwähnte, entsteht? Nehmen Sie sich wiederum einen Moment Zeit, um sich konkret vorzustellen, wie Sie handeln möchten, was Sie sagen möchten, wem Sie diesen Vorfall mitteilen oder erzählen würden.

Literatur

Ackley B, Ladwig G (2008) Nursing diagnosis handbook: an evidence-based guide to planning care. Mosby/Elsevier, St. Louis

Annon JS (1976) The behavioural treatment of sexual problems, vol. 1. Brief therapy. Harper & Row, New York

Bauer J (2006) Warum ich fühle, was du fühlst. Wilhelm Heyne, München

Beyer S (2008) Frauen im Sterben. Gender und Palliative Care. Lambertus, Freiburg im Breisgau

Blagbrough J (2010) Importance of sexual needs assessment in palliative care. Nurs Stand 24(52):35–39

Bucher T, Hornung R, Gutzwiller F, Buddeberg C (2001) Sexualität in der zweiten Lebenshälfte. Erste Ergebnisse einer Studie in der deutschsprachigen Schweiz. In: Berberich H, Brähler E (Hrsg) Sexualität und Partnerschaft in der zweiten Lebenshälfte. Psychosozial-Verlag, Gießen, S 31–59

Cassidy S (1990) Sharing the darkness – the spirituality of caring. Darton Longman & Todd, London

Cort E, Monroe B, Oliviere D, St. Christopher's Hospice, London (2004) Couples in palliative care. Sex Relatsh Ther 19:337–354

Deutsche Leukämie- und Lymphomhilfe e.V. (Hrsg) (2015) Sexualität nach Knochenmark- und Stammzelltransplantation, 6. Aufl. http://www.leukaemie-hilfe.de. Zugriff 6.3.2023 (allerdings inzwischen 8. Auflage 2020)

Doenges ME, Moorhouse MF, Geissler-Murr AC (2013) Pflegediagnosen und Massnahmen, 3., vollst. überarb. Aufl. Hans Huber, Bern

Drescher M, Drescher G (Hrsg) (o.J.) Interpersonal communication programs. INKOM, Schweinfurt

Elias N (1982) Über die Einsamkeit der Sterbenden. Suhrkamp, Frankfurt

Frauenselbsthilfe nach Krebs (Hrsg) Krebs und Sexualität. Informationen für Betroffene und Partner (2011) Bestellung über: Frauenselbsthilfe nach Krebs Bundesverband e.V. Tel.: 0228-33889400

Frick E (2009) Spiritual Care und Analytische Psychologie. Hochschule der Philosophie: http://www.hfph.mwn.de/lehrkoerper/lehrende/frick/frick09_scap.pdf. Zugegriffen am 27.11.2011

Fuchs T (2008) Das ungelebte Leben. In: Anderheiden M et al (Hrsg) Ambulante Palliativmedizin als Bedingung einer ars moriendi. Mohr Siebeck, Tübingen

Gilovich T, Medvec V (1995) The experience of regret: what, when, and why. Psychol Rev 102:379–395

Heller A (2007) Palliative Versorgung und ihre Prinzipien. In: Heller A, Heimerl K, Husebo S (Hrsg) Wenn nichts mehr zu machen ist, ist noch viel zu tun. Wie alte Menschen würdig sterben können. Lambertus, Freiburg im Breisgau

Hirsch RD, Teising M, Wächtler C (2008) Suizidalität im Alter. Z Gerontol Geriatr 41:1–2

Hodern JH, Currow DC (2003) A patient-centred approach to sexuality in the face of life-limiting illness. MJA 179:8–11

https://www.bmfsfj.de/bmfsfj/service/gleichstellungsatlas

https://www.destatis.de/DE/PresseService/Presse/Pressemitteilungen/2017/01/PD17_022_232.html;jsessionid=C2F0A6AA73737ED66BE7741707A58F83.cae2

Husebø K (2006) Palliativmedizin, 4. Aufl. Springer, Heidelberg

Kachler R (2013) Was Männer in ihrer Trauer brauchen. In: Müller M et al (Hrsg) Leidfaden Heft 2: Männer in Krisen. Vandenhoeck & Ruprecht, Göttingen

Klass-Siegel J, Hein A, Ziesen J, Eßelborn H (1992) Sexualität im Krankenhaus. Dtsch Krankenpflegez 45:172–180

Kübler-Ross E (1983) Verstehen, was Sterbende sagen wollen. Knaur, Stuttgart

Kübler-Ross E (2010) Interviews mit Sterbenden, 2. Aufl. Kreuz, Stuttgart

Lehner E (2010) Schmerz und Depression – die Bedeutung von Gender im Erleben von Leid. In: Reitinger E, Beyer S (Hrsg) Geschlechtersensible Hospiz- und Palliativkultur in der Altenhilfe. Mabuse, Frankfurt am Main

Lemieux L, Kaiser S, Pereira J, Meadows LM (2004) Sexuality in palliative care: patient perspectives. Palliat Med 18:630–637

Levang E (2002) Männer trauern anders. Herder, Freiburg im Breisgau

Liessmann KP (1993) Kierkegaard zur Einführung. Junius, Hamburg

Lorber J (Hrsg) (2003) Gender-Paradoxien. Aus dem Englischen übersetzt von Hella Beister. Leske+Budrich, Opladen

Luckner A (2001) Marin Heidegger „Sein und Zeit". Ein einführender Kommentar, 2. korr. Aufl. Ferdinand Schöningh, Paderborn

Martin TL, Doka KJ (2000) Men don't cry … women do. Transcending gender stereotypes of grief. Brunner/Mazel, Philadelphia

Mindell A (1989) Schlüssel zum Erwachen. Sterbeerlebnisse und Beistand im Koma. Patmos, Olten

Reitinger E (2011) Geschlechtsspezifische Aspekte: Bedürfnisse am Lebensende. Dtsch Hospizzeitschrift 2:13–16

Renz M (2001) Zeugnisse Sterbender. Todesnähe als Wandlung und letzte Reifung. Junfermann, Paderborn

Rosenberg MB (2007) Gewaltfreie Kommunikation, 6. Aufl. Junfermann, Paderborn

Saunders C (2009) Sterben und Leben, Spiritualität in der Palliative Care. Theologischer, Zürich

Schmid C, Eglin A (2010) Spiritual Assessment in der Langzeitpflege. Ztsch Schweiz Ges Palliat Med Pflege Begleitung 1:9–11

Schmidt MC (2006) Schmerz und Leid als Dimension des menschlichen Selbstverhältnisses. Philosophische und theologische Aspekte. Ztsch Med Ethik 52(3):225–237

Schulz von Thun F (2008) Miteinander reden, Bd 1–3. rororo, Reinbek

Student JC (Hrsg) (2004) Sterben, Tod und Trauer. Handbuch für Begleitende. Herder, Freiburg

Tausch-Flammer D, Bickel L (Hrsg) (1997) Spiritualität in der Sterbebegleitung. Herder, Freiburg

Tolstoi L (2008) Der Tod des Iwan Iljitsch. Philipp Reclam junior, Stuttgart

Völkel M (2011a) Suizidalität im Alter-Prävention durch Salutogenese. In: Heimerl K, Heller A, Wegleitner K (Hrsg) Zu Hause sterben – der Tod hält sich nicht an Dienstpläne. Hospiz verlag, Ludwigsburg

Völkel M (2011b) „Vorher bringe ich mich um" – Mythos autonomer Alters-Suizid. In: Heller A (Hrsg) Praxis Palliative Care. Wenn alles zu viel wird. Heft 13, Bd 2011. Demenz, Hannover, S 10–11

Völkel M (2011c) Von Mann zu Mann unterschiedlich. Erkenntnisse und Forderungen für Männer in der palliativen Betreuung. Masterarbeit für Palliative Care, IFF Wien

Völkel M (2012) Palliative Care für Männer. Die Wunden des schwachen Geschlechts in der Palliative Care? In: Heller A (Hrsg) Praxis Palliative Care, Bd 17. Wundes umsorgen, Hannover, S 34–35

Völkel M (2016) Trauern Männer anders? In: Heller A (Hrsg) Praxis Palliative Care. Trauern: Entbinden und Binden. Heft 32. Brinkmann Meyhöfer, Hannover, S 38/39

Watzlawick P (2010) Wie wirklich ist die Wirklichkeit? Piper, München

WHO – World Health Organization (2011) WHO/World Health Organization. http://www.who.int/cancer/palliative/definition/en/

Yalom ID, Linner B (2010) In die Sonne schauen – Wie man die Angst vor dem Tod überwindet. btb, München

Zacher A (1988) Kategorien der Lebensgeschichte: ihre Bedeutung für Psychiatrie und Psychotherapie. Springer, Berlin

Zettl S (2000) Krankheit, Sexualität und Pflege. Hilfestellungen für den Umgang mit einem Tabu. W. Kohlhammer, Stuttgart

8

Netzwerk Palliative Care

Inhaltsverzeichnis

Organisationsformen von Palliative Care

Christa Seeger, Susanne Kränzle und Ulrike Schmid

Inhaltsverzeichnis

© Springer-Verlag GmbH Deutschland, ein Teil von Springer Nature 2023
S. Kränzle et al. (Hrsg.), *Palliative Care*, https://doi.org/10.1007/978-3-662-66043-0_9

In Kürze

Verschiedene Organisationsformen von Palliative Care veranschaulichen die unterschiedlichen Orte der Begleitung von schwer kranken und sterbenden Menschen und geben einen Einblick in die Rahmenbedingungen. Dieses Kapitel gibt einen Überblick über den ambulanten wie den stationären Bereich der Sterbebegleitung. Ergänzend geht es auch um die Implementierung von Palliative Care und um Advance Care Planning als Beratungskonzept um das Lebensende vorzubereiten.

Es werden folgende Formen beschrieben:

1. Ambulante Hospizdienste
2. Stationäres Hospiz
3. Tageshospiz
4. Kinderhospiz
5. Ambulante Pflege
6. Krankenhaus
7. Palliativstation
8. Einrichtungen der stationären Altenhilfe
9. Implementierung von Palliative Care
10. Advance Care Planning

9.1 Ambulante Hospizdienste

Christa Seeger

Hospizgruppen und ambulante Hospizdienste haben sich aus Initiativen und Gruppen von ehrenamtlich tätigen Menschen entwickelt, die es sich zum Ziel gesetzt haben, schwer kranke und sterbende Menschen sowie ihre Angehörigen zu begleiten und Unterstützung schwerpunktmäßig im häuslichen Umfeld anzubieten. Die ersten Gruppierungen sind in Deutschland ab 1984 im süddeutschen Raum entstanden. Aus diesen Hospizinitiativen sind auch die Sitzwachengruppen hervorgegangen, die sich an Pflegeeinrichtungen und Krankenhäuser angesiedelt haben. Es gibt heute noch vereinzelte Hospizinitiativen, die sich rein ehrenamtlich organisieren. Viele dieser Initiativen haben sich weiterentwickelt zu ambulanten Hospizdiensten, die an unterschiedlichen Orten die Begleitung von schwer kranken und sterbenden Menschen und ihrer Zugehörigen anbieten. Sie begleiten Kinder, Jugendliche und erwachsene Menschen.

Ambulante Hospizdienste begleiten zu Hause, im Krankenhaus, auf Palliativstationen sowie in Einrichtungen der Alten- und der Behindertenhilfe. Sie unterstützen stationäre Hospize für Kinder und Erwachsene. Zu ihnen gehören hauptamtliche Koordinatorinnen und geschulte Ehrenamtliche (▶ Kap. 11).

Aktuell gibt es in Deutschland ca. 1500 ambulante Hospizdienste (Deutscher Hospiz- und PalliativVerband e. V., DHPV 2022), die nach den gesetzlichen Vorgaben des § 39a SGB V Abs. 2 arbeiten. Mehr als 120.000

qualifizierte Ehrenamtliche (DHPV 2022) sind in diesen Diensten tätig – eine sehr große Bürgerbewegung in der Gesellschaft.

- ■ **Grundsätze der Hospizarbeit sind die Leitlinien für das Arbeiten der ambulanten Hospizdienste**
- ▬ Die Wünsche des sterbenden Menschen und seiner Angehörigen stehen im Mittelpunkt.
- ▬ Unterstützung durch ehrenamtliche Begleiter.
- ▬ Ein Palliative-Care-Beratungsteam aus verschiedenen beruflichen Gruppierungen unterstützt sich gegenseitig und arbeitet vertrauensvoll und interdisziplinär zusammen.
- ▬ Spezielle Kenntnisse in der Symptomlinderung und Schmerztherapie sind erforderlich.
- ▬ Gewährleistung der Kontinuität der Begleitung.
- ▬ Die lebensbejahende Grundidee schließt aktive Sterbehilfe aus.
- ▬ Sterben zu Hause ermöglichen.
- ▬ Trauerbegleitung anbieten.

Die Begleitung ist für die Betroffenen kostenfrei und erfolgt unabhängig von Alter, Konfession oder Erkrankung.

9.1.1 Hauptamtliche Koordinatorinnen

Hauptamtliche Koordinatorinnen ebnen im Vorfeld die Wege für die Ehrenamtlichen. Nach einer ersten Kontaktaufnahme am Telefon nimmt die Koordinatorin durch einen Besuch vor Ort Kontakt zu dem sterbenden Menschen und seinen Angehörigen auf. Die beiderseitige Bereitschaft ist die Voraussetzung für eine Begleitung, Absprachen für die mögliche Unterstützung werden getroffen. Die hauptamtliche Koordinatorin oder deren Mitarbeiter wählen dann geeignete Ehrenamtliche für die jeweilige Begleitung am Sterbebett aus. Die ständige Erreichbarkeit ist eine wichtige Voraussetzung für die Abläufe.

Eine Koordinatorin hält über den gesamten Zeitraum Kontakt zur Ehrenamtlichen, damit Veränderungen und neue Absprachen geregelt werden können. Sie hält auch Kontakt zu den Angehörigen, um so bei schwierigen Veränderungen schnell handeln zu können. Das heißt dann, Absprachen mit dem Pflegeteam, dem Hausarzt oder dem SAPV-Team treffen zu können.

Hinter diesen Begleitungen steckt eine große Organisation, die nur mit einem Team von Hauptamtlichen professionell geleistet werden kann. Die Rückendeckung für die ambulanten Hospizdienste kann das stationäre Hospiz bieten. Besonders in schwierigen Situationen kann eine ambulante Begleitung große Sicherheit für Angehörige bieten, wenn die eigenen Kräfte nicht mehr ausreichen. In den Institutionen ergänzen heute ambulante

Hospizdienste und SAPV-Teams das Angebot der Pflegeteams, um die sterbenden Menschen rundum menschenwürdig zu versorgen und Wünsche zu respektieren.

9.1.2 Ehrenamtliche

Die ehrenamtlichen Begleiter ersetzen kein Pflegepersonal. Sie unterstützen Angehörige und Freunde, können aber deren Zuwendung nicht ersetzen, sondern im Rahmen ihrer Möglichkeiten ergänzen. Sie bringen einen wichtigen Schatz mit: Zeit; die heute so oft knapp bemessen ist bei den hauptamtlichen Berufsgruppen. Zeit, in der kleine Handreichungen geschehen, Zeit für alltägliche Dinge, Zeit zum Gespräch, zum Vorlesen, Singen, Beten, Handhalten, Dasein, Zeit und Mut zum Mitaushalten der schwierigen Situation.

Sie bieten psychosoziale Entlastung an sowie Unterstützung für Angehörige und Ermutigung für den betroffenen Menschen auf der letzten Wegstrecke. Sie helfen, die Ängste und Unsicherheiten von Angehörigen vor dem bevorstehenden Lebensende mitzutragen und Sicherheit und Ruhe zu geben. Sie versuchen, fehlende Erfahrungswerte im Umgang mit Sterben und Tod durch ihre eigenen Erfahrungen und erworbenen Kenntnisse einzubringen.

Die Ehrenamtlichen begleiten die Familie in der Regel ein- bis zweimal pro Woche in Form von Besuchen. Sie sind eine Kontrollinstanz für Verschlechterungen und können Veränderungen registrieren und notwendige Hilfe unter Absprache mit der Koordinatorin und den Angehörigen schnell organisieren. In den letzten Lebenstagen gibt es auch intensivere tägliche Begleitungen bis hin zu Nachtwachen. Ehrenamtliche halten den Kontakt bis zum Tod. Auch in der Zeit der Trauer können Hinterbliebene weiter begleitet werden. Die intensiven Erlebnisse werden in der Hospizgruppe besprochen und reflektiert (▶ Abschn. 11.2).

9.1.3 Kooperationspartner

Ambulante Hospizdienste arbeiten mit vielen Kooperationspartnern zusammen. Hausärzte, Pflegedienste, Brückenschwestern, SAPV-Team, Seelsorger, Besuchsdienste, Sozialarbeiter, Therapeuten sind neben den Ehrenamtlichen eines Hospizdienstes an einer Begleitung beteiligt. Wichtig ist es abzuklären, wer welche Aufgaben übernehmen kann, damit die verschiedenen Berufsgruppierungen nicht in Konkurrenz zueinander treten, sondern in Ergänzung und guter Absprache zusammenarbeiten. Bei schwierigen Situationen oder ethischen Entscheidungsfindungen lässt sich ein runder Tisch einberufen. Klare Absprachen unterstützen die Angehörigen.

9.1.4 Überlegungen für Aufbau und Planung von ambulanten Hospizdiensten

Eine Hospizgruppe sollte in ihr Handeln die örtlichen Bedingungen einbeziehen und mit Kirchengemeinden, Krankenhäusern, Pflegeeinrichtungen und den dazugehörenden Berufsgruppierungen Kontakte knüpfen. Es gilt abzuklären, welche Kontakte es bereits im Umfeld gibt und welche Kooperationspartner für die gemeinsame Aufgabe der Sterbebegleitung angesprochen werden können. Bestehen im Umfeld bereits Gruppen, gibt es auf Stadt- oder Landesebene Kontakte, um langfristig eingebunden zu sein, auch in regionale Angebote. Landesarbeitsgemeinschaften Hospiz und der Deutsche Hospiz- und Palliativverband e. V. sind Ansprechpartner, um auf politischer Ebene integriert zu werden und alle Informationen zu erhalten, die für Planung und Aufbau einer Hospizgruppe unabdingbar sind. Auch Diakonie und Caritas vertreten wichtige Anliegen der Hospizbewegung und bringen diese in politische Gremien ein. Die Krankenkassen sind wichtige Vertreter, um Fördergelder für einen ambulanten Hospizdienst zu erhalten nach § 39a SGB V Abs. 2. Wichtig ist es, regionale Netzwerke anzudenken und aufzubauen.

9.1.5 Zu klärende strukturelle Voraussetzungen für einen ambulanten Hospizdienst

Hospizgruppe
- Wo kann sich eine Gruppe ansiedeln?
- Gibt es Hospizgruppen im Umfeld?
- Braucht es Gebietsabsprachen?
- Wo gibt es Räumlichkeiten für Gruppentreffen?
- Wer leitet die Gruppe und bietet die Aufarbeitung des Erlebten in Form von Supervision an?

Ehrenamtliche
- Wie erreicht man ehrenamtliche Begleiter?
- Wer kümmert sich um die Ehrenamtlichen?
- Was bekommen die Ehrenamtlichen erstattet?

Koordinatorin/Gruppenleitung/Kursleitung
- Wer organisiert die Einsätze?
- Welche Qualifikation braucht die Koordinatorin?
- Wer übernimmt schmerztherapeutische Beratung und kennt sich bei der Symptomkontrolle aus?

- Wie werden die Sterbebegleitungen dokumentiert?
- Wie sieht die Büroorganisation aus?
- Welche Qualifikation braucht die Kursleitung?
- Wer kann einen Vorbereitungskurs anbieten?
- Wie kann eine Erreichbarkeit oder Rufbereitschaft organisiert werden?

Werbung/Öffentlichkeitsarbeit
- Gibt es Prospekt- bzw. Informationsmaterial, in dem sich die Gruppe darstellen kann?
- Wer ist verantwortlich für die Fortbildung von Ehrenamtlichen?
- Wer kann die Öffentlichkeit informieren?
- Zu welchen Kooperationspartnern sollen Kontakte aufgebaut werden?

Träger
- Wer unterstützt den ambulanten Hospizdienst finanziell?
- Welche Organisationsform wählt die Gruppe?
- Gibt es Zuschüsse für die Arbeit?
- Rechnet die Hospizgruppe über die Krankenkassen ab?
- Wer stellt die Koordinatorin an?
- Wer leitet den ambulanten Hospizdienst?
- Wer übernimmt die Kursleitung zur Qualifizierung Ehrenamtlicher?

9.1.6 Rahmenbedingungen für ambulante Hospizdienste

Hospizgruppe
- Regelmäßige Gruppenabende mit Erfahrungsaustausch und persönlichen Elementen
- Gruppenraum
- Gruppenleitung
- Organisation eines jährlichen Wochenendes oder einzelner Tage mit thematischem Schwerpunkt, damit die Gruppe Zeit zur Reflexion und zum gemeinsamen Erleben hat
- Rituale für das Abschiednehmen von begleiteten verstorbenen Menschen (z. B. Aufstellen einer Kerze für jeden verstorbenen Menschen, Schale mit Steinen, Salzlichtlampe)
- Fort- und Weiterbildungsangebote zu spezifischen Themen mit erfahrenen Referenten
- Kursangebot zur Qualifizierung für Ehrenamtliche

Koordination
- Koordinatorin, die die Einsätze organisiert (muss nicht zwangsläufig die Gruppenleitung sein)
- Handy bzw. Anrufbeantworter für die Erreichbarkeit bei Anfragen

- Kontakt und Austausch mit dem Pflegeteam (das kann das Team einer Sozialstation bei ambulanten Begleitungen oder auch das Pflegeteam im Krankenhaus, einer Palliativstation, eines stationäres Hospizes oder einer Pflegeeinrichtung sein)
- Dokumentation als Nachweis für Zuschüsse und Statistik der Sterbebegleitungen
- Prospektmaterial von Hospizdienst und Kooperationspartnern
- Kursleitung für die Qualifizierung von Ehrenamtlichen
- Gruppenliste mit aktuellen Adressen bzw. Telefonnummern
- Einwilligungserklärung der Bevollmächtigten bzw. des Betroffenen

Ehrenamtliche
- Schweigepflichterklärung bzgl. Datenschutz
- Erweitertes polizeiliches Führungszeugnis
- Fragebogen mit persönlichen Daten des Ehrenamtlichen
- Richtlinien des ambulanten Hospizdienstes mit Angaben: Handlungsabläufe, Dokumentation, Versicherung, Spenden, Geschenke etc. mit Unterschrift der Ehrenamtlichen (▶ Kap. 11)

9.1.7 Finanzierung von ambulanten Hospizdiensten

Hospizgruppen arbeiten ehrenamtlich, d. h., es entstehen bei den Sterbebegleitungen keine Kosten für Angehörige oder die Institutionen. Den Ehrenamtlichen werden Fahrtkosten erstattet. Bei nächtlichen Einsätzen gibt es die Möglichkeit, mit dem Taxi zu fahren.

Hospizinitiativen decken ihre Kosten in der Regel durch Spenden bzw. durch Zuschüsse. Ambulante Hospizdienste mit einem professionellen Team an Hauptamtlichen bzw. einer Koordinationsperson für die Einsätze der Ehrenamtlichen sind in der Vergangenheit sehr unterschiedlich bezuschusst bzw. gefördert worden. Zuschüsse von Kirchengemeinden, Stadt oder Ländern waren von den jeweils gegebenen Bestimmungen vor Ort abhängig.

Seit Januar 2002 gilt für ambulante Hospizdienste eine Erweiterung des § 39a Abs. 2 SGB V mit einer gesetzlich festgelegten Förderung ambulanter Hospizarbeit. Durch eine Vereinbarung mit den Krankenkassen werden ambulante Hospizdienste gefördert, die die Zusammenarbeit mit palliativmedizinischen Ärzten und Pflegediensten, einer qualifizierten Koordinierungsperson mit pflegerischem Fachwissen und/oder einer Person mit langjähriger Erfahrung mit Weiterbildung in Leitungsfunktionen nachweisen können. Mit diesem

Gesetz soll die Qualität der ambulanten Hospizarbeit weiter verbessert werden.

Seit April 2007 gilt eine Erweiterung des § 39a Abs. 2 SGB V, der die Bezuschussung der Sterbebegleitung in Pflegeeinrichtungen sowie die Refinanzierung für ambulante Hospizdienste in stationären Begleitungen der Pflegeeinrichtungen und stationären Einrichtungen der Behindertenhilfe regelt. Seit 2015 existiert eine weitere Erweiterung des § 39a Abs. 2 SGB V für Begleitungen in Krankenhäusern. Die Grundlage für die Förderung der hauptamtlichen Personalkosten sind die Anzahl der Sterbebegleitungen, die Zahl der Ehrenamtlichen sowie die Personal- und Fortbildungskosten des ambulanten Hospizdienstes. Ebenso werden Sachkosten berücksichtigt. Kleinere Hospizinitiativen, die nicht die geforderten Bedingungen erfüllen, können mit größeren ambulanten Hospizdiensten zum Ziel der Förderung kooperieren.

Hospizgruppen werden unabhängig von dieser Unterstützung immer auf Spendengelder, Stiftungsgelder oder sonstige Einnahmequellen, z. B. Mitgliedsbeiträge, angewiesen sein.

Die Träger von ambulanten Hospizdiensten stehen in großer finanzieller Verantwortung, um Rahmenbedingungen für die hauptamtlichen Koordinatorinnen zu schaffen, damit die Sterbebegleitung durch die geschulten Ehrenamtlichen gelingen kann. Dazu gehören Kooperationsvereinbarungen mit den Institutionen, Stellenbeschreibungen und arbeitsrechtliche Belange. In einer Broschüre des DHPV für ambulante Hospizdienste sind ausführliche Beschreibungen für Träger und Mitarbeiter nachzulesen (▶ www.dhpv.de).

9.1.8 Anfrage, Ablauf und Organisation einer Sterbebegleitung

Anfrage

Die Anfrage für eine Sterbebegleitung kommt von betroffenen Menschen, von Angehörigen, Ärzten, Seelsorgern, Pflegeteam, Sozialarbeitern, Brückenschwestern, SAPV-Team, Nachbarn, Freunden etc.

Ehrenamtliche Begleiter in eine Begleitung einzuplanen setzt in jedem Fall das Einverständnis der betroffenen Person voraus. Genauso müssen Angehörige/Betreuer ihr Einverständnis erklären. Eine Einwilligungserklärung zur Verwendung personenbezogener Daten muss als Voraussetzung für eine Sterbebegleitung nach § 39a SGB V Abs. 2 unterschrieben werden. Kommen Ehrenamtliche in nicht abgesprochene Situationen – z. B. das Pflegepersonal fordert eine Sterbebegleitung an, diese ist aber nicht mit Angehörigen abgesprochen –, so ergeben sich daraus sehr schwierige Situationen im Zimmer des sterbenden Menschen.

Am Telefon können Informationen zur Erkrankung, zum Allgemeinzustand, Angaben zur Person bzw. zu Angehörigen aufgenommen werden. Nach der ersten Kontaktaufnahme zu einer Koordinationsperson erfolgt möglichst zeitnah ein Besuch vor Ort, um die Situation bzw. die Prognose, die der Arzt für das Fortschreiten einer Erkrankung erstellt hat, selbst einschätzen zu können. Eine Begleitung beginnt maximal 6 Monate vor dem möglichen Lebensende eines schwer kranken Menschen. Nicht immer lässt sich diese Zeitvorgabe genau einhalten, d. h., die zum Leben bemessene Zeit lässt sich nicht immer genau vorhersagen. So gibt es auch Langzeitbegleitungen, die diesen Zeitrahmen übersteigen, ebenso aber auch Begleitungen, die einige Wochen oder nur Tage dauern. Ziel des Erstbesuches vor Ort ist es, den sterbenden Menschen kennenzulernen und das Umfeld dieses Menschen zu erfassen, mit seinen bevollmächtigten Angehörigen bzw. dem Betreuer, die, sofern vorhanden, in der Regel wesentlich an der Versorgung oder der Begleitung mitbeteiligt sind.

Ablauf und Organisation

Die Koordinationsperson des ambulanten Hospizdienstes wird, nachdem die „äußeren Bedingungen" abgeklärt sind, eine „passende" Ehrenamtliche für den sterbenden Menschen suchen und bisherige Informationen weitervermitteln.

Es gibt dann verschiedene Möglichkeiten der Begleitung:

■ **Kurzfristige Begleitungen in der finalen Phase**

In der Krankenhaussituation oder in der Pflegeeinrichtung gibt es teilweise sehr kurzfristige Anfragen, die rasches Handeln und Organisieren erfordern. Häufig sind Einsätze am Nachmittag oder in den Abendstunden erforderlich. Einsätze in der zweiten Nachthälfte sind eher die Ausnahme. Ehrenamtliche wechseln sich in zwei- bis vierstündigem Rhythmus ab.

Im ambulanten Bereich werden auch Nachtwachen zur Entlastung von erschöpften Angehörigen angeboten. Dort übernachtet eine Ehrenamtliche im häuslichen Bereich.

Diese Organisation von Ehrenamtlichen ist sehr aufwendig, da sehr schnell Hilfe benötigt wird und nicht jeder Ehrenamtliche gerade Zeit hat, wenn für eine Sterbebegleitung angefragt wird. Oft sind viele Anrufe erforderlich, bis die zuständige Koordinatorin die Begleitung über Tage hinweg organisiert hat. Dazu gehören Rücksprachen mit Pflegeteam, Arzt, SAPV-Team, Angehörigen, Betreuer oder sonst Beteiligten.

■ **Langzeitbegleitungen über Wochen und Monate**
Der optimale Rahmen für eine Begleitung ist, möglichst eine Beziehung über einen längeren Zeitraum aufzu-

bauen, um so am Lebensende nicht fremd, sondern ein Stück gemeinsamen Weges miteinander gegangen zu sein. Auch für Familienangehörige und Freunde kann diese Unterstützung sehr hilfreich sein, da die Begleiter in der Regel einen reichen Erfahrungsschatz im Umgang mit sterbenden Menschen mitbringen und so viele Fragen beantworten können, Ruhe ausstrahlen in aufgeregten Situationen und eine große Sicherheit bieten. Ein Ehrenamtlicher besucht in der Regel ein- bis zweimal in der Woche einen sterbenden Menschen. Nach Absprache sind in der finalen Phase auch intensivere Begleitungen oder Nachtwachen mit wechselnden Personen möglich. Ziel ist es, dass die nahestehenden Personen sich auf den bevorstehenden Tod vorbereiten, sich damit auseinandersetzen, Verantwortung übernehmen im Aushalten der schwierigen Situation und mit Unterstützung der Ehren- und Hauptamtlichen Abschied nehmen lernen.

9.1.9 Aufgaben und Qualifikation einer hauptamtlichen Koordinatorin

- Psychosoziale Beratung sterbender Menschen und deren Angehörigen
- Erstbesuche vor Ort zu Hause, in Einrichtungen der Altenhilfe, der Behindertenhilfe, in Krankenhäusern und stationären Hospizen
- Organisatorische und Beratungsbelange zu palliativen Fragestellungen zwischen Angehörigen und dem Pflegeteam und weiteren Kooperationspartnern klären
- Absprachen mit Ehrenamtlichen
- Werbung und Gewinnung von Ehrenamtlichen
- Auswahl und Schulung von Ehrenamtlichen
- Begleitung von Ehrenamtlichen
- Begleitung und Beratung von Zugehörigen
- Fortbildungsangebote für Ehrenamtliche
- Gruppenleitung
- Kursleitung des Vorbereitungskurses für Ehrenamtliche
- Koordination für Begleitungen
- Weiterentwicklung von Qualitätsstandards
- Führen, Sammeln und Auswerten der Dokumentation und einer Statistik
- Büroorganisation
- Einwilligungserklärungen von Bevollmächtigten einfordern
- Abrechnung von Zuschüssen
- Öffentlichkeitsarbeit
- Kontaktpflege zu Kooperationspartnern
- Weitervermittlung oder Angebote für trauernde Menschen

Die Koordinationsperson einer Hospizgruppe oder eines ambulanten Hospizdienstes ist eine zentrale Figur, um den Ablauf einer Sterbebegleitung mitzusteuern. Durch die Besonderheit der Ehrenamtlichenstruktur lassen sich kooperative Wege gehen, die den Teamgeist der unterschiedlichen Berufsgruppierungen untereinander fördern können. Vielseitige familiäre Prozesse der Betroffenen werden mitbegleitet.

Qualifikation der Koordinatorin Die Koordinatorin eines ambulanten Hospizdienstes braucht eine fachliche Qualifikation der Kranken- oder Altenpflege oder einen Fachhochschulabschluss oder Hochschulabschluss im Bereich der Pflege, der Sozialpädagogik oder der Sozialarbeit. Sie muss eine hauptberufliche Berufserfahrung von mindestens drei Jahren vorweisen. Ein abgeschlossenes Koordinationsseminar und ein Seminar für Führungskompetenz sowie eine abgeschlossene Palliative-Care-Weiterbildung sind Voraussetzungen für diese Tätigkeit.

9.1.10 Dokumentation einer Sterbebegleitung

Vorplanung für die hauptamtliche Koordinatorin

Eine Dokumentation der Begleitung durch einen ambulanten Hospizdienst vonseiten der Koordinationsperson ist unabdingbar. Folgende Unterlagen werden geführt:

- **Für den Erstbesuch oder Erstkontakt vor Ort**
- Stammblatt mit Daten zur Person und zu Angehörigen, Adressen, Erkrankung etc.
- Information über das Hospizangebot mit Ansprechpartnern
- Visitenkarte
- Broschüre für Angehörige über die letzte Lebenszeit
- Information über Begleitungsangebote anderer Berufsgruppierungen und des SAPV-Teams
- Einwilligungserklärung des sterbenden Menschen, der Betreuer oder des Bevollmächtigten zur Verwendung von personenbezogenen Daten

- **Für den weiteren Verlauf einer Sterbebegleitung**
- Ein Einsatzplan für Ehrenamtliche erweist sich in den letzten Wochen oder Tagen, in denen mehrere Personen eingeplant werden, als sehr hilfreich. Im Hintergrund steht eine sehr zeitaufwendige Organisation mit vielen Absprachen, die zeitgenau klappen müssen.
- Fortlaufende Dokumentation mit Datum und Gesprächen oder Besuchen vor Ort sowie am Telefon von der Koordinationsperson. Der Ablauf der Ver-

laufsgeschichte wird dokumentiert, um eine Entwicklung auch über einen längeren Zeitrahmen gut verfolgen zu können. Viele Gespräche mit Angehörigen, Arzt, Pflegepersonal, SAPV-Team und den Ehrenamtlichen sind im Verlauf einer Begleitung unter Umständen nötig. Es gibt auch Pausen in Begleitungen, wenn z. B. eine Besserung eintritt, der Rhythmus der Begleitung verändert wird und nur die Koordinationsperson den Kontakt über Wochen und Monate aufrechterhält. Bei einer Verschlechterung wird die Begleitung mit Ehrenamtlichen wieder intensiviert.

— Eine Dokumentation der biografischen Daten und ein Genogramm (vgl. ▶ Abschn. 4.1.6) helfen, die familiäre Situation schnell zu erfassen.

— Ein Auswertungsbogen für eine Begleitung als Grundlage und Nachweis für Statistik und Zuschüsse. Es werden die Zeiten für Einsatz, Fahrten, Telefonnutzung sowie Planung von Haupt- und Ehrenamtlichen dokumentiert und ausgewertet.

Eine Dokumentation ist unentbehrlich, da in Zeiten von Urlaub oder Krankheit andere hauptamtliche Mitarbeiter von der Krankheitsgeschichte und dem Verlauf informiert werden müssen. In größeren Organisationen wird der Abgleich der Informationen in der täglichen Übergabe ausgetauscht. Bei kleineren Hospizinitiativen reicht ein größerer Abstand zwischen den Treffen der Koordinationspersonen, um einen aktuellen Stand der Begleitungen bzw. Veränderungen zu erfahren. Je mehr Begleitungen parallel laufen, desto mehr wird eine professionelle Büroorganisation für einen ambulanten Hospizdienst erforderlich. Statistikprogramme werden über den DHPV und die Landesorganisationen angeboten.

■ **Dokumentationsmappe für die Begleitung vor Ort**
Eine Dokumentation des Hospizdienstes zum Austausch für alle an der Sterbebegleitung Beteiligten erweist sich als gute Kontaktmöglichkeit für Angehörige, Pflegepersonal, Arzt, Seelsorger und sonstigen Beteiligten. Darin werden die Einsätze der Ehrenamtlichen und deren Anwesenheit sichtbar. Die Dokumentationsmappe unterliegt der Schweigepflicht und wird deshalb im stationären Bereich im Dienstzimmer des Pflegepersonals verwahrt. Die Ehrenamtlichen stehen somit in Kontakt zum diensthabenden Pflegepersonal. Die Ehrenamtlichen holen sich die Mappe für den Zeitrahmen ihres Einsatzes und bringen sie danach wieder zurück ins Dienstzimmer.

Bei Begleitungen im häuslichen Bereich bleibt die Dokumentationsmappe des Pflegepersonals an einer bekannten Stelle verwahrt. Die Dokumentation wird nach dem Tod oder einem sonstigen Ende der Begleitung bei der Koordinationsperson der Hospizgruppe verwahrt und für statistische Zwecke ausgewertet. Die Mappe wird vom Pflegepersonal bei Übergaben oder vor Ort registriert, und Informationen der Ehrenamtlichen können bei der Übergabe miteinbezogen werden. Bei einem Erstgespräch kann diese Dokumentationsmappe von der Einsatzleitung mitgebracht werden, oder sie ist an geeigneter Stelle im Haus hinterlegt für den ersten Einsatz der Ehrenamtlichen. Es bedarf einiger Organisation, damit der Umgang mit einer Dokumentationsmappe eingeübt wird, vor allem für Hospizgruppen und Institutionen wie Pflegeeinrichtung oder Krankenhaus, die den Umgang mit einer Dokumentation für die Sterbebegleitung noch nicht gewohnt sind. Das geht vom Hinbringen bis zum Abholen oder Zurücksenden nach Beendigung der Begleitung. Durch die Dokumentationsmappe wird die Hospizgruppe auch optisch wahrgenommen.

Die Erfahrung zeigt, dass es Ausdauer braucht, bis die Wege klar sind. Für Ehrenamtliche ist die Wahrung der Schweigepflicht die Voraussetzung, um eine Dokumentation führen zu können. Ohne diese Grundlage wird keine Institution Namen, Adressen und Telefonnummern und Daten zur Erkrankung weitergeben. Das heißt, dass als erste Aufgabe der Koordinatorin die Wege beim Träger der Einrichtung bzw. der Hausdirektion im Krankenhaus, der Heimdirektion in der Pflegeeinrichtung geebnet werden müssen. Dies ist eine wichtige Voraussetzung für die Akzeptanz einer Hospizgruppe. Die Einrichtung muss den ambulanten Hospizdienst als Kooperationspartner akzeptieren und in ihre Strukturabläufe aufnehmen und auch an dieser Stelle integrieren. Ohne Absprachen mit der Koordinationsperson des ambulanten Hospizdienstes und regelmäßige Kontakte zu den Einrichtungen wird die Sterbebegleitung nicht funktionieren. Voraussetzung ist eine Kooperationsvereinbarung zwischen dem ambulanten Hospizdienst und der Einrichtung (▶ www.dhpv.de).

Das Dokumentieren von Adressen der hinterbliebenen Angehörigen erleichtert es, diese an Gedenktagen, z. B. Totensonntag, im Rahmen der Trauerarbeit zu einer Gedenkfeier einzuladen.

Inhalt der Dokumentation

- Flyer des ambulanten Hospizdienstes für Angehörige
- Stammblatt, das vom Pflegepersonal oder Angehörigen oder Ehrenamtlichen ausgefüllt werden kann;es ergänzt sich im Verlauf einer Begleitung
- Einsatzplan für Ehrenamtliche mit kurzem Eintrag zum Verlauf der Einsatzzeit, Datum und Unterschrift des Ehrenamtlichen
- Informationsblatt für alle „Beteiligten"
- Biografieblatt als Weiterführung der vom Pflegepersonals erhobenen Daten. Es gibt biografische Ereignisse, Wörter, Namen, Gegenstände, Musik etc., die besonders wichtig für die Begleitung eines sterbenden Menschen sein können und nicht immer neu erfragt werden müssen.

■ **Dokumentation der Ehrenamtlichen – Auswertung der Dokumentation**

Als Nachweis für die ehrenamtlich geleistete Arbeit und als Nachweis für die Zuschüsse von Krankenkassen oder von Stadt oder Land ergänzt die Dokumentation von Ehrenamtlichen die Planung der Koordinationsperson. Ohne diesen Nachweis wird es schwierig, die Arbeit einer Hospizgruppe darzustellen und zu etablieren – sei es, um politisch Stellen bei den Trägern für die Koordinationstätigkeiten einzurichten oder an Zuschüsse bzw. Spendengelder zu kommen. Hospizinitiativen tun sich schwer, eine Dokumentation zu führen, vor allem wenn dies in den Anfängen einer Gruppe nicht üblich war. Für sie ist es ein lästiges Nebenprodukt, das nicht gerne ausgefüllt wird. Erfahrungswerte zeigen jedoch, wie wichtig der Nachweis über die Einsätze sein kann, wenn z. B. Angehörige den genauen Ablauf einer Begleitung nachvollziehen wollen, ein Notar nach Aussagen von Ehrenamtlichen bezüglich der Testierfähigkeit eines verstorbenen Menschen sucht oder es zu Versicherungsfällen kommt, weil sich ein Ehrenamtlicher mit einer Krankheit angesteckt hat, etc.

Es gibt Situationen, die im Vorfeld nicht absehbar sind und wo erlebte Situationen im Nachhinein nochmals Wichtigkeit bekommen. Außerdem ist es gut und hat auch mit der Wertschätzung von Ehrenamtlichen zu tun, in der Öffentlichkeit, z. B. in Jahresberichten, diese wertvolle geleistete Arbeit in Stunden auswerten und benennen zu können.

Unterlagen für die Qualitätssicherung

- Schweigepflichtsvereinbarung der Ehrenamtlichen, wird nach Ende des Vorbereitungskurses ausgefüllt und beim ambulanten Hospizdienst verwahrt

- Erweitertes polizeiliches Führungszeugnis
- Leitlinien des ambulanten Hospizdienstes
- Vertraulicher Fragebogen über Angaben zur eigenen Person, wird beim Bewerben vor dem Vorbereitungskurs ausgefüllt und bei dem ambulanten Hospizdienst vertraulich verwahrt.
- Protokollblatt: Von jedem Besuch einer Begleitung wird ein Kurzprotokoll geschrieben. Dies dient auf der einen Seite zur Reflexion des Erlebten, auf der anderen Seite sind alle Angaben über statistische Ergebnisse für die Koordinationsstelle enthalten. Angaben über Ort, Einsatzzeit, Fahrzeit, Zustand des begleiteten Menschen werden eingetragen. An den Gruppenabenden, nach Abschluss einer Begleitung oder spätestens am Jahreswechsel werden die Protokollblätter abgegeben.
- Fahrtkostenblatt zur Vergütung von Fahrtkosten. Die Träger von ambulanten Hospizdiensten sollten finanzielle Mittel in der Form zur Verfügung stellen, dass die Fahrtkosten der Begleitungen erstattet werden können. Einsätze in der Nacht in entlegene Stadtteile erfordern eine Fahrt mit dem Taxi. Manchmal endet eine Begleitung mitten in der Nacht oder in den frühen Morgenstunden, in denen keine öffentlichen Verkehrsmittel fahren.
- Protokolle über Einzelgespräche mit Ehrenamtlichen.

Über die Website des Deutschen Hospiz- und Palliativ-Verband e. V. (DHPV) (► www.dhpv.de) lassen sich unter Aktuelles → Broschüren alle wichtigen Grundlagen für die Arbeit von ambulanten Hospizdiensten beziehen.

9.1.11 Abschließende Bemerkung

Ambulante Hospizdienste haben heute sehr vielfältige Aufgaben. Hospizinitiativen haben sich in den vergangenen Jahren durch die Förderung der Krankenkassen und mit Unterstützung der Träger zu gut organisierten Einrichtungen entwickelt. Es existieren klare Vorgaben für Abläufe, und für die unterschiedlichen Orte des Sterbens bilden sich immer mehr Handlungsabläufe heraus. Ambulante Hospizdienste unterstützen Familien und Pflegeteams in schwierigen Zeiten des Abschiednehmens.

Die qualifizierte Koordinatorin des ambulanten Hospizdienstes hat sehr vielfältige Aufgaben zu erfüllen. Oft gilt es, wachsende Teams zu leiten oder Teams, die eingebunden sind in mehrere Bereiche eines Hospizes. Die große Kunst besteht darin, fortlaufend die besondere Konstellation der geschulten Ehrenamtlichen stabil zu halten, damit die Begleitung an den Betten der sterbenden Menschen gut gelingen kann. Gleichzeitig müssen Kontakte zu Kooperationspartnern und Angehörigen gepflegt werden. Dies erfordert sehr kompetente und sehr flexible Persönlichkeiten, die einen ambulanten Hospizdienst organisieren.

9.2   Stationäres Hospiz

Susanne Kränzle

In Kürze

Ist trotz aller angebotenen Unterstützungsmaßnahmen die Betreuung und Versorgung eines sterbenden Menschen zu Hause nicht möglich, weil die Pflege zu aufwendig, die Symptomlinderung zu Hause nicht befriedigend lösbar ist oder die Angehörigen überfordert sind, so ist die Aufnahme in eine Einrichtung der stationären Sterbebegleitung der nächste Schritt.

Dies ist oft ein sehr schmerzlicher Schritt für den betroffenen Menschen selbst und auch für die Angehörigen. Der kranke Mensch weiß damit unmissverständlich, dass seine letzte Station gekommen ist, die Angehörigen plagt oft das schlechte Gewissen, ihr geliebtes Familienmitglied nicht zu Hause versorgen zu können. Emotional erleben beide Seiten diese Entscheidung in vielen Fällen trotz aller rational anführbaren Gründe als ein „Abschieben".

Möglicherweise ist es entlastend, alle Beteiligten auf die durch die Aufnahme in eine stationäre Einrichtung wieder neu möglich werdende Konzentration auf die Beziehung zu verweisen, auf das Nutzen der verbleibenden Zeit ohne die Belastung des Pflegens oder des „Zur-Last-Fallens".

9.2.1   Voraussetzungen für die Aufnahme

In Deutschland gibt es zurzeit etwa 250 stationäre Hospize für Erwachsene, 19 für Kinder und Jugendliche, und 340 Palliativstationen an Kliniken (▶ www.dhpv.de/zahlen_daten_fakten.html). Die Aufnahmekriterien entsprechen in etwa bei beiden Formen der stationären Hilfe.

Voraussetzungen für die Aufnahme in ein stationäres Hospiz sind:

- eine schwerwiegende, in absehbarer Zeit zum Tode führende Erkrankung, die aus menschlicher Sicht weder geheilt noch zum Stillstand gebracht werden kann und für die es keine Therapieoptionen mehr gibt,
- ausgeprägte Symptome, die weder im häuslichen Umfeld noch im Pflegeheim ausreichend therapier-

bar sind, wie Schmerzen, Atemnot, Übelkeit, Erbrechen, Unruhe,
- im Rahmen der Grunderkrankung zu erwartende schwerwiegende Probleme wie pathologische Frakturen, Ileus, Blutungen o. Ä.,
- Fehlen oder Dekompensieren von Angehörigen, die die Versorgung zu Hause ausreichend übernehmen könnten.

Wird der kranke Mensch im Laufe des Aufenthalts durch die Maßnahmen der palliativen Medizin und Pflege in einen vergleichsweise komfortablen Zustand versetzt, so ist eine Entlassung nach Hause oder ins Pflegeheim durchaus denkbar.

9.2.2   Aufnahme

Die Aufnahme erfolgt in der Regel nach der Dringlichkeit und nicht unbedingt in der Reihenfolge der eingegangenen Anfragen. Je schwerwiegender die Problematik sich darstellt, desto höhere Priorität hat die Anfrage. Zunächst wird von der verantwortlichen Pflegekraft geklärt, ob es unterstützende Maßnahmen für die häusliche Versorgung gibt, um Angehörige zu entlasten oder den Zustand des Patienten zu verbessern und so die weitere Pflege zu Hause zu ermöglichen. Oftmals sind Angehörige im Moment der Anmeldung aber bereits so erschöpft und verzweifelt, dass sie sich auf weitere Angebote gar nicht einlassen können. Manchmal sind es auch die Kranken selber, die sich zu Hause nicht mehr gut versorgt fühlen, Angst haben, sich eine spannungsärmere Umgebung wünschen. Bei einem Besuch zu Hause oder in der Klinik werden im Gespräch mit dem Patienten, den Angehörigen und dem behandelnden ärztlichen und pflegerischen Personal Details besprochen und geklärt, wird gemeinsam nach Lösungsmöglichkeiten gesucht, die für alle Beteiligten akzeptabel und wünschenswert sind. So steht für die häusliche Versorgung schwerstkranker Menschen neben Pflegediensten, Hausärzten und ambulanten Hospizdiensten die Spezialisierte Ambulante Palliativversorgung (SAPV) zur Verfügung (▶ www.ag-sapv.de). Der Wille des Erkrankten hat, wenn irgend möglich, Vorrang, meistens wünschen sich kranke Menschen, zu Hause sterben zu können. Doch bei unzureichenden oder fehlenden Voraussetzungen ist dann mitunter doch die Versorgung in einer stationären Einrichtung notwendig.

Sind alle Beteiligten sich einig über die Aufnahme in ein stationäres Hospiz, so wird der Kranke bei nächster Möglichkeit aufgenommen. Die Einstufung in eine Pflegestufe sollte, sofern noch nicht erfolgt, umgehend beantragt werden. Für die Pflegenden im Hospiz ist es nicht nur wichtig, welche Diagnose, welche Therapie und Pflege der Erkrankte braucht, sondern auch, welcher Mensch aufgenommen wurde: Welche Geschichte, welches soziale Netz, welche Vorlieben, Abneigungen, Gewohnheiten, welchen Lebensrhythmus hat der Patient, wünscht er sich spirituelle Unterstützung, was sind seine Ängste, Befürchtungen, Erinnerungen, was ist ihm besonders wichtig für seinen Aufenthalt im Hospiz?

Die verbindlichen Vorgaben zu Art und Umfang sowie zur Sicherung der Qualität der stationären Hospizversorgung werden in der Bundesrahmenvereinbarung nach § 39a SGB V regelmäßig aktualisiert (▶ www.dhpv.de → Themen → Rechtsgrundlagen → Stationäre Hospizvereinbarung). Die ärztliche Versorgung in Hospizen geschieht durch Hausärzte – wenn möglich durch den bisherigen Hausarzt, ansonsten durch in der Nähe des Hospizes niedergelassene Ärzte, die bereit sind, sich auf die Besonderheiten der palliativen Versorgung einzulassen. Das bedeutet für Hausärzte, sich intensiv mit dem Bereich der Schmerztherapie und Symptomlinderung beschäftigen zu müssen, ein bis mehrere Hausbesuche pro Woche zu garantieren sowie in praxisfreien Zeiten auch privat erreichbar zu sein. Viele Hospizpatientinnen und -patienten erfüllen auch die Kriterien zur Aufnahme in die SAPV und können somit ärztliche Leistungen der SAPV erhalten, was die palliativmedizinische Versorgung qualitativ hochwertig und 7 Tage in der Woche gewährleistet, sofern die SAPV lokal zur Verfügung steht. Nicht wegzudenken sind Ehrenamtliche, Seelsorgepersonen und therapeutisches Personal, das z. B. Physiotherapie, Atemtherapie, Musik- und Kunsttherapie anbietet.

Die Finanzierung des Aufenthaltes erfolgt in einer Mischfinanzierung laut § 39a SGB V durch die Krankenkassen, laut § 43 SGB XI durch die Pflegekassen je nach Höhe der Pflegestufe des Patienten und durch die Hospize selber. Für Hospize bedeutet dies, dass sie trotz einer Gesetzesnovelle im Jahr 2015 und einer daraus erfolgten verbesserten Finanzierung durch die Kostenträger kontinuierlich auf Spenden angewiesen sind, denn die ausgehandelten Pflegesätze decken die realen Kosten bei Weitem nicht.

9.2.3 Leben im Hospiz

Die durchschnittliche Verweildauer in bundesdeutschen stationären Hospizen sinkt stetig weiter und beträgt derzeit etwa 18 Tage, was im europäischen Raum eine vergleichbare Größe darstellt. Die Patienten und Angehörigen fühlen sich in der Regel nach kurzer Zeit wohl und „wie zu Hause" im Hospiz. Das mag daran liegen, dass – siehe oben – intensiv zu verstehen versucht wird, was die Betroffenen wollen und brauchen, um sich ge-

sehen und ernst genommen zu fühlen, dass nichts ohne ihre Einwilligung und Information geschieht und sie so Sicherheit und Selbstbestimmung erfahren; dass eine Atmosphäre herrscht, die Geborgenheit und Wärme vermittelt. Auch die Tatsache, dass rund um die Uhr ausgebildetes, erfahrenes Pflegepersonal zur Verfügung steht, entlastet Kranke und Angehörige sehr. Ehrenamtliche stehen zur Verfügung für Gespräche, zum Erfüllen kleiner Wünsche oder zur Sitzwache – sie tun alles, was dem schwer kranken Menschen gut tut, was er braucht und möchte und wofür kein Fachpersonal notwendig ist.

Der Tagesablauf im Hospiz ist nicht festgelegt, vielmehr „entwickelt" er sich im Laufe des Vormittags. Wer möchte wann frühstücken, gepflegt werden, wer bekommt wann Besuch oder möchte eine bestimmte Fernsehsendung anschauen etc. All das sind Variablen, die es so festzulegen gilt, dass am Ende der Schicht die Patienten alles Notwendige und Gewünschte erhalten haben und auch die Pflegenden zufrieden sind und alle anfallenden Aufgaben erledigen konnten. Lediglich die Verabreichung der Medikamente und das Umlagern bettlägeriger Patienten sind an feste Zeiten gebunden, alles andere erfolgt in Absprache. Das ist für Pflegende ebenso spannend wie anstrengend, für Patienten meist eine riesige und willkommene Veränderung im Vergleich zum Klinikaufenthalt, wo es fest gefügte Abläufe gibt, die nur unter Schwierigkeiten veränderbar sind.

Die palliative Pflege und Therapie in einem Hospiz sind qualitativ hochwertig und stellen den allerersten Auftrag einer solchen Einrichtung dar. Alle Patienten haben Bedarf an Schmerztherapie und Symptomlinderung und sind in einem körperlich wie oft auch psychisch schlechten Zustand. Dies erfordert von den Pflegenden ein hohes Maß an Beobachtung, Kommunikation, Einfühlungsvermögen und Reflexionsfähigkeit. Neben therapeutischen Maßnahmen wie der Physiotherapie bieten fast alle stationären Hospize auch komplementäre Verfahren an wie Atem-, Musik-, Kunsttherapie, rhythmische Einreibungen, Homöopathie, Wickel und Auflagen, Aromatherapie u. a. m., die allesamt erheblich zur Verbesserung des Wohlbefindens beitragen können.

9.2.4 Umgang mit Sterben und Tod

Kaum einer der Patienten und Angehörigen ist „einverstanden" mit dem nahenden Tod des Kranken, alle wissen darum, viele aber verdrängen dieses Wissen und versuchen, eine „möglichst unbelastete" Zeit zu erleben. Möglicherweise ist dies der Grund dafür, dass oftmals Außenstehende wie Pflegepersonal oder freiwillige Begleiter zu Bezugspersonen und Gesprächspartnern von

Erkrankten oder Angehörigen werden. Das direkte Gespräch zwischen den Betroffenen, der Austausch über Tatsachen und damit verbundene Emotionen werden gemieden, die Hilflosigkeit ist groß, das Gespräch stockt, jede Partei will die andere schonen und hat doch selbst am meisten Angst davor, belastend zu wirken, die eigenen Gefühle und die der anderen Seite nicht aushalten zu können, in Tränen auszubrechen oder auf andere Weise „die Kontrolle zu verlieren".

Das Thema Sterben und Tod wird in Hospizen nicht vermieden, genauso wenig aber werden Gespräche erzwungen oder „verordnet". Es gibt Menschen, sowohl Sterbende wie auch Angehörige, die sehr viel reden wollen, es gibt aber auch solche, die nicht bereit sind zu reden, die keine Signale aussenden, auf die reagiert werden könnte, die angestrengt versuchen, den Schein der Normalität zu wahren. Alles ist in Ordnung, die Kunst der Begleitenden liegt vermutlich darin, das jeweils Angemessene zu erspüren und eigene Vorstellungen von dem, was „richtig" oder „gelungen" wäre, loslassen zu können.

Ein sensibles Thema ist oftmals das Sterben von Mitpatienten. Soll darüber geredet werden, sollen andere lieber nicht damit belastet werden? Es gibt dafür keine „goldene Regel" – manche Sterbende verkraften derlei Mitteilungen besser, andere brauchen danach, ob sie es nun „absichtlich" erfahren haben oder nicht, mehr Zuwendung, verfallen in tiefere Ängste als andere. In kleinen Einrichtungen, wie Hospize dies nun einmal sind, ist es meist nicht möglich, den Tod von Patienten zu „verbergen" – und es ist auch nicht nötig oder gewollt, denn in der Auseinandersetzung mit dem Sterben anderer sind oft auch eigene Schritte möglich – dies gilt für Sterbende, Angehörige und auch für Mitarbeitende. Oder, und auch das ist eine legitime Strategie, die Mitpatienten scheinen sich vom Tod eines anderen Menschen gar nicht berühren zu lassen, so als ob das alles mit ihrer Situation gar nichts gemein hätte.

9.2.5 Psychosoziale Betreuung der Patienten und Angehörigen

In Hospizen erfahren Sterbende und Angehörige Unterstützung in der Zeit des Abschiednehmens. Diese sieht zum einen ganz praktisch aus: Angehörige können rund um die Uhr da sein, es gibt keine festgeschriebenen Besuchszeiten. Es sind Ruhe- oder Übernachtungsmöglichkeiten vorhanden, sie bekommen zu essen, zu trinken, können duschen, ein entspannendes Bad nehmen oder was immer ihnen gut tut. Zum anderen stehen Mitarbeitende für Gespräche zur Verfügung oder einfach nur zum Zuhören. Oftmals brauchen Angehörige viel mehr Zeit und Unterstützung als der sterbende Mensch selbst, der instinktiv seinen Weg geht – vielleicht in ähn-

licher Weise, wie dies auch ein Kind vermag, das sich auf dem Weg aus dem schützenden Mutterleib ins Leben befindet.

Die psychosoziale Begleitung wird zum größten Teil direkt von den Pflegenden übernommen, die im Laufe der täglichen Pflegeverrichtungen meist am „selbstverständlichsten" mit den Kranken ins Gespräch kommen. Gleichermaßen ist dies aber auch eine zentrale Aufgabe für Ehrenamtliche. Seelsorger sind in der Regel nicht ständig vor Ort, können aber auf Wunsch von Patienten oder Angehörigen jederzeit gerufen werden und sind ansonsten nach vereinbarten Terminen ansprechbar. Praktikanten oder Krankenpflegeschülerinnen sind häufig junge Menschen, in denen Patienten so etwas wie „Enkelkinder" sehen oder jedenfalls keine „Respektpersonen", sodass die Kontakte häufig ganz frei von Angst und Vorbehalten sind – dies schafft Vertrauen und bewirkt, dass Sterbende sich gerade diesen jungen Leuten anvertrauen und öffnen. Für die Pflegenden muss dies heißen, ganz aufmerksam zu sein, um Zeichen der Überforderung rechtzeitig zu erkennen und adäquat darauf reagieren zu können oder Hilfestellung anzubieten beim weiteren Begegnen.

9.2.6 Wenn ein Mensch verstorben ist

Wenn ein Mensch stirbt, werden – sofern vom Sterbenden und den Angehörigen erwünscht und in der manchmal nur kurzen, letzten Phase überhaupt möglich – die Angehörigen benachrichtigt. Angehörige können die unterschiedlichen Atemmuster, das Stöhnen, das „Todesrasseln" oder unartikulierte Laute des sterbenden Menschen oft kaum aushalten. Es kann helfen, das Entstehen z. B. des Rasselns und die Tatsache, dass dies bei fast jedem Sterbenden vorkommt, zu erläutern. So wird Angehörigen die Angst genommen, ihrem geliebten Menschen geschehe etwas ganz Furchtbares und Ungewöhnliches.

Auch brauchen Angehörige manchmal Ermunterung, mit dem Sterbenden zu reden, ihn zu berühren, ihn spüren zu lassen, dass sie da sind – „Er hört doch sowieso nichts mehr", „Er ist ja bewusstlos" sind häufige Aussagen von Familienmitgliedern, die sich gleichzeitig vielleicht wünschen, noch letzte Worte zu dem sich verabschiedenden Menschen sprechen zu können. Diese kostbare Zeit der letzten Stunden und Begegnungen ist nicht wiederholbar – das sollte allen Beteiligten klar sein, entsprechende innere Präsenz ist gefordert.

Wenn ein Mensch verstorben ist, so ist zunächst einmal normalerweise nichts zu tun. Pflegende sind es gewohnt, sofort in Aktionismus auszubrechen, den Arzt und Bestatter zu rufen, den Verstorbenen zu waschen und umzuziehen, das Zimmer aufzuräumen. All dies hat Zeit. Wichtig ist, den genauen Todeszeitpunkt zu notieren und dafür zu sorgen, dass der verstorbene Mensch in angemessener Weise versorgt wird, bevor nach ca. einer Stunde die Totenstarre eintritt. Bis dahin aber kann die begleitende Pflegekraft oder Freiwillige sich ganz beruhigt den Angehörigen widmen, schauen, was gerade notwendig ist: ein Glas Wasser, ein bergender Arm, ein Gebet, Gespräch oder Stille, Anwesenheit oder Verlassen des Zimmers. Und wer weiß: Möglicherweise muss sich auch der verstorbene Mensch zuerst an seinen veränderten Zustand gewöhnen, sodass auch ihm Ruhe gut tut.

Später sind die letzten pflegerischen Maßnahmen durchzuführen (▶ Kap. 21), oft helfen Angehörige gerne dabei mit und verabschieden sich damit in sehr intensiver Weise. Der Arzt ist zu benachrichtigen, dies muss aber nicht z. B. mitten in der Nacht geschehen, sondern genügt am nächsten Morgen. Angehörige brauchen, sofern sie nicht schon zuvor alles geregelt haben, Unterstützung und Beratung bei der Auswahl eines Bestattungsdienstes und beim Erledigen aller anfallenden Formalitäten.

Sich bewusst zu verabschieden ist für Angehörige und für Mitarbeitende des Teams eine wichtige Voraussetzung, um Trauer für sich gut leben zu können und seelisch gesund zu bleiben. Es gibt unterschiedliche Abschiedsrituale (▶ Kap. 20) und Formen, die persönliche Trauer mit anderen zu teilen (▶ Kap. 23).

Im Hospiz werden Angehörige, soweit sie es wünschen, auch in der Zeit der Trauer weiter begleitet. Dies kann durch Telefonate geschehen, durch Briefe oder durch persönliche Begegnungen. Ziel ist es dabei, die Angehörigen zum einen spüren zu lassen, dass sie nicht alleine sind und der verstorbene Mensch nicht vergessen ist, zum anderen ergibt sich so am ehesten die Möglichkeit, Anzeichen komplizierter Trauer zu erkennen, die u. U. professioneller Hilfe bedarf.

9.2.7 Stabilisierung und Verbesserung des Zustands

Gelegentlich tritt bei Hospizpatienten ein Zustand der Stabilität und Verbesserung im Laufe des Aufenthalts ein, der aufgrund des Befundes und der Prognose nicht vorhersehbar gewesen war. Dies ist einerseits Grund zur Freude – „Ich muss noch nicht sterben", „Mein Mann darf noch bei mir bleiben". Andererseits stellt sich die Frage, ob in dieser Phase ein Verbleiben im Hospiz nötig und gerechtfertigt ist. Das heißt konkret, dass andere Möglichkeiten der Versorgung in Erwägung gezogen werden müssen, was meist ein sehr schmerzhafter und sogar kränkender Prozess für die Betroffenen ist. Die Vorstellung, zu Hause oder im Pflegeheim leben zu müs-

sen, ohne die umfassende, 24 Stunden gewährleistete, kompetente und zugewandte Pflege und Betreuung, ist für die meisten Patienten und Angehörigen nach den Erfahrungen im Hospiz sehr beängstigend. Immer wieder ist zu beobachten, dass so nach einer kurzen Phase der Stabilisierung die Erkrankung umso rascher fortschreitet und eine Entlassung oder Verlegung nicht mehr in Frage kommt. Ob dies mit der „drohenden" Entlassung zu tun hat – wir wissen es nicht.

9.2.8 Verlegung oder Entlassung eines Patienten

Die Verlegung eines Patienten in eine Pflegeeinrichtung oder die Entlassung nach Hause erfolgt nur, wenn die Pflege und Versorgung dort ausreichend zu organisieren ist und absehbar keine schwerwiegenden Probleme oder Symptome auftreten. Von Mitarbeitenden des ambulanten Hospizdienstes wird die zukünftige psychosoziale Begleitung durch freiwillig Begleitende sichergestellt, die Leitung des stationären Hospiz sorgt für die Kontaktaufnahme mit dem Team der Spezialisierten Ambulanten Palliativversorgung (SAPV), der Pflegeeinrichtung oder dem häuslichen Pflegedienst. Der Patient muss die Möglichkeit haben, die verantwortliche Person der Folgeeinrichtung oder des Pflegedienstes persönlich kennenzulernen und sich ggf. Räumlichkeiten vor Ort anzuschauen. Der betreuende Arzt des Hospizes steht dem Hausarzt ggf. beratend zur Verfügung. Sämtliche zur Verfügung stehenden Entlassberichte von früheren Klinikaufenthalten, Medikamentenplan, Pflegeplanung, aktueller Pflegebericht und andere wichtige Informationen werden zur Sicherung der Versorgung mitgegeben. Finanzielle Möglichkeiten des Patienten müssen bei der Verlegung in ein Pflegeheim oder nach Hause berücksichtigt und ggf. geklärt werden.

9.2.9 Rahmenbedingungen

Die Rahmenvereinbarung für stationäre Hospize regelt neben den Anforderungen an das Personal auch die Ausstattung eines Hospizes – welche Flächen, welche Pflegehilfsmittel, welcher medizinische Bedarf als Mindeststandard vorgehalten werden müssen. Das Heimgesetz mit allen anhängigen Gesetzen ist eine weitere Grundlage für den Betrieb eines stationären Hospizes. Die Heimbaumindestverordnung gibt den weiteren baulichen Rahmen für ein stationäres Hospiz vor. Im 2020 erschienenen Bundesrahmenhandbuch *Qualität sorgsam gestalten* sind alle Aspekte einer gelingenden Hospizarbeit von Mitarbeitenden aus der Hospizpraxis beschrieben und veranschaulicht.

Im Hospiz wird im Schichtdienst gearbeitet. Das Dreischichtsystem gewährleistet eine kontinuierliche Anwesenheit von Fachkräften. Um den für ein stationäres Hospiz notwendigen Stellenschlüssel wurde viele Jahre gerungen, im Jahr 2017 wurden in der Rahmenvereinbarung erstmals konkrete Zahlen festgelegt. So soll z. B. ein stationäres Hospiz mit 8 Betten 12,35 Vollzeitstellen für Pflegefachkräfte vorhalten.

Die Kooperation mit den betreuenden Haus- und Fachärzten bedarf einer klaren und erfolgreichen Kommunikationsstruktur, um beispielsweise auch nachts und an Wochenenden sowie Feiertagen ärztliche Beratung über die verordnete Regel- und Bedarfsmedikation hinaus abrufen zu können. Wann und in welcher Form (Telefon, Fax, E-Mail) Rezepte bestellt werden, auf welchem Wege und wie häufig sie eingelöst werden, wie die liefernde Apotheke die ausstehenden Beträge erhält und vieles mehr ist im organisatorischen Bereich zu klären. Meist verändert sich dies, wenn trotz bisheriger Regelung ein Defizit oder Missstand aufgetreten ist und die Beteiligten nach einer neuen Form der Verständigung suchen müssen. Das Ziel ist, jederzeit und kurzfristig die nötigen Anordnungen und Medikamente zur Verfügung zu haben, um z. B. bei Schmerzzuständen oder anderen, unvorhersehbaren Ereignissen rasch intervenieren zu können.

Pflegende und andere im Hospiz tätige Berufsgruppen bedürfen der eigenen, ständigen Reflexion und Supervision (▶ Abschn. 12.1) sowie der Fähigkeit, in der dienstfreien Zeit sich so zu regenerieren, dass sie während der Dienstzeit präsent und zugewandt arbeiten können (▶ Abschn. 12.2). Laufende interne und externe Fort- und Weiterbildung sollte vom Arbeitgeber nicht nur unterstützt, sondern gefordert werden.

Qualitätssicherung geschieht mittels Dokumentation, Fort- und Weiterbildungen, Teilnahme an Veranstaltungen und Arbeitskreisen sowie Mitgliedschaft in der zuständigen Landesarbeitsgemeinschaft und darüber im Deutschen Hospiz- und PalliativVerband (DHPV) (▶ Kap. 10).

9.3 Tageshospiz

Christa Seeger

Ein Tageshospiz bietet Palliativpatienten die Möglichkeit, tagsüber außerhalb der gewohnten Umgebung, ähnlich wie bei einer Tagespflege, an verschiedenen Aktivitäten teilzunehmen. Schwer kranke und sterbende Menschen werden von einem Fahrdienst zu Hause abgeholt und zurückgebracht. Das Angebot steht für einzelne oder mehrere Tage in der Woche bereit. Derzeit gibt es 14 Tageshospize in Deutschland (DHPV 2022). Weitere Tageshospize sind in Planung.

Das Tageshospiz ist häufig an eine stationäre Hospizeinrichtung angegliedert und stellt sich die Aufgabe der psychosozialen Betreuung und der palliativen, pflegerischen und medizinischen Versorgung. Das Tageshospiz bietet Menschen, die nicht auf ihre eigene Wohnung verzichten möchten, eine gute Möglichkeit der Entlastung, während des Tages außerhalb zu leben, um dann den Abend und die Nacht wieder in der gewohnten Umgebung zu verbringen.

Das Tageshospiz bietet Begleitung, Behandlung und Beratung durch ein interdisziplinär arbeitendes Team mit Unterstützung von ehrenamtlich Begleitenden. Die verbleibende Lebenszeit wird im Austausch mit anderen Betroffenen und vielfältigen Angeboten der Auseinandersetzung z. B. Kunsttherapie, Musiktherapie, Beschäftigungstherapie etc. verbracht. So entsteht Entlastung für Angehörige und Betroffene sowie eine bessere Lebensqualität durch eine ganzheitliche Betreuung und Versorgung. Die Betroffenen sollten noch eine relativ gute Mobilität und Transportfähigkeit haben. Bei Verschlechterung des Gesundheitszustands der Betroffenen ist eine Aufnahme in ein stationäres Hospiz oder eine Versorgung zu Hause über den ambulanten Hospizdienst möglich, um dann zu Hause sterben zu können. Die Finanzierung der Tageshospize erfolgt über Spenden und sonstige Zuwendungen. Laut DHPV ist derzeit in Klärung, ob eine Finanzierung auch über § 39a SGB V (1) möglich sein wird.

9.4 Kinderhospiz

Ulrike Schmid

In Kürze

In den 1980er-Jahren entstanden in Großbritannien und Amerika die ersten stationären Kinder- und Jugendhospize, in Deutschland wurde im Jahr 1990 der Deutsche Kinderhospizverein durch betroffene Eltern gegründet, 1998 erfolgte die Eröffnung des ersten stationären Kinderhospizes in Olpe. Ebenfalls im Jahr 1998 befasste sich die WHO zum ersten Mal mit der Situation von sterbenden Kindern und Jugendlichen und ihren Angehörigen. In den vergangenen 25 Jahren haben sich Kinderhospiz- und pädiatrische Palliative-Care-Versorgung europa- und weltweit rasant entwickelt. Gleichzeitig hat sich die Anzahl der Todesfälle im Kindesalter in den vergangenen 100 Jahren drastisch verringert (Mascia 2010).

Auf der Basis der „UN-Konvention über die Rechte des Kindes" (vgl. ► http://www.unicef.de und http://www. eapcnet.org) sollen Kinder und Jugendliche von pädiatrisch ausgebildeten Professionellen versorgt werden. Aus diesem Grund entwickelte sich die Kinder- und Jugendhospizarbeit direkt aus der pädiatrischen Versorgung und nicht primär aus der Erwachsenenhospizarbeit. Wenngleich manches Know-how aus dem Erwachsenenbereich übertragen werden kann, ist doch vieles in der Versorgung und Begleitung von Kindern, Jugendlichen und ihren Familien ganz anders:

- Wir haben es mit anderen und häufig sehr seltenen Erkrankungen zu tun.
- Die palliative Versorgung und Begleitung dauert in vielen Situationen länger als bei Erwachsenen.
- Kinder und Jugendliche haben in unterschiedlichen Lebensaltern ganz unterschiedliche Bedürfnisse.
- Durch die geringe Anzahl von erkrankten Kindern und Jugendlichen stehen wenig evidenzbasierte Forschungsergebnisse zur Verfügung – das Wissen aus der Erwachsenenarbeit lässt sich jedoch nicht ohne Weiteres auf Kinder und Jugendliche übertragen.
- Die Entwicklung, Organisation und Finanzierung von Versorgungsstrukturen ist aufgrund weiterer Distanzen vor allem in ländlichen Gegenden besonders anspruchsvoll.

Bilder von onkologisch erkrankten Kindern im Kinderhospizbereich werden oft werbewirksam eingesetzt, allerdings sind „nur" etwa ein Drittel der durch Kinder- und Jugendhospizarbeit begleiteten Kinder an Krebs erkrankt. Der Fokus der Kinder- und Jugendhospizarbeit liegt auf der Begleitung der Eltern und Geschwisterkinder im häuslichen Bereich. Stationäre Kinderhospize bieten „Respite-Care" an: Durch die Pflege und Versorgung des kranken Kindes werden Eltern und Geschwisterkinder entlastet und können so die Zeit als einen Raum der Erholung nutzen, gleichzeitig gibt es das Angebot der Begleitung für Eltern und adäquate Angebote für die Geschwister. Kinder- und Jugendhospizarbeit und pädiatrische Palliative-Care-Versorgung arbeiten Hand in Hand und untrennbar zusammen, jede der beiden Versorgungsformen ist ohne die andere nicht denkbar. Im europäischen Ausland sind die Begriffe Kinder- und Jugendhospizarbeit und Palliative Care deckungsgleich. Für ausführliche Informatio-

nen zu pädiatrischer Palliative Care und Kinder- und Jugendhospiz s. ► Kap. 15.

9.5 Ambulante Pflege und Versorgung

Ulrike Schmid

In Kürze

Aufgrund von steigenden Kosten, zunehmender Lebenserwartung sowie der dadurch veränderten demografischen Entwicklung und Ausprägung von Krankheit und Krankheitsdauer zog der ambulante Versorgungssektor (Home Care) in den vergangenen zwei Dekaden nicht nur in Deutschland, sondern international immer mehr Aufmerksamkeit auf sich, so zuletzt und aktuell in der Palliative-Care-Versorgung in Deutschland.

Die ambulante Pflege und Versorgung von Schwerkranken und Sterbenden führte in Deutschland lange ein Schattendasein. Ende der 1970er-Jahre wurde in Deutschland der ambulante Sektor ausgebaut, die Gemeindeschwestern wurden sukzessive durch ambulante Pflegedienste, Sozial- und Diakoniestationen ersetzt mit dem Ziel, eine Struktur zu entwickeln, die helfen sollte, die Leistungen des stationären Sektors Krankenhaus einzudämmen.

Mit dem 1995 eingeführten Pflegeversicherungsgesetz wurde es erstmals möglich, Pflege als eigenständige Leistung anzubieten und langfristig abzusichern, ohne an einen akuten Krankheitsfall gekoppelt zu sein. Das Gesetz schrieb eine Priorisierung ambulanter vor stationären Leistungen fest.

Inzwischen gibt es in den meisten Bundesländern ein nahezu flächendeckendes Angebot an Spezialisierter Ambulanter Palliativversorgung (SAPV), allerdings ist die Landschaft heterogen und für die meisten Menschen schwer zu durchschauen. Die Allgemeine Ambulante Palliativversorgung (AAPV) ist weiter ausbaufähig, abhängig vom jeweiligen Bundesland. Es kann zur Herausforderung werden, die bestehenden Dienste sinnvoll und ergänzend einzusetzen (AAPV, SAPV, Hospizdienste) und gleichzeitig die Patienten und ihre Familien davor zu schützen, in der letzten Lebensphase mit unzähligen Diensten „überschwemmt" zu werden.

9.5.1 Modelle ambulanter palliativer Versorgungsangebote in Deutschland

Ab Mitte der 1990er-Jahre gab es in Deutschland unterschiedliche Modellprojekte, die z. T. sektorenübergreifend ambulante Palliativversorgung anboten. Die Brückenschwestern in Baden-Württemberg standen für viele Projekte in Deutschland Modell. Heute gibt es in ganz Deutschland fast flächendeckend SAPV (Spezialisierte Ambulante Palliativversorgung).

- **Baden-Württemberg**
- Brückenpflege (Pflege)
- Tübinger Projekt (interprofessionell)

Ab 1990 wurden durch den Deutschen Krebsverband und das Sozialministerium Baden-Württemberg erste Stellen finanziert. Seit 1994 gibt es landesweit etwa 60 Stellen, die an Tumorzentren oder onkologischen Schwerpunkten angegliedert sind. Heute werden die „Brückenschwestern" über die Krankenhausbudgets finanziert, sind also eines der wenigen Modellprojekte, die in die Regelversorgung eingegangen sind. Sie versorgen ausschließlich onkologische Patienten.

Brückenpflege umfasst:
- Entlassungsvorbereitung in der Klinik
- Regelmäßige Besuche zu Hause durch eine konstante Bezugsperson
- Beratung zu allen mit der Krankheit zusammenhängenden Fragen
- Psychische Unterstützung des Patienten und seiner Angehörigen
- Überwachung der Schmerztherapie
- 24-Stunden-Rufbereitschaft
- Enge Zusammenarbeit mit Haus- und Klinikärzten

Das Tübinger Projekt arbeitet bereits seit 1991 nach den Kriterien der Brückenpflege und konnte über viele Jahre auch die Grund- und Behandlungspflege des Patienten übernehmen (Pflege und Beratung aus einer Hand). Dazu arbeitete das Tübinger Projekt von Anfang an interprofessionell inklusive eines ärztlichen Konsiliardiensts, der eng mit den behandelnden Hausärzten zusammenarbeitete. Das Tübinger Projekt stand unter anderem Modell für die heutigen SAPV-Teams in Deutschland. Nach Einführung der SAPV gibt es an den Standorten der Brückenpflege auch SAPV, in der Regel in einem Team. Dies hat den Vorteil, dass onkologische Patienten schon frühzeitig durch die Brückenpflege betreut werden können und im weiteren Verlauf der Erkrankung in die Betreuung der SAPV übergehen können, wenn sich die Symptomenlage erschwert und komplex wird.

- **Berlin**
- Home Care Berlin (Ärzte)
- Palliativmedizinischer Konsiliardienst für Berliner Hausärzte (Ärzte)

- **Mecklenburg-Vorpommern**
- Krebsschmerzinitiative, Greifswald (interprofessionell)

- **Niedersachsen**
- SUPPORT, Göttingen (interprofessionell)

- **Nordrhein-Westfalen**
- Modellprojekt Palliativpflege (Pflege)

- **Rheinland-Pfalz**
- Hospizschwestern (Pflege)

- **Saarland**
- Ambulanter Hospiz- und Palliativpflegedienst Saarbrücken (Pflege)

Alle diese Projekte konnten nachweisen, dass sie durch ihre Expertise und ihr hohes Engagement die Situation der Patienten und ihrer Angehörigen maßgeblich verbesserten und viel dazu beitrugen, Krankenhauseinweisungen zu vermeiden bzw. zu minimieren. Trotzdem konnten die meisten nach der Projektphase nicht weitergeführt werden, da ihre Finanzierung nicht gesichert war.

9.5.2 Gesetzliche Verankerung palliativer Versorgungsangebote

Erst im neuen Jahrtausend verbreitete sich der Begriff „palliativ" in der Fachwelt. Finanziert durch gesetzliche Krankenversicherungen gab es lange nur die stationäre spezialisierte Palliativversorgung: Palliativstationen im Krankenhaus und stationäre Hospize (1. Rahmenvereinbarungen zum Gesetz § 39a SGB V im März 1998 – seither geregelte Finanzierung).

Förderung ambulanter Hospizarbeit Am 01.01.2002 trat das neue Gesetz zur Förderung ambulanter Hospizarbeit durch den neu geschaffenen Absatz 2 des § 39a im SGB V in Kraft. Es weist den Krankenkassen die Bezuschussung ambulanter Hospizarbeit als Aufgabe zu. Durch dieses Gesetz sollte die Möglichkeit einer psychosozialen Begleitung von schwer kranken sterbenden Patienten und ihren Angehörigen durch vorbereitete freiwillige Helfer sichergestellt werden. Damit ein Hospizdienst förderfähig ist, müssen die Freiwilligen von professionellen, in Palliative Care, Leitungskompetenz und Koordination fortgebildeten Koordinatoren fachlich begleitet werden. Auf der Basis dieses Gesetzes kann auch eine Fachkraft für Palliative Care gefördert werden, die in Zusammenarbeit mit palliativmedizinisch weitergebildeten Ärzten palliativ-pflegerische Beratung und Symptomlinderung anbieten soll. Eine auch nur annäherungsweise flächendeckende Beratung durch Palliative-Care-Fachkräfte war dadurch allerdings nicht gegeben. Dies stellte sich erst lange nach dem GKV-Wettbewerbsstärkungsgesetz (§ 37b SGB V) – siehe unten, Spezialisierte Ambulante Palliativversorgung (SAPV).

Die letzte Änderung der Rahmenvereinbarung des § 39a SGB V wurde im Rahmen des Hospiz- und Palliativgesetzes (HPG, 01.12.2015) vorgenommen mit dem Ziel, den Anspruch der Bewohner im Pflegeheim auf hospizliche Begleitung durch Ehrenamtliche in stärkerem Umfang zu garantieren sowie auch die ehrenamtliche Begleitung im Krankenhaus als Auftrag der ambulanten Hospizarbeit zu betrachten und somit abrechenbar zu machen (s. auch ▶ Abschn. 9.1.7).

GKV-Modernisierungsgesetz Ende 2003 verabschiedete der Bundestag das GKV-Modernisierungsgesetz (Gesetz zur Modernisierung der gesetzlichen Krankenversicherung). In dem 471 Seiten langen Text kommt das Wort „palliativ" nur einmal vor, und das nur innerhalb einer Aufzählung von möglichen Fortbildungsinhalten. Palliative Care war noch immer keine Leistung der gesetzlichen Krankenversicherung (§ 11 SGB V enthält nur „Prävention, Kuration und Rehabilitation", keine palliative Therapie) – sie musste damit auch nicht finanziert werden.

Integrierte Versorgung Nachdem die Implementierung integrierter (sektorenübergreifender) Versorgungsmodelle im Gesundheitsreformgesetz des Jahres 2000 scheiterte, trat im Juli 2004 das RV-Nachhaltigkeitsgesetz § 140a–d zur Integrierten Versorgung in Kraft, das Projekten mit verschiedenen Leistungserbringern zu einer besseren Vernetzung verhelfen soll und damit eine Möglichkeit zur (Teil-)Finanzierung vernetzter Palliativversorgung bietet. Trotzdem hat das Modell der Integrierten Versorgung zu keiner breiteren Palliativversorgung geführt, die etwa 15 Teams in ganz Deutschland waren Insellösungen. Nachteil bei der Umsetzung ist der hohe Verwaltungsaufwand. Außerdem beteiligen sich nicht alle Kassen, sodass gar nicht alle gesetzlich versicherten Patienten von diesen Versorgungsstrukturen profitieren können.

Spezialisierte Ambulante Palliativversorgung (SAPV)

┌─ **Definition** ─────────────────────────────

Spezialisierte Ambulante Palliativversorgung (SAPV) wird von spezialisierten Versorgungsanbietern für Patienten angeboten, deren komplexe Anforderungen durch andere Behandlungsmöglichkeiten (einschließlich der allgemeinen Palliativversorgung) nicht hinreichend abgedeckt werden. Alle Patienten mit einer fortschreitenden unheilbaren Erkrankung sollten Zugang zu Angeboten der spezialisierten Palliativversorgung haben. Die SAPV beinhaltet insbesondere spezialisierte palliativärztliche und palliativpflegerische Beratung und/oder (Teil-)Versorgung, einschließlich der Koordination von notwendigen Versorgungsleistungen bis hin zu einem umfassenden, individuellen Unterstützungsmanagement (Vollversorgung). Multiprofessionalität, 24-stündige Erreichbarkeit an 7 Tagen in der Woche und Spezialistenstatus (durch Weiterbildung und Erfahrung) der primär in der Palliativversorgung tätigen einzelnen Leistungserbringer sind unverzichtbar. Ziel ist die Linderung von komplexen körperlichen Symptomen und von psychosozialen oder spirituellen Problemen und deren Auswirkungen auf Patienten und Zugehörige.

Das Team führt regelmäßige multiprofessionelle Teamsitzungen und Fallbesprechungen durch und arbeitet eng mit den Strukturen der Primärversorgung (z. B. niedergelassene Ärzte, Pflegedienste, Krankenhäuser, stationäre Pflegeeinrichtungen) sowie den Einrichtungen der Hospizbewegung zusammen.

SAPV kann als alleinige Beratungsleistung, Koordinationsleistung, additiv unterstützende Teilversorgung oder vollständige Patientenversorgung verordnet werden. Leistungen nach SGB XI sind jedoch nicht Bestandteil der SAPV (▶ www.dgpalliativmedizin.de und www.bag-sapv.de).

└──

Wie kam es dazu?

Am 01.04.2007 wurde das GKV-Wettbewerbsstärkungsgesetz (§ 37b SGB V) verabschiedet: Jeder gesetzlich Versicherte hat das Recht auf eine spezialisierte ambulante Palliativversorgung.

Durch die Einbindung spezieller Palliative-Care-Teams sollte die ambulante Versorgung unheilbar kranker Menschen am Lebensende verbessert werden. Ihr Auftrag: die Betreuung von etwa 10–30 % der Palliativpatienten mit besonders komplexem und schwierigem Versorgungsbedarf sowie die Beratung von Patienten, Angehörigen und den in die Versorgung des jeweiligen Patienten involvierten Professionellen.

Fast ein Jahr später, Anfang 2008, gab der Gemeinsame Bundesausschuss (GBA) seine Richtlinien bekannt, im Juni 2008 brachten die Spitzenverbände der Krankenkassen ihre gemeinsamen Empfehlungen für die Umsetzungen der SAPV heraus. Zwei Jahre nach Erscheinen des Gesetzes zur SAPV, im März 2009, gab es in ganz Deutschland nicht mehr als acht Vertragsabschlüsse. Weniger als 2 % der den Kassen zur Verfügung gestellten Gelder waren investiert. Musterverträge, Musterdokumentationen und -evaluierungen waren von der Deutschen Gesellschaft für Palliativmedizin (DGP) erarbeitet worden. Einige Leistungserbringer gingen auch ohne Rückvergütung in Vorleistung. Erst als Patienten ihr Recht auf SAPV einklagten und Recht bekamen, kam Bewegung in die Sache.

Auf Druck der Fachverbände, vieler Einzelinitiativen und der Politik gab es bis Ende 2009 30–40 kassenübergreifende SAPV-Verträge. Ende 2009 gründete sich die Arbeitsgemeinschaft SAPV, ein Zusammenschluss von Deutschem Hospiz- und PalliativVerband (DHPV), Deutscher Gesellschaft für Palliativmedizin (DGP) und der Interessengemeinschaft SAPV (IG-SAPV).

Die Landschaft war durch die bereits vorhandenen recht unterschiedlichen (hospizlichen und palliativen) Versorgungsstrukturen äußerst heterogen. Deshalb wurden oft von Landkreis zu Landkreis unterschiedliche, nicht übertragfähige Konzepte entwickelt. Eine ländliche Struktur erfordert andere Konzepte als eine stark besiedelte Struktur. In manche Konzepte waren die ambulanten Versorger vor Ort eingebunden, andere Konzepte beinhalten eine Anbindung an ein Krankenhaus oder die Gründung von GmbHs. Der Gesetzgeber verlangte zu Recht, dass gewachsene Strukturen miteingebunden werden sollen. Auch die ambulanten Hospizdienste waren gefordert, Kooperationsverträge mit den professionellen Anbietern zu schließen.

Während der Verhandlungen und der Verabschiedung des Gesetzes zur spezialisierten Palliativversorgung wurde deutlich, dass dringend eine Definition und gesetzliche Verankerung des Rechts auf eine **allgemeine** Palliativversorgung benötigt wird.

Ambulante Allgemeine Palliativversorgung (AAPV)

> **Definition**
>
> Allgemeine Ambulante Palliativversorgung wird durch Grundversorger und Spezialisten erbracht, die Patienten mit lebensbedrohlichen Krankheiten betreuen und über ein fundiertes Grundwissen und Basisfertigkeiten in palliativen Behandlungskonzepten verfügen. Im Rahmen der Allgemeinen Palliativversorgung werden Patienten mit einzelnen Symptomen und wenig komplexen Problemen versorgt. Die Allgemeine Palliativversorgung ist nicht an spezifische strukturelle Voraussetzungen gebunden.
>
> Zur Allgemeinen Palliativversorgung gehört in erster Linie die kontinuierliche Versorgung durch Haus- und Fachärzte und Pflegedienste in Zusammenarbeit mit weiteren Berufsgruppen (z. B. Seelsorgern, Sozialarbeitern und Psychologen, Therapeuten) und den ambulanten Hospizdiensten.
>
> Der überwiegende Teil schwerstkranker und sterbender Menschen wird in der Allgemeinen Palliativversorgung betreut.

Ende 2010 stellte die Kassenärztliche Bundesvereinigung (KBV) einen Vertragsentwurf für die Allgemeine Ambulante Palliativversorgung (AAPV) vor. Deren Ziel und Aufgabe besteht darin, einen fließenden Übergang zwischen kurativer und palliativer Behandlung von schwerst kranken und sterbenden Patienten zu gewährleisten. Davon ausgehend, dass nur etwa 10–30 % aller Palliativpatienten eine spezialisierte Versorgung in Anspruch nehmen, soll die allgemeine palliative Versorgung von den bereits vorhandenen ambulanten Dienstleistern übernommen werden – mit der entsprechenden personellen und finanziellen Ausstattung. Im Februar 2011 gründet sich die Arbeitsgemeinschaft Ambulante Palliativversorgung (AG APV) aus den beiden Fachverbänden DHPV und DGP in Zusammenarbeit mit Vertretern aus der Praxis der ambulanten Palliativversorgung mit dem Ziel,

» zukünftig sowohl Ausbau und Weiterentwicklung der allgemeinen Versorgung durch Hausärzte und Pflegedienste als auch der spezialisierten ambulanten Versorgung durch die neugebildeten spezialisierten Teams (SAPV-Teams) in enger Zusammenarbeit mit der ambulanten Hospizarbeit fachlich zu unterstützen und Impulse zum weiteren Ausbau zu geben (▶ www. dgpalliativmedizin.de).

Ziel dieser Initiative ist die Weiterentwicklung der allgemeinen und der spezialisierten ambulanten Palliativversorgung in enger Zusammenarbeit mit der ambulanten Hospizarbeit. Fragen zur Pflege, zur Versorgung mit Medikamenten in der Notfallsituation, zu Dokumentation und Qualitätssicherung, zu Finanzierung, zu Netzwerkarbeit und Koordination stehen zur Diskussion, in enger Zusammenarbeit mit der Politik.

Im Juni 2013 beschlossen die Kassenärztliche Bundesvereinigung (KBV) und der GKV-Spitzenverband (Gesetzlicher Krankenkassen), erstmalig ärztliche Leistungen der AAPV in den Einheitlichen Bewertungsmaßstab (EBM) aufzunehmen. Diese fünf neuen Ziffern können parallel zur SAPV von den Hausärzten abgerechnet werden, sofern nicht eine SAPV-Vollversorgung verordnet ist.

Dem Hospiz- und Palliativgesetz vom 01.12.2015 entsprechend ist am 01.01.2017 die Vereinbarung zur besonders qualifizierten und koordinierten palliativmedizinischen Versorgung (BQKPMV) in Kraft getreten. Sowohl die niedergelassenen Ärzte als auch ambulante Pflegedienste können zusätzliche Entgelte abrechnen (▶ www.dgpalliativmedizin.de und ▶ www.bag-sapv.de).

AAPV kann folgendermaßen abgerechnet werden (▶ www.bag-sapv.de):

- **AAPV I Palliative Basisversorgung:** § 27 SGBV Krankenbehandlung; Häusliche Krankenpflegerichtlinie (HKP-RL), Rahmenvereinbarung nach § 39a Abs. 1 Satz 4 SGB V über Art und Umfang sowie Sicherung der Qualität der stationären Hospizversorgung
- **AAPV II Hausärztliche Versorgung:** Der **EBM** (Einheitlicher Bewertungsmaßstab) sieht acht neue Gebührenordnungspositionen (GOP) vor, die im neuen Abschn. 37.3 des EBM aufgeführt sind. Ärzte benötigen für die Berechnung bestimmter Leistungen, z. B. der Koordinationspauschale, eine Genehmigung ihrer Kassenärztlichen Vereinigung (KV); Vereinbarung nach § 87 Abs. 1b SGB V zur besonders qualifizierten und koordinierten palliativmedizinischen Versorgung
- **Häusliche Krankenpflege:** Die Symptomlinderung kann bei häuslich zu versorgenden Palliativpatienten zulasten der Gesetzlichen Krankenversicherung verordnet werden. Die entsprechende Änderung der **Häuslichen Krankenpflege-Richtlinie** (Nr. 24 a HKP-RL) ist am 25. November 2017 in Kraft getreten.

Durch die neue Leistungsziffer zur Symptomkontrolle bei Palliativpatienten in die HKP-Richtlinie (Nr. 24a) hat der G-BA eine Vorgabe des Gesetzgebers aus dem Hospiz- und Palliativgesetz (HPG) umgesetzt. Diese Leistung ist nicht für alle palliativen Krankheitssituationen erforderlich. Palliativpatienten, bei denen kein dynamisches Symptomgeschehen vorliegt, das einen multidimensionalen Versorgungsbedarf zum Verbleib in der Häuslichkeit auslösen würde, können anstatt einer Komplexleistung zur Symptomkontrolle (AAPV II) entsprechend der Ziffer 24a eine bzw. mehrere Einzelleistungen des Leistungsverzeichnisses der HKP-RL erhalten (AAPV I).

Bei Palliativpatienten, die eine Symptomkontrolle aufgrund des sich intensivierenden bzw. des fluktuierenden Symptomgeschehens benötigen und die die weiteren in der Bemerkungsspalte des Leistungsverzeichnisses genannten Voraussetzungen erfüllen, kann die Komplexleistung Nr. 24a verordnet werden. Sie beinhaltet neben der Symptomkontrolle alle notwendigen behandlungspflegerischen Leistungen des Leistungsverzeichnisses der HKP-RL. Deshalb sind neben der Nr. 24a keine weiteren behandlungspflegerischen Leistungen der häuslichen Krankenpflege verordnungsfähig.

Harms und Deckert (2020) untersuchen in ihrer Studie, wie gut die primäre Regelversorgung Anforderungen an die Versorgung in der letzten Lebensphase leisten kann. Die Erwartungen sind hoch, da Hausärzte und Pflegekräfte in der Primärversorgung von Haus aus „Allrounder" sein sollten, gleichzeitig jedoch mit der Komplexität der Situationen zu kämpfen haben, nicht nur, was Zeitkontingent und eine 24-Stunden-Verfügbarkeit anbelangt, sondern auch bezüglich fachlicher, weltanschaulicher und psychotherapeutischer Fähigkeiten. Grund des Ausbaus von AAPV und SAPV sei gewesen, dem gesellschaftlichen Druck der Debatte zur Legalisierung des Tötens auf Verlangen eine qualifizierte palliative Versorgung entgegenzusetzen.

9.5.3 Abschließende Gedanken

Mit der Einführung der „Spezialisierten Ambulanten Palliativversorgung" 2007 und der „Allgemeinen Ambulanten Palliativversorgung" 2010, 2015 bzw. 2017 haben wir in Deutschland ein dreigliedriges Struktursystem in der ambulanten Palliativversorgung (▶ https://www.bag-sapv.de/informatives/). Ein fast flächendeckendes Angebot von Spezialisierter Ambulanter Palliativversorgung ist in Deutschland nahezu erreicht, um dem Wunsch vieler Menschen entsprechen zu können, zu Hause im vertrauten Bereich versorgt und begleitet zu werden. Die ambulante allgemeine und spezialisierte Palliativversorgung ist weiter ausbaufähig und die Koordination der bestehenden Dienste darf weiter optimiert werden.

9.6   Krankenhaus

Christa Seeger

> Das Krankenhaus ist nicht nur Ort des Gesundwerdens, sondern auch der zahlenmäßig größte Ort des Sterbens. 46 % der Menschen in unserer Gesellschaft (laut einer Umfrage des Faktencheck Gesundheit 2015 der Bertelsmann Stiftung) sterben im Krankenhaus.

Das werden auch die gesetzlichen Veränderungen der Fallpauschalen (DRG – Diagnosis Related Groups, pauschalierte Aufwandskategorien), die seit 2004 in den Krankenhäusern eingeführt sind, nicht völlig verändern können. Eine schnellere Entlassung schwerpunktmäßig nach zu Hause wird angestrebt. Das heißt gleichzeitig auch eine schnellere Entlassung in die Pflegeeinrichtungen, Übergangspflegen oder in ein stationäres Hospiz. Diese Veränderung ist in Ansätzen spürbar, wenn sich der Patient in der terminalen Phase befindet. Die Entwicklung soll immer mehr dahin gehen, dass immer weniger Menschen, sofern ein Transport und eine Zurückverlegung für die verbleibende Lebenszeit noch möglich sind, nicht mehr zum Sterben in einem Krankenhaus bleiben. „Austherapiert" – mit dieser Diagnose wird es in Zukunft, so schnell wie es manchmal ins Krankenhaus geht, z. B. bei Menschen, die nicht mehr essen oder trinken können, sich im Prozess des Sterbens befinden, immer schneller aus dem Krankenhaus herausgehen. Das Problem des Sterbens wird zurückverlagert werden. Allerdings sind die Voraussetzungen für eine palliative Versorgung im ambulanten wie im stationären Bereich der Altenpflege noch ausbaufähig.

Fragen und Probleme:

- Wie sieht die weitere Versorgung einer Frau, die nur noch 35 kg wiegt, außerhalb des Krankenhauses aus?
- Welcher Pflegedienst ist auf eine palliative Versorgung eingerichtet?
- Wird das Tablett mit dem bestellten Menü vom Essenszubringerdienst oder der hauswirtschaftlichen Versorgung im stationären Bereich eines Pflegeheimes unberührt wieder mitgenommen?
- Ist eine Magensonde die Lösung, wenn das Leben zu Ende geht, damit beim Pflegepersonal wertvolle Zeit eingespart werden kann (die beim „Essen geben" gebraucht wird)?
- Wer hat die Zeit und die Fachkenntnis, um Menschen in der terminalen Phase eine würdige Versorgung zu garantieren?
- Wie gelingt es, Menschen palliativ zu versorgen, die an Demenz erkrankt sind?

Die Entwicklung der gesellschaftlichen Alterspyramide, die gleichzeitig auch eine erhöhte Krankheitsrate mit sich bringen wird, wird in den nächsten Jahren einen Anstieg von vermehrten problematischen Fragestellungen nach sich ziehen. Der Ausbau von palliativpflegerischen und palliativmedizinischen Kenntnissen im ambulanten sowie in den stationären Bereichen der Altenpflege ist noch sehr zu optimieren. Dieser Ausbau ist aber eine wichtige Voraussetzung für Pflegepersonal und weitere Berufsgruppen, um mit dieser zu erwartenden Situation umgehen zu können.

9.6.1   Palliative Care im Krankenhaus

Im Krankenhaus ist es ein schwieriger Weg (wenn es nicht gerade eine Palliativstation gibt), den Gedanken von Palliative Care in die Teams des Pflegepersonals zu integrieren. Durch die Größe der Institution Krankenhaus, die vielen Stationen und Teams, die hierarchische Struktur, die der Struktur von Palliative Care (multidisziplinär zu arbeiten) entgegensteht, gelingt es auf vereinzelten Stationen, den Kontakt zu einem ambulanten Hospizdienst zu entwickeln. Es wird nicht auf allen Stationen gleich intensiv „gestorben". Der eng gestaltete und hierarchisch aufgebaute Dienstplan des Pflegepersonals lässt die Ehrenamtlichkeit als Aufnahme im Team nicht in dem Sinne zu wie z. B. in einem stationären Hospiz. Die schwierigen Situationen des „Sterbens" müssen vom Pflegepersonal als „normal" bewertet werden, und die Toleranzgrenze eines würdigen Sterbens nach palliativen Kriterien ist in einigen Bereichen verschoben. Diese gilt es mit den palliativen Grundgedanken wieder zurechtzurücken, damit eine würdige letzte Lebenszeit für den sterbenden Menschen möglich sein wird.

Strukturelle Abläufe eines Krankenhauses sind auf das große Ziel des Gesundwerdens des Patienten ausgerichtet. In einigen Stationen bzw. bei Einzelpersonen fehlen der Raum und die Haltung, dem Abschied des Lebens gleichwertige Möglichkeiten einzuplanen wie dem Gesundwerden. Das Problem, das Leben im hoch technisierten Krankenhaus um jeden Preis zu erhalten, das Sterben und den Tod als Versagen von seiten der Ärzte einzustufen, steht einer palliativen Organisationsstruktur immer noch im Wege. Die palliative Versorgung und Begleitung durch ambulante Hospizdienste ist auch auf Intensivstationen noch sehr auszubauen. In Corona-Zeiten wurde dort sehr einsam gestorben. Räume für Angehörige wie Gästezimmer und Aufenthaltsräume sollten überall eingerichtet werden. Situationen, in denen Angehörige plötzlich dem bevorstehenden Tod eines geliebten Menschen gegenüberstehen, stehen dem kurativen Bemühen des gesamten Teams oftmals entgegen. Rituale zum Abschiednehmen nach dem Versterben eines Menschen, z. B. die Aufbahrung in einem Abschiedsraum im Krankenhaus, sind noch nicht überall die Regel. Große Krankenhauskomplexe haben sich immer mehr nach betriebswirtschaftlichen Belangen auszurichten.

9.6.2 Ethikkonsile

Ethikkonsile versuchen, in den Krankenhäusern eine bessere Sterbekultur, auch für Entscheidungsfindungen, zu etablieren. Das Wirken dieser Konsile muss in Organisationsabläufe eingebaut werden, die bis an das Bett des sterbenden Menschen wirken können. Sonst entstehen leicht Parallelstrukturen in der großen Institution Krankenhaus. Es reicht nicht, sich mit unterschiedlichen Fortbildungsthemen auseinanderzusetzen. Der palliative Gedanke sollte nicht nur auf einer Palliativstation verwirklicht werden. Es sterben zu viele Menschen auch auf anderen Stationen.

In einigen Ländern gibt es bereits gute Erfahrungen mit palliativmedizinischen Konsiliardiensten, die mit beratender Funktion mit dem Wissen um Schmerztherapie und Symptomlinderung und psychosozialer Begleitung in die Stationen der Krankenhäuser hineinwirken. In Deutschland bedarf es noch einer vielseitigen Entwicklung, um im gesamten Krankenhaus palliative Strukturen umzusetzen.

9.6.3 Überlegungen zur Organisation einer Sterbebegleitung im Krankenhaus

Der Kontakt der Anfrage wird in der Regel mit der Stationsleitung verbindlich abgeklärt. Beim Erstbesuch der Koordinationsperson des ambulanten Hospizdienstes können sich Angehörige mit Pflegepersonal bzw. Stationsarzt über den weiteren Verlauf der Begleitung absprechen. Ehrenamtliche werden in Absprache mit den Angehörigen in einen Einsatzplan eingebunden. Voraussetzung für den Ablauf im Krankenhaus ist die an die Hausdirektion angebundene Kooperation des ambulanten Hospizdienstes. Ohne diese Kooperationsvereinbarung erhält der ambulante Hospizdienst keine Informationen über Namen, Adressen oder Telefonnummern von Angehörigen oder die Erkrankung bzw. den Allgemeinzustand des betroffenen Menschen. Grundvoraussetzung für die Zusammenarbeit ist die Schweigepflicht der ehrenamtlichen Begleiter, die unbedingt gewahrt werden muss.

Es sind weite und lange Wege durch die verschiedenen Etagen eines Krankenhauses, bis die Sterbebegleitung ihre Wirkung am Bett eines schwer kranken Menschen finden kann. Die Kontakte zu Pflegepersonal, Ärzten, Seelsorgern, Therapeuten wachsen durch jede einzelne Begleitung. Seelsorger sind im Krankenhaus wichtige Ansprechpartner, um Kontakte herzustellen und Wege zu ebnen. Bei sterbenden Menschen, die an keine Konfession gebunden sind, haben Seelsorger durch den ambulanten Hospizdienst eine gute Möglichkeit der Zusammenarbeit und Ergänzung (▶ Abschn. 4.3).

Sozialarbeiter nehmen eine wichtige Rolle ein, wenn es um Entlassungen oder Weitervermittlung in andere Einrichtungen geht. Fragen, die geklärt und besprochen bzw. entschieden werden müssen, die für Angehörige nicht einfach sind, sind beispielsweise folgende:

- Kann der Patient noch verlegt werden?
- Kommt ein Platz in einem stationären Hospiz in Betracht?
- Ist die Pflege zu Hause zu realisieren?
- Welche Personen und welche Hilfsmittel werden nötig sein?
- Muss ein Pflegeheimplatz gesucht werden?
- Braucht man vorübergehend einen Kurzzeitpflegeplatz?
- Braucht es einen ambulanten Hospizdienst?
- Braucht es die Unterstützung durch das SAPV-Team?
- Lässt die verbleibende Zeit überhaupt noch eine Verlegung zu?

Ein regelmäßiger Kontakt mit Pflegedienstleitungen bzw. Stationsleitungen und der Koordinatorin des ambulanten Hospizdienstes ist wichtig, um das Angebot der Ehrenamtlichkeit zu nutzen. Je nach Anfrage und Zustand des sterbenden Menschen sind tägliche Absprachen nötig. Die Rückkoppelung mit Ehrenamtlichen, Angehörigen und Pflegepersonal ist Voraussetzung für einen reibungslosen Ablauf der Begleitung. Optimale Bedingungen für eine Sterbebegleitung im Krankenhaus sind, wenn schon im Vorfeld aus dem häuslichen Bereich oder des ambulanten Hospizdienstes Pflegeeinrichtung Kontakte zu Ehrenamtlichen der Hospizgruppe bestehen. Diese können dann im Krankenhaus weitergeführt werden und auch bei einer Entlassung aufrechterhalten bleiben durch ein gutes Entlassmanagement.

9.6.4 Dokumentation der Sterbebegleitung

Gute Erfahrungen werden mit einer Dokumentationsmappe des ambulanten Hospizdienstes in den Krankenhäusern gemacht, die den Verlauf und die Beteiligung aller wichtigen Bezugspersonen enthält. Diese Dokumentation wird ergänzend zur Pflegedokumentation geführt (▶ Abschn. 11.2).

Es gibt unterschiedliche Organisationsarten eines ambulanten Hospizdienstes im Krankenhaus: Sie kann eng ins Krankenhaus eingebunden sein oder von außen organisiert werden. Wichtig sind hauptamtliche Verbindungspersonen zum ambulanten Hospizdienst, die den Kontakt im Krankenhaus auf den verschiedenen Stationen ebnen können (z. B. Krankenhausseelsorger, Sozialarbeiter, Palliative-Care-Fachkräfte auf der Palliativstation).

Wichtige Fragen für Ehrenamtliche ganz praktischer Art:

- In welche Situation komme ich?
- Einzelzimmer, Doppelzimmer, Mehrbettzimmer?
- Gibt es eine ansteckende Krankheit, d. h., muss eventuell Schutzkleidung getragen werden (MRSA, Aids, Hepatitis, Corona-Infektion etc.)? Ehrenamtliche müssen sich entscheiden können, in welche Situation sie sich begeben.
- Wie komme ich in der Nacht in ein Krankenhaus, wenn die Pforte nicht besetzt ist, und wie kann ich es wieder verlassen?
- Auf welcher Station wird die Begleitung sein? Intensivstation etc.
- Gibt es Angaben zur Biografie?
- Welche Personen sind an der Begleitung beteiligt?
- Wer macht eine Übergabe der Informationen vor Ort?
- Gibt es Angehörige, Freunde, Betreuer?
- Sind Angehörige mit der bestehenden Situation überfordert, z. B.:
  - Vielleicht kann der Angehörige die Situation im Zimmer mit dem sterbenden Menschen allein nicht ertragen.
  - Angehörige lassen den sterbenden Menschen keine Minute mehr allein und belasten das gesamte Umfeld und den sterbenden Menschen.
  - Angehörige bringen eine große Unruhe in ein Zimmer, vielleicht werden nicht angemessene Gespräche im Zimmer des sterbenden Menschen geführt.
  - Der Angehörige kann den sterbenden Menschen nicht „loslassen" bzw. nicht sterben lassen.
  - Vielleicht wartet der sterbende Mensch noch auf eine Person aus dem Familien- oder Freundeskreis.

9.6.5 Aufgaben der hauptamtlichen Koordination

Klare Absprachen der Koordinationsperson sind wichtig, um in Situationen einer Sterbebegleitung einzutauchen. Genaue Fragestellungen sind wichtig, um einschätzen zu können, ob es um die Begleitung eines sterbenden Menschen geht oder vielmehr um:

- Entlastungssituationen des Pflegepersonals
- Unruhezustände nach Operationen
- Unruhezustände nach Operationen von dementen Patienten
- Zustände von Wachkomapatienten
- Angehörige wollen eine Begleitung und der sterbende Mensch nicht

Anfragen dieser Art haben sicher ihre Berechtigung, es sind sehr belastende Situationen für das Pflegepersonal, aber nicht unbedingt durch einen ambulanten Hospizdienst abzudecken. Genannte Situationen haben manchmal das Ziel, die Situation eng gesteckter Dienstpläne des Pflegepersonals auszubalancieren. Es sind immer wieder schwierige Entscheidungen zu treffen, wer begleitet wird und an welcher Stelle für den ambulanten Hospizdienst eine Grenze zu ziehen ist, um wirklich genügend Kapazität für die Begleitung sterbender Menschen zu haben. Die Einschätzung der Koordinationsperson vor Ort ist deshalb vor allem bei längeren Begleitungen ein wichtiges Kriterium unter Rücksprache mit allen Beteiligten. Wichtig sind frühzeitige Anfragen für eine Sterbebegleitung vom Pflegepersonal, Angehörigen oder Ärzten an den ambulanten Hospizdienst. Je früher ein Einstieg möglich ist, umso eher kann eine Beziehung zu den Ehrenamtlichen aufgebaut werden.

❯ Das Anliegen der Begleitung muss genau geklärt werden. Wer braucht im Moment die Begleitung? In erster Linie sollte immer der sterbende Mensch im Vordergrund stehen.

In vielen Krankenhäusern gibt es gut funktionierende Besuchsdienste, z. B. „grüne Damen" oder speziell geschulte Ehrenamtliche, die im Bereich der Seelsorge tätig sind, die auch Ansprechpartner für den ambulanten Hospizdienst sein können.

9.6.6 Schwierige Situationen und Wege des Sterbens von zu Hause ins Krankenhaus

Das Sterben wird in Krankenhäuser verlagert, bedingt durch unsere veränderten Wohnsituationen, Single-Haushalte, Berufstätigkeit von Angehörigen oder dadurch, keine Angehörige zu haben; auch kleine Wohnungen lassen die Vorstellung von einem Sterben in der eigenen Häuslichkeit nicht oder nur schwer zu.

Bis zum Lebensende bleibt die Hoffnung von Angehörigen, jede Möglichkeit auszuschöpfen, um den Angehörigen vor dem Tod zu bewahren. Die beste Sicherheit davor scheint der hoch technisierte Umgang im Krankenhaus zu bieten. Teilweise bedeutet das Krankenhaus auch für den betroffenen sterbenden Mensch, die sicherste Unterbringung und den Wunsch, dort ganz bewusst sterben zu können.

▶ **Praxisbeispiel**

Ein Heimbewohner aus dem Pflegeheim heiratet seine Partnerin in einer Notheirat im Pflegeheim. Danach wird er ins Krankenhaus verlegt und wünscht sich unbedingt, die letzten Wochen und Tage im Krankenhaus zu verbringen. Er hat weiterhin die Hoffnung, seinen Hautkrebs dort noch besiegen zu können und sich wieder zu erholen. Die Situation zu Hause ist keine Alternative, da seine jetzige Frau auch krank ist. Er träumt von einer Rehaklinik. Sein Gesundheitszustand ist sehr schwankend. Kurze Zeit nach der Amputation seines Beines stirbt er in seiner gewünschten Umgebung im Krankenhaus, gut versorgt von Pflegepersonal, Ärzten, Hospizehrenamtlichen und seinen Angehörigen. ◄

In Sterbeprozessen werden häufig Notärzte nach zu Hause oder in die Pflegeeinrichtung gerufen. Diese müssen dann eine Entscheidung für das Leben treffen. Sie werden z. B. durch eine Reanimation alles unternehmen, um in der akuten Notsituation bzw. danach im Krankenhaus dieses Leben so lange als möglich zu erhalten. Dem gegenüber stehen immer wieder enttäuschte Angehörige, die verzweifelt mit der Realität im Wettkampf zwischen Überleben und „Sterben dürfen" stehen (wenn in einer Notsituation z. B. eine Patientenverfügung aus dem Blickwinkel der Angehörigen nicht greift, sind diese enttäuscht). Fortschreitende Krankheitsprozesse sollten im Vorfeld mit den Angehörigen besprochen und aufgeklärt werden. Was Angehörige im Krankenhausalltag erwartet, ist eine maximale Lebensverlängerung, ein hektischer Krankenhausalltag mit drängenden Entscheidungsprozessen (z. B. bei der Entscheidung, eine PEG-Sonde anzulegen), bei denen es nicht nur um die Wünsche des sterbenden Menschen und die Bedürfnisse der Angehörigen geht.

Sterbebegleitung stellt auch im Krankenhaus eine große berufsübergreifende Herausforderung dar, um den individuellen Prozess des einzelnen Menschen in der letzten Lebensphase würdig begleiten zu können. Palliative Strukturen müssen deshalb dringend ausgebaut und nicht nur in Palliativstationen umgesetzt werden.

Die gesetzlichen Krankenkassen fördern seit 2015 ambulante Hospizdienste nach § 39a Abs. 2 SGB V, die Sterbebegleitungen im Krankenhaus mit qualifizierten Koordinatorinnen zu organisieren und mit geschulten Ehrenamtlichen zu begleiten. Dies ist eine dringende und wichtige Voraussetzung, um an allen Orten des Sterbens ambulante Hospizdienste zu etablieren. Es gelten dieselben Rahmenbedingungen wie in der ambulanten Versorgung zu Hause und in den Pflegeeinrichtungen (▶ Abschn. 9.1).

9.7 Palliativstation

Christa Seeger

Eine Palliativstation ist eine spezielle Station, die im Krankenhaus oder angegliedert an ein Krankenhaus Palliative Care im stationären Rahmen umsetzt. Ziel ist es, in einem frühen Stadium der tödlichen Erkrankung für die Verbesserung der Lebensqualität zu sorgen. So können die sterbenden Menschen immer wieder nach Hause entlassen werden, um vielleicht dort auch zu sterben. Der sterbende Mensch hat oft eine lange Krankheitsgeschichte und dadurch eine Beziehung zum Team der Palliativstation im Laufe der Zeit aufgebaut. Auf der Palliativstation werden geschulte Ehrenamtliche eines ambulanten Hospizdienstes, ähnlich wie im Ablauf eines stationären Hospizes, im Team eingebunden und begleiten, eventuell dann auch über den ambulanten Hospizdienst, sterbende Menschen zu Hause weiter.

Die Kosten für den Krankenhausaufenthalt tragen die gesetzlichen Krankenkassen. Den Patienten entstehen keine zusätzlichen Kosten. Sie müssen die üblichen Zuzahlungen für einen Krankenhausaufenthalt entrichten. Ein palliativmedizinisch erfahrener Stationsarzt begleitet das Team und ist ständig erreichbar. Es wird dort eine qualitativ hochwertige Palliativmedizin angeboten. Das interdisziplinäre Team einer Palliativstation umfasst Pflegepersonal, Arzt, Seelsorger, Psychologe, Physiotherapeuten und weitere Therpeuten, Sozialarbeiter und unterstützend Ehrenamtliche eines ambulanten Hospizdienstes. Auf einer Palliativstation werden Diagnostik und palliative Chemo- und Strahlentherapie durchgeführt. Die weitere Ablauforganisation, wie z. B. hauswirtschaftliche Versorgung, ist meist eng in Abläufe des Krankenhauses eingebunden.

In Deutschland gibt es 340 Palliativstationen (DHPV 2021). Die hohe Zahl sterbender Menschen im Krankenhaus rechtfertigt die zunehmende Entwicklung von Palliativstationen in den Krankenhäusern. Palliativmedizinische Konsiliardienste im Krankenhaus arbeiten eng vernetzt mit den Palliativstationen zusammen und können auch auf anderen Stationen für eine palliative Versorgung im Krankenhaus einbezogen werden.

9.8 Einrichtungen der stationären Altenhilfe

Christa Seeger

❯ Die Einrichtungen der stationären Altenhilfe sind der zweitgrößte Ort des Sterbens in unserer Gesellschaft (▶ Kap. 2). Ungefähr 31 % aller Menschen (laut einer Umfrage der Bertelsmann-Stiftung, Faktencheck Gesundheit 2015) sterben in einer Pflegeeinrichtung.

Immer schneller entlassen Krankenhäuser Heimbewohner zurück in die Pflegeeinrichtung, wenn es sich um sterbende Menschen handelt. „Austherapiert" heißt die Prognose. Die Pflegeeinrichtungen sind durch eng kalkulierte Dienstpläne für die intensive Versorgung eines sterbenden Menschen oft personell nicht genügend ausgestattet. Eine Nachtwache in einer Pflegeeinrichtung hat mitunter bis zu 50 Personen in der Nacht alleine zu versorgen. Wo kann da die Zeit für einen sterbenden Menschen bleiben? Oft fehlt der bewusste Übergang der kurativen zur palliativen Pflege im Bewusstsein des Personals und vor allem im Qualitätsmanagement der unterschiedlichen Einrichtungen der Altenpflege. Solange die Versorgung von sterbenden Menschen nicht ein zentrales Thema des Lebens in einer Pflegeeinrichtung wird und somit im Dienstplan mit eingeplant wird, lässt sich der palliative Gedanke nur schwer in den Einrichtungen verankern. Es reicht heute nicht mehr, sterbende Menschen durch die Mitmenschlichkeit von Einzelpersonen oder einer Hospizgruppe zu begleiten. Die Pflegeeinrichtung muss in ihre Abläufe Palliative Care integrieren und selbst entwickeln. Es werden immer ältere Menschen in eine Pflegeeinrichtung aufgenommen. Wenn die Pflege zu Hause zusammenbricht, erfolgt heute die Aufnahme in eine Pflegeeinrichtung. Ausgenommen sind Menschen, die sich ganz bewusst frühzeitig für ein Angebot des „Betreuten Wohnens" entscheiden, in der die Leistungen der Pflege und Hauswirtschaft einzeln gebucht werden können und die weitere Versorgung durch die noch hohe Mobilität selbstständig geschieht.

❯ Das zunehmend hohe Eintrittsalter (meist über 85 Jahre) und die frühzeitigen Verlegungen aus den Krankenhäusern haben zur Folge, dass ca. 30 % der Heimbewohner innerhalb der ersten drei Monate nach ihrem Einzug in die Pflegeeinrichtung versterben (Referat für Gesundheit und Umwelt Gesundheitliche, Versorgung und Prävention: Palliativgeriatrischer Dienst von Elisabeth Schosser, 04.09.2007)

Pflegeeinrichtungen sind Orte des Abschieds und Orte des Sterbens.

9.8.1 Schwierige Bedingungen für Palliative Care

— Durch das „Nichttragen" von Verantwortung kommt sehr schnell ein Drehtüreffekt – Krankenhaus, Pflegeheim, Krankenhaus – am Lebensende zustande. Unsicherheiten beim Hausarzt, beim Pflegepersonal oder bei Angehörigen bringen immer wieder Menschen im Sterbeprozess ins Krankenhaus. Das Ziel sollte sein, die Menschen in ihrem jetzigen Zuhause, in ihrer gewohnten Umgebung die letzte Zeit palliativ (medizinisch, pflegerisch und psychosozial) versorgt leben und auch sterben zu lassen.

— Nicht gelöste Entscheidungssituationen, unausgesprochene Wünsche von Heimbewohnern oder Angehörigen führen in der Pflegeeinrichtung oft zu Missverständnissen. Diese Situationen sind schwieriger als zu Hause. Häufig wird das Pflegepersonal von Angehörigen für die eigenen Unsicherheiten in schwierigen Situationen verantwortlich gemacht. Der Konkurrenzgedanke zwischen Angehörigen und Pflegepersonal muss vonseiten des Pflegepersonals überwunden werden. Es kann nur gemeinsam um eine gute Versorgung des Heimbewohners und eine bewusste Begleitung der Angehörigen gehen.

— Entscheidungssituationen, z. B. wenn Nahrung verweigert oder Flüssigkeit abgelehnt wird, sind große ethische Entscheidungsfindungen für alle Betroffenen in der Versorgung und Begleitung des sterbenden Menschen. Im Sterbeprozess – diese Situation gilt es gemeinsam abzuklären, ob ein Mensch sich darin befindet – muss der Wille des sterbenden Menschen respektiert werden, immer weniger zu essen und immer weniger zu trinken. Die vorgeschriebenen Flüssigkeitsmengen in der Versorgung eines nicht sterbenden Menschen passen nicht mehr auf den sterbenden Menschen. Im bisherigen Verhalten des Umfeldes muss ein großes Umdenken gelernt werden. An dieser Stelle besteht ein großer

Handlungsbedarf für die palliative Versorgung gegenüber Kontrollinstanzen wie Heimaufsicht und medizinischem Dienst gegenüber der Institution Pflegeeinrichtung. Palliative Versorgung braucht einen geeigneten Handlungsrahmen für das Pflegepersonal, den es in den Leitlinien und im Qualitätsmanagement zu verankern gilt.

- Pflegepersonal und auch Ärzte sehen sich ebenso oft in schwierigen Situationen gegenüber fordernden Angehörigen, z. B. „Tun Sie alles für meine Mutter". Alles tun heißt in diesen Situationen dann oft: Transport ins Krankenhaus zum Sterben in einer fremden Umgebung. Der Prozess des Loslassens eines lieben Menschen erfordert einen großen Entwicklungsprozess der Angehörigen, der als bewusste Aufgabe vom Pflegepersonal angenommen und begleitet werden sollte. Nur so können Situationen und schwer zu verstehende Wünsche von Angehörigen in ein gemeinsames Ziel der Begleitung und Betreuung verwandelt werden. Angehörige müssen eingebunden werden in eine beratende und einfühlsame Versorgung am Lebensende. Das gesamte Familiengefüge kommt durch das Leben in einer Pflegeeinrichtung durcheinander, im Sterbeprozess wird diese Situation meist noch verstärkt durch Unsicherheit und Ängste vor dem bevorstehenden Tod, und die Verhaltensweisen von betroffenen Angehörigen sind sehr unterschiedlich.
- Unzureichende schmerztherapeutische Versorgung erfordert weiterhin Einweisungen von sterbenden Menschen ins Krankenhaus. Dies basiert auf unzureichenden Kenntnissen und Erfahrungen von Hausärzten. Mangelnde Kenntnisse der Schmerzerfassung und Schmerzbehandlung seitens des Pflegepersonals machen ein kooperatives Zusammenarbeiten zwischen Medizin und Pflege sehr schwierig.
- Aufgrund von Unwissenheit schieben Angehörige, die ihre rechtlichen Möglichkeiten z. B. bei einer Patientenverfügung, einer Gesundheits- oder Generalvollmacht nicht ausschöpfen, nicht selten dem Hausarzt die volle Verantwortung in Entscheidungssituationen zu. Der Hausarzt kennt den sterbenden Menschen nicht immer gut genug, um die Entscheidungen befriedigend allein treffen zu können. Wünschenswert wären Teamentscheidungen in ethisch schwierigen Situationen wie „Runde Tische" und Fallbesprechungen, die schriftlich fixiert alle Beteiligten entlasten können.
- Die Institution Pflegeeinrichtung braucht klare Leitlinien, Zielvorstellungen und eine Weiterentwicklung zum Thema palliative Versorgung, um eine Haltungsänderung beim gesamten Team erreichen und damit zu neuen Wegen aufbrechen zu können.

> ▶ **Praxisbeispiel**

Der Wunsch nach aktiver Sterbehilfe verschwindet bei der gelähmten Frau, nachdem sie die Sicherheit hat, nicht mehr in ein Krankenhaus transportiert zu werden, wenn es ihr schlechter geht. Mit der Tochter, dem Hausarzt, dem Pflegepersonal und der Hospizkoordinatorin wird besprochen, dass sie nicht gezwungen wird, Nahrung aufzunehmen. (Sie hat Schluckbeschwerden und braucht lange Zeit, um ihr Essen zu sich zu nehmen.) Das Respektieren ihres Wunsches, keine PEG-Sonde zu erhalten, wenn eine Verschlechterung ihres Zustandes eintritt, das schriftliche Hinterlegen dieser Wünsche in der Pflegedokumentation und beim Hausarzt lässt sie ruhiger werden.

Sie stirbt nach Monaten, begleitet in ihren letzten Tagen vom ambulanten Hospizdienst in der Pflegeeinrichtung. ◄

- Schmerzen, die laut Aussage des Pflegepersonals am Dienstag registriert werden, müssen bis Freitag warten, da kommt der Arzt! Dieser Umgang mit Schmerzen hat keine Rechtfertigung in der palliativen Versorgung!
- Nicht mehr essen, nicht mehr trinken. Im Heimalltag ist es eine große Aufgabe, möglichst viel Flüssigkeit mit allen Tricks der Pflegekunst zu verabreichen. Wenn sich Pflegepersonal nicht auseinandersetzt mit palliativer Versorgung, so fehlen die Kenntnisse der Bedürfnisse am Lebensende. Möglichst viel zu trinken gilt als Regel für einen alten Menschen, der sterbende Mensch braucht immer weniger Essen und immer weniger Flüssigkeit. Das Angebot dafür sollte immer vorhanden sein.

9.8.2 Vorschläge zur Verbesserung und Weiterentwicklung einer palliativen Versorgung

- Aus-, Fort- und Weiterbildung für Pflegepersonal hausintern (eventuell auch mit Ehrenamtlichen eines ambulanten Hospizdienstes) oder hausübergreifend von einem Träger zu Themen von Palliative Care sind die Voraussetzung für einen offeneren Umgang mit dem Thema Sterben, Tod und Trauer, z. B. Abschiedsrituale, Schmerztherapie, Symptomlinderung, Kommunikation, Umgang mit Angehörigen, Trauer, ethische und rechtliche Vorsorge für das Lebensende etc.
- Fortbildung einzelner Personen des Pflegepersonals mit einer intensiven einjährigen Weiterbildung zur Palliative-Care-Fachkraft nach § 39a. Erwerben von fachlichen Kenntnissen, die auch eine Zusammenarbeit mit Ärzten langfristig verbessern lassen.

- Einführung einer Arbeitsgruppe, eines Palliative-Care-Beratungsteams in der Pflegeeinrichtung, das sich aus unterschiedlichen beruflichen Fachkompetenzen zusammensetzt. Praxisnahe Fallbesprechungen für ethische Entscheidungssituationen werden dort bearbeitet. Dieses Team braucht Teambesprechungen und Supervisionsangebote, damit es sich weiterentwickeln kann. Dadurch können auch wichtige Themen und Abläufe bearbeitet werden und so langfristig einen veränderten Umgang mit Sterben, Tod und Trauer in der Einrichtung bewirken.
- Durch dieses Team können Ziele und Leitlinien entwickelt und erarbeitet werden. Wichtig ist, dass diese Ziele vom Träger und vom Team der hauptamtlichen Mitarbeiter einer Pflegeeinrichtung mitgetragen und unterstützt sowie in Abläufen der Einrichtung verankert werden.
- Die Integration eines ambulanten Hospizdienstes in der Einrichtung gewährleistet eine bessere psychosoziale Versorgung von sterbenden Heimbewohnern.
- Begegnungen zwischen ambulantem Hospizdienst und Pflegepersonal verbessern die Zusammenarbeit.
- Eine Dienstplangestaltung mit Rücksicht auf palliativ zu versorgende Heimbewohner, das Mittragen des Teams einer zeitintensiven Betreuung von sterbenden Heimbewohnern und deren Angehörigen. Der sterbende Mensch hat Priorität in der Versorgung!
- Regelmäßige Treffen zwischen Pflegedienstleitung, Bereichsleitungen und Koordinationspersonen des ambulanten Hospizdienstes planen. Auf diese Weise können organisatorische Belange für reibungslose Abläufe bei den Begleitungen geklärt werden.
- Ein Erstbesuch einer Koordinationsperson des ambulanten Hospizdienstes zu Beginn einer Begleitung ist eine wichtige Voraussetzung für den weiteren Verlauf.
- Das konsequente Einbeziehen von Angehörigen, das Begleiten und das Kommunizieren mit festen Ansprechpartnern vom Pflegeteam eröffnen neue Wege der Kommunikation und einen offenen Umgang mit dem bevorstehenden Abschied.
- Die Aufklärung von Angehörigen, z. B. bei demenzkranken Menschen, gehört zur palliativen Versorgung. Vorsorgeplanung, Vollmacht bzw. Betreuung spielen eine wichtige Rolle am Lebensende.
- Gemeinsame Entscheidungsfindungen in schwierigen Situationen werden im Team mit Angehörigen und Hausarzt getroffen und zur rechtlichen Absicherung dokumentiert und gemeinsam getragen.
- Das Einbeziehen des SAPV-Teams und des ambulanten Hospizdiensts unterstützt schwierige palliative Situationen.

- Öffentlichkeitsarbeit in der Einrichtung, Informationsveranstaltungen für Heimbewohner und Angehörige sind wichtige Treffpunkte, um sich auszutauschen und informiert zu werden über hausinterne Abläufe sowie Themen zu Sterben, Tod und Trauer.
- Die Heimzeitung der Pflegeeinrichtung sollte zur Information über gezielte Themen genutzt werden (ambulanten Hospizdienst vorstellen, Gedenken an verstorbene Heimbewohner).
- Der langfristige Ausbau von Stellen für mehrere Palliativpflegefachkräfte wäre eine Voraussetzung für eine konsequente Kultur zum Thema Palliative Care in einer Pflegeeinrichtung.
- Der Abschied vom Heimbewohner sollte durch Abschiedsrituale für das gesamte Haus und auf dem Wohnbereich sichtbar gemacht werden.

9.8.3 Abschnitte des Lebens mit Blick auf eine palliative Versorgung

Heimaufnahme und Eingewöhnungszeit

Der Beginn von Palliative Care:
- Schon bei der Heimaufnahme kann eine Information über das Angebot der Sterbebegleitung mit einem Prospekt des ambulanten Hospizdienstes und dem Palliative-Care-Flyer der Pflegeeinrichtung erfolgen.
- Durch ein Informationsblatt für Angehörige und Heimbewohner zum Thema der letzten Lebensphase können in den ersten Wochen wichtige Informationen gesammelt oder zur Auseinandersetzung angeregt werden.
- Zusätzlich ist das Angebot eines Biografieblatts, das von dem Heimbewohner und dem Angehörigen auszufüllen ist, hilfreich (▶ Kap. 5).
- Sozialarbeiter können gezielt ein Gespräch mit dem Heimbewohner und/oder Angehörigen führen, um persönliche Wünsche über die letzte Lebensphase zu erfahren. Die Öffnung dieses Themenbereichs gerade in der Eingewöhnungszeit, das Ansprechen dieser oft so schwierigen und nicht ausgesprochenen Fragen ist der erste Schritt weg vom Tabu des Sterbens in einer Institution. Vielleicht sind in der betreffenden Familie noch keine klärenden Gespräche geführt worden. Es entstehen gute Gespräche mit Angehörigen oder mit Heimbewohnern, die dokumentiert und deren Inhalt den Pflegemitarbeitern und dem Hausarzt bekannt sein sollten. Diese Ergebnisse müssen in der Dokumentation auffindbar sein. Es nützt nichts, wenn Ergebnisse beim Sozialarbeiter oder in der Verwaltung verwahrt werden oder Patientenverfügungen

wie auch Vollmachten unter Verschluss aufbewahrt werden. Eine Kopie muss in der Pflegedokumentation sein. Wichtige Einzelheiten müssen bekannt sein sowie dokumentiert und beschrieben werden. Das Pflegepersonal sollte zudem informiert sein über ethische und rechtliche Grundkenntnisse.

Vorsorgeplanung für das Lebensende:
- Gibt es biografische Angaben zur Person?
- Gibt es eine Patientenverfügung?
- Gibt es eine Generalvollmacht?
- Wird ein Seelsorger gewünscht?
- Ist eine hausinterne Abschiedsfeier gewünscht?
- Sind Angehörige informiert über die Wirkung und Verantwortung einer Vollmacht und Patientenverfügung?
- Gibt es Vorschläge für eine Betreuungsverfügung?
- Gibt es Wünsche für das Lebensende?
- Gibt es Wünsche für die Bestattung?
- Soll eine Krankensalbung, Abendmahl, durchgeführt werden?
- Welche Personen sind wichtige Ansprechpartner bei Entscheidungen?
- Soll der ambulante Hospizdienst zur Begleitung einbezogen werden?

Diese und weitere Fragestellungen ergeben in der Regel eine wichtige Auseinandersetzung mit dem Heimbewohner, wenn vorhanden, mit Angehörigen, Sozialarbeiter, dem Betreuer oder anderen Mitarbeitern aus dem Team, an die sich immer wieder ergänzen oder anknüpfen lässt. Die Eingewöhnungszeit kann sehr schnell beendet sein, da Heimbewohner schon in den ersten Wochen sterben können. Nicht immer bleibt lange Zeit, um sich auf das Lebensende einzustellen.

Leben und Alltag

Das Leben in der Einrichtung wird unweigerlich von Abschied und Trauer anderer Heimbewohner begleitet. In einer Pflegeeinrichtung wird gestorben. Jedem Heimbewohner ist dies mit letzter Konsequenz klar, sofern er noch orientiert ist. Das Kommunizieren über dieses Thema ist jedoch nicht immer gefragt. Rituale beim Abschied von Heimbewohnern kennenzulernen regt eigene Wünsche an, die unbedingt dokumentiert werden sollten. Diese Sammlung von Wünschen und Sätzen, von biografischen Erzählungen kann am Lebensende in Situationen mithelfen, eine Entscheidung zu finden, wenn der Betroffene sich nicht mehr äußern kann. Ein Biografieblatt, eine Sammlung über Monate und Jahre von allen Beteiligten notiert, kann so wertvolle Aussagen und Aufschriebe zur Bestimmung des sog. mutmaßlichen Willens des Heimbewohners enthalten. So kann eine Patientenverfügung anfangen zu wirken: im fortlaufenden Aufschreiben der sich immer weiter entwickelnden Wünsche.

Ein offener Umgang mit dem Thema Abschied vom Mitarbeiterteam wird auch Angehörigen einen offeneren Zugang ermöglichen. Wenn Aussagen wie z. B. „Ich möchte gerne sterben" nicht mit „Heute wird nicht gestorben" abgetan werden, sondern eine ernsthafte Auseinandersetzung folgen darf, so ist ein erster Schritt getan.

■ **Besuchsdienst**

In vielen Pflegeeinrichtungen gibt es gut funktionierende ehrenamtliche Besuchsdienste für Heimbewohner ohne Angehörige. Sie knüpfen Kontakte zu einzelnen Heimbewohnern und sind gut integriert in die Abläufe der Institution. Sie dienen dem ambulanten Hospizdienst als wichtige Informanten, wenn eine intensivere Begleitung nötig sein wird. Vielfach gibt es Ehrenamtliche, die in doppelter Funktion in der Besuchsdienstgruppe eingebunden sind und auch im ambulanten Hospizdienst. Dadurch kennen sie viele Heimbewohner im Vorfeld einer Sterbebegleitung. Durch gemeinsame Begegnungen der Gruppen werden Vorurteile und Konkurrenzgedanken abgebaut.

■ **Abschiedsrituale**

Klar gelebte Abschiedsrituale in der Pflegeeinrichtung ermöglichen es Heimbewohnern eigene Wünsche und Bedürfnisse zu formulieren. Die Aufbahrung im Zimmer, eine Abschiedsfeier im Zimmer von verstorbenen Heimbewohnern,... können für Angehörige, Heimbewohner auf dem Wohnbereich und das Pflegeteam sehr wohltuende Rituale sein im Abschiednehmen. Diese Rituale ermöglichen einen vertrauensvollen und offenen Umgang auf dem Wohnbereich (vgl. ▶ Kap. 21).

■ **Angehörigenabend**

Angebote für Angehörigenabende bieten Auseinandersetzungs- und Austauschmöglichkeit im Vorfeld des Sterbens des eigenen Angehörigen:
- Vorsorge am Lebensende
- Schmerz
- Ernährungs- und Flüssigkeitszufuhr
- Angebot des ambulanten Hospizdienstes und des SAPV-Teams
- Bestattung
- Beratungsangebote für rechtliche Möglichkeiten, z. B. das Verfassen von Patientenverfügungen, Wahrnehmen von Wünschen

Sterbeprozess

Der eigentliche Sterbeprozess kann sich durch den körperlichen Abbau, das Fortschreiten einer Erkrankung vom erfahrenen Pflegepersonal bzw. vom Arzt erkennen lassen. Nicht jeder Heimbewohner braucht eine intensive Begleitung des ambulanten

Hospizdienstes. Viele Menschen sterben überraschend und schnell oder möchten ausdrücklich alleine sein. Dies gilt es zu respektieren. Andere Menschen dagegen sterben über Wochen und Tage in schwierigen und belastenden Situationen. In diesen Situationen ist es für Angehörige, Betreuer oder Heimbewohner ohne Angehörige eine große Entlastung, auf Ehrenamtliche eines ambulanten Hospizdienstes zurückgreifen zu können. Je früher, umso besser ist die Einplanung einer Ehrenamtlichen, um eine Beziehung zu dem sterbenden Menschen aufzubauen. Eine gute Absprache zwischen allen Beteiligten an der Begleitung ist Voraussetzung für eine gute Begegnung in dieser schwierigen Zeit. Alle Berufsgruppierungen sollten umeinander wissen und gegebenenfalls sich zur Absprache oder zu Entscheidungsfindungen treffen, zumindest telefonisch in Verbindung stehen.

Die Koordinationsperson des ambulanten Hospizdienstes sollte immer auch Ansprechpartner für die Sorgen und Nöte der Angehörigen sein bzw. die Beratung und Begleitung von Angehörigen anbieten.

■ **Gästezimmer für Angehörige**
Für Angehörige sollte die Pflegeeinrichtung ein „Gästezimmer" anbieten können. Auch eine Schlafmöglichkeit oder ein bequemer Liegesessel im Zimmer des sterbenden Menschen ist für eine Sterbebegleitung eine große Erleichterung. Das Angebot von Kaffee oder Tee werden gerne angenommen.

■ **Notfallsituationen**
Bei langwierigen chronischen Erkrankungen, Tumorerkrankungen, zu erwartenden Blutungen etc. ist die Ausarbeitung von Notfallsituationen eine wichtige Orientierung für Angehörige und Pflegepersonal sowie Hausarzt. Vorausschauend werden zu erwartende Situationen durchgespielt und durchgedacht mit allen Betroffenen, vor allem mit dem Heimbewohner, sofern er sich noch äußern kann, und den Angehörigen. Dadurch kann im Ernstfall besser und schneller gehandelt und entschieden werden. Notfallsituationen werden in der Dokumentation verankert. So kann eine Krankenhauseinweisung im zu erwartenden Notfall (Veränderung einer Situation) nicht mehr erforderlich werden. Einfühlende Absprachen und Aufklärung mit Angehörigen und dem sterbenden Heimbewohner, Arzt, Pflegepersonal, ambulantem Hospizdienst, SAPV-Team und Pflegedienstleitung sind wichtig. Die Wünsche des sterbenden Menschen sollten bekannt und dokumentiert sein. Nur so lassen sich unnötige Krankenhauseinweisungen im Sterbeprozess verhindern und ein Leben „zu Hause" in der Einrichtung bis zum letzten Tag realisieren. Die Unsicherheit von Einzelpersonen führt immer wieder zu Situationen, in denen Pflegepersonal, Ärzte, Angehörige sich nicht trauen, die Verantwortung zu übernehmen. Diesen Einzelfallentscheidungen kann nur mit einem starken Palliative-Care-Team begegnet werden, das sich gegenseitig stützt, gemeinsame Entscheidungen dokumentiert, außerdem mit einem Arzt mit guten Kenntnissen in der Schmerztherapie, dem SAPV-Team und aufgeklärten Angehörigen.

■ **Verlegung im Sterbeprozess ins Krankenhaus**
Wenn eine Verlegung ins Krankenhaus unumgänglich ist, so können Ehrenamtliche eines ambulanten Hospizdienstes eine Begleitung im Krankenhaus weiterführen. Meist bricht eine intensive Begleitung bei der Verlegung in ein Krankenhaus ab, und der begleitete Mensch stirbt allein in einer fremden Umgebung. Vielleicht kann auch eine Hospizgruppe des Krankenhauses die Begleitung übernehmen. Wichtig für solche Wege ist ein guter Informationsfluss vom Pflegepersonal zum ambulanten Hospizdienst und weiteren Kooperationspartnern.

■ **Sterbeprozess in der häuslichen Umgebung**
Im Sterbeprozess wird meist nicht mehr in Erwägung gezogen, den sterbenden Vater oder die Mutter oder den Partner in die eigenen vier Wände zurückzuholen, um die letzten Tage gemeinsam Abschied zu nehmen. Die Abgabe der Verantwortung an die Institution Pflegeeinrichtung lässt diesen Gedanken meist gar nicht mehr so einfach zu. Und trotzdem wäre eine Verlegung im Einzelfall vielleicht zu realisieren.

■ **Information für Mitbewohner**
Die offene Information und Kommunikation für Mitbewohner und Zimmernachbarn vonseiten des Pflegepersonals sollte einfühlsam erfolgen, wenn es um einen Sterbeprozess geht. Beratung und Begleitung kann bei Bedarf auch der ambulante Hospizdienst übernehmen

■ **Broschüre für Angehörige – Abschiedsrituale – Trauerangebote**
Eine große Hilfe mit praktischen Ratschlägen im Sterbeprozess kann eine Handreichung des Heftes „Die letzten Wochen und Tage" bieten, eine Hilfe zur Begleitung speziell für Angehörige, zu beziehen über das Diakonische Werk der EKD von Dr. Daniela Tausch-Flammer.

Abschied vom verstorbenen Menschen - Trauer
■ **Versorgen des verstorbenen Menschen**
Das Einbeziehen der Angehörigen beim Richten des verstorbenen Menschen kann ein wichtiges Erlebnis für diese sein, um den Verlust zu realisieren.

■ **Aufbahrung des verstorbenen Menschen**

Das Aufbahren und die Einhaltung der Aufbahrungs-
möglichkeit von 36 Stunden im Zimmer oder in einem
Abschiedsraum ermöglichen allen Beteiligten oder fernen Verwandten das Abschiednehmen. Voraussetzung
dafür ist ein gestalteter Abschiedsraum.

■ **Abschiedsfeier**

Eine hausinterne Abschiedsfeier im Zimmer mit Heimbewohnern, Angehörigen, Pflegeteam, evtl. Seelsorger
lassen das Sterben, den Verlust, realisieren und offene
Trauer zu. In 10–15 Minuten ist eine würdige Abschiedsfeier zu gestalten. Die Wirkung beim Personal der
Pflegeeinrichtung, bei Angehörigen und bei Heimbewohnern ist sehr positiv und wohltuend und bildet ein
„Wir-Gefühl" für den Wohnbereich.

Möglichkeiten für Abschiedsrituale:
- Abschiedsbuch
- Gedenktafel
- Schale vor dem Zimmer mit Blumen
- Notenständer mit Namen, Bild
- Salzlichtlampe oder elektrische Kerze auf der Sta-
  tion oder im Wohnbereich
- Ein offener Umgang mit dem Abholen des Leich-
  nams vom Bestattungsunternehmen kann für Heim-
  bewohner und Pflegepersonal der Pflegeeinrichtung
  ein Ritual werden. Der Sarg muss nicht in Dunkel-
  heit und zur Hintertür das Haus verlassen.
- Gedenken bei Gottesdienst oder Andacht für ver-
  storbene Menschen
- Besuch der Beerdigung für Heimbewohner ermöglichen
- Besuch der Beerdigung von ehrenamtlichen Bezugspersonen des ambulanten Hospizdienstes
- Gedenken der verstorbenen Menschen in der Heimzeitung

■ **Angebot der Trauerbegleitung**

Belastete Angehörige bzw. Heimbewohner können
durch den ambulanten Hospizdienst, durch Trauer-
einzelgespräche oder durch das Angebot einer Trauergruppe in der Zeit der Trauer begleitet werden.

■ **Angebot eines Gedenkgottesdienstes**

Gedenkgottesdienst im November für trauernde Angehörige.

9.8.4 Abschließende Bemerkung

In einer Pflegeeinrichtung bieten sich viele Möglichkeiten zu einem bewussten und offenen Umgang mit

Abschied, Sterben und Tod. Es ist ein großes und weites
Feld, dieses Thema anzugehen, und es erfordert viel
Zeit und Kraft von den Hauptamtlichen. Wer sich
damit auseinandersetzt, wird aber gleichzeitig langfristig eine bessere Zufriedenheit der Mitarbeiter erleben. Die demografische Entwicklung unserer Gesellschaft erfordert dringend neue Wege im Ausbau einer
palliativen Versorgung. Durch die Entwicklung der Allgemeinen Ambulanten Palliativversorgung (AAPV)
und der Spezialisierten Ambulanten Palliativversorgung (SAPV) werden langfristig weitere Handlungsmöglichkeiten im Bereich der stationären Altenpflege
entstehen.

Die SAPV-Teams müssen unbedingt mit den bestehenden ambulanten Hospizdiensten in enger Kooperation zusammenarbeiten, damit sich Wege der Vernetzung finden lassen. Die vom Gesetzgeber eingeführte
Vorsorgeplanung nach § 132g wird die Versorgung
schwer kranker und sterbender Menschen in den Pflegeeinrichtungen ebenso unterstützen.

9.9 Implementierung von Palliative Care

Ulrike Schmid

In Kürze

Der Begriff „Palliative Care" ist inzwischen in Deutschland etabliert. Palliative Care ist mehr als eine Disziplin
oder Profession: Palliative Care ist ein Konzept, wie auch
„Hospiz".

9.9.1 Definition

Palliative Care ist ein umfassendes Konzept, das sich an
den Bedürfnissen des Patienten und seiner Angehörigen
orientiert, umfassend nicht im Sinne von festhaltend,
sondern Patienten und Angehörige Raum gebend, die
letzte Lebensphase „so gut wie möglich" zu leben. „So
gut wie möglich" im Sinne von „gut" für den Betroffenen.
Palliative Care muss ein flexibles und ein auf das jeweilige Individuum zugeschnittenes Konzept sein, das sich
von Patient zu Patient und Situation zu Situation verändern kann (s. auch die Definition der WHO, ▶ Kap. 1).

Aus diesem Grund ist die Umsetzung des Palliative-
Care-Konzepts nur im Verbund mit (möglichst in Palliative Care weitergebildeten und erfahrenen) Beteiligten
unterschiedlicher Berufsgruppen möglich, die gemeinsam ein Gesamtkonzept anbieten, aus dem der Patient und seine Angehörigen im Idealfall die ihren Bedürfnissen und Wünschen entsprechenden Angebote
wählen können.

9.9.2 Geschichte

Das moderne Palliative-Care-Konzept entstand aus der langen Tradition der frühen Hospize (▶ Abschn. 1.2) und den Ideen von Cicely Saunders. Sie entwickelte dieses Konzept 1948 in London gemeinsam mit dem schwer kranken und schließlich sterbenden polnischen Juden David Tasma. Aus den Kalendern ihres Nachlasses geht hervor, dass sie David Tasma in den sechs letzten Wochen seines Lebens fast täglich besuchte und tiefe Gespräche mit ihm führte. Seine Erfahrungen als Patient und ihre Erfahrungen in Pflege, Sozialer Arbeit und medizinischer Behandlung sterbenskranker Menschen flossen in das moderne Hospizkonzept ein. Allerdings sollte es noch zwei Jahrzehnte dauern, bis das erste „Palliative Care Unit", das St. Christopher's Hospice im Südosten Londons, im Jahr 1968 eröffnen konnte.

9.9.3 Über die Entwicklung der palliativen Versorgungsangebote in Deutschland

Es dauerte weitere zwei Jahrzehnte, bis sich das Konzept in Deutschland verbreitete: die 1970er-Jahre werden als das „Jahrzehnt der Unkenntnis" beschrieben (Seiz in Gronemeyer et al. 2004). Im „Jahrzehnt der Pioniere", den 1980er-Jahren, nimmt die Öffentlichkeit den Begriff Hospiz noch kaum wahr, erst in den 1990er-Jahren entsteht Aufbruchstimmung („Jahrzehnt der Etablierung"), das Wort „palliativ" taucht vereinzelt auf: 1994 gründete sich die Deutsche Gesellschaft für Palliativmedizin, 1996 erschien das erste „Curriculum für Ärzte, Pflegende, Sozialarbeiter und Seelsorger in Palliativmedizin zur Qualifizierung hauptamtlicher Mitarbeiter" (Leitlinien und Curricula für die Vorbereitung Ehrenamtlicher für die Sterbebegleitung gab es bereits), 1999 wurde der erste Lehrstuhl für Palliativmedizin eingerichtet. Im Jahr 1999 standen in Deutschland auf 50 Palliativstationen und in 64 Hospizen insgesamt 989 Betten zur Verfügung. 2012 gab es bereits 192 stationäre Hospize mit 1732 Betten und 231 Palliativstationen mit insgesamt 1802 Betten. Heute (Stand 3.3.2023) gibt es laut DHPV ▶ https://www.dhpv.de/zahlen_daten_fakten (➜ Aktuelles ➜ Zahlen, Daten, Fakten) 19 stationäre Kinderhospize sowie 260 stationäre Hospize für Erwachsene mit 2500 Betten sowie 340 Palliativstationen, vier davon für Kinder und Jugendliche.

Im ambulanten Bereich wurden in unterschiedlichen Bundesländern in Deutschland seit Mitte der 1990er-Jahre verschiedene Modellprojekte aufgelegt, die z. T. sektorenübergreifend ambulante Palliativberatung und/

oder -versorgung anboten. Mit dem Gesetz zur Spezialisierten Ambulanten Palliativversorgung (SAPV 01.04.2007) wurde ein weiterer Meilenstein gelegt (▶ Abschn. 9.5). Die Umsetzung dieses Gesetzes dauerte zwar viele Jahre, heute ist das Angebot der SAPV in Deutschland nahezu flächendeckend vorhanden: Es gibt 361 Teams der Spezialisierten Ambulanten Palliativversorgung (SAPV), 35 davon für Kinder und Jugendliche.

9.9.4 Krankenhaus

Inzwischen gibt es mehr als 340 Palliativstationen in Deutschland (Stand 2022; ▶ www.dhpv.de). Palliativstationen bieten spezialisierte palliative Versorgung an mit dem Ziel, Patienten mit einer verbesserten Symptomlinderung und somit auch Lebensqualität wieder nach Hause zu entlassen. Eine Palliativstation ist nicht als Sterbestation konzipiert, wenngleich auch Patienten auf einer Palliativstation versterben, die zu krank sind, um wieder nach Hause zu können und vielleicht auch für eine Verlegung ins Hospiz dem Tode zu nahe sind.

Mit dem Hospiz- und Palliativgesetz (2015; ▶ www.dgpalliativmedizin.de) ermöglichte der Gesetzgeber eine neue Struktur: den interprofessionellen Palliativdienst im Krankenhaus. Dadurch ist die Notwendigkeit noch geringer geworden, einen sterbenden Patienten innerhalb der Einrichtung auf eine Palliativstation zu verlegen, da die Expertise ggf. durch den mobilen Palliativdienst hinzugezogen werden kann. Krankenhäuser, die keinen eigenen Palliativdienst haben, können die Leistung von extern zuziehen und abrechnen.

■ **Interprofessioneller Palliativdienst im Krankenhaus**
Der Palliativdienst im Krankenhaus soll interprofessionell arbeiten und sich aus Vertretern der Medizin, Pflege, Sozialarbeit, Psychologie/Psychotherapie und Physiotherapie/Ergotherapie zusammensetzen. Seine Aufgaben sind
- spezialisierte palliative Fachberatung,
- Unterstützung und Mitbehandlung für Patienten und deren Familien in anderen Bereichen als der Palliativstation,
- Fachberatung für Behandler in anderen Krankenhausabteilungen und Polikliniken, die nicht in Palliativversorgung spezialisiert sind

mit dem Ziel, die Betreuung und das Entlassmanagement zu verbessern und den Übergang zu ambulanter Versorgung zu fördern. Der Palliativdienst interveniert auf Anfrage des Behandlungsteams. Therapieentscheidungen bleiben in der Verantwortung des betreuenden Teams.

■ Hospiz- und Palliativbeauftragter

In Krankenhäusern und Pflegeeinrichtungen können sogenannte Hospiz- und Palliativbeauftragte benannt werden, die die Hospiz- und Palliativversorgung in der Einrichtung konzeptionell verankern und weiterentwickeln sollen. Eine solche Stelle bietet die Chance, Vernetzung zu betreiben, sowie hospizlich-palliative Strukturen einrichtungsbezogen zu entwickeln (Hospiz- und Palliativgesetz 2015).

■ Wie könnte die Implementierung von Palliative Care im Krankenhaus unterstützt werden?

Neben der Einrichtung der Stelle eines Hospiz- und Palliativbeauftragten und eines Palliative-Care-Teams sind der Wunsch und Wille der unterschiedlichen Leitungsebenen ausschlaggebend, Palliative Care zu fördern. Dies äußert sich im Bereich der Pflege z. B. folgendermaßen:

- Pflegedienstleitungen und Stationsleitungen brauchen ein Bewusstsein für die Bedürfnisse ihrer Mitarbeiter im Umgang mit Schwerkranken und Sterbenden.
- Mitarbeitende in der Pflege brauchen die Befürwortung und Unterstützung ihrer Leitungsebenen bei der Einführung von Palliative Care.
- Fortbildung in Form von Inhouse-Schulungen für alle Mitarbeitenden in der Pflege, um ein gemeinsames Verständnis zu schaffen und gemeinsame Ziele zu formulieren (Standard) und ggf. bestehende Standards mit „mit Leben zu füllen".
- Weiterbildung in Palliative Care für mehrere Pflegefachkräfte pro Abteilung.
- Fortbildungsbudget.
- Möglichkeit für Reflexion und Teamentwicklung (z. B. in Form von ausreichender Zeit für Übergaben, Falldiskussionen, Supervision, Fortbildungsmöglichkeiten) schaffen.
- Raum gewähren, damit Angehörige und Mitarbeiter Formen des Abschiednehmens entwickeln können.
- Interprofessionelle Übergaben
- Interprofessionelle und interdisziplinäre Fallbesprechungen.

Der seit vielen Jahren sich verschärfende Mangel an Fachpflegekräften und konsequente Einsparungen durch Abbau von Pflegestellen erschweren die Entwicklung einer palliativen Kultur im Krankenhaus. Allerdings kann im allgemeinstationären Bereich allein durch einen Hospiz- und Palliative-Care-Beauftragten oder auch ein Palliative-Care-Team ohne die entsprechende Haltung und das Bewusstsein der Mitarbeitenden keine palliative Kultur entstehen. Beide Neuerungen sind wichtige Schritte in eine gute Richtung.

9.9.5 Die Implementierung von Palliative Care in Pflegeeinrichtungen – eine Projektbeschreibung

Christa Seeger

In Kürze

Wird in Pflegeeinrichtungen Palliative Care implementiert, bewirkt dies, dass die Themen Sterben, Tod und Trauer öffentlicher und bewusster gestaltet werden. Das geschieht vor allem durch die intensive, bewusste und strukturierte inhaltliche Auseinandersetzung durch das Mitarbeiterteam unter Anleitung der Projektleitung. Die Implementierung basiert auf den Kriterien von Palliative Care (▶ Kap. 2).

Innerhalb des hier beschriebenen Projektes erfolgt die Implementierung von Palliative Care durch die Bildung unterschiedlicher Palliative-Care-Beratungsteams. Bereits in der Einrichtung bestehende Handlungsabläufe werden überarbeitet bzw. weiterentwickelt, um so die Bedürfnisse und Wünsche der sterbenden Heimbewohner und deren Angehöriger besser erfassen und erfüllen zu können. Dabei beginnt die palliative Situation dann, wenn die kurative Behandlung des Heimbewohners endet. Dies kann bereits beim Heimeinzug der Fall sein oder sich erst später entwickeln. Die Mitarbeitenden der Pflegeeinrichtung lernen, im Umgang mit Sterbenden und ihren Angehörigen bewusster und reflektierter zu handeln, wobei die pflegerische, medizinische und psychosoziale Begleitung und Betreuung des sterbenden Menschen im Mittelpunkt stehen. Aus Einzelinteressen bzw. Einzelinitiativen der Mitarbeiter entstehen übergreifende Strukturen und Qualitätsstandards, die zur Zufriedenheit aller Beteiligten beitragen. Ziele werden ermittelt und benannt, Ergebnisse erfasst und ausgewertet. Das hier beschriebene Projekt arbeitet hausübergreifend mit 5–6 Pflegeeinrichtungen, um Ressourcen zu bündeln und Synergien zu nutzen.

Projektentstehung

Das Projekt „Implementierung von Palliative Care in Pflegeeinrichtungen" entstand aufgrund von Erfahrungen, die in der Zusammenarbeit der Sitzwache der Evangelischen Kirche in Stuttgart mit Pflegeeinrichtungen und Krankenhäusern bei der Begleitung sterbender Menschen, deren Angehörigen und mit Pflegekräften gesammelt werden konnten.

Die Erfahrung zeigt, dass dieses Thema in der Institution Pflegeeinrichtung viel Zeit, Ausdauer, Geduld und eine finanzielle Absicherung braucht, damit es entwickelt, implementiert werden und nachhaltig wirken kann. Neben dem unbedingten Interesse an den sterbenden Heimbewohnern und deren Angehörigen sind vertrauensvolle Beziehungen, Offenheit, Durchhaltevermögen, Ehrenamtliche des ambulanten Hospizdienstes und die hohe Motivation aller Beteiligten notwendige Grundlagen für die Implementierung. Nach einer Fortbildungsreihe in einer Pflegeeinrichtung zu verschiedenen Themen von Palliative Care hat sich dort unter Anleitung ein Pflege- und Beratungsteam für Palliative Care gebildet. Inzwischen ist ein weiteres Projekt der Evangelischen Heimstiftung mit deren vier Stuttgarter Pflegeeinrichtungen und dem ambulanten „Mobilen Dienst" entstanden, welches hausübergreifend das Thema der Implementierung von Palliative Care bearbeitet. Das Projekt ist eng an den ursprünglichen Dienstauftrag des ambulanten Hospizdienstes der Sitzwache der Evangelischen Kirche in Stuttgart angebunden, in diesen und weiteren Einrichtungen in Stuttgart sterbende Menschen und deren Angehörige zu begleiten.

Projektziele

Das Projekt der Implementierung von Palliative Care in Pflegeeinrichtungen versucht, Mitarbeiter in Pflegeeinrichtungen anzuleiten und zu beraten, damit diese das Leben der Heimbewohner und der Angehörigen in den verschiedenen Phasen des Lebens in einer Pflegeeinrichtung begleiten sowie rechtzeitig und adäquat eine gute palliative Versorgung gewährleisten können.

Voraussetzung für die Implementierung sind die Kriterien von Palliative Care, wie sie in ▶ Kap. 2 beschrieben werden.

Ziel ist es, präventiv vom Heimeinzug für die sehr wahrscheinlich notwendig werdende Sterbebegleitung vorzubereiten. Wünsche des Heimbewohners und der Angehörigen werden erfasst, und die Biografie wird dokumentiert. Die Themen Sterben und Tod werden nicht verdrängt, sondern ernst genommen. Palliative Care beginnt somit beim Heimeinzug und endet mit dem Tod des Heimbewohners und der Trauerbegleitung der hinterbliebenen Angehörigen.

Weitere Ziele sind:

- Qualifizierte und ständig einsatzbereite Begleitung, Versorgung und Beratung von sterbenden Menschen und deren Angehörigen
- Optimale schmerztherapeutische Versorgung des Heimbewohners durch eine enge Kooperation mit Hausärzten und einem palliativmedizinisch erfahrenen Arzt im Rahmen einer SAPV-Verordnung
- Reduzierung von Krankenhauseinweisungen sterbender Menschen
- Bewusste Steuerung von palliativer Versorgung in der Pflegeeinrichtung durch die Führungsebene und die verantwortlichen Teams

- Verankerung der Abläufe von Palliative Care als Qualitätsstandards in den Leitlinien der Pflegeeinrichtung. Es entsteht ein Leitfaden zu „Palliative Care"
- Berücksichtigung sterbender Heimbewohner in der Dienstplangestaltung sowie Einplanung ausreichender personeller Kapazität für die angemessene Versorgung des sterbenden Heimbewohners unter Einbindung der Angehörigen und der Ehrenamtlichen und Hauptamtlichen des ambulanten Hospizdienstes
- Anpassung und Erweiterung der Pflegedokumentation für palliativ zu betreuende Heimbewohner durch die Dokumentation des ambulanten Hospizdienstes
- Überarbeitung und ggf. Weiterentwicklung der bestehenden Abschiedskultur
- Im Einzelfall Einführung eines „Runden Tischs" für ethische und rechtliche Entscheidungsfindungen, die die Pflegeeinrichtung, den Hausarzt, Angehörige und Betreuer in kritischen Situationen rechtlich absichern
- Bildung eines interdisziplinären hausübergreifenden Ethikkomitees für mehrere Einrichtungen, das bei kritischen Situationen einbezogen werden kann
- Aufbau, Entwicklung, Qualifizierung, Stabilisierung und Integrierung von Ehrenamtlichen eines ambulanten Hospizdienstes in die Pflegeeinrichtung
- Aufbau und Vernetzung von Fortbildungsveranstaltungen und Weiterbildungsmöglichkeiten zu den Themen von Palliative Care
- Ständige Evaluation der palliativen Versorgung, bei der Ziele formuliert, Ergebnisse erfasst und ausgewertet werden

Durch eine Ist-Soll-Erfassung wird mit den Teams jährlich eine Zielformulierung mit Grob- und Feinzielen erarbeitet. Diese Ziele werden regelmäßig mit der Pflegedienstleitung, der Hausleitung und der Projektleitung überprüft und überarbeitet.

Projektleitung

Die Projektleitung muss über langjährige praktische Erfahrung in der Sterbebegleitung bzw. der Pflege sterbender Menschen verfügen sowie Strukturen und Organisation der jeweiligen Einrichtungen kennen. Wissen über Organisationsentwicklung und Management sind ebenfalls Voraussetzung, um Palliative Care in einer Pflegeeinrichtung implementieren und begleiten zu können. Die Projektleitung besteht idealerweise aus zwei Personen, die mindestens in den hausübergreifenden Runden zu zweit anwesend sind und sich über Ziele, Ergebnisse und die nächsten Schritte regelmäßig austauschen.

Die konkrete Umsetzung: Bildung verschiedener (auch interdisziplinärer) Teams

Zunächst werden verschiedene Teams mit unterschiedlichen Funktionen gebildet:

- Ethikkomitee
- Leitungsorganisationsteam
- Palliative-Care-Beratungs-Kleinteam (PBK-Team)
- Palliative-Care-Beratungsteam (PB-Team)
- Team Abschiedsrituale

■ **Ethikkomitee**

Das Ethikkomitee ist beim Träger mehrerer Pflegeeinrichtungen oder auch bei mehreren Trägern der Pflegeeinrichtungen auf regionaler Ebene angesiedelt. Voraussetzung ist eine entsprechende Qualifizierung für die Arbeit in einem Ethikkomitee. Es kann sich aus folgenden beruflichen Gruppierungen zusammensetzen:

- Vertreter Hausärzte und palliativmedizinisch erfahrener Arzt
- Vertreter Hausleitungen, Pflegedienstleitungen und Pflegekräfte
- Vertreter Fachberatung, ggf. die Regionalleitung der Pflegeeinrichtungen
- Vertreter ambulanter Hospizdienst mit Koordinatorin und Ehrenamtlichen
- Vertreter Sozialdienst, Jurist, Seelsorger, Berufsbetreuer
- Vertreter Heimbeirat
- Berufenes externes Mitglied

Aufgabe Dieses Team klärt ethisch und rechtlich schwierige Entscheidungsfindungen auf oberster Ebene nach den Richtlinien der ethischen Entscheidungsfindung und ebnet somit auch neue Wege für palliative Strukturen. Weiter können politische bzw. finanztechnische Belange bearbeitet und an Entscheidungsgremien weitergetragen werden wie Verhandlungen mit Krankenkassen, Stadt, Land, Heimaufsicht etc.

Das Ethikkomitee trifft sich ein- bis zweimal jährlich zum Austausch und auf Anfrage.

■ **(Hausübergreifendes) Leitungsorganisationsteam**

Dieses Team setzt sich zusammen aus:
- Projektleitung
- Regionalleitung
- Fachberatung Pflege
- 5–6 Hausleitungen und/oder Pflegedienstleitungen

Aufgabe Das Team überprüft und korrigiert die Zielformulierung und die Ergebnisse des Palliative-Care-Beratungs-Kleinteams und des Palliative-Care-Beratungsteams. Darüber hinaus trifft es Entscheidungen im Sinne des Trägers. Die Bildung dieses Teams ist maßgeblich für die Identifikation eines Trägers und einer Einrichtung mit dem Implementierungsprojekt und um neue Ablaufstrukturen für Qualitätsstandards von Palliative Care zu ermöglichen.

Das Team trifft sich zwei- bis dreimal jährlich für ca. 2–3 Stunden.

■ **Palliative-Care-Beratungs-Kleinteam (PBK-Team)**
Dieses Team setzt sich zusammen aus:
- Den jeweiligen Wohnbereichsleitungen der Einrichtung oder deren Vertretung (Pflegefachkraft). Das Team muss mit mindestens 3 Personen besetzt sein, um die Erreichbarkeit und Arbeitsfähigkeit in Urlaub- bzw. Krankheitszeiten zu gewährleisten.
- Ggf. Pflegedienstleitung.
- Mitglieder des Teams sollten sich mittelfristig zur Palliativpflegefachkraft laut § 39a SGB V qualifizieren.

Aufgaben Das Palliative-Care-Beratungs-Kleinteam ist direkt verantwortlich für die Steuerung und Umsetzung von Palliative Care in der jeweiligen Pflegeeinrichtung. Das Team

- steuert die Umsetzung von Palliative Care in der Pflegeeinrichtung durch medizinische, pflegerische, und psychosoziale Beratung und Begleitung des sterbenden Menschen und der Angehörigen und sorgt für einen guten Informationsfluss im Haus auf verschiedenen Ebenen,
- erkennt, benennt und erfasst die palliativ zu betreuende Heimbewohner und deren Problematik,
- bearbeitet aktuelle palliative Situationen der Heimbewohner,
- initiiert die Dokumentation palliativer Maßnahmen durch alle Beteiligten in der Patientendokumentation, pflegt eine enge Kooperation mit Hausärzten bzw. palliativmedizinisch erfahrenem Arzt und Fachkräften des SAPV-Teams,
- sichert die Erreichbarkeit von mindestens einer verantwortlichen Pflegefachkraft auch in Abendstunden, an Wochenenden und Feiertagen per (bezahlter) Rufbereitschaft,
- wird bei schwierigen ethischen Entscheidungsfindungen einbezogen, z. B. Runder Tisch, Ethikkonzil oder im bereits gebildeten Ethikkomitee,
- arbeitet in enger Kooperation mit den Leitungspersonen oder den Palliativpflegefachkräften eines ambulanten Hospizdienstes zusammen,
- plant und organisiert den Einsatz von Ehrenamtlichen der Hospizgruppe mit deren Koordinationsperson und steuert die Einsätze mit,

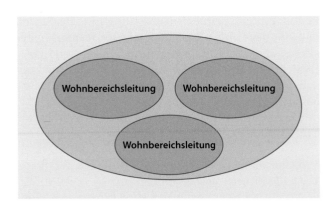

Abb. 9.1 Palliative-Care-Beratungs-Kleinteam, hausintern

- erstellt und pflegt eine separate Dokumentation des ambulanten Hospizdienstes mit der Koordinationsperson und den Ehrenamtlichen der Hospizgruppe, die in die Pflegedokumentation integriert werden kann,
- begleitet die Heimbewohner vom Einzug in die Pflegeeinrichtung über das Leben in der Einrichtung über den Sterbeprozess bis hin zum Tod,
- tauscht sich hausübergreifend mit den Palliative-Beratungs-Kleinteams der weiteren Pflegeeinrichtungen aus,
- vermittelt Trauerbegleitung hinterbliebener Angehöriger und belasteter Heimbewohner an Kooperationspartner (z. B. eine externe Trauergruppe oder Hospizgruppe, ▶ Abschn. 24.7).

Offene Fragen werden an die Pflegedienstleitung/Hausleitung weitergeleitet. Diese bringen schwerwiegende Fragestellungen in das hausübergreifende Leitungsorganisationsteam der Hausleitungen ein oder leiten sie an das Ethikkomitee des Trägers/der Träger weiter.

■ **Treffen des Palliative-Care-Beratungs-Kleinteams**
Das Team der Wohnbereichsleitungen trifft sich etwa 14-tägig, um die aktuellen Entwicklungen der palliativ zu betreuenden Heimbewohner zu besprechen (Dauer ca. 0,5–1 Stunden). Zusätzlich sollten spontane Besprechungen zur Krisenintervention möglich sein (■ Abb. 9.1).

Die Projektleitung begleitet das Team je nach Größe der Pflegeeinrichtung einmal pro Monat oder alle zwei Monate mit Sitzungen von 1,5 Stunden. Bei diesen Treffen werden aktuelle palliative Situationsbesprechungen der Einrichtung bearbeitet, Probleme bei der Begleitung benannt, Ziele formuliert und Lösungen erarbeitet. Fragen, die nicht gelöst werden können, werden an die Leitungsebene weitergeleitet. Ziel ist es, langfristig gemeinsame Leitlinien für die Pflegeeinrichtung und den Träger zu erarbeiten.

■ **Fortbildungsbedarf: Palliative-Care-Kurse**
Aus den anfänglich hausübergreifenden Treffen der Wohnbereichsleitungen hat sich nach einem Jahr ein großer Fortbildungsbedarf entwickelt. Dieser wurde im weiteren Projektverlauf in die Planung und Umsetzung eines 160 Stunden dauernden Palliative-Care-Kurses (nach dem Curriculum Müller et al. 2007, anerkannt nach § 39a SGB V) entwickelt. Somit bilden sich inzwischen bereits in einem zweiten Kurs Pflegende zur Palliative-Care-Pflegefachkraft weiter. Der Kurs läuft parallel zum Projekt der Implementierung von Palliative Care mit denselben Personen (Teilnehmerinnen des PBK-Teams). Die Projektleitungen wurden gleichzeitig als Referenten des Kurses eingesetzt.

■ **Vernetzung der Lerninhalte mit der Praxis**
Die 4-Wochen-Kurse schließen jeweils mit einem Projekttag ab, an dem die Kursteilnehmer ihre erworbenen Kenntnisse in die Praxis umsetzen. Gleichzeitig entsteht als Abschlussaufgabe und Präsentation ein realisierbares Projekt für die jeweilige Einrichtung. Die Projektleitung zur Implementierung von Palliative Care leitet den Projekttag und stellt gemeinsam mit den Teilnehmern den Praxisbezug her. Die Kursleitung des Palliative-Care-Kurses und die Projektleitung zur Implementierung von Palliative Care stehen im Austausch miteinander.

Diese Weiterentwicklung des Projektes bringt sehr viel an Bewegung und Motivation zur Umsetzung der Lerninhalte in die Pflegeeinrichtungen zurück.

■ **Palliative-Care-Beratungsteam (PB-Team)**
Neben dem Palliative-Care-Beratungs-Kleinteam bildet sich überdies ein Palliative-Beratungsteam, das je nach Größe der Pflegeeinrichtung aus ca. 8–12 Personen besteht. Das Team setzt sich zusammen aus:
- Palliative-Care-Beratungs-Kleinteam
- Pflegedienstleitung, ggf. und/oder Hausleitung
- Weitere motivierte Pflegekräfte
- Sozialdienst
- Ergotherapeut
- Vertreter der Hauswirtschaft
- Vertreter der Verwaltung
- Vertretung des Heimbeirats
- Leitung des ambulanten Hospizdienstes
- Ggf. Hausarzt und Seelsorger
- Projektleitung

Aufgabe Das Palliative-Care-Beratungsteam trifft sich dreimal jährlich für ca. 1,5 Stunden und bearbeitet hausintern folgende Themen:
- Abläufe zum Thema Palliative Care werden beschrieben, bestehende Qualitätsstandards weiter-

entwickelt bzw. neue erarbeitet und in das vorhandene Qualitätsmanagement in der Pflegeeinrichtung eingefügt.

- Die Informations- und Kommunikationsstruktur für alle Ebenen und Bereiche wird überprüft.
- (Weiter-)Entwicklung einer Abschiedskultur.
- Palliative Situationsbesprechungen aus dem Palliative-Care-Beratungs-Kleinteam mit Bearbeitung/Behandlung relevanter Themen (siene unten).
- Öffentlichkeitsarbeit.
- Weiterer Fortbildungsbedarf zu aktuellen Themen wird ermittelt (z. B. Biografiearbeit, Kommunikation und ethische Entscheidungsfindung, Symptomlinderung, Krankheitsbilder, Basale Stimulation etc.).
- Die jährlichen Ziele werden überprüft und korrigiert.

■ **Team Abschiedsrituale**

Das Team kann sich aus unterschiedlichen Berufsgruppen zusammensetzen wie:

- Seelsorger
- Pflegedienstleitung
- Hausleitung
- Ehrenamtliche oder Koordinatorin des ambulanten Hospizdienstes
- Ergotherapeut
- Sozialdienst
- Pflegekräfte
- Alltagsbegleiter

Um Abschiedsrituale in der Pflegeeinrichtung langfristig implementieren zu können, sollte das Team aus ca. 4–8 Personen bestehen.

Aufgabe Das Team organisiert für alle Betroffenen – oft recht kurzfristig – das Abschiednehmen vom Verstorbenen (auch ▶ Abschn. 9.8 und ▶ Kap. 20). Darüber hinaus kümmert sich das Team um weitere Abschiedsrituale (z. B. Aufbahrung, ▶ Abschn. 9.8 und ▶ Kap. 20). Die Abschiedsfeier und die Abschiedsrituale sorgen durch die Transparenz für eine bewusstere Auseinandersetzung mit dem Sterben und dem Tod innerhalb der Pflegeeinrichtung. Sie ersetzen nicht die Beerdigungszeremonie, sondern sind ein bewusster Abschied in der Pflegeeinrichtung.

Zusätzlich trifft sich das Team zwei- bis dreimal jährlich für ca. 1,5 Stunden zur Reflexion, Weiterentwicklung der Abschiedsfeiern und -rituale.

■ **Dauer des Projektes**

Die Implementierung von Palliative Care benötigt mindestens 3–4 Jahre, um fest in die Ablaufstruktur einer Pflegeeinrichtung verankert zu werden. Auch nach der Projektzeit bestehen die gebildeten Teams weiter, um die Nachhaltigkeit und Kontinuität zu sichern und neue Themen und Situationen zu bearbeiten. Die Palliative-Beratungsteams bleiben als verlässliche Größe in der Pflegeeinrichtung für die Weiterentwicklung und Beratung der Pflegekräfte zuständig. Auch die enge Kooperation mit dem ambulanten Hospizdienst und dessen Ehrenamtlichen und dem Beratungsangebot für Angehörige und das Pflegeteam bleiben dauerhaft erhalten. Eine wissenschaftliche Begleitung des Projektes ist möglich.

Hinweise für die Entwicklung von Standards

Jeder Punkt, der nachstehend aufgeführt wird, kann in den Teams erarbeitet und in der Pflegeeinrichtung in den jeweiligen Teams und Bereichen veröffentlicht und verankert werden. Dadurch wird langfristig eine dauerhafte umfassende Versorgung des sterbenden Menschen und seiner Angehörigen gewährleistet. Die Umsetzung benötigt Zeit und Raum, um nachhaltig wirken zu können. Das handlungsleitende Ziel ist es, statt einzelner Aktivitäten Palliative Care verantwortlich zu steuern, so dass sie in jedem Wohnbereich und anderen Bereichen eingesetzt werden kann.

Zur dauerhaften nachhaltigen Implementierung benötigt es Standards in den Bereichen Team, Hausarzt, Öffentlichkeitsarbeit etc. Im Folgenden werden einige Inhalte, die bei den Standards berücksichtigt werden sollten, benannt.

■ **Team**

- Dienstplangestaltung, die eine palliative Versorgung berücksichtigt
- Ordner für Handlungsanleitungen, Kooperationspartner, Adressen für Inhalte zur Sterbebegleitung
- Umgang mit Beschwerden von Angehörigen
- Umgang mit Beschwerden von Mitarbeitern
- Beschreibung der Aufgaben und Steuerung des Palliative-Care-Beratungs-Kleinteams und des Palliative-Care-Beratungsteams, Leitungsorganisationsteam, Ethikkomitees, Team Abschiedsrituale
- Integration vorhandener Konzepte und bisheriger Standards: z. B. Sterbeleitfaden, Seelsorgekonzept, Trauerheft etc.
- Einübung von palliativen Situationsbesprechungen und Runden Tischen

■ **Hausärzte**

- Infobrief an Hausärzte über das Palliative-Care-Projekt
- Bedarfsmedikation

- Anschreiben für Notarzt
- Schmerzerfassung (▶ Kap. 14)
- Fortbildung für Hausärzte durch palliativmedizinisch erfahrenen Arzt
- Kooperation mit SAPV-Team
- Kooperation mit Palliative-Care-Fachkräften des ambulanten Hospizdienstes und dem Palliative-Care-Beratungs-Kleinteam

■ **Vorsorge am Lebensende**
- Biografieblatt für den Heimbewohner und die Angehörigen (▶ Kap. 5)
- Dokumentation der fortlaufenden Biografie und der Wünsche des Heimbewohners als Grundlage für eine Patientenverfügung
- Anlegen eines Formulars für die Vorsorge am Lebensende
- Vorsorgeplanung integrieren
- Patientenverfügung für Heimbewohner, Gesundheitsvollmacht etc.

■ **Begleitung von sterbenden Menschen und deren Angehörigen**
- Anschaffung eines Begleitwagens mit Utensilien für die Begleitung am Bett, z. B. mit CD-Player, verschiedenen CDs, Salzlichtlampe, Duftlampe, Duftöle, Massageöl etc.
- Anlegen eines Ordners mit Texten und/oder Liedern
- Einrichtung eines Gästezimmers für Angehörige
- Erarbeitung eines Fragebogens für Bewohner und Angehörige zu Wünschen, Bedürfnissen oder Vorstellungen etc.
- Begleitung und Beratung von Angehörigen
- Flyer zu Palliative Care
- Angehörigenangebote, gruppen- oder themenspezifisch

■ **Aufbau bzw. Integration eines ambulanten Hospizdienstes**
Aufbau bzw. Integration eines ambulanten Hospizdienstes unter Berücksichtigung der in ▶ Abschn. 11.2 und 9.1.4. (Überlegungen für Aufbau und Planung) genannten Aspekte.

■ **Abschiedskultur**
Abschiedsrituale sind wichtig, um das Mitarbeiterteam, die Angehörigen und die Heimbewohner in ihrer Auseinandersetzung mit den Themen Sterben, Tod und Trauer zu entlasten. Zugleich enttabuisieren sie das Thema Abschied. Standards zur Implementierung von Abschiedsritualen in der Pflegeeinrichtung können unter Berücksichtigung der in ▶ Abschn. 9.8 und ▶ Kap. 20 beschriebenen Aspekte erarbeitet werden, wie

- Festlegung des Ablaufs für die Abschiedsfeier
- Sicherstellen des Informationsflusses, wenn ein Heimbewohner verstirbt
- Versorgung von verstorbenen Menschen
- jährlich stattfindende Gedenkfeier für alle in der Einrichtung verstorbenen Menschen
- Trauerbegleitung von hinterbliebenen Angehörigen und Heimbewohnern

■ **Öffentlichkeitsarbeit**
- Erstellung und Verteilung eines Flyers für Palliative Care
- Verfassen von Artikeln für die Presse, Hauszeitung, Gemeindebrief etc.
- Einrichtung eines Spendenkontos
- Präsentation des Projektes beim Tag der offenen Tür oder weiterer Veranstaltungen

Abschließende Bemerkungen

Palliative Care ist eine große und umfassende Aufgabe im Alltag einer Pflegeeinrichtung. Dennoch sind die Mitarbeitenden meist sehr motiviert, Palliative Care in ihrer Einrichtung zu implementieren. Die Rückmeldungen der Angehörigen und der Heimbewohner zu neuen, sichtbaren Ritualen und Verhaltensweisen bestärken die Teams, weiterzumachen und den z. T. zähen und langwierigen Weg weiterzugehen. Vereinzelt führt die Übernahme von Verantwortung bei Mitarbeitenden zu Selbstzweifeln. Hier können die ständige Reflexion der Arbeit und eine regelmäßige Supervision helfen und stärken.

Palliative Care sollte flächendeckend und nachhaltig in Pflegeeinrichtungen umgesetzt werden zum Wohle der Heimbewohner. Trotz unterschiedlicher Rahmenbedingungen kann das vorgestellte Projekt auch auf die Struktur eines Krankenhauses oder eines ambulanten Pflegedienstes übertragen werden, da die Problematik und Thematik ähnlich sind.

Alle Einrichtungen sollten den Mut haben, sich auf diesen Weg zu begeben, da sich die Auseinandersetzung mit den Themen Sterben, Tod und Trauer langfristig auf die Institution und die Menschen, die darin arbeiten und leben, positiv auswirkt.

9.10 Das Lebensende vorbereiten – Advance Care Planning (ACP)

Ulrike Schmid

In Kürze

Advance Care Planning (ACP) ist ein Konzept, das in englischsprachigen Ländern wie den USA, Australien und Großbritannien bereits seit mehr als 15 Jahren umgesetzt wird.

International hat dieses Konzept immer mehr an Bedeutung gewonnen, in Deutschland hat der Gesetzgeber mit Inkrafttreten des **Hospiz- und Palliativgesetzes 2015** (HPG) eine Möglichkeit geschaffen, „Advance Care Planning" oder „**Vorausschauende Behandlungsplanung**" (auch „Gesundheitliche Versorgungsplanung) gem. § 132g SGB V als Beratungsleistung in stationären Pflegeeinrichtungen zu vergüten.

Ein System wurde entwickelt, das es in einem Gesprächsprozess aus mehreren Beratungsgesprächen Betroffenen und ihnen Nahestehenden mit fachkompetenter Begleitung ermöglicht, ihre Präferenzen für medizinische Behandlung im Falle des **Verlusts der Entscheidungsfähigkeit** zu entwickeln, diese zu dokumentieren und, wenn gewünscht, in eine valide Patientenverfügung zu fassen. Die Beratenden erhalten eine spezifische Schulung, sodass die entstandenen Verfügungen bei Bedarf zuverlässig nutzbar sind. Angestrebt werden aussagekräftige Verfügungen der Betroffenen, die sich auf klinisch relevante Situationen beziehen, z. B.:

- Klärung von Therapiezielen und akzeptablen Therapieergebnissen
- Konkrete Vorausplanung für Entscheidungsunfähigkeit im Notfall (z. B. Reanimation, Krankenhauseinweisung, Beatmung) = Notfallplan
- Eckpunkte der Behandlung bei andauernder Entscheidungsunfähigkeit bei schwerer Erkrankung
- Behandlungswünsche für den Fall einer dauerhaften Entscheidungsunfähigkeit (z. B. bei Demenz)
  (Marckmann 2015; Interschmitten et al. 2015)

ACP soll Patienten dazu verhelfen, auch dann nach ihren Wünschen und gemäß ihrem Willen behandelt werden, wenn sie diese nicht mehr äußern können. Das Konzept beruht im Wesentlichen auf **zwei Säulen**: auf einem qualifiziert begleiteten intensiven Kommunikations- und Auseinandersetzungsprozess mit allen Beteiligten und darüber hinaus auf der Veränderung von bestehenden Strukturen im Gesundheitswesen.

In England, den USA und Australien gibt es seit vielen Jahren Schulungskonzepte für die Qualifizierung von Mitarbeitenden im Gesundheitswesen mit dem Ziel, dass diese die Auseinandersetzungsprozesse der Betroffenen qualifiziert begleiten können. In Deutschland gab es das Pilot-Projekt „Beizeiten Begleiten" (▶ www.beizeitenbegleiten.de) als erstes regionales Projekt zur gesundheitlichen Vorausplanung (ACP/GVP), das die beiden Säulen umsetzt. Seit ACP finanziert wird, haben viele Einrichtungen der stationären Altenhilfe und der Behindertenhilfe ein Beratungsangebot implementiert.

9.10.1 Definition

Advance Care Planning (ACP) verfolgt das Ziel, mögliche künftige medizinische Entscheidungen so vorauszuplanen, dass Patientinnen und Patienten auch dann zuverlässig nach ihren individuellen Wertvorstellungen und Wünschen behandelt und begleitet werden, wenn sie diese krankheitsbedingt nicht mehr selbst äußern können (▶ www.dgpalliativmedizin.de).

9.10.2 Ziele

Diese Zielsetzung erreicht ACP durch Interventionen auf zwei Ebenen:

1. Auf der individuellen Ebene erhalten die Mitglieder der Zielgruppe im Rahmen eines qualifizierten, professionell begleiteten Gesprächsprozesses – im Sinne einer vorweggenommenen gemeinsamen Entscheidungsfindung (Shared Decision Making) – Gelegenheit, eigene Präferenzen für künftige medizinische Behandlung und Begleitung bei Verlust der Einwilligungsfähigkeit zu entwickeln und in aussagekräftigen, (zumindest) regional einheitlichen Patientenverfügungen/Vorausverfügungen zu dokumentieren. Nahestehende/Bevollmächtigte werden soweit möglich und gewünscht an diesem Gesprächsprozess beteiligt.
2. Auf der Systemebene werden alle relevanten regionalen Institutionen und Versorgungsstrukturen eingebunden und die dort tätigen Personen so geschult bzw. informiert, dass die resultierenden Vorausverfügungen im Fall zutreffender Behandlungsentscheidung regelmäßig verfügbar sind und zuverlässig respektiert werden (▶ www.dgpalliativmedizin.de).

Hinweis

Eine Studie zu „Advance Care Planning" in England (Detering et al. 2010) zeigt: Der Einsatz von ACP hat positive Effekte auf die Betroffenen und ihre Angehörigen bezüglich ihrer Zufriedenheit mit der Versorgung am Lebensende und dem Befinden der Angehörigen in der Trauerphase.

9.10.3 In welchen Ländern wird ACP bereits praktiziert?

Australien

In Australien beschäftigen sich die Gesundheitswissenschaften (Public Health) seit über 20 Jahren mit der Frage, wie Palliative Care ein Teil der Gesundheitsförderung (Health Promotion) werden kann (WHO Ottawa Charta; Kellehear: „Death education for all"). Es sei längst klar, dass das Thema Palliative Care und die Auseinandersetzung mit der Gestaltung des Lebensendes weg vom Bett und hinaus in die Öffentlichkeit gehören („From bedside to public health", Kellehear 2005), da der längere Teil des Sterbens ja außerhalb von Institutionen und auch außerhalb der professionellen Pflege stattfänden. Dazu gab es viele lokale Bildungsoffensiven und Qualifizierungsangebote für Ehrenamtliche. In Australien ist Trauer ein Teil von Palliative Care. Da Trauer mit Beziehungen und den sozialen Netzen zu tun habe, sei sie ein öffentliches Thema.

Aus diesen grundlegenden Erkenntnissen entwickelten sich die ersten ACP-Projekte. Seit 2005 gibt es einen nationalen Plan (PCA Service Development Plan) (Kellehear 2005; Kellehear und Young 2007).

Großbritannien

In Großbritannien wurde der Einsatz des ACP in der End of Life Care Strategy (2008) und in den NICE Quality Standard for End of Life Care for Adults (2011) festgeschrieben und mit dem National End of Life Care Programme umgesetzt. Weitere Programmteile sind seit April 2013 in den NHS Improving Quality (NHS IQ) integriert worden.

Schweiz

In den Schweizer Medizinischen Richtlinien findet sich der Passus:

> Palliative Care bedeutet ..., dass neben der Erhaltung der Lebensqualität durch unterstützende und lindernde Maßnahmen der Umgang mit möglichen Verschlechterungen und akut bedrohlichen Situationen mit allen Beteiligten rechtzeitig und vorausschauend diskutiert wird (Advance Care Planning). Dies beinhaltet beispielsweise das Ansprechen von Fragen der Indikation für weitere medikamentöse Interventionen, Hospitalisationen, Verlegungen, operative Maßnahmen, Aufenthalte auf der Intensivstation, künstliche Beatmung oder Reanimationsmaßnahmen (SAMW 2013).

Deutschland

Deutschland kann auf jahrzehntelange Diskussionen über Patientenverfügungen und vorsorgende Verfügungen zurückblicken. Einige Initiativen haben von Beginn an ihre Beratungsleistung an persönliche Beratungsgespräche geknüpft. Dennoch gibt es auch heute noch zu viele Menschen, die eine „standardisierte" Patientenverfügung besitzen, die im Zweifelsfall nicht aussagekräftig ist. Vor einigen Jahren wurde, unterstützt von der Bosch-Stiftung, der sogenannte Notfallplan oder auch „Palliative Behandlungsplan" in der palliativen Versorgung entwickelt, der vorausschauend Verordnungen für möglicherweise eintretende Situationen in der letzten Lebensphase enthält, um schnell auf belastende Situationen reagieren zu können. In den Jahren 2008–2011 förderte das Bundesministerium für Bildung und Forschung das Projekt „beizeiten begleiten", das das Konzept der ACP regional umsetzte. Im 2015 in Kraft getretenen Hospiz- und Palliativgesetz wurde die Finanzierung durch die gesetzlichen Krankenkassen festgelegt. Damit steht einer flächendeckenden Umsetzung nichts mehr im Wege. Der Deutsche Hospiz- und Palliativverband hat im Jahr 2016 dafür eine differenzierte Handreichung mit einer systematischen Implementierungshilfe veröffentlicht (DHPV 2016 und ▶ www.dhpv.de).

- **Wer kann die gesundheitliche Versorgungsplanung anbieten?**

Zugelassene vollstationäre Pflegeeinrichtungen im Sinne des § 43 SGB XI und Einrichtungen der Eingliederungshilfe für Menschen mit Behinderung nach § 75 Abs. 1 Satz 1 SGB XII können Leistungsberechtigten eine gesundheitliche Versorgungsplanung für die letzte Lebensphase anbieten. Heute gibt es viele Anbieter, die Fortbildungskurse für angehende Gesprächsbegleiter anbieten. Auch die Kosten der Fortbildung können von den Kassen refinanziert werden. Trotz Hinterlegung in einer S3-Leitlinie für Patient*innen mit fortgeschrittenen Krebserkrankungen wird vorausschauende Versorgungsplanung im Krankenhaus und in der ambulanten Pflege aktuell nicht gegenfinanziert. Eine Studie von Behringer et al. (2021) zeigt den Nutzen nicht nur für die Patienten, sondern für alle am Versorgungsprozess Beteiligten.

Literatur

Allert B et al (2005) Erfolgsjahre für Hospize – Forschungsergebnisse zu Qualität und Kosten, BAG (Hrsg)

Aulbert E, Klaschik E, Schindler T (Hrsg) (2004) Palliativmedizin im ambulanten Sektor. Band 6: Beiträge zur Palliativmedizin. Schattauer, Stuttgart

Babitsch B (2012) Situation und Perspektiven von Public Health in Deutschland – Forschung und Lehre. http://www.deutsche-gesellschaft-public-health.de. Zugegriffen am 30.06.2013

BAG Hospiz, DGP (2006) Ambulante Hospiz- und Palliativzentren. Konzeption zur flächendeckenden ambulanten und sektoren-übergreifenden Hospiz- und Palliativversorgung in Deutschland. Die Hospiz-Z 29(8):3

BAG Hospiz, Dt. Caritasverband e. V., Diakonisches Werk der EKD e. V. (Hrsg) (2007) SORGSAM – Qualitätshandbuch für Statio-näre Hospize

Bartholomeyczik S (2005) Einige Anmerkungen zu Standards in der Pflege. In: Dr. med. Mabuse, März/April 2005

Bausewein C, Roller S, Voltz R (2021) Leitfaden Palliativmedizin, 7. Aufl. Urban & Fischer, München

Behringer D et al (2021) Behandlung im Voraus Planen – ein Praxis-projekt zur Implementierung vorausschauender Versorgungs-planung in einer onkologischen Abteilung. Z Palliativmed 22:265–270

Beyer S (2008) Frauen und Sterben – Gender und Palliative Care. Lambertus, Freiburg

Beyer S, Reitinger E (2010) Geschlechtersensible Hospiz- und Palliativkultur in der Altenpflege. Mabuse, Frankfurt/Main

Bühler E (Hrsg) (2006) Überleitungsmanagement und Integrierte Versorgung. Brücke zwischen Krankenhaus und nachstationärer Versorgung. Kohlhammer, Stuttgart

Denzer KJ (2001) Handbuch Angehörigenarbeit in Altenpflegeein-richtungen, Werkstattbericht 20. Haus Neuland

Detering K et al (2010) The impact of advance care planning on end of life care in elderly patients: a randomised controlled trial. BMJ 340:c1345. https://doi.org/10.1136/bmj.c1345. Zugriff 10.3.2023

DGP (2016) Deutsche Gesellschaft zur Palliativmedizin: Definitio-nen zur Hospiz- und Palliativversorgung. https://www.dgpalliativmedizin.de/images/DGP_GLOSSAR.pdf. Zugriff 10.3.2023

DGP, BfArM, ABDA (2012) Zum Umgang mit Betäubungsmitteln in der ambulanten Palliativversorgung. Fragen und Antworten rund um die Betäubungsmittel-Verschreibungsverordnung (BtMVV). http://www.bfarm.de. Zugriff 10.3.2023

DGP/BAG SAPV (2018) Erläuterungen zu Regelungen der ambu-lanten Palliativversorgung. https://www.dgpalliativmedizin.de/category/139-stellungnahmen-2018.html?download=713. Zu-griff 10.3.2023

DHPV (2005) Qualitätsanforderungen zur Vorbereitung Ehrenamt-licher in der Hospizarbeit

DHPV (2016) Advance Care Planning (ACP) in stationären Pflege-einrichtungen. Eine Einführung auf Grundlage des Hospiz- und Palliativgesetzes (HPG). 23.02.2016

DHPV Ambulante Hospizdienste (2012) Orientierungshilfe für Vor-stände sowie Mitarbeiterinnen und Mitarbeiter

Diakonisches Werk der Evangelischen Kirche in Deutschland (Hrsg) (1997) Hospizarbeit, Diakonie, Grundsätze – Konkretionen – Perspektiven Korrespondenz 8

Diakonisches Werk der Evangelischen Kirche in Deutschland (Hrsg) (1999) Vernetzte Sterbebegleitung im Altenpflegeheim. Zentraler Vertrieb des Diakonischen Werkes der EKD

Diakonisches Werk der Evangelischen Kirche in Deutschland (Hrsg) (2006) Leben bis zuletzt – Die Implementierung von Hospiz-arbeit und Palliativbetreuung in Einrichtungen der stationären Altenhilfe; 17.2006 Diakonie-Texte

Emrich F (2011) Netzwerkkompetenz in Palliative Care. Die Hospiz-Zeitschrift. Fachforum für Palliative Care. 13

Gronemeyer R et al (2004) Helfen am Ende des Lebens. Hospizarbeit und Palliative Care in Europa. In: Bundesarbeitsgemeinschaft Hospiz e. V. (Hrsg) der hospiz, Wuppertal

Harms P, Deckert M (2020) Spezialisierte ambulante Palliativver-sorgung (SAPV) und Allgemeinmedizin. Das Spezielle der SAPV aufgrund einer Literaturstudie und einer Befragung von Allgemeinmedizinern. Z Palliativmed 21:121 http://www.advan-cecareplanning.de

http://www.dgpalliativmedizin.de. Zugriff 10.3.2023

http://www.dgpalliativmedizin.de/allgemein/sapv.html.   Zugriff 10.3.2023

http://www.dhpv.de. Zugriff 10.3.2023

https://www.bag-sapv.de/informatives/. Zugriff 10.3.2023

https://www.bag-sapv.de/informatives/aapv/. Zugriff 10.3.2023

https://www.deutscher-kinderhospizverein.dew

https://www.dgpalliativmedizin.de/category/139-stellungnahmen-2018.html?download=713. Zugriff 10.3.2023

https://www.dgpalliativmedizin.de/category/147-pressemitteilungen-2016.html?download=751. Zugriff 10.3.2023

https://www.dgpalliativmedizin.de/images/DGP_GLOSSAR.pdf. https://www.euro.who.int/__data/assets/pdf_file/0006/129534/Ottawa_Charter_G.pdf und: Zugriff 10.3.2023

Jennessen S, Bungenstock A, Schwarzenberg E (2011) Kinderhospiz-arbeit. Konzepte, Erkenntnisse, Perspektiven. Kohlhammer, Stuttgart

Kellehear A (2005) Compassionate cities: public health and end of life care. Routledge, London

Kellehear A, Young B (2007) Resilient communities. In: Monroe B, Oliviere D (Hrsg) Resilience in palliative care: achievement in adversity. Oxford University Press, Oxford

Klaschik E, Husebø S (2009) Palliativmedizin, 5. Aufl. Springer, Heidelberg

Klie T, Student JC (2011) Wege aus dem Dilemma der Sterbehilfe. Herder, Freiburg

Kojer M (2003) Alt, krank und verwirrt. Lambertus, Freiburg

Kottnik R, Schmauderer IL (2002) Hospizarbeit in Diakonie und Kirche, Reflexionen und Konkretionen. Diakonisches Werk der EKD, Stuttgart

Marckmann G (2015) Praxisbuch Ethik in der Medizin. MWV Me-dizinisch Wissenschaftliche Verlagsgesellschaft, Berlin

Mascia M (2010) Total Pain bei onkologisch erkrankten, sterbenden Kindern – eine Herausforderung an die psychosoziale Be-gleitung. Unveröffentlichte Master Thesis zur Erlangung des akademischen Grades Master of Advanced Studies „Palliative Care"/MAS

Müller M, Kern M, Nauck F, Klaschik E (1997) Qualifikation hauptamtlicher Mitarbeiter. Curricula für Ärzte, Pflegende, Sozialarbeiter, Seelsorger in Palliativmedizin. Pallia Med, Bonn

Müller M, Kern M, Aurnhammer K (2007) Basiscurriculum Pallia-tive Care. Eine Fortbildung für psychosoziale Berufsgruppen. Pallia Med, Bonn

Pleschberger S (2011) Advance Care Planning (ACP) – ein Vorsorge-modell aus Großbritannien. Praxis Palliat Care 10:16–18

Reitinger H, Tesch-Römer Z (2004) Leitkategorie Menschenwürde: Zum Sterben in stationären Pflegeeinrichtungen. Lambertus, Freiburg

Sabatowski R et al (2000) Palliativmedizin 2000 – Über die Ent-wicklung palliativmedizinischer Einrichtungen in Deutschland. Thieme, Stuttgart

Sabatowski R et al (2006) Wegweiser Hospiz und Palliativmedizin Deutschland. Der hospiz, Wuppertal

SAMW (2013) Palliative Care – Medizinische Richtlinien. SAMW Schweizerische Akademie der Medizinischen Wissenschaften. http://www.samw.ch

Schmid U (2006) „Hospice Care" und „Palliative Care" – Synonym oder Unterschied? Die Hospiz-Zeitschrift 8(3):4 ff

in der Schmitten J, Marckmann G (2015) Beizeiten begleiten. In: Coors M, Jox R, In der Schmitten J (Hrsg) Advance Care Planning. Von der Patientenverfügung zur gesundheitlichen Voraus-planung. Kohlhammer, Stuttgart

in der Schmitten J, Rothärmel S, Rixen S, Mortsiefer A, Marckmann G (2011) Patientenverfügungen im Rettungsdienst, Teil 2. Neue Perspektiven durch Advance Care Planning und die „Hausärzt-liche Anordnung für den Notfall". Notfall Rettungsmed 2011. Online publiziert: 6. Oktober 2011. Springer, Heidelberg

Student JC (2000) Das Hospiz-Buch. Die Rolle der Ehrenamtlichen in der Hospizarbeit. Lambertus, Freiburg

Student JC, Mühlum A, Student U (2007) Soziale Arbeit in Hospiz und Palliative Care, 2. Aufl. Ernst Reinhardt, München

Thielmann W, Schuchardt J (1997) Diakonisches Werk der EKD. Diakonie-Verlag 8, Hospizarbeit Korrespondenz

Thöne A (2007) Die vierte Säule wächst. Dr. med. Thomas Schindler, Geschäftsführer der Deutschen Gesellschaft für Palliativmedizin im Gespräch mit HomeCare Journal. HomeCare J 01/07 Zeit-schrift der B. Braun Melsungen AG

van der Voort A (2005) Menschen im Hospiz. Herder, Freiburg

Wilkening K, Kunz R (2005) Sterben im Pflegeheim. Vandenhoeck & Ruprecht, Göttingen

Zernikow B (2012) Palliativversorgung von Kindern, Jugendlichen und jungen Erwachsenen, 2. Aufl. Springer, Berlin/Heidelberg

9

Qualität in Palliative Care

Susanne Kränzle

Inhaltsverzeichnis

© Springer-Verlag GmbH Deutschland, ein Teil von Springer Nature 2023
S. Kränzle et al. (Hrsg.), *Palliative Care*, https://doi.org/10.1007/978-3-662-66043-0_10

In Kürze

Qualitätsmanagement ist in unserer Zeit ein wichtiger und in allen Arbeitsbereichen gebräuchlicher Begriff, unter dem sich all jene betriebsspezifischen Maßnahmen vereinen, die dazu dienen sollen, bestimmten und vom Gesetzgeber, vom Arbeitgeber, vom Mitarbeitenden, von der Gesellschaft und vom Kunden definierten Anforderungen dauerhaft und jederzeit gerecht werden zu können und sie überprüfbar zu machen. Als Qualität bezeichnet man die Gesamtheit von Eigenschaften, von Merkmalen eines Produkts, einer Dienstleistung, die dieses Produkt, diese Dienstleistung zur Erfüllung vorgegebener Erfordernisse geeignet machen.

Auffällig ist nur: Die Qualität der Arbeit in Einrichtungen der Pflege und Sterbebegleitung ist letztlich trotz vieler Vereinheitlichungen, Standards und Vorgaben von den einzelnen Pflegenden und Begleitenden abhängig und setzt eine lebendige Beziehung zwischen den Beteiligten voraus.

Die Erfahrung, die Haltung, das Verständnis Pflegender und anderer Mitarbeitenden von Palliative Care und das Selbstverständnis der Pflegenden bestimmen in erster Linie, wie wohl und geborgen sich der sterbende Mensch und die Angehörigen in der betreffenden Einrichtung fühlen, ungeachtet dessen, dass es selbstverständlich fachliche Voraussetzungen gibt, die jede Einrichtung zu erfüllen hat.

Viele Einrichtungen haben im Hinblick auf Qualitätsanforderungen nach einem entsprechenden Prozess eine Zertifizierung nach einem der gängigen Prüfsiegel erhalten. Hier werden alle Prozesse des täglichen Betriebes untersucht, verbessert und festgeschrieben, damit in Zukunft alle Mitarbeitenden die gleiche Vorgehensweise einhalten. Das Qualitätsmanagement und die Zertifizierung von Einrichtungen hat der soziale Bereich aus der güterproduzierenden Industrie übernommen. Dies hat insofern Auswirkungen, als die Pflege vielerorts leider entsprechend industrialisiert wirkt – wirtschaftlich, rationell, effizient, materialistisch –, nur wenn diese Punkte alle befriedigend erfüllt sind, ist das Prüfsiegel garantiert. Ob und wo die einzelnen Menschen, sowohl Pflegebedürftige als auch Mitarbeitende, und die Menschlichkeit in diesem Konzept sich wiederfinden, ist allzu oft eine ganz andere Frage. Auch stellt sich die Frage, welchen Nutzen zertifizierte Hospize haben angesichts allen finanziellen und personellen Aufwandes, der für eine Zertifizierung betrieben werden muss, ob sie dadurch z. B. höhere Tagessätze von den Kostenträgern bewilligt bekommen – dem ist nämlich nicht so! Wem also soll eine Zertifizierung in einer Einrichtung, die ohnehin ein qualitativ außerordentlich hochwertiges Arbeiten vorweisen kann, nützen? Ein Schelm, wer dabei an die Unternehmen denkt, die für viel Geld Einrichtungen bis zur Zertifizierung bringen?!

Rahmenbedingungen, die in einer Einrichtung für die Begleitung und Betreuung Sterbender vorhanden sind, bestimmen wesentlich die Möglichkeiten einer qualitativ hochwertigen Arbeit. Dennoch gibt es gerade im Bereich der Pflege und Begleitung sterbender Menschen Grundsätze und Grundhaltungen, die nicht oder kaum zu standardisieren sind, sondern den Vorgesetzten und einzelnen Mitarbeiterinnen aller Disziplinen in ganz persönlicher Weise obliegen und für die sie zumeist je selber verantwortlich sind.

10.1 Weg von der Zufälligkeit

Ein wichtiges Ziel, auf das es hinzuarbeiten gilt, heißt: Die Organisation bzw. Organisationseinheit will „weg von der Zufälligkeit", die da heißt: Es kommt darauf an, ob gerade eine Pflegekraft im Dienst ist, die sich für sterbende Menschen interessiert, die Fachwissen hat und Situationen richtig einschätzt, die diese Aufgabe als Priorität wahrnimmt usw., damit der sterbende Mensch eine angemessene palliative Versorgung erfährt. Es muss allerdings möglich sein, dass sterbende Menschen jederzeit und von allen Mitarbeitenden adäquat und umfassend palliativ betreut werden, gänzlich unabhängig von der zwar im Dienstplan vorgegebenen, aber doch eher zufälligen An- oder Abwesenheit der Diensthabenden.

10.2 Interesse an Menschen und ihren Geschichten

Alle Menschen, die beruflich mit Menschen zu tun haben, brauchen ein gesundes und unerschütterliches Interesse an eben diesen Menschen und ihren individuellen Geschichten. Das bezieht in der Palliative Care nicht zuletzt auch die eigene Lebensgeschichte und den eigenen sozialen Hintergrund sowie die Motive ein, die dem Arbeiten in diesem Themenfeld zugrunde liegen. Ein Schlüsselwort heißt hier „Kommunikationsfähigkeit".

> Der Respekt vor der Individualität des zu betreuenden Menschen in seiner existenziellen Lebenskrise ist Grundlage jeder ernsthaften Hospizbetreuung. Qualität erwächst aus einer gelebten Beziehung zwischen Betreuenden und den sterbenden Menschen. Dies ist schwer messbar oder evaluierbar und dennoch essenziell.

10.3 Netzwerk und Interdisziplinarität

Die umfassende Fürsorge für sterbende Menschen gelingt nur im Netzwerk. Das heißt, unter den beteiligten Disziplinen muss ein verlässlicher Austausch in verabredeten Strukturen ebenso gewährleistet sein wie die Erreichbarkeit. Nur, wenn alle ihr je Bestes geben, wird die Palliativversorgung bestens sein können.

10.4 Fachwissen

Es gilt, das eigene Fachwissen ständig zu erweitern und zu aktualisieren mittels Fachliteratur, Fort- und Weiterbildungen, Austausch, Fallgesprächen usw. Daran muss nicht nur den Pflegekräften und anderen Disziplinen, sondern auch dem Träger und den Verantwortlichen einer Einrichtung, also dem Arbeitgeber, unbedingt gelegen sein.

10.5 Ethische Entscheidungsfindung

Jede Organisation, jeder Dienst, jeder Wohnbereich, jede Station braucht ein abgesprochenes Verfahren, mit dessen Hilfe ethisch schwierige Entscheidungen getroffen werden. Dazu gibt es verschiedene Modelle, die jeweils eingeführt, erprobt und gepflegt werden müssen. Grundlagen zu Ethik und Organisationsethik müssen allen Mitarbeitenden bekannt und vertraut sein, damit einerseits überhaupt erkannt wird, dass es sich um eine ethisch bedenkenswerte Frage oder Situation handelt und andererseits adäquat darauf reagiert werden kann.

10.6 Anwaltschaft und Anwartschaft

Menschen, die Sterbende betreuen, erleben sich oft in einer Art von Anwaltschaft für den sterbenden Menschen – Anwaltschaft, in der sie sich zum Wohle des betroffenen Menschen einsetzen, z. B. gegenüber Hausärzten, Betreuenden, Behörden, Fachdiensten, Angehörigen u. a. m. Das ist gut und richtig, jedoch gilt es immer wieder hinzuschauen, ob aus der Anwaltschaft so etwas wie eine Anwartschaft erwächst – ob also aus dem eigenen Verständnis heraus, wie gut und unersetzlich die Palliativversorgung ist, der Anspruch entsteht, dass kein Mensch mehr ohne die Wohltaten eines Hospizdienstes oder Palliativteams sterben darf, dass dies kein „guter Tod" sein könne und die Helfenden somit gänzlich unverzichtbar wären, ja, Anspruch darauf hätten, alle Menschen am Lebensende umfassend und interdisziplinär versorgen zu dürfen oder ob sie es nur je selber am besten könnten. Bewertungen dieser Art

sind nicht nur kontraproduktiv, sondern für die Qualität von Palliative Care geradezu gefährlich.

10.7 Fähigkeit zur Selbstreflexion

> Eine der wichtigsten Fähigkeiten von Menschen, die Sterbende betreuen, ist die Fähigkeit zur Selbstreflexion.

Diese muss ständig geübt und erweitert werden, z. B. in der Teamsupervision, in Fallgesprächen, im informellen Austausch im Team, in der Reflexion über sich selber und die gemachten Erfahrungen sowie über die eigene Motivation, in diesem Arbeitsfeld tätig zu sein. Erkenntnisse über das eigene innere Erleben helfen, sich differenzierter zu verhalten, und sind somit auch eine wesentliche Hilfe, seelisch gesund und ausgeglichen zu bleiben trotz der hohen Belastung, die mitunter in der Hospiz- und Palliativversorgung spürbar ist.

10.8 Professionelle Nähe statt professioneller Distanz

In der Pflege, Medizin, Sozialarbeit usw. wird den Mitarbeitenden als Mittel des seelischen Gesundbleibens gerne und oft empfohlen, eine „professionelle Distanz" zu halten. Diese bringt es mit sich, dass die „Professionellen" sich nur ein Stück weit für die hilfebedürftigen Menschen interessieren können und an einem bestimmten Punkt der Beziehung einen Schnitt machen müssen – bis hierher und nicht weiter. Doch ist das ein gangbarer Weg, der verlässliche und vertrauensvolle, echte Beziehungen schafft, in deren Rahmen der „Profi" tatsächlich erfassen kann, was sein Gegenüber braucht und möchte? Oder geht es nicht vielmehr darum, eine „professionelle Nähe" zu schaffen, die durch echte und wahrhaftige Begegnungen schnell und umfassend für Hilfe sorgen kann? Es ist eine der Kernkompetenzen helfender Berufe, in kurzer Zeit verlässliche Beziehungen herzustellen – deshalb kann „professionelle Distanz" nichts sein, nach dem gestrebt wird, zumal weder die Helfenden noch die Hilfebedürftigen dadurch tatsächlich befriedigt werden können. Deutlich muss Helfenden immer sein, dass es sich um temporäre Beziehungen handelt, die im Bereich der Palliative Care meist durch den Tod beendet werden. Umso großartiger ist es, durch zugelassene und natürlich stets eindeutige, ja, professionelle **Nähe** sehr persönliche Begegnungen haben zu können. Die Haltung der professionellen Nähe beinhaltet vor allem auch das Wissen: Ich bin nicht die einzige, nicht die wichtigste Person, meine Kolleginnen und Kollegen sorgen genauso gut für den betroffenen Menschen, sodass ich auch gut im Frei oder im Urlaub sein kann. Es kommt auf mich an, aber nicht nur auf mich.

10.9 Eigene Quellen der Kraft

Wer täglich mit den Themen Sterben, Tod und Trauer zu tun hat, braucht eine psychische Stabilität, die sich immer neu aufladen kann. Niemand bleibt unberührt zurück, der sterbenden Menschen und ihren Angehörigen begegnet. Deshalb muss es Kraftquellen geben, die sowohl vom Arbeitgeber zur Verfügung gestellt werden (Supervision, Teamgespräche, Fortbildungen, Gespräche mit den Mitarbeitenden der Seelsorge …) als auch privat verfügbar und in Eigenverantwortung sind: Beziehungen zu geliebten Menschen, die Natur, Musik, Literatur, Sport, Freundeskreis, Religion und Spiritualität u. v. m.

10.9.1 Finanzen

Für die palliative Versorgung bedarf es verschiedener Angebote, die eine solide Grundfinanzierung benötigen, ganz profan z. B. Fachliteratur, Musik-CDs, Kerzen oder Salzlampen, Mundpflegesets, Essen und Getränke auch für Angehörige usw. Denn Geld ist eine Form von Energie, die genauso notwendig zur adäquaten Palliativversorgung gehört wie alle anderen Formen der Energie auch.

Qualität in Palliative Care hat also wenig gemein mit Standards oder messbaren, überprüfbaren Vorgehensweisen, sondern hat ihren Urgrund im Begreifen jeder einzelnen Pflegekraft und in deren persönlicher Haltung.

> Nur und erst, wenn Träger, Hausleitung und Pflegekräfte verstanden haben, dass Palliative Care so viel mehr ist als die rein nachprüfbare Pflege, kann wirkliche und wirksame Qualität Einzug halten in der jeweiligen Einrichtung.

Weiterführende Literatur

Bundesarbeitsgemeinschaft Hospiz (2007) Hospizkultur im Alten- und Pflegeheim – Indikatoren und Empfehlungen zur Palliativkompetenz. Hospiz, Ludwigsburg
DHPV. Stationäre Pflegeeinrichtungen. https://www.dhpv.de/themen_stationaere-pflegeeinrichtungen.html
Heller A, Krobath T (2010) Ethik organisieren: Handbuch der Organisationsethik. Lambertus, Freiburg

Interdisziplinäres Arbeiten im Team – Grundlage für die Vernetzung von Palliative Care

Christa Seeger

Inhaltsverzeichnis

© Springer-Verlag GmbH Deutschland, ein Teil von Springer Nature 2023
S. Kränzle et al. (Hrsg.), *Palliative Care*, https://doi.org/10.1007/978-3-662-66043-0_11

In Kürze

Wie in ▶ Abschn. 2.4 beschrieben, ist interdisziplinäres Arbeiten in einem Palliative-Care-Team ein wichtiges Kriterium, um die ganzheitliche Versorgung des sterbenden Menschen gelingen zu lassen. Die durchgängige Zusammenarbeit mehrerer Berufsgruppen erfordert eine gute Kommunikationsstruktur im Team. Die vielfältigen Bedürfnisse des sterbenden Menschen ändern sich rasch und betreffen Aspekte im physischen, psychischen, sozialen und spirituellen Bereich. Dieses Zusammenarbeiten im Team muss gelernt werden, da in unserer Gesellschaft gerne jeder für sich arbeitet und hierarchische Strukturen üblich sind. Der Stil der Gleichwertigkeit innerhalb eines Teams kann erlernt und der Aspekt der wertvollen Ergänzung und des Austausches kann miteinander erarbeitet werden. Hierarchische Strukturen dürfen sich auflösen, um sich im Team gegenseitig wertschätzen und ergänzen zu können. Eine enge Zusammenarbeit, getragen von fortlaufender Reflexion, palliativen Situationsbesprechungen, Supervision und Austausch, Fort- und Weiterbildung, bildet einen Rahmen, der die Teamarbeit entwickeln lässt. Das Ziel des interdisziplinären Arbeitens im Team ist, die bestmögliche Lebensqualität und Selbstbestimmung für den sterbenden Menschen, seine Familie und Freunde zu ermöglichen.

Die unterschiedlichen Orte der Sterbebegleitung mit ihren unterschiedlichen Rahmenbedingungen geben auch der Teamarbeit verschiedene Gesichter. Überall dort, wo es gelingt, interdisziplinäres Arbeiten vielleicht auch nur in Ansätzen zu ermöglichen, wird eine bessere Versorgung des sterbenden Menschen und seiner Angehörigen möglich sein.

11.1 Das interdisziplinäre Team

11.1.1 Mitglieder

Die Mitglieder eines interdisziplinären Teams haben die Aufgabe, den sterbenden Menschen und seine Familie in das gesamte Geschehen mit einzubinden, zu begleiten und beraten wenn neue Entwicklungen und Symptome auftreten. Sie sollen sich an Entscheidungen und Entwicklungen des Sterbeprozesses beteiligen und einbezogen sein (◘ Abb. 11.1).

■ **Ärzte**
Sie sind vorrangig für die Behandlung der Symptome des Sterbeprozesses, für die körperlichen Beschwerden und für die palliativmedizinische Betreuung zuständig. Sie sollten Erfahrungen in der Symptomlinderung, insbesondere in der Schmerztherapie, in das Team einbringen. Der Arzt informiert Patienten und Angehörige

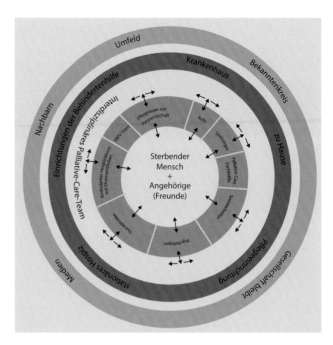

◘ **Abb. 11.1** Interdisziplinäres Team. Schaubild nach U.Schmid 2005 ergänzt von C. Seeger 2023

über das Fortschreiten der Erkrankung und über die Prognose. Er hat eine zentrale Rolle in der Leitung des interdisziplinären Teams inne. Der Arzt wird versuchen, einen Konsens bei ethischen und rechtlichen Entscheidungsfindungen herbeizuführen.

Haus-, Fach- und Klinikärzte können eine Verordnung für die „Spezialisierte Ambulante Palliativversorgung" (SAPV) bei komplexem Symptomgeschehen für die Versorgung zu Hause oder im Pflegeheim ausstellen. Zu Hause, in Einrichtungen der stationären Alten- und Behindertenhilfe und in stationären Hospizen wird so eine bessere Versorgung in schwierigsten Situationen für die sterbenden Menschen möglich.

■ **Pflegepersonal**
Das Pflegepersonal hat in der Regel einen sehr intensiven Kontakt zu dem sterbenden Menschen und seinen Angehörigen. Durch die Ausführung der Körperpflege, die Überwachung der Nahrungsaufnahme, die Unterstützung der Mobilität etc. werden wichtige Bereiche abgedeckt. Die Aufgabe der Symptomlinderung kann durch Krankenbeobachtung und gezielte Pflegemaßnahmen unterstützt werden. Palliative-Care-Fachkräfte unterstützen ihr Team, indem sie Wissen aufgrund ihrer Zusatzqualifikation einbringen, neue Wege und Abläufe zur Versorgung und Begleitung der sterbenden Menschen anregen und entwickeln. Der bewusste Blickwinkel und das sich ändernde Handeln von der kurativen Versorgung zur palliativen Versorgung sind sehr wichtig. Die daraus resultierenden Maßnahmen werden fortlaufend überwacht und überprüft.

■ **Brückenpflege**

Bei Tumorerkrankungen gibt es das Modell der Brückenpflege mit einem Team aus Palliative-Care-Fachkräften, angebunden an Krankenhäuser mit onkologischem Schwerpunkt. Die Brücke vom Krankenhaus nach Hause wirkt auch mit sozialarbeiterischen Funktionen und Kenntnissen in Symptomlinderung und Schmerztherapie. In enger Absprache mit Hausärzten und Pflegenden überwacht die Brückenpflege die Situation. Ihr Schwerpunkt liegt im ambulanten Bereich, das Ziel ist, Menschen das Sterben zu Hause zu ermöglichen. Der Kontakt beginnt im Krankenhaus und wird nach der Entlassung zu Hause weitergeführt.

■ **Palliative-Care-Fachkräfte**

Palliative-Care-Fachkräfte sind heute an allen Orten des Sterbens in die Pflegeteams integriert. Sie sind Pflegefachkräfte oder kommen aus der Sozialpädagogik und haben eine Zusatzqualifikation nach §39a SGB V und bringen ihre Fachlichkeit in ihre Teams ein. Sie sind auch Bestandteil der Ambulanten Hospizdienste und der SAPV-Teams. Der Schwerpunkt liegt bei der Symptomlinderung und der psychosozialen Begleitung von sterbenden Menschen und ihren Angehörigen.

■ **Ehrenamtliche**

Geschulte Ehrenamtliche sind Bestandteil der Ambulanten Hospizdienste und sind in ▶ Abschn. 11.2 beschrieben. Darüberhinaus gibt es an allen Orten des Sterbens viele Ehrenamtliche die die palliativen Situationen unterstützen.

■ **Seelsorger**

Der Seelsorger kann wichtiger Gesprächspartner in Fragestellungen für religiöse oder spirituelle Fragen sein. Unabhängig vom Glauben bzw. der Religion des Betroffenen sollten Gespräche möglich sein. Krankensalbung oder Abendmahl können wichtige Rituale und Wünsche eines Menschen im Sterbeprozess sein. Die Offenheit für auftretende Veränderungen bezüglich des Glaubens in dieser schwierigen Zeit des Lebens setzt eine große Offenheit des Seelsorgers voraus.

■ **Hauswirtschaftliches Personal**

Die hauswirtschaftliche Versorgung des betroffenen Menschen, im Besonderen die Ernährung, spielt eine wichtige Rolle in der Versorgung eines sterbenden Menschen. Lieblingsgerichte, Extrawünsche, kleine Portionen, besondere Darreichung der Flüssigkeit und andere Besonderheiten können erfüllt werden. Häufig hat hauswirtschaftliches Personal enge Verbindungen zum sterbenden Menschen.

■ **Therapeuten**

Durch das Anregen der Sinne kann Physio-, Kunst-, Mal-, Musik- und Atemtherapie Kommunikation auf sehr unterschiedlichen Ebenen ermöglichen. Erlebtes und Emotionen können auf nonverbalem Weg ausgedrückt werden. Entspannung kann erfolgen, angstbesetzte Situationen können sich lösen. Die Auseinandersetzung mit der Psyche und der eigenen Biografie schafft Erleichterung.

■ **Psychologen**

Psychologen haben eine supervisorische Funktion innerhalb des Teams. Sie können Depressions- und Angstzustände von Patienten mitbehandeln und unterstützen bei der Krankheitsbewältigung. Sie kümmern sich intensiv um Angehörige und um schwierige familiäre Konstellationen.

■ **Sozialarbeiter**

Sozialarbeiter unterstützen die gesamte Familie, um mit den Veränderungen, die die Erkrankung und das Sterben mit sich bringt, zurechtzukommen. Es werden andere Pflegedienste, Behördengänge, Trauerbegleitung vermittelt. Bei der Entlassung aus dem Krankenhaus oder der Aufnahme in eine Pflegeeinrichtung zur Kurzzeitpflege oder ein stationäres Hospiz oder bei der Suche eines Rehaplatzes nehmen Sozialarbeiter eine zentrale Rolle ein.

■ **AAPV-Team = Allgemeinde Ambulante Palliativversorgung mit den Ambulanten Hospizdiensten**

Ambulante Hospizdienste als Teil der AAPV-Versorgung bringen wichtige Erfahrungen durch geschulte ehrenamtliche Mitarbeitende und deren Fähigkeiten aus der Praxis der Sterbebegleitung in das Team ein. Sie sind ein Bindeglied zur „Normalität" des Alltags. Durch die Zeit, die sie einbringen, ist eine große Entlastung der Angehörigen und des sterbenden Menschen möglich. Im Hintergrund organisieren Pflegefachkräfte oder Sozialarbeiter mit der Zusatzqualifikation zur Palliative-Care-Fachkraft als hauptamtliche Koordinationspersonen (Palliative-Care-Fachkräfte) die Vernetzung mit den weiteren Berufsgruppen wie Hausärzten, Fachärzten, ambulanten Pflegediensten, Pflegeteams. Eine gute Erreichbarkeit muss gewährleistet sein oder eine 24-Stunden-Rufbereitschaft. Der Schwerpunkt der Arbeit ist die psychosoziale Begleitung und Betreuung. Ambulante Hospizdienste sind mit ihren Kooperationspartnern zuständig für die Allgemeine Ambulante Palliativversorgung (AAPV). Der Großteil der palliativen Situationen kann so zu Hause, in der Pflegeeinrichtung oder im Krankenhaus versorgt werden. Lebensqualität und Selbstbestimmung der Betroffenen und der Angehörigen stehen im Mittelpunkt.

- SAPV-Team = Spezialisierte Ambulante Palliativversorgung

Ein SAPV-Team besteht aus Palliative-Care-Pflegefachkräften und Palliativmedizinern und ist 24 Stunden erreichbar. Es ist zuständig für besonders komplexe und schwierige palliative Situationen, für die medizinische und pflegerische Behandlung schwer kranker und sterbender Menschen, die ihre letzte Zeit zu Hause oder im Pflegeheim verbringen möchten. Das SAPV-Team kooperiert mit Hausärzten, ambulanten Pflegediensten, Pflegeteams und Fachärzten. Kooperation und Beratung, Optimierung der Schmerztherapie, Symptomkontrolle und -behandlung sind die Schwerpunkte. Es bedarf einer Verordnung durch den Haus-, Fach- oder Klinikarzt. Lebensqualität und Selbstbestimmung der Betroffenen und der Angehörigen stehen im Mittelpunkt.

11.1.2 Voraussetzungen

Um in einem interdisziplinären Team arbeiten zu können, sind Akzeptanz und Wertschätzung der anderen Berufsgruppen eine wichtige Voraussetzung. Die Erkenntnis, dass das Arbeiten im Team effektiver ist, muss entwickelt werden. Kritik- und Konfliktfähigkeit des Teams können durch Supervision und Dienstbesprechungen eingeübt werden. Das Team sollte sich sorgsam auch um das Thema der Selbstpflege kümmern, um den großen Belastungen standhalten zu können. Runde Tische in unterschiedlicher Besetzung für ethische Entscheidungsfindungen lassen sich in allen Bereichen, d. h. an allen Orten der Sterbebegleitung, realisieren. Die Ergebnisse sollten dann dokumentiert werden, um sich gegenseitig zu entlasten und um weitere Schritte festzuschreiben. Palliative-Care-Beratungsteams werden in ▶ Abschn. 9.9 beschrieben.

11.2 Ehrenamtlichkeit als Besonderheit im interdisziplinären Team

In Kürze

Dieser Abschnitt zeigt die Besonderheit der Ehrenamtlichkeit im palliativen Netzwerk auf. Geschulte Ehrenamtliche sind ein wesentlicher Bestandteil in der Sterbebegleitung. Sie bringen viel Engagement und Zeit in diese Arbeit ein, brauchen aber auch Vorbereitung, Fort- und Weiterbildung, Anerkennung und Supervision durch Hauptamtliche. Die Ehrenamtlichkeit braucht eine stabile Hauptamtlichenstruktur hinter sich und eine hohe Verbindlichkeit, um den Anforderungen, die die Sterbebegleitung stellt, gewachsen zu sein.

Palliative Care wird zu einem wichtigen Teil getragen von der Mitarbeit geschulter Ehrenamtlicher. Das große Ziel ist, die Lebensqualität unheilbar kranker und sterbender Menschen zu erhalten oder zu verbessern und die Betreuung und Versorgung so lange wie möglich im eigenen Umfeld und selbstbestimmt zu ermöglichen. Die Grundsätze von Palliative Care sind somit auch für alle Ehrenamtlichen eine verpflichtende und verbindliche Richtschnur (vgl. ▶ Kap. 2):

> **Grundsätze der Hospizarbeit**
> - Die Wünsche des sterbenden Menschen und seiner Angehörigen stehen im Mittelpunkt.
> - Unterstützung durch ehrenamtliche Begleiter.
> - Das Palliative-Care-Beratungsteam aus verschiedenen beruflichen Gruppierungen unterstützt sich gegenseitig und arbeitet vertrauensvoll und interdisziplinär miteinander.
> - Spezielle Kenntnisse in der Symptomlinderung und Schmerztherapie sind erforderlich.
> - Gewährleistung der Kontinuität der Begleitung.
> - Die lebensbejahende Grundidee schließt aktive Sterbehilfe aus.
> - Sterben zu Hause ermöglichen.
> - Trauernachsorge und Trauerbegleitung anbieten.

Hospizgruppen haben sich in Deutschland seit 1984 aus Initiativen und Gruppen von ehrenamtlich tätigen Menschen entwickelt, die es sich zum Ziel gesetzt haben, schwer kranke und sterbende Menschen und ihre Angehörigen zu begleiten und zu unterstützen. An unterschiedlichen Orten begleiten heute ambulante Hospizdienste Kinder, Jugendliche und Erwachsene und bilden somit die Grundlage der Allgemeinen Ambulanten Palliativversorgung (AAPV) mit Pflegeteams, Hausärzten, Fachärzten und Therapeuten. Sie werden ergänzt durch die SAPV-Teams (siehe ▶ Kap. 9):
- Zu Hause
- Im Stationären Hospiz
- Im Tageshospiz
- Im Kinderhospiz
- Im Krankenhaus
- Auf der Palliativstation
- In Einrichtungen der Altenhilfe
- In Einrichtungen der Behindertenhilfe

Bundesweit ist heute eine sehr große Bewegung in der Hospizarbeit zu beobachten: Es gibt über 120.000 Ehrenamtliche (DHPV 2022).

Die Begleitung ist für die Betroffenen kostenfrei. Sie werden begleitet unabhängig von Alter, Konfession oder Erkrankung. Die ehrenamtlichen Begleiter ersetzen kein Pflegepersonal. Sie unterstützen Angehörige und Freunde, können aber deren Zuwendung nicht ersetzen, sondern im Rahmen ihrer Möglichkeiten ergänzen. Sie bringen einen wichtigen Schatz mit: Zeit; die heute so oft knapp bemessen ist bei den hauptamtlichen Berufsgruppierungen. Zeit, in der kleine Handreichungen geschehen, Zeit für alltägliche Dinge, Zeit zum Gespräch, zum Vorlesen, Singen, Beten, Handhalten, Dasein, Zeit und Mut zum Mitaushalten der schwierigen Situation.

11.2.1 Gewinnung Ehrenamtlicher

Durch Werbung und Artikel in den Stadtteilen, Gemeindebriefen oder Tages- und Stadtteilzeitungen erreicht man mit Vorträgen zum Thema Abschied, Sterben, Tod und Trauer Menschen, die an dieser Aufgabe interessiert sind. Durch die eigene Betroffenheit, z. B. den Verlust eines Menschen, der subjektiv gute oder weniger gute Erfahrungen hinterließ, fühlen sich Menschen motiviert, in der Sterbebegleitung mitzuarbeiten. Es geht häufig darum, „gute" Erfahrungen weiterzugeben oder „schlechte" Erfahrungen aufzuarbeiten. Alle Interessierten bringen die Bereitschaft und die Offenheit mit, sehr intensiven Erfahrungen in ihrem Leben zu begegnen und sich persönlich weiterzuentwickeln durch die Begleitung sterbender Menschen. Bestehende ambulante Hospizdienste erreichen neue Ehrenamtliche oft auch über eine persönliche Weiterempfehlung.

Wie in vielen sozialen Bereichen sind zum größten Teil Frauen in der Sterbebegleitung aktiv, Frauen ab einem mittleren Lebensalter mit reichhaltiger Lebenserfahrung. Ein immer größer werdender Anteil von Männern (ca. 10 %) ist nicht weniger intensiv in den Gruppen engagiert.

11.2.2 Auswahl von Ehrenamtlichen

Über eine schriftliche Vorinformation bzw. Bewerbung und in einem persönlichen Gespräch im Vorfeld kann die Motivation der Einzelnen zur Begleitung Sterbender abgeklärt werden. Es lohnt sich, genau hinzuhören, welche Erfahrungen mit Verlusten im eigenen Umfeld im Hintergrund stehen bzw. wie weit sie zurückliegen. Wenn die eigene Trauer um einen lieben Menschen noch keinen Raum finden konnte, so ist es besser, noch einige Zeit zu warten und ggf. Unterstützung anzubieten. Ein Auswahlgespräch im Vorfeld sollte die psychische und physische Stabilität einer Person in den Blick nehmen. Es genügt nicht, die eigene Lebensproblematik bearbeiten zu wollen. Dies ist aber eine sehr häufig vorkommende und oft unbewusste Motivation von Be-

werbern. Für die Sterbebegleitung sind die meisten Menschen geeignet, vorausgesetzt, sie sind bereit, sich auf einen sozusagen nie endenden Lernprozess einzustellen. Die uneingeschränkte Akzeptanz des Sterbenden, seiner Lebensgeschichte, seiner Lebensweise ist Ziel der Sterbebegleitung und kann und sollte fortwährend reflektiert und damit geschult werden. Das ist die Haltung von Palliative Care. Ein zusätzlicher Fragebogen mit Fragestellungen zur Motivation für dieses Ehrenamt ist hilfreich für die Auswahl.

11.2.3 Vorbereitungszeit für Ehrenamtliche

Der Deutsche Hospiz- und Palliativverband e. V. hat eine Broschüre zur Empfehlung für Vorbereitungskurse von Ehrenamtlichen in der Hospizarbeit entwickelt, welche Inhalte in einem Vorbereitungskurs bearbeitet werden.

Ziele und Inhalte des Vorbereitungskurses
Ziele:

— Die persönliche Auseinandersetzung mit dem Gedanken an den eigenen Tod zu fördern.

— Die Bereitschaft, sich für andere Menschen in einer besonders schwierigen Lebensphase aktiv und zuverlässig tätig zu engagieren und aus eigener Erfahrung sowie der Erfahrung anderer zu lernen. Mit Beginn der praktischen Arbeit treffen sich die Ehrenamtlichen regelmäßig zum Erfahrungsaustausch, um Erlebnisse und Fragen miteinander zu besprechen.

— Sterbebegleitung kann nur im Zusammenwirken mit anderen Diensten wie auch mit Angehörigen und Freunden gelingen. Ehrenamtliche Begleiter müssen in der Lage sein, gute Kontakte zu Angehörigen herzustellen, und die Bedeutung anderer Dienste anerkennen.

— Fortbildung, Beratungen, Supervision und Erfahrungsaustausch gehören auch nach dem Kurs verpflichtend zur Mitarbeit in der Hospizgruppe.

Inhalte:

— Auseinandersetzung mit der eigenen Erfahrung der Teilnehmer zu Sterben, Tod und Trauer.

— Grundlegende Informationen über das Hospizkonzept und die Lebensbedürfnisse sterbender Menschen.

— Übungen zur Beratungs- und Handlungskompetenz im Hospizbereich.

— Praktika und Hospitanzen in Krankenhäusern auf Palliativstationen, in stationären Hospizen, in Pflegeeinrichtungen.

Die Empfehlung „Qualifizierte Vorbereitung Ehrenamtlicher in der Sterbebegleitung/Rahmenempfehlung für Kursleitungen DHPV 2022" ist verfügbar unter ▶ https://www.dhpv.de/files/public/broschueren/2021_Broschu%CC%88re_RzQVEA.pdf.

Die Vorbereitungszeit für die Ehrenamtlichen ist eine sehr zeitintensive Phase, die auch eine große Herausforderung an die Kursleitung stellt. Die Dauer des Kurses ist mindestens ein halbes Jahr mit 100 Unterrichtseinheiten, Gruppenabenden, Wochenenden bzw. ganzen Tagen und Praktika in entsprechenden Einrichtungen. Die Vorbereitungszeit richtet sich nach den gegebenen Möglichkeiten vor Ort. Es gibt Angebote für Grundkurse und für Aufbaukurse für Begleiter.

Spezielle Themen einer Vorbereitungszeit
- Grundlagen der Hospizarbeit
- Sterbephasen
- Trauer
- Abschiedsrituale
- Ethische und rechtliche Fragen am Lebensende
- Auseinandersetzung mit der eigenen Sterblichkeit und eigenen Verlusterfahrungen
- Gesprächsführung und Kommunikation
- Lebens- und Sterbemeditation
- Biografiearbeit
- Angehörige
- Demenz
- Spiritualität
- Grundpflegerische Kenntnisse
- Praktika in Pflegeeinrichtung, Krankenhaus, stationärem Hospiz

Am Ende des Vorbereitungskurses wird eine Bescheinigung der Kursteilnahme als Nachweis für den Ehrenamtlichen und für den ambulanten Hospizdienst ausgestellt. Der ambulante Hospizdienst muss die Schulung der einzelnen Ehrenamtlichen nachweisen können. Dies ist eine wichtige Voraussetzung, um nach § 39a Abs. 2 SGB V bezuschusst zu werden. Es werden die Richtlinien des ambulanten Hospizdienstes sowie eine Schweigepflichterklärung über personenbezogene Daten unterschrieben.

11.2.4 Supervision und Begleitung von Ehrenamtlichen in der Hospizgruppe

Nach Abschluss dieser Vorbereitungszeit erfolgt die Übernahme der Ehrenamtlichen in eine Hospizgruppe, die sich regelmäßig zum Erfahrungsaustausch (in der Regel in zwei- bis vierwöchigem Rhythmus) und zur Supervision der Begegnungen mit sterbenden Menschen trifft. Vorteilhaft ist es, wenn sich die Begleitenden in der bisherigen Schulungsgruppe weiterhin treffen können, da sich durch die gemeinsam erlebte Zeit ein Vertrauensverhältnis entwickelt hat. Das lässt sich jedoch nicht in allen Fällen realisieren, da sich bestehende Gruppen aufgrund von Krankheit, Wegzug oder einer neuen Lebenssituation immer wieder von Mitgliedern verabschieden müssen. Neue Ehrenamtliche des Vorbereitungskurses kommen dann in die bestehende Hospizgruppe, damit diese arbeitsfähig bleiben kann. Ein neuer Gruppenprozess sowie eine neue Herausforderung für die Gruppenleitung entstehen, bis neu hinzugekommene Ehrenamtliche in eine bestehende Gruppe eingebunden sind. Das gemeinsame Thema verbindet jedoch erfahrungsgemäß und lässt diesen Prozess gelingen.

Die Gruppenabende sind sehr intensiv. Es braucht einen vertrauensvollen Rahmen, in dem die Erlebnisse und Begleitungen ausgetauscht und bearbeitet werden. Die Vorbereitungszeit für die Ehrenamtlichen endet nicht mit dem Abschluss des Kurses. Im Gegenteil, ein fortwährendes Lernen beginnt mit dem Beginn der Praxis der Sterbebegleitung. Jedes Sterben eines Menschen bringt wieder neue Begegnungen und Erfahrungen mit sich. Genauso vielfältig wie das Leben von uns Menschen ist, so vielseitig und unterschiedlich begegnet es uns auch im Sterben. Deshalb wird uns die Sterbebegleitung mit jeder neuen Begegnung auf immer neuen Wegen persönlich weiterbringen. Es bleibt ein ständiges Erfahren und Lernen von den sterbenden Menschen, die uns immer einen Schritt vorausgehen.

Die Gruppenabende von Hospizgruppen bieten einen stabilen Rückhalt, der das Betroffensein von diesen Erlebnissen betrachten und aufarbeiten kann. Immer wieder berührt das Erlebte die eigene Lebensgeschichte, was erkannt und wieder reflektiert und zurechtgerückt werden muss. Alle Beteiligten müssen immer wieder erkennen und lernen, was zu ihnen und was zu dieser anderen Lebensgeschichte gehört, damit die schwierigen Situationen ausgehalten und mitgetragen werden können. Das Erleben in den Begleitungen sollte nur in der Hospizgruppe (oder mit der zuständigen Koordinationsperson) besprochen werden. Die Einhaltung der Schweigepflicht darf keinen anderen Rahmen zulassen. Der Lebenspartner, die Familie und Freunde sind in der Regel mit dem Thema der Sterbebegleitung nicht so stark zu belasten, können und müssen dies auch nicht. Der vertraute Rahmen einer Hospizgruppe bietet einen sehr intensiven und geschützten Raum, um sich mit den erlebten Sterbebegleitungen und den eigenen Gefühlen auseinanderzusetzen und sich wieder abzugrenzen.

11.2.5 Schwierige Situationen im Umgang mit Ehrenamtlichen

- Schwierig kann es im Rahmen der Ehrenamtlichkeit immer da werden, wo Ehrenamtliche ohne bzw. mit schlechter Vorbereitung oder ohne Anbindung an eine Supervisionsgruppe versuchen, Sterbebegleitung durchzuführen.
- Wenn trotz einer unterzeichneten Schweigepflicht-erklärung diese nicht im Rahmen der Hospizgruppe gewahrt wird. Es dürfen keine Angaben zur Person, Erkrankung oder Informationen zur Familie nach außen getragen werden.
- Schwierig wird es, wenn eine Begleitung auf zu freundschaftlicher Ebene abläuft – wenn die Ehrenamtliche eigenmächtig ohne Rückkopplung mit der zuständigen Koordinatorin Absprachen trifft, die den Absprachen mit der Hospizkoordination, dem Pflegeteam bzw. dem Arzt oder anderen Berufsgruppen entgegenstehen.
- Überall dort, wo versucht wird, im Rahmen des eigenen Glaubens Versuche zu unternehmen, sterbende Menschen in ihrer letzten Lebensphase zu missionieren. Das darf nicht passieren. Deshalb ist eine Auseinandersetzung in der Vorbereitungszeit und danach in der Hospizgruppe zum Thema Glauben und zur eigenen Religiosität sehr wichtig, um den eigenen Standpunkt zum Thema Spiritualität zu kennen und diesen nicht auf den sterbenden Menschen zu projizieren.
- Das Nichtakzeptieren des „Neins" zur aktiven Sterbehilfe!
- Es kommt vereinzelt zu Situationen, in denen sich erst im Laufe der Praxis der Sterbebegleitung herauskristallisiert, dass sich die Leitung einer Hospizgruppe von einzelnen Ehrenamtlichen schmerzlich trennen muss, um den Grundlagen der Hospizarbeit gerecht zu werden, zum Schutz für den sterbenden Menschen. Für diese schwierigen Prozesse ist es wichtig, mit anderen Hauptamtlichen eng im Kontakt und Austausch zu stehen, damit Situationen beurteilt, Rückmeldungen gesammelt und nötige Konsequenzen daraus gezogen werden können.

11.2.6 Aufgaben der Ehrenamtlichen

Bei der Sterbebegleitung:
- Psychosoziale Begleitung von schwer kranken und sterbenden Menschen und deren Angehörigen in den letzten Monaten, Wochen und Tagen.
- Dasein, die Situation mit aushalten.

- Gespräche anbieten, Vorlesen, Musik hören, Singen, Beten – nur, wenn es gewünscht wird!
- Hand halten.
- Kleine Handreichungen ermöglichen.
- Trinken und Essen geben, immer nur mit einer tagesaktuellen Übergabe und im Auftrag und in Absprache mit dem Pflegepersonal bzw. dem Bevollmächtigten. Der Auftrag wird zur eigenen Absicherung dokumentiert.
- Kleine pflegerische Tätigkeiten wie Gesicht und Hände abwaschen, Fuß- oder Handmassage – keine Grundpflege!
- Mundpflege immer nur mit Auftrag und in Absprache mit dem Pflegepersonal. Der Auftrag wird zur eigenen Absicherung dokumentiert.
- Entlastung von pflegenden Angehörigen. Sie können in der Zeit der Anwesenheit von Ehrenamtlichen z. B. spazieren gehen, schlafen, einkaufen, eigene Termine wahrnehmen, ausspannen.
- Gezielte Begleitung gemeinsam mit Angehörigen am Bett des sterbenden Menschen, wenn diese die Situation nicht allein ertragen können.

Nach dem Tod:
- Begleitung der hinterbliebenen Angehörigen in der Zeit der Trauer, z. B. Besuch bei der Beerdigung, Kontakt durch Telefonanruf, Gespräch im Verlauf des ersten Trauerjahres, um schwierige Situationen evtl. auch in eine Trauerberatung, Trauerbegleitung weiterleiten zu können. Kontaktmöglichkeit bei Gedenktagen an den verstorbenen Menschen oder im November zum Gedenken am Totensonntag.

Mit der Koordinatorin:
- Die ehrenamtlichen Begleiter stehen in engem Kontakt zu der Koordinationsperson eines ambulanten Hospizdienstes, die bei Problemen oder problematischen Veränderungen einer Situation beratend und unterstützend zur Seite steht. Läuft die Begleitung ohne besondere Vorkommnisse, werden Verlauf und Veränderungen am Gruppenabend besprochen. Gibt es Veränderungen, z. B. in der Schmerzsituation, neue Absprachen mit den Angehörigen, dem Arzt oder der Pflege, müssen diese Veränderungen häufig auch täglich über die zuständige Koordinatorin abgesprochen werden. Dies ist nicht die Eigenverantwortung der Ehrenamtlichen.
- Die Ehrenamtlichen sind Kontrollinstanz für schmerztherapeutische Versorgung. Werden Schmerzen wahrgenommen, so können über die Rückmeldung an die Koordinatorin weitere Schritte mit Hausarzt, Brückenschwestern, Pflegepersonal, SAPV-Team erfolgen.

Weitere Aufgaben:

- Die Ehrenamtlichen erhalten fortlaufend themenbezogene Fortbildungsangebote zur Qualitätssicherung.
- Sie dokumentieren ihre Einsätze in der dafür vorgesehenen Dokumentation vor Ort bei der Begleitung (vgl. ▶ Abschn. 9.6.4).
- Die Ehrenamtlichen erhalten alle ein bis zwei Jahre ein Einzelgespräch mit der Gruppenleitung/Koordinatorin, um ihre Bedürfnisse und thematischen Wünsche zu besprechen oder um schwierige Situationen noch einmal zu reflektieren.
- Die Ehrenamtlichen können ihre Fahrtkosten abrechnen.
- Sie nehmen verbindlich an den monatlichen Gruppenabenden teil.

11.2.7 Abschließende Bemerkung

Ehrenamtliche bekommen in der Hospizarbeit eine große Chance, sich persönlich weiterzuentwickeln. Sie lernen ihre eigenen Fähigkeiten und Grenzen kennen. Die Auseinandersetzung mit der eigenen Trauer und dem eigenen Lebensende hilft, mit Ängsten, die auch bei erfahrenen Begleitern bleiben, umgehen zu lernen. Ehrenamtliche bekommen große Wertschätzung und haben einen kreativen und intuitiven Freiraum in einer Begleitung, um den sterbenden Menschen und ihren Nahestehenden in ihren Ängsten, Sorgen und Nöten beizustehen. Die vielfältigen Erfahrungen im Umgang mit Sterben, Tod und Trauer lassen Ehrenamtliche in der Hospizarbeit auf eine ganz besondere Art und Weise reifen. Es ist faszinierend, wie verschiedenartigste Menschen aus unterschiedlichsten biografischen Hintergründen und Berufen sich zu diesem Thema zusammenfinden. Alle mit demselben Ziel: das zu Ende gehende Leben des sterbenden Menschen bis zu seinem letzten Tag mit Respekt und Würde zu begleiten.

Literatur

Bausewein C, Roller S, Voltz R (2007) Leitfaden Palliativmedizin, 3. Aufl. Urban & Fischer, München

DHPV (2022) Qualifizierte Vorbereitung für Ehrenamtliche in der Sterbebegleitung/Rahmenempfehlung für Kursleitungen. https://www.dhpv.de/files/public/broschueren/2021_Broschu%CC%88re_RzQVEA.pdf. Zugriffsdatum am: 23.5.2022

Kottnik R, Schmauderer IL (2002) Diakonisches Werk der EKD. Hospizarbeit in Diakonie und Kirche, Reflexionen und Konkretionen. Stuttgart

Müller M, Kern M, Nauck F, Klaschik E (1997) Qualifikation hauptamtlicher Mitarbeiter, Curricula für Ärzte, Pflegende, Sozialarbeiter, Seelsorger in Palliativmedizin, 2. Aufl. Pallia Med, Bonn

Schaubild U. Schmid 2005, ergänzt von C. Seeger 2023

Student JC (2000) Das Hospiz-Buch. Die Rolle der Ehrenamtlichen in der Hospizarbeit. Lambertus, Freiburg

Student JC, Mühlum A, Student U (2020) Soziale Arbeit in Hospiz und Palliative Care, 4. Aufl. Ernst Reinhardt, München

Thielmann W, Schuchardt J (1997) Diakonisches Werk der EKD. Diakonie-Verlag 8, Hospizarbeit Korrespondenz

Selbstpflege

Angelika Farnung, Ulrike Schmid, Christa Mellis und Sabine Proksch

Inhaltsverzeichnis

© Springer-Verlag GmbH Deutschland, ein Teil von Springer Nature 2023

S. Kränzle et al. (Hrsg.), *Palliative Care*, https://doi.org/10.1007/978-3-662-66043-0_12

12.1 Supervision von Pflegenden im Hospiz: Innehalten, damit das Aushalten endet

Angelika Farnung

In Kürze

Supervision ist, nach Definition von Heidi Neumann-Wirsig und Heinz J. Kersting (1992), die ich hier als Beschreibungsgrundlage für die folgenden Ausführungen verwenden möchte, „eine spezifische Beratungsform zur Reflexion und Weiterentwicklung beruflichen Handelns". Beratungsgegenstand für die Supervision ist somit das berufliche Handeln der zu Beratenden, der Supervisanden. Als berufliches Handeln betrachtet Supervision die Arbeit der Supervisanden in ihrer Organisation oder ihrem Unternehmen, die sie als Person mit ihrer Profession leisten, eingebettet in Gesellschaft und Umwelt. Supervision hat nicht in erster Linie die Organisation zum Thema, das ist Schwerpunkt von Organisations- oder Unternehmensentwicklung. Wird nur die Person in den Fokus genommen, so handelt es sich um Therapie. Liegt der Schwerpunkt der Beratung bei der Profession, wird sie Fortbildung genannt. Supervision nimmt die Faktoren in den Blick, die das berufliche Handeln beeinflussen. Sie sieht sie als System, in dem die Supervisanden agieren. Supervision bietet u. a. die Chance, schwierige Situationen zu klären, Vorurteile zu überprüfen, Ressourcen zu sichten, neue Perspektiven für das eigene Handeln zu entwickeln, neue Handlungsoptionen auszuprobieren und mehr Handlungssicherheit zu gewinnen.

12.1.1 Anlass

Im Berufsfeld Hospiz ist in der Regel nicht ein „Vorfall", z. B. Probleme im Team, Anlass, Supervision zu beantragen und in Anspruch zu nehmen, sondern die Einsicht und das Selbstverständnis der Träger von Hospizen, dass für die Arbeit mit ihren spezifischen Belastungen regelmäßige Supervision sinnvoll und notwendig ist. Die Belastungen liegen einerseits im Arbeitsauftrag, schwerstkranke Menschen in ihren letzten Lebenstagen oder -wochen zu begleiten und eine optimale Pflege und den Lebensabschied sicherzustellen, andererseits in den Folgen dieser Arbeit. Die Gäste, zu denen eine intensive Beziehung in kurzer Zeit aufgebaut werden muss, sterben, und ihr Zimmer soll möglichst schnell für einen neuen Gast wohnlich hergerichtet werden. Zu den Belastungen gehören weiterhin die notwendige enge Kooperation aller Mitarbeiter aus unterschiedlichen Berufsgruppen mit ihren unterschiedlich motivierten Entscheidungen für ihre Arbeit, körperlich anstrengende Arbeit, Zeitdruck, enge Vorgaben im Budget, ständige Flexibilität aufgrund unvorhersehbarer Ereignisse. Diese Arbeit erfordert eine hohe fachliche und emotionale Kompetenz, eine ausgeprägte Teamfähigkeit und eine ständige Bereitschaft zu Reflexion und Fortbildung.

12.1.2 Auswahl

Supervisor ist kein geschützter Begriff. Ausbildungsinstitute bieten Ausbildungen zum Supervisor auf systemischer, analytischer oder gruppendynamischer Grundlage an, daneben gibt es Mischformen. Verschiedene Institute oder Zusammenschlüsse von Ausbildungsträgern vergeben Bezeichnungen, die definierte Standards garantieren, so z. B. die Deutsche Gesellschaft für Supervision, DGSv und die Systemische Gesellschaft, SG. Supervisanden treten in Kontakt zu möglichen Supervisoren und laden zu einem sog. Kontraktgespräch ein. Ziel des Kontraktgespräches ist es, sich kennen zu lernen, Erwartungen und Bedingungen abzuklären, um entscheiden zu können, ob und wie man miteinander in einen Supervisionsprozess einsteigen will. Für eine regelmäßige begleitende Teamsupervision im Hospiz ist es sinnvoll, Treffen im Abstand von 4–6 Wochen für 1,5–2 Zeitstunden für 1 Jahr zu vereinbaren, bei akuten Problemen, z. B. Leitungswechsel oder hoher Krankenstand, sind kürzere Intervalle notwendig.

12.1.3 Voraussetzungen

Zwischen Supervisanden und Supervisor ist Vertraulichkeit zu vereinbaren. Die Grenze der Vertraulichkeit liegt jedoch bei kriminellen Handlungen oder gewalttätigen Übergriffen, die in der Supervision zur Sprache kommen und vom Supervisor selbstverständlich nicht mehr vertraulich behandelt werden.

Über die Form des Kontaktes zwischen Supervisor und Hospizleitung oder Hospizträger können Vereinbarungen getroffen und mit dem Team besprochen werden, so können z. B. gemeinsame Auswertungsgespräche, Auswertungsgespräche von Supervisor mit Leitung und Träger etc. vereinbart werden. In vielen Hospizen wird ein sehr enger, geradezu familiärer Kontakt unter den Mitarbeitern, oft auch zwischen Mitarbeitern und Gästen gepflegt. Das „Sie" und die Anrede mit Herr und Frau ist eher ungewöhnlich. Hier muss der Supervisor die für ihn passende Anrede und den Arbeitston vorab überlegen.

12.1.4   Erwartungen

Die Versuchung ist groß, die Supervision als Scherbengericht, Wettkampfarena, Tränenpalast, Kuschelecke oder Bühne zu benutzen. Selbstdisziplin und Kompetenz von Supervisanden und Supervisoren sind Voraussetzung für eine zufriedenstellende Arbeit. Die Erwartungen der Supervisanden an die Supervision werden ermittelt und abgestimmt.

Im Abstimmungsprozess wird deutlich:
- Was beschäftigt Einzelne?
- Wo gibt es Konflikte?
- Was wird nicht angesprochen?
- Wie ist die Stimmung im Team?
- Wie sind die Befindlichkeiten bei Einzelnen?

Die Benennung von Erwartungen und Themen führt zu Aufträgen an den Supervisor. So sind die Supervisanden für die Inhalte, die Themen der Supervision verantwortlich, der Supervisor für den Prozess, für Methodenangebote, mit denen die Themen bearbeitet werden. Häufige Erwartungen und Themen der Supervisanden sind z. B. mehr Zeit für einzelne Gäste, Probleme im Umgang mit einzelnen Gästen, Abgrenzung zu Ehrenamtlichen im Hospiz, bessere Kommunikation im Team.

12.1.5   Supervision im Hospiz: für wen?

Im Hospiz arbeiten unterschiedliche Fachgruppen auf unterschiedlichen Hierarchieebenen.

Fachgruppen
- Gesamtleitung
- Abteilungsleitungen (Pflege, Hauswirtschaft, stationärer Bereich, ambulanter Bereich, Verwaltung)
- Mitarbeiter in der Pflege
- Mitarbeiter in der Hauswirtschaft
- Mitarbeiter in der Verwaltung
- Ehrenamtliche

Supervision für die Leitung

In einer Leitungssupervision arbeitet die Leitung, evtl. auch mit Stellvertretung, mit dem Supervisor schwerpunktmäßig an den Themen und Problemen, die mit der Leitungsrolle verbunden sind. Hier wird nicht über das Team verhandelt, sondern die Leitung in ihrer Selbstwahrnehmung und ihrem Verhalten und Kommunizieren gegenüber dem Team und dem Träger betrachtet und an Veränderungsspielräumen gearbeitet.

Teamsupervision – mit Leitung oder ohne?

Es ist oft die erste Frage, wer an der Teamsupervision teilnehmen soll. Aus meiner Sicht gibt es dafür keine allgemein gültige Richtlinie. Ein Team gibt sich für die Supervision Aufgaben, und alle, die für die Erfüllung der Aufgaben wichtig und hilfreich sind, werden einbezogen. Grenzen setzt die Gruppengröße. Für die Berufsgruppe Pflegende im Hospiz ist die Supervision ein Angebot, mit den täglichen Belastungen besser umgehen zu lernen und langfristig gesund und arbeitsfähig zu bleiben.

Alle Teilnehmenden sollten in jeder Sitzung in ausreichendem Umfang zu Wort kommen können und in überschaubaren Abständen die Chance haben, das eigene Anliegen in die Supervision einzubringen. Die Mindestgröße für eine Teamsupervision ist mehr als zwei Teilnehmende, sie sollte nicht mehr als zwölf Teilnehmende haben. Wichtig ist es, sicherzustellen, dass Arbeitsergebnisse der Supervision an alle kommuniziert werden, die davon betroffen sind oder die man für das Ergebnis gewinnen will.

Berufsgruppengemischte Supervision

Zu bestimmten Themen, z. B. Verabschiedung von Gästen, Sauberkeit in der Küche, Öffentlichkeitsarbeit, kann eine Supervisionssitzung vereinbart werden, an der neben den Pflegenden auch Mitarbeiter aus der Hauswirtschaft, der Verwaltung, Ehrenamtliche, FSJler und Trägervertreter beteiligt sind. Die Supervision unterstützt hier den Einstieg in einen Veränderungsprozess durch das gemeinsame Aufstellen von Zielen, die Erstellung eines mit allen abgestimmten Arbeitsplans mit der Festlegung von Verantwortungen. Der Supervisor übernimmt in diesen Zusammenhängen den Arbeitsauftrag, alle eingebrachten Beiträge im Blick zu halten, möglichen nicht oder nur vage vorgebrachten Bedenken eine Stimme zu geben, Konflikte zu erspüren und anzusprechen, Koalitionen und Oppositionen die Chance der Neupositionierung zu eröffnen.

Auch bei einer Fallsupervision (siehe unten) kann es sinnvoll sein, Mitarbeitende aus allen Berufsgruppen einzuladen. Ziel ist es dann, möglichst alle Informationen über den betreffenden Gast auszutauschen und einen mit allen abgestimmten Arbeits- und Verhaltensplan festzulegen.

12.1.6   Methoden

Der Supervisor benutzt für seine Arbeit Methoden, die er je nach Thema, Ausbildungshintergrund, eigenem Können, persönlichen Erfahrungen und auch den räumlichen Möglichkeiten und Grenzen auswählt. Rollenspiele, Bilder, Aufstellungen, Körperarbeit, Malen, Biografie- und

Analogiearbeit, Genogramme, Struktogramme – diese Methoden können, wenn sie kompetent eingesetzt werden, den Blick erweitern oder fokussieren und damit dem Team neue Möglichkeiten des beruflichen Handelns eröffnen. Wichtig erscheint mir in der Supervision, besonders im Hospiz, mit Humor, Lebendigkeit und Leichtigkeit zu arbeiten.

12.1.7 Ablauf einer Supervisionssitzung

Eine Supervisionssitzung hat klassisch vier Teile. Sie beginnt mit einer Rückmelde- oder Befindlichkeitsrunde, in der Reste der letzten Sitzung, Veränderungen seither und aufkommende Fragen, aber auch persönliche Befindlichkeiten geäußert werden können.

- Teil 1: Ziel ist es, eventuelle Störungen anzusprechen, Unklarheiten auszuräumen und die Arbeitsfähigkeit des Teams herzustellen.
- Teil 2: Hier wird das Thema für die Sitzung erarbeitet. Ziel dieser Phase ist eine Themen- oder Fragenformulierung, die vom Team in der zur Verfügung stehenden Zeit bearbeitet werden kann.
- Teil 3: Er bildet in der Regel den Kern der Supervision und nimmt daher die meiste Zeit ein. Das vom Team oder einem Teilnehmer eingebrachte Thema oder die Frage wird bearbeitet mit dem Ziel, Informationen zu sammeln, Chaos zu ordnen, neue Perspektiven zu eröffnen, Vereinbarungen zu treffen etc.
- Teil 4: Er besteht aus einer Reflexionsrunde zur Sitzung, z. B. mit folgenden Leitfragen: „Was war für mich heute neu, was nehme ich mit, was hat mir gefehlt, was hat mir gut getan, was habe ich gelernt?"

12.1.8 Beispiel für Teamkonflikte in der Supervision

Ein Konflikt, d. h. das Zusammentreffen verschiedener Interessen, ist in jedem Arbeitszusammenhang völlig normal. Angeschaut werden kann, wie ein Konflikt gelebt wird, wie er angesprochen oder nicht angesprochen wird, wie das Zusammentreffen verschiedener Interessen die Arbeit belebt oder lähmt, wie die Teammitglieder sich und ihre individuellen Interessen kennen und/oder kennen lernen wollen, respektieren und Lösungen erarbeiten oder gegeneinander, nebeneinander her tätig sind.

Teams im Hospiz befinden sich unter dem speziellen Druck, dass sie jeden Tag einen ganz besonderen Rahmen, eine ganz besondere Atmosphäre und eine ganz besondere Arbeit „abliefern" müssen. Konflikte, Stress, eigene Bedürftigkeit, Konkurrenz, Burn-out, Hilflosigkeit passen nicht in die Aura der heilenden Umgebung,

in der die Gäste ihre letzten Dinge mit Unterstützung regeln können, in der das Loslassen schmerzfrei und leicht gestaltet werden kann. Die Aufgabe des Teams im Hospiz ist es zusätzlich, die Angehörigen in den Abschiedsprozess einzubeziehen. Alle sind von der Zielvorstellung her eine Familie, die einem Familienmitglied hilft, den letzten Weg zu gehen. Dieser Druck, der sich in Deutschland aufgrund von Büchern, Filmen, persönlichen Berichten und überzeugenden Vorträgen von Lichtgestalten der Hospizbewegung aufgebaut hat, lastet auf allen Mitarbeitenden. Supervision eröffnet hier Chancen, produktive Lösungen für die sich aus diesem Anspruch heraus ergebenden Arten von Konflikten zu erarbeiten.

> **▶ Praxisbeispiel: Teamkonflikt in der Supervisionssitzung**
> In einer Supervisionssitzung signalisiert Frau M. schon in der Eröffnungsrunde Unmut und Frust. In der Runde zur Themenfindung frage ich sie, ob sie etwas einbringen möchte. Frau M. stößt zuerst kontrolliert, dann verhalten emotional ihren Unmut gegen eine Kollegin aus, die keine Nachtdienste machen muss. Es „kotzt sie an", dass sie selbst vier oder fünf Nächte hintereinander Nachtdienst machen muss, sie fühlt sich ungerecht behandelt und schafft in ihrer familiären Situation fünf ungeschlafene Nächte am Stück nicht. In der Runde herrscht Betroffenheit. Frau L., die keine Nachtdienste machen muss, weint still, die Wut von Frau M. ist greifbar.
>
> In der Sitzung erhält das Team von der Leiterin, die zunächst auch sehr aufgeregt ist und Frau L. um die Befreiung ihrer Schweigepflicht bittet, die sie erhält, alle Informationen, warum Frau L. keine Nachtdienste machen muss. Frau L. hatte auf die große Arbeitsüberlastung der vergangenen Monate mit massiven psychischen Störungen, d. h. Panikattacken, besonders im Nachtdienst, reagiert. Sie hatte der Leiterin vorgeschlagen, die Stelle zu kündigen, da für sie die Belastung im Hospiz zu groß sei. Da in dieser Zeit das Hospiz verzweifelt Fachpflegerinnen suchte, schlug die Leiterin Frau L. vor, übergangsweise keine Nachtdienste zu übernehmen. Die Belastung durch Nachtdienste wird von einigen Mitarbeiterinnen bestätigt, einige machen sie ganz gerne, eine Mitarbeiterin, Frau N., würde gerne mehr Nachtdienste machen, weil sie dann mehr Zeit tagsüber mit ihren Kindern verbringen kann. Dies widerspricht aber einer Vereinbarung im Hospiz, dass keine speziellen Nachtwachen eingestellt werden, da diese die Gäste dann zu wenig kennen.
>
> Eine Übereinstimmung wird darin gefunden, dass alle Mitarbeiterinnen den Wunsch haben, nicht mehr als drei Nächte hintereinander eingesetzt zu werden. Frau N. wird vorübergehend mehr nachts eingesetzt, bis zwei weitere Pflegekräfte für das Hospiz gefunden sind, die Stellen sind bereits ausgeschrieben. Mit Frau L. wird ein Plan erarbeitet, ab wann sie unter welchen Bedingungen für den

Nachtdienst eingeplant werden kann. Die Leiterin sagt zu, dass sie in Zukunft darauf achten wird, dass niemand mehr als drei Nächte hintereinander im Nachtdienst arbeiten muss. ◄

Voraussetzung für die Konfliktlösung in diesem Fall war, dass Frau M. den Raum hatte, ihren Unmut bei allen anzusprechen, mit der Kollegin, mit der sie sehr gerne zusammenarbeitet, hatte sie schon oft darüber gesprochen. Wichtig war auch, dass ihre Offenheit von der Supervisorin Wertschätzung erfuhr, im Team hatte sie die Rolle der „Lauten und Bösen", die ausspricht, was sich eigentlich nicht gehört, die aber aus der Sicht einiger Teammitglieder sehr stark ist und die nichts umhaut. In der Supervisionssitzung konnte sie erfahren, dass auch die Kolleginnen Probleme mit den Nachtdiensten haben, und die Kolleginnen konnten erfahren, dass die „Starke" auch Schwächen hat. Es wurde vereinbart, dass Frau M. in Zukunft versucht, ihre Anliegen ohne Vorwurf einzubringen und das Team sie darauf aufmerksam machen darf, wenn sie wieder laut und polternd etwas anprangert.

12.1.9 Beispiel für Konflikte mit der Organisation

In jedem Hospiz spielen Ehrenamtliche eine wichtige Rolle. Einige Hospize verdanken ihre Gründung der Initiative von Ehrenamtlichen, einige Hospize werden von Trägervereinen oder Förderkreisen mit ausschließlich ehrenamtlichen Funktionsträgern bis heute geleitet. Ehrenamtliche Mitarbeit im Hospiz gehört zur Kultur der Hospizarbeit in Deutschland. In der Zusammenarbeit zwischen Ehrenamtlichen und Hauptamtlichen liegt jede Menge Sprengstoff, und die Supervision ist ein Ort, an dem er sich entladen kann.

> ► Praxisbeispiel: Konflikte mit der Organisation
>
> Ein Hospiz wird von einem Verein getragen, der stark von seinem Vorsitzenden geprägt ist. Ein Presseartikel über das Hospiz mit einem Foto des Vorsitzenden beim gemeinsamen Mittagessen (das Foto war gestellt, der Vorsitzende isst normalerweise nie mit den Gästen im Hospiz, und der Pressetermin war mit der Leitung nicht abgesprochen) ist Anlass für das Team, in der Supervision sein Verhältnis zum Vorsitzenden zu klären. Als Frage wird herausgearbeitet: „Wie verschaffen wir uns Gehör beim Vorsitzenden?" Das Team merkt, dass Zulassen, Uneindeutigkeit und Uneinigkeit auf seiner Seite dem Vorsitzenden in den letzten Jahren viel Spielraum gegeben haben.

Hier könnte eine Veränderung ansetzen. Mit dem Team wird nach möglichen Kooperationspartnern gesucht, um seinen Anliegen ausreichend Gehör zu verschaffen, was ihm bei dem Vorsitzenden nicht gelingt. Das Team benennt den Hospizbeirat, mit dessen Mitgliedern es bisher noch nie das Gespräch gesucht hat. Das Team überlegt, wer wen vom Beirat kennt und welche Informationen vor Beiratssitzungen an wen kommuniziert werden sollten. ◄

12.1.10 Beispiel für Fallsupervision

Am Anfang einer Fallsupervision steht die Frage zu einem Gast oder zu einem Problem mit ihm. Der „Fall" kann von einem oder mehreren Supervisanden eingebracht werden. Er oder sie bringen die Frage oder das Problem in eine Form, in der die Bearbeitung möglich ist.

> ► Praxisbeispiel: Fallsupervision
>
> Frau F. ist neu im Pflegeteam, sie ist zum zweiten Mal bei der Teamsupervision dabei und noch unsicher. Gleich in der ersten Runde kommen ihr die Tränen. Sie sagt, dass sie wohl im Hospiz falsch sei und den Anforderungen nicht genüge. Aber sie sei einfach nicht in der Lage, Herrn N. zu pflegen. Ich frage sie, ob sie ihr Problem mit Herrn N. in die Supervision einbringen möchte. Sie ist zögerlich, stimmt dann aber zu und erhält von den Kolleginnen Unterstützung. Ich frage sie, was sie jetzt braucht, und sie sagt, dass sie nur wissen will, wie es den Kolleginnen bei der Pflege von Herrn N. geht. Ich bitte um Informationen zu Herrn N. Herr N. ist obdachlos, kam vor einigen Tagen in sehr schlechtem Zustand ins Hospiz. Er hat Geschwüre mit Madenbefall im Mundraum, Frau F. sagt, dass sie sich entsetzlich ekelt und den Gestank nicht aushalten kann. Ich bitte alle um einen kurzen Bericht, wie es ihnen in der Pflege von Herrn N. geht. Fast alle spüren Ekel beim Säubern des Mundraumes und geben Tipps, wie sie damit umgehen. Für Frau F. ist es schon eine große Erleichterung festzustellen, dass auch die erfahrenen Kolleginnen mit Ekel zu kämpfen haben.
>
> Eine Pflegekraft macht den Vorschlag, immer zu zweit zu Herrn N. ins Zimmer zu gehen, dann sei das einfacher zu ertragen, eine Pflegekraft sagt, dass ihr die Pflege von Herrn N. nichts ausmacht und dass sie gerne die Wundversorgung übernimmt, wenn sie im Dienst ist. Frau P. bringt noch ein, dass Frau F. sich vom Team Unterstützung holen kann, aber sie muss ihren Hilferuf deutlich machen. Sie habe gar nicht gemerkt, dass Frau F. ein Problem mit Herrn N. hat.

Frau F. ist sehr froh, dass das Team ihr Unterstützung anbietet, sieht aber auch ihren Anteil, dass sie um Hilfe bitten muss, wenn sie sie braucht. ◄

12.1.11 Supervision für Ehrenamtliche im Hospiz

Ehrenamtliche Mitarbeiter sind seit Beginn der Hospizbewegung in Deutschland integriert in das Konzept der Arbeit und in den Alltag in den Hospizen. Für ihre Ausbildung gelten Standards, die eine kompetente Begleitung sterbender Menschen und ihrer Angehörigen einerseits und die Chance der Verarbeitung für die Ehrenamtlichen andererseits sicherstellen. Nach Abschluss der Ausbildung ist für die Ehrenamtlichen die stabile Gruppe mit kompetenter Leitung eine wichtige Voraussetzung für ihre Tätigkeit und für die bleibende und immer neu zu entfachende Motivation. Wie für Hauptamtliche gilt auch für Ehrenamtliche, dass sich alle Themen um das Sterben je nach eigenen Lebenssituationen und -ereignissen immer wieder neu darstellen und im Zusammenhang mit der ehrenamtlichen Tätigkeit im Hospiz bearbeitet werden müssen.

Die regelmäßigen Treffen der Ehrenamtlichen, ca. zehnmal im Jahr, sollten die Aspekte Supervision, Fortbildung und Intensivierung der sozialen Kontakte in der Gruppe umfassen, d. h.:

- Erfahrungsaustausch über Einzelbegleitungen mit Supervisions- und Fortbildungsanteilen, je nach Bearbeitungsform durch den Supervisor
- Bearbeitung von Konflikten zwischen Ehrenamtlichen, zwischen Ehrenamtlichen und Hauptamtlichen und Konflikte um Aufgaben und Grenzen der ehrenamtlichen Arbeit
- Erarbeitung neuer Arbeitsfelder für die Ehrenamtlichen
- Erweiterung der Kompetenzen der Ehrenamtlichen
- Gemeinsame soziale Veranstaltungen, Klausurtage, Wochenenden, Verabschiedungen bei Beendigung der Tätigkeit

12.1.12 Abschied eines Supervisors vom Hospiz

Wird die Zusammenarbeit zwischen Supervisor und Hospizmitarbeitern beendet, sollte der Supervisor die hohe Kompetenz und Sensibilität der Mitarbeitenden zum Thema „Abschied" beachten. Der Abschied sollte gut vorbereitet und gestaltet werden, wozu auch ein ausführlicher Rückblick auf die geleistete Arbeit gehört.

Eine Gefahr in der Beziehung zwischen Supervisor und Team im Hospiz ist, dass über die Arbeit kein neuer Kontrakt mehr gemacht wird, da die Supervision ja als fester, selbstverständlicher Bestandteil im Haushalt geführt wird. Beim Supervisor kann sich die Vorstellung einnisten, dass er das Team bei so vielen Abschieden, mit denen es ständig konfrontiert ist, nicht auch noch verlassen darf, und beim Team, dass keine zusätzliche Veränderung gewünscht wird, und die Fantasie, dass der Supervisor vielleicht gekränkt ist, wenn man nach so langer Zeit von einem Wechsel spricht. Diesem Phänomen kann der Supervisor durch jährliche Auswertungssitzungen vorbeugen, die das Ziel haben, einen neuen Kontrakt für die kommenden Sitzungen auszuhandeln oder die Supervision nach einer Abschiedssitzung zu beenden.

12.2 Pflege der Pflegenden

Angelika Farnung

In Kürze

Die Pflege der Pflegenden, d. h. die Sorge um die Gesundheit der Mitarbeiter, die täglich Menschen mit schwersten Erkrankungen ohne die Aussicht auf eine Besserung pflegen, ist ein Qualitätsmerkmal jeder Pflegeeinrichtung und eine wichtige Führungsaufgabe. Zur Gesunderhaltung der Mitarbeiter tragen einerseits die Rahmenbedingungen wie räumliche Ausstattung, Pflegehilfen, das Essen, die Bezahlung, aber auch das Klima in der Institution, die Wahrnehmung der Pflegenden durch die Leitung und die Kompetenz der Pflegenden bei. Eine sorgfältige und regelmäßige Beachtung der Möglichkeiten der Gesunderhaltung der Pflegenden, Fortbildungen, die die Gesunderhaltung im Fokus haben, und die Unterstützung der Organisation bei der Implementierung von gesunderhaltenden Maßnahmen müssen beständiges Thema für die Leitung sein, um ein Ausbrennen der Mitarbeitenden, das sog. Burnout zu verhindern. Allerdings setzt dies auch die Bereitschaft der Mitarbeitenden voraus, in ihre Gesundheit Zeit und Geld zu investieren, ihre Gesunderhaltung als Lebenskonzept zu begreifen und Leben und Arbeit in ein Gleichgewicht zu bringen, in eine „Arbeit-Leben-Balance".

Für das Konzept der eigenen Gesundheitspflege gibt es keine einheitlichen Programme, kein computergestütztes Lernkonzept und kein allgemein gültiges Regelwerk. Jeder Mensch muss seinen individuellen Weg der Gesunderhaltung entdecken, kann sich in dieser Hinsicht allerdings beraten lassen, Bücher oder Internetseiten lesen, Seminare besuchen und verschiedene Methoden kennen und anwenden lernen, um das Passende für sich zu finden.

„Gesundheit beginnt im Kopf" beschreibt als Motto den Ort, an dem die Entscheidung für die eigene Gesundheit und im Folgenden auch für die der Familie und der Gesellschaft gefällt wird. Faktenwissen um die Gesundheit – um Ernährung, Bewegung, Verhütung von Krankheit, Arbeitsschutz, Arbeitssicherheit, Ursachen von Stress und Stressbewältigung, Entspannungsmethoden usw. – ist für unsere Gesunderhaltung notwendig. Hat in Deutschland viele Jahre die Maxime der Risikofaktorenverhinderung die Hauptrolle in der Gesundheitsförderung gespielt, d. h. nicht rauchen, nicht trinken, wenig Fette essen etc., kam Mitte der 1990er-Jahre der Ansatz der Salutogenese des amerikanisch-israelischen Medizinsoziologen Aaron Antonovsky in die Diskussion. Anfang der 1970er-Jahre führte Antonovsky in Israel eine Untersuchung an Frauen verschiedener ethnischer Gruppen über die Auswirkungen der Menopause durch. Die untersuchten Frauen der Geburtsjahrgänge 1914–1923 waren in Zentraleuropa geboren und teilweise in einem Konzentrationslager inhaftiert gewesen. Trotz extrem belastender Lebenserfahrungen befanden sich zum Zeitpunkt der Untersuchung 29 % der untersuchten Frauen in einem guten psychischen und körperlichen Gesundheitszustand.

Dieser Befund veranlasste Antonovsky, sich die Frage nach gesundheitlichen Schutzfaktoren zu stellen, nach sozialen und persönlichen Ressourcen, auf die der Einzelne bei einer Belastungsbewältigung zurückgreifen kann. Seine neue Frage und sein neuer Ansatz für die weitere Forschung lautete: Wer bleibt gesund, und warum und wie, auch angesichts kritischer Lebensereignisse und zahlreicher Stressoren im Alltagsleben?

» Kurz zusammengefasst besteht nach Antonovsky das Geheimnis der Gesundheit darin, dass man sich die Welt auch in schwierigen Situationen erklären kann, dass man überzeugt davon ist, die Anforderungen des Lebens durch eigene Kraft und/oder fremde Hilfe bewältigen zu können, und dass man die Auseinandersetzung mit diesen Lebensanforderungen als sinnvoll erlebt. Eine solche Weltsicht unterstützt die Bewältigung auch schwerer Belastungen und schützt vor den gesundheitsschädlichen Auswirkungen lang anhaltender körperlicher Stressreaktionen (DRK-Generalsekretariat und Kaluza 2011).

Um trotz schwerer Belastungen in der professionellen Pflege auf Dauer gesund bleiben zu können, empfiehlt die Salutogenese die Beachtung und Entwicklung der sog. Schutzfaktoren.

12.2.1 Schutzfaktor: Soziale Integration und Unterstützung

Für viele Pflegende führen Schichtdienste, Übermüdung und das Ausgebranntsein nach anstrengenden Arbeitstagen zum Rückzug und Abbruch sozialer Aktivitäten. Gleichzeitig sind noch vorhandene Beziehungen häufig mit Alltagsproblemen belastet und können nicht mehr der seelischen Regeneration dienen. Die Aufmerksamkeit für die Bedeutung von Beziehungen für die Erhaltung der eigenen Gesundheit und das Überlegen und Planen von Möglichkeiten, bestehende Beziehungen zu beeinflussen und neue Beziehungen zu knüpfen, können gelernt und auch zeitnah umgesetzt werden. Viele Pflegende verlieren im Alltag des permanenten Helfens und Gefordertseins den Zugang zur eigenen Bedürftigkeit, z. B. nach Zärtlichkeit, Fallenlassen, Zuwendung. Die Erlaubnis, Hilfe in Anspruch zu nehmen, Unterstützung einzufordern dürfen, befreit vom Druck der eigenen Allmacht und Unersetzlichkeit …

Machen Sie mit genügend Zeit (ca. 1 Stunde) folgende Übung:

- Im 1. Schritt schreiben Sie auf ein Blatt Papier „Mein soziales Beziehungsnetz", finden auf dem Papier einen Platz für sich als „Ich" und gruppieren um sich die Menschen, die Ihnen wichtig und nahe sind.
- Im 2. Schritt ergänzen Sie durch ein Symbol oder eine Farbe oder einen Text, wie die Menschen im Beziehungsnetz Ihnen gut tun. Dazu können Fragen helfen wie: Warum fühle ich mich in dieser Beziehung wohl? Was genau sind die tragfähigen und unterstützenden Anteile dieser positiven Beziehung? Was war für mich das wichtigste Erlebnis in dieser Beziehung? Kann ich andere um Hilfe bitten? Von wem kann ich gut Hilfe annehmen? In welchen Beziehungen kann ich so sein und mich so geben, wie ich bin, ohne mich zu verstellen?
- Im 3. Schritt können Sie überlegen, was Sie selbst dazu beitragen, dass Sie die Beziehung zu Person X als positiv erleben. Und hier können Sie entdecken, welche Möglichkeiten Sie auch in der Hand haben, um Ihr soziales Beziehungsnetz zu pflegen, um Beziehungen zu intensivieren oder auch zu verändern. Mit wem suchen Sie den Kontakt? Wem machen Sie gerne eine Freude? Wem schenken Sie gerne ein Lob? Vermerken Sie das auf dem Blatt.
- Im 4. Schritt: Gerade wenn Sie feststellen, dass in Ihrem Leben nur wenige Kontakte und vielleicht auch gar nicht so tragende Beziehungen vorhanden

sind, können Sie in einem 4. Schritt überlegen, wie Sie Ihr soziales Beziehungsnetz stärken oder auch weiter ausbauen können. Wollen Sie zu einzelnen Personen mehr Kontakt aufnehmen? Würden Sie gerne neue Menschen kennen lernen? Was können Sie dazu beitragen? Dokumentieren Sie Ihre Ideen und machen Sie sich einen Arbeitsplan, was Sie bis wann tun wollen und wer Sie dabei unterstützen könnte. Erzählen Sie Ihre Pläne einem guten Freund, einer guten Freundin und bitten Sie um Unterstützung bei der Umsetzung.

12.2.2 Schutzfaktor: Sinnorientierung

Von Viktor Frankl, der mit schrecklichen Erfahrungen in mehreren Konzentrationslagern als einziger seiner Familie den Zweiten Weltkrieg überlebt hat, stammt der Satz: „Wer ein Wozu zum Leben hat, erträgt fast jedes Wie." Es ist sicher schwer, gerade in Hochstressphasen die Entscheidung zum Innehalten zu treffen, um sich zu orientieren, doch nur mit Zielen und Prioritäten kann aus der Arbeitsüberflutung ein Arbeitsfluss werden.

- 1. Schritt: Ein Einstieg in die Sinnorientierung für die eigene Arbeit kann gut über die Klärung und Wertschätzung der eigenen Ressourcen führen. Nehmen Sie sich die Zeit, in ungestörter Atmosphäre auf schönem Papier aufzuschreiben, welche Stärken Sie haben, welche Erfahrungen, was Sie als Ihre Schätze in Ihre Arbeit einbringen. Ihre Ressourcen sind das Fundament Ihrer Arbeit, und Sie können nur auf diesem Fundament Ihr Arbeitshaus bauen. Dazu sollten Sie das Fundament allerdings gut kennen, damit das Haus nicht zu klein und nicht zu groß wird. Notieren Sie zu Ihren Ressourcen, was Sie tun oder tun sollten, um die Ressourcen zu erhalten und zu stärken: die körperliche Gesundheit z. B. durch regelmäßige Bewegung und gesunde Ernährung, Fachwissen durch regelmäßige Lektüre oder eine Fortbildung usw.
- 2. Schritt: Überlegen Sie, welche Ziele Sie mit Ihrer Arbeit verfolgen, wohin Ihr Arbeitsweg Sie führen soll, welche Pläne, Träume, Wünsche in Bezug auf Ihre Arbeit Sie immer wieder beschäftigen oder neu in Ihnen wach werden. Schreiben Sie alles auf.
- 3. Schritt: Versuchen Sie, ganz konkret ein Ziel oder auch zwei Ziele für sich zu formulieren, schreiben Sie auch dazu, bis wann Sie es verwirklichen wollen und was Sie dazu benötigen. Versuchen Sie, regelmäßig Zielgespräche mit sich oder einem Partner zu führen, um immer kompetenter Ihren Arbeitsweg mit eigenen Zielen und eigenem Sinn zu füllen.

12.2.3 Schutzfaktor: Wohlbefinden und Genießen im Alltag

Wohlbefinden und Genießen passen für viele Menschen nicht zu Alltag und Arbeit. Sie können sie sich nur im Freizeitbereich, im Urlaub oder zu besonderen Gelegenheiten vorstellen, und da sollten sie sich spontan, selbstverständlich und ohne Anstrengung einstellen. Folge davon ist zum einen, dass dem Alltag im Volksmund die Farbe Grau zugeordnet wird, zum anderen viele Menschen enttäuscht aus dem ersehnten Urlaub zurückkommen, weil er wieder nicht die Erfüllung aller Wünsche gebracht hat.

Wohlbefinden und Genuss sind sehr individuelle Bedürfnisse, die erlebt, erfahren, aber auch geübt und entwickelt werden müssen. Es gibt meterweise Bücher, die von unseren Sinnen, von Methoden der Intensivierung von Sinnerfahrungen, von Übungen zur Aktivierung der Sinne handeln. Viele Pflegende sehen die Aufforderungen zu Entspannung und zum Lebensglück eher als zusätzliche Belastung, da sie gar keine Zeit haben, sich mit all den wunderbaren Büchern zu beschäftigen. Es ist richtig, dass man eine Entscheidung zur Pflege der eigenen Gesundheit treffen muss, dass man Zeit einplanen muss, um einen Zugang zur eigenen Lebensquelle im Alltag zu finden.

Genießen im Alltag

- Gönnen Sie sich Genuss! Manchen Menschen fällt es schwer, sich Genuss zuzugestehen. Sie haben ein schlechtes Gewissen, wenn sie sich etwas Gutes tun. Ganz gleich, woher diese „Verbote" stammen – Sie dürfen sich heute Genuss erlauben und gut zu sich sein.
- Genuss braucht Zeit! Auch wenn es banal klingt: Genießen kann man nicht unter Zeitdruck. Genuss bedeutet, sich Zeit zu nehmen – manchmal auch nur für Augenblicke.
- Genießen Sie bewusst! Genuss kann man nicht nebenher erleben. Andere Tätigkeiten müssen warten. Die Aufmerksamkeit gehört ganz dem Genussvollen.
- Schulen Sie Ihre Sinne! Genießen setzt voraus, dass Sie Sinne differenziert wahrnehmen können. Genießen kann man lernen.
- Genießen Sie auf Ihre eigene Art! Geschmack und Vorlieben sind bei den Menschen sehr verschieden. Jeder soll herausfinden, was gut für ihn ist.
- Weniger ist mehr! Für den Genuss ist nicht die Menge, sondern die Qualität entscheidend. Deshalb ist mit Bedacht auszuwählen, was im Augenblick gut tut.

- Planen Sie Ihren Genuss! Auch wenn man „die Feste feiern soll, wie sie fallen", ist es nicht ratsam, das Genießen ausschließlich dem Zufall zu überlassen. Zeit will dafür eingeplant, Vorbereitungen und Verabredungen müssen getroffen werden.
- Genießen Sie die kleinen Dinge des Alltags! Es braucht nicht immer besondere Anlässe, um Genuss erleben zu können. Oft stecken die Quellen von Genuss und Wohlbefinden im Alltäglichen, den scheinbar kleinen und selbstverständlichen Dingen: dem Duft von frisch gebrühtem Kaffee, einer Blume auf dem Schreibtisch, einem unverhofften Lob ....

Wenn Ihnen spontan einfällt, was zu Ihrem Wohlbefinden im Alltag beiträgt und was Sie sich ab morgen regelmäßig und ohne viel Aufwand gönnen können, dann schreiben Sie es auf und setzen Sie es um. Lassen Sie Genuss selbstverständlich in Ihren Alltag einfließen und erweitern Sie mit der Zeit Ihr Genussrepertoire durch Anregungen von außen wie Bücher und Kurse.

12.2.4 Schutzfaktor: Gesundheitsförderliche Einstellungen

Ich kann eine Lebenseinstellung pflegen, die das Glas vor mir als halb leer oder als halb voll sieht. Es gibt für jeden Einzelnen sicher viele gute Gründe und Erfahrungen dafür, das Glas halb leer oder halb voll zu sehen, und das hat Auswirkungen auf das Immunsystem, auf den Stand in der Welt und gegenüber den Menschen in der Umgebung. Der Depressionsforscher Martin Seligman (2002) beschreibt daher die Auswirkungen einer negativen Grundeinstellung mit dem sehr anschaulichen Satz „Pessimisten küsst man nicht".

Gesundheitsförderliche Einstellungen können gelernt werden, wenn man bereit ist, die eigene Situation auch einmal anders anzuschauen, ihr einen anderen Rahmen zu geben und nicht gleich ein „Ja, aber" im Hinterkopf zu haben. Dabei sollen schwere Situationen nicht schöngeredet werden, sondern weitere Aspekte der Situation in den Blick kommen, die auch positive Anteile aufzeigen.

Wenn der Schichtdienst sehr anstrengend ist, dann kann ich entweder nur alle negativen Folgen anschauen, z. B. dass regelmäßige Kurse nicht besucht werden können, Verabredungen nur schwer zu treffen sind und der Schlafrhythmus durcheinander kommt. Oder ich kann zusätzlich auch meine Vorteile aufgrund des Schichtdienstes in den Blick nehmen. Bei der Entwicklung von

gesundheitsförderlichen Einstellungen sind gute Freunde und Kollegen wichtig, die mich liebevoll darauf hinweisen, wenn ich in einer Negativspirale bin, und mich bei ihrer Bewältigung unterstützen. Haltepole wie „Ich weiß, was ich kann", aufrichtende Leitsätze wie „Ich habe schon viel geschafft in meinem Leben" und der Mut zum „inneren Lächeln" helfen in Krisen und können, wenn sie regelmäßig geübt werden, auch im entscheidenden Moment abrufbar zur Verfügung stehen.

> ❯ Abgesehen vom „Selbstwert" ist jeder gut ausgebildete Pflegende für unsere Gesellschaft heute von so großem Wert, dass das Verhindern von Ausbrennen und Abwandern in eine Krankheit oder einen anderen Beruf einen hohen, kaum zu schätzenden Stellenwert für alle Verantwortlichen haben muss.

12.3 Über Gesundheit und Krankheit – das salutogenetische Gesundheitsmodell nach Aaron Antonovsky

Ulrike Schmid

In Kürze

Das Modell der Salutogenese von Antonovsky wird in verschiedenen Kapiteln dieses Buches erwähnt. Deshalb wird an dieser Stelle näher darauf eingegangen, da es sowohl mit Blick auf unsere Selbstfürsorgekompetenzen als auch bezüglich unseres Menschenbilds und unserer Vorstellung von Gesundheit und Krankheit hilfreich und förderlich sein kann.

12.3.1 Entstehung einer neuen Sichtweise

Der Soziologe Aaron Antonovsky (geb. 1923 in New York City, USA, gest. 1994 in Beer Sheba, Israel) emigrierte 1960 zusammen mit seiner Frau, der Entwicklungspsychologin Helen Antonovsky, aus den USA nach Jerusalem, um an der Hebräischen Hadassah-Universität am Institut für angewandte Sozialforschung zu arbeiten. Er lehrte und forschte zum Themenbereich Stress, Gesundheit und Krankheit. Zwölf Jahre später gründete er eine gemeindeorientierte medizinische Fakultät in Beer Sheba in Israel. Dort lebte und arbeitete er bis zu seinem Tod.

Antonovsky bearbeitete schwerpunktmäßig drei Fragestellungen:
1. Warum bleiben Menschen gesund?
2. Wie werden Menschen gesund?
3. Was ist das Besondere an Menschen, die trotz extremer Belastungen nicht krank werden?

Später entwickelte er anhand der Ergebnisse seiner Untersuchungen das Modell der Salutogenese (Salus, lat. Gesundheit; Genese, gr. Entstehung).

Antonovsky ergänzt mit seinem Modell das pathogenetische Paradigma (Pathogenese = Suche nach den Ursachen von Krankheit; Paradigma = Denkweise, Lehrmeinung). Das pathogenetische Modell fragt danach, was den Menschen krank macht, und begreift Krankheit als Abwesenheit von Gesundheit, das heißt, als Abweichung von der Norm. Im salutogenetischen Modell werden Krankheit und Tod als notwendige Bestandteile des Lebens betrachtet. Antonovsky sieht Gesundheit und Krankheit als zwei entgegengesetzte Pole. Das Spannungsfeld dazwischen, eine Art Skalierung zwischen gesund und krank, bezeichnet er als das Gesundheits-Krankheits-Kontinuum. In diesem Spannungsfeld bewegen wir uns ständig, mal mehr gesund, mal mehr krank. Niemals erreichen wir die absolute Gesundheit. Wenn wir absolut krank sind, sind wir tot.

Krankheit kann anhand dieses Modells als Symptom und damit als Chance verstanden werden, die Herausforderungen des Lebens zu verarbeiten. Findet eine aktive Auseinandersetzung mit den inneren Bedürfnissen und den von außen einströmenden Anforderungen statt, so bewegt sich der betreffende Mensch auf dem Gesundheits-Krankheits-Kontinuum in Richtung Gesundheit (Lorenz 2005, S. 31).

Mindestens genauso wichtig wie das Betreiben von Ursachenforschung ist es, nach den im Menschen schon vorhandenen Potenzialen (Ressourcen) zu fragen, den Betroffenen anzuleiten und zu ermutigen, seine schlummernden Ressourcen wie einen wertvollen persönlichen Schatz zu heben. Dadurch entsteht eine andere Sicht von Gesundheit und Krankheit. Gesundheit und Krankheit schließen sich nicht gegenseitig aus, sie haben im gesamten Lebensverlauf eine Koexistenz. Der „Patient" (lat. patiens = aushaltend, fähig zu ertragen; passio = das Leiden) muss nicht mehr in der Opferposition verharren und als Objekt abhängig von der Hilfe anderer (den Mitarbeitenden im Gesundheitswesen) sein. Der Patient wird wieder zum Menschen, der, so Antonovsky, immer auf eigene Ressourcen zurückgreifen kann. Denn hat ein Mensch keine Ressourcen mehr, so ist er tot. Entscheidet sich jemand, seine eigenen Potenziale nicht einzusetzen und ganz auf die Hilfe anderer zu bauen, ist dies seine (autonome) Entscheidung, die Respekt verdient. Die Mitarbeitenden im Gesundheitswesen und in den helfenden Berufen müssen kein „Empowerment" erzwingen und keine Scheinautonomie überstülpen. Antonovskys Hypothese, dass niemand ganz gesund oder ganz krank ist, sondern Gesundheit immer als eine dynamische Bewegung zwischen den beiden Polen „gesund" und „krank" ist, konnte er durch seine Studien beweisen. Seine Ergebnisse wurden in zahlreichen Folgestudien bestätigt. Er schreibt:

> Wir sind alle sterblich. Ebenso sind wir alle, solange noch ein Hauch von Leben in uns ist, in einem gewissen Ausmaß gesund (Antonovsky und Franke 1997, S. 22).

Antonovskys Sinnbild für das menschliche Leben ist ein großer Fluss:

> Meine fundamentale philosophische Annahme ist, dass der Fluss der Strom des Lebens ist, in dem wir alle schwimmen. Niemand geht sicher am Ufer entlang. … Es gibt Gabelungen im Fluss, die zu leichten Strömungen oder in gefährliche Stromschnellen und Strudel führen. … Wie wird man in diesem von historischen, soziokulturellen und physikalischen Umweltbedingungen bestimmten Fluss ein guter Schwimmer? (Antonovsky und Franke 1997, S. 22).

Unsere Lebensaufgabe ist es laut Aaron Antonovsky, im Fluss des Lebens ein möglichst guter Schwimmer zu werden. Je nachdem, ob es ein reißender Bach mit Stromschnellen, gefährlichen Felsen und Schluchten oder ein breiter tiefer Strom ist, der mal ruhig, mal gefährlich schnell dahinfließt, entwickeln wir entsprechende innere Ressourcen und lernen, diese einzusetzen sowie die Unterstützung von äußeren Ressourcen abzurufen und anzunehmen. Für Antonovsky ist Gesundheit kein Zustand. Er versteht Gesundheit als einen fortwährenden Prozess.

Die pathogenetische Sichtweise will möglichst schnell aus dem Fluss ans sichere Ufer gelangen. Mitarbeitende im Gesundheitswesen, die „Lebensrettungsspezialisten", retten die, die es nicht aus eigener Kraft ans Ufer schaffen. Sie säumen deshalb mit Schwimmwesten und Rettungsbooten das Ufer. Danach gibt es zwei Sorten von Menschen: die Gesunden im Trockenen und die Kranken im Fluss.

Dagegen sieht uns die Salutogenese alle, vom Lebensanfang bis zum Tod, im Fluss, da aus salutogenetischer Sicht Krankheit, Leid und Tod zum Leben gehören (Franke und Witte 2009).

Der salutogenetische Ansatz betrachtet das Streben nach Gesundheit als einen permanenten, dynamisch sich regulierenden Prozess. Je nach Alter, Geschlecht, einer eventuellen Grunderkrankung oder Behinderung des Betroffenen können unterschiedliche Kriterien zur Bestimmung der Position auf dem Gesundheits-Krankheits-Kontinuum herangezogen werden. Das können „objektive" Faktoren wie Diagnose, Prognose, messbare Funktionseinschränkungen und Laborwerte sowie „subjektive" Faktoren wie die Befindlichkeit, z. B. Leistungsfähigkeit, Fitness, psychische Stabilität etc., sein.

In Anlehnung an das transaktionale Stressmodell des Psychologen Richard Lazarus aus dem Jahr 1974 entwickelte Antonovsky ein eigenes Stresskonzept. Danach gibt es nicht nur negative, sondern auch positive Stressoren. Für ihn wurde deutlich, dass die Art der ausgelösten Erkrankung gar nicht von den Stressoren, sondern von der jeweiligen Disposition und Bewertung durch die betroffene Person abhängt.

Im Rahmen dieser Forschungen entstand ein Projekt, das die Auswirkungen der Wechseljahre bei verschiedenen ethnischen Gruppen untersuchen sollte. Dieses Projekt war ausschlaggebend für sein neues Verständnis von Gesundheit. Befunde von einer Gruppe von ehemaligen im KZ internierten Frauen zeigten: Ein Drittel dieser Frauen war trotz schwerer traumatischer Erfahrungen in den KZs bei guter psychischer Gesundheit geblieben. Aus dieser Beobachtung entwickelte Antonovsky seine neue Forschungsfrage: Wie konnten diese Frauen trotz dieser schwersten Belastungserfahrungen gesund bleiben? Die Beantwortung dieser Frage sollte seine weiteren Forschungen bestimmen. Auf der Basis dieser Befunde entwickelte Antonovsky das Modell der Salutogenese. Er benannte drei Kernelemente, die bestimmen, wie gesund oder krank die betroffene Person ist:

1. Innere und äußere Stressoren, die auf ein Individuum einwirken
2. Widerstandsressourcen (Schutzfaktoren), die ein Individuum im Laufe seines Lebens entwickelt (▶ Abschn. 12.2)
3. Kohärenzgefühl (Gefühl der Stimmigkeit mit sich und seinem Leben)

12.3.2 Stressoren

Alle Menschen kommen ständig mit „äußeren Stressoren" (Zwänge, Regelungen, Überraschungen) und „inneren Stressoren" (Glaubenssätze, innere Antreiber) in Kontakt, die auf ihr Wohlbefinden einwirken und eine Dynamik auslösen. In Antonovskys Bild gerät der Schwimmer im Fluss in Stromschnellen, an Hindernisse, in Strudel oder gar gefährliche Wasserwalzen. Es kostet Anstrengung und Können, mit diesen Widrigkeiten fertig zu werden. Auch wenn der Strom träge dahinfließt, sind gewisse Schwimmbewegungen erforderlich, um nicht zu ertrinken. Ständig sind wir mit Anforderungen und Herausforderungen (Stressoren) konfrontiert, auf die wir reagieren müssen. Unsere individuelle Bewertung und die Verarbeitung dieser Anforderungen werden von unseren „Widerstandsressourcen" und unserem „Kohärenzgefühl" bestimmt.

12.3.3 Widerstandsressourcen

Widerstandsressourcen sind unsere individuellen Schutzpotenziale. Sie entstehen durch Sozialisation und durch die Bewältigungsmöglichkeiten, die ein Mensch entwickelt. Im Bild des Flusses: Sowohl die Art der Hindernisse als auch die Fähigkeit, ein immer besserer Schwimmer zu werden, entscheiden darüber, wie er im Fluss schwimmt. Auf die äußeren Bedingungen hat der Schwimmer wenig Einfluss. Ob er ein guter oder brillanter Schwimmer ist, entscheiden jedoch seine Technik und sein Wissen. Widerstandsressourcen können z. B. ein tragfähiges soziales Netz, Durchhaltevermögen, Humor, Wissen oder ein Repertoire an Möglichkeiten zur Entspannung und Regenerierung sein (Franke und Witte 2009).

12.3.4 Kohärenzgefühl

Je besser die Widerstandsressourcen eines Individuums sind, desto besser ist auch sein Kohärenzgefühl (laut Antonovsky die allgemeine Grundhaltung eines Individuums gegenüber der Welt und seinem eigenen Leben). Das Kohärenzempfinden bestimmt den Grad der Gesundheit wesentlich. Dies ist inzwischen durch viele empirische Studien belegt worden (Franke und Witte 2009).

Nach Antonovsky wird die menschliche Grundhaltung durch drei wesentliche Faktoren bestimmt:

1. das Gefühl von Verstehbarkeit („sense of comprehensibility"),
2. das Gefühl von Handhabbarkeit („sense of manageability") und
3. das Gefühl von Sinnhaftigkeit bzw. Bedeutsamkeit („sense of meaningfulness").

■ **Das Gefühl von Verstehbarkeit**
Ein Gefühl von Verstehbarkeit entsteht dadurch, dass Stimuli nicht als chaotisch, willkürlich und unerklärlich wahrgenommen werden, sondern zu geordneten, konsistenten und strukturierten Informationen verarbeitet werden können. Der Mensch kann sowohl Reize und Informationen von außen als auch eigene Gedanken, Gefühle und Antreiber einordnen und verstehen. Er kann sich in neuen Situationen aufgrund seiner Erfahrungen orientieren und zurechtfinden.

■ **Das Gefühl von Handhabbarkeit**
Das Gefühl von Handhabbarkeit geht einher mit der Überzeugung, dass Anforderungen lösbare Heraus-

forderungen sind. Der Betreffende hat den Eindruck, dafür Zugang zu geeigneten inneren und äußeren Ressourcen zu haben. Er weiß, was er kann, kennt seine Möglichkeiten, Grenzen und Quellen der Unterstützung. Er kann um Hilfe bitten oder auch an eine höhere Macht glauben. Menschen mit einem guten Gefühl von Handhabbarkeit haben eine hohe Selbstwirksamkeit und kommen selten in eine Opferposition.

■ **Das Gefühl der Sinnhaftigkeit**

Für Antonovsky ist die Sinnhaftigkeit der wichtigste der drei Aspekte. Sie hat eine motivationale Komponente. Die Sinnhaftigkeit/Bedeutsamkeit ist die tragende Basis im Leben. Ohne das Erleben von Sinnhaftigkeit wird das Leben zur Qual. Jede Aufgabe wird zur Last.

Hier geht es darum, seine eigenen Werte (bewusst) zu leben, seine eigenen Prioritäten und Ziele zu verfolgen. Bezogen auf die Begleitung in der letzten Lebensphase: Wüssten wir Menschen nicht um unsere Endlichkeit, wären Bedeutsamkeit und Sinnhaftigkeit, Prioritäten und Ziele in einem unendlich während Leben verwässert.

Ein Mensch mit einem gut ausgeprägten Kohärenzgefühl (Verstehbarkeit, Handhabbarkeit, Sinnhaftigkeit) kann flexibel mit seinen entsprechenden Ressourcen auf Anforderungen reagieren und betrachtet sie eher als Herausforderung denn als Last oder Bürde. Menschen mit geringem Kohärenzgefühl reagieren eher starr und rigide. Das Kohärenzgefühl ist wie ein übergeordnetes Steuerungsprinzip, das unterschiedliche Bewältigungsstrategien aktiviert, entsprechend der jeweiligen Situation.

Antonovsky betrachtete die Entwicklung des Kohärenzgefühls mit dem 30. Lebensjahr als abgeschlossen, neuere Forschungen zeigen, dass sich das Kohärenzempfinden, ähnlich wie die Fähigkeit zur Resilienz, ein Leben lang weiterentwickelt. Erkenntnisse aus der Hirnforschung zeigen, dass die Lernfähigkeit und die Plastizität des Gehirns bis ins hohe Alter erhalten bleiben (Blakemore et al. 2006).

Die Entwicklung des Kohärenzgefühls hängt von familiären und gesellschaftlichen Bedingungen ab: Sind Widerstandsressourcen vorhanden, die wiederholt eine Erfahrung von Selbstwirksamkeit vermitteln können, entsteht ein gutes Kohärenzgefühl. Gab es in der Kindheit und Jugend viele Erfahrungen von Unsicherheit, Unvorhersagbarkeit und Unkontrollierbarkeit, ist es schwerer, ein starkes Kohärenzempfinden zu entwickeln. Eine Balance zwischen Konsistenz und Überraschung sowie von frustrierenden und erfolgreichen Erfahrungen ist für die Entwicklung eines starken Kohärenzgefühls optimal. Ein starkes Kohärenzempfinden ist die wichtigste Widerstandsressource überhaupt, denn sie ist die Summe aller Erfahrungen, die ein Mensch mit Stress

und Belastungssituationen gemacht hat. Das Kohärenzgefühl ist eine Grundhaltung, die uns die Welt als zusammenhängend und sinnvoll erleben lässt, und für unser Maß an Gesundheit zentral.

Grabert zeigt in einer Studie, dass Psychotherapie, je intensiver und gründlicher sie durchgeführt wird, desto nachhaltiger und stärker das Kohärenzgefühl verbessern kann (Grabert 2010, S. 18 f.). Franke schreibt sogar, er sei

» überzeugt ..., dass therapeutische Interventionen nur hilfreich sein können, wenn sie dazu beitragen, die eigenen Widerstandsressourcen und Coping-Fähigkeiten zu erweitern und wenn sie Menschen in die Lage versetzen, ihr Leben besser zu verstehen, ihre Handlungsmöglichkeiten zu vergrößern und eine Perspektive für den Sinn ihres Lebens zu gewinnen (Franke, Jahr unbekannt: S. 11).

Kohärenzerleben und Gesundheit

Antonovsky beschrieb in seinem Modell das Kohärenzempfinden in erster Linie in einen direkten Zusammenhang zur körperlichen Gesundheit. Eine Reihe von Studien bestätigen jedoch vor allem signifikante Korrelationen zwischen einem starken Kohärenzgefühl und psychischer Gesundheit (Bengel et al. 2006, S. 44).

Kohärenzerleben und Stressbewältigung

Studien bestätigen einen Zusammenhang zwischen dem Ausmaß an wahrgenommenem Stress und dem Kohärenzgefühl. Probanden mit hohem und mittlerem Kohärenzerleben fühlten sich weniger gestresst als Probanden mit niedrigem Kohärenzerleben. Sie passen sich leichter an schwierige Lebenssituationen an, sind in der Lage, ihren jeweiligen Aufgaben einen Sinn zuzuschreiben, und nutzen aktive Bewältigungsstrategien.

Menschen mit niederen Werten nutzen weniger Bewältigungsressourcen. Sie haben weniger Vertrauen in sich selbst und in ihre Fähigkeit, mit schwierigen Situationen umgehen zu können, als Probanden mit hohem Kohärenzerleben. Niedrige Werte von Kohärenzerleben korrelieren mit eher depressivem Bewältigungsverhalten, defensivem Abwehrmechanismus, Hilflosigkeit und Resignation (Bengel et al. 2006, S. 47 f.).

12.3.5 Salutogenese in der Gesundheitsförderung

Antonovsky entwickelte das salutogenetische Gesundheitsmodell zeitlich parallel zu den gemeindepsychologischen Ansätzen des Empowerment-Konzepts (Empowerment = Stärkung von eigenen Kompetenzen und Selbsthilfefähigkeit) in den USA.

In der Prävention wurde ein Perspektivenwechsel vollzogen, weg vom Risikofaktorenmodell (Risikofaktoren werden als beginnende Krankheit aufgefasst. Die Prävention konzentriert sich auf Risikofaktoren und individuelle Verhaltensänderungen. Kontextgebundene Risikofaktoren wie z. B. eine chronische Arbeitsbelastung werden vernachlässigt) und hin zu der Frage nach der Art und Weise, wie ein Mensch sein Leben gestaltet. Dieser Paradigmenwechsel zeigt sich in der 1986 verabschiedeten Ottawa Charta: Es werden Bedingungen genannt, die für die Gesundheitsförderung wesentlich sind (z. B. Wohnbedingungen, Bildung, Ernährung, Einkommen, ein stabiles Ökosystem, eine sorgfältige Behandlung der vorhandenen Energiequellen, soziale Gerechtigkeit und Chancengleichheit). Zwar tauchen die Begriffe der Salutogenese und des Kohärenzkonzepts in der Formulierung von Ottawa noch nicht auf, sie wurden jedoch später zentrales Anliegen (Stärkung des Kohärenzgefühls; Handlungsfähigkeit als positives Selbstbild; Bengel et al. 2006, S. 70 f.).

12.4   Selbst- und Zeitmanagement

Christa Mellis

12.4.1   Zeitmanagement in der Palliativpflege?

In Kürze

In der Begleitung sterbender Menschen im Angesicht der Vergänglichkeit der Lebenszeit wird unmissverständlich deutlich, dass der vielgebrauchte und häufig missbrauchte Satz „Ich habe keine Zeit" nicht stimmen kann.

Jeder von uns hat seine Lebenszeit, nicht mehr und nicht weniger. Wir können Zeit nicht gewinnen und nicht verlieren, nicht sparen und nicht verschwenden, obwohl all diese Begriffe, die wir in Bezug auf Geld benutzen, auch in Bezug auf Zeit verwendet werden. Wir können unsere Zeit, ob Arbeitszeit oder Freizeit, nur bewusst und sinnvoll leben. Im Gegensatz zum Geld ist Zeit eine nicht erneuerbare Ressource. Verstrichene Zeit ist unwiederbringlich dahin. Verlorenes Geld ist ersetzbar.

Wenn wir statt „Ich habe keine Zeit" sagen (oder denken): „Ich habe keine Zeit dafür", wird deutlich, dass wir immer – ob bewusst oder unbewusst – Prioritäten setzen.

Der Begriff „Zeitmanagement" weckt die Illusion, dass wir die Zeit managen könnten.

> Wir können nur uns selbst in der zur Verfügung stehenden Zeit managen. Zeitmanagement ist deshalb immer Selbstmanagement.

Selbst- und Zeitmanagement beinhaltet **Arbeitsorganisation** (▶ Kap. 9), **Qualitätsmanagement** (▶ Kap. 10) ebenso wie **Beziehungsarbeit und Kommunikation** im Team und mit allen Beteiligten, interdisziplinäres Arbeiten (▶ Kap. 11) und nicht zuletzt **Selbstpflege** (▶ Kap. 12).

Der bewusste Umgang mit der (Lebens-)Zeit ist die beste Voraussetzung, sich selbst in der zur Verfügung stehenden Zeit zu managen. Alles Wichtige soll Raum haben, alles Notwendige soll erledigt werden, alle Lebensbereiche sollen gelebt werden (Work-Life-Balance).

- Was will ich erreichen? Wie erreiche ich meine Ziele?
- Wie viel Zeit muss, kann und will ich wofür verwenden?
- Welche Aufgaben stehen an?
- Was ist wichtig?
- Was ist dringend?
- Was muss zu einem bestimmten Zeitpunkt erledigt sein?
- Was duldet keinen Aufschub?
- Was kann zu einem späteren Zeitpunkt erledigt werden?
- Was muss unbedingt von mir erledigt werden?
- Was kann jemand anderes übernehmen?
- Was muss in der Form, in der Intensität und Dauer gemacht werden?

12.4.2   Prioritäten

Die zur Verfügung stehende Zeit optimal nutzen (effektiv und effizient, d. h. das Richtige auf die richtige Art und Weise tun) erfordert Priorisierung. Prioritäten setzen heißt: Wichtiges von Unwichtigem zu unterscheiden. Was wichtig ist, lässt sich nur entscheiden, wenn die Ziele des Handelns klar sind.

> Wichtig ist das, was der Zielerreichung dient.

Zeitplanung heißt, die Zeit optimal zu nutzen, nicht sie perfekt einzuteilen. Deshalb soll Zeitplanung von Zielen, nicht von Terminen ausgehen.

Tipp

Tragen Sie in den Terminkalender ein: 10:30 Uhr Schmerztherapie mit Dr. Müller besprechen (Ziel). Nicht: 10:30 Uhr Dr. Müller (Termin).

◘ Tab. 12.1 Eisenhower-Prinzip

Sehr wichtig: 2 Planen, agieren, terminieren Hier bestimmen Sie: entspanntes Arbeiten	Sehr dringlich: 1 Sofort reagieren Feuerwehr Hier bestimmen andere: Stress, Hektik
Nicht wichtig: 0 Entsorgen Streichen Papierkorb	Nicht dringlich: 3 Routinekram Delegierbar Zeitfenster reservieren

0: Nicht wichtig und nicht dringlich: „Papierkorb" – Der Mut und die Entschlossenheit zu „entsorgen" ist ein wesentlicher Schritt zur besseren Nutzung der zur Verfügung stehenden Zeit

1: Sehr wichtig und sehr dringlich: Es brennt, sofort reagieren, 1. Priorität

2: Sehr wichtig, aber (noch) nicht dringlich: Agieren und terminieren. Vorsicht! Bewegt sich mit zunehmendem Zeitdruck in Bereich 1

3: Sehr dringlich, aber nicht wichtig: Ggf. delegieren, Routineaufgaben in festgelegten Zeitfenstern erledigen

Zielvereinbarungen mit allen Beteiligten helfen, Zielkonflikte und unterschiedliche Bewertung von Prioritäten zu vermeiden. (Wer hält was für wichtig, dringlich? Wer entscheidet, wann was wie getan wird? Konflikte kosten zusätzlich Energie und Zeit.)

Oft drängt sich Dringliches (Termingebundenes) in den Vordergrund und lenkt von Wichtigem ab.

Das nach dem US-Präsidenten (1953–1961) benannte **Eisenhower-Prinzip** unterscheidet vier Bereiche nach Wichtigkeit und Dringlichkeit (◘ Tab. 12.1).

Hinweis

Die Gefahr des Burnouts ist im Bereich 1 (d. h. sehr wichtig und sehr dringlich) besonders groß, während kreative Gestaltungsmöglichkeiten und konzeptionelles Arbeiten im Bereich 2 (wichtig, aber [noch] nicht dringlich) möglich sind.

12.4.3 Planungstechniken

Mit den klassischen Zeit- und Aufgabenplantechniken (**Jahresplanung, Monatsplanung, Wochenplanung, Tagesplanung, Alpenmethode**: Aktivitäten auflisten, Länge der Aktivitäten abschätzen, Prioritäten setzen, entscheiden, Nachkontrolle) können Sie unter stark fremdbestimmten, wenig planbaren Bedingungen nur bedingt arbeiten. Dienst- und Urlaubspläne, Fortbildungen, Besprechungen mit Beginn und Ende, Gesprächstermine, Abgabetermine, Wartungen, Bestellungen, etc. werden in den entsprechenden Zeitfenstern eingetragen. Dabei sollte ein Zeitpuffer für

Unvorhersehbares nicht vergessen werden! Das „**Prinzip der Schriftlichkeit**" bedeutet Verbindlichkeit, Übersicht und Sicherheit.

Als Grundlage der Planung dient eine Auflistung aller anstehenden planbaren und unerledigten, nicht planbaren Aufgaben in einer **To-do-Liste**. Diese ermöglicht festzulegen, was wer wann und wie tun soll.

In einem Arbeitskontext, wo Betroffene, Angehörige, Hauptamtliche, Ehrenamtliche, Externe usw. zusammenarbeiten, ist es wichtig, Vereinbarungen zu treffen, schriftlich festzuhalten und für alle Beteiligten einsehbar aufzubewahren. Ein **Tätigkeiten- oder Vereinbarungskatalog** hilft, Transparenz und Verbindlichkeit herzustellen. Das „Was", d. h. die zu erledigende Aufgabe, soll nicht zu umfangreich sein (große Aufgaben in Teilschritte aufteilen).

▶ **Beispiel**

Was – Inkontinenzmaterial bestellen oder Inkontinenzmaterial einräumen? ◀

Nicht gestrichen werden darf der Punkt „Wer überprüft", während das „Wie" ggf. dem Ausführenden überlassen bleiben kann.

Tätigkeiten- oder Vereinbarungskatalog
- Was steht an? (Tätigkeit immer mit Verb)
- Wer (mit wem)?
- Wann? Ab wann, bis wann?
- Wie?
- Wer überprüft?

Checklisten (nach dem Muster des Tätigkeitenkatalogs) bedeuten eine große Zeitersparnis bei wiederkehrenden Ausgaben, sie minimieren die Gefahr, dass etwas vergessen wird, und reduzieren Stress.

▶ **Beispiel: Organisation eines Festes**

Was ist zu tun (Brainstorming mit allen Betroffenen, Festlegen der Ideen, die umgesetzt werden sollen)? Wer übernimmt was? Wann muss was erledigt sein (Zeitschiene des „Projekts")? Einigung auf das „Wie" und Überprüfung, ob die einzelnen Schritte wie vereinbart erledigt wurden. ◀

Merkzettel, auf die jeder das notiert, was gerade ansteht, sind unübersichtlich und kosten Zeit und Nerven. Empfehlenswert ist ein **Spiralblock oder -heft**, in dem Notizen gesammelt werden. Inhalte sind: Datum, Uhrzeit, Name, Thema/Anlass, Telefonnummer, ggf. wer was tun soll oder getan hat etc. Erledigtes wird herausgerissen und entsorgt, Unerledigtes (mit Leuchtstift) markiert, Handlungsbedarf notiert, bei Bedarf in den

Tätigkeitskatalog übertragen. Der Block sollte am Ende des Tages durchgesehen werden.

Es ist überdies empfehlenswert, täglich am Ende der Arbeitszeit oder des Betreuungseinsatzes 5–10 Minuten zur **Kontrolle** und Bestandsaufnahme zu reservieren: Was wurde erledigt? Was ist liegen geblieben? Auch die **Planung** des nächsten Arbeitsabschnittes sollte berücksichtigt werden.

Das **Innehalten** am Ende des Arbeitstages mit der einfachen Frage „Was habe ich heute eigentlich gemacht? Wo ist meine Zeit geblieben?" kann Erfolgserlebnisse vermitteln, die das Selbstbewusstsein stärken und motivierend wirken.

12.4.4 Arbeitsplatzorganisation

Wie können Arbeitsabläufe zeitsparend organisiert werden? Wie können Dokumentationen, Unterlagen, Arbeitsgeräte und Materialen so aufbewahrt werden, dass ein schneller Zugriff möglich ist (kurze Wege)?

„Wer Ordnung hält ist nur zu faul zum Suchen" – dieser Satz trifft auf keinen Fall zu, wenn es um effektive Nutzung der Zeit und um effizientes Arbeiten geht. Der Arbeitsplatz, an dem alles seinen Platz hat und jeder die Dinge dorthin zurücklegt, wo sie hingehören, ermöglicht Arbeiten ohne Zeit- und Motivationsverlust durch Suchen.

„Kleinigkeiten" wie das Speichern aller relevanten Telefonnummern und Adressen ermöglichen den schnellen Zugriff.

> **Tipp**
>
> Wenn Sie ein Faxgerät zur Verfügung haben, bietet es sich an, Faxe mit handschriftlichen Anmerkungen zurückzuschicken und so den Zeitaufwand für den Schriftverkehr zu reduzieren.

12.4.5 Störungen reduzieren

Wer oder was unterbricht bzw. stört Sie bei Ihrer Arbeit? Störungen, Unterbrechungen (auch „Zeitdiebe" oder „Zeitfresser" genannt) bedeuten immer Zeitverlust (Sägeblatteffekt): Wird eine Tätigkeit unterbrochen, verdreifacht sich im Durchschnitt der Zeitbedarf für die Erledigung. Der Zeitverlust durch das Neu-anfangen-Müssen legt nahe, bei der Planung gleichartige Tätigkeiten zu bündeln, quasi Blöcke zu bilden (Telefongespräche, Anträge schreiben etc.).

Bei Störungen unterscheidet man Störungen von außen (Personen, äußere Gegebenheiten, Telefon, …)

und selbst verursachte Störungen („Aufschieberitis", nicht Nein sagen können, Perfektionismus etc.).

> **Tipp**
>
> Entscheidungshilfe: Wenn Sie unsicher sind, ob Sie etwas ablehnen können, fragen Sie sich: Was kann (mir) schlimmstenfalls passieren?

12.5 Humor und Lachen in der Pflege

Sabine Proksch

12.5.1 Lachen ist Leben

In Kürze

> » Mit Sinn für Humor ist es leichter, das Unpassende zu übersehen, das Unübliche zu verstehen, das Unangenehme zu tolerieren, mit dem Unerwarteten fertig zu werden und das Unerträgliche zu überstehen (William Franklin).

Lachen, Lächeln, Grinsen, Kichern, Glucksen, Schmunzeln ist ein Grundbedürfnis des Menschen wie Essen, Trinken und Schlafen. Seit den 1970er-Jahren ist bekannt, dass Menschen, die weder lachen noch spielen können, physisch und psychisch krank werden. Deutlich wird dies im Märchen „Das verkaufte Lachen des Tim Taler" illustriert. Märchen beschreiben oft mit eindrücklichen Bildern die psychische Situation von Menschen. Tim Taler musste erfahren, dass er seinen größten Schatz, das Lachen, veräußert hatte. Gehören Humor und seine Ausdrucksmöglichkeit, das Lachen, in die Palliativpflege? Noch vor einigen Jahren hätte dieses Ansinnen im genannten Setting großes Erstaunen und Unverständnis ausgelöst. Heute beschäftigen sich viele Wissenschaftler und Pflegende in der Praxis mit diesem Konzept. Zurück geht dies vor allem auf den Mediziner Dr. Hunter „Patch Adams", den Pionier des therapeutischen Humors, der bereits in den 1970er-Jahren als Student der Ansicht war, dass Humor oft die beste Medizin sei. Er gründete in Virginia (USA) ein Krankenhaus, das keine Tabus im Umgang mit Krankheit und Tod kennt und in dem Humor und damit Lachen offizielle Therapie ist. Krankheit ist nach diesen Erkenntnissen kein Grund für ein Leben ohne Humor, auch nicht, wenn dieses Leben nur noch kurze Zeit dauert. Kranke und sterbende Menschen möchten Normalität leben, und dazu gehören Schmunzeln und Lachen.

12.5.2 Definitionen

Früher bezeichnete das Wort „Humor" die Gemütsverfassung, gute oder schlechte Laune. Dies geht auf die antike Vorstellung von Hippokrates und Galen zurück, dass das Mischungsverhältnis der vier Körpersäfte (humores) – Blut, Schleim, schwarze und gelbe Galle – die Grundstimmung des Menschen beeinflussen.

Der Duden definiert „Humor" folgendermaßen:

- Fähigkeit des Menschen, über bestimmte Dinge zu lachen
- Sprachliche oder künstlerische Äußerung einer von Humor bestimmten Geisteshaltung
- Lebenseinstellung der heiteren Gelassenheit auch in schwierigen Situationen

> Humor ist also eine Haltung zum Leben (und damit auch zum Sterben, also zum letzten Teil des Lebens) sowie eine Ausdrucksform.

In Abgrenzung dazu wird „Lachen" wie folgt definiert:

Lachen ist ein angeborenes Ausdrucksverhalten des Menschen, das nicht nur, aber vor allem in der Gemeinschaft mit anderen seine Wirkung entfaltet. Lachen ist die natürliche Reaktion eines gesunden Menschen auf komische oder erheiternde Situationen, erscheint aber auch als Entlastungsreaktion nach überwundenen Gefahren oder zur Abwendung drohender sozialer Konflikte sowie als Abwehrmechanismus gegen spontane Angstzustände. Lachen ist also eine körperliche Reaktion und liefert einen Hinweis auf den Humor.

Der Begriff „Humor" wird heute als Oberbegriff verwendet. Er bezeichnet eine Gemütsverfassung der heiteren Gelassenheit auch in schwierigen Situationen. Humor äußert sich z. B. als Witz, Scherz, Ironie, Anekdote, Aprilscherz, Kabarett, Fasching, Galgenhumor, schwarzer Humor, Parodie, Satire etc. Lachen ist die menschliche Fähigkeit, Humor auszudrücken.

Nach Giles und Oxford (1970; zitiert nach Schreiner 2003, S. 69) gibt es sieben Situationen, die Lachen auslösen: Kitzeln, Humor, Hohn, sozialer Kontext, Angst, Unvertrautheit, Verteidigung. Hier werden also zwei gegensätzliche Pole beschrieben: auf der einen Seite die Geborgenheit und auf der anderen Seite die Verunsicherung. Wenn wir lachen, blecken wir die Zähne gegen die äußere Welt oder sind in unserer inneren Welt geborgen.

12.5.3 Gelotologie – die Wissenschaft vom Lachen

Gelotologie ist die Lehre vom Lachen (▶ http://www.lachinstitut-berlin.de). Der Begriff leitet sich vom griechischen „gelos" = Gelächter ab. Gelotologen interessieren sich für die Erforschung des Lachens und die Entstehung des Humors sowie seiner Auswirkungen. Weltweit forschen ca. 200 Psychologen, Stressforscher, Immunologen und Neurologen auf diesem Gebiet. Paul Watzlawick lieferte den Grundstein mit seinen Lebens- und Therapiekonzepten. Er machte den ehrlichen Umgang mit den eigenen Gefühlen, Sehnsüchten und Ängsten populär.

Die Autobiografie des Wissenschaftsjournalisten Norman Cousins lenkte den Blick einer breiten Öffentlichkeit auf die „Lachtherapie". Cousins litt an einer eigentlich unheilbaren progressiven Kollagenose, die er durch Lachen selbst heilte. Seine zunehmenden Schmerzen und Lähmungserscheinungen therapierte er mit positiven Emotionen. Da nach seiner eigenen Aussage Hoffnung, Liebe, Zuversicht und Lebenswille bei ihm vorhanden waren, konzentrierte er sich auf das Lachen und setzte „Lachsitzungen" an. Er schaute sich lustige Filme an (versteckte Kamera, Marx Brothers etc.) oder las lustige Bücher, um ganz bewusst stundenlang zu lachen. Damit verbesserte sich sein Gesundheitszustand kontinuierlich (Cousins 1996).

Heute erforscht die Gelotologie, wie Humor funktioniert, und beschäftigt sich mit den Auswirkungen des Lachens auf Körper, Geist und Seele.

12.5.4 Körperliche Auswirkungen des Lachens

> Lachen ist wie Aspirin, es wirkt nur doppelt so schnell. (Groucho Marx)

„Lachen ist gesund", „Lachen ist die beste Medizin" – die Gelotologie kann heute belegen, wie wahr diese Redewendungen sind. Wissenschaftliche Untersuchungen an gesunden Probanden ergaben folgende Ergebnisse:

Lachen …

- reduziert die Produktion der Stresshormone Adrenalin und Cortisol,
- stärkt die Immunabwehr durch vermehrte Bildung von T-Zellen und Gamma-Interferon,
- setzt Glückshormone frei,
- entspannt die Gesichtsmuskulatur,
- aktiviert das Herz-Kreislauf-System,
- befreit die oberen Atemwege,
- fördert den Stoffwechsel,
- senkt das Schmerzempfinden.

Beim Lachen werden bis zu 300 Muskeln aktiviert. Häufige Lachvorgänge sind somit auch ein gutes Training für den ganzen Organismus.

Lachen tut gut, und trotzdem tun wir es so selten.

Kinder lächeln oder lachen ca. 400-mal am Tag, Deutsche Erwachsene tun es nur noch 7- bis 15-mal. Ihnen scheint das Lachen mehr und mehr zu vergehen oder im Halse stecken zu bleiben. Die Tendenz ist weiterhin sinkend. Studien zeigen, dass vor 40 Jahren 3-mal mehr gelacht wurde als heute. Wir verwenden das Lachen – unsere beste Medizin – also zunehmend in homöopathischen Dosen.

12.5.5 Psychologische Auswirkungen des Lachens

Lachen entlastet von Angst, Wut, Hass, Sorge, Trauer, Stress und Anspannung. Es gibt uns Raum für Freude, Entspannung, Gelassenheit und Hoffnung – wenn auch nur für Sekunden.

Viktor Frankl, Psychologe und Begründer der Logotherapie, bestätigt mit seinen Beobachtungen und seinem Erleben als Insasse verschiedener Konzentrationslager diese Aussage. In seinem Buch … *trotzdem Ja zum Leben sagen* beschreibt er im Kapitel „Lagerhumor", wie befreiend Lachen sein kann.

>> Es ist erstaunlich für den Außenstehenden, dass es im Konzentrationslager so etwas wie … Humor gibt. Freilich nur in Ansätzen, und wenn, dann natürlich nur für Sekunden oder Minuten. Der Humor als eine Waffe der Seele im Kampf um ihre Selbsterhaltung. Einen Freund und Kollegen, neben dem ich durch Wochen auf der Baustelle arbeitete, dressierte ich nachgerade auf Humor: Ich schlug ihm vor, uns gegenseitig zu verpflichten, täglich mindestens eine lustige Geschichte zu erfinden (Frankl 2008).

Lachen ist die Brücke vom Ufer der Angst (Wut, Schmerz, Stress) zum Ufer der Liebe (Entspannung, Loslassen, Gelassenheit, Heiterkeit).

> Lachen unterbricht das Denken. Lachen hilft, unerträgliche Situationen zu ertragen.

12.5.6 Schwarzer Humor und Galgenhumor

Als Pflegende und als Patienten müssen wir uns mit Problemen und Gefühlen auseinandersetzen, vor denen sich unsere Gesellschaft möglichst abkapselt. Angesichts einer tödlichen Krankheit oder des Todes selbst ist Humor oft die einzige Möglichkeit, um die düsteren Emotionen, um die Wahrheit zu ertragen. Humor ist ein kraftvolles Werkzeug, um auf Leid zuzugehen – anstatt davonlaufen.

Schwarzer Humor und Galgenhumor sind probate Mittel in Institutionen wie Krankenhäusern, Pflegeheimen, Hospizen, bei Feuerwehr und Polizei, um mit schwierigen und belastenden Situationen besser umgehen zu können. Dies gilt für Patienten und Mitarbeitende in gleichem Maße. Angehörige befinden sich oft in einem anderen Stadium der Auseinandersetzung, das Humor nicht immer gut zulassen kann.

Unter **schwarzem Humor** versteht man einen Humor, der ernste Themen wie Verbrechen, Krankheit und Tod in bewusst verharmlosender Weise oder satirisch behandelt, also ein Scherzen mit dem Schrecken und dem Grauen. Menschen, die häufig mit hoffnungslosen Umständen, Grausamkeiten, Krankheit, Diskriminierung konfrontiert werden, schaffen sich somit ein Ventil, eine Möglichkeit, die entstehenden Gefühle zu verarbeiten.

Der Spruch von Joachim Ringelnatz

>> Humor ist das Ventil, das verhindert, dass uns der Kragen platzt

trifft den Kern des schwarzen Humors.

Unter **Galgenhumor** versteht man Witze, die über eine schlimme Situation gemacht werden, wie z. B. bei schwerer Krankheit oder dem nahen Tod, also eine Heiterkeit im Bewusstsein des Unentrinnbaren. Im Gegensatz zum schwarzen Humor wird der Witz vom Betroffenen selbst gemacht!

Lachen ist die Sprache der Seele! Lachen heilt die Seele. Lachen befreit von Anspannung, Lachen löst Blockaden. Es kommt wieder alles in Fluss. Durch Lachen wird deshalb oft das längst überfällige, **befreiende Weinen** ausgelöst.

> Nur eine konsequent humorvolle Einstellung ermöglicht es, ernste Themen entspannt, auf nicht bedrohliche Weise, mit heiterer Gelassenheit anzugehen.

▶ Beispiel: Humor

Wolfgang erzählte mir dazu folgende wahre Begebenheit: Der Freund von Wolfgang war schwer erkrankt, deshalb trafen sich seine Freunde regelmäßig bei ihm zu Hause, um, wie schon so oft, in gemütlicher Runde über Gott und die Welt zu reden. Auch als der Freund im Sterben lag, wurden diese Treffen beibehalten. Eines Abends verstarb der Freund bei einem dieser Treffen. Statt jetzt aber betroffen und traurig heimzugehen, öffneten die Männer eine Flasche Sekt und blieben noch die halbe Nacht, um sich weiter zu unterhalten. Sie empfanden es einfach als richtig, den verstorbenen Freund, der nichts mehr zum Gespräch beitragen konnte, weiter daran teilhaben zu lassen.

Noch heute erinnert sich Wolfgang an diesen Abend als etwas Wunderschönes. Dies kann heitere Gelassenheit leisten. ◄

12.5.7 Humor in der Beziehungsgestaltung

Eine heitere Einstellung äußert sich nicht in der Begabung, Witze erzählen zu können, sondern in der Fähigkeit der Empathie und der Distanz. Eine heitere Einstellung ist die Grundhaltung, um Nähe zu vermitteln, die Halt und Geborgenheit gibt, und gleichzeitig Distanz zu ermöglichen, die Raum für Selbständigkeit und Autonomie lässt (◘ Abb. 12.1).

Die nonverbalen Ausdrucksmöglichkeiten, die gefragt sind, wenn ein Gespräch nicht mehr möglich ist,

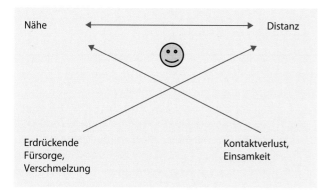

◘ **Abb. 12.1** Werte- und Entwicklungsquadrat nach Schulz von Thun

fordern uns als professionell Pflegende heraus. Menschen wollen gerade im Augenblick des Todes nicht als Ware behandelt werden, sondern als Menschen. Hier könnte der Humor über seine Ausdrucksform – das Lachen – Einzug halten in die Palliativpflege. Humor ist keine Frage von Methodik, sondern hat mit Zuneigung, Zuwendung und Achtsamkeit zu tun. Der Humor vollbringt auch keine Wunder und verhindert nicht das Unvermeidliche, er kann den Umgang damit aber erleichtern (◘ Abb. 12.2).

Die Anwendung von Humor, das miteinander Lachen, eine heitere Grundstimmung sind Hilfen, um humane Professionalität zu erlangen und zu vermitteln. Gerade Palliativpatienten brauchen die Einbeziehung ihrer Bedürfnisse und Gefühle und manchmal das Brechen von Tabus, um in Würde Mensch zu sein.

Eines können und wollen wir den Patienten, den Angehörigen und uns selbst nicht ersparen – die persönliche und ehrliche Auseinandersetzung mit dem Leiden und dem Tod.

Hierzu ein hilfreicher Gedanke von Viktor Frankl (1996):

» Unnötiges Leiden ist sinnloses Leiden, nötiges Leiden ist sinnvolles Leiden. Einen Menschen unnötig leiden lassen ist unärztlich, einem Menschen notwendiges Leiden erlassen ist unmenschlich, denn notwendiges Leiden führt zu einem Einstellungswandel des Menschen gegenüber dem Leben und dem eigenen Tod.

Frankl beobachtete, dass sich dieser notwendige Einstellungswandel oft in der Humorreaktion anbahnt.

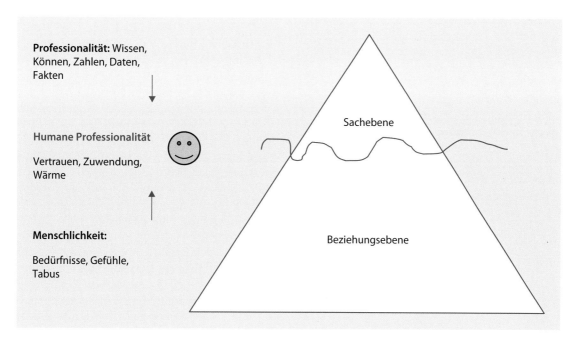

◘ **Abb. 12.2** Eisbergmodell nach Freud

12.5.8 Humor und Lachen – Tipps zur Integration in den Pflegealltag

> Humor ist erlernbar. Neben Geist und Witz setzt er vor allem ein großes Maß an Herzensgüte voraus, an Geduld, Nachsicht und Menschenliebe.
> (Curt Goetz)

Die Auffassung, Humor habe man oder eben auch nicht, ist weit verbreitet. Parallel zu dieser Auffassung ist Humor in der deutschen Unterhaltungskultur durch eine Vielzahl von Comedians überrepräsentiert. Um diese Art von Humor geht es hier nicht. Der Humor als Haltung gegenüber dem Leben ist eine zutiefst menschliche Fähigkeit und erfordert von uns nicht mehr, aber auch nicht weniger als Herz, Selbstbewusstsein und Kreativität.

Guten Humor in den Alltag zu integrieren bedeutet, Situationen umzudeuten und auf nichtlineare Weise zu Lösungen dritter Ordnung zu kommen. Das Umdefinieren von Gegebenheiten, die für alle Beteiligte neue Verhaltensmöglichkeiten eröffnen.

Erste Schritte zu einem humorvollen Umgang mit sich selbst

- Denken Sie daran, während des Tages regelmäßig zu lächeln! Auch wenn Ihnen nicht danach zumute ist! Allein indem Sie lächeln, können Sie Ihre Stimmung positiv beeinflussen. Lächeln Sie ganz bewusst mindestens eine Minute lang. Sie werden ganz schnell merken, dass Sie wirklich zu lächeln beginnen, ein leichtes und entspanntes Lebensgefühl breitet sich in Ihnen aus.
- Finden Sie heraus, was Sie lustig finden, und begeben Sie sich aktiv in Situationen, die Sie zum Lachen bringen (Fernsehen, Kino, Theater, Comics etc.).
- Behalten Sie eine heitere Grundeinstellung. Das Leben ist zu wichtig, um es ernst zu nehmen!
- Spielen Sie mit doppelten Bedeutungen von Wörtern.
- Fragen Sie sich bei allem, was Sie erleben, was daran komisch ist.
- Finden Sie Inkongruenz im Verhalten von Freunden und Kollegen und lachen Sie darüber.
- Schauen Sie sich Ihre eigenen Schwächen an und übertreiben Sie diese. Lachen Sie darüber.
- Lachen Sie über sich selbst! Über sich selbst zu lachen heißt, sich selbst aus der Distanz zu betrachten. Mit dem Blick von außen fällt es meist leichter, uns und die Welt nicht so ernst zu nehmen. Außerdem gilt: Wenn Sie über sich selbst lachen, können Sie nicht ausgelacht werden! Ihre Mitmenschen haben nur noch die Möglichkeit, mit Ihnen zu lachen und nicht mehr über Sie.
- Verschenken Sie täglich ein Lächeln!

In einem kleinen Gedicht unbekannter Herkunft über das Lächeln heißt es:

> Das Lächeln ist nicht zu kaufen, zu leihen oder zu stehlen. /Seinen Wert erhält es dadurch, dass man es verschenkt. /Mancher Mensch ist zu müde, um dir ein Lächeln zu schenken. /Schenke du ihm ein Lächeln von dir. /Denn es hat niemand ein Lächeln so sehr nötig wie der, der kein Lächeln mehr geben kann. /Ein Lächeln kostet nichts, aber es gibt so viel. /Es bereichert die, die es erhalten, ohne diejenigen ärmer zu machen, /die es geben. /Niemand ist so reich oder so mächtig, dass er ohne es auskommt, und niemand ist so arm, dass er es sich nicht leisten könnte. /Ein Lächeln erzeugt Fröhlichkeit, heitere Gelassenheit.

Der Psychologe Waleed A. Salameh unterscheidet in Bezug auf die Wirksamkeit von therapeutischem Humor drei Dimensionen (Titze et al. 1994):

1. Die emotionale Dimension: Humor kann Hemmungen lösen und verdrängte Affekte wieder zum Vorschein bringen. Wenn z. B. ein Therapeut und ein Patient zusammen lachen, entsteht zwischen beiden ein unmittelbarer und spontaner Austausch von menschlichen Gefühlen in „freizügiger Gleichwertigkeit". Dieser Austausch lässt sich therapeutisch für das Bearbeiten von Affekten nutzen.
2. Die kognitive Dimension: Humor regt kreative Potenziale von Patienten an und unterstützt die Fähigkeit zur Problemlösung. Es werden Bewertungen hinterfragt und Entscheidungen gefördert. Die Forscher reden hier von einer „explorierenden Haltung", die scheinbare Normen und festgeschriebene Handlungsmuster hinterfragt.
3. Die kommunikative Dimension: Kommunikativ weisen die Forscher dem Humor die Rolle eines „erfrischenden, entspannenden, originellen und anregenden Kontaktmediums" zu. Humor als therapeutisches Mittel schafft einen freundlichen und zwanglosen Umgangston. Offene und gleichwertige Interaktionen werden unterstützt. Barrieren und Widerstände beim Gegenüber werden verringert und abgebaut.

In der Pflege kommt Humor in ganz verschiedenen Formen zum Einsatz, den sogenannten Humorinterventionen. Zu den bekanntesten Formen gehören Lachkoffer, Humorzimmer, Humorgruppen, Clowndoktoren und Klinikclowns. Der Lachkoffer und das Humorzimmer eignen sich auch für Patienten im palliativen Setting.

Der Lachkoffer

Lachkoffer sind Koffer, die sich durch ihre besondere Farbigkeit oder auffällige Merkmale von normalen Koffern unterscheiden. Der Kofferinhalt besteht aus verschiedenen Gegenständen und Materialien, die den Humor anregen sollen. Lachkoffer und Inhalt können kreativ und fantasievoll vom Pflegeteam zusammen mit dem oder den Patienten ausgewählt werden. Was alles in einen Lachkoffer gehören kann, benennt Pflegepädagogin Siglinde Anne Siegel (2005): „Mögliche Gegenstände sind: Cartoons, Comics, Clownsnase, Scherzartikel (Furzkissen, Lachsack etc.), Buttons mit lustigen Sprüchen, Videos und Musikkassetten mit witzigem Inhalt, ein Humortagebuch, Luftballons, ‚Doofi-Brille' etc."

Praktische Erfahrungen in der stationären Pflege zeigen, dass Lachkoffer sowohl von Pflegenden als auch von Patienten gut angenommen werden. Die positiven Effekte reichen dabei über die therapeutische Arbeit mit dem Koffer hinaus. Bereits dessen einfache Präsenz erinnert Pflegende und Patienten täglich an Humor und seine potenziell positiven Wirkungen (Siegel 2005, S. 58). Insofern empfiehlt sich diese Form der Humorintervention auch für den Einsatz in der ambulanten Pflege.

Humorzimmer

Ein Humorzimmer ist ein heller, fröhlicher Raum und zugleich Treffpunkt für Patienten und Pflegekräfte mit dem Ziel, gemeinsam Spaß zu haben. Ähnlich wie beim Lachkoffer werden auch im Humorzimmer lustige Utensilien wie Bücher, Filme, Witzalben oder Scherzartikel versammelt. In stationären Einrichtungen finden in diesen Räumen regelmäßig Spiele oder Partys statt. Gleichzeitig dienen die Räume als Bühne für Komiker und Unterhaltungskünstler (Siegel 2005, S. 59).

Therapeutische Erfahrungen mit Humorzimmern im stationären Bereich zeigen, dass Patienten nach Besuch des Humorzimmers beispielsweise weniger Schmerzmittel benötigten. Als Therapieform sind Humorzimmer auch in der außerklinischen Pflege denkbar. So können in betreuten WGs nach dem Vorbild stationärer Einrichtungen entsprechende Zimmer eingerichtet werden. Für Patienten mit häuslicher Versorgung könnten eigens dafür angemietete Räumlichkeiten als zentraler Treffpunkt dienen.

nicht das ist, was gemeint, sondern das, was verstanden worden ist. Mit einer humorvollen Bemerkung ist es genauso leicht, jemanden zu verletzen, wie ihn aufzuheitern. Mit seinen Mitmenschen kann man es sich im wahrsten Sinne des Wortes „verscherzen". Deshalb ist hier Mut, aber vor allem Fingerspitzengefühl unabdingbar.

> ► **Beispiele für einen humorvollen Umgang**
>
> Humor ist so vielfältig wie wir Menschen. Jeder findet etwas anderes lustig. Probieren Sie am Anfang mit einem oder zwei Witzen, die Ihnen gefallen, aus, wie Ihre Patienten und/oder Kolleginnen darauf reagieren. Wer lacht mit Ihnen? Wer findet dies überhaupt nicht lustig?
>
> – Bitten Sie jeden Ihrer Patienten, Ihnen eine lustige Begebenheit, eine komische Geschichte zu erzählen. So können Sie schnell erkennen, wer welche Art von Humor sein eigen nennt, und entwickeln ein Fingerspitzengefühl dafür, wie Sie die verschiedenen Menschen humorvoll ansprechen können.
>
> – Bitten Sie jeden Ihrer Patienten um einen Witz oder um eine lustige Begebenheit oder eine lustige Zeichnung für ein Humorbuch auf Station.
>
> – Sammeln Sie ganz gezielt Humorvolles! Legen Sie sich auf Ihrer Station/Abteilung einen Humorkoffer und/oder ein Lachbuch zu. In den Koffer kommt alles, was Sie an lustigen Dingen finden, z. B. humorvolle Literatur, lustige Kassetten, Filme etc. Versuchen Sie, mit Ihren Kolleginnen zusammen verschiedene Arten des Humors abzudecken, um möglichst allen Ihren Patienten etwas anbieten zu können. Fragen Sie Ihre Patienten, was ihnen gut tut, und erschrecken Sie nicht – gerade schwer kranke und sterbende Menschen entwickeln oft einen sehr derben, oft makabren (Galgen-)Humor (z. B. gestalteten Hospizpatienten einen Aufkleber mit der Aufschrift: Hospiz – der wahre Abgang!). Bieten Sie so Ihren Patienten täglich die Möglichkeit einer heiteren Stimmung an.
>
> – Singen Sie bei Ihrer Arbeit und bitten Sie die Patienten mitzusingen. Sammeln Sie Lieder, die eine heitere Grundstimmung besitzen.
>
> 5 Tanzen Sie mit Ihren Patienten, denen dies noch möglich ist. Oder regen Sie die Bezugspersonen an, mit den Patienten zu singen bzw. zu tanzen. ◄

❯ Jeder Weg beginnt mit einem ersten Schritt.

12.5.9 Erste Schritte zu einem humorvollen Umgang mit Ihren Patienten

Angemessenheit ist das goldene Maß, um Mitmenschen humorvoll anzusprechen. Und nach Paul Watzlawick gilt auch im Falle von Humor, dass Kommunikation

12.5.10 Zusammenfassung

Lachen ist ein Grundbedürfnis des Menschen. Wer lacht, fühlt sich lebendig. Auch Sterbende sind Lebende.

Lachen reduziert das Schmerzempfinden, Lachen entlastet von Angst, Wut und Anspannung. Lachen bringt alles wieder zum Fließen und manchmal auch die (entlastenden) Tränen. Je mehr wir Pflegenden durch unsere Haltung signalisieren, dass das Zeigen von Gefühlen in Ordnung ist, desto mehr werden Patienten und Angehörige dies auch zulassen.

Der Humor ist eine **Ressource** des Schwerstkranken und/oder Sterbenden und der ihn umgebenden Menschen:

» Der alte Meister war schwer erkrankt. Er musste das Bett hüten und seine Schüler machten sich große Sorgen, dass er bald sterben würde. Mit traurigen und bleichen Gesichtern standen sie um sein Bett herum. Doch der Meister war bester Laune und hoch vergnügt. Da fragte ihn einer der Schüler: „Meister, wie schaffst du es nur, im Angesicht des Todes so gelassen zu sein?" Der Meister lächelte. „Das kann ich euch sagen: Wenn der Tod hier wirklich vorbeikommen sollte, dann liegen die Chancen sehr gut, dass er versehentlich einen von euch statt mich mitnimmt – so wie ihr ausschaut!"

Den Humor in die Pflege zu integrieren heißt auch, Kompetenzen hinzugewinnen, z. B. für eine professionelle Beziehungsgestaltung, für nonverbale Ausdrucksmöglichkeiten, wenn ein Gespräch nicht mehr möglich ist.

❯ Mit Humor, mit einem Lächeln haben wir Menschen etwas anzubieten, bei denen Heilung nicht mehr möglich ist – echtes Mitgefühl, Mitmenschlichkeit und Liebe.

Helfen Sie mit, die Pflege, das Leben und das Sterben menschlicher zu machen, helfen Sie mit, dass wenigstens ein Mensch regelmäßig lacht, indem Sie immer, wenn Sie im Spiegel ein unfreundliches, angespanntes Gesicht sehen, einfach lächeln, und es wird zurücklächeln – garantiert!

Literatur

Antonovsky A, Franke A (1997) Salutogenese. Zur Entmystifizierung der Gesundheit. DGVT, Tübingen
Bengel J, Strittmatter R, Willmann H (2006) Was erhält Menschen gesund? Antonovskys Modell der Salutogenese – Diskussionsstand und Stellenwert. Eine Expertise, 9. Aufl. BZgA, Forschung und Praxis der Gesundheitsförderung, Heft 6, Köln: http://www.bzga.de/botmed_60606000.html. Zugegriffen am 20.06.2013
Blakemore S-J, Frith U, Beister H (2006) Wie wir lernen: Was die Hirnforschung darüber weiß. Deutsche Verlags-Anstalt
Brieskorn-Zinke M (2006) Gesundheitsförderung in der Pflege. Ein Lehr- und Lernbuch zur Gesundheit, 3. Aufl. Kohlhammer, Stuttgart
Cousins N (1996) Der Arzt in uns selbst. Wie Sie Ihre Selbstheilungskräfte aktivieren können. Rowohlt, Reinbek
Covey SR (2007) Der Weg zum Wesentlichen. Campus, Frankfurt
Cyrulnik B, Kober H (2007) Mit Leib und Seele. Wie wir Krisen bewältigen, 1. Aufl. Hoffmann und Campe, Hamburg
DRK-Generalsekretariat, Berlin, Kaluza G (2011) Salute! Was die Seele stark macht. Klett-Cotta, Stuttgart
DRK-Generalsekretariat, Salute, die eigene Gesundheit kultivieren, Leitfaden zur Kursleiterausbildung, unveröffentlichtes Manuskript
Franke A, Witte M (2009) Das HEDE-Training®. Manual zur Gesundheitsförderung auf Basis der Salutogenese. Huber, Bern
Frankl VE (1996) Der leidende Mensch. Hans Huber, Bern
Frankl VE (2008) … trotzdem ja zum Leben sagen. Ein Psychologe erlebt das Konzentrationslager, 29. Aufl. dtv, München
Grabert A (2010) Kohärenzgefühl als Bestandteil der Salutogenese und Gegenstand empirischer Sozialforschung: https://silo.tips/queue/kohrenzgefhl-als-bestandteil-der-salutogenese-und-gegenstand-empirischer-sozialf?&queue_id=-1&v=1678436606&u=ODUuMjE2LjEyMy4xNjQ=. Zugegriffen am 10.3.2023
Grün A (2005) Das kleine Buch vom guten Leben. Herder, Freiburg
Hahn U (2008) Das verborgene Wort. dtv, München
Hahn U (2011) Aufbruch. dtv, München
http://www.humorcare.com
Küstenmacher W, Seiwert LJ (2008) Simplify your life. Droemer/Knaur, München
Lorenz R (2005) Salutogenese. Grundwissen für Psychologen, Mediziner, Gesundheits- und Pflegewissenschaftler, 2. Aufl. Reinhardt, München
Lundin SC et al (2001) Fish! Ein ungewöhnliches Motivationsbuch. Redline Wirtschaft bei Ueberreuter, Wien
Müller E (1998) Duft der Orangen, Phantastische Reisen zu den fünf Sinnen. Kösel, München
von Münchhausen M (2004) Wo die Seele auftankt. Die besten Möglichkeiten, Ihre Ressourcen zu aktivieren. Campus, Frankfurt am Main
Neumann-Wirsig H, Kersting H-J (Hrsg) (1992) Supervision – Konstruktion von Wirklichkeiten. Institut für Beratung und Supervision, Aachen
Ottawa-Charta: http://www.euro.who.int/__data/assets/pdf_file/0006/129534/Ottawa_Charter_G.pdf. 10.03.20
Reddemann L (2007) Eine Reise von 1000 Meilen beginnt mit dem ersten Schritt. Seelische Kräfte entwickeln und fördern. Herder Spektrum, Freiburg
Rieger J (1999) Der Spaßfaktor. Gabal, Offenbach
Robinson V (2002) Praxishandbuch Therapeutischer Humor. Hans Huber, Bern
Schiffer E (2009) Wie Gesundheit entsteht. Salutogenese: Schatzsuche statt Fehlerfahndung, 6. Aufl. Beltz, Weinheim
Schmid U (2010) Masterthesis: Cura sui – von der Sorge um sich. Entwicklung von Fortbildungsinhalten anhand des Kohärenzkonstrukts von Aaron Antonovsky. Unveröffentlichte Arbeit
Schmid W (2007) Mit sich selbst befreundet sein. Von der Lebenskunst im Umgang mit sich selbst. Suhrkamp, Frankfurt am Main
Schmidbauer W (2007) Das Helfersyndrom: Hilfe für Helfer. rororo, Reinbek
Schreiner J (2003) Humor bei Kindern und Jugendlichen. Eine Reise durch die Welt des kindlichen Humors. VWB, Berlin
Schulz von Thun F (1989) Miteinander reden 2. Stile, Werte und Persönlichkeitsentwicklung. rororo, Reinbek
Seiwert LJ (2007) Das neue 1 × 1 des Zeitmanagements. GU Taschenbuch, München
Seiwert LJ (2008) Wenn Du es eilig hast, gehe langsam. Campus, Frankfurt am Main

Seiwert LJ (2011) Ausgetickt. Lieber selbstbestimmt als fremd-gesteuert. Abschied vom Zeitmanagement. Ariston, München

Seligman M (2002) Pessimisten küsst man nicht. Optimismus kann man lernen. Knaur, München

Siegel SA (2005) Darf Pflege(n) Spaß machen?: Humor im Pflege- und Gesundheitswesen: Bedeutung, Möglichkeiten und Grenzen eines außergewöhnlichen Phänomens. Schlütersche, Hannover

Spitzer M (2013) Geist im Netz. Modelle für Lernen, Denken und Handeln, 2. Nachdruck. Spektrum Akademischer Verlag, Heidelberg

Sprenger B (2009) Im Kern getroffen. Attacken aufs Selbstwert-gefühl und wie wir unsere Balance wiederfinden, 3. Aufl. Kösel, München

Strelecky J (2011) The Big Five for Life. Was wirklich zählt im Leben. dtv, München

Tietze M, Eschenroeder CT (2007) Therapeutischer Humor, 5. Aufl. Fischer, Frankfurt am Main

Palliative Pflege und komplementäre Therapien

Inhaltsverzeichnis

Grundlagen und Besonderheiten der Palliativen Pflege

Ulrike Schmid, Susanne Kränzle, Carola Riehm, Hermann Glaser, Susanne Hill, Petra Leidig-Woltering, Kristina Class, Hanne Marquardt, Dorothee Wellens-Mücher, Wolfgang Schulze, Margarethe Schnaufer und Vera von Harrach

Inhaltsverzeichnis

© Springer-Verlag GmbH Deutschland, ein Teil von Springer Nature 2023
S. Kränzle et al. (Hrsg.), *Palliative Care*, https://doi.org/10.1007/978-3-662-66043-0_13

13.1 Einführung in die Palliative Pflege

Ulrike Schmid

In Kürze

Die palliative oder lindernde Pflege setzt im Idealfall mit Diagnosestellung einer lebensbedrohlichen bzw. lebensverkürzenden Krankheit ein, in Form von Haltung und Bereitschaft zuzuhören und im weitesten Sinne zu beraten. Sie ist, wie die Palliativmedizin, Teil des Palliative-Care-Versorgungsangebots zur ganzheitlichen Für-Sorge („Care") für Betroffene und ihre An- und Zugehörigen (▶ Abschn. 4.1; ▶ Kap. 14). Bedarf an palliativer Pflege kann sowohl im frühen Krankheitsprozess als auch im späteren Krankheitsverlauf bestehen, sich punktuell oder linear durch die Zeit der Krankheit fortsetzen. Ziel der palliativen lindernden Pflege ist nicht die Förderung der Heilung und Genesung, sondern die Erhaltung oder (Wieder-)Herstellung der Lebensqualität der Betroffenen. Dadurch verändern sich Pflegeziele, und es müssen neue Konzepte entwickelt werden.

13.1.1 Palliativpflege = Finalpflege?

Häufig werden die Begriffe Palliativpflege und Finalpflege gleichgesetzt. Sind sie wirklich gleichbedeutend? Palliativ bedeutet „ummanteln", „bedecken", final „das Ende betreffend". Palliative, lindernde, ummantelnde Pflege kann parallel zur kurativen Medizin stattfinden, z. B. eine erleichternde Lagerung bei Lymphödem während einer Chemotherapie. Sie greift zwar nicht an der Behebung der Ursache an, entlastet aber die Situation (◻ Abb. 13.1).

Finalpflege bezieht sich auf die letzten Tage und Stunden im Leben eines Menschen. Im englischen Sprachgebrauch spricht man heute von der „End-of-Life-Care" und meint damit die palliative Versorgung in der letzten Lebensphase, die Monate bzw. auch ein Jahr plus umfassen kann.

In der Palliativpflege gibt es keine Pauschalaussagen, was richtig oder falsch, gut oder schlecht ist. Was für den einen Patienten hilfreich ist, muss dem nächsten nicht ebenfalls guttun. Es gilt, jede Situation mit „neuen" Augen zu betrachten, die Bedürfnisse des Betreffenden zu erfragen und/oder wahrzunehmen und individuell, auf diesen Menschen zugeschnitten, die Entscheidung über eine Handlung oder deren Unterlassung zu fällen, indem jeweils auch Nutzen und Schaden der Maßnahme gegeneinander aufgewogen werden.

Entscheidungsparameter
- Was tut dem Patienten oder Bewohner aus seiner Sicht gut?
- Was macht die Situation aus seiner Sicht besser?
- Was möchte er? Was möchte er nicht?
- Was ist fachlich gesehen hilfreich und unterstützend?

Unsere Aufgabe im Pflegeteam ist, aus den Antworten zu diesen Fragen möglichst gemeinsam mit dem Patienten Pflegeziele und eine entsprechende Pflegeplanung zu entwickeln, die die Lebensqualität des Betroffenen erhalten oder verbessern können. Die Gewichtungen werden sich mit fortschreitender Krankheit und zunehmender Hinfälligkeit verändern. Die Zielsetzung ist bei jeder pflegerischen Tätigkeit wieder neu zu überprüfen.

> **»** Nicht dem Leben mehr Tage hinzufügen, sondern den Tagen mehr Leben geben.
> (Cicely Saunders)

Welche Eigenschaften brauchen Pflegende?
- Dialogfähigkeit
- Teamfähigkeit
- Gute Wahrnehmungsfähigkeit
- Fähigkeit zum Perspektivwechsel
- Gute Kenntnis von Krankheitsbildern und deren möglicher Entwicklung
- Proaktives vorausschauendes Handeln (Einplanen dessen, was eintreten könnte, und dadurch schnellere und bessere Handlungsfähigkeit)
- Flexibilität und Schnelligkeit (Situation kann sich schnell ändern)
- Fähigkeit, individuelle Pflegekonzepte zu entwickeln

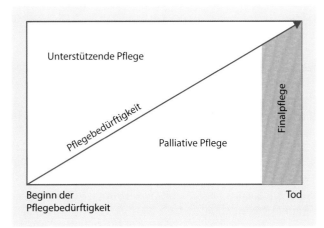

◻ **Abb. 13.1** Unterstützende Pflege, Palliativ- und Finalpflege

- Akzeptanz dessen, dass der Patient der eigentliche „Spezialist" seiner Situation ist
- Kreativität
- Mut zum Unkonventionellen und zum gesunden Menschenverstand
- Ethische Handlungskompetenz
- Haltung der Akzeptanz und des Respekts
- Kontinuierliche kritische Prüfung der eigenen Haltung
- Auseinandersetzung mit der eigenen Endlichkeit
- Empathie

Übung

Nehmen Sie sich ein Blatt Papier und einen Augenblick Zeit. Denken Sie darüber nach, was für Sie in Ihrer gegenwärtigen Situation Lebensqualität bedeutet, was Ihnen konkret Lebensqualität gibt, und benennen Sie diese Dinge, Menschen, Fähigkeiten, Möglichkeiten, Aussichten für sich. Wie wäre ein Leben, in dem diese Aspekte oder Teile davon fehlten?

Lebensqualität ist individuell, beruht auf persönlichen Werten, ist subjektiv und emotional. Was die persönliche Lebensqualität ausmacht, ist nicht übertragbar. Häufig tragen Fähigkeiten und Beziehungen zu unserem Gefühl von Lebensqualität erheblich bei. Lebensqualität und psychosoziales Wohlergehen hängen eng miteinander zusammen (Husebø und Mathis 2017).

Was braucht der Patient?
- Kompetente Partner aus unterschiedlichen Professionen, die im ständigen Austausch untereinander sind
- Gründliche Information
- Vertrauen in die professionellen Partner

Kompetenz, Zuhören und Empathie können Vertrauen schaffen. Gut informierte Patienten sind auch bereitwillig zur Kooperation. Ohne Kooperation des Patienten ist jede Behandlung und Pflegeverrichtung nur halb so effektiv.

Was brauchen Angehörige?
- Verständnis
- Ein „offenes Ohr"
- Wiederholte Erklärungen
- Eine Einbindung in die Pflege, sei es mit noch so winzigen Aufgaben

Für Angehörige ist es besonders schlimm auszuhalten, wenn es „nichts" mehr zu tun gibt. Sehr häufig sind sie in einer Phase ihres Verarbeitungsprozesses, in der sie nicht gut akzeptieren können. Sie haben das Bedürfnis nach Aktivität und sind innerlich auf der Suche nach einer Möglichkeit, die das Unumkehrbare doch noch wendet. Ihre Seele blockiert das Verständnis logischer Zusammenhänge, das sonst ein Eingeständnis und eine Art „Aufgeben" wäre. Deshalb brauchen Angehörige, die für Außenstehende in ihrer Krisensituation manchmal wie irrationale Wesen erscheinen, unsere besondere Aufmerksamkeit.

Da der Fokus in der Palliativpflege nicht allein auf dem schwer kranken oder sterbenden Menschen liegt, sondern auf dem ganzen „System Familie" (▶ Abschn. 4.1), sind auch die nächsten Angehörigen Adressaten unserer Wahrnehmung und „Pflege". Mit etwas Unterstützung und Verständnis vonseiten des Teams können Angehörige den schwer kranken Menschen oft effektiver in seinem Wollen und Tun unterstützen. Dies hilft nicht nur den Betroffenen, sondern auch den Angehörigen im Blick auf die spätere Trauerarbeit (▶ Kap. 23). Finden Angehörige Unterstützung und Begleitung, hat dies Auswirkungen auf die Gesamtsituation. Das „System Familie" wird insgesamt wieder belastungsfähiger.

13.1.2 Haltung

» Du bist du und ich will alles tun, damit du du sein kannst.
  (Cicely Saunders)

Das Wort „Haltung" hat doppelte Bedeutung: die der äußeren körperlichen und die der inneren Haltung. Äußerlich werden wir von unserer Skelettmuskulatur gehalten. Große und kleine Muskeln machen, dass wir aufrecht oder zusammengesunken, dynamisch oder schlaff wirken. Die innere Haltung bezieht sich auf unsere Einstellung zu einer Sache oder einem Menschen. Palliative Care erfordert ein konstantes Überprüfen unserer Haltung gegenüber Themen und Menschen.

Samy Molcho, ein berühmter Pantomime und Professor für Körpersprache, sagt: „Der Körper ist der Handschuh der Seele." Das heißt nichts anderes als: Mein Äußeres umkleidet mein Inneres so passgenau, dass es mein Inneres nach außen abbildet. Meine innere Haltung wird also konstant, unbewusst und ungewollt nach außen kommuniziert.

Schwerkranke und Sterbende haben eine sehr hohe Wahrnehmungsfähigkeit. Deshalb findet nonverbal – auch ungewollt! – eine ständige Kommunikation zwischen Helfenden und Betroffenen statt.

13

Wesentlich bestimmt wird unsere innere Haltung durch unsere Werte. Solche, die uns durch unsere Erziehung und unsere Kultur übermittelt wurden, und Werte, die sich im Lauf unseres Lebens mit fortschreitender Lebenserfahrung (weiter-)entwickelt haben. Anhand eines Beispiels aus der Schmerztherapie soll dies und die Konsequenzen daraus näher erläutert werden:

▶ Beispiel: Schmerztherapie

Die Aussage einer Krankenschwester „Ein Indianer kennt keinen Schmerz" beschreibt die Haltung, die diese Krankenschwester in sich trägt: Schmerzen sind dazu da, ausgehalten zu werden. Menschen, die stark und hart im Nehmen sind, werden von ihr positiv bewertet. Unbewusst setzt sie damit das Ziel für den Patienten mit: Er soll seine Schmerzen möglichst aushalten. Dafür bekommt er Anerkennung und Wertschätzung. ◀

Wie wir als Mitglieder des multiprofessionellen Teams den Patienten in seinem Schmerzzustand bewerten, hängt von unseren eigenen Erfahrungen mit Schmerzsituationen und deren Reflexion ab (Juchli 1999). Jedes Mitglied des multiprofessionellen Pflege- und Behandlungsteams bringt seine mehr oder weniger reflektierte Einstellung gegenüber Schmerzsituationen in die Begegnung mit Schmerzpatienten ein. Auch der Patient selbst hat seine persönlichen Werte und Normen, die seine Selbstbewertung (Wertschätzung) beeinflussen. Nicht zu vergessen sind die Angehörigen des Patienten, die seine Situation aus ihrer Sicht bewerten. Aus den unterschiedlichen Sichtweisen der verschiedenen Beteiligten betrachtet ergibt sich somit ein diffuses Bild: Welches Verhalten, welche Haltung dem Patienten gegenüber ist hier „richtig"?

13.1.3 Fragen

Es stellen sich Fragen wie:
- *Was ist für den Patienten in seiner Schmerzsituation gut?*

   Soll der Patient emotional gestärkt und gestützt werden, oder soll er von seiner Situation abgelenkt oder gar einmal „richtig zurechtgestutzt", also korrigiert werden („Reißen Sie sich doch mal zusammen, anderen geht's noch viel schlechter")? Soll er in seiner Situation wahr und ernst genommen werden, sollen gar mehr Details erfragt werden, also ein differenziertes Schmerzassessment erfolgen, sollen physische, psychische, soziale und spirituelle Aspekte beachtet werden (multidimensional)?
- *Was würde dem Patienten eher schaden?*

   Der Patient wird vom multiprofessionellen Team nicht ernst genommen, er erhält seine Schmerzmedikamente nur bei Bedarf und wird nicht ausreichend aufgeklärt.
- *Welches Verhalten ist auch den anderen Patienten gegenüber gerecht?*

   Allen Schmerzpatienten sollte z. B. die notwendige Zeit und Aufmerksamkeit gewidmet werden.
- *Was möchte der Schmerzpatient für sich selbst?*

   Möchte er trotz gründlicher Anamnese und ausführlicher Information das Angebot einer medikamentösen Schmerztherapie nicht annehmen?

   Möchte er vielleicht gar nicht bei klarem Bewusstsein sein, sondern gerne in eine friedliche Schläfrigkeit absinken?

Auf diese Fragen finden sich für jeden Patienten je nach Persönlichkeit, Situation, Befindlichkeit, Tagesform, Schmerzart (chronischer Schmerz, Tumorschmerz, Akutschmerz) unterschiedliche Antworten.

Es sind Fragen nach den ethischen Grundprinzipien:
- Was nutzt dem Patienten (Prinzip des Wohltuns)?
- Was schadet dem Patienten (Prinzip des Nichtschadens)?
- Was ist gerecht (Prinzip der Gerechtigkeit)?
- Wie selbstbestimmt kann der Patient innerhalb unseres Versorgungsangebotes sein (Prinzip der Autonomie)?

Diese Fragen muss sich das multiprofessionelle Team stellen und wann immer möglich zusammen mit dem Patienten und den Angehörigen bzw. dem Betreuer diskutieren. Schwierig bleibt die Gewichtung der einzelnen Prinzipien, z. B. ein Konflikt zwischen Wohl und Wille (beispielsweise das Angebot der Schmerztherapie und der Wunsch des Patienten, seine Schmerzen aushalten zu wollen). Schwierig bleibt auch die Interpretation des Patientenwillens, wenn seine Entscheidungsfähigkeit eingeschränkt ist. Bei komplexen Fragestellungen ist eine ethische Fallbesprechung im interprofessionellen Team hilfreich. Bringt die ethische Fallbesprechung keine konstruktiven Ideen, kann ein Ethikkonsil einberufen werden. Dies ist z. T. auch in der ambulanten Versorgung möglich.

In jeder Palliativsituation ergeben sich ethische Fragestellungen, auch in Situationen ohne vordergründig ethische Problemstellung. Bei jedem Patienten ist es wichtig, die unterschiedlichen Standpunkte im Team abzugleichen, zu diskutieren und immer wieder zu fragen, wessen Wunsch oder Wille das Team folgt! Geht es um den Patientenwillen, den Willen der Angehörigen oder um das Bedürfnis eines Teammitglieds oder des gesamten Teams? Auch in erfahrenen Teams kann es zur Verschiebung oder Vermischung von Positionen kommen. Deshalb bedarf es eines kontinuierlichen Reflexionsprozesses, z. B.:

- Kennen wir als Team den Wunsch des Patienten?
- Sind die Wünsche des Patienten deckungsgleich mit dem, was die Angehörigen äußern?
- Wo tritt der Wunsch des Patienten in Konflikt mit den Behandlungszielen und der Verantwortung des Teams?
- Wie gehen wir als Team mit einer Ablehnung unseres Behandlungs- und Versorgungsangebotes um?

Eine strukturierte Betrachtung und Analyse zeigt die Komplexität einer Situation und den Bedarf grundsätzlicher Reflexion. Voraussetzung dafür ist, dass die Beteiligten eine Meinung entwickeln und gewillt sind, diese zu vertreten und zu verantworten.

Dr. Cicely Saunders lernte als junge Sozialarbeiterin von einem Patienten die ersten Palliative-Care-Prinzipien. Er hinterließ ihr 500 englische Pfund und als Vermächtnis die Bitte, ein „Fenster" in ihrem Hospiz sein zu dürfen.

Das „Fenster" war sein Symbol für die Offenheit und Freiheit der individuellen Meinung, Spiritualität und Entwicklung, also für die Möglichkeit, zu wachsen und sich zu weiterzuentwickeln. Über diese Freiheit entscheiden alle Mitglieder des multiprofessionellen Teams durch ihre Haltung gegenüber denen, die sie pflegen und versorgen.

13.1.4 Gesundheit – Krankheit

Unsere Werte bestimmen auch unsere Einstellung zum Gesund- bzw. Kranksein. Ist unser Verständnis eher defizitorientiert oder ressourcenorientiert? Unser Gesundheitswesen ist geprägt durch die biomedizinische Sichtweise eines pathogenen Krankheitsverständnisses: Der Betroffene ist ein „Patient", also eine Person, die an einer Krankheit leidet (lat. patiens = erduldend, leidend). Eine Krankheit ist eine Störung der biologischen Vorgänge im menschlichen Organismus, Gesundheit dagegen das geordnete Zusammenspiel normaler Funktionsabläufe im menschlichen Körper. Ist ein Mensch krank, muss die Ursache der Störung gefunden und beseitigt werden. Biochemische Fehlsteuerungen werden chemisch reguliert, andere Störungen durch invasive Methoden beseitigt. Wichtig bei dieser Sichtweise ist die vorbeugende und rechtzeitige Überprüfung möglichst vieler Körperfunktionen.

Dieses pathogene Krankheitsverständnis passt nicht auf die Situation eines Menschen in seiner letzten Lebensphase. Denn so betrachtet bleibt der Betroffene ein ewig Leidender, den die Palliative-Care-Versorgung

nicht gesund machen kann. Notwendig ist nicht nur eine Haltung der Zugewandtheit, der Offenheit, der Authentizität, der bedingungslosen Akzeptanz, der Wahrung der Autonomie und Würde der Betroffenen, sondern auch die bedingungslose Orientierung am Betroffenen. Hilfreich wäre hier ein Modell, das uns eine Perspektive des ganzen Menschen mit allen seinen Schwächen und Stärken vermittelt.

Denn: Eine winzige Ressource wie ein funktionierender Muskel zum Lidschluss kann nicht nur eine zwar beschwerliche, doch vollständige Kommunikation ermöglichen, der Betroffene ist mit dieser Ressource sogar in der Lage, Bücher zu schreiben (Bauby 2008; Tavalaro und Tayson 2017).

13.1.5 Das Konzept der Salutogenese

Der Soziologe Aaron Antonovsky schuf durch seine salutogene (lat. salus = Unversehrtheit, Gesundheit) Sichtweise (▶ Abschn. 12.3) einen diametral anderen Ansatz, als ihn der biomedizinische Ansatz eines pathogenen Krankheitsverständnisses seither bot, einen ressourcenorientierten Ansatz, der nicht primär nach Defiziten sucht (Bengel et al. 2006, S. 24). Mit der Hypothese, dass „alle Menschen mehr oder weniger gesund und mehr oder weniger krank sind und sich auf einem sogenannten Gesundheits-Krankheits-Kontinuum bewegen", löst Antonovsky die alte pathogene Sichtweise von Gesundheit und Krankheit als zwei sich gegenseitig ausschließende Zustände ab. Er verlässt den biomedizinischen Ansatz, welcher verloren gegangene Körperfunktionen durch therapeutische kurative Maßnahmen wiederherstellen will, zugunsten einer ganzheitlichen Sichtweise vom Menschen. Antonovsky schreibt: „Wir sind alle sterblich. Ebenso sind wir alle, solange noch ein Hauch von Leben in uns ist, in einem gewissen Ausmaß gesund"! (Antonovsky und Franke 1997)

Nach Antonovsky ist es unsere Lebensaufgabe, im Fluss des Lebens ein möglichst guter Schwimmer zu werden. Dies lernen wir durch Einsatz und Weiterentwicklung von inneren Ressourcen und unter Zuhilfenahme äußerer Ressourcen. Antonovsky betrachtet Gesundheit als einen fortwährenden Prozess, nicht als erreichbaren Status.

Demnach wird der Gesundheitszustand eines Menschen wesentlich durch das sogenannte Kohärenzgefühl bestimmt: die allgemeine Grundhaltung eines Individuums gegenüber der Welt und gegenüber seinem eigenen Leben. Sie setzt sich laut Antonovsky aus drei Faktoren zusammen:

- dem Gefühl von Verstehbarkeit,
- dem Gefühl von Handhabbarkeit und
- dem Gefühl von Sinnhaftigkeit bzw. Bedeutsamkeit.

Kohärenzsinn und -gefühl bestimmen die Art und Weise, wie wir die Welt und das, was in und um uns geschieht, verstehen, bewerten und beeinflussen können. Dadurch erleben wir uns nicht als hilflos, sondern, mit Unterstützung innerer und äußerer Ressourcen, als sinnvoll Handelnde. Das Kohärenzgefühl ist also eine Grundhaltung, die uns die Welt als zusammenhängend und sinnvoll erleben lässt.

Begegnen wir Menschen in ihrer letzten Lebensphase mit dieser Haltung, bekommen viele Aspekte eine andere Wertigkeit, der Betroffene gewinnt an Selbsteffektivität und somit an Autonomie und Würde.

13.2 Mundpflege

Susanne Kränzle

In Kürze

Mundpflege ist in der palliativen Pflege eine der wichtigsten pflegerischen Handlungen. Menschen, die nicht mehr ausreichend Flüssigkeit zu sich nehmen, keine Kaubewegungen vollziehen und durch den geöffneten Mund atmen, leiden an Mundtrockenheit, Borken- und Belagbildung im Mund, Entzündungen der Mundschleimhaut und möglicherweise auch an Pilzinfektionen. Tumore im Magen-Darm-Bereich oder im Bereich des Mundes, des Rachens oder des Halses verursachen zudem oft unangenehmen Mundgeruch. Mundtrockenheit wird von vielen Menschen mit Durst gleichgesetzt, was letztlich oft dazu führt, dass Flüssigkeit verabreicht wird, die dem Betroffenen aber neue Symptome einbringt, anstatt nachhaltig die Mundschleimhaut zu befeuchten. Umso unerlässlicher ist eine exzellente Mundpflege, die im Idealfall zumindest stündlich, eher halbstündlich durchgeführt werden sollte. Angehörige können dies nach entsprechender Anleitung übernehmen und sind meist gerne dazu bereit, weil sie damit den Sterbenden noch unterstützen, etwas für ihn tun können.

Der Mund ist eine der wahrnehmungsstärksten Zonen des menschlichen Körpers, es finden sich z. B. im Vergleich zum Rücken dort mehr als die 100fache Anzahl von Tastkörperchen. Auch ist der Mund ein außerordentlich persönlicher Bereich, zu dem der „Zutritt" im Normalfall wenigen Menschen vorbehalten ist. Entsprechend sorgfältig und bewusst sollte die Mundpflege durchgeführt werden.

Die Auswahl des richtigen Präparates zur Mundpflege richtet sich nach dem individuellen Geschmack des Sterbenden zum einen und nach dem Zustand der Mundschleimhaut zum anderen. Das Ziel der Mundpflege – z. B. Erfrischung, Entfernung von Belägen, Befeuchtung – sollten Pflegende sich klar machen, bevor sie sich für eine Mundpflegelösung entscheiden. Weigern Menschen sich, den Mund zur Pflege zu öffnen, so ist dies zunächst zu respektieren, keinesfalls sollte mit Nachdruck versucht werden, die Maßnahme durchzuführen. Manchmal ist ein Sterbender im einen Moment nicht gewillt, den Mund zu öffnen, im nächsten aber ist er dankbar für die Linderung seiner Beschwerden und öffnet den Mund gerne. Bei Menschen, die nicht mehr klar orientiert sind, lohnt sich der Versuch, ihnen die Zahnbürste in die Hand zu geben und diese an den Mund zu führen – oft ist dies eine „Brücke" zum freiwilligen Öffnen des Mundes.

13.2.1 Befeuchtung der Mundschleimhaut

Die Mundtrockenheit, die wohl häufigste Indikation zur Mundpflege, hat unterschiedlichste Ursachen wie z. B. Dehydratation, Fieber, Infektionen, die Gabe bestimmter Medikamente wie Opioide, Antidepressiva, Neuroleptika oder Diuretika oder Mundatmung.

Ziel der Mundpflege ist es, die Mundschleimhaut zu befeuchten durch Anregung des Speichelflusses und regelmäßige, d. h. häufige Mundbefeuchtung.

Der Anregung des Speichelflusses dienen:

- gefrorene, kleine Fruchtstücke, die zum Lutschen gereicht oder in eine Kompresse gewickelt so in den Mund gelegt werden, dass sie mit dem Ende der Kompresse wieder aus dem Mund gezogen werden können; dazu eignen sich besonders Ananas, aber auch Orangen oder Zitronen;
- gefrorene Getränke, die ebenfalls in kleinen Stücken in den Mund gegeben werden – Fruchtsäfte, Cola, Bier, Sekt etc. nach Belieben;
- rote Tees als Mundpflegelösung, die jedoch gelegentlich durch ihren hohen Säuregehalt zu Magenbeschwerden führen können;
- Fruchtbonbons (mit Zitrusgeschmack) oder Kaugummi (Minze);
- Aromalampen mit Zitrusdüften, diese sind jedoch nur vorsichtig anzuwenden und am besten nach Rücksprache mit einer Aromatherapeutin.

Auch kann der kranke Mensch, soweit er dazu in der Lage ist, bewusst mit seiner Zunge den Mundraum „massieren" oder kauen. Eine Massage der Ohr- oder Unterzungenspeicheldrüsen kann ebenfalls den Speichelfluss verbessern.

Zur häufigen Mundbefeuchtung können verwendet werden:

- Wasser, Tee, Kaffee, Sekt, Bier etc., wohingegen Fruchtsäfte und Milch eher ungeeignet sind,
- Butterflocken, Sahne, Olivenöl
- Therapeutische Kräuteröle wie z. B. Helagoöl auf Kamille-Salbei-Basis
- Mundpflegelösungen wie z. B. Panthenollösung
- Wala-Mundbalsam
- Aldiamed-Mundpflegelösung

Wässrige Lösungen können in einen Zerstäuber gefüllt und in den Mund gesprüht werden, was die meisten Patienten als sehr erfrischend empfinden. Die weit verbreiteten Lemonsticks zur Mundpflege sind für die Behandlung von Mundtrockenheit kontraindiziert, da das enthaltene Glycerin wasserbindend wirkt, die Mundschleimhaut somit noch zusätzlich ausgetrocknet wird und eine Zunahme der Mundtrockenheit die Folge ist.

Mundpflegespray, sog. „künstlicher Speichel", wird meist aufgrund des Geschmacks nicht toleriert, die Wirkung hält nur kurze Zeit vor.

Die Lippenpflege sollte mit Panthenolsalbe erfolgen, Lippenpflegestifte und Vaseline sind auf Dauer nicht geeignet und nicht ausreichend.

Die Erhöhung der Luftfeuchtigkeit im Krankenzimmer kann die Befeuchtung der Mundschleimhaut ebenfalls fördern.

13.2.2 Borken und Beläge auf der Mundschleimhaut

Borken und Beläge bilden sich vor allem bei Mundatmung, Flüssigkeitsmangel, trockener Raumluft und auch bei Entzündungen der Mundschleimhaut.

Zur Ablösung der Borken und Beläge können je nach Vorliebe des Patienten verwendet werden:
- Butter, Sahne, Olivenöl
- Helagoöl
- Vitaminbrausetabletten, von denen ein kleines Stück auf die Zunge gelegt und mit einigen Tropfen Wasser benetzt wird – durch die Schaumbildung werden die Borken und Beläge abgelöst
- Brausepulver, z. B. von Ahoi (zuckerhaltig!)
- Rosenhonig aus der Apotheke
- Eine weiche Zahnbürste, mit der Zunge und Mundraum unter Verwendung von Wasser, Zahnpasta (sofern keine Rhagadenbildung vorliegt) oder Mundpflegelösung sanft gebürstet werden

Weitere Möglichkeiten sind das Kauen von harter Brotrinde, fetter Wurst wie z. B. Salami oder von Ananasstücken – auch hier der Vorliebe des Patienten folgend. Wenn das Ablösen von Borken eine Blutung nach sich zieht (z. B. bei Aidskranken), kann mit Weißwein getupft oder gespült werden. Die Säure des Weins bringt die Blutung zum Stillstand.

13.2.3 Entzündliche Prozesse im Mundraum

Entzündungen entstehen meist durch die Immunschwäche des kranken Menschen, als Folge von Chemo- oder Radiotherapie, bei Tumorerkrankungen im Mund- und Rachenraum und wenn die Nahrungsaufnahme eingestellt wird, der Mund also die natürliche Flora verliert.

Hier haben sich bewährt:
- Spülungen oder Auswischen des Mundes mit Salbeitee
- Helagoöl, Rhatania-Tinktur, Sanddornfruchtfleischöl (1 Tr. mehrmals täglich im Mund zergehen lassen)
- Bombastus-Mundwasser, ein antiseptisch und erfrischend wirkendes Mundwasser auf Kräuterbasis, das stark verdünnt angewendet wird und auch bei Rhagaden im Mund nicht schmerzt (30 Tr./100 ml Wasser)
- Odol plus
- Andere Mundpflegelösungen mit Panthenol, Salviathymol, Kamillenextrakten – erfahrungsgemäß sind Apotheken sehr kompetent in der Beratung und Herstellung spezieller Lösungen!
- Bei Pilzinfektionen (Soor) hilft neben Salbeitee ebenfalls Bombastus-Mundwasser (50 Tr./100 ml Wasser) oder Mulgatol-Junior-Gel, häufig ist aber außer der lokalen fungiziden Therapie mit Nystatinpräparaten auch eine systemische Therapie z. B. mit Diflucan angezeigt
- Bei Entzündungen des Zahnfleischs haben sich bewährt: Sanddornfruchtfleischöl (1 Tr. mehrmals täglich im Mund zergehen lassen), Zahnfleischbalsam von Weleda, Einreiben oder Spülung mit Salbeitee

Entzündliche Prozesse und Soorinfektionen im Mundraum sind meist sehr schmerzhaft. Neben einer eventuellen Gabe von Analgetika wirken anästhesierende Gels oder Lutschtabletten lindernd, auch das Lutschen von Eisstückchen wird als angenehm erlebt. Saure Lösungen wie Malventee oder Zitronenwasser sollten gemieden werden, da sie zusätzliche Schmerzen verursachen.

13.2.4 Mundgeruch

Tumoren im Mund- und Rachenbereich, entzündliche oder maligne Prozesse im Gastrointestinaltrakt oder septische Veränderungen in den oberen und unteren Luftwegen können starken Mundgeruch verursachen, der für alle Beteiligten Begegnungen außerordentlich erschweren kann.

Behandlungsmöglichkeiten sind:
- Spülungen mit antiseptischen Lösungen wie z. B. Betaisodona-Mundspüllösung oder mit Bombastus-Mundwasser (50 Tr./100 ml Wasser)
- Systemische antibiotische Behandlung, z. B. mit Clindamycin

- Gabe von Chlorophyll-Dragees oder -Tropfen, die lokal und systemisch wirken, allerdings eine starke Grünfärbung der Zunge verursachen
- Salbeitee
- Miradent Tong-Clin-Gel

13.2.5   Tee als therapeutisches Mundpflegemittel

Am einfachsten und am preiswertesten lassen sich unterschiedliche Teesorten als Mundpflegemittel bei bestimmten Indikationen verwenden. Offener Tee enthält für gewöhnlich mehr Wirkstoffe als Tee in Beuteln.

- Kamillentee wirkt entzündungshemmend, desinfizierend, beruhigend und schmerzlindernd bei Entzündungen des Mund- und Rachenraums und des Zahnfleischs.
- Salbeitee wirkt desinfizierend und gerbend bei Entzündungen des Mund- und Rachenraums, Stomatitis, bei Tumorwachstum und -zerfall im Mund- und Rachenraum, bei Soorinfektionen, Mundgeruch.
- Thymiantee wirkt durchblutungsfördernd, desinfizierend, desodorierend bei Entzündungen des Mund- und Rachenraums, Soorinfektionen und Mundgeruch.
- Ringelblumentee wirkt desinfizierend, adstringierend, abwehrsteigernd bei Entzündungen, Soorinfektionen und Blutungsneigung im Mund- und Rachenraum.

> Individuelle Mundpflege setzt Fantasie, Kreativität, das Kennen der Vorlieben des Patienten und Lust am Ausprobieren voraus, das Erfolgserlebnis lässt meist nicht lange auf sich warten!

13.2.6   Lippenpflege

Das Eincremen der Lippen erfolgt am besten mit Panthenolsalbe oder auch mit flüssigem Honig. Ungeeignet hingegen sind Vaseline oder Lippenpflegestifte.

13.2.7   Instrumente zur Mundpflege

Es stehen als Instrumente zur Mundpflege zur Verfügung: Zahnbürste, Watteträger, Klemmen und Kompressen, Schaumstoffträger u. a. m. Manche Pflegepersonen verwenden ihre Finger, manche mit, manche ohne Handschuhe. Die Entscheidung sollte immer vom zu pflegenden Menschen ausgehen: Was ist am komfortabelsten, am sichersten, am wenigsten beeinträchtigend für sie oder ihn?

13.3   Essen und Trinken

Ulrike Schmid

In Kürze

Ohne Nahrungs- und Flüssigkeitszufuhr sind wir auf Dauer nicht lebensfähig. Essen und Trinken ist uns ein Grundbedürfnis und für viele auch ein sinnliches Erlebnis, das fast alle unsere Sinne ansprechen kann. Essen und Trinken kann Freude, Vergnügen, Genuss, Fest sein oder erotische Komponenten beinhalten. Manchmal muss Nahrung als Ersatzbefriedigung z. B. für mangelnde Zuwendung und Geborgenheit herhalten, bis hin zur Ess- oder Trinksucht. Bei schwerer Krankheit ändern sich zwangsläufig Ess- und Trinkgewohnheiten. Die Nahrungsaufnahme kann zur Last werden. Das mangelnde Vermögen zu essen und zu trinken kann aber auch eine große Verlusterfahrung sein. Der Volksmund spricht oft weise. Nicht umsonst heißt es: „Essen und Trinken hält Leib und Seele zusammen."

13.3.1   Inappetenz

Die Frage nach Essen und Trinken stellt sich bei fast jedem Schwerkranken und Sterbenden und betrifft alle Beteiligten: Patient, Angehörige, Pflegende, Ärzte und am Rande alle beteiligten Berufsgruppen. Ernährung ist immer ein emotionales Thema, das mit der Volksweisheit (siehe oben) beginnt und mit der Feststellung: „Man kann doch niemanden verhungern lassen!" endet. Wichtig ist stets, neben der Ursachenforschung auch die Fragen zu stellen:

- Für wen ist es wichtig, dass der Patient isst?
- Hat der Patient überhaupt Hunger?
- Was ist der Wunsch des Patienten?
- Welche voraussichtliche Lebenserwartung hat der Patient?

▶ **Beispiel: Inappetenz**

Frau K. war sterbend. Sie hatte keine Angehörigen und wurde vom ambulanten Pflegedienst und der örtlichen Hospizgruppe zu Hause betreut. Frau K. hatte keine Lust mehr zu essen. Zum Glück war sie sehr autonom und hartnäckig. Sie konnte sich schließlich durchsetzen, einzig und allein von Apfelkompott zu leben, und das tat sie noch 8 Wochen sehr glücklich und zufrieden bis zu ihrem Tod. ◀

Ursachen von Inappetenz

Inappetenz und Anorexie sind Begriffe für den unfreiwilligen Verlust von Appetit und Körpergewicht, die eine Kachexie (starke Abmagerung) mit sich bringen. Man unterscheidet zwischen primären und sekundären Ursachen für Inappetenz.

■ **Primäre Ursachen**

Primäre Ursachen sind Erkrankungen im fortgeschrittenen Stadium wie Tumorerkrankungen, Demenz, Aids, Herz- oder Niereninsuffizienz. Sie lösen im fortgeschrittenen Stadium entzündungsähnliche Prozesse im Körper aus, die durch den Abbau von körpereigenen Substanzen zu ungewollter Gewichtsabnahme führen und eine Zunahme durch Nahrungssubstitution erschweren bis verhindern. Es gibt noch keine evidenzbasierten Kriterien für die primäre Anorexie, die Einschätzung geschieht über die Aktivität der Erkrankung (bildgebende Untersuchungen, Tumormarker, CRP-Wert).

■ **Sekundäre Ursachen**

Sekundäre Ursachen sind Begleiterscheinungen dieser Erkrankungen wie z. B. Infektionen, Nebenwirkungen von Therapien und Schmerzen.

- Therapiebedingte Nebenwirkungen: Übelkeit, trockener oder schmerzhafter Mund, Störung des Geschmacksempfindens, Geschmacksveränderungen, Mundschleimhautentzündung, Obstipation, Obstruktion, Diarrhö, Behandlung mit Zytostatika, Interferon, Interleukin, Operationen
- Andere Symptome: Schmerzen, Immobilität, Fatigue (▶ Abschn. 14.2), depressive Symptome, Verwirrtheit
- Hilfebedarf: Kann nicht alleine essen, Prothese sitzt nicht mehr, Schluckstörungen, Reflux, Art der Essensdarreichung, Art der Küche, Krebsdiät, Mangel an essenziellen Nährstoffen
- Psychische Ursachen: Diagnose, Prognose, Stress, Krankheitsverarbeitungsprozess
- Psychosoziale Situation: Angehörige bedrängen, Finanzen, Inaktivität, Hospitalisierung
- Andere Erkrankungen: Diabetes mellitus, Hyperthyreose u. a.

Das Gebiet der Ernährung ist gut beforscht. Viele Studien belegen, dass es bei Patienten **mit fortgeschrittener Erkrankung** durch enterale oder parenterale Nahrungssubstitution kaum noch zu einer Gewichtszunahme und einer Verbesserung der Lebensqualität kommt (Deutsche Gesellschaft für Ernährungsmedizin, ▶ http://www.dgem.de).

Pflegerische Möglichkeiten

Den Ursachen entsprechend:
- Gute Mundpflege (▶ Abschn. 13.2)
- Assessment: Erfassung der Belastung durch Ernährungsprobleme
- Screening auf Mangelernährung
- Eingrenzen der sekundären Ursachen der Inappetenz
- Wunschkost, Angebote machen, Essensgewohnheiten und Lieblingsessen abfragen

- Hübsch angerichtete Miniportionen; selbst wenn der Patient nur ein paar Häppchen isst, stellt sich bei ihm ein Erfolgserlebnis ein
- Angehörige mit einbeziehen: Lieblingsessen mitbringen
- Häufige kleine Mahlzeiten ermöglichen
- Auch flüssige Nahrung ist Nahrung! (Milch, Bier, Suppe)
- Essen nicht zum Hauptthema machen!
- Ein alkoholisches Getränk kann appetitanregend sein (Aperitif, Glas Wein oder Bier vor oder zum Essen)
- Essen zusammen mit anderen kann Lust am Essen fördern
- Unlust zu Essen akzeptieren
- Unterstützung der Angehörigen im Verständnis der Situation (gut und bei Bedarf mehrfach erklären, vor allem zuhören – hinter der Aufforderung zum Essen steht oft Angst vor Verlust des Angehörigen)
- Eventuell Vermittlung eines Psychoonkologen (psychische Ursachen)

▶ **Beispiel: „Apero-Runde"**

Eine meiner Lieblingsrunden im St. Christopher's Hospice in London war die „Apero-Runde" vor dem Mittagessen: Mit meinem Wagen, beladen mit allen gängigen Alkoholika, Softdrinks, Eis und Gläsern, ging ich von Patient zu Patient, um einen Aperitif anzubieten. Dies wurde sehr gern angenommen. Ein Gläschen Sherry z. B. ist nicht nur appetitanregend, es suggeriert auch ein Stück Leben, Unabhängigkeit, Freiheit, ein Stück Normalität. Neben dieser Möglichkeit, den Aperitif im Zimmer zu nehmen, gab es natürlich noch die Bar im Haus, die dreimal in der Woche, von Freiwilligen bewirtschaftet, auch vormittags ab 11 Uhr geöffnet war, speziell für diejenigen, die ihren Apero dort einnehmen wollten. Ob der Mensch selbst hingehen konnte oder im Bett oder Rollstuhl hingebracht werden musste, war kein Thema. ◀

Medikamentöse Möglichkeiten

- Kortison wirkt nicht nur stimulierend, sondern auch appetitanregend (geringe Dosierung morgens kann für einige Wochen appetitfördernd und allgemein aufhellend wirken; Achtung: begünstigt Soor und Magenschleimhautentzündung)
- Omega-3-Fettsäuren
- Megesterol (Megestat®) 160–400 (800) mg
- Dronabinol® 2 × 2,5–5 mg (THC)

▶ **Beispiel: Kortison**

Herr B. war nach längerem Krankenhausaufenthalt nach Hause entlassen worden. Er hatte stark an Gewicht verloren und keinen Appetit. Sein metastasierendes Pankreaskarzinom verursachte Oberbauch- und Knochenschmerzen. Die Schmerzen konnten zu einem großen Teil gelindert werden, trotzdem konnte er nicht essen und fühlte sich schwach und elend. Seine Frau war der Verzweiflung nahe – hatte sie sich doch täglich große Mühe gegeben, ihrem Mann ein schmackhaftes Essen zu kochen. Nach einigen Tagen Kortisoneinnahme entwickelte Herr B. wieder Lust zu essen, er nahm in den folgenden Wochen an Gewicht zu und begann, sich kräftiger zu fühlen.

Mit der Gewichtszunahme stärkte sich sein Selbstwertgefühl, dies wiederum unterstützte seinen Appetit. Seine Frau hatte wieder Spaß am Kochen, und Herr B. konnte wieder leichte Gartenarbeiten erledigen und Autofahrten mit seiner Frau unternehmen. Dies war sein großer Wunsch gewesen. Einige Monate später verstarb Herr B., nachdem es ihm akut schlechter gegangen war. ◄

Hier war es eindeutig Herrn B.s Bedürfnis, wieder aktiv sein zu können. Deshalb war es wichtig für ihn, mehr essen zu können und wieder zu Kräften zu kommen. In der Folge ging es auch seiner Frau wieder gut.

„Krebsdiäten"

Keine der sogenannten Krebsdiäten hilft nachweislich gegen eine Krebserkrankung. Fühlt sich der Patient damit wohl, spricht nichts dagegen. Wird die Diät zunehmend zur Last oder gar Tortur, sollten sich die Beteiligten spätestens die Frage stellen: Für wen isst der Patient diese Diät? Meist lautet die Antwort: für die nächsten Angehörigen.

> ▶ Beispiel: „Krebsdiät"
>
> Unser ambulanter Palliativberatungsdienst wurde zu einem Ehepaar gerufen. Frau T. war sichtbar sterbend und offensichtlich hart im Nehmen: Sie schonte sich nicht, sondern versuchte, sich wie eine nicht besonders kranke Frau zu verhalten. Während des Erstgesprächs stellte sich heraus, dass sie von einer besonderen „Antikrebsdiät" lebte, die hauptsächlich aus Rohkost und aus zweimal täglich einem Einlauf mit einer Substanz aus Haifischknorpel bestand. Als ihr Mann für eine Minute aus dem Raum ging, sagte sie: „Wissen Sie, es ist seine letzte Hoffnung. Wir haben doch schon alles versucht. Ich kann nicht mehr, aber um seinetwillen möchte ich mit der Diät weitermachen. Das habe ich so für mich entschieden." Es war eindeutig, sie wünschte keine Diskussion.
>
> Frau T. starb am folgenden Tag, keine 24 Stunden nach meinem ersten Besuch. Die einzige Erleichterung, die ich ihr verschaffen konnte, lag darin, dass sie mir in dieser kurzen Minute ihr „Geheimnis" anvertrauen konnte. ◄

Ernährungssonde

- Das Legen einer Ernährungssonde bedarf der Einwilligung des Patienten oder seines Betreuers.

- Jede Situation muss individuell im Team diskutiert werden, Pro und Contra müssen abgewogen werden mit der Frage: Welchen Nutzen hat eine Sonde hier?
- Eine Ernährungssonde bedeutet nicht, dass der Betroffene nun nicht mehr essen kann.
- Eine Sonde muss nicht benutzt werden, nur weil sie da ist.
- Eine Sonde kann, mit Einverständnis des Patienten oder seines Betreuers, auch wieder entfernt werden, wenn die Sondenernährung die Situation des Patienten nicht sichtbar verbessert hat (abhängig vom ursprünglichen Ziel der Sondenernährung).

Möglicher Nutzen einer Ernährungssonde:
- Patient mit Schluckschwierigkeiten oder sich abzeichnender Stenose im oberen Gastrointestinaltrakt, der gerne Nahrung zu sich nehmen möchte.
- Leichter Zugang für Flüssigkeit und Medikamente.

Mögliche Belastung durch eine Ernährungssonde:
- Sinnlicher Genuss und orale Stimulation kommen zu kurz.
- Erfährt weniger Zuwendung durch „Anhängen" von Sondennahrung.
- Soziale Beschäftigung des Essens fällt weg.
- Sondennahrung ist nicht immer gut bekömmlich.
- Gefahr der Aspiration besteht auch mit Sonde (Nahrung fließt zurück).
- Patient kommt trotz Sondennahrung nicht zu Kräften.
- Klinikaufenthalt zum Legen einer PEG.

13.3.2 Flüssigkeitssubstitution in der Finalphase

Soll ein Sterbender in seinen letzten Lebensstunden und -tagen noch eine Infusion bekommen, wenn er selbst nicht mehr trinken kann? Wird er ohne Flüssigkeitssubstitution grausam verdursten müssen oder einfach gnädig „hinüberschlummern"? Häufig wird der Vergleich zu der Situation gemacht, in der ein Gesunder ohne Wasser in der Wüste ist. Doch der Vergleich hinkt.

> ▶ Beispiel: Flüssigkeitssubstitution
>
> Einer meiner ersten Patienten im Hospiz war ein etwa 80-jähriger Mann. Seine Frau, selbst in den 80-ern, saß jeden Nachmittag an seinem Bett, hielt ihm die Hand, streichelte ihn sanft. Es war eine ruhige Atmosphäre um sein Bett, alles schien zwischen den beiden gesprochen, sie waren einfach still beieinander. Herr S. fiel ins Koma. Seine Frau saß weiterhin jeden Tag am Bett, streichelte ihn ab und zu, begleitete ihn still. Herr S. war vollkommen friedlich, er bekam keine Medikamente, wurde regelmäßig umgelagert und

bekam Mundpflege. Es waren kein Unwohlsein und keine Schmerzen bei ihm zu beobachten. Seine Frau fand ihn ganz entspannt. Frisch aus der Akutpflege kommend, erwartete ich, dass Herr S. bald eine Infusion angelegt bekäme oder nach ein paar Tagen verdursten müsse.

Nach 14 Tagen im Koma verstarb Herr S. so friedlich, wie seine letzten Lebenswochen im Hospiz gewesen waren, ohne Flüssigkeitssubstitution. ◄

■ **Warum ist Herr S. nicht verdurstet?**

Bevor Herr S. ins Koma fiel, hatte er noch kleine Mengen gegessen und getrunken. Gerade noch etwa 200 ml am Tag. Sein Organismus war an kleine Flüssigkeitsmengen gewöhnt, und er hat augenscheinlich nicht gelitten. Seine Ausscheidungen waren minimal. Seine Situation ist nicht mit einem gesunden Menschen zu vergleichen, der täglich 2–3 l trinkt und dann auf null reduziert. Der Gesunde würde sehr bald an Durst leiden, und sein Organismus wäre unterversorgt. Bei einem Menschen in Todesnähe ist die Aktivität seiner Organe stark reduziert. Wird Flüssigkeit künstlich zugeführt, sind die Nieren meist nicht mehr fähig, diese wieder auszuscheiden, und der Körper lagert Flüssigkeit gemäß dem geringsten Widerstand ein: Im weichen Gewebe der Lungen und im gesamten Körper entstehen Ödeme, die den Betroffenen noch zusätzlich belasten. Herr S. ist nicht verdurstet, weil sich sein Organismus im Sterbeprozess auf einen immer geringer werdenden Flüssigkeitshaushalt eingestellt hatte und nicht mehr Flüssigkeit benötigte.

■ **Wann ist eine Flüssigkeitssubstitution hilfreich bzw. nötig? Was spricht für eine Flüssigkeitssubstitution?**

❯ Hunger und Durst müssen als subjektive Empfindung immer gestillt werden (Bundesärztekammer 2011).

━ Der Patient oder Bewohner hat Durst.
━ Er möchte wach und klar sein für „unerledigte Geschäfte" (z. B. Testament verfassen).
━ Seine Lebensqualität verbessert sich durch die Flüssigkeitssubstitution.

Kann dies nicht ermittelt werden, spricht nichts dagegen, mit einer einmaligen Flüssigkeitssubstitution zu prüfen, ob sich die Situation des Patienten dadurch verbessert. Das Ergebnis dieses Versuchs kann als Grundlage für weitere Entscheidungen dienen.

■ **Woher wissen wir, ob der Patient oder Bewohner Durst hat, wenn er sich nicht artikulieren kann?**

Ein trockener Mund weist nicht unbedingt auf ein Durstgefühl hin. Mundtrockenheit kann durch regel-

mäßige Mundpflege gelindert werden. Hier können Angehörige nach ausführlicher Instruktion integriert werden. Eine Flüssigkeitssubstitution wird Mundtrockenheit nicht verbessern.

Durst kann durch das Angebot eines feuchten Tupfers oder Waschlappens getestet werden: Löst es einen Saugreflex aus, ist die Wahrscheinlichkeit groß, dass der Betreffende Durst hat. Wichtig ist außerdem, seine Vorgeschichte zur Flüssigkeitszufuhr zu erfahren: Wie viel hat er bis vor Kurzem getrunken, hat er grundsätzlich eher viel oder eher wenig getrunken?

■ **Was spricht gegen eine Flüssigkeitssubstitution? (▶ Abschn. 7.1.6)**

━ Überforderung des Organismus, dessen Funktionen im Sterbeprozess abnehmen bzw. in Reduktion begriffen sind
━ Invasive Maßnahme
━ Mit zunehmender Dehydration werden körpereigene Endorphine freigesetzt, die insgesamt das Leiden des Betroffenen lindern
━ Einschränkung durch Infusionsschlauch bzw. Sonde
━ Gefahr der Überwässerung und Ödembildung, in der Folge Dekubitusgefahr und Herzbelastung
━ Resorption von Flüssigkeit über subkutane Gabe am Lebensende fraglich
━ Wenn der Grund der Flüssigkeitssubstitution ist, dass sich das Umfeld (Angehörige und Professionelle) besser fühlt
━ Verschlechterung der Lebensqualität
━ Eventuell Verlängerung des Sterbeprozesses
━ Wenn die Flüssigkeitssubstitution stellvertretend für die Hilflosigkeit des Umfelds steht bzw. deren Aktionismus
━ Eine einmal begonnene Therapie ist schwer wieder abzusetzen, wichtig ist, vorher gut zu überlegen und zu diskutieren, ob die Therapie wirklich nützlich ist!
━ Bei manchen Patienten ist eine Fixierung nötig, damit sie ihre Infusion/Sonde nicht herausziehen

Pflegerische Maßnahmen und Möglichkeiten

━ Reflexion: Welchen Stellenwert hat Flüssigkeit für mich selbst? Wie wichtig ist Flüssigkeit für mich, wie viel Flüssigkeit nehme ich selbst zu mir?
━ Frühzeitig ins Gespräch mit Angehörigen kommen, sie langsam auf die Situation vorbereiten, in der eine Entscheidung über Flüssigkeitssubstitution ansteht, so gut wie möglich über Pro und Contra aufklären (idealerweise mit Unterstützung durch das multiprofessionelle Team und nach vorheriger Absprache).

Angehörige

- Sollten frühzeitig vorbereitet werden, dass das Ausschleichen von Nahrungs- und Flüssigkeitssubstitution zum Thema werden könnte.
- Sind in der Regel überfordert, eine Entscheidung über Flüssigkeitssubstitution zu fällen.
- Werden Angehörige mit der Frage konfrontiert, „Wollen Sie Ihren … verdursten lassen?", sind sie kaum noch fähig zu entscheiden, welche Maßnahme zu wessen Nutzen ergriffen oder gelassen werden soll.
- Dürfen rein rechtlich gesehen eine Entscheidung nur fällen, wenn sie Betreuer oder Bevollmächtigter des Sterbenden sind.
- Haben Angst, etwas zu versäumen, und entwickeln dadurch Schuldgefühle.
- Verbinden Zuwendung und Fürsorge mit der Flüssigkeitsgabe bzw. den Entzug von Fürsorge mit der Beendung der Flüssigkeitsgabe.
- Brauchen manchmal den Hinweis auf eine „Ersatzaktivität" (z. B. Mundpflege).

Darreichungsmöglichkeiten

- s. c.-Infusion (wird sie ausreichend resorbiert?)
- i. v.-Infusion
- Über Sonde, PEG oder Port

Fazit

Es gibt keine Pauschalantwort auf die Frage nach Flüssigkeitssubstitution. Im Zentrum steht die Frage, ob eine Flüssigkeitssubstitution die Lebensqualität des Patienten verbessert. Wird sein Durst durch die Flüssigkeitszufuhr gelindert? Welche Motivation steht wirklich dahinter? Erst nach sorgfältigem und ehrlichem Abwägen im multiprofessionellen Team (Fallbesprechung) kann die für den Betroffenen und die Situation „richtige" Antwort gefunden werden. Die Palliativmedizin sucht jeden Tag neu nach der „richtigen" Antwort. Was heute gut ist, muss es morgen nicht mehr sein. Allerdings ist das Absetzen der Flüssigkeitssubstitution weit schwieriger, als eine Flüssigkeitsgabe zu beginnen.

13.3.3 Angehörige

Der Volksmund sagt: „Liebe geht durch den Magen!" oder: „Der Mensch ist, was er isst!" Mit diesen Volksweisheiten sind wir alle mehr oder weniger aufgewachsen. Kein Wunder, dass sich diese bei Angehörigen innerlich zu Wort melden, besonders, wenn die Situation auswegloser zu werden scheint, es immer weniger gibt, was sie für den Sterbenden tun können.

Hier brauchen Angehörige einen Menschen, der
- ihnen zuhört,
- ihnen erklärt, warum ein Organismus im Sterbeprozess weniger Nahrung und Flüssigkeit benötigt, und, wenn nötig, dies auch mehrmals erklärt,
- ihnen Alternativen anbietet, die mindestens so wichtig wie Essen und Trinken sind, z. B die Mundschleimhaut durch Mundpflege feucht und sauber zu halten, einen kleinen Teil der Körperpflege übernehmen wie Kämmen oder Eincremen, etwas vorlesen, eine Hand- oder Fußmassage machen. Hier sind der Fantasie der Pflegenden keine Grenzen gesetzt!
- sie ernst nimmt in ihrer besonderen (Krisen-)Situation und in ihrem So-Sein annimmt.

Vielen Angehörige hilft es, gebraucht zu werden. Sie können die Nahrungsabstinenz besser aushalten, wenn sie eine andere Verantwortung übernehmen dürfen. Die Aktivität muss selbstverständlich mit dem schwer kranken Menschen abgestimmt sein. Sie muss in den Gesamtrahmen passen und sich am jeweiligen Vermögen der Angehörigen orientieren (nicht alle Angehörigen trauen sich, pflegerische Tätigkeiten zu, zumindest brauchen sie eine gute, auch wiederholte Anleitung und Rückversicherung durch die Pflegeperson).

13.3.4 Mangelndes Durstgefühl

Nicht in jeder Lebenssituation muss jeder Mensch 2 Liter Flüssigkeit täglich trinken. Oft ist es hilfreich zu hören, wie viel Flüssigkeit ein Patient seither zu sich genommen hat. Der alternde oder von Krankheit belastete Organismus gewöhnt sich an geringere Flüssigkeitsmengen. Deshalb macht es auch hier Sinn, die individuelle Situation zu analysieren, um auf dieser Basis zu entscheiden, wie sehr ein Patient mit Trinken „gequält" werden muss oder ob eine kleinere Flüssigkeitsmenge pro Tag ausreicht.

Vielleicht lässt sich der Flüssigkeitspegel ja mit einem Glas Sekt oder Bier, je nach Geschmacksrichtung, anheben. Auch Tee und Kaffee dürfen zur „Einfuhr" gerechnet werden.

13.3.5 Freiwilliger Verzicht auf Nahrung und Flüssigkeit (FVNF)

Nach der Verabschiedung des Gesetzes zum Verbot des geschäftsmäßig assistierten Suizids im Jahr 2015 wurde die Idee des freiwilligen Verzichts auf Nahrung und Flüssigkeit (FVNF aus Sicht der Behandler) oder auch des freiwilligen Verzichts auf Essen und Trinken (FVET – aus Patientensicht) publik und auch in der breiten Gesellschaft als Option diskutiert. Die Fachwelt diskutierte, ob FVNF als Suizid zu bewerten sei und damit die Begleitung dieses Prozesses als Assistenz eines Suizids. Die DGP veröffentlichte im Jahr 2019 ein

Positionspapier, in dem FVNF und Suizid klar unterschieden werden:

» FVET weist eine Reihe von Merkmalen auf, die den freiwilligen Verzicht auf Essen und Trinken deutlich von einem Suizid unterscheiden. FVET beendet das Leben nicht durch einen äußeren Eingriff. Es werden vom Sterbewilligen keine tödlich wirkenden Substanzen zugeführt noch wird anderweitig Gewalt angewendet. FVET bewahrt die körperliche Integrität und erhält die Selbstbestimmung. Das durch FVET herbeigeführte Sterben geschieht nicht abrupt, es reißt nicht aus dem Leben, sondern zieht sich über einen nicht frei bestimmbaren Zeitraum. Es verbleibt die Möglichkeit des Abbruchs des Verzichts bzw. der Wiederaufnahme von Essen und Trinken über einen längeren Zeitraum (Positionspapier der Deutschen Gesellschaft für Palliativmedizin zum freiwilligen Verzicht auf Essen und Trinken; DGP 2019).

Definition

Beim freiwilligen Verzicht auf Essen und Trinken (FVET) entschließt sich eine entscheidungsfähige Person aufgrund unerträglichen anhaltenden Leidens freiwillig und bewusst, auf Essen und Trinken zu verzichten, um den Tod frühzeitig herbeizuführen (Radbruch et al. 2019).

Voraussetzungen

- Eine ärztliche Begleitung ist grundsätzlich sinnvoll, im Idealfall steht ein interdisziplinäres palliativerfahrenes Behandlungsteam zur Verfügung.
- Abklärung, ob alle palliativmedizinischen Optionen angeboten worden waren (Radbruch 2019).
- Abklärung, ob die Entscheidung bewusst gefällt und vom Patienten gewollt ist, mit schriftlicher Erklärung des Patienten (entbindet die Behandler von lebensrettenden Maßnahmen).
- Der bewusste FVNF unterscheidet sich von nachlassendem Appetit, der sich in der Endphase des Lebens einstellt.
- Im Vorfeld sind Gespräche mit allen Beteiligten zu führen: Allen muss klar sein, was die Entscheidung an Risiken, Symptomen und Erfordernissen mit sich bringen kann.
- Medikation anpassen, Bedarfsmedikation verordnen.
- Hilfsmittel- und Unterstützungsbedarf abklären (Patient, Team, Angehörige).
- Ist der Patient in seinem Setting gut aufgehoben?
- Klarheit für alle Beteiligten: Der aktuelle Wille des Patienten ist maßgeblich. Wenn der aktuelle Wille der im Vorfeld getätigten schriftlichen oder mündlichen Verfügung widerspricht, **gilt die aktuelle Willensentscheidung** (DGP 2022).

Prozess der FVNF

Es gibt keine Studien, in denen der Prozess des FVET systematisch untersucht wurde (Ivanovic et al. in DGP 2022). Einige Stoffwechselprozesse und Symptome sowie deren Umgang damit lassen sich aus dem Hungerstoffwechsel, aus Erfahrungen mit dem Heilfasten sowie der Begleitung von unter FVET verstorbenen Patientinnen ableiten (DGP 2022). Der Prozess des Sterbens unter FVNF dauert zwischen 7 und über 30 Tage, je nach Allgemeinzustand des Betroffenen und der noch zugeführten Flüssigkeitsmenge.

Die Ernährung sollte schrittweise reduziert werden, die Flüssigkeitsmenge währenddessen nicht reduziert werden, evtl. sogar nach den ersten ein, zwei Tagen erhöht werden, damit Abbauprodukte gut ausgeschieden werden können und Nebenwirkungen möglichst gering bleiben. Bei der Flüssigkeitsversorgung ist das Wohlbefinden des Patienten ausschlaggebend. Der natürliche Tod tritt in der Regel durch Organversagen der Niere und der Leber ein.

Symptome
- Durst- und Hungergefühle
- Kreislaufbeschwerden, Blutdruckabfall und Schwindel
- Erhöhtes Kälteempfinden
- Erhöhte Infektanfälligkeit
- Beeinträchtigung der Mobilität, Schwäche bis hin zur Bettlägerigkeit
- Angst- und Unruhezustände, Delir
- Schmerzen
- Reduzierte Körperwahrnehmung

Diese Symptome lassen bei engmaschiger Begleitung durch das (Palliative-Care-)Behandlungsteam gut lindern.

Pflege
- Zugewandte Haltung
- Für Wohlbefinden des Patienten (und der Angehörigen) sorgen
- Gibt es Rituale, die die Tagesstruktur durch Essen ersetzen?
- Ist ein Abschiedsmahl mit den Angehörigen gewünscht?
- Häufige Mundpflege (▶ Abschn. 13.2), auch im Sinne der Basalen Stimulation (▶ Abschn. 13.9)
- Schleimhäute feucht halten (Raumluft befeuchten, Nase, Augen)
- Unterstützung der An- und Zugehörigen
- Gute Psychohygiene im Team

Ändert der Patient seine Meinung und möchte wieder essen und trinken, sollte die Nahrungs- und Flüssigkeitszufuhr wie nach dem Heilfasten langsam gesteigert werden, da sonst die Gefahr des **Refeeding-Syndroms** besteht.

Refeeding-Syndrom

Das Refeeding-Syndrom ist eine potenziell lebensbedrohliche Komplikation einer wiederbegonnenen Nährstoffzufuhr nach längerer Karenz. Es tritt sowohl bei oraler als auch bei enteraler und parenteraler Nahrungszufuhr auf und ist durch Störungen der Elektrolyt- und Flüssigkeitshomöostase sowie durch Vitaminmangelzustände charakterisiert. Eine zu schnell gesteigerte Nährstoffzufuhr nach einer Hungerphase führt zu einer massiven Insulinsekretion, die starke Elektrolytverschiebungen bewirkt, weshalb es zu Störungen der Flüssigkeitsverteilung im Körper kommt. Diese beeinträchtigt diverse Organfunktionen. Lebensbedrohliche Komplikationen wie Krämpfe, Koma und Herzversagen können eintreten. Das Refeeding-Syndrom tritt zumeist unbemerkt und sehr rasch auf und ist nur durch ein engmaschiges und konsequentes metabolisches Monitoring zu vermeiden (Zauner et al. in DGP 2022).

Die Begleitung des Prozesses einer FVNF ist eine Herausforderung für alle Beteiligten. Ist sie gut vorbereitet und durch ein interprofessionelles (Palliative-Care-)Team begleitet, ist sie ein Weg der Umsetzung des Palliative-Care-Konzepts, nämlich, die Autonomie des Patienten zu respektieren, seinen Sterbewunsch zu akzeptieren und ihn ein Stück seines Wegs in Achtung und Würde zu belgeiten.

13.4 Prophylaxen

Ulrike Schmid

In Kürze

Prophylaktische Maßnahmen sind in der Palliativpflege genauso wichtig wie in der allgemeinen Pflege. Manchmal sind sie sogar wichtiger, weil sich die Patienten weniger selbst helfen können, eine schlechtere Durchblutung haben und evtl. durch eine Schmerztherapie weniger schnell merken, dass etwas wehtut. Typisch ist, dass sich in einer Palliativsituation Dinge sehr rasch verändern können. Deshalb greift auch hier die Grundregel, jede Situation vor jeder pflegerischen Handlung oder Intervention neu einzuschätzen und abzuwägen: Was macht die Situation besser für den betroffenen Menschen?

13.4.1 Obstipationsprophylaxe

50–80 % aller Palliativpatienten leiden an Schmerzen (Klaschik und Nauck 2015). Viele dieser Patienten erhalten opioidhaltige Schmerzmittel. Mit Beginn der Opioidtherapie muss die Obstipationsprophylaxe ebenfalls beginnen (▶ Abschn. 14.4). Um dem Betroffenen

Unwohlsein, Schmerzen und unangenehme Maßnahmen zu ersparen, ist die Verordnung eines Laxans zusammen mit der Verordnung des Schmerzmittels (am besten mit auf dem BTM-Rezept, dann müssen Laxanzien nicht selbst bezahlt werden) unabdingbar! Für Pflegefachkräfte ist es Pflicht, hier mitzudenken und den verordnenden Arzt ggf. daran zu erinnern.

13.4.2 Dekubitusprophylaxe

Ein Dekubitus ist schmerzhaft. In der letzten Lebensphase ist der Heilungsprozess erschwert und kann langwierig sein. Es besteht die Gefahr einer Infektion. Auch in der Palliativversorgung ist die Zielsetzung, einen Dekubitus nach Möglichkeit zu vermeiden. Da das grundsätzliche Ziel der Palliativpflege nicht Heilung, sondern Linderung und Lebensqualität ist, macht dies die Entscheidungsfindung der angemessenen Pflege komplexer.

Folgende Fragen stellen sich:

- Welche zur Situation passenden Prophylaxen stehen zur Verfügung?
- Toleriert der Betreffende häufiges Umlagern oder macht genau das seine Situation schlimmer?
- Ist die der entsprechenden Institution zur Verfügung stehende Antidekubitusmatratze passend (wird sie vom Patienten toleriert)? Eine Wechseldruckmatratze z. B. können nicht alle Patienten gut aushalten.

Sind die passenden Möglichkeiten der Prophylaxe gefunden, ist die Wahrscheinlichkeit, dass ein Dekubitus entsteht, dennoch größer als in der Allgemeinpflege: Ggf. ist die Durchblutung und dadurch die Versorgung des Gewebes nicht mehr gut genug, um einen Dekubitus aufzuhalten.

Hat die Dekubitusbildung begonnen, ist die Heilkraft des sich im Sterbeprozess befindlichen Körpers oft nicht mehr ausreichend, um den Dekubitus zum Heilen zu bringen. Nicht selten wird der Dekubitus trotz gewissenhafter Pflege größer. Der Fokus verändert sich. Nun gilt es,

- die durch den Dekubitus verursachten Schmerzen zu lindern (Wird oft unterschätzt! Ein Dekubitus kann äußerst schmerzhaft sein und die Lebensqualität immens reduzieren),
- Infektionen zu vermeiden,
- Verband und Lagerungsmöglichkeiten zu kreieren, die den Betroffen nicht mehr als unbedingt nötig einschränken,
- mit dem Betroffen und ggf. seiner Familie zu kommunizieren und den Sachverhalt mit Begründungen zu erklären und zu dokumentieren.

❯ Entsteht während der Palliativversorgung ein Dekubitus, ist dies kein Pflegefehler – vorausgesetzt, alle Möglichkeiten wurden ausgeschöpft –, sondern im Zusammenhang mit den sich immer weiter reduzierenden Körperfunktionen manchmal leider unvermeidbar.

13.4.3 Soor- und Parotitisprophylaxe

Ein offener, borkiger Mund kann die Lebensqualität extrem reduzieren (▶ Abschn. 13.2).

> **▶ Beispiel: Soor**
>
> Eine 59-jährige Frau war nach einer letzten Chemotherapie vom Krankenhaus nach Hause entlassen worden. Sie war sehr schwach, konnte aber vom Bett aus noch an den Familienaktivitäten teilnehmen. Ihre Schmerzsituation war erträglich, Essen und Trinken jedoch widerstanden ihr. Die Familie war etwas verzweifelt. Im Gespräch stellte sich im zweiten Satz schon heraus, dass ihr mit Abstand größtes Problem im Mund sei. „Manchmal möchte ich nicht mehr leben, weil ich nur noch denken kann, es tut so weh, und manchmal möchte ich den Mund überhaupt nicht mehr bewegen, weil die kleinste Regung so wehtut! Trinken mag ich nicht, alles brennt und ist schmerzhaft, sogar in der Speiseröhre!"
>
> Ihre Mundschleimhaut war tiefrot, in den Backentaschen war klarer Soorbefall, die Zunge war dunkel borkig. Sie war dabei, allen Lebensmut zu verlieren, weil ihr Mund all ihre Aufmerksamkeit forderte. Dabei hätte sie ihre Energie und Konzentration so viel lieber dem Partner, den Kindern und Enkeln gewidmet. ◀

Die Beschaffenheit der Mundschleimhaut trägt erheblich zur Lebensqualität bei. Was aber tun, wenn der Betroffene die Prophylaxe verweigert? Wichtig ist,

— den Wunsch des Betroffenen zu respektieren, auch wenn der ein klares „Nein" ist,
— alternative Möglichkeiten zu suchen und anzubieten (▶ Abschn. 13.2),
— detaillierte Information zu geben und zu begründen, warum eine Prophylaxe stattfinden soll, und ggf. auch die Angehörigen entsprechend zu informieren und einzubinden,
— ein Stück Autonomie des Betroffenen zu erhalten, indem seine Hand bei der Mundpflege geführt wird, er eine Zahnbürste in die Hand bekommt (geführt bzw. sein eigener, mit einer Kompresse umwickelter Finger eingesetzt wird).

13.4.4 Kontrakturenprophylaxe

Das Ziel der Kontrakturenprophylaxe ist die Erhaltung der Gelenkbeweglichkeit und demzufolge eine geringere Einschränkung bei der Mobilisation. In der Palliativsituation stellen sich Fragen wie:

— Welche Beweglichkeit ist für den Betreffenden in seiner Situation wichtig?
— Bringt die Bewegung Freude oder Last in das Leben dieses Menschen, wird seine Lebensqualität dadurch erhöht?
— Sind Lagerungshilfsmittel eher unterstützend oder einengend?

Ziel ist immer die Verbesserung der Lebensqualität des Betroffenen, gleichgültig, ob die Antwort „Prophylaxe ja" oder „Prophylaxe nein" lautet. Außerdem ist abzuwägen, welcher Prophylaxe eine höhere Priorität zukommt (z. B. Dekubitus- oder Kontrakturenprophylaxe).

13.4.5 Pneumonieprophylaxe

Die „Gnädige" wurde eine Pneumonie früher genannt. In Zeiten vor dem Einsatz von Antibiotika raffte sie einen Patienten innerhalb von 1–2 Wochen dahin.
Gefährdet sind besonders Patienten mit:

— Lungenerkrankungen
— Herzerkrankungen
— Schonatmung
— Abwehrschwäche
— Schwer kranke und bewusstlose Patienten

Trotz extrem hoher Gefährdung aller Palliativpatienten gilt auch hier gut abzuwägen, inwieweit die pflegerische Intervention zur momentanen Lebensqualität beiträgt. Oft ist eine Atemgymnastik, ein Lagewechsel (▶ Abschn. 14.3), ein tiefes Durchatmen oder herzhaftes Gähnen generell wohltuend und gleichzeitig Prophylaxe. Eine atemstimulierende Einreibung (▶ Abschn. 13.9) oder ein Brustwickel (▶ Abschn. 13.6) sind sowohl prophylaktisch von Nutzen als auch Zuwendung und womöglich sogar ein ausgesprochener Genuss für den Patienten.
Hat der Patient eine Pneumonie entwickelt, muss er eine oft belastende Antibiotikabehandlung durchlaufen, oder es stellt sich, meist noch schwieriger, die ethische Frage, ob und wann eine Pneumonie die „Gnädige" sein darf oder die chemische Keule geschwungen werden soll.

13

13.5 Lagerung

Ulrike Schmid

In Kürze

Die Lagerungsregeln bei schwerst kranken und sterbenden Menschen werden häufig hinterfragt: Gilt das zweistündliche Lagerungsprinzip auch in der Palliativpflege? Wann kann oder soll man aufhören „um"zulagern? Welche Lagerung ist absolut wichtig? Ist es angenehm oder eher unangenehm, regelmäßig umgelagert zu werden? Es gibt kein Patentrezept, die Antwort ist für jede Situation anders, nämlich individuell.

13.5.1 Sinn und Zweck

- Dekubitusprophylaxe (z. B. bei zunehmender Immobilität, Kachexie, Dehydration, Lymphödem, Juckreiz, Schwitzen, Inkontinenz)
- Atemunterstützende Lagerung bei Atemnot
- Bei Erbrechen zur Vermeidung von Aspiration
- Zur Erhaltung des Körpergefühls und der Orientierung im Raum
- Um sich wohlzufühlen
- Bei Unruhe (z. B. Sitzen am Bettrand, Aufsitzen im Bett, Heraussitzen in den Sessel)

> Eine die jeweilige Situation unterstützende Lagerung kann eine große Entlastung für den Betroffenen und für alle Beteiligten sein. Eine unterlassene Lagerung erhöht nicht zwingend die Lebensqualität.

▶ Beispiel 1: Lagerung

Eine 53-jährige Patientin mit metastasierendem Mammakarzinom hat extreme Atemnot. Die aufrechte Sitzhaltung mit hochgelagerten Armen (Oberarme fast waagerecht) und das geöffnete Fenster geben ihr das Gefühl, etwas mehr Luft zu bekommen. Hier tritt die Dekubitusprophylaxe in den Hintergrund, wichtig ist, dass die Patientin das Gefühl hat, wieder Luft zu bekommen. ◄

▶ Beispiel 2: Lagerung

Einen 83-jährigen sterbenden Mann überkommt plötzlich große Unruhe. Er wird ganz aufgeregt, spricht und versucht dabei verzweifelt, aus dem Bett zu kommen. Alle Versuche, ihn zu „beruhigen", scheitern (natürlich). „Ich muss auf den Zug. Um drei geht mein Zug", sagt er, „Im Schrank sind meine Kleider und meine Schuhe. Bringen Sie meinen Koffer." Er, den wir im unmittelbaren Sterbeprozess wähnten, entwickelt ungeahnte Kräfte. Es gelingt uns nicht, ihn im Bett zu halten. Er muss aufstehen.

Im Sessel sitzend, sinkt er wenig später in sich zusammen, wehrt sich nun nicht mehr, als wir ihn wieder ins Bett bringen. Erschöpft schläft er ein. Um 3 Uhr stirbt er. Er hat seinen „Zug" erreicht. ◄

Generell sind folgende Aspekte zu bedenken:
- Bei Bedarf vor Umlagerung oder vor der Körperpflege Schmerzmittel geben.
- Bei Unruhe möglichst häufiger Lagewechsel – dies entspricht dem inneren Bedürfnis und ist gleichzeitig Zuwendung, die bei unruhigen Patienten manchmal zu kurz kommt.
- So früh wie möglich eine Antidekubitusmatratze anbieten. Je kränker ein Mensch ist, desto schwerer gewöhnt er sich an ein neues Bett.
- Bei Weich- oder Superweichlagerung vermag der Betreffende nach kurzer Zeit seinen Körper nicht mehr von der Umgebung zu unterscheiden – das Gefühl für den eigenen Körper verschwindet (▶ Abschn. 13.9).
- Nach Möglichkeit und Wunsch auch im stationären Bereich eigenes Kissen und/oder Decke verwenden (erhöht das Gefühl der Geborgenheit und des Sich-daheim-Fühlens).
- Die meisten Menschen haben persönliche Vorlieben, diese nach Möglichkeit herausfinden und umsetzen (Einsatz von Kissen, Schlafposition respektieren).
- Auch eine minimale Lageänderung bringt schon eine Druckentlastung bzw. -verlagerung (Mikrolagerung).
- VATI-Lagerung zur gezielten Lungenbelüftung bei Atemnot und zur Pneumonieprophylaxe (▶ Abschn. 14.3).

> Die Palliativpflege ist eine bedürfnisorientierte Pflege. Unser Ziel ist das Wohlbefinden des betroffenen Menschen.

Daraus kann sich jedoch Konfliktpotenzial für Pflegende entwickeln. Was ist, wenn der Patient nicht gelagert werden möchte, aus fachpflegerischem Verständnis aber eine Umlagerung unumgänglich scheint? Was ist, wenn sich der Patient mit seinem Wunsch nach Autonomie selbst überschätzt und doch Hilfe bei der Lagerung bräuchte? Was, wenn der Betreffende alle Hilfsmittel ablehnt? Der Fragenkatalog wäre fortzusetzen. Es ergibt sich ein Konflikt zwischen dem Wunsch und Bedürfnis des Patienten und unserer fachgerechten Pflege. Hier ist die Frage zu stellen: Was macht die Lebensqualität des Patienten aus? Ist es der Dekubitus, der erfolgreich verhindert (oder verzögert) werden kann, oder z. B. der Wunsch nach Ruhe, der respektiert wird? Aus dieser Frage ergibt sich unser vorrangiges Pflegeziel für die entsprechende Situation. Dies muss mit allen Folgen im Pflegeteam diskutiert werden, möglichst unter Einbeziehung des Patienten. Ob die Situation am folgenden Tag noch so stimmig ist, bleibt abzuwarten und ggf. neu zu diskutieren.

13.5.2 Durchführung

Der Patient wird nach seinem Wunsch und Bedürfnis umgelagert. Ziel ist immer die Verbesserung seiner Lebensqualität. Wichtig sind eine gründliche Information des Patienten (stellvertretend der Angehörigen bzw. des Betreuers) über Risiken und pflegerische Bedenken und die Diskussion im Pflegeteam. Die evtl. entstehenden Nachteile (z. B. Dekubitus) werden in Kauf genommen. Eine solche Gratwanderung kann jedoch nur gelingen, wenn das Team den Kranken als Spezialisten für seine Situation versteht und ergänzend (komplementär) die fachkompetente Beratung und Durchführung der Pflege übernimmt.

13.6 Wickel und Auflagen

Carola Riehm

In Kürze

Wickel und Auflagen sind Naturheilmittel, die die Selbstheilungskräfte des Körpers anregen. Sie können bei Befindlichkeitsstörungen in Eigeninitiative oder auch bei schweren akuten und chronischen Erkrankungen in Absprache mit dem Arzt therapiebegleitend angewendet werden. Gerade in der Palliativpflege kann mit Wickeln und Auflagen der Körper sanft in seiner Eigenaktivität unterstützt werden, ohne ihn zu überfordern oder den Kreislauf zu belasten.

Gleichzeitig sind sie eine gute Möglichkeit, etwas zur Selbstpflege zu tun: sich ganz bewusst mal eine kleine schöpferische Pause im Pflegealltag gönnen und die Wirkung der Wickel und Auflagen an sich selbst erleben. Außerdem sind diese Anwendungen eine besondere Form der Aufmerksamkeit der Pflegekraft gegenüber dem Patienten.

Dieses Kapitel über Wickel und Auflagen soll eine kleine Orientierungshilfe sein und beruht keinesfalls auf Vollständigkeit. Es soll dazu ermutigen, die Wickel und Auflagen in der praktischen Arbeit der Pflege anzuwenden. Es sind lediglich einige wenige Anwendungen beschrieben. Diese sollen Ihnen helfen, die äußeren Anwendungen auszuprobieren und eigene Erfahrungen damit zu sammeln. Es gibt viele verschiedene Möglichkeiten, die Anwendungen durchzuführen, und doch haben alle das gleiche Ziel: die Linderung der Beschwerden. Je häufiger Sie die Wickel und Auflagen anwenden, desto größer wird Ihr Erfahrungsschatz und desto mehr Anwendungsmöglichkeiten lernen Sie kennen.

> **Tipp**
>
> Es ist sehr zu empfehlen, die Wickel und Auflagen zunächst an sich selbst oder im Austausch mit Mitpflegenden auszuprobieren, bevor Sie Patienten damit behandeln. Denn dabei werden einige Grundsätze und auch Wirkungsweisen sehr deutlich.

13.6.1 Definition

Wickel bezeichnet das zirkuläre Anlegen eines oder mehrerer Tücher um ein Körperteil oder auch den ganzen Körper (Ganzkörperwickel).

Bei einer **Auflage**, Kompresse oder auch einem Umschlag wird die Substanz mittels eines gefalteten Tuchs nur auf eine bestimmte Körperregion aufgebracht. Dieses Tuch wird dann mit einem zirkulär gewickelten Tuch fixiert.

Der Einfachheit halber werde ich im weiteren Verlauf im Allgemeinen von äußeren Anwendungen sprechen, da es häufig möglich ist, die Anwendung als Wickel oder als Auflage zu machen.

13.6.2 Materialien

Man benötigt für alle Wickel oder Auflagen mehrere Tücher. Es müssen keine speziellen Tücher sein, in jedem Haushalt und auch in jeder stationären Einrichtung findet sich geeignetes Material dafür. In der Regel benötigt man ein Substanztuch, ein Innentuch und ein Außentuch (fertige Wickelsets gibt es unter anderem bei folgender Adresse: ▶ http://www.bahnhof-apotheke.de unter Eigenprodukte – Wickel und Co.).

Substanztuch

Damit wird die Substanz (z. B. Tee, Öle, Zitronen, Quark o. Ä.) auf den Körper aufgebracht. Es wird direkt auf die Haut gelegt und sollte aus reiner Baumwolle oder Leinen (auf jeden Fall aus einem Naturmaterial) sein. Enthält es chemische Fasern, werden Luftdurchlässigkeit und Wärmetransport behindert, was zu einem Wärmestau führen kann. Außerdem wird die Substanz von Kunstfasern nicht so gut aufgenommen. Gut geeignet sind hierfür Geschirrtücher, Mullwindeln, Gerstentücher oder ausgebrauchte Kissenbezüge oder Bettlaken. Die Tücher können wegen starken Flecken nicht mehr anderweitig verwendet werden. Von daher empfiehlt es sich, ein ausgedientes Tuch zu nehmen. Für Kleinkinder sind Seidentücher sehr gut geeignet (◨ Abb. 13.2, Nr. 3).

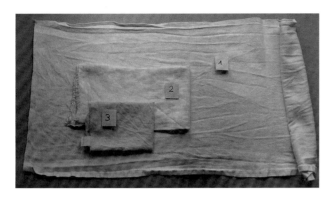

Abb. 13.2　Substanz-, Innen- und Außentuch

Innentuch

Das Innentuch dient hauptsächlich der Befestigung des Substanztuches und um Wärme zu speichern. Auch dieses Tuch sollte aus Baumwolle oder Leinen sein. Gut geeignet sind hierfür Moltontücher oder Frotteetücher. Es sollte so breit sein, dass es jeweils mindestens 5 cm über das Substanztuch reicht. Die Länge ist abhängig von der betroffenen Körperregion. Auf alle Fälle sollte es zirkulär gewickelt ca. 1,5-mal um die Körperstelle reichen. Bei einem Brust- oder Bauchwickel können auch zwei Tücher so nebeneinander gelegt werden, dass sie sich ein kleines Stück überlappen. So kann man z. B. Handtücher ganz einfach „verlängern" (◼ Abb. 13.2, Nr. 2).

Außentuch

Das Außentuch ist rein für die Wärmespeicherung da (◼ Abb. 13.2, Nr. 1). Es kann aber zusätzlich dazu beitragen, dass der Wickel richtig sitzt. Die Größe des Außentuches sollte mindestens der des Innentuches entsprechen. Das Material des Außentuches sollte wieder ein Naturmaterial sein. Gut geeignet sind hierfür wieder Frottee, Baumwolle oder Wolle. Beispielsweise kann eine Wolldecke oder eine Strickjacke hierfür gut verwendet werden.

> **Tipp**
>
> Bei feucht-warmen Anwendungen im Bett kann ein Bettschutz sinnvoll sein. Dieser darf aber nicht zirkulär um den Körper gewickelt werden, da es sonst zu einem ungewollten Wärmestau kommt. Dies wäre für den Patienten unangenehm und würde das Ergebnis der Anwendung beeinträchtigen.

Substanzen

Die Substanzen wie Tees, Öle, Lebensmittel (z. B. Zitronen oder Quark) sollten von guter Qualität sein, wenn möglich aus kontrolliert biologischem Anbau. Das ist wichtig, weil die Substanzen direkt auf die Haut auf-

gebracht und auch von der Haut aufgenommen werden. Und da können minderwertige Substanzen mit entsprechenden Zusatzstoffen eher zu unerwünschten Hautreaktionen führen. Generell sollten Sie vor der ersten Anwendung eventuelle Allergien abklären.

Wärmequellen

Bei den meisten Anwendungen ist eine Wärmezufuhr erforderlich. Dafür sind Wärmflaschen, Kirschkernkissen oder Dinkelkissen, die sich gut erwärmen lassen, gut geeignet. Bei kleinen Kindern kann auch Heilwolle (ganz naturbelassene aber gereinigte Schafwolle) in ein Tuch eingeschlagen werden und als Wärmequelle genutzt werden. Ebenso ist dies für Ölwickel sehr praktisch.

13.6.3　Äußere Anwendung

Vorbereitung

Um einen Wickel oder eine Auflage beim Patienten anzulegen, bedarf es einiger Vorbereitungen. Zunächst muss der Patient über die Wirkung der Anwendung informiert werden. Ebenso über den zeitlichen Ablauf der Anwendung. Die meisten Anwendungen regen die Ausscheidung an, deshalb soll der Patient vor der Anwendung zur Toilette gehen.

Das Zimmer muss gut gelüftet und angenehm temperiert sein.

Die Wickelmaterialien sollten vorbereitet sein. Für die Ruhezeit während der Anwendung ist es sinnvoll, mögliche Nebengeräusche wie Telefon, Radio, Fernseher vorher abzuschalten. Die Ruhe während einer Anwendung ist wesentlich für die Entspannung. Bei Kindern kann man schon während der Anwendung kuscheln und ein Buch anschauen oder vorlesen. Denn für Kinder ist es schwierig, die ganze Zeit im Bett zu liegen. Es ist für sie wesentlich einfacher, wenn sie bei einer Bezugsperson auf dem Schoß sitzen.

Die Wärmequelle muss vorbereitet sein. Diese kann gegebenenfalls auch schon benutzt werden, um die Füße des Patienten vorzuwärmen. Denn warme Füße sind ein Muss bei einer äußeren Anwendung. Warme Socken für den Patienten sind immer empfehlenswert.

Den Zeitpunkt der Anwendung sollten Sie so wählen, dass kein Zeitdruck entsteht. Meistens eignet sich der Nachmittag gut dafür. Bei Kindern ist vor dem Zubettgehen oder vor Ruhezeiten am Nachmittag ein guter Zeitpunkt.

Anlegen

Das Substanztuch sollte mindestens doppelt gefaltet sein. Innen- und Außentuch müssen bereit liegen. Denn es sollte zügig gewickelt werden, um einen Wärmeverlust zu vermeiden. Das Substanztuch wird nun aufgelegt.

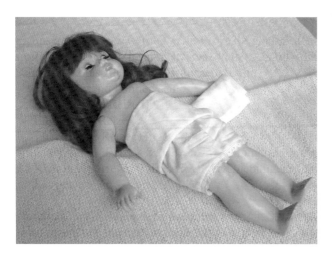

Abb. 13.3   Anlegen eines Wickels

Das Innentuch eng anliegend anwickeln. Ebenso das Außentuch eng anliegend um den Körperteil wickeln. Es dürfen keine „Luftlöcher" entstehen, weil diese sehr unangenehm für den Patienten sind und außerdem den Wickel zu schnell abkühlen lassen (**Abb. 13.3**).

Die Auflagedauer des Substanztuches kann je nach Anwendung variieren. Maßgeblich ist das Befinden des Patienten. Findet er den Wickel als unangenehm oder kühlt die Auflage aus, müssen das Substanztuch und das Innentuch entfernt werden. Das Außentuch wird wieder eng anliegend angewickelt. Auch die Wärmflasche kann nochmals aufgelegt werden.

Dann beginnt die Nachruhe. Diese ist genauso wichtig wie die eigentliche Auflagenzeit. Denn jetzt verarbeitet der Körper die Substanz. Schläft der Patient ein, bleibt alles so, bis er wieder erwacht. Ansonsten gilt eine halbe Stunde Nachruhe als sinnvoll. Kinder können warm angezogen im Zimmer spielen oder sich anderweitig ruhig beschäftigen. Auch in der Nachruhe sollten keine Ablenkungen wie Radio, Fernseher oder PC benutzt werden.

Nachbereitung

Zunächst sollte man sich erkundigen, wie der Patient die Anwendung empfunden hat. Außerdem ist eine Hautbeobachtung wichtig, um eventuelle allergische Reaktionen zu erkennen.

Das Substanztuch muss anschließend gut ausgewaschen und mit dem Innentuch zum Trocknen aufgehängt werden. Die Tücher sollen vor jeder Anwendung wieder richtig trocken sein.

Erste Anwendung

Bei der ersten Anwendung den Patienten während der Anwendung nicht alleine lassen. Es ist sehr wichtig, dass sich der Patient während einer Anwendung wohl fühlt und das Gefühl hat, sicher zu sein. Für viele Menschen ist es völlig ungewohnt, sich „einwickeln" zu lassen. Fühlt sich der Patient in der Anwendung wohl, so wird er auch zukünftig die Anwendungen zulassen und genießen können. Der Erfolg zeigt sich meist nicht gleich nach der ersten Anwendung.

Möchte ein Patient nur ein paar Minuten in dem Wickel liegen, so sollte das respektiert und der Wickel abgenommen werden. Es ist sinnvoller, die Anwendung zu einem späteren Zeitpunkt nochmals zu wiederholen, als unbedingt beim ersten Mal eine lange Auflagenzeit zu haben.

13.6.4   Teewickel – feucht-warme Anwendungen

Teewickel zählen zu den feucht-warmen Anwendungen. Bei den Teewickeln wird die Substanz zunächst als Tee aufgebrüht. Dabei wird der Tee jedoch stärker aufgebrüht, als wenn er innerlich angewendet wird. Man brüht 2 EL Kraut mit 0,5 l kochend heißem Wasser auf und lässt den Tee ca. 5–10 min ziehen.

> Bei feucht-warmen Anwendungen muss immer eine Wärmequelle verwendet werden, da sonst die Anwendung zu schnell auskühlen würde. Alternativ kann zwischen Innen- und Außentuch eine Lage Heilwolle verwendet werden.

Anwendungsgebiete für Schafgarbenwickel (Achilea millefolium; **Abb. 13.4**)

- Magenkräftigend
- Appetitanregend
- Bei Verdauungsstörungen
- Bei Lebererkrankungen wie auch Lebermetastasen
- Bei Koliken, Krämpfen

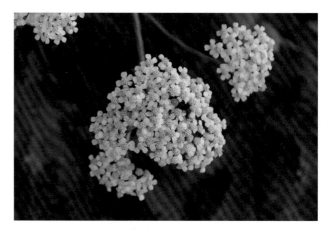

Abb. 13.4   Schafgarbe. (Achilea millefolium)

Anwendungsgebiete für Zinnkrautwickel (Equisetum arvense)

- Vorbeugend zur Anregung der Nierenfunktion
- Entgiftend
- Bei Menstruationsbeschwerden
- Bei Nierenerkrankungen und Funktionsschwäche der Nieren als Nierenauflage

Material

- 2 EL Schafgarbenkraut oder Zinnkraut (Tee)
- 0,5 l Wasser
- Substanztuch mehrfach gefaltet, entsprechend der benötigten Auflagengröße wie Nierengegend, Bauchgegend oder nur Lebergegend
- Innentuch
- Außentuch
- Bei einer Anwendung als Nierenauflage ist ein Bettschutz sinnvoll
- Wärmequelle

Anwendung

- Zunächst sollte der jeweilige Tee gekocht und die Wärmequelle vorbereitet werden.
- Bettschutz, Außentuch und Innentuch werden faltenfrei ins Bett gelegt.
- Der Patient legt sich auf die Tücher. Bei einem Nierenwickel muss er sich jedoch zum Anlegen des Wickels nochmals aufsetzen. Auf warme Füße ist zu achten.
- In eine Schüssel den Tee eingießen und das Substanztuch so einlegen, dass beide Ränder noch herausragen (◻ Abb. 13.5). So kann das Substanztuch gut ausgewrungen werden (◻ Abb. 13.6). Das Substanztuch gut mit dem Tee tränken und anschließend so gut wie möglich auswringen. Je mehr ausgewrungen wird, desto länger bleibt die Auflage warm.
- Substanztuch auseinanderdrehen und am eigenen Unterarm auf eine angenehme Temperatur über-

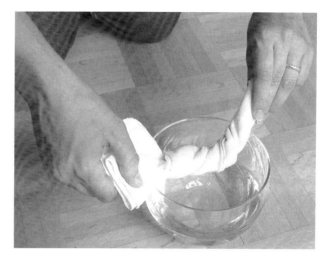

◻ **Abb. 13.6**   Auswringen des Substanztuchs

prüfen. Achtung: Das Tuch kühlt schnell aus. Es darf aber auf keinen Fall zu heiß aufgelegt werden. Besonders bei Kindern ist auf eine angenehme Temperatur zu achten.
- Substanztuch auflegen. Bei einem Nierenwickel muss sich der Patient gleich nach dem Anlegen des Wickels hinlegen.
- Innentuch eng anliegend anwickeln und darauf achten, dass es keine Luftlöcher gibt. Dies ist vor allem bei Frauen an der Brust schnell der Fall. Hier einfach das Innentuch unter der Brust umschlagen.
- Anschließend gleich das Außentuch anwickeln. Auch hier darauf achten, dass es eng anliegt.
- Wärmequelle auflegen. Bei einem Nierenwickel seitlich unter die Nierengegend legen.
- Patient zudecken. Es darf jetzt keine Wärmequelle mehr an den Füßen sein.
- Nach ca. 15–20 min Wirkdauer das Substanztuch und das Innentuch entfernen. Das Außentuch wieder eng anliegend anwickeln und die Wärmequelle nochmals auflegen.
- Nachruhe ca. 0,5 h.
- Die Anwendung einmal täglich durchführen. Bei längerer Behandlungsdauer 1–2 Tage pro Woche eine Wickelpause einlegen. Sonst tritt zu schnell ein Gewöhnungseffekt ein.

13.6.5   Oxalis-Bauchkompresse – feucht-kalte Anwendung (◻ Abb. 13.7)

Anwendungsgebiete

- Entzündungsprozesse chronischer Art (Kolitis, Pankreatitis, Adnexitis)
- Entkrampfend
- Kräftigt die Verdauung

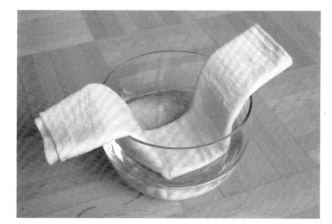

◻ **Abb. 13.5**   Einlegen des Substanztuchs

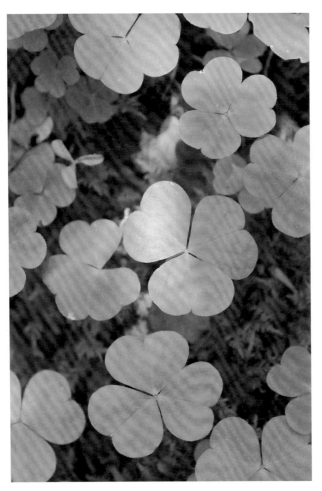

Abb. 13.7 Oxalis

- Bei Leberzirrhose
- Bei Neigung zur Verstopfung
- Bei Ablagerungstendenzen bis hin zur Steinbildung
- Bei Spasmen der glatten Muskulatur, besonders im Abdomenbereich
- Bei Schockfolgen

Material

- Als Substanztuch ein doppelt gelegtes Baumwolltuch, das die Größe des Bauchbereiches hat
- Innen- und Außentuch, wie bei Bauchwickel
- Oxalis-Essenz

Anwendung

- Patient und Bett wie bei feucht-warmem Bauchwickel vorbereiten.
- 2 EL Oxalis-Essenz mit 0,5 l ca. 40 °C warmem Wasser (keinesfalls wärmer, da sonst die Wirkstoffe zerstört werden) in einer Schüssel mischen.
- Substanztuch gefaltet tränken und gut auswringen.
- Sofort auf den Bauch des Patienten legen und Innentuch und Außentuch eng anliegend anwickeln

- Keine Wärmequelle benutzen, da Oxalis selbst die notwendige Wärme erzeugt. Wird die Anwendung als kalt empfunden, bevor die Wärmebildung gespürt wird, die Anwendung abbrechen und zu einem späteren Zeitpunkt wiederholen.
- Auflagedauer ca. 30 min.

13.6.6 Zitronenwickel (❑ Abb. 13.8)

Die Anwendung von Zitrone ist vielfältig. So kann ein Zitronenwickel sowohl als feucht-warme Anwendung als auch als feucht-kalte Anwendung wie z. B. als Waden- oder Pulswickel angewendet werden. Ebenso kann die Zitrone auch schon bei kleinen Kindern als feucht-kalte Anwendung von Geburt an, als feucht-warme Anwendung ab dem 1. Lebensjahr angewendet werden.

❯ Eine feucht-kalte Anwendung darf nicht kalt, sondern muss körperwarm sein. Das ist vor allem bei Kindern wichtig, gilt aber auch für Erwachsene, auch bei einem Wadenwickel.

Anwendungsgebiete

- Das ätherische Öl aus der Schale und der Saft der Zitrone wirken krampflösend, atonisierend, abschwellend, desinfizierend und entzündungshemmend.
- Bei Fieber als Wadenwickel oder Pulswickel. Der Pulswickel ist vor allem zur Kreislaufentlastung bei Fieber sehr gut geeignet. Schon von Geburt an bei Fieber anzuwenden.
- Als Wadenwickel zur Einschlafhilfe.
- Als Brustwickel bei festsitzendem Husten, grippalen Infekten, bei Lungenentzündung (therapiebegleitend), Keuchhusten oder Heuschnupfen.

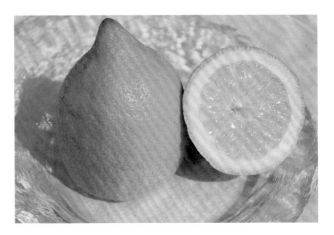

Abb. 13.8 Zitrone

- Als Halswickel bei Halsschmerzen.
- Als wohltuende Waschung bei stark schwitzenden Patienten.

Material

- Unbehandelte Zitrone (1 Stück).
- Küchenmesser und eine kleine Schüssel.
- Warmes Wasser.
- Entsprechend der Anwendung ein mehrfach gefaltetes Substanztuch. Für einen Halswickel muss das gefaltete Substanztuch von Ohr zu Ohr reichen. Für einen Pulswickel werden für jedes Handgelenk zwei Substanztücher, die 1,5-mal um das Handgelenk reichen, benötigt. Für Wadenwickel werden ebenfalls für jede Wade zwei gefaltete Substanztücher benötigt, die vom Fußgelenk bis über die Wade reichen müssen. Ein Brustwickel kann durchaus zirkulär um die ganze Brust angewendet werden. Hierfür ist ein Stück von einem alten Leintuch als Substanztuch gut geeignet.
- Innentuch und Außentuch. Als Außentuch für einen Halswickel eignet sich ein Wollschal. Für die Pulswickel können auch ausgediente und abgeschnittene Wollsocken oder gestrickte Pulswärmer als Außentuch benutzt werden.
- Zitronenwasser: Hierfür benötigt man eine unbehandelte Zitrone, die man halbiert. Außerdem braucht man eine Schüssel mit warmem Wasser. Die Temperatur muss je nach Anwendung körperwarm (für eine feucht-kalte Anwendung 37 °C bzw. 2 °C unter der aktuellen Körpertemperatur bei Fieber) oder wärmer (für eine feucht-warme Anwendung) sein. Die halbierte Zitrone ins Wasser halten und die Schale der Zitrone mit einem Küchenmesser mehrmals unter Wasser einritzen, so dass die ätherischen Öle aus der Schale direkt ins Wasser übergehen. Zuletzt noch ein paar Spritzer Zitronensaft ins Wasser geben.
- Wer es schneller haben möchte, kann auch die Zitronenbademilch von Weleda nehmen. Diese enthält ebenfalls die ätherischen Öle aus der Schale und aus dem Saft von Zitronen.
- Für einen Brust- oder Wadenwickel ist ein Bettschutz zu empfehlen.
- Für einen Brustwickel ist eine Wärmequelle (Wärmflasche o. Ä.) notwendig.

Anwendung

- Vorbereitungen entsprechend treffen. Dann Substanztuch gut im Zitronenwasser tränken. Gut auswringen und gleich die entsprechende Körperregion umwickeln. Innentuch eng anwickeln, ebenso das Außentuch.

- Bei einem Halswickel wird das Substanztuch nur von Ohr zu Ohr angelegt. Innen- und Außentuch können rund um den Hals gewickelt werden. Hierbei darauf achten, dass der Wickel insgesamt nicht zu eng wird. Nach ca. 20–30 min das Substanztuch und das Innentuch abnehmen und nur das Außentuch anwickeln. Der Wickel kann bei Wohlbefinden aber auch länger belassen bleiben.
- Bei einem Brustwickel die Wärmflasche auflegen und den Patienten ca. 20–30 min im Wickel belassen.
- Beim Wadenwickel oder Pulswickel müssen die Substanztücher alle 10–20 min gewechselt werden. Hierbei gilt: Je höher das Fieber, desto schneller sollten die Tücher gewechselt werden. Nach dreimaligem Wechseln wird dann eine Pause von mind. 1 h eingelegt. Entsprechend dem Fieber können dann noch 1 oder 2 Wickelzyklen gemacht werden. Danach allerdings sollte eine längere Pause (mehrstündig) eingehalten werden.
- Werden die Wadenwickel als Einschlafhilfe angewendet, so macht man nur einen Durchgang, wobei der Wickel 10–20 min angewickelt bleibt.
- Nach den Wickeln kommt wie immer die Nachruhe mit einem Außentuch.

> Bei Wadenwickel ist unbedingt darauf zu achten, dass die Füße und auch die Waden vor der Anwendung warm sind.

13.6.7 Quarkanwendung

Lässt man Milch stehen, trennt sich durch den Milchsäureprozess die flüssige Molke von dem fester werdenden Quark. Dieser Prozess wird bei äußerer Anwendung fortgesetzt. Dadurch entsteht eine sanfte und langsame Sogwirkung, die hilft, wässrige Stauungen im Gewebe zu entlasten und Stoffwechselstoffe dem Körper zu entziehen.

Vorzugsweise ist Magerquark zu verwenden, da dieser besser trocknet.

Man kann die Wirkung des Quarks noch unterstützen, indem diverse Essenzen beigemischt werden – je nach Anwendungsbereich.

Die Quarkanwendung wirkt kühlend, lindernd bei entzündlichen Prozessen und regt die Durchblutung an.

Anwendungsgebiete

- Abszesse, Furunkel, Akne, Venenentzündungen nach i. v.-Infusionen (auch bei Paravasaten mit zytotoxischen Substanzen, wenn gekühlt werden soll)
- Gelenksschwellungen, -ergüsse nach Operationen
- Ödematöse Schwellungen der Extremitäten verschiedenster Ursachen (Lymphstau)

- Pleuraergüsse (Brustwickel) oder gestaute Lungen-
prozesse
- Aszites (Bauchwasser)
- Halsschmerzen, Lymphknotenschwellungen
- Juckreiz, Ekzeme, Neurodermitis
- Sonnenbrand, Allergie, Insektenstiche, Akne
- Mastitis
- Krampfadern
- Evtl. bei Ulcus
- Vorsicht bei einer bekannten Allergie gegen Milch-
eiweiß – gilt als Kontraindikation

Material

- Magerquark – Menge je nach Größe der gewünschten
Auflage (250 g reichen für eine Auflagengröße von
ca. 30 × 30 cm), möglichst Zimmertemperatur
- Unsterile Kompressen oder Küchentücher
- Spatel oder Esslöffel
- Tuch zur Fixierung der Auflage
- Nässeschutz
- Evtl. Wärmflaschen
- Feuchter Waschlappen zur Reinigung nach der Auf-
lage

Anwendung

- Den Quark möglichst 1–2 h vor Anwendung aus
dem Kühlschrank nehmen.
- Eine Kompresse oder Küchenrolle auseinanderfalten
bzw. abreißen.
- Soll eine Essenz beigefügt werden, die nötige Menge
Quark in eine Schüssel geben und mit der Essenz (ca.
1 Teil Essenz auf 10 Teile Quark) vermischen.
- Den Quark in der gewünschten Auflagengröße ca.
3–5 mm dick auf die vorbereitete Kompresse strei-
chen.
- Die Kompresse oder das Küchentuch an allen Seiten
einschlagen.
- Die Auflage evtl. (wenn sie auf dem Rumpf auf-
gebracht wird) mit Wärmflaschen anwärmen – aber
nur leicht.
- Den Nässeschutz bereit legen.
- Die Auflage auf die gewünschte Körperregion auf-
bringen und mit Tuch befestigen. An den Extremitäten kann es auch hilfreich sein, die Auflage mit
Handtüchern oder Mullbinden locker zu fixieren.
- Auflagedauer ca. 1 h.
- Es ist gut, wenn bei entzündlichen Prozessen der
Quark bei Abnahme noch nicht vollständig getrock-
net ist.
- Die Auflage abnehmen und die Körperregion ab-
waschen.
- Auch hier ist eine Nachruhe von mindestens 0,5 h
sinnvoll.

Unterstützende Essenzen

- Calendula-Essenz: bei entzündlichen Prozessen
(Mastitis)
- Arnika-Essenz: bei stumpfen Verletzungen mit
Schwellungen
- Borago-Essenz: bei Ödemen und Ergüssen (der
Extremitäten oder Aszites)
- Mercurialis-Essenz: bei entzündlichen und eitrigen
Prozessen

13.6.8 Ölwickel

Die Ölwickel zählen zu den trocken-warmen Anwendungen. Es werden Ölmischungen aus ätherischen
und fetten Ölen verwendet. Ätherische Öle haben die
Eigenschaft, dass sie den Körper zur Wärmebildung
anregen. Die fetten Öle haben die Eigenschaft, die
Körperwärme zu halten. Das bedeutet für die Anwendung, dass keine äußere Wärmequelle notwendig
ist. Die eigene Körpertemperatur ist völlig ausreichend.
Die Wärme, die durch die Öle erzeugt und gehalten
wird, ist eine sanfte und intensive Wärme, die wie eine
Hülle wirkt.

> **Tipp**
>
> Gute Qualität von Ölmischungen gibt es von den
> Heilmittelfirmen Weleda und Wala in der Apotheke
> oder in Naturkostläden, z. B. von Lavera, oder von
> der Bahnhof-Apotheke Kempten, ▶ http://www.
> bahnhof-apotheke.de.

Material

- Als Substanztuch sollte ein Stück altes Lein- oder
Betttuch verwendet werden, das nicht mehr gebraucht wird, oder ein speziell dafür vorgesehenes
Seidentuch. Das Öl lässt sich nicht mehr auswaschen.
Die Größe des Tuches ist von der Lokalisation der
Auflage abhängig. Das Tuch sollte doppelt aufgelegt
werden können. Ansonsten sollte es der Auflagen-
fläche entsprechen. Das Tuch wird mehrmals verwendet. Zwischen den Auflagen sollte das Substanztuch in einer Plastiktüte lichtgeschützt aufbewahrt
werden (sonst wird es zu schnell ranzig).
- Plastiktüte.
- Das Innentuch muss nur etwas größer sein als das
Substanztuch. Es muss nicht gewickelt werden. Gut
geeignet ist hierfür naturbelassene Heilwolle, die in
ein Tuch eingeschlagen wird. Dies wärmt wunderbar. Es kann auch mit normaler Watte ein kleines

Wärmepolster gemacht werden. Diese dann auch in ein Tuch oder eine Kompresse einschlagen. Zu Hause kann auch eine Wollsocke verwendet werden.

- Das Außentuch dient ausschließlich der Befestigung. Es kann also auch ein Wollschal sein. Bei kleinen Kindern kann die Auflage auch gut unter dem Body geschoben werden. Oder man kann aus einer altgedienten Strumpfhose ein enges Hemd basteln, indem die Beine abgeschnitten werden und der Schritt aufgeschnitten wird. So dienen die Beine als Armausschnitte und der Schritt als Halsausschnitt.
- Öle, je nach gewünschter Anwendung.

Anwendung

- Das Substanztuch doppelt legen. Das Öl aufträufeln. Das Tuch zusammenschlagen und anwärmen. Dies kann man direkt beim Patienten tun, indem man das Substanztuch unter das Kopfkissen oder unter den Rücken legt. Möchte man das Substanztuch mit einer Wärmflasche anwärmen, so muss das Substanztuch in eine Plastiktüte gegeben werden. Denn das ätherische Öl macht die Wärmflasche mit der Zeit porös.
- Anschließend das Substanztuch auf die gewünschte Körperstelle legen (ohne Plastiktüte). Innentuch auflegen und mit Außentuch befestigen.
- Wird die Auflage entfernt, sollte eine Nachruhe gehalten werden.

> ❯ Die Auflage sollte mindestens 30 min bis 1 h belassen bleiben. Wendet man die Auflage am Abend an, kann die Auflage auch die ganze Nacht liegen bleiben, solange diese angenehm ist.

Hier noch einige Anwendungsbeispiele für Ölauflagen:

- ▪ **Eukalyptusölauflage**
- Mit 10 %igem Eukalyptusöl (sonst reizt es die Atemwege) als Brustauflage.
- Bei Kindern erst ab dem 3. Lebensjahr anwenden.
- Bei Erkältungskrankheiten, Lungenentzündung oder Bronchitis kann die Eukalyptusölbrustauflage auch im Wechsel mit einer Melissenölbrustauflage angewendet werden.
- Bei Blasenentzündungen oder liegendem Dauerkatheter als Blasenauflage. Hierbei wird die Auflage auf den Blasengrund gelegt. So kann sie auch mit der Unterhose befestigt werden.

- ▪ **Lavendelölauflage (mit Lavendelöl) als Brustauflage**
- Zur Beruhigung bei nervösen und unruhigen Patienten oder als Einschlafhilfe.

- Bei Erkältungskrankheiten mit starkem Hustenreiz als Brustauflage. Bei Kindern unter 2 Jahren sollte das Lavendelöl verdünnt (10 %ig) angewendet werden.

- ▪ **Solum-uliginosum-Ölauflage (von Wala)**
- Enthält Solum-uliginosum-Moorextrakt, Rosskastanie, Schachtelhalm und Lavendelöl.
- Bei Muskelverspannungen (Mischbild innere Anspannung und zunehmende Überempfindlichkeit gegen äußere Einflüsse)
- Bei Gelenkbeschwerden
- Bei Lumbago
- Bei chronischen Schmerzzuständen (Stumpfneuralgien, Metastasenschmerzen)
- Bei unruhigen Patienten bzw. bei angstvollen Erregungs- oder Entgrenzungszuständen
- Bei Erschöpfung und Entkräftung
- Bei HWS-Syndrom (v. a. bei Wetterfühligkeit)
- Bei Erkältungskrankheiten

- ▪ **Aconit-Schmerzöl-Auflage (von Wala)**
- Enthält als wichtigsten Bestandteil Aconitum napellus (Giftpflanze) – blauer Eisenhut – sowie Quarz, Kampfer und Lavendelöl
- Bei Schmerzen der Nerven, Nervenwurzel oder Gelenkbeschwerden
- Bei Bandscheibenbeschwerden, Deformationen der Wirbelsäule; Rückenschmerzen
- Bei Neuropathien oder neuralgische Schmerzen wie Herpes Zoster oder bei Trigeminusneuralgien
- Bei peripheren Nervenverletzungen
- Bei grippalen Infekten mit Fieber

Dies sind nur einige wenige Beispiele für die Anwendung von Wickeln und Auflagen. Es gibt noch sehr viele weitere Anwendungsmöglichkeiten. Doch dieses kleine Spektrum kann für Sie schon ein Anreiz sein, diese Anwendungen einfach einmal auszuprobieren und auch anzuwenden. Im professionellen Pflegebereich sind hierbei Erfahrungsaustausch und Dokumentation der Anwendungen sehr wichtig. Denn daraus können sich neue Erkenntnisse für die Behandlung des Patienten ergeben. Auch für Pflegende selbst können äußere Anwendungen sehr wohltuend sein. Im Sinne von Selbstpflege unbedingt zu empfehlen.

13.7 Rhythmische Einreibungen nach Wegman/Hauschka

Hermann Glaser

In Kürze

Berührung ist der elementarste Zugangsweg zum Mitmenschen. Sie ist damit auch ein zentrales Pflegeinstrument in der Begleitung Sterbender.

Die Rhythmischen Einreibungen nach Wegman/Hauschka sind eine Option professionellen Handelns, die in allen Pflegesituationen angewandt werden kann. In ihrer Geste der Zuwendung repräsentieren sie das Urbild einer ganzheitlich ausgerichteten pflegerischen Haltung – gerade auch im palliativen Bereich.

Der Begriff „palliativ", abgeleitet vom lateinischen „pallium" = weiter Mantel, gibt ein wunderbares Bild für das, was Rhythmische Einreibungen in dieser Lebensphase entstehen lassen können: einen Schutzraum, gewebt aus freilassender Fürsorge.

Es gibt mehrere Varianten von Teileinreibungen für die verschiedenen Körperregionen bis hin zur Ganzkörpereinreibung, außerdem Spezialitäten wie die Organeinreibungen oder die Pentagrammeinreibung. Mit ihnen kann es gelingen, Lebensqualität zu schenken, seelische Belastungen und quälende leibliche Symptome zu lindern, die das Sterben begleiten.

Eine Rhythmische Einreibung kommt einer Würdigung der Leiblichkeit des kranken, sterbenden Menschen gleich. Sie vermittelt Leichte, Frieden, Wohlbefinden und ermöglicht, den ganz eigenen Schicksalsweg zu gehen. Die Ausbildung in Rhythmischen Einreibungen schafft das Verständnis für die Grundlagen einer zutiefst menschlich ansprechenden Berührungsqualität.

Wir wollen der Frage nachgehen, inwieweit eine solche bewusst gestaltete Berührung das Durchleben des Sterbens unterstützen kann.

13.7.1 Einstimmung

Die Rhythmischen Einreibungen sind zunächst eine gute Möglichkeit, miteinander vertraut zu werden; es entsteht ein gemeinsamer Seinsraum anteilnehmender Stille. Die Stille ist das Licht der Herzen.

Schon die einleitende Substanzauftragung sollte nicht willkürlich vonstattengehen, sondern den Regeln des Lebendigen folgen. Dazu gehört eine gewisse Leichte oder besser: Schwerelosigkeit in der flächigen Berührung, die fließende Dynamik der eher gemächlichen Bewegung, das Zum-Ausdruck-Bringen eines beständigen Rhythmus usw.

❯ Es geht darum zu berühren, ohne zu manipulieren. Der Mensch will respektvoll in seiner individuellen Existenz bestätigt werden.

Die Rhythmischen Einreibungen richten sich an das Höchste, an die Identität eines Menschen, die jenseits seiner körperlichen und seelischen Gebrechen präsent ist.

Die Grundlagen der Rhythmischen Einreibungen wurden von Frau Dr. Ita Wegman (1876–1943) gelegt. Sie war Turnlehrerin, in Heilgymnastik, schwedischer Massage und Bäderkunde ausgebildet, bevor sie Medizin studierte und als Frauenärztin praktizierte. Die Vermittlung der von ihr entwickelten Rhythmischen Massage wurde ab 1928 von Frau Dr. Margarethe Hauschka übernommen, zunächst im Klinisch-Therapeutischen Institut in Arlesheim (Schweiz), dann 1962 mit Gründung einer Schule in Boll bei Göppingen. Hier entstand auch die Bezeichnung „Rhythmische Einreibung", nachdem seit 1967 gezielt Kurse für Pflegende angeboten wurden, für die die Massage-Grundformen an die pflegerischen Fragestellungen angepasst wurden.

13.7.2 Qualitätselemente

Wärme

❯ Die Wärme ist die Brücke zwischen der sinnlichen und der übersinnlichen Welt.
(Margarethe Hauschka)

Wärme lässt die Individualität im Leib wohlig zu Hause sein, ist das Vehikel unserer Liebe, schafft Vertrauen und vermittelt Lebensfreude, ja Lebenslust – und auch die darf am Lebensende noch gefördert werden.

Wärme ist aber auch das lösende Element. Sie wird stofflich unterstützt durch die Verwendung wärmetragender Substanzen, körperlich durch die Umhüllung mit Tüchern, seelisch über die Zuwendung und geistig über echtes Interesse und Achtsamkeit.

In der Einreibung schafft man so etwas wie eine behütende bewegte Wärmehülle.

Fließen und Leichte

❯ Wasser verbinden, was abgetrennt drängt ins verständige Sein, mischen in alles ein Element flüssigen Himmels hinein.
(Rainer Maria Rilke)

Wasser verbindet sich gerne mit Wärme. Es bildet durch seine Oberflächenspannung eine elastische „Haut". Wasser kann alles, was ihm ausgesetzt wird, in rhythmische Vorgänge integrieren. Es bringt durch die Auftriebskraft Schweres in die Leichte, erleichtert im Erleben die Last eines kranken ausgezehrten Körpers. In der Natur vermittelt die endlose Bewegung des Wassers den Austausch zwischen Himmel und Erde. So kann es auch erlebt werden als Medium des Übergangs. Wir finden in der griechischen Mythologie das Bild, wie Charon, der Fährmann, die Toten über die Flüsse Acheron, Kokytos und Styx führt.

In der Einreibung wird der Körper durch die Hände wie von Wasser umspielt. Als Behandler erlebt man im Kontakt zum Gewebe etwas wie Auftrieb und Grenzflächenspannung. Wir streben rundende Formen an; auch das Wasser fließt ja nie geradlinig, sondern immer schwingend, mäandernd, sich jeder Begrenzung anpassend.

Die Rhythmischen Einreibungen sprechen direkt den Flüssigkeitsorganismus an. Sie bringen z. B. die Lymphe in Bewegung, damit auch Reinigungs- und Abwehrprozesse. Alles kommt in Fluss – Leibliches wie Seelisches.

Rhythmus

Rhythmus ist immer mit Bewegung in Raum und Zeit verbunden, gibt Struktur.

Polaritäten, die aufrechterhalten bleiben müssen, nicht verwässern dürfen, ermöglichen ein Schwingen. Dieses wiederum darf keine Brüche aufweisen, sondern folgt stetig einer Kontinuität (griechisch „rhythmos" = das Fließen).

Und dann gibt es Momente des Gleichgewichts, die leicht übersehen werden, aber essenziell für das Ziel jedes rhythmischen Prozesses sind: Die kurzzeitig austarierte Vereinigung der Gegensätze ermöglicht die Entstehung von Neuem und damit Entwicklung.

Der besondere Charakter rhythmischen Geschehens liegt in der elastischen Anpassung und Erneuerung. So ist jeder Atemzug anders, situationsabhängig stimmig, ob beim Treppensteigen, Singen oder im Schlaf. Rhythmus bringt Stabilität durch Variabilität. Die Ärzte der alten Chinesen wussten, dass ein maschinentaktmäßiger Herzschlag den nahen Tod bedeutet.

» Der Rhythmus ist die Architektur des Seins, ist die innere Dynamik, die ihm Form gibt, ... Ausdruck der Lebenskraft.
(Léopold Sédar Senghor)

Um nicht in Extreme zu verfallen, muss rechtzeitig Umkehr stattfinden. So braucht es im rechten Moment eine innere Lösung, um Ausatmung zu ermöglichen, nicht in der Spannung der Einatmung hängen zu bleiben. Sonst erfährt man Bedrängung, wie wir das aus Situationen der Angst kennen.

Eine besondere Bedeutung haben die Pausen, die nichts mit Stillstand zu tun haben. Ganz im Gegenteil – hier entsteht der Raum für den Wandel.

Wir lassen zunächst das Vergangene nachklingen und begeben uns dann in Bereitschaft für das, was kommen mag. Im Bestehenden liegt immer schon der Hauch des Zukünftigen.

Manchmal spricht man auch von einer schöpferischen Pause. Gerade wenn nach kräftiger Anstrengung Entspannung, eine spannungsfreie Situation eintritt, kann das Neue einfallen. Wir können noch so lange und hartnäckig über ein Problem grübeln, die zündende Idee kommt ... – vielleicht beim Spaziergang.

Ein Arbeitstag ohne Pause wird durchgehechelt, führt zur Verkrampfung. In der Pause hat das Geistige die Möglichkeit, in Erscheinung zu treten. Daraus folgt dann die Inspiration.

Gerade der Sterbende kann im rhythmischen Element „re-ligio" erleben, die Anbindung ans Göttliche, an die innere Heimat.

» Rhythmen sind geistig bewegtes Leben.
(Igor Strawinsky)

13.7.3 Rahmenbedingungen

Vorbereitung

Wichtig ist die Schaffung einer würdevollen schützenden Atmosphäre, eines Milieus des Vertrauens. Dies drückt meine respektvolle Haltung dem Anderen gegenüber aus.

Ich achte darauf, dass der zu Behandelnde vorher noch auf Toilette gehen kann oder eine saubere Schutzhose bekommt, dass er dann eine sichere und bequeme Position findet. Beleuchtung und Geräusche sind so zu reduzieren, dass die ruhigen Eindrücke der Einreibung ohne Ablenkung aufgenommen werden können. Die äußere Ordnung überträgt sich auf die innere!

Warme Hände sind von Seiten des Behandlers sehr zu wünschen. Ist doch die Wärme das Medium schlechthin, mit dem bei den Rhythmischen Einreibungen gearbeitet wird.

Vor allem sollen aber die Füße des Patienten warm sein! Mit kalten Füßen können wir nicht einschlafen, nicht loslassen – ebenso wenig kann die Einreibung ihre Wirkung entfalten.

Die Lagerung soll immer Entspannung ermöglichen. So soll der Patient bei einer Einreibung im Sitzen die Arme nicht hängen lassen, sondern in Leichte z. B. auf dem gepolsterten Tisch ablegen.

Tücher werden verwendet, um zu wärmen und um Kleidung und Bettwäsche vor Ölflecken zu schützen.

Evtl. wird eine Knierolle zur Entspannung des Bauch- und Atemraums, ein Moltontuch für die zirkuläre Wärmepackung untergelegt.

Durchführung

Die hüllenden Tücher werden erst nach der Ölnahme geöffnet, um die Wärme zu erhalten. Es wird nur sparsam Substanz verwendet, weil zum einen überstehendes Öl kühlend wirkt, zum anderen aber der Kontakt zum Gewebe nicht mehr gestaltet werden kann, wenn es nur noch glitscht.

Wir versuchen, möglichst wenig zu sprechen und die Einreibung nicht zu lange auszudehnen. Wir kennen das Phänomen: Ein kurzer deutlicher Satz kann eine stärkere Reaktion auslösen als ein zweistündiger langweiliger Vortrag. Die Sehnsucht nach Mehr sollte bleiben und leitet die Nachruhe ein.

Nachruhe

Die Nachruhe ist die Zeit der Reaktion, die eigentliche Wirkzeit. Eine Einreibung kann verstanden werden wie das kurze Anschlagen einer Glocke, die dann ungestört weiter klingen darf.

Schläft ein Kranker jetzt ein, lässt dies erwarten, dass sich die Leiborganisation neu ordnet, nachdem die Einreibung zu einer gewissen Auflösung der Situation geführt hat.

Ein Nachgespräch schafft die Möglichkeit, das Erlebte in Begriffe zu fassen, seine Bedeutung zu erkennen.

Der Rhythmus des Sich-Verbindens und -Lösens der Seele vom Leib wird durch den Wechsel von Anwendung und Nachruhe urbildhaft unterstützt und geübt. Der Schlaf gilt als kleiner Bruder des Todes, die Nachruhe ist die kleine Schwester des Schlafs.

13.7.4   Die innere Haltung

Wesentlich ist die innere Haltung des Pflegenden, die die Behandlung erst zu einem wirklich menschlichen Heilmittel macht.

Mit jeder Einreibung bringen wir die Achtung vor dem Leib des sich uns anvertrauenden Menschen zum Ausdruck, dieses wundervollen Werkzeugs der Verwirklichung seines Lebensplanes.

Die Sinnesoffenheit des schwer kranken sterbenden Menschen intensiviert sich, während sich seine Lebenskräfte immer mehr zurückziehen.

Er nimmt nicht mehr nur Geräusche und Worte wahr, sondern auch unsere Stimmung, unsere Gefühle, unsere Intention. Er spürt den geistig-moralischen Gehalt unserer Handlung.

Es geht bei einer Einreibung darum, freilassende Zuwendung zu schenken, nichts aufzudrängen. Wir konzentrieren uns auf die Gestaltung der Berührung und öffnen damit einen Raum, der sich mit Wärme und Liebe füllen kann.

» Demut ist Wärme. Alle Dinge „reden" und erschließen sich gleich ganz anders, wo ihr milder Himmel aufglänzt. Vor dem Demütigen wird die Welt sicher und vertrauend, den Demütigen empfangen, lieben und beschenken alle Dinge.
(Christian Morgenstern)

Einreibungen sollten selbstverständlich handwerklich korrekt durchgeführt werden.

Wirklich menschengemäß werden sie aber, indem sie mit Aufmerksamkeit als Ausdruck von Sinneswachheit und Geistesgegenwart gestaltet werden – individuell und situationsangemessen, im besten Sinne „intuitiv".

Die Konzentration auf den Prozess zwischen uns, in der Berührung, gibt etwas Drittem Raum: dem heilenden Interesse (vgl. lateinisch „interesse" = dazwischen sein).

Meine Überzeugung und mein Enthusiasmus schwingen lichthaft und wärmebildend in der Wirkung durchaus mit. Aber ich halte mich frei von Erwartungen – alle „technischen" Regeln dienen dazu, die Einreibung freilassend zu gestalten!

» Das Wasser hat erst dann die Kraft zu beglücken, wenn es zuvor das Geschenk des guten Willens eines Menschen ist.
(Antoine de Saint-Exupéry)

Was der Sterbende braucht, liegt ganz im Augenblick und hat Ewigkeits-Charakter – genau so, wie wir es auch bei einem Neugeborenen erleben dürfen.

> So ist das Wichtigste unsere Präsenz im Moment. Da ist dann Routine überflüssig, anderes wird wesentlich – alles wird wesentlich! Und so sind Sorgfalt und Behutsamkeit gefordert!

All das drückt sich aber schließlich auch in der äußeren Bewegung des Behandlers aus. Sie zeigt eine Geste der Empathie, des Einklangs, der Achtsamkeit, Aufrichtigkeit und Wertschätzung.

13.7.5   Die Gestaltung von Bewegung und Berührung

» Rhythmus ist Ordnung in der Bewegung.
(Platon)

Richtung und Ausdehnung der Berührung folgen der Anatomie abgelauschten Leitlinien und rhythmisch sich wiederholenden Formen wie Geraden, Kreisen oder Spiralen.

Die Hand wird wie aus der Weite kommend geführt. Dadurch vermeiden wir Druck auf das Gewebe,

Schwung in der Bewegung. Der Ellenbogen und das entspannte Handgelenk dienen lediglich der Anpassung an die Körperrundungen, werden nicht seitlich oder nach hinten abgeknickt. Die freie Armbewegung soll aus der Mitte strömen, von Herzen kommen, nicht lasten.

Angestrebt wird ein flächiger, anschmiegsamer Kontakt. Hier kommt vor allem die Mittelhand zum Einsatz. Sie gibt Wärme und ermöglicht eine sensible Wahrnehmung der unterschiedlichen Tonus- und Wärmezonen der Haut.

In sogenannter Verdichtung und Lösung entsteht ein lebendiges Gespräch. Dabei wechselt eine fragende leise Anspannung in der Hand mit entspanntem Lauschen auf die Antwort des Gewebes.

Es ist sehr darauf zu achten, dass der Daumenballen oder die Finger nicht drücken oder kitzeln. Nichts soll bedrängen, aber auch nichts unterwegs fallen gelassen, der Andere nicht verlassen werden.

Die Hand darf staunen, lächeln. Wir streben im Üben der Einreibungen an, sie als Wahrnehmungsorgan zu schulen.

> » Aufmerksamkeit bedeutet vollkommene Harmonie, und diese Harmonie bringt eine ungeheure Energie hervor. Sie ist … eine Strömung zur Ewigkeit hin. … Wenn man sehr achtsam ist, sehr genau beobachtet, dann bringt diese Wahrnehmung selbst die Veränderung hervor. … Es ist, als ob Licht gebündelt wird.
> (Jiddu Krishnamurti)

So entsteht Verbindlichkeit. Leichte ist nicht das Gleiche wie Oberflächlichkeit! Die Wärme wächst durch unsere innere Aktivität.

Diese Achtsamkeit in der Berührung wirkt versöhnlich, wo vorher Schwierigkeiten waren, weil sie jenseits von Sympathie und Antipathie stattfindet.

> ❯ Berührung beginnt schon weit vor dem direkten Körperkontakt.

13.7.6 Wirkungen

> » Tue Deinem Körper etwas Gutes, damit Deine Seele Lust hat, darin zu wohnen.
> (Theresia von Avila)

Wir finden bei den Rhythmischen Einreibungen einen Dreischritt der Wirksamkeit. Steht am Anfang einer Behandlungsreihe das Lösen im Leiblichen und Seelischen, kann daraus die Akzeptanz des gebrechlichen Körpers, das Erleben des Wiedereinsseins von Körper, Seele und Geist erwachsen. Letztlich reift dabei die Qualität des Neuvermögens heran, die Fähigkeit zur Bewältigung

der Krankheitssituation, das Kraftpotenzial zur Fortsetzung des individuell geprägten Weges, der auch durch das Sterben führen kann (Bertram 2005).

Rhythmische Einreibungen können im Leiblichen die Vitalitätskräfte stabilisieren, die Atmung vertiefen, Herz und Kreislauf harmonisieren, damit die Durchblutung fördern. Im Rahmen der Hautpflege z. B. zur Dekubitusprophylaxe ist der Substanzauftrag auf diese Weise besonders angenehm und wirksam.

Seelisch entwickeln sich Ruhe, Entspannung, Geborgenheit, Sicherheit. Auch eine Harmonisierung des Körperbilds z. B. nach entstellenden Amputationen wird erlebt.

Die innere Aufrichtekraft wird angesprochen.

Man bringt im Anderen dessen Ordnungskräfte zum Schwingen, zum Klingen.

Für manchen Sterbenden ist es sehr schwer, sich von seinem Körper zu lösen. Dieser wird zur Last, da die Auftriebskraft des Lebens immer weniger wird. Nach einer Rhythmischen Einreibung fühlen sich die Menschen oft „leicht wie ein Schmetterling."

Durch die Qualität der Rhythmischen Einreibung wird jede Berührung veredelt und so kann diese auch ohne Substanz über der Kleidung eine deutliche Wirksamkeit zeigen. Eine so gestaltete Berührung verändert die Beziehung der beiden Beteiligten zueinander. Die Handlung der Rhythmischen Einreibung schafft Vertrauen und empathische Nähe. Dies kann auch Angehörigen eine große Hilfe sein, indem sie im Sinne aktiver Treue dabei bleiben und so die Situation besser annehmen können.

Die Hände sprechen so, dass wir uns als Menschen angenommen und bestätigt fühlen.

Die Lösung von Spannungen, Ängsten und Nöten kommt immer wieder dadurch zum Ausdruck, dass auch die Tränen endlich wieder fließen dürfen.

Natürlich können mittels der Rhythmischen Einreibungen vielerlei Beschwerden gelindert werden wie z. B.

- Schmerzen
- Störungen im Wärmehaushalt
- Atemnot
- Appetitlosigkeit, Übelkeit, Verdauungsstörungen
- Wunden
- Sensibilitätsstörungen, Verspannungen
- Lähmende Müdigkeit, Schlafstörungen u. a.

13.7.7 Beispiele

Wir werden bei einem Sterbenden nicht so differenzierte Formen ausführen wie bei einem voll im Leben Stehenden, sondern eher schlicht bleiben. So kann schon ein einfacher, aber bewusst gestalteter Rückenabstrich eine Wohltat bedeuten.

► **Praktische Übung**

Führen Sie an einem Partner mit einer Hand einen Abstrich über der Kleidung durch, beginnend auf Schulterhöhe, jeweils links und rechts der Wirbelsäule entlang der Rückenstreckermuskulatur. Achten Sie auf Folgendes:

─ Sie stehen frei beweglich seitlich neben ihrem Partner.

─ Die vordere Hand hält ganz weich lauschend Kontakt an der Schulter, ohne zu lasten.

─ Stellen Sie sich einen Fluss vor, auf dem Ihre zweite Hand wie ein Blatt federleicht landet und – unten angekommen – sich so herauslöst, dass dabei keinerlei Irritationen stattfinden.

─ Es geht darum, das Gewebe zu empfangen, nicht darum, etwas verändern zu wollen.

─ Die Hand lässt sich, elastisch angeschmiegt, vom Strom mitnehmen, folgt in tastender Leichtigkeit dem Körperrelief und wird dabei durchgehend waagerecht geführt.

─ Versuchen Sie, Ihre ganze Aufmerksamkeit vom ersten bis zum letzten Moment zu halten.

Was erlebt Ihr Gegenüber daran? Entstehen Ruhe, Schutz, Trost, Bestätigung, Orientierung, Einklang, Behütet-Sein, Entlastung oder Straffung?

Es wird sehr von der momentanen Gestimmtheit abhängen. ◄

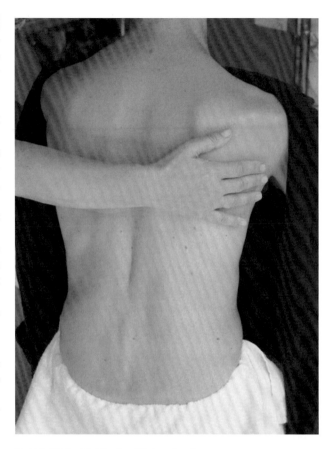

Abb. 13.9 Einhändige Rückeneinreibung

Die einhändige Rückeneinreibung in ihrer vollständigen Spiral-Form leitet eine Atmungsvertiefung ein und impulsiert das Sich-Aufrichten in Leichte. Sie beruhigt, umhüllt, vermittelt Geborgenheit und Rückhalt (☐ Abb. 13.9).

Armausstreichungen können bei Beklemmungen und innerer Enge befreiend wirken.

Fuß und Hand repräsentieren den ganzen Menschen. Die Einreibung derselben kann in Phasen der Erschöpfung und Kraftlosigkeit Wirkungen auslösen, wie wir sie im Großen auch von einer Ganzkörpereinreibung kennen: Entspannung, Durchwärmung, Orientierung. Da wächst noch einmal Boden unter den Füßen; man fühlt sich zwischen Himmel und Erde ausgerichtet.

Bei der Brusteinreibung folgt die Hand wässrig strömend den Vertiefungen am Schlüssel- und Brustbein, um dann über die Rippenzwischenräume zur Flanke zu gleiten. Angst, Sorgen und Trauer können sich lösen, die Auftriebsqualität „erleichtert das Herz", die Atmung entspannt sich.

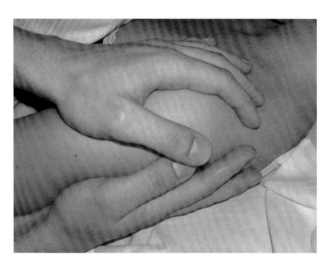

Abb. 13.10 Gelenkeinreibung

» Ich will sein wie das Wasser, das jeden Schmutz abwäscht und jedem Menschen Hoffnung gibt … Ich will sein wie das Wasser, das mit der Flut steigt und sinkt und uns immer wieder neu hilft, die Hindernisse des Weges zu überwinden.
(Indianer am Amazonas)

Sinnvoll sind auch Gelenkeinreibungen, z. B. an Ellenbogen, Knien oder Schultern, da sie einer gewissen Erstarrung entgegenwirken können. Gerade in der Mitte der Gliedmaßen tritt oft eine Wärmestockung auf, die so wieder ins Fließen gebracht werden kann (☐ Abb. 13.10).

Baucheinreibungen können Spannung und Schmerz (z. B. durch massiven Aszites) lindern, den trägen Darm in Bewegung bringen.

Abstriche über dem Solarplexus (Oberbauch) wirken beruhigend, ja geradezu tröstend. Sie lindern Störungen im oberen Verdauungstrakt mit hochdrückender Übelkeit oder Schluckauf, lösen eine hochgestellte Atmung oder Atemenge. Im Sonnengeflecht zentriert, schaffen wir es eher, loszulassen, das Geschehen anzunehmen. So beruhigt sich die Anspannung nach einem Schreck oder dem Schock einer Diagnoseeröffnung. Man erfährt Orientierung in sich. Und so ist diese Einreibung auch ein Segen für Angehörige, die im Trennungsschmerz den Tod eines ihnen nahestehenden Menschen zu bewältigen haben.

Phasenverschobene Zweihandkreise können an verschiedenen Körperstellen zur Lösung und Erleichterung beitragen. Körperliche Schwere, die sich in Form von Ödemen, Kältezonen, Verspannungen oder Schwäche zeigen kann, aber auch seelisches Lasten in Depression, Trauer und Erschöpfung lassen sich ein Stück weit in Leichte verwandeln.

Eine besondere, weil ganz in innerer Konzentration verdichtete Form ist die Pentagrammeinreibung. Hier werden die herzverwandten Pulsregionen an Händen und Füßen und die Stirn berührt und damit quasi die Ecken des Seelenhauses durchwandert. Wesentliche Wirkungen können als Ordnen, Vermitteln von Orientierung und nicht zuletzt als Würdigung der irdischen Existenz dieses Menschen beschrieben werden.

▶ **Fallbeispiel**

Herr M., 69 Jahre alt, leidet an einem Nierenzellkarzinom mit ausgedehnter Metastasierung in Knochen, Gehirn und Haut.

Sein Gesicht ist durch exulzerierende Metastasen entstellt, oft blutverkrustet. Schwierig ist die Schmerzsituation, v. a. bei Bewegung. Herr M. lässt aus Angst davor kaum Berührung zu, geschweige denn Positionierungsmaßnahmen, die für die Dekubitusprophylaxe unbedingt nötig wären.

Nach einer erfrischenden Waschung mit Zitruszusatz, bei der die Qualität der Rhythmischen Einreibungen in die Führung des Waschlappens übertragen wird, lässt Herr M. eine Ganzkörpereinreibung zu, die mit besonderer Achtsamkeit ausgeführt wird. Das verwendete Solum-Öl (siehe unten) bildet eine schützende Hülle, in der Herr M. nach zwei kurzen Seufzern einschläft. ◀

13.7.8 Substanzen

Ursprünglich wurden die Rhythmischen Einreibungen entwickelt, um Salben, Öle etc. mit einer guten Griff-qualität aufbringen zu können – nicht einfach nur irgendwie zu schmieren. Dadurch kann der Effekt medizinischer Präparate eine Intensivierung erfahren.

Mittlerweile haben wir reichlich Erfahrungen gesammelt, die bestätigen, dass Berührung nach den Regeln dieser Pflegekunst auch ohne Verwendung von Substanzen, sogar durch die Kleidung hindurch sehr wirksam ist.

Trotzdem mag es gerade im Sterbeprozess darum gehen, sich noch einmal von besonderen Erdelementen berühren zu lassen und sich damit im eigenen Leib wohlig zu Hause zu fühlen. Das Wesen eines Menschen muss ganz in seinem Leib eingezogen sein, gleich einem Schmetterling in seinem Kokon, bevor es sich ihm entringen kann.

Doch weniger ist hier oft mehr! Düfte können ein positives Sinneserlebnis auslösen, aber auch bedrängen. Wir wollen Sterbende nicht belasten.

Im Rahmen dieser Darstellung sind nur einige wenige Hinweise zu bewährten Substanzen möglich. Die Pflanzenauszüge und Metallzusätze sind als Öl- oder Salbenzubereitungen erhältlich.

> ❯ Öl ist in die Substanz hineinverdichtetes Sonnenlicht, konzentrierte Lebensenergie. Fette Öle hüllen ein, aber Vorsicht – überstehendes Öl wirkt kühlend!

Die Wirkung auf die Lebensprozesse, die Empfindungen und die Wärmeorganisation kann durch den Zusatz ätherischer Öle ausgerichtet werden. Sie verflüchtigen sich – schnell wieder Wärme werden wollend – im Duft. Duft ist für viele Menschen ein zarter Ausdruck göttlicher Nähe.

- Der Lavendel liebt es warm und licht. Er hat einen starken Sonnenbezug. Majestätisch erheben sich die blauvioletten Lippenblüten-Ähren. Er wirkt klärend, wenn man nicht mehr weiß, wo einem der Kopf steht, entspannend, beruhigend, schafft Abstand – bei Überreizung, Erregung, nervöser Unruhe, gestörtem Schlaf-Wach-Rhythmus. Er lässt uns leichter ertragen, was sonst sehr belastend erscheint.

- Rosenöl hat zu Beginn wie auch am Ende des Lebens einen Platz. Es hilft bei körperlicher Schwäche und seelischer Erschöpfung. Die besonders harmonischen Proportionen der Pflanze unterstützen die Vermittlung einer ordnenden Ruhe im Lebenskräfte-Bereich durch die Einreibung. Die Anwendung kann als stützend, tröstend, erhebend und ermutigend erlebt werden. Das Märchen vom Dornröschen zeigt die Rose als Symbol für Schlaf und Auferstehung.

> ❯❯ Die Liebe gleicht dem Duft der Rosen.
> (Jiddu Krishnamurti)

- Johanniskrautöl ist die ideale Substanz für die Einreibung des Sonnengeflechts. Es trägt die lichtstrebende Geste, die starke Aufrechte der goldgelb leuchtenden Hochsommerpflanze in sich. Das dunkelrote, fast blutfarbene Öl mit seinem unaufdringlichen Duft regt das innere Licht und die Wärme im Menschen an. Es wirkt angst- und krampflösend.
- Oxalis, der Sauerklee, klappt bei plötzlicher Berührung, z. B. durch Regentropfen, die Blätter zusammen, reagiert wie „geschockt". So hilft er nach Schrecksituationen, bei Angst, aufgestauter seelischer Spannung, die sich vielleicht als Appetitlosigkeit äußert, wieder inneren Halt zu finden. Körperliche Symptome wie eine hochgestellte Atmung, Schluckauf, hochdrückende Übelkeit, vor allem aber auch Obstipation oder Darmkrämpfe können sich lösen.
- Kupferöl oder -salbe regen den Organismus zur Wärmebildung an. Eine Einreibung des Oberbauchs kann Schluckauf, Verdauungsbeschwerden und nervöse Unruhe lindern. Die Behandlung der Fußsohlen (danach Wollsocken anziehen!) kann den Menschen zu sich bringen. Kupfer vermittelt, wo abbauende und aufbauende Kräfte sich im Organismus nicht ordentlich verbinden und lösen. Zu starke katabole Kräfte fesseln dann die Lebenskräfte und führen zu Krämpfen im Atmungs- oder Verdauungstrakt. Bleibt die Bewegungsimpulsierung zu schwach, resultieren atonische Obstipation oder Ödeme.

Segensreich sind zwei Kompositionsöle der Firma Wala:
- Aconit-Schmerzöl enthält Auszüge von Eisenhut, Lavendel, Quarz und Kampfer. Es löst innerlich gestaute Kraft, wenn man „unter Dampf" steht, lockert „seelische Verhakungen" im Leib, die sich als brennend-scharfe Nervenschmerzen, Krämpfe, Anspannung, Angst oder Empfinden von Eingeengt-Sein äußern können. Es öffnet den Bezug zur Mitwelt.
- Solum-Öl enthält neben einem Moorextrakt Auszüge von Rosskastanie, Ackerschachtelhalm und Lavendel. Es ist vor allem bei Auskühlung, Erstarrung, Muskelverspannungen, Flüssigkeitsstauungen, Verschlackung und Übersäuerung des Bindegewebes, tumorbedingten Schmerzzuständen (z. B. durch Knochenmetastasen) angezeigt. Menschen, die hüllenlos und erschöpft sind, in Familie und Beruf ihre Lebenskräfte verausgabt haben, keinen Eigenraum mehr abgrenzen können, was sich wiederum in Wetterfühligkeit oder Überempfindlichkeiten äußern kann, Menschen, die das Gefühl haben, ungeschützt oder „nackt" zu sein, die viel frieren – ihnen gelingt damit etwas wie die Bildung einer „zweiten Haut".

13.7.9 Nachklang – bis ins Innerste berührt

> Berührung geschieht immer gegenseitig.

Unsere Solidarität mit dem leidenden, mit dem sterbenden Menschen liegt im Teilnehmen, im Teilhaben an seinem Weg, im Berührbarsein. Dieses findet den schönsten Ausdruck in den Rhythmischen Einreibungen nach Wegman/Hauschka.

Durch das Bewusstsein für eine wahrhaft menschliche Berührung werden auch Alltagshandlungen wie die der Körperpflege von ihrem rein funktionellen Aspekt erlöst. Das bedeutet eine qualitative Veredelung der Pflegetätigkeiten. Besondere Qualitäten des Sterbegeschehens werden in den Rhythmischen Einreibungen widergespiegelt.

Der Moment zählt, erscheint herausgehoben aus dem Alltag. In der Handlung lebt Geistesgegenwart. Den Eingeriebenen umgibt ein besonderer Friede, ein Hauch der Ewigkeit. Durch die Konzentration, die aufmerksame Wahrnehmung verliert die Stille, das Schweigen an Bedrängnis. Es bildet sich Einklang mit dem, was geschehen will.

Wenn es nicht mehr um Heilung im körperlichen Sinne geht, sondern um Ganzwerdung auf geistiger Ebene, spielt immer mehr das Unwägbare, das Unstoffliche eine Rolle. Wenn eine Zeit lang vielleicht noch das Metall oder der Pflanzenauszug in der Salbe bedeutsam war, bewegen wir uns über den Duft der ätherischen Öle hin zu Musik, Gesang, Gebet, Licht und Liebe. Und all das liegt in den Rhythmischen Einreibungen nach Wegman/Hauschka.

Hinweis
Seminarangebote zu den Rhythmischen Einreibungen nach Wegman/Hauschka können beim Verband für Anthroposophische Pflege erfragt werden: mail@vfap.de.

13.8 Aromapflege

Susanne Hill

In Kürze
Die Arbeit mit Aromapflege wirkt behutsam auf Körper, Geist und Seele. Sie ist somit eine gute Unterstützung der medizinischen Therapie der Symptomlinderung und zur Steigerung des Wohlbefindens in der Palliativmedizin.

13.8.1 Allgemeines

Ätherische Öle sind mehr oder weniger stark duftende hochkonzentrierte organische Essenzen, die aus Pflanzen produziert werden.

Es gibt viele ätherische Öle mit den unterschiedlichsten Wirkungsweisen. Sie werden über die Riechzellen aufgenommen, lösen über den Riechnerv in der Riechschleimhaut der Nasenhöhle Nervenimpulse aus, die in das Riechzentrum und von dort u. a. in das limbische System weitergeleitet werden. Dieses gilt als Zentralstelle des endokrinen, vegetativen und psychischen Regulationssystems. Es verarbeitet Reize aus dem Körperinneren und von außen, steuert das emotionale Verhalten, ist Zentrum der Gefühle und mit anderen Zentren am Gedächtnis beteiligt. Da das limbische System zudem einige Vitalfunktionen des Körpers wie Atmung, Herztätigkeit, Hormonhaushalt sowie Kreativität mit beeinflusst, wirken sich die Öle auch auf Gefühle, Stimmungen und damit auf das allgemeine Wohlbefinden günstig aus.

13.8.2 Öle und ihre Wirkungsweise

Anregende Öle
- **Bergamotte**

Hat einen leicht süßlichen zitronigen Duft, befreit aus seelischen Tiefpunkten, nervösen Anspannungen, Ängsten und Depressionen. Bewirkt mehr Optimismus und Lebensfreude. Es wirkt am besten abends oder als Badezusatz. In der Duftlampe wirkt es auch insektenabweisend.

- **Grapefruit**

Der Duft wirkt entkrampfend und anregend, vermittelt ein Gefühl von Lebenslust, fördert die Kreativität und wirkt antidepressiv.

- **Zitrone**

Der frische, herbe Zitronenduft wirkt belebend und stimmungshebend und lindert schlechte Laune. Allgemein hat Zitrone eine fiebersenkende Wirkung. Sie wirkt außerdem noch konzentrationsfördernd.

- **Pfefferminze**

Pfefferminze wirkt antibakteriell, stimulierend und krampflösend, z. B. auch als Einreibungen bei Krämpfen und Erkältungen. (Nie unverdünnt anwenden!)

- **Limette**

Limetten verströmen einen herben, süßlich-erfrischenden Duft, der die Phantasie und auch das logische Denkver-mögen anregt. Bei in sich gekehrten Patienten beispielsweise kann dieser Duft vom ständigen Grübeln befreien. Er hat eine erfrischende, aufmunternde und stimmungsaufhellende Wirkung und wirkt appetitanregend.

- **Orange, süß**

Wirkt erwärmend, beruhigend, stimmungsaufhellend und ausgleichend. Als Duft kräftigt die Orange auch die natürlichen Abwehrkräfte im Körper und macht gleichzeitig resistenter gegen Viren und Infektionen.

- **Citronella**

Wirkt mit ihrem zitronigen Duft (mit grasig herbem Unterton) antibakteriell, entzündungshemmend und dient auch zur Insektenabwehr.

- **Rosmarin**

Rosmarin hat einen belebend frischen Duft, hilft gegen Konzentrationsschwäche, reguliert Kreislauf und Nervensystem, fördert die Durchblutung und hat eine regenerierende sowie reinigende Eigenschaft. Daneben lindert er Erkältungskrankheiten und rheumatische Muskelschmerzen. Auch insekten- und mottenabweisende Eigenschaften werden Rosmarin zugesprochen.

- **Eukalyptus**

Eukalyptus ist bei Erschöpfungszuständen und Stress ein sehr stimulierender, frischer, regenerierender Duft. In der Duftlampe hat dieses Öl vorbeugende und schleimlösende Wirkungen gegen Erkältungskrankheiten. Es wirkt auch fiebersenkend und bei Erkrankungen der Atemwege. Als Haut- oder Badeöl eignet sich Eukalyptus lindernd bei rheumatischen Beschwerden und Wetterfühligkeit. Cave: Nicht unbedenklich bei Kindern anzuwenden.

Beruhigende Öle
- **Mandarine**

Der süßlich-frische Duft hat eine beruhigende Wirkung auf den Körper und hilft gleichzeitig, dass der Körper sich erholen und regenerieren kann. Mandarine wirkt sehr gut gegen Stress, lindert Einschlafstörungen und Schlafstörungen.

- **Lavendel**

Lavendelöl ist eines der kräftigsten Heilöle. Es wirkt beruhigend auf das Nervensystem und löst stressbedingte Spannungen. Lavendel lindert Einschlaf- und Schlafstörungen. Auch dient es als gutes Mittel gegen Alpträume. Es aktiviert depressive Menschen und befreit von Melancholie und Angst.

■ **Rose**

Das Rosenöl gilt als das edelste aller Öle, da eine erhebliche Menge an Rosenblüten benötigt wird, um einen Tropfen des Öls herzustellen. Der sanfte Rosenduft inspiriert zu mehr Tatendrang und lockt selbst einsame, zurückgezogene, depressive Menschen aus ihrer Reserve. Es lindert Frauen- und Menstruationsbeschwerden und übt sowohl eine reinigende als auch eine stärkende Wirkung auf Herz und Blut aus. Als Hautöl besitzt es starke pflegende Eigenschaften, vor allem gegen trockene Haut, und wirkt entspannend sowie verjüngend.

■ **Benzoe**

Bei Benzoe handelt sich um einen beruhigenden, süßlich vanilleähnlichen Duft. Er öffnet die Seele und das Gemüt, macht sensibler und offener gegenüber anderen Menschen, hilft gegen Depressionen, lindert Erkältungskrankheiten und asthmatische Atembeschwerden. Als Badezusatz hilft Benzoe gegen Hautausschläge und Hautreizungen. Zum Teil können auch eitrige Geschwüre gelindert bzw. geheilt werden.

■ **Melisse**

Melisse hat einen belebenden zitronenartigen Duft, der zugleich beruhigt und kräftigt. In der Duftlampe wirkt der Duft gegen Schlafstörungen und Unruhezustände. Er hat zusätzlich eine krampflösende Wirkung.

■ **Sandelholz**

Dieses Öl charakterisiert ein süßlich-holziger Duft, der erwärmend auf den Organismus wirkt. Sandelholz hat eine stark heilende Wirkung bei Atemwegserkrankungen, hinzu kommen seine schlaffördernde und nervositätsmindernde Wirkung.

Desinfizierende Öle

Desinfizierende Öle haben eine antiseptische Wirkung. Außerdem bekämpfen sie Viren und Bakterien in der Atemluft.

■ **Fenchel**

Dieser süßliche, anisähnliche Duft hat eine entkrampfende Wirkung auf die Verdauungsorgane. Fenchel hilft gegen Blähungen, bei Völlegefühl, Übelkeit und Erbrechen, lindert auch Husten. Darüber hinaus besitzt er krampflösende und auswurffördernde Eigenschaften. Er sollte jedoch nicht bei Menschen angewendet werden, die zu Epilepsie neigen.

■ **Thymian**

Hierbei handelt es sich um einen würzig und intensiv riechenden Duft. Thymian ist ein gutes Mittel gegen Husten und Erkältungskrankheiten. Darüber hinaus besitzt Thymian verdauungsfördernde, harntreibende und entschlackende Eigenschaften. Als Badezusatz lindert er eitrige Wunden, Hautausschläge, Arthritis, auch bekämpft er allgemeine Müdigkeit.

■ **Nelke**

Die Nelke hat einen süßlich-würzigen Duft mit stimulierenden und auch schmerzlindernden Eigenschaften. Sie fördert das Denkvermögen, wehrt Insekten ab und lindert als Einreibung rheumatische Beschwerden.

13.8.3 Anwendung

Ätherische Öle können auf verschiedene Weise angewendet werden: über die Nase in Form einer Duftlampe, als Massageöl, als Bade- oder Waschwasserzusatz. Sie können auch innerlich angewendet werden. Dies sollte jedoch nur durch erfahrene, in Aromapflege ausgebildete Anwender geschehen. Auf weitere Ausführungen wird deshalb verzichtet.

■ **Duftlampe**

Dazu werden ca. 200 ml warmes Wasser, angereichert mit 5–10 Tropfen des ätherischen Öles, verwendet. Die Duftlampe sollte auf einer feuerfesten Unterlage stehen. Die Kerze sollte nicht permanent brennen. Oft reichen 1–2 h aus, dann (kann) sollte man eine Pause machen.

Die Duftlampe sollte öfter mit Seife gereinigt werden, da sie sonst zu sehr verklebt.

Manchmal genügt es auch, einen feuchten Waschlappen mit ein paar Tropfen Aromaöl auf die warme Heizung zu legen.

■ **Thermoduftstein**

Als gute Alternative zur Duftlampe eignet sich der Thermoduftstein (z. B. auf Stationen, auf denen Kerzen nicht verwendet werden dürfen). Er ist elektrisch betrieben und hat einen An- und Ausschalter mit einem geregelten Widerstand gegen Überhitzungen.

■ **Aromastream**

Verströmt ätherische Öle mithilfe eines elektrischen 2-Stufen-Gebläses und sorgt so für eine rasche Ausbreitung des Dufts. Die ätherischen Öle werden auf ein auswechselbares Pad aufgebracht. Dosierung: 5–10 Tropfen.

■ **Filzpads**

1 Tropfen des ätherischen Öls auf einen saugfähigen Filz geben und am Patientenhemd befestigen oder unter das Kopfkissen legen. (Wir benutzen im Krankenhaus auch oft eine unsterile Kompresse anstatt eines Filzpads.)

■ **Duftstein/Duftkeramik**

3–5 Tropfen darauf geben und in die Nähe des Patienten stellen.

■ **Riechsalz bei Übelkeit und Erbrechen**

1 Tropfen Zitrone und 50 g Salz in ein Schraubglas geben, etwas schütteln und bei Bedarf daran riechen lassen.

■ **Massage**

Ätherische Öle eignen sich sehr gut zur Massage. Allerdings sollten sie nie unverdünnt verwendet werden. Zur Massage werden 100 ml eines geruchsneutralen Öles verwendet (Mandel- oder Jojobaöl) und mit 10–15 Tropfen eines ätherischen Öles angereichert.

Wichtig ist es, vor der Anwendung mit dem Aromaöl einen Unverträglichkeitstest durchzuführen. Hierzu nimmt man eine geringe Menge der Aromaölmischung, trägt sie im Bereich des Ellenbogens auf und kontrolliert die Haut nach 15 Minuten. Zeigen sich Hautveränderungen, kann die Ölmischung bedenkenlos aufgetragen werden.

Gute Erfahrungen machen wir mit folgenden Ölen auf unserer Palliativstation:

− Wegbegleiteröl: 100 ml Mandelöl, 1 ml Rose, 3 ml Lavendel, 1 ml Zeder, 10 Tr. Rosengeranie, 10 Tr. Benzoe, 10 Tr. Myrte
− Bei Schmerzen und Juckreiz: 50 ml Johanniskrautöl, 6 Tr. Lavendel, 6 Tr. Manuka, 6 Tr. Zeder, 4 Tr. Bergamotte, 4 Tr. Tonka
− Bei Lymphödemen: Lymphentstauungsöl aus 100 ml Mandelöl, 10 Tr. Orange, 10 Tr. Tonka, 8 Tr. Wacholder, 5 Tr. Lavendel, 5 Tr. Sandelholz, 2 Tr. Immortelle
− Bei trockener und/oder geröteter Haut: 30 ml Mandelöl, 5 Tr. Vanille und 5 Tr. Lavendel
− Bei XXX: 30 ml Mandelöl, 2 Tr. Orange, 2 Tr. Kümmel, 1 Tr. Koriander, 1 Tr. Ingwer. Öl im Uhrzeigersinn auf den Bauch einmassieren.
− Als Einschlafhilfe: 50 ml Mandelöl, 8 Tr. Lavendel fein, 2 Tr. Zeder. Hände und Füße damit einmassieren.
− Bei Angst und Unruhe: 10 ml Basisöl (z. B. Olivenöl), 1 Tr. Lavendel, 1 Tr. Zeder, 1 Tr. Orange oder Mandarine

Diese Öle werden von den Patienten, dem Pflegepersonal und den Angehörigen immer wieder gerne angenommen.

■ **Bäder und Waschwasser**

Für ein Bad oder das Waschwasser werden ätherische Öle mit Emulgatoren, z. B. Sahne, Honig, Milch oder neutraler Seifengrundlage, vermischt und direkt anschließend ins Wasser gegeben (da die Mischung bestimmte Materialien, z. B. Milchdöschen, zersetzen kann, falls sie länger darin aufbewahrt wird). Als Badezusatz gibt man ca. 10 Tropfen des ätherischen Öls ins Wasser, bei hautempfindlichen Patienten reichen 2–3 Tropfen. Für das Waschwasser hingegen genügen 3–5 Tropfen.

13.8.4 Bei welchen Patienten sollte eine Aromapflege unterbleiben?

Unter bestimmten Umständen rufen Aromaöle allergische Reaktionen hervor, deshalb sollten die Öle nie unverdünnt auf die Haut appliziert werden. Falls es trotzdem zu einer allergischen Reaktion kommt, sollte die Behandlung umgehend abgebrochen und die Haut mit einer antientzündlichen Salbe behandelt werden.

− Bei Patienten mit Lungenerkrankungen wie COPD sollten Aromaöle nur sehr verdünnt zum Einsatz kommen, z. B. 1 Tropfen Duftöl in ein Gefäß mit 200 ml warmem Wasser geben, je nach Größe des Raumes.
− Bei Kindern sollte die Menge des ätherischen Öles halbiert werden, da sie doppelt so stark auf die Wirkungen reagieren.
− Bei bekannter Epilepsie sollten folgende Öle vermieden werden: Rosmarin, Fenchel, Salbei und Ysop.
− Auch in der Schwangerschaft sollte am besten auf die Anwendung von Aromapflege verzichtet werden.

13.8.5 Worauf ist bei der Anwendung von Aromapflege zu achten?

− Düfte können positive, aber auch negative Erinnerungen hervorrufen. Daher sollten Patienten vor der Anwendung der Aromapflege immer gefragt werden, ob sie den Duft mögen.
− Aromapflege sollte nicht dazu verwendet werden, andere Gerüche zu überdecken. Falls man es doch tut, sollte es mit sehr viel Feingefühl geschehen.
− Patienten sollten vorher immer gefragt werden, ob sie die Aromapflege ausprobieren möchten. Natürlich steht dem Patienten frei, seinen individuellen Duft zu wählen.

13.8.6 Worauf ist beim Kauf von ätherischen Ölen und Duftlampen zu achten?

Ätherische Öle

Wichtig ist, dass nur echte, unverfälschte natürliche Öle verwendet werden, also Öle, die aus kontrolliert biologischem Anbau stammen und 100 % rein sind. Diese sind zwar teurer als eine Vielzahl industriell hergestellter Öle, dafür sind sie aber in der Heilwirkung rein, sanft und unverfälscht.

Ätherische Öle sollten frei von chemischen Zusätzen sein.

> Bei Ölen mit der Bezeichnung „naturidentisch", „naturnah", „Moschus" oder „Ambra" handelt es sich um nicht reine Öle. Diese Öle können gesundheitsschädlich sein.

Gute Öle können im Reformhaus bezogen werden oder von Firmen, die Naturprodukte verkaufen, z. B. Primavera.

Duftlampe

Beim Kauf einer Duftlampe ist darauf zu achten, dass die Schale für das Wasser groß genug ist. In das Kerzenfach sollte ein Teelicht passen. Zur schnelleren Erwärmung des Wassers darf der Abstand zwischen Kerzenlichtfach und Schale nicht zu groß sein.

13.8.7 Erfahrungen mit Aromapflege auf der Palliativstation

Patienten sollten ihrer individuellen Stimmung oder ihren Symptomen entsprechend mit dem passenden ätherischen Öl behandelt werden. Mithilfe von Duftproben können sie ihr Wunschöl auswählen. Die meisten Patienten nehmen dies gerne an. Nach der Anwendung ist bei ihnen sehr oft eine stimmungsaufhellende Wirkung zu beobachten.

Ätherische Öle eignen sich auch gut im Waschwasser, bei depressiv verstimmten Patienten sollten 2–3 Tropfen stimmungsaufhellende Öle (z. B. Zitrone oder Grapefruit) verwendet werden. Bei sehr unruhigen Patienten lindert Lavendel im Waschwasser die Beschwerden, bei fiebernden Patienten Pfefferminztee oder auch 2–3 Tropfen Pfefferminzöl.

Die Erfahrung zeigt, dass die Patienten sich nach dem Waschen mit Zusatz von ätherischen Ölen besser fühlen.

Bei Patienten mit exulzerierenden Tumoren bzw. übelriechenden Wunden haben wir die Erfahrung gemacht, dass der Geruch sich bessern kann. Dazu nah-
men wir Kompressen mit Metronidazol (Clont®) getränkt, legten diese auf die Wunde. Dazu stellten wir ein Duftlämpchen mit Zitrone oder Pfefferminze auf. Diese Öle dienen auch der Geruchsneutralisierung. Nach einigen Tagen war eine Linderung erkennbar bzw. der Geruch war gar nicht mehr vorhanden.

Duftöle können auch in Stationszimmern eingesetzt werden, je nach Stimmung des Pflegepersonals.

13.9 Basale Stimulation in der Pflege

Petra Leidig-Woltering

In Kürze

Basale Stimulation in der Pflege ist ein Konzept, das uns dazu verhilft, in bewussten Kontakt mit Menschen zu treten, deren Wahrnehmungsfähigkeit mutmaßlich oder tatsächlich beeinträchtigt ist. Der Grundgedanke ist, dass jeder Mensch wahrnimmt, gleichgültig, in welcher Situation er sich befindet, wenn z. B. durch ein Handicap oder eine Krankheit Sinneswahrnehmungen beeinträchtigt sind. Somit ist es an uns, unsere Wahrnehmung zu schulen, damit wir mögliche Reaktionen wahrnehmungsbeeinträchtigter Menschen aufnehmen und entsprechend handeln können. Wichtig ist die Individualität jedes Einzelnen, sowohl die der Menschen, die wir betreuen, als auch die unsere.

Basale Stimulation in der Pflege ist ein Konzept, das die Einstellung und Akzeptanz der Individualität gegenüber dem Patienten/Bewohner/Klienten/Gast ausdrückt. Ein Pflegekonzept, das eine Haltung ausdrückt, genau wie Palliative Care.

Wichtig ist eine deutliche Kommunikation, die für den Patienten gut nachvollziehbar ist. Das kann bedeuten, dass die Pflegeperson ihre verbalen Ankündigungen durch Berührungen ergänzt. Zum Beispiel möchte die Pflegeperson einen Patienten auf die Seite drehen: Sie leitet die Lagerung ein, indem sie die bevorstehende Drehung ankündigt und gleichzeitig eine Berührung an der Körperseite durchführt, auf der der Patient später liegen soll.

Prof. Andreas Fröhlich und Prof. Christel Bienstein, die Begründer des Konzepts, haben „Zentrale Lebensthemen" formuliert. Dabei geht es darum, den betroffenen Menschen und seine Bedürfnisse in den Mittelpunkt unseres Handelns zu stellen (Bienstein und Fröhlich 2016). Anhand dieser „Zentralen Lebensthemen" soll mithilfe von Patientenbeispielen ein Einblick in die Pflege im Sinne der Basalen Stimulation bei Palliativpatienten möglich werden. Je nach Lebenssituation haben die „Zentralen Lebensthemen" eine unterschiedliche Gewichtung (◘ Abb. 13.11).

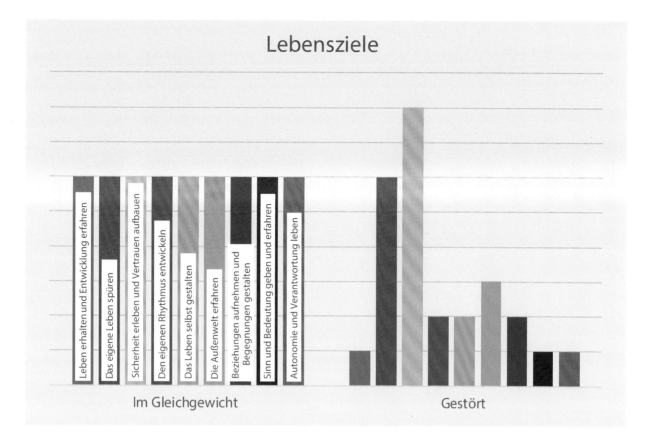

Lebensziele

Leben erhalten und Entwicklung erfahren

Das eigene Leben spüren

Sicherheit erleben und Vertrauen aufbauen

Den eigenen Rhythmus entwickeln

Das Leben selbst gestalten

Die Außenwelt erfahren

Beziehungen aufnehmen und Begegnungen gestalten

Sinn und Bedeutung geben und erfahren

Autonomie und Verantwortung leben

Im Gleichgewicht

Gestört

◻ **Abb. 13.11**   Säulendiagramm „Zentrale Lebensthemen"

13.9.1 Leben erhalten und Entwicklung erfahren

Atmung, Essen und Trinken sowie Bewegung gehören zu den grundlegenden Funktionen, die wir brauchen, um zu leben. Die Atmung ist die elementarste dieser Funktionen.

Durch die Kontaktatmung und die Atemstimulierende Einreibung (ASE) kann die Atmung der Patienten unterstützt werden:

Kontaktatmung: Die Pflegeperson nimmt körperlichen Kontakt mit dem Patienten auf, z. B. legt sie eine Hand auf den Unterarm des Patienten. Anfangs wird der Atemrhythmus des Patienten aufgenommen, indem bei der Ausatmung des Patienten ein leichter Druck auf den Unterarm seitens der Pflegeperson ausgeübt wird. Nach mehreren Atemzügen wird versucht, den Druck zu verlängern, mit der Absicht, dadurch auch die Ausatmung des Patienten zu verlängern. Ziel ist, dass der Patient immer mehr in diesen von der Pflegeperson vorgegebenen Rhythmus einsteigen kann, dadurch seine Atemfrequenz abnimmt (bei Tachypnoe) und die Atemtiefe zunimmt. An jeder Körperstelle, die dem Patienten angenehm ist, kann die Kontaktatmung angeboten werden. Bevorzugt eignen sich Arme und Rücken.

Atemstimulierende Einreibung (ASE) Verwendet werden möglichst unparfümierte Wasser-Öl-Lotionen oder Öle. Der Patient kann liegen, in Bauchlage, in 90°- oder 135°-Seitenlage (evtl. dem Patienten ein Kissen in den Arm geben) oder bequem sitzend, wenn möglich mit leicht gebeugtem Oberkörper. Der Patient braucht die Möglichkeit, seinen Oberkörper abzustützen, z. B. die verschränkten Arme auf ein Kissen zu positionieren, das auf einem Tisch oder der Rückenlehne eines umgedrehten Stuhls liegt.

Wichtig ist, dass der Einreibende eine für sich angenehme Position findet, also bequem sitzt oder steht, sodass es für ihn nicht anstrengend ist. Die ASE gehört zu den beruhigenden Maßnahmen der Basalen Stimulation. Wenn der Einreibende so steht oder sitzt, dass er sich wohlfühlt, wird es gelingen, Beruhigung zu vermitteln.

Zu Beginn der ASE werden 2–3 Ausstreichung (▶ Abschn. 13.9.2) über den Rücken durchgeführt, anschließend während der Ausatmung mit beiden Handflächen (Druckbetonung auf Zeigefinger und Daumen) nahe der Wirbelsäule entlang Richtung Kreuzbein fahren (◻ Abb. 13.12). Damit wird die Ausatmung des Patienten stimuliert.

Zu Beginn der Einatmung werden die Fingerspitzen nach außen gedreht (wie ein nach oben geöffnetes Dreieck; ◻ Abb. 13.13); die Hände bleiben in flächigem

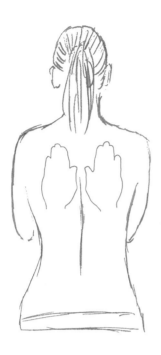

Abb. 13.12 Hände parallel zur Wirbelsäule

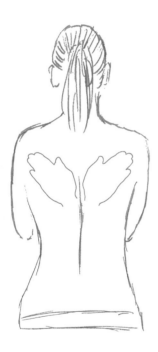

Abb. 13.13 Hände nach außen

Kontakt auf dem Rücken, und die Bewegung wird nun mit gleichmäßigem Druck Richtung Thoraxrand weiter fortgesetzt. In der Aufwärtsbewegung entsteht eine Kreisform, bis sich die Hände wieder parallel zur Wirbelsäule (Dornfortsätze aussparen) befinden. Jeder Kreis setzt weiter unten an. Die Kreise sind klein und überlappen sich, sodass ungefähr fünf Kreise benötigt

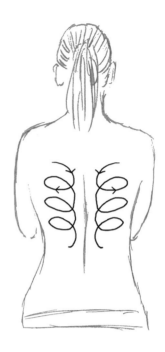

Abb. 13.14 Atemstimulierende Einreibung – Kreise

werden, um die Lungenspitzen mit einzuschließen (Abb. 13.14).

Das Verhältnis zwischen Aus- und Einatmung beträgt beim Gesunden physiologisch 2:1. Das bedeutet, dass die Abwärtsbewegung parallel zur Wirbelsäule doppelt so lange dauert wie die Aufwärtskreisbewegung. Den Rhythmus gibt der Einreibende vor (ungefähr 17–20 Atemzüge). Während der Ausatmung des Einreibenden streicht man mit den Händen nach unten und geht dann während der eigenen Einatmung in die Kreisbewegung über. Um wieder oben beginnen zu können, wird entweder eine große Kreisbewegung ausgeführt, oder es werden die Hände nacheinander (Kontakt halten) auf die Ausgangsposition zurückgelegt.

Der komplette Vorgang wird 5- bis 8-mal wiederholt. Beendet wird die ASE wieder mit 2–3 Ausstreichungen des Rückens.

Bei starker Dyspnoe ist es notwendig, die entsprechende Bedarfsmedikation zu verabreichen. Kontaktatmung und ASE können unterstützend eingesetzt werden.

▶ **Fallbeispiel**

Frau H. meldet sich mit starker Atemnot. Nach der Einnahme ihrer Bedarfsmedikamente möchte sie die Fenster weit geöffnet haben. Ich setze mich neben sie, um ihr deutlich zu zeigen, dass ich auf jeden Fall bei ihr bleibe. Frau H. beschreibt ein extremes Engegefühl im Thorax und ihre damit verbundene Panik. Ich halte ihre Hand, mehr Berührung ist zuerst nicht möglich. Ich beginne mit sehr sanftem Druck entsprechend ihrer hohen Atemfrequenz einhergehend mit der Kontaktatmung. Langsam versuche ich, die Berührung zu verlängern. Allmählich kann Frau H. eine weitere Berührung am Unterarm zu lassen. Ich führe nun die Kontaktatmung parallel mit beiden Händen durch (Unterarm und Hand). Als ihre Tachypnoe allmählich abnimmt, führe ich über ihrem T-Shirt eine ASE durch, anfänglich auch mit sehr sanften Berührungen, bis ich merke, dass ich den Druck verstärken kann. Frau H. beschreibt, dass sich ihre Panik langsam lege. ◄

Manchmal fällt es Patienten schwer, sich während einer starken Dyspnoe auf die Kontaktatmung oder ASE einzulassen. Die ASE wird meist besser toleriert, sobald es möglich ist, in körperlichen Kontakt zu gehen. Allerdings gibt es auch Situationen, in denen vom Patienten zu keinem Zeitpunkt Berührung toleriert wird.

> ► **Fallbeispiel**
>
> Herr K. hat eine ausgeprägte Dyspnoe. Er selbst sitzt aufrecht im Sessel. Es erscheint mir wichtig, dass er mich sehen kann, deswegen setze ich mich seitlich von ihm. Anfangs ist für ihn Berührung nicht hilfreich, deswegen entscheide ich mich gegen eine Kontaktatmung. Nach einiger Zeit biete ich ihm eine ASE an und Herr K. stimmt zu. Ich bleibe neben Herrn K. sitzen und beginne mit einer Hand am Rücken (über seiner Kleidung) mit einer ASE. Nach einiger Zeit wechsle ich die Position und führe die ASE auf der anderen Seite durch. ◄

Je nach Situation ist es u. U. nicht möglich, die ASE am Rücken komplett durchzuführen. Dann wird die ASE zuerst auf einer Rückenhälfte des Patienten ausgeführt, danach auf der anderen. Wichtig ist jedoch, dass eine Symmetrie hergestellt wird.

13.9.2 Das eigene Leben spüren

Das eigene Leben zu spüren heißt einerseits, den eigenen Körper wahrzunehmen, und andererseits, sich seines Körpers und Seins bewusst zu sein.

> » Ich denke, also bin ich!
> (René Descartes)

Als gesunder Mensch sind wir in Bewegung und bekommen ständig Informationen über uns selbst. Unsere körperliche Selbstwahrnehmung ist eng mit unseren Bewegungsmöglichkeiten verbunden. Wenn Bewegungen weniger werden, z. B. aufgrund von Schwäche oder Schmerzen, bedeutet dies einen Verlust der Wahrnehmung. Differenzierungen sind schwer bis gar nicht mehr möglich.

Dies kann in einer Selbstwahrnehmungsübung ausprobiert werden. Man stellt sich einen Wecker auf 30 Minuten und legt sich auf den Rücken in eine Position, die erlaubt, sich in dieser Zeit nicht bewegen zu müssen. Wenn die 30 Minuten beendet sind, sollte man sich bewusst machen, wie sich der Körper anfühlt, was gut, was weniger gut zu spüren ist, was angenehm und was unangenehm ist.

> ► **Fallbeispiel**
>
> Herr M. hat kaum Eigenbewegung und wird von uns zweistündlich gelagert. Er hat nach dieser Zeit des bewegungslosen Liegens vermutlich ein sehr eingeschränktes Körpergefühl, d. h., durch die nicht vorhandene Bewegung spürt er keine klare Abgrenzung zur Außenwelt.
>
> Die Berührung wird so gestaltet, dass Herr M. vor der Lagerung seinen Körper wieder spüren kann. Dies kann durch die Ausstreichung der Extremitäten erreicht werden. ◄

Ausstreichung: Gearbeitet wird mit flach aufgelegten Händen, der Körperform angepasst. Der Daumen wird an die Finger angelegt, nicht abgespreizt. Die Richtung ist von zentral (bei den Armen an der Schulter beginnend, an den Beinen am Trochanter beginnend) nach peripher, entsprechend der Haarwuchsrichtung. Der Druck ist eindeutig und während der Ausstreichung konstant, d. h., mit der Druckstärke, mit der an der Schulter/dem Trochanter begonnen wird, hört man an den Fingerspitzen/ Zehen auf. Beide Hände des Durchführenden arbeiten parallel. An der Hand/dem Fuß angekommen, greift eine Hand der Pflegeperson wieder zu Schulter/Trochanter, damit der Kontakt zum Patienten nicht unterbrochen wird.

Wichtig ist ein langsames Ausführen der Bewegung, damit der Patient die Möglichkeit hat, sich auf die Berührung einzulassen. Es soll für den Patienten nachvollziehbar sein, sodass es ihm möglich wird, dadurch seine Körpergrenzen zu spüren, ein komplettes Körpergefühl zu bekommen.

Die Ausstreichung beginnt und endet mit einer Initialberührung (► Abschn. 13.9.3). Sie dient dazu, das Körpergefühl bewusst zu machen. Bei sehr unruhigen Patienten kann sie zur Beruhigung eingesetzt werden. Die Ausstreichung ist die Bewegungsgrundlage für die beruhigende Waschung (► Abschn. 13.9.8). Wird die Ausstreichung über der Bettdecke oder z. B. mit einem Waschlappen durchgeführt, nimmt der Patient mehr von seinem eigenen Körper wahr. Bei einer Ausstreichung ohne Material wird die Interaktion zwischen Durchführendem und Patient deutlicher (◨ Abb. 13.15).

Auch in Schmerzsituationen können Ausstreichungen hilfreich sein. Bei wohltuenden Berührungen werden Endorphine ausgeschüttet. Sogenannte Betafasern (Berührfasern) übermitteln Berührung und Wärme. Zusammen mit einer zentralen Endorphinausschüttung

◻ Abb. 13.15   Mindmap

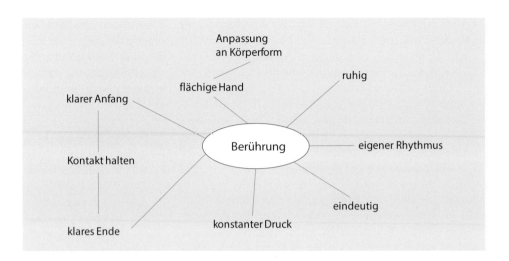

gehören die Betafasern zum körpereigenen Schmerz-hemmsystem (▸ Abschn. 14.1.2).

Deshalb sind Ausstreichungen in Schmerzsituationen eine Möglichkeit, die körpereigene Schmerzhemmung zu aktivieren. Allerdings sollte die Pflegeperson die entsprechende Ruhe haben, Ausstreichungen durchführen zu können, wenn es sich um einen schmerzgeplagten Patienten handelt. Ebenso muss bedacht werden, dass es Schmerzen unterschiedlichster Art und Stärke gibt und ggf. eine entsprechende Bedarfsmedikation verabreicht und die Dauertherapie angepasst werden muss.

13.9.3 Sicherheit erleben und Vertrauen aufbauen

Herr M. (Fallbeispiel) wird seinen Brustbereich bis ungefähr zum Kinn und seinen Schulterbereich bis zur Hälfte seines Oberarms spüren, da über Atmung und Herzschlag immer Bewegung stattfindet. Es ist sinnvoll, diese Bereiche für einen ersten körperlichen Kontakt zu nutzen. Bei Kontaktaufnahme von Fremden ist die Schulter der körperliche Bereich, an dem eine Berührung am wahrscheinlichsten toleriert wird. Will in einem vollen Zug jemand aussteigen und kann sich verbal nicht bemerkbar machen, weil etwa der Vordermann Kopfhörer trägt, ist für die meisten Menschen eine Berührung an der Schulter akzeptabel.

Die **Initialberührung** wird durchgeführt, indem eine Hand des Durchführenden flächig auf die Schulter oder den oberen Teil des Oberarms des Patienten gelegt wird. Nach diesem ersten Kontakt wird ein leichter Druck ausgeübt und dann wieder gelöst. Dies stellt einen klaren Anfang z. B. einer pflegerischen Handlung, Physiotherapie oder ärztlichen Maßnahme dar. Diese Begrüßung wird verbal begleitet, da nicht einschätzbar ist, inwieweit Sprache verarbeitet werden kann, besonders, wenn keine Reaktion sichtbar ist. Auch das Ver-

abschieden findet über die Initialberührung statt, um ein klares Ende der Handlung zu signalisieren.

An- und Zugehörige stellen manchmal die Frage, ob es sinnvoll ist, dass auch sie die Initialberührung durchführen. Ich ermutige sie dazu, ihre eigenen Gewohnheiten weiterzuführen, sei es eine Umarmung oder ein Kuss, da es wichtig ist, eine Unterscheidung zwischen An- und Zugehörigen und Pflegepersonen zu machen. Wenn jedoch eine große Hemmschwelle in der Kontaktaufnahme besteht, kann die Initialberührung eine gute Brücke darstellen, bis es möglich wird, in alte Gewohnheiten zurückzukehren.

▸ **Fallbeispiel**

Ich begrüße Herrn M. mit einer Initialberührung an der rechten Schulter. Er zeigt, außer einem sehr dezenten Stirnrunzeln (▸ Abschn. 13.9.7), keine sichtbare Reaktion. Ich halte den Kontakt an der Schulter und erkläre ihm mein Vorgehen. Dann beginne ich mit den Ausstreichungen beider Arme (jeweils 2–3 Wiederholungen) und schlage anschließend langsam die Decke zurück, um mit den Ausstreichungen der Beine weiterzumachen. Da Herr M. weiterhin für mich keine sichtbaren Reaktionen zeigt, halte ich immer mit einer Hand den körperlichen Kontakt aufrecht. So vermittle ich ihm, dass ich noch da bin und es weitergeht. Herr M. soll sich sicher fühlen und Vertrauen zu mir und meinem Handeln bekommen. Wenn ich die Ausstreichungen beendet habe, führe ich die Lagerung durch. Am Ende verabschiede ich mich mit der Initialberührung, wieder an der rechten Schulter. ◂

13.9.4 Den eigenen Rhythmus entwickeln

Jeder Mensch hat seinen eigenen Rhythmus. Es gibt Phasen des Wachseins und des Schlafens. Jeder Einzelne hat bestimmte Vorstellungen davon, wann er seine Mahlzeiten einnehmen möchte und was dabei wichtig ist. Vielen Aktivitäten unseres täglichen Lebens liegt ein unbewusster Rhythmus zugrunde: die beste Zeit, sich zu bewegen, die beste Zeit, sich zu konzentrieren, usw.

Wie können wir den Patienten unterstützen und gemeinsam einen angepassten Rhythmus finden?

> ▶ **Fallbeispiel**
>
> Frau S. war eine leidenschaftliche Köchin. Durch ihr Pharynxkarzinom ist eine orale Nahrungsaufnahme nicht mehr möglich. Ihre Sorge gilt dem Wohlergehen ihres Ehemanns. Das gemeinsame Essen ist den Eheleuten wichtig. Deswegen ist es Frau S. ein Anliegen, dieses Ritual der gemeinsamen Mahlzeit auch im Hospiz weiter zu pflegen. Herr S. isst bei uns täglich zu Mittag, im Beisein seiner Frau. Dies gehört zu Frau S. persönlichem Lebensrhythmus.
>
> Auch das gemeinsame Kaffeetrinken hatte in ihrem früheren Alltag einen großen Stellenwert. Mit einem speziellen Gerät schäumen wir für Frau S. den Kaffee auf. Dadurch kann sie nach langer Zeit wieder Kaffee schmecken. Einen Teil ihres Genusses und ihres früheren Alltagsrhythmus hat Frau S. zurückbekommen. ◀

Orale Stimulation Mit dem oben beschriebenen Gerät ist es möglich, Flüssigkeiten mithilfe eines Pulvers und Luft aufzuschäumen und eine Geschmacksanregung durchzuführen. Alternativ kann die Mundschleimhaut zur oralen Stimulation mit einem flüssigkeitsgetränkten Mundschwämmchen oder einer Kompresse befeuchtet werden, wenn Schlucken nicht mehr möglich ist. Auch feste Nahrungsbestandteile können in eine feuchte Kompresse gegeben und in die Wangentasche gelegt werden. Die Enden der Kompresse verbleiben außerhalb des Mundes. Als Selbsterfahrungsübung eignet sich z. B. ein Gummibärchen. Der Geschmack breitet sich im Mund aus und bietet eine gute Möglichkeit zur Geschmacksanregung. Es entsteht Speichelfluss, ein sehr gewünschter Effekt für die Mundpflege. Es ist sehr leicht, individuelle Vorlieben zu bedienen. Allerdings erfordert es eine gute Erklärung und Absprache mit dem Patienten, da die heraushängenden Enden einer Kompresse viele Patienten erst einmal zum Lachen bringen. Da jedoch Lachen bekanntlich die beste Medizin ist, ist dies ein weiterer positiver Nebeneffekt.

Im Hospiz streben wir an, unseren Arbeitsablauf auf den individuellen Rhythmus unserer Gäste einzustellen. Dieser wird durch viele Faktoren beeinflusst. Begleitsymptome wie Schmerzen, Übelkeit, Fatigue, Therapien oder der Besuch von An- und Zugehörigen erfordern ein hohes Maß an Anpassung von beiden Seiten. Wenn ich mit Frau S. ausmache, dass ich ihr gegen 10 Uhr bei der Körperpflege helfe, da sie zu Hause um diese Uhrzeit immer geduscht hat, kann eine akute Schmerzsituation diesen Zeitplan komplett ändern.

Um die Autonomie der Patienten zu stärken, müssen Situationen gemeinsam besprochen und realistische, durchführbare Lösungen gefunden werden.

Der Rhythmus ist auch prägend in unseren Interaktionen. Bei der ASE und den Ausstreichungen legt die Pflegeperson ihren Bewegungsrhythmus zugrunde. Anders verhält es sich bei der Nahrungsaufnahme oder der Körperpflege. Wenn eine Hilfestellung beim Essen und Trinken notwendig ist, gibt idealerweise der Patient den Rhythmus vor.

13.9.5 Das Leben selbst gestalten

> » Du bist du und ich will alles tun, damit du du sein kannst.
> (Cicely Saunders)

Die Selbstbestimmung des Patienten zu erhalten und zu fördern und die Individualität zu respektieren sind bei diesem Thema wichtig.

Wenn wir uns mit der Frage beschäftigen, was uns wichtig ist, um unser Leben selbst zu gestalten, haben wir normalerweise viele Ideen. Oft beginnen unsere Vorstellungen am Tagesanfang, mit ausschlafen oder gerne früh aufstehen. Manchmal ist es uns möglich, auf diese Wünsche und Gewohnheiten der Patienten einzugehen, aber manchmal lassen es die äußeren Umstände nicht zu.

> ▶ **Fallbeispiel**
>
> Frau V. schläft sehr gerne morgens aus, d. h. bis 10 Uhr und länger. Danach duscht sie und ist somit selten vor 11 Uhr in der Gemeinschaftsküche. Eine Musiktherapeutin kommt einmal die Woche zwischen 9 Uhr und 11:30 Uhr ins Hospiz. Da Frau V. unbedingt teilnehmen will, bittet sie jeweils abends darum, morgens geweckt zu werden. Sie schläft so fest, dass sie ihren Wecker nicht hört, und auch ein einmaliges Wecken unsererseits ist nicht ausreichend. Da es Frau V. sehr wichtig ist, gehen wir mehrmals ins Zimmer, sprechen uns im Team ab, damit zeitnah Frau V. jemand bei der Pflege/Dusche helfen kann. ◀

> ▶ **Fallbeispiel**
>
> Herr T. hat immer gern das selbstgekochte Essen seiner Frau gegessen. Er leidet immer mehr an Appetitlosigkeit und Übelkeit, die Nahrungsaufnahme wird für ihn immer quälender. Frau T. sieht, dass ihr Mann kaum mehr etwas isst, und geht dazu über, ihm jeden Tag eine Suppe zu kochen, damit er wieder ihr selbstgemachtes Essen bekommt. Herr T. nimmt auch jeweils ein paar Löffel zu sich, seiner Frau zuliebe. Zum Abendessen ist somit immer noch Suppe da, die wir ihm auf Wunsch seiner Frau aufwärmen. Herr T. isst meist einen kleinen Löffel und bittet dann

darum, seiner Frau am nächsten Tag zu bestätigen, dass er noch etwas gegessen habe. Für Herrn T. ist es wichtig, es in seinem Leben vielen Menschen recht zu machen. Er sieht die Bemühungen seiner Frau und ebenso ihre Angst – „Wer isst, stirbt nicht!". Herr T. sieht auch, dass wir in einen Zwiespalt gekommen wären, wenn er nichts gegessen hätte und er von uns verlangt hätte, am nächsten Tag seiner Frau etwas anderes zu erzählen. ◄

Pflegefachkräfte sollten für Patienten Raum schaffen, damit sie in ihrer letzten Lebensphase authentisch sein, ihr Leben der Situation angepasst gestalten können und sie vor allem die Möglichkeit haben, dies zu äußern. Es wird nicht möglich sein, allen und allem gerecht zu werden. Selbst im Hospiz gibt es Tage, an denen es zeitlich nicht möglich ist, dreimal in ein Zimmer zu gehen, um jemanden zu wecken.

In einem Hospiz, einem Pflegeheim oder im häuslichen Bereich ist es sicher leichter möglich als im Krankenhaus, die Individualität des Patienten zu unterstützen. Zum Beispiel ist die Umgebungsgestaltung mit persönlichen Bildern und Gegenständen sowie evtl. eigene Bettwäsche selbstverständlich und gewünscht. Dies ist im klinischen Bereich nur eingeschränkt bis gar nicht möglich, schon gar nicht auf einer Intensivstation. Doch auch dort gibt es Möglichkeiten, die Patienten dabei zu unterstützen, ihr Leben selbst zu gestalten. Wenn ein Intensivpatient mit Nahrungskarenz Lust auf einen Kaffee hat, kann man die Mundschleimhaut mit Kaffee befeuchten. Allerdings ist es nicht möglich, ihm den Wunsch nach einer Zigarette zu erfüllen.

Die Biografie des Patienten kann uns in der persönlichen Pflege meist weiterhelfen. Bevorzugte Pflegeartikel, Aftershave oder Parfüm sind wichtig. Allerdings ist es gerade in der Palliativpflege zu beobachten, dass sich durch vorangegangene Therapien Geschmacks- und Geruchsvorlieben ändern, genauso wie Sensibilitäten. Somit wird u. U. der bisherige Lieblingsduft als unangenehm wahrgenommen, und die Ausstreichung am Bein könnte quälend sein. Zur Unterstützung der Individualität gehören somit eine gute verbale und nonverbale Kommunikation zwischen Patienten und Pflegeperson, die Beachtung der Biografie des Patienten und eine gute Beobachtung.

13.9.6 Die Außenwelt erfahren

In welcher „Weite" die Patienten die Außenwelt erfahren möchten, ist sehr von ihrem individuellen Zustand, ihrer Motivation und ihrer Selbstbestimmung abhängig.

Manchmal ist es notwendig, dass Pflegende helfen, die unmittelbare Umgebung erfahrbar zu machen und deutliche Orientierung zu geben. Ein wahrnehmungsbeeinträchtigter Patient braucht Informationen, wo sich der Bettrand befindet. Dies ist sehr wichtig, da es so möglich ist, Angst und Abwehrreaktionen, z. B. beim Lagern, zu vermeiden. Es kann ausreichend sein, die Hand des Patienten an die Bettkante zu legen und diese fühlen zu lassen bzw. die Hand des Patienten, ohne Eigenbewegung, gezielt entlang der Bettkante zu streichen. Dadurch wird der Tastsinn angesprochen und eine Grenze bewusst gemacht.

Es gibt Patienten, die nonverbal signalisieren, dass es ihnen nicht reicht, eine Grenze zu spüren, und auch nicht, dass die Pflegeperson eine weitere Grenze ist und Sicherheit bietet. Die zusätzlich nach oben gezogene Bettbegrenzung kann in solchen Situationen hilfreich sein.

Der Nachttisch des Patienten ist die nächste Möglichkeit, Außenwelt erfahrbar zu gestalten. Gegenstände und ausreichend große Bilder, die dem Patienten wichtig sind, können gut genutzt werden, um ein persönliches Umfeld zu gestalten.

Je nach Einrichtung ist es möglich, das Zimmer auf individuelle Art und Weise zu gestalten. Das Blickfeld des Patienten ist dabei sehr wichtig. Wenn der Patient zu keiner Eigenbewegung fähig ist und dadurch ein eingeschränktes Blickfeld hat, ist die Position der Gegenstände und Bilder (Größe!) zu beachten. Eventuell hilft ein kleines Mobile, um die meist sehr eintönige Deckenstruktur aufzulockern. Patienten, die gelagert werden, schauen zwei Stunden auf denselben Bereich. Wenn man mit dem eigenen Kopf ungefähr auf die Höhe des Kopfteils des Patienten geht und in dieselbe Richtung wie der Patient schaut, bekommt man einen guten Eindruck davon, was der Patient visuell wahrnimmt.

Zimmerdecken und Wände sind teilweise sehr monoton. Das Schauen auf ein weißes Blatt Papier lässt innerhalb weniger Minuten dunkle Punkte oder Formen erkennen, die sich evtl. noch bewegen, aber nicht real vorhanden sind. Dies ist unangenehm und könnte manche Unruhezustände der Patienten erklären, da das konstante Blicken auf Wand oder Decke ähnliche Effekte bei den Patienten auslöst.

> ► **Fallbeispiel**
> Herr G. ist bereits seit einigen Wochen im Hospiz. Durch eine Knochenmetastase ist er querschnittgelähmt und liegt im Bett. Herr G. ist einem Mobilisationsversuch nicht ganz abgeneigt (anfänglich hatte er es klar verneint), und somit haben wir als Team versucht, Herrn G. darin zu bestärken. Die Vorbereitungen mit Lifter und bereitgestelltem Therapierollstuhl werden getroffen. Herr G. wünscht sich, dass wir sehr langsam vorgehen. So sitzt er dann nach einer problemlosen Mobilisation im Therapierollstuhl. Nach kurzer Zeit muss Herr G. bitterlich weinen, weil ihm sitzend viel bewusster wird, wie eingeschränkt er ist und dass er sitzend mit seiner Lähmung viel weniger Sicherheit

empfindet als liegend im Bett. Dies war der einzige und letzte Mobilisationsversuch. Als wir mit Herrn G. gemeinsam die Situation nachträglich beurteilten, wurde sehr deutlich, dass es für Herrn G. ausreichend ist, seine Außenwelt in dieser Zimmerbegrenzung zu erfahren. Sein Bedürfnis ist erfüllt, er will weder den Gang, die Gemeinschaftsküche noch den Garten erleben. Er ist zufrieden in dem für ihn Sicherheit gebenden Bett und ist dadurch sehr autonom. ◄

► **Fallbeispiel**

Für Frau T. bedeutet Autonomie etwas komplett anderes. Ihre erfahrbare Außenwelt kann nicht groß genug sein. Noch zu Hause lebend, hat ihr Mann ein rollstuhlgerechtes Auto gekauft. Sie liebt Ausflüge jeglicher Art, in die Natur, zum Essen und zum Shoppen. Um diese Ausflüge trotz ihrer zunehmenden Schwäche machen zu können, verbringt sie die Zeit des Tages im Bett, bis sie sich mit Hilfe für den Ausflug richtet. Ihre Medikamente geben wir ihr mit, ebenso ein mobiles Sauerstoffgerät. Von einer Einkaufstour kommt Frau T. sehr glücklich mit einer neuen Handtasche zurück. ◄

Beide Patienten hatten sehr unterschiedliche Vorstellungen, wie sie ihre Außenwelt erfahren wollten. Bei beiden war dies sehr authentisch und eindrücklich.

13.9.7 Beziehungen aufnehmen und Begegnungen gestalten

Beziehung kann unter anderem über Berührung gestaltet werden. In der Pflege ist dies ein wesentlicher Teil der Begegnung. Wichtig ist es dabei, individuelle Nähe- und Distanzwünsche wahrzunehmen und zu respektieren.

Zurückhaltende Patienten teilen uns dies nicht immer mit. Genauso wenig ist es Menschen möglich, die aufgrund ihrer Erkrankung, z. B. Hirntumor/Hirnmetastasen, ALS oder anderer sprachlichen Einschränkungen, nicht mit uns sprechen können. Wir sind auf nonverbale Kommunikation angewiesen.

Nonverbale Kommunikation ist eine unverfälschtere Art zu kommunizieren. Wenn ein Patient sagt, es sei alles in Ordnung, sein Muskeltonus bei Mobilisation jedoch hoch ist, so passt das auf den ersten Blick nicht zusammen. Vielleicht gibt es plausible Gründe dafür, deshalb gehe ich behutsam auf diesen Patienten ein. Wünscht ein Patient kein zusätzliches Analgetikum, um mit weniger Schmerzen in die Mobilisation zu gehen, weil es in seinen Augen nur kurz auszuhalten gilt, ist unsere Aufgabe, seine Entscheidung zu akzeptieren. Bei einem Patienten, der keine Schmerzmittel verlangt, um nicht wehleidig zu wirken, ist evtl. ein wiederholtes An-

gebot nötig. Durch einen aufmerksamen Umgang mit solchen Situationen und Respekt vor den Entscheidungen der Patienten wird es möglich, eine Beziehung aufzunehmen.

Ausdrucksmöglichkeiten der nonverbalen Kommunikation sind:
- Mimik
- Gestik
- Muskeltonus
- Vegetative Zeichen: Röte, Blässe, Schwitzen
- Herzfrequenz
- Blutdruck
- Atmung (Tachypnoe, Luft anhalten)
- Augen
- Emotionale Reaktionen: plötzliches Weinen oder Lachen

Ein weiterer Bereich, der hohe Sensibilität erfordert, ist der Umgang mit exulzerierenden Tumoren. Insbesondere Tumore im Gesicht stellen eine Herausforderung dar.

» Beziehung aufnehmen und Begegnung gestalten bedeutet einen optisch guten Verband zu konstruieren, der die Einschränkung in der Kommunikation (Mimik, Augen) geringhält und üble Gerüche reduziert (Walper 2012).

► **Fallbeispiel**

Frau P. hat einen Unterkiefertumor, der chirurgisch entfernt und der Unterkiefer durch ein Metall stabilisiert wurde. Durch das weitere Tumorwachstum liegt dieses Metall offen und somit auch die Kieferhöhle. Ein Teil der linken Lippe ist ebenfalls betroffen. Es ist sehr schwierig, diesen Verband zu fixieren, da es wenig Möglichkeiten gibt. Es muss sehr darauf geachtet werden, nicht zu viel von der Lippe zuzukleben und doch ausreichend, damit der Verband hält. Frau P. ist eine bescheidene Patientin und gibt sehr wenig über ihre Bedürfnisse preis. Wichtig ist, dass Frau P. ohne größere Einschränkungen trotz Verbandfixation kommunizieren kann. Eine gute Methode ist, sie nicht zu fragen, ob sie trotz Verband gut sprechen kann (die Antwort wäre in den allermeisten Fällen „Ja"), sondern mit Frau P. ein Gespräch über ein anderes Thema zu führen, um zu beobachten, ob sie dies ohne große Einschränkung kann. ◄

Eine große Herausforderung ist der Wundgeruch. Wir dürfen davon ausgehen, dass auch Patienten diesen als belastend wahrnehmen. Diese Tatsache führt immer wieder zum Rückzug der Patienten. Sie mögen nicht mehr besucht werden, sie verlassen ihr Zimmer nicht mehr, der Verbandswechsel wird zur Tortur. Eine Möglichkeit besteht darin, in Absprache mit den Patienten eine Duftlampe einzusetzen. Der Duft sollte dem Patienten gefallen. Darüber hinaus ist es Aufgabe der Pflegeperson, über die Möglichkeiten einer medikamentösen Therapie und Verbandsmaterialien zu informieren. Auch für die Pflegekräfte ist es manchmal nicht einfach, diese Gerüche zu ertragen. Ein Tropfen Aromaöl in Gesichtsnähe an der Arbeitskleidung kann viel bewirken. Ein Mundschutz hilft auch, den Geruch zu dämmen.

13.9.8 Sinn und Bedeutung geben und erfahren

Wie kann man den Sinn und die Bedeutung der Pflege vermitteln, wenn der Patient so schwach ist, dass ihn außer Schlafen und Ruhen nichts interessiert? In solchen Situationen entsteht oft eine Spannung zwischen unserem Fachwissen und der Selbstbestimmung des Patienten.

Stellt man sich vor, wie schwach man sich mit einem grippalen Infekt fühlt, so wird schnell klar, wie schwer es fallen kann, Körperpflege durchzuführen. Aus Sicht der Pflegeperson gibt es jedoch viele Gründe, warum Körperpflege durchgeführt werden soll: Hygiene, Wohlbefinden, Inspektion u. v. m.

Nicht alle Patienten können gleich gut Hilfe annehmen: Einigen fällt es leicht, andere fordern Hilfe ein, und dann gibt es Patienten, denen es sehr schwer fällt, Hilfe anzunehmen.

> ► **Fallbeispiel**
>
> Frau W. hat nach der Diagnose einer Hirnmetastase aufgrund eines Mammakarzinoms eine schwere reaktive Depression entwickelt. Anfänglich hüllt sie sich in ihr Bett, gerne mit dem Kopf unter der Bettdecke. Nähe oder gar Berührung von uns Pflegenden ist für sie nicht möglich. Sie wünscht sich jeden zweiten bis dritten Tag ein Vollbad. Dabei setzte Frau W. sich kurz in die Badewanne, seift sich ein und will dann schnell wieder aus der Badewanne heraus. Mit der Besserung der Depression kann Frau W. Berührungen vom Pflegeteam immer besser annehmen und wir dürfen Frau W. zuerst den Rücken waschen, dann kann sie es sogar genießen, wenn sie am Rücken oder an den Füßen massiert wird.
>
> Für Frau W. werden die Vollbäder zunehmend anstrengender, und sie geht dazu über, sich am Waschbecken zu waschen. Sie lehnt eine Hilfestellung unsererseits ab. Diese von Frau W. klar getroffene Aussage ist für manche im Team schwer auszuhalten. Als es ihre Kraft nicht mehr zulässt, sich im Badezimmer zu versorgen, wünscht sie sich eine Waschschüssel ans Bett. An Tagen, an denen es Frau W. sehr schlecht geht, dürfen wir ihr helfen, aber meist sehr wenig.

Wir überlegen im Team, ob für Frau W. eine beruhigende Ganzkörperwaschung eine Möglichkeit wäre. Da sie sich uns gegenüber so weit geöffnet hat, dass sie eine Massage toleriert und sogar genießen konnte, beschließen wir, Frau W. das Angebot zu machen. Ich stelle ihr mein Vorhaben vor, und Frau W. ist einverstanden. Ich bin sehr beeindruckt von der Interaktion bei dieser Pflegemaßnahme. Sie ist während der Waschung sehr auf sich und ihren Körper konzentriert und entspannt sich zusehends. Dass Frau W. Hilfe annehmen konnte und dies zuließ, war ein sehr großer Schritt für sie. ◄

Ein Pflegeziel der Ganzkörperwaschung ist, Ressourcen der Patienten zu nutzen und sie all das selbst machen zu lassen, was möglich ist. Frau W. hätte sicher mehr selbst machen können. In ihrer seelischen Befindlichkeit war es jedoch wichtig, dass sie uns das Vertrauen entgegenbringen und ein Stück Nähe zulassen konnte. Es war eindeutig, dass die Übernahme durch uns für sie bedeutungsvoll und wertvoll war. Sinn und Bedeutung der Körperpflege waren Frau W. bewusst. Über den Schritt des Vertrauens war es jedoch möglich, sie weiterhin bei der Körperpflege unterstützen zu können, weil sie nun Hilfe zulassen konnte.

Beruhigende Waschung Grundlage für die beruhigende Waschung sind die Berührungsqualitäten (► Abschn. 13.9.2). Die Waschrichtung entspricht der Haarwuchsrichtung, wie bei den Ausstreichungen. Das Gesicht wird von Stirn Richtung Kinn, der Oberkörper von Hals Richtung Becken gewaschen. Die Wassertemperatur liegt bei ungefähr 40 °C. Somit entspricht nach Auswringen des Waschlappens bis zum Erstkontakt mit dem Patienten die Waschlappentemperatur ungefähr der Körpertemperatur. Falls die Möglichkeit besteht, sollte weiches Material verwendet werden. Dies bewirkt, dass es sich sehr wohltuend anfühlt. Allerdings sollte darauf geachtet werden, dass zügig ein Handtuch über die gewaschene Körperstelle gelegt wird, damit die Verdunstungskälte vermieden wird.

13.9.9 Autonomie und Verantwortung leben

Heike Walper (2012) zitiert in ihrem Buch *Basale Stimulation in der Palliativpflege* Jean-Jaques Rousseau:

> **»** Die Freiheit des Menschen liegt nicht darin, dass er tun kann, was er will, sondern, dass er nicht tun muss, was er nicht will.

Patienten, die in hohem Maße selbstbestimmt sind, können den routinierten Ablauf in einer Einrichtung stören.

► **Fallbeispiel**

Ein Patient auf der Intensivstation wurde mit Verdacht auf Herzinfarkt eingeliefert. Die Routine begann mit EKG, Blutabnahme und einer geplanten Röntgenaufnahme der Lunge. Als der Kollege von der Radiologie sein Gerät ins Zimmer schob, fragte der Patient, warum dies gemacht werden solle und dass er das nicht wolle, bevor er ein Gespräch mit dem Arzt geführt habe. Der Kollege ging wütend, wir anderen schüttelten den Kopf und waren davon überzeugt, dass dies eine schwierige Begleitung würde. Dies hat sich nicht bestätigt, und ich denke immer wieder lächelnd an dieses Erlebnis. ◄

Das Lebensthema „Autonomie" bedeutet Selbstbestimmung und Verantwortung. In unserer Gesellschaft ist es wichtig, sowohl sich selbst gegenüber verantwortlich zu leben als auch den Mitmenschen gegenüber Verantwortung zu übernehmen. Autonomie und Verantwortung für sich selbst in Balance zu bringen ist immer subjektiv und individuell. Lassen uns Patienten an ihren Überlegungen teilhaben, können wir manches anders beurteilen.

► **Fallbeispiel**

Frau E. bekam vor 7 Jahren die Diagnose eines Zervixkarzinoms. Sie ist alleinerziehend, ihr Sohn mittlerweile 20 Jahre alt. Sie verschweigt ihrem Sohn ihre Krankheit nicht, aber erst mit dem Einzug ins Hospiz wird ihm bewusst, wie weit die Krankheit fortgeschritten ist. Die Situation erscheint uns Pflegenden teilweise unerträglich. Wir erleben einen weinenden jungen Mann auf dem Gang, der beim Betreten des Zimmers seinen eigenen Gefühlszustand hintanstellt und sehr gefestigt wirkt. Im Zimmer erleben wir eine vom Schmerz geplagte schwache Frau, die aufstehen will, denn „im Bett sterben die Leute". Sie will ihrem Sohn zeigen, dass sie noch ausreichend Kraft hat. Die Rückschritte gehen sehr schnell: Anfangs kann Frau E. ins Badezimmer mobilisiert werden, dann nur noch auf den Nachtstuhl, bis es schließlich mit höchster Anstrengung für alle Beteiligten verbunden ist, Frau E. an den Bettrand zu helfen. Frau E. kann nur kurze Momente in dieser ihr so wichtigen Position verbringen. Ihr Sohn setzt sich dann auf die andere Seite des Bettes, sodass beide Rücken an Rücken sitzen. Zu sehen, wie Mutter und Sohn sich gegenseitig als Stütze dienen, ist ein sehr eindrückliches bleibendes Bild.

Frau E. ist 10 Tage bei uns. Sie und ihr Sohn haben eine intensive Zeit des Abschiednehmens. Frau E. erzählt uns, warum sie diesen Weg gegangen ist, ihrem Sohn das massive Fortschreiten ihrer Krankheit zu verschweigen. Ihr war bewusst, dass sie sterben würde, und sie hat sich gewünscht, dass ihr Sohn sein Abitur so unbeschwert wie möglich machen könne, um für die Zukunft gerüstet zu sein. Genau das hat sie geschafft und sogar noch erlebt,

dass ihr Sohn die Zusage für einen Studienplatz bekam. Frau E. hat ihre Autonomie mit großer Verantwortung gelebt. ◄

Die Bestätigung, dass Wünsche geäußert werden können, dass wir helfen, Gewohnheiten und Rituale zu unterstützen, solange dies der äußere Rahmen zulässt, hilft vielen Patienten in ihrer Autonomie.

Auch wir haben eine Verantwortung gegenüber den Patienten. Frau E. ausführlich, wenn nötig mehrmals über Analgesie aufzuklären, sie in der Mobilisation zu unterstützen, ohne dass die Gefahr besteht, dass sie stürzt, gehört zu unseren wichtigen Aufgaben.

13.9.10 Schlussbetrachtung

Basale Stimulation in der Pflege ist ein Konzept, das uns ermöglicht, den Patienten und seine Situation individuell und ganzheitlich wahrzunehmen und die sich daraus ergebenden pflegerischen Angebote entsprechend anzupassen. Gerade in der palliativen Pflege können sich Wünsche und Vorlieben sowie Wichtigkeiten schnell ändern. Pflegekräfte stehen vor der Herausforderung, diese Veränderungen wahrzunehmen, zu reflektieren und mit ihrem Fachwissen und ihrer Erfahrung zu verknüpfen sowie entsprechend zu reagieren. Verbale und nonverbale Kommunikation sowie die Beobachtung helfen uns, die Individualität der Patienten zu unterstützen und zu stärken. Basale Stimulation in der Pflege drückt diese Haltung aus und basiert auf dem Vertrauen zwischen Patienten/Bewohner/Klient/Gast und dem Pflegeteam.

13.10 Kinaesthetics

Kristina Class

In Kürze

Kinaesthetics bedeutet Bewegungswahrnehmung und Bewegungsempfindung.

Menschen sind immer in Bewegung. Damit ist nicht nur Fortbewegung gemeint. Auch kleine Bewegungen wie die Atembewegung, das Greifen einer Tasse, das Drücken des Fußes gegen den Boden erzeugen Reize im Körper, welche Eigenbewegung auf einer Erfahrungsebene wahrnehmen lassen: Eigenbewegung ermöglicht Eigenwahrnehmung.

Menschen machen ständig nach außen kaum sichtbare Anpassungs- und Ausgleichsbewegungen, um das eigene Gewicht in der Schwerkraft halten und kontrollieren zu können. Ganz gleich, in welcher Position sie sind, regulieren sie dadurch ihr Gleichgewicht. All diese Bewegungen laufen zumeist unbewusst ab: Eigenwahrnehmung ermöglicht Selbstregulation.

Kinaesthetics widmet sich der Wahrnehmung und Weiterentwicklung von Bewegung in alltäglichen Aktivitäten. Die Absicht von Lernangeboten ist es, gewohnte Bewegungsmuster bewusst zu machen und zu überprüfen, wie diese Muster das Gestalten von Lebensprozessen (z. B. Gewicht in der Schwerkraft balancieren können, atmen können, sich bewegen können) beeinflussen. Bewegungsmuster sind gelernt und werden im Lauf des Lebens an immer neue Voraussetzungen (Älterwerden, Krankheit, Umgebung) angepasst.

Für Menschen in ihrer letzten Lebensphase können ein Positionswechsel oder das Einnehmen einer Position herausfordernd sein. Oftmals erfahren sie aufgrund einer Erkrankung oder des Älterwerdens einen Kräfteverlust, haben Bewegungseinschränkungen, Schmerzen, Atemnot oder Probleme mit der Ausscheidung.

Menschen, die im Bereich Palliative Care tätig sind, benötigen eine hohe Bewegungskompetenz, um den individuellen Unterstützungsbedarf erkennen und passende Angebote machen zu können. Eine zentrale Absicht ist dabei, Bewegung und Bewegungsunterstützung so zu gestalten, dass Klienten diese auf der Erfahrungsebene nachvollziehen (Eigenwahrnehmung) und sich gegebenenfalls aktiv einbringen können (Anpassungsbewegung).

13.10.1   Das Konzept Kinaesthetics

Das Konzept Kinaesthetics verfolgt mit seinem Lernmodell ein auf Erfahrung bezogenes Lernen. Im Mittelpunkt steht die Sensibilisierung für Alltagsbewegungen. Es zielt darauf ab, dass Menschen durch die intensive Auseinandersetzung mit ihrer eigenen Bewegung in Alltagsaktivitäten eigene Bewegungsmuster differenzierter wahrnehmen lernen und Möglichkeiten entwickeln, sich vielfältig anpassen zu können. Gemeint ist damit eine Erweiterung der Bewegungskompetenz. Eine Kompetenz, die nützt, ihre Gesundheitsentwicklung in sich wandelnden Lebensphasen und Lebenssituationen aktiver zu gestalten.

Auch der Sterbeprozess wird als aktiver Lebensprozess verstanden. Die Absicht von Kinaesthetics ist es, Menschen in ihren alltäglichen Bewegungen so zu unterstützen, dass sie ihre eigenen Fähigkeiten zur Selbstregulation wahrnehmen und einbringen können. Kinaesthetics ist ein Angebot, das hilft, zu erkennen, dass sie auch in dieser Lebensphase Einfluss nehmen können, z. B. auf die Gestaltung ihrer Atmung, einen Positionswechsel oder den Umgang mit Schmerz.

Pflegende lernen in Kursen, ihre „Bewegungskompetenz" zu schulen, um Klienten, Patienten, Bewohnern in der Gestaltung von Pflegeinterventionen entsprechende Angebote machen zu können. Werkzeuge sind neben sechs Konzeptblickwinkeln und der spezifischen Art des Lernens die eigene aktive Bewegung und Bewegungswahrnehmung. Im Fokus der Auseinandersetzung und Wahrnehmung stehen Aspekte, die der Bewegungssinn über verschiedene Rezeptoren erfassen kann (◘ Abb. 13.16):

— Die Erfahrung des Spannungszustandes in der Muskulatur
— Die Erfahrung von Druck, der durch Gewichtsabgabe und -verlagerung in Bezug zur Schwerkraft entsteht.
— Die Lage der Körperteile zueinander und in Beziehung zum Raum.

Entstehung und Hintergründe

Der Ursprung des Konzepts Kinaesthetics liegt in den 1980er-Jahren. Lenny Maietta und Frank Hatch hatten sich in den 1970er-Jahren als Studierende der Kybernetik bei K. U. Smith mit der Selbststeuerung von Lebens- und Lernprozessen beschäftigt. Selbststeuerung von Lebensprozessen ist als zirkulärer Prozess zu verstehen, bei dem alle Bereiche (Sinnessystem, Nervensystem, Bewegungssystem) gleichwertig miteinander agieren.

Lenny Maietta (1950-2018) und Frank Hatch (*1940) haben diese Idee auf die menschlichen Funktionen übertragen und führten in den 1980er-Jahren Kurse durch, in denen sie die Bedeutung der Bewegungswahrnehmung für die Gestaltung von Alltagsbewegung vermittelten. Erste Kursteilnehmer, welche unter anderem aus dem Berufsfeld Pflege kamen, erkannten die Bedeutung, die dieses Wissen und die Entwicklung von Bewegungskompetenz für die Arbeit im Gesundheitssektor haben. In der gemeinsamen inhaltlichen Auseinandersetzung entwickelten Lenny Maietta und Frank Hatch mit den Kursteilnehmern die sechs Konzepte „Interaktion", „Funktionale Anatomie", „Menschliche Bewegung", „Anstrengung", „Menschliche Funktion", „Umgebung".

Seitdem werden kontinuierlich Inhalte, Curriculum und Grundlagenforschung betrieben. Forschungsgegenstand ist die Bewegungskompetenz, die als zentrale Grundlage für menschliches Leben verstanden wird.

Bewegungskompetenz

Kinaesthetics bezeichnet die Wahrnehmungsfähigkeit und Anpassungsfähigkeit von Bewegung in einer alltäglichen Bewegungsaktivität als „Bewegungskompetenz".

In den ersten 18 Monaten ist ein Mensch intensiv damit beschäftigt, auf natürliche Weise Bewegungs- und Bewegungswahrnehmungsfähigkeiten zu erwerben, die ihm helfen, sein Gewicht in Bezug zur Schwerkraft kontrolliert von der Rückenlage über die Bauchlage, zum Sitzen in den Handkniestand, Einbeinkniestand bis zum Stehen im Zweibeinstand und Einbeinstand zu organi-

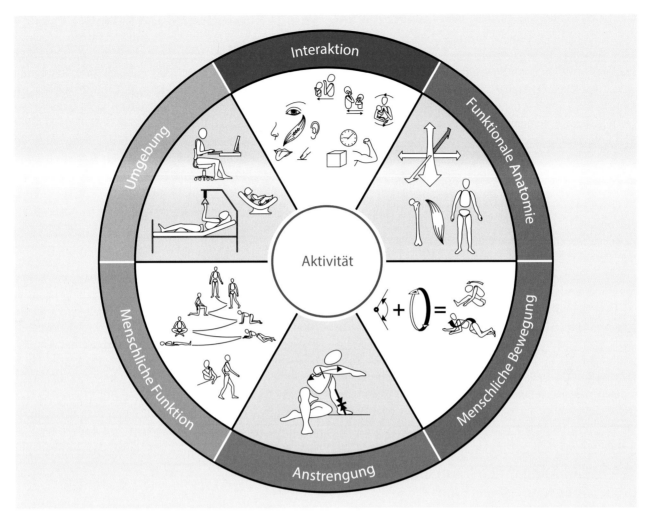

❏ **Abb. 13.16** Kinaesthetics-Konzeptsystem. (Mit freundlicher Genehmigung der EKA [European Kinaesthetics Association], ▶ http://www.kinaesthetics.net)

sieren. Bei diesem Lernprozess prägen sich zum einen Muskeln aus, und Muskelkraft wird trainiert. Zum anderen registrieren die Propriorezeptoren[1] bei jeder Bewegung den Spannungszustand in den Muskeln. Durch Wiederholung von Bewegungsabläufen entwickeln sich Bewegungsmuster und werden Verknüpfungen im Nervensystem ausgebildet.

So entsteht ein auf Erfahrungen aufbauendes Lernen und Entwickeln von den Fähigkeiten,

– sensibler wahrzunehmen (Propriozeption): z. B. wie bei einem Positionswechsel die Bewegung der Körperteile nacheinander erfolgt oder das Eigengewicht als Druck an immer anderen Körperstellen erfahrbar ist;

– Kenntnis zu gewinnen über die eigene Selbstwirksamkeit zur Regulation von Alltagsbewegungen und Lebensprozessen: z. B. wie viel Anstrengung aufgebracht werden muss, um das Gleichgewicht bei einem Positionswechsel halten zu können; wie eine Position gestaltet sein muss, um die Spannung im Körper für den Prozess des Atmens oder Ausscheidens regulieren zu können;

– sich differenzierter bewegen und Bewegung anpassen zu können, z. B. durch die Erhöhung von Muskelspannung. Dabei kommt es kurzzeitig zur Verringerung der Auflagefläche. Eventuell ist es schwieriger und anstrengender, das Gleichgewicht zu halten. Mehr Anpassungsmöglichkeiten ergeben sich beispielsweise durch ein differenziertes Wechselspiel von Ziehen und Drücken im Körper.

---

1 **Propriozeptoren** gewährleisten die Wahrnehmung der Stellung und Bewegung des Körpers im Raum. Dazu gehören die Muskelspindel, das Golgi-Sehnenorgan, das Ruffini- und das Vater-Pacini-Körperchen.

Gesundheitsentwicklung und Lebensqualität

Die Entwicklung von Bewegungsfähigkeit durch die erste Auseinandersetzung mit der Schwerkraft und die Weiterentwicklung von Bewegung in den Lebensphasen eines Menschen ermöglichen ihm die aktive Gestaltung seiner Gesundheitsentwicklung und Lebensqualität. Damit ist nicht gemeint, dass Menschen vor Krankheit und Leid gefeit sind.

Je mehr sich jedoch ein Mensch mit seiner Bewegungskompetenz auseinandersetzt, desto gezielter kann er diese nutzen, um in neuen Situationen Lösungen entwickeln und Bewegung für sich passend gestalten zu können.

Gesundheitsentwicklung im Sterbeprozess meint aus der Perspektive von Alltagsbewegung, welche Handlungsmöglichkeiten der Betreffende im Umgang mit Atmung, Verdauung oder Schmerzsituationen entwickelt.

Lebensqualität im Sterbeprozess kann aus der Perspektive von Alltagsbewegung bedeuten, eigene Bewegungsfähigkeit bewusst einzubringen und sich so selbstwirksam zu erfahren. Möglicherweise aber kann Lebensqualität auch bedeuten, sich bewusst nicht zu beteiligen. Entscheidend ist, dass Helfende dem betreffenden Menschen die Wahlmöglichkeiten anbieten können und nicht per se alle Aktivitäten für ihn übernehmen.

Anwendungsfelder – Kinaesthetics in verschiedenen Lebens- und Arbeitsbereichen

In den letzten 40 Jahren hat sich Kinaesthetics vor allem in Einrichtungen des Gesundheitswesens (Altenpflegeeinrichtungen, Krankenhäuser, Sozialstationen, Einrichtungen für Menschen mit Behinderung, Schulen für Pflege und Altenpflege u. v. m.) etabliert. Viele Mitarbeitende in diesen Bereichen haben einen Kinaesthetics-Grundkurs absolviert. Sie setzen sich in diesen Kursen nicht nur mit der eigenen Bewegung auseinander, sondern erkennen auch, welchen Einfluss ihre Bewegung und Interaktion für die Lernprozesse von Patienten und Bewohnern haben. Pflegende werden sensibel für ihre Bewegung und die Rückmeldung, welche sie im Körper über eine veränderte Muskelspannung erfahren, wenn sie in Interaktion mit einem anderen Menschen sind. Die Komplexität wird also dadurch gesteigert, dass sie nicht ausschließlich darauf achten, „was sie mit dem anderen Menschen tun", sondern was sie während der Interaktion zur Gestaltung einer Alltagsbewegung mit allen Sinnen von außen (Sehen, Hören, Riechen, Schmecken, Tasten) und von innen (Bewegungssinnsystem) erfahren können.

13.10.2   Kinaesthetics und Palliative Care

Auch Menschen in ihrer letzten Lebensphase sind in einem Lernprozess. Auch sie nehmen ihre Bewegung wahr und sind damit beschäftigt, sich mit Bewegung anzupassen. Eine Erkrankung macht sich bemerkbar. Symptome treten auf und machen erforderlich, dass der betreffende Mensch sich damit befasst.

Wird ein Symptom als Verlust oder Einschränkung von Fähigkeiten zugeordnet? Wie kann Unterstützung aussehen? Können neue Bewegungsmuster gelernt werden, um Selbstständigkeit zu erhalten oder wieder zu gewinnen? Ist eine Begleitung erforderlich, die eine Alltagsbewegung so unterstützt, dass derjenige kaum merkt, wie der Helfende sich einbringt? Ist eine Betreuung hilfreich, die dem Betreffenden erfahrbar macht, wie er bewegt wird oder wie er sich aktiv, und sei es mit ganz wenig Eigenbewegung, einbringen kann? Es ist nie vorhersehbar, wie derjenige den jeweiligen Augenblick „erlebt" und wie er diese „Erfahrung einer Alltagsbewegung" bewerten wird.

Helfende können die eigene Bewegungskompetenz schulen, um diese in der Interaktion mit Menschen sensibel und vielfältig einzubringen. Folgt man der Grundannahme, dass Menschen Lebensprozesse selbst regulieren, solange sie leben, so ist auch das Sterben ein Lebensprozess.

■ Sterben – ein Lebensprozess

Jeder Mensch setzt sich anders mit Sterben und Tod auseinander. Jeder zu einer anderen Zeit in seinen Lebensphasen und zu unterschiedlichen Anlässen.

Die eigene Einstellung zum Leben, Sterben und Tod wird immer wieder überprüft, reflektiert und korrigiert. Das eigene Verhalten den Menschen gegenüber, die betroffen sind, weil sie selbst eine entsprechende Diagnose erhalten haben oder weil ein nahestehender Verwandter oder Freund im Sterbeprozess ist, gestaltet sich ebenfalls unterschiedlich. Das Verhalten verändert sich, auch weil Menschen in ihren Kompetenzen wachsen.

In der Begleitung und Betreuung von Betroffenen und ihren Angehörigen kann „Bewegungskompetenz" nutzen, um

- Symptome zu erkennen und ggf. zu lindern,
- die Eigenbewegung des Betroffenen zu erkennen, diese gezielt zu begleiten und zu unterstützen,
- die Fragestellungen der Pflegenden und pflegenden Angehörigen in Bezug auf Alltagsbewegung und deren Gestaltung zu verstehen sowie mit ihnen passende Möglichkeiten und Lösungsideen zu entwickeln.

■ **Den Lebensprozess des Sterbens mit Bewegungskompetenz begleiten**

Bewegungskompetenz hilft, Ideen zu entwickeln wie eine Position oder ein Positionswechsel in Anpassung auf die jeweilige Situation gestaltet werden kann. Geht es beispielsweise darum, die Atmung zu unterstützen, wird das Gewicht in einer Position so organisiert, dass der Klient trotz Schwäche möglichst tief atmen kann. Geleitet von der Grundannahme, dass Menschen ihre Bewegung innen steuern, achten Pflegende darauf, eine Umgebung zu bauen, in der Gewichtsorganisation und Spannungsregulation auch mit weniger Anstrengung möglich sind.

Erfahrungsberichte

▶ **Beispiel: Interaktion gestalten im Spannungsfeld von Sorge, Fürsorge und Selbstbestimmung**

Frau M. hatte schon über viele Jahre Polyarthritis mit schmerzhaften Schüben. Sie hat sich ständig an die Veränderungen ihrer körperlichen Fähigkeiten angepasst und immer neue Möglichkeiten gesucht, bei der Verrichtung aller Alltagsaktivitäten ihre Eigenständigkeit zu bewahren. Sie führte lange ihren Haushalt, auch noch, als sie im Rollstuhl saß und das Stehen nur noch kurzzeitig möglich war. Einmal fragte sie mich, ob ich eine Idee hätte, wie sie die Kellertreppe überwinden könnte, um in die Waschküche zu gelangen. Ich habe ihr eine Idee beschrieben. Beim nächsten Besuch hat sie mir dann erzählt, dass sie tatsächlich allein, als keiner im Haus war, in den Keller ging. Runter kam sie Stufe für Stufe sitzend auf dem „Hosenboden". Aber der Weg nach oben, als sie wieder auf den Stufen sitzend rückwärts ihr Körpergewicht gegen die Schwerkraft organisieren musste, war so mühsam, dass ihr dieser Versuch wohl die Erkenntnis brachte, dass sie ihre Wäsche nun nicht mehr selbstständig versorgen konnte. ◀

Frau M. ist an ihre Grenzen gegangen, um zu spüren, ob sie es schaffen kann, ob sie einen Weg findet, eine neue Möglichkeit, wie sie ihre Wäsche ohne die Hilfe Dritter waschen kann. Diese Erfahrung zu machen, im eigenen Körper zu spüren, ob es noch geht oder nicht, das Überprüfen und Erkennen eigener Fähigkeiten ist ein immer wieder wichtiger Baustein im Schaffen von Erkenntnis und Einstellung zu Veränderungen auf dem Lebensweg.

Das erste Konzept der „Interaktion" setzt sich mit der Bewegungswahrnehmung über die Sinnesorgane, den Bewegungselementen Raum, Zeit und Anstrengung und den Formen von Interaktion auseinander. Wie geschieht Lernen voneinander? Wie können Menschen einen Informationsaustausch gestalten und miteinander Lösungsideen für Fragestellungen zur Bewältigung von Alltagsaktivitäten bearbeiten?

Frau M. hat die Frage gestellt, als ich sie besucht hatte. Ich habe überlegt, ob ich ihr von der Möglichkeit berichten soll, und habe mich dafür entschieden. Zwischen Sorge und Fürsorge war mir wesentlich, ihr zu ermöglichen, selbst zu entscheiden, ob sie der Idee folgend ihre eigenen Grenzen überprüfen will. Ich habe ihr mit Worten erläutert und mit meiner Bewegung gezeigt, wie ich auf dem Becken sitzend unter Zuhilfenahme von Armen und Beinen die Stufen hinunter und wieder hinaufgehen würde. Sie ist an ihre Grenzen gegangen. Möglicherweise war das eine Erfahrung auf dem Weg zur Entscheidung, ein Zimmer im betreuten Wohnen eines Pflegeheimes zu beziehen, wie sie es kurz darauf tat.

▶ **Beispiel: Anstrengung und Selbstregulation**

Herr T. war ein Mann von 1,92 m. Er hatte ein Melanom und nachfolgende Metastasen in der Lunge. Er war sehr geschwächt, sprach nicht, nahm aber über Blicke Kontakt auf. Er war mit Schmerzmedikation eingestellt, hatte immer wieder Tiefschlafphasen und deutete durch seine Mimik Unwohlsein bis hin zu Beschwerden an, wenn er bei der Körperpflege bewegt wurde. Nachfragen bestätigte oder verneinte er durch Augenaufschlag und Kopfbewegungen. Auf die Aufforderung, mit dem Fuß zu drücken oder sich mit der Hand zu halten, konnte er ein wenig Anstrengung aufbringen. Ich habe die Ehefrau und Tochter angeleitet, wie sie ihn unterstützen und wie sie Bewegungsabläufe gestalten können, auch wenn er sich scheinbar kaum beteiligen kann. Ihr Anliegen bezog sich dabei sowohl auf die eigenen Kräfte, ihre Unsicherheit in der Gestaltung der Abläufe als auch auf die Befürchtung, sie könnten dem Ehemann und Vater durch die Art und Weise unnötige Schmerzen beifügen, indem sie ihn zu fest oder an ungünstigen Stellen anfassten.

Im Verlauf der Anleitung ging es darum, von einer Bettkante zur anderen zu kommen, kopfwärts im Bett zu bewegen und auf die Seite zu drehen. Das Bewegen einzelner Körperteile (Massen/funktionale Anatomie) wurde so gestaltet, dass sich die Gewichtsverlagerung am Körper von Herrn T. orientierte und nicht gehoben wurde. Frau T. ist deutlich kleiner, und so war ein wichtiger Aspekt für sie, zu lernen, dass der Einsatz ihrer eigenen Bewegung wesentlich ist für die Gewichtsverlagerung sowie für die Wahrnehmung und Nachvollziehbarkeit der Bewegung. Sie merkte unmittelbar, wie viel leichter es ihr fiel, ihren Mann zu unterstützen, sein Bein aufzustellen, wenn sie beachtete, sich entsprechend mitzubewegen.

Frau H. und ihre Tochter hatten viele Fragen, und wir erarbeiteten die Antworten im Miteinander. Alle Beteiligten in ihrer jeweiligen Rolle leisteten in diesem Lernprozess einen wichtigen Beitrag zur Erarbeitung von Lösungsmöglichkeiten. Jeder aus seiner Perspektive erfährt und versteht durch die Bewegungserfahrung, welche Wirkung das eigene Handeln auf den anderen hat. Wo fasse ich am besten an? Wie fasse ich an, ohne dann beim Bewegen wehzutun? Wie kann ich die Umgebung einsetzen, um ihm und mir als Helfer die Gewichtsverlagerung zu erleichtern?

Ehefrau und Tochter waren am Ende der Anleitung deutlich sicherer in ihrer Vorgehensweise. Sie bezogen Herrn T. differenzierter ein, überließen es ihm, die erste Anstrengung durch Drücken mit dem Fuß gegen die Matratze zu machen, und warteten sensibel darauf, bevor sie ihn dann mit ihrer eigenen Bewegung unterstützten. Dabei waren ihre Hände an Hand und Rücken von Herrn T. und halfen, dass er den Brustkorb Richtung Kopf ziehen konnte.

Sie überprüften, wie sie für sich die Betthöhe und Bettgitter einstellen mussten, um sich gut mitbewegen zu können. Sie nutzten Lagerungshilfsmittel gezielter, um das Gewicht der Beine von Herrn T. ablegen und für ihn nachvollziehbar stabilisieren zu können. Diese wesentlichen Aspekte wurden aufgeschrieben und aufgezeichnet, damit Ehefrau und Tochter sich immer wieder daran erinnern konnten. Das Konzept der „Anstrengung" mit Blick auf Ziehen und Drücken war dabei Grundlage für das Lernen und Reflektieren in Eigenerfahrung. Dazu saßen Tochter und Mutter auf einem Stuhl und bewegten sich rückwärts auf dem Stuhl. So konnten sie nachvollziehen, wie Drücken und Ziehen bei der Fortbewegung im Körper abwechseln. ◄

Für pflegende Angehörige gibt es mittlerweile die Möglichkeit, Kinaesthetics-Schulungen für den häuslichen Bereich wahrzunehmen. In den meisten Fällen übernimmt die jeweilige Pflegekasse die Kosten dafür. Informationen dazu sind auf ► http://www.wir-pflegen-zuhause.de zu finden. In vielen Krankenhäusern vermitteln Mitarbeitende der Pflegeüberleitung, Brückenpflege und SAPV (Spezialisierte Ambulante Pallliativversorgung) diese Schulungen.

► Beispiel: Atmung und das Konzept „Funktionale Anatomie"

Von Pflegenden der Palliativstation einer Klinik wurde ich angefragt, um die Ehefrau eines Patienten anzuleiten, der ein Bronchialkarzinom hatte und mit starker Atemnot ins Klinikum aufgenommen wurde. Die zentrale Frage war, wie die Atmung erleichtert werden könnte, denn Atemnot stand bei Herrn V. im Vordergrund und machte ihm Angst. Die Ehefrau lernte wie sie ihren Mann durch gezieltes Anbringen von Handtüchern an Brustkorb, Becken, Kopf, Armen und Beinen in seiner Atembewegung unterstützen. Worauf sie dabei achten kann, erfuhr sie über Eigenerfahrung. Dazu saß sie auf einem Stuhl und ich platzierte Handtücher gezielt an unterschiedlichen Körperteilen. So konnte sie Unterschiede erfahren und die jeweilige Wirkung in Bezug auf ihre Atembewegung beobachten. Sie bemerkte den Unterschied von stabilen und instabilen Lagerungshilfsmitteln, des Anbringens von flachen Handtüchern an der knöchernen Seite der Massen (große Körperteile), der Verteilung von Gewicht auf ver-

schiedenen Körpermassen (Kopf, Brustkorb, Becken, Arme und Beine) und der Beweglichkeit der Zwischenräume (Hals, Schultergelenksebenen, Taille, Hüftgelenksebenen), wenn diese frei und nicht blockiert sind.

Nachfolgend probierte Frau V. das Gelernte aus. Ihr Mann lag gerne auf dem Rücken oder nur leicht zu einer Seite gedreht. Im Verlauf entdeckten die beiden miteinander, dass ihm die Handtücher, seitlich am Brustkorb sowie im Schulterbereich angebracht, die Atmung deutlich erleichterten. ◄

► Beispiel: Sicherheit und das Konzept „Menschliche Funktion – Fortbewegung"

Eine Erfahrung von Katharina Weber-Yamoah, Pflegerische Leitung des interdisziplinären Palliativbereichs am St. Marienkrankenhaus in Siegen und Kinaesthetics-Peer-Tutorin:

„Als Beispiel fällt mir ein Patient mit neu diagnostiziertem Prostatakarzinom ein, der bereits Wirbelsäulenmetastasen hatte. Er kam von einer operativen Station zu uns. Er hatte eine Querschnittslähmung, eine bekannte Depression und war erst Anfang 50. Bisher war er hauptsächlich im Bett versorgt worden. Er hatte nur einmal vorm Bett gestanden. Bei der Aufnahme wollte ich mir ein Bild von seiner Bewegungsfähigkeit machen. Ich habe ihn angeleitet, über die Seite zum Sitzen und sich anschließend in kleinen Schritten von der Bettkante in den Stuhl zu bewegen. Für den Patienten war es ein großer Erfolg. Bis dahin glaubte er, er könne gar nichts mehr und müsse sich mit einem Restleben im Bett abfinden. Dieser Patient ist bei uns während der Bestrahlungszeit zunehmend aufgeblüht. Er ist zu jeder Mahlzeit zum Essen an den Tisch gegangen, konnte sich im Bad selbst versorgen. Unser Vorteil war durch diese Palliativ-Komplexbehandlung die enge Zusammenarbeit mit der Physiotherapie, die auch zwischendurch mit ihm weiterarbeitete, so dass er nach 4 Wochen mit Unterarmstützwagen über den Flur gehen konnte.

Das Besondere ist eben, dass wir es geschafft haben, ihm wieder Vertrauen in seine eigenen Fähigkeiten zu geben, ihn zu fordern, das, was er kann, auch zu tun! Obwohl er eine bekannte Depression und entsprechende Medikation hatte, ließ er sich gut darauf ein! Es hat sich eine tolle Vertrauensbasis zu ihm und seiner Frau aufgebaut."

Der Patient hat gelernt, wie er sein Gewicht unter Zuhilfenahme seiner Arme verlagern und sich dann in kleinen Schritten fortbewegen kann. Er überprüfte und gestaltete die Umgebung während des Umsitzens für sich passend. Die Pflegenden unterstützten ihn an den Beinen, sodass er sich auf die Gewichtsverlagerung und Bewegung im Oberkörper konzentrieren konnte. Die kleinen Fortbewegungsschritte ermöglichten ihm, Kontrolle zu behalten und Sicherheit zu empfinden. ◄

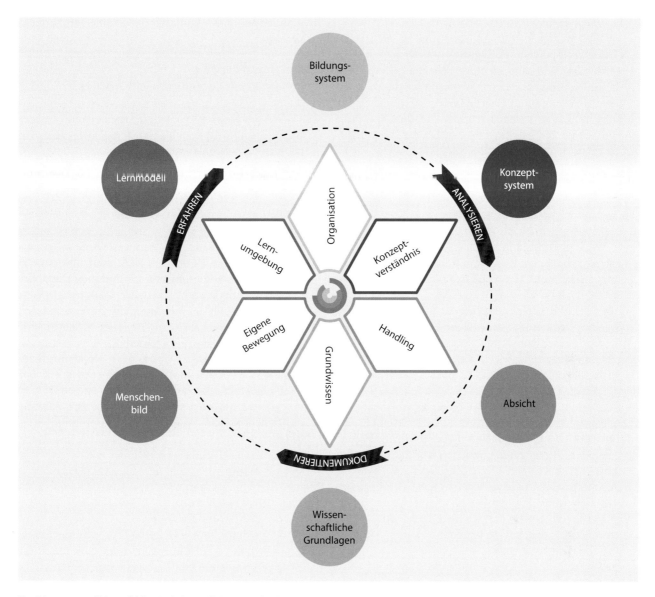

🔲 **Abb. 13.17**   Bildungsfelder. (Mit freundlicher Genehmigung der EKA [European Kinaesthetics Association], ▶ http://www.kinaesthetics. net)

Bildungsfelder zu Fragen aus dem Bereich Palliative Care

Wer sich mit der eigenen Bewegung bei täglichen Aktivitäten beschäftigt, stellt fest, wie komplex und gleichzeitig wie erklärbar die meist unbewusst ablaufenden Bewegungen sind. Im Umkehrschluss reflektieren Menschen, die anderen in den täglichen Aktivitäten wie Körperpflege, Aufstehen vom Stuhl oder Ankleiden helfen, viel differenzierter, welche Wirkung ihre Anleitung hat; ob sie tatsächlich hilft oder eher behindert, dass der zu Betreuende sich einbringen und seine Bewegung selbst steuern kann. Wer sich mit Alltagsbewegung beschäftigt, lernt auf verschiedenen Ebenen und reflektiert eigenes Verhalten und Handeln auf seinen bisher gemachten Erfahrungen. Um diese Erkenntnisse und

Fertigkeiten einordnen zu können, gibt es das Kinaesthetics-Instrument der Bildungsfelder (🔲 Abb. 13.17).

■ **Bildungsfeld „Eigene Bewegung"**
Meine eigene Bewegungskompetenz …
a. *aus der Perspektive des Helfers:*
    Welche Unterschiede kann ich wahrnehmen bei der Bewegung? Wie sensibel bin ich für Unterschiede meiner Muskelspannung? Wie differenziert und gleichzeitig zusammenhängend kann ich Bewegung und Anpassungsbewegung in mir bemerken?
    Dabei geht es um alle beobachtbaren menschlichen Funktionen wie Atmen, Trinken, Schlucken, Ausscheiden, sich Ankleiden, sich Fortbewegen.

b. *mit Blick auf den Klienten:*

Wie gelingt es mir, selbst etwas zu verändern (Umgebung, eigene Bewegung), um leichter atmen zu können? Wie kann ich durch eine kleine Bewegung meine Position verändern? Wie kann ich durch minimale Bewegung und Lageveränderung meine Spannung im Körper verändern und so ggf. die Erfahrung von Schmerzen beeinflussen und lindern? Was kann ich tun, um leichter ausscheiden zu können?

■ **Grundwissen**

Meine Annahmen und Theorien in der Auseinandersetzung mit wissenschaftlichen Theorien …

a. *aus der Perspektive des Helfers:*

Welche Grundannahmen habe ich darüber, welche Angebote eine Gesellschaft ihren kranken, alten und sterbenden Menschen machen sollte? Welche Annahme habe ich darüber, was ein Mensch braucht oder nicht braucht, wenn er im Sterbeprozess ist? Welches Verständnis und welche Fragen habe ich zu Gesundheitsentwicklung, Lebensqualität im Kontext zu Palliative Care?

b. *mit Blick auf den Klienten:*

Wie hat sich der Klient bisher mit dem Thema Sterben und Tod auseinandergesetzt? Welche Theorien und Annahmen kennt er aus den Medien, der Literatur, aus Gesprächen mit Angehörigen, Freunden oder Therapeuten? Welche Grundideen helfen ihm, sich mit seinen Fragen in dieser Lebensphase des Sterbens zu beschäftigen? Welche Erfahrungen von Bewegung können ihn in dieser Lebensphase unterstützen, Schritt für Schritt Lebensfähigkeit erkennen und verstehen zu können?

■ **Handling**

Meine Bewegungskompetenz im Kontakt mit einem anderen Menschen …

a. *aus der Perspektive des Helfers:*

Meine eigene Wahrnehmungs- und Anpassungsfähigkeit in einer Alltagssituation mit einem Klienten: Wie aufmerksam kann ich während einer Interaktion mit einem Klienten auf meine eigene Bewegung sein? Was nehme ich von der Bewegung des Klienten während der Interaktion mit meinen Sinnen wahr und wie gelingt es mir, mich mit meiner Bewegung und Interaktion so differenziert anzupassen, dass ich seine Anpassungsmöglichkeiten nicht behindere, sondern unterstütze?

b. *mit Blick auf den Klienten:*

Wie kann der Klient seine eigene Bewegungsfähigkeit einbringen, bzw. Bewegungsabläufe selbst steuern? Wie gelingt es ihm, kleine Anpassungsbewegungen zu machen, um während einer Pflegeintervention z. B. Atmung oder Schmerzen zu regulieren?

■ **Konzeptverständnis**

Mein Verständnis des Inhaltes der Konzepte …

a. *aus der Perspektive des Helfers:*

Welche Konzeptblickwinkel helfen mir in einer Situation, um diese analysieren und geeignete Angebote machen zu können?

b. *mit Blick auf den Klienten:*

Wie kann z. B. der Weg an die Bettkante so gelingen, dass das Gewicht sicher, nacheinander und mit geringem Einsatz von Anstrengung verlagert werden kann? Anleitung und Ablauf sind immer neu zu entwickeln. Ein Klient mit Aszites z. B. benötigt ausreichend äußeren Raum und Zeit, um nacheinander, in kleinen Schritten und mit der ihm möglichen Anstrengung sein Gewicht verlagern zu können. Erfährt er eine Hilfestellung, die ihm nicht ausreichend Zeit lässt, kann er sich nicht differenziert beteiligen und gerät möglicherweise außer Atem.

Dieselbe Situation unter dem Konzept „Umgebung" betrachtet lenkt die Aufmerksamkeit auf die Umgebung und wie diese hilfreich eingesetzt werden könnte, um wieder Eigenbewegung und Atmung des Patienten beim Aufsitzen an die Bettkante zu ermöglichen.

■ **Organisation**

Meine Bewegungskompetenz im Kontakt mit einer Gruppe von Menschen …

a. *aus der Perspektive des Helfers:*

Was nehme ich von weiteren Personen im Umfeld des Klienten wahr, und wie beziehe ich diese in die Bewegungsanleitung ein?

b. *mit Blick auf den Klienten:*

Worum geht es gerade? Was oder wer steht im Mittelpunkt? Kann der Klient folgen?

■ **Lernumgebung**

Mein bewusstes Gestalten von Lernumgebungen für mich und andere …

a. *aus der Perspektive des Helfers:*

Alle Beteiligten sind in einem Lernprozess. Wie kann ich als Pflegender den Lernprozess für den Klienten und seine Angehörigen in Bezug auf Alltagsbewegungen unterstützen? Wie kann ich die Interaktion gestalten, um erfahrungsbezogenes Lernen zu ermöglichen? Wie kann ich dem Klienten durch Erfahrungen von Unterschieden ermöglichen, Ideen zur Symptomlinderung für sich zu entdecken (z. B. ein Handtuch am Thorax anzubringen, um Atmung zu erleichtern)?

b. *mit Blick auf den Klienten:*

Wie kann ich mich fortbewegen, wenn die Kraft weniger wird? Was kann ich tun, um leichter zu atmen? Welche Möglichkeiten habe ich, damit ich durch meine eigene aktive Bewegung etwas bewirken kann?

13.11 Reflexzonentherapie am Fuß in der Palliativpflege

Hanne Marquardt

In Kürze

Die Zuwendung zu den Füßen tut jedem Menschen gut, gleich ob er gesund oder krank ist, am Lebensanfang oder -ende steht. Vor vielen Jahren schon erteilte mir ein 5-jähriges Kind eine wichtige Lektion mit dem kleinen Satz: „Ich weiß, was du tust, du pflegst meine Wurzeln." Später meinte eine chronisch kranke alleinstehende Frau nach der Fußreflextherapie einmal lächelnd: „Nicht nur meine Füße sind jetzt warm, ich spüre die Wärme bis ganz nach oben und ganz nach innen."

So bestätigt sich seit Jahrzehnten, dass – bei aller Notwendigkeit apparativer Möglichkeiten und Indikationen – die Berührung eines der wichtigsten „Medikamente" für den Menschen bleibt. Ganz besonders an dem Körperteil, der bei vielen nicht die Wertschätzung bekommt, die er verdient. Weil der Schuh drückt, die Nagelmykose irritiert, das Gewebe schnell anschwillt, Hühneraugen die Bewegung erschweren, vom ästhetischen und modischen Anspruch ganz zu schweigen.

Dabei ist der Fuß bei genauerer Betrachtung ein anatomisches Wunderwerk. Seit sich der Mensch während seiner Evolution aufgerichtet hat, sind es diese kleinen Flächen mit ihren tragenden Gewölben, die ihn „fort-laufend" durch sein Leben führen und wohl auch viele Erfahrungen in sich speichern. Die Füße haben sich zudem schon vor Jahrhunderten in den verschiedenen Erdteilen zur einfachen Behandlung von Gesunden und Kranken bewährt. Vielleicht hat sich die Behandlung der Füße deshalb so ins Menschheitsgedächtnis eingeprägt, weil in der Zielstrebigkeit ihrer Bewegungen ein tiefes menschliches Bedürfnis nach Sozialität und Verbindung angelegt ist?

13.11.1 Zum Verständnis des Begriffs „Reflexzonen"

Der Terminus „Reflex" verleitet auf den ersten Blick dazu, ihn in seiner Wirkung direkt dem Nervensystem zuzuordnen. Wir verstehen ihn jedoch im Sinne des Reflektierens einer großen Fläche auf einem kleinen Areal, bildhaft vergleichbar mit einer Spiegelreflexkamera.

Ähnlich dem Wissen, dass bereits jede einzelne Zelle die Information des ganzen Menschen in sich trägt, ist heutzutage vor allem in der Komplementärmedizin bekannt, dass sich der Mensch an bestimmten Stellen des Körpers in seiner Gesamtheit im Kleinformat abbildet. Viele dieser „Mikrosysteme", früher Somatotopien genannt, haben sich zu therapeutisch nutzbaren Behandlungsformen weiter entwickelt. Beispiele sind Aurikulotherapie, Schädelakupunktur, ganzheitliche Zahnheilkunde, nasale Reflextherapie, und, als eine der am häufigsten eingesetzten manuellen Methoden, die Reflexzonentherapie am Fuß.

13.11.2 Orientierung am Fuß

Zwei Arbeitsmodelle haben sich zur Lokalisation der Reflexzonen bewährt:

■ **1. Das Rasterbild der 10 Längskörperzonen**

Das Rasterbild der 10 Längskörperzonen wurde von Dr. William Fitzgerald (USA) zu Beginn des vorigen Jahrhunderts entwickelt (◘ Abb. 13.18). Er hat empirisch nachgewiesen, dass sich alle Organ- und Gewebesysteme, die im „Makrosystem", also im Menschen in situ, von einer dieser vertikalen Zonen durchzogen werden, im „Mikrosystem Fuß" in derselben Längszone finden und dort behandeln lassen.

Beispiele: Die Wirbelsäule ist im „Großformat Mensch" ebenso wie im kleinen Maßstab der beiden Füße in der Längszone 1 angeordnet, die Nieren jeweils in den Längszonen 3 am Körper und an den Füßen.

Mit drei später von mir hinzugefügten **Querlinien** lässt sich der Mensch in die Bereiche Kopf, Brustkorb, Bauchraum/Becken einteilen. An die Füße übertragen, entsprechen sie den Zehengrundgelenken, der Basis der

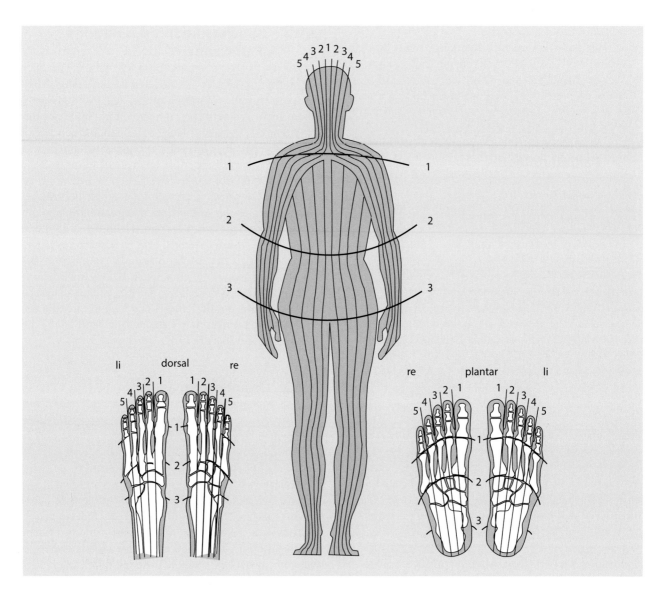

⬛ Abb. 13.18   Körperzonen nach Fitzgerald

Mittelfußknochen und der Verbindungslinie zwischen den Außen- und Innenknöcheln (⬛ Abb. 13.18 und 13.19). Durch die horizontale Einteilung wird, zusätzlich zur vertikalen Einteilung, das Auffinden der Reflexzonen deutlich erleichtert.

Beispiele: Die Ohren und Augen finden sich demnach als Zonen in den Zehen (Kopf), das Herz und die Lungen im Mittelfuß (Brustkorb), Uterus und Prostata in den Fersen (Becken).

■ **2. Die offensichtliche Formenanalogie**
Die offensichtliche Formenanalogie zwischen einem sitzenden Menschen und dem Fuß zeigt sich z. B. bei der Frau und ihren Beckenorganen (⬛ Abb. 13.20).

Diese Ähnlichkeit der Form wurde in den Jahrzehnten der Praxisarbeit und des Unterrichts weiter präzisiert und differenziert. Wie maßstabgetreu und verlässlich sie sich erweist, ist auch in ⬛ Abb. 13.21 zu sehen: Aus vielen Übereinstimmungen sind hier sechs Gelenke gewählt, die am Skelett und an den Füßen in ihrer Lage und Form ähnlich sind: Kiefer-, Sternoklavikular-, Schulter-, Ellenbogen- und Hüftgelenk und Symphyse.

Grundlagen**,** auf denen sich die Fußbehandlung zur heutigen Therapie entwickeln konnte, stammen aus dem Buch *Geschichten, die die Füße erzählen* von E. Ingham, USA, das sich seit 1936 vor allem im Bereich der Prävention weit verbreitet hat.

13

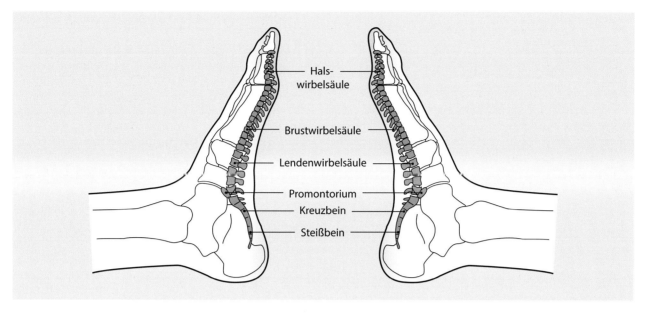

■ **Abb. 13.19**   Reflexzonen der Wirbelsäule

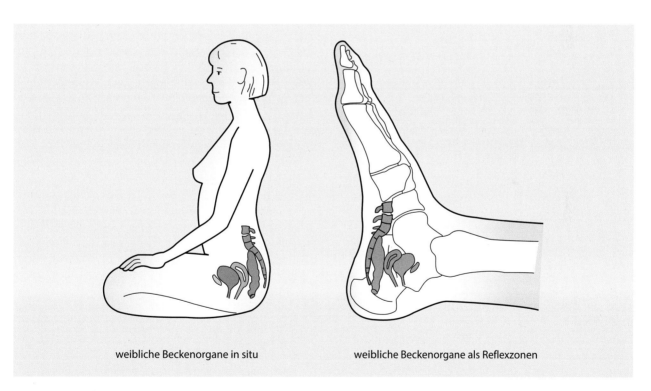

weibliche Beckenorgane in situ   weibliche Beckenorgane als Reflexzonen

■ **Abb. 13.20**   Beckenorgane der Frau und deren Zonen

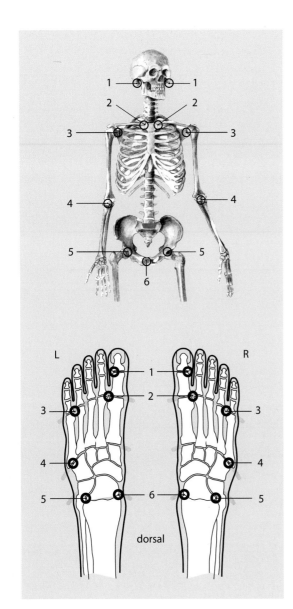

Abb. 13.21   Formenähnlichkeiten von Gelenken

13.11.3   Kriterien zur Behandlung

In der palliativen Pflege steht im Vordergrund, die letzte Lebensphase der Patienten zu erleichtern und sie in dieser besonderen Zeit gut zu begleiten. Dazu kann die Fußreflextherapie mit ihren vielfachen Spezialisierungen, z. B. der Entwicklung der Lymphzonen und der noninvasiven Narbenbehandlung, einen wertvollen Beitrag leisten. Auch wenn ihre Wirkung den ganzen Menschen in allen Ebenen und Schichten erreicht, erhebt sie keinen Anspruch, das Leben der Schwerstkranken zu verlängern. Aber in der Zeit, die noch zur Verfügung steht, lässt sich die Lebensqualität der Menschen verbessern.

Inwieweit das möglich ist, hängt von einigen Faktoren ab:

- Vor allem von der vorhandenen **Lebenskraft** der Patienten. Als Ordnungstherapie konzentriert sich die Reflexzonentherapie am Fuß auf die Unterstützung der noch zur Verfügung stehenden Regenerationskräfte und vermeidet das einseitige Bekämpfen eines Symptoms oder der Krankheit. Sie sieht Krankheit und Sterben nicht als „Feind".
- Von der **menschlichen Qualität** derer, die die Behandlung durchführen. Es lässt sich bei allen Pflegekräften, die diesen Beruf gewählt haben, voraussetzen, dass sie bereit sind, den Mitmenschen gern und mit Empathie zu berühren, auch an den Füßen.
- Von der **praktischen Kenntnis** dieses therapeutischen Fachbereiches. Das bezieht sich vor allem auf die Technik der Fußreflextherapie, das Verständnis für therapeutische Zusammenhänge und die situationsgerechte Dosierung der im Fußgewebe gesetzten Impulse.

Reflexzonen am Fuß sind am verlässlichsten unter **pathologischen** Vorzeichen als solche erkennbar. Das heißt: Solange z. B. die Verdauung eines Menschen normal funktioniert, sind auch die **Zonen** des Darmes unauffällig. Erst wenn sich Störungen als Obstipation, Diarrhö oder Kolitis entwickeln, sind Veränderungen auch in den Darm**zonen** am Fuß zu ertasten und vonseiten der Patienten zu spüren.

- **Kennzeichen belasteter Reflexzonen**
- Subjektiv empfundener Schmerz an der zugeordneten Stelle am Fuß
- Reaktionen des vegetativen Nervensystems beim Behandeln einzelner Zonen, z. B. feuchte Hände, trockener Mund, Veränderung der Gesichtsfarbe etc.
- Tonusveränderungen im Fußgewebe, die sich allerdings erst mit einiger Übung und Erfahrung feststellen lassen

> Über Ursache, Art und Dauer der Erkrankung eines Patienten sagt eine belastete Zone zunächst nichts aus. Sie zeigt jedoch anhand ihrer Schmerzhaftigkeit und der Reaktionen des Vegetativums das Wesentliche: Diese Stellen brauchen Unterstützung und Behandlung.

13.11.4   Bewährte Indikationen

- **Unspezifische Indikationen**

Eine der offensichtlichsten Indikationen sind kalte, schlecht durchblutete Füße. Nicht nur alte oder kranke Menschen, auch Kinder und Jugendliche, ebenso sogenannte Gesunde nehmen den chronischen Wärme-mangel an ihren „Wurzeln" kaum noch als Beein-trächtigung ihres Befindens wahr. Hier wird häufig „normal" mit „üblich" verwechselt. Aber sobald ihre Füße behandelt werden, erleben sie, dass nicht nur die Füße, sondern der ganze Mensch vitaler, besser durch-blutet und beweglicher wird – ein überzeugendes Plädoyer fürs Barfußgehen!

Selbst bei Schwerstkranken, die sich verbal nicht mehr äußern können, sind spontan Veränderungen zu beobachten, am häufigsten an weniger verspannten Ge-sichtszügen, auf denen sich sogar ein kleines Lächeln ausbreiten kann.

■ Spezifische Indikationen
— Schmerzen chronischer oder akuter Art, prä- oder postoperativ, im Organ- oder Skelettsystem
— Unruhezustände und Schlafmangel, tagsüber oder nachts
— Insuffizienzen in den Systemen von Atmung und Herz/Kreislauf
— Appetitlosigkeit, Erbrechen
— Hustenattacken, lang andauernder Schluckauf
— Verminderte Harnausscheidung, Wasserein-lagerungen im Gewebe
— Darmprobleme, gleich ob Obstipation oder Diarrhö
— Emotionale Belastungen, Stimmungsschwankungen, Angstzustände

Aus der Praxis   Erfahrene Therapeuten können durch Be-handlung der entsprechenden Zonen selbst bei Patienten mit prä- und postoperativem Ileus die Darmperistaltik wieder aktivieren. Bei schwerer Atemnot, ausgelöst durch Aszites, kann die Fußreflextherapie u. U. die Wasseraus-scheidung so fördern, dass das Zwerchfell seine dynami-sche Bewegung wieder aufnimmt und die akute Atemnot zumindest für Stunden nachlässt.

❯ Die Veränderungen bzw. Verbesserungen der jeweili-gen Situation sind immer im Rahmen der noch vor-handenen regenerativen Möglichkeiten zu sehen.

13.11.5   Kontraindikationen

Kontraindikationen gibt es bei Menschen, die so gut wie keine Aussicht auf Verbesserung ihres Krankheits-zustandes haben, kaum, denn das zentrale Motiv der Fuß-behandlung ist die Erleichterung der bedrängenden Sym-ptome und die empathische Begleitung bis zum Ende ihres Lebens. Falls Unsicherheit besteht, ob die Behandlung möglich ist: Ausgleichsgriffe (▸ Abschn. 13.11.8) passen jederzeit, denn sie sind neutral und haben eine harmoni-sierende Wirkung.

Ganz selten kann es jedoch vorkommen, dass ein Mensch entweder verbal oder durch kleine Gesten wie das Zurückziehen des Fußes signalisiert, dass er die Be-rührung an den Füßen nicht möchte. Das ist immer zu respektieren. Er wird seine Gründe dafür haben, gleich ob wir sie verstehen oder nicht.

13.11.6   Praktische Anwendung

Die Fußreflextherapie ist im wörtlichen Sinne eine Be-hand-lung. Beide Hände, speziell jedoch die Daumen und Finger, sind im Einsatz. ◻ Abb. 13.22 zeigt die Füße einer 91 Jahre alten Frau, die diese Behandlung seit Jahren in gesunden und in kranken Zeiten wert-schätzt. Obwohl sie eine äußerst kleine Rente bekommt, gönnt sie sich die Fußbehandlung als beinahe einzigen „Luxus". Sie richtet sich außerdem oft selbst ein Fuß-bad, denn sie hat erlebt, dass von keinem Körperteil so viel an Erfrischung und Wohlbefinden ausgeht wie von den Füßen.

Zur ersten **neutralen** Kontaktaufnahme und zur Mo-bilisierung der Knochen- und Gewebestruktur werden die größeren und kleinen Gelenke in alle Richtungen sanft bewegt. Streichungen über das gesamte Fuß-gewebe, evtl. bis zu den Knien, stabilisieren allgemein und fördern die Durchblutung.

Zur **gezielten** Behandlung sind Daumen und Finger aktiv, die die einzelnen Reflexzonen präzise und mit rhythmischen Auf-Ab-Bewegungen in Millimeter-schritten erfassen. Die praktische Durchführung der Reflexzonentherapie am Fuß lässt sich nur sehr um-ständlich mit Worten beschreiben. So wie ein Bild von

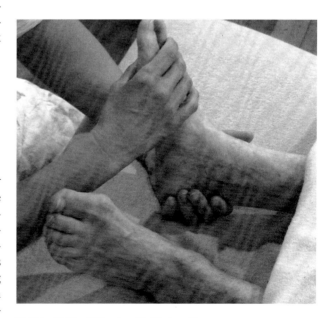

◻ **Abb. 13.22**   Füße einer 91-jährigen Frau

Händen an einem Klavier keinem Schüler vermitteln kann, wie das Musikstück zum Klingen gebracht wird, muss auch die Behandlung des „Instrumentes" Fuß praktisch erlernt und eingeübt werden. Wir bieten u. a. spezielle Kurse für Fachpersonen aus der Hospiz- und Palliativpflege an.

Abgesehen vom handwerklichen Einsatz der Griffe entscheidet die **innere Einstellung** zum Mitmenschen mit, ob und wie die Behandlung wirkt. Qualität lässt sich nicht messen oder wiegen, aber erleben. In der Hospiz- und Palliativpflege gilt allgemein, den Menschen zwar zu halten, aber nicht festzuhalten, weder körperlich noch emotional. Das wird auch bei unserer Therapie bedacht.

13.11.7   Symptom- und Hintergrundzonen

Verständlicherweise steht, vom **Patienten** aus gesehen, die Symptomatik im Vordergrund: Der stechende Schmerz in der Operationswunde, die bedrängende Atemnot, der Harnstau, die chronische Obstipation, die beängstigende Herz- und Kreislaufschwäche u. a. m.

Die **Behandelnden** sollten aber bedenken: Krankheit beginnt nicht erst, wenn sie sich zeigt. Immer ist vor dem Auftreten des Symptoms die innere Regulationskraft gestört bzw. geschwächt. Deshalb ist das Symptom aus therapeutischer Sicht als „Hilferuf" von außen zu verstehen.

Es ist eine der Stärken der Reflexzonentherapie am Fuß, dass sie dieses Wissen in die Behandlung einbezieht und zum Vordergrund der Symptomatik auch deren Entstehungshintergrund mit erfasst. Die Praxis zeigt, dass gar nicht selten das Betonen der Hintergrundzonen rascher zum gewünschten Resultat führt als eine Überbewertung der Symptomatik.

> **▶ Beispiele**
>
> — Bei einer Patientin mit ausgeprägter **Atemnot** ist die Behandlung der Hintergrundzonen Darm oder Nieren genauso wichtig wie die der Symptomzonen von Lungen und Bronchien.
>
> — Im Endstadium eines **Mammakarzinoms** bringt die Behandlung der Zonen des Schultergürtels und der mittleren Brustwirbelsäule oft mehr Erleichterung als die isolierte Betonung der Symptomzone der Brust.
>
> — Bei bedrohlicher **Herzinsuffizienz** sollten die Hintergrundzonen Zwerchfell und Milz mitbehandelt werden. Selten wird daran gedacht, dass ein zentraler Anteil des Zwerchfells, die sogenannte Pars lumbalis, der oberen Lendenwirbelsäule vorgelagert ist. Daraus ergibt sich, dass dieser Teil der Wirbelsäule in den Fußzonen mit erfasst werden müsste. Genauso ist meist nur in Fachkreisen der Akupunktur bekannt, dass zwischen Milz- und Herzmeridian direkte energetische Beziehungen bestehen. Als therapeutische Konsequenz wird deshalb auch die Milzzone bei Herzkranken mitbehandelt.
>
> 5   Bei Patienten mit **Sarkom** im Bereich der Hüfte bringt zusätzlich zur Sedierung der Hüftzone die ergänzende Behandlung der Zone der unteren Wirbelsäule (Innervation) und die der gegenüberliegenden Hüfte (konsensuelle Therapie) oft ein deutliches Maß an Schmerzreduktion. Auch die Zone der seitengleichen Schulter kann mitbehandelt werden, denn aus der Embryologie ist bekannt, dass die Extremitäten aus demselben Keimblatt entstanden sind. Die zu einseitige Behandlung der Hüfte würde die Schmerzen in bestimmten Situationen sogar eher verstärken. ◀

Die jeweils in Frage kommenden Hintergrundzonen zeigen sich am deutlichsten durch die Überprüfung, ob sie schmerzhaft sind oder nicht. **Regel:** Je akuter die Schmerzen in situ sind, desto eher wird in der entsprechenden Zone sedierend, beruhigend behandelt.

Sedieren heißt: Der Daumen bzw. Finger bleibt in Ruhestellung an der zugeordneten Zone. Er liegt, je nach Situation, weich an der Gewebeoberfläche oder wird etwas kräftiger in die Tiefe geführt. Erst wenn der Schmerz an dieser Stelle nachlässt, erfolgen die nächsten Griffe.

Tonisieren bedeutet, dass die infrage kommende Zone durch die rhythmische Auf-Ab-Bewegung des Daumens und der Finger in ihrer Aktivität angeregt wird. Der Zustand des Patienten entscheidet, ob sanft oder kräftig tonisierend behandelt werden kann.

13.11.8   Behandlungsdauer und -intensität

■ Dauer

Bei der Behandlung von Schwerstkranken ist zu bedenken, dass schon einige Minuten, bei Bedarf mehrmals am Tag angeboten, genug sein können, um eine Veränderung des Zustandes einzuleiten. Wird zu lange und zu betont an einer spezifischen Stelle gearbeitet, kann die angestrebte Verbesserung zum Gegenteil führen.

Die Behandlung der schmerzenden Zonen wird abgerundet mit neutralen **Ausgleichsgriffen**, die vor allem das vegetative Nervensystem stabilisieren. Sie erleichtern das Gesamtbefinden nicht nur auf der körperlichen, sondern auch auf der seelischen Ebene. Das sind z. B.

— Fersendehnungen, die die Atmung unterstützen
— Sanftes Berühren der beiden Fußsohlen mit den Handinnenflächen
— Auftragen von naturbelassenen Cremes oder angenehm duftenden Ölen
— Mehrmals wiederholte Streichungen über Fußsohlen und -rücken

■ Intensität

Die Intensität der einzelnen Griffe richtet sich immer nach dem augenblicklichen Zustand des Patienten. Eine Regel, die auch die Reflexzonentherapie am Fuß kennt: Sanfte Reize fördern, starke hemmen, zu kräftige heben die gute Wirkung auf.

Wir arbeiten grundsätzlich **mit** dem Schmerz, nie gegen ihn! Zum rechten Maß für die Dosierung führt z. B. das Beobachten der mimischen oder verbalen Reaktionen des Patienten. Solange er noch ansprechbar ist, erweist sich die einfache Frage „Wie fühlt es sich an?" als besonders nützlich. Sie zeigt ihm, dass nicht eigenmächtig über ihn verfügt wird, sondern dass er bei der Entscheidung, wie kräftig oder sanft behandelt wird, ein deutliches Mitspracherecht hat.

Kinder vertragen in der Regel, oft zum Erstaunen ihrer besorgten Eltern, auch einen etwas deutlicheren Griff in den Reflexzonen recht gut. Dadurch, dass sie sich meist spontaner als Erwachsene auf die Beobachtung einlassen können, wann der Schmerz **nachlässt** (nicht, ob er noch da ist!), kann der Schmerz zumindest einen Teil seiner Bedrohung verlieren. Generell sollten Eltern und Nahestehende ermutigt werden, die Füße der Kinder so oft wie möglich in die Hände zu nehmen, denn die Berührung verringert die Hilflosigkeit der Situation gegenüber und bringt Entlastung auf vielen Ebenen.

Kalte Füße brauchen immer Wärme in irgendeiner Form, z. B. mit kräftigem Reiben oder Wärmflaschen.

13.11.9 „Normale" Sterbebegleitung

Da wir in pflegenden und therapeutischen Berufen daran gewöhnt sind, in pathologischen Kategorien zu denken, wird fast vergessen, dass die Reflexzonentherapie am Fuß schlicht auch zur Begleitung von Menschen von großem Wert sein kann, die sich aus diesem Leben verabschieden, **ohne** krank zu sein.

Auch ihnen tut es gut, wenn die Füße jeden Tag für kurze Zeit behandelt oder nur ruhig gehalten werden, evtl. verbunden mit dem Auftragen einer guten Creme. Verwandte oder Nahestehende verlieren schnell die anfängliche Scheu vor der Berührung durch eine kleine praktische Einweisung und Ermunterung.

Zudem ist die räumliche Distanz der Füße zu „oben" für beide Seiten ein emotionaler Schutz. Die Brücke der Berührung kann helfen, sich der „unerledigten Geschäfte" (Elisabeth Kübler-Ross) zu erinnern und sie nonverbal so weit wie möglich noch zu klären. Das Ergebnis ist an der generellen Erleichterung zu spüren, auch bei bewusstlosen Menschen. Es entsteht Ruhe und Gelassenheit und manchmal fast eine Atmosphäre von Heiterkeit.

■ Das Unendlichkeitszeichen

In der Reflexzonentherapie am Fuß wird bei allen Lebensübergängen, bevorzugt aber beim Weg vom diesseitigen ins jenseitige Leben, ein Griff gewählt, den ich vor Jahrzehnten aus der anthroposophischen Medizin in die Fußarbeit übertragen habe. Dort wird die „liegende Acht", die Lemniskate, meist am Rücken der Patienten durchgeführt.

Da der plantare Anteil des Fußes formenanalog dem Rücken des Menschen entspricht (■ Abb. 13.21), wenden wir diese sanften und klaren Streichungen an beiden **Fußsohlen** an (■ Abb. 13.23). Sie werden in Ruhe 10-, 15-mal wiederholt. Für die rhythmische Bewegung dieses Ausgleichsgriffes eignen sich die **Handrücken** (ohne Ringe!) besonders gut.

Ich weiß kein passenderes therapeutisches Abschiedsritual als diesen Griff, der zugleich die Verbindung vom endlichen ins unendliche Leben symbolisiert. Mit ihm wird ohne viele Worte und auf recht „normale" Weise bewusst, dass diese klugen und sensiblen Bewegungs- und Tastorgane jeden von uns geduldig durch sein ganzes Leben tragen, bis zum Ende.

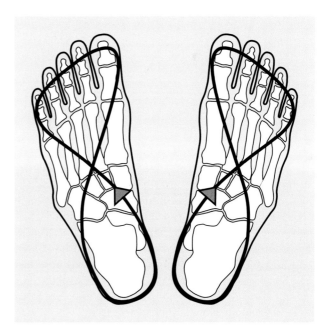

■ **Abb. 13.23** Die Lemniskate

13.12   Akupressur in der Palliativpflege

Dorothee Wellens-Mücher

In Kürze

Trotz großer Fortschritte in der Behandlung von Palliativpatienten gibt es immer wieder Momente, in denen sich deren Symptome nur unbefriedigend regulieren lassen. Es kommt zu Situationen, in denen wir uns als Menschen, die in der Palliativmedizin arbeiten, wünschen, dass es „noch etwas gibt", wir noch etwas tun können. Das sind (spätestens) die Momente, in denen komplementäre Verfahren wie z. B. Aromapflege, Homöopathie, Wickel und Auflagen sowie die Akupressur zum Einsatz kommen können.

Unter dem Sammelbegriff Akupressur werden Techniken zusammengefasst, die im asiatischen Raum entwickelt worden sind und mit Finger-, Daumen- oder Händedruck regulierende Einflüsse auf den menschlichen Organismus ausüben. Über ihre Entstehung gibt es keine zuverlässigen Quellen, doch es wird angenommen, dass die Akupressur mehrere tausend Jahre alt ist und im weiteren Verlauf der Entwicklung aus der Fingerdruck- die Nadelbehandlung (Akupunktur) entstanden ist. Je nach Region und kulturellen Einflüssen gibt es unterschiedliche Akupressurtechniken, einige sind im Laufe der Jahrhunderte immer weiter verfeinert worden, andere sind für immer verloren gegangen. Heute werden unterschiedliche Akupressurmethoden im gesamten Fernen Osten (vor allem in China, Japan und Korea) sowie neuerdings auch in den USA und in Europa praktiziert.

Alle Akupressurtechniken beziehen sich mit unterschiedlichen Schwerpunkten auf die Grundlagen der Traditionellen Chinesischen Medizin.

13.12.1   Akupressur

Für den Einsatz in der palliativen Pflege wurden von der Autorin einfache, kurze und wirksame Akupressursequenzen entwickelt, um sie in die Pflege und Betreuung zu implementieren. Dies ist gelungen in Zusammenarbeit mit Ärzten und Pflegekräften von Palliativstationen, Hospizen und SAPV-Teams sowie Patienten und ihren Angehörigen. Techniken aus der Jin-Shin-Akupressur, dem Shiatsu sowie weiteres Wissen aus der Akupunktur wurden in der Methode Medi Akupress® und dem Konzept „Begleitende Hände" zusammengefügt.

Dabei wurde unter anderem besonderer Wert auf die Art des Drucks gelegt. Der Begriff Akupressur ist irreführend, da er impliziert, dass ein starker Druck auf die Punkte ausgeübt wird. Im Chinesischen gibt es den Begriff *wuwei*, der mit „Nicht-Tun" oder „Nicht-Handeln"

übersetzt werden kann. Ein chinesisches Sprichwort sagt: „Der Weise tut nicht, und doch bleibt nichts ungetan."

Wird *wuwei* in den Mittelpunkt der Akupressur gestellt, so bedeutet das, dass der Kontakt zu den Punkten langsam und mit einer „horchenden" Qualität in den Händen aufgenommen wird, um die ihnen innewohnende Bewegung und Lebendigkeit zu erspüren. Interessant ist, dass die Patienten bei dieser Art der Punktlokalisation sofort „wissen", wo die Punkte sind. Sie werden nicht als schmerzhaft empfunden, sondern mehr in dem Sinne, dass „da etwas Besonders" ist, und die Behandlung wird oft als tief berührend erlebt. Die Herausforderung für die Ausführenden besteht darin, statt zu „machen" und zu „wollen" langsam auf die Punkte zuzugehen und „ihnen zu begegnen".

13.12.2   Definitionen

- **Qi**

In den fernöstlichen Lehren gibt es die Vorstellung, dass eine Kraft im Körper vorhanden ist, die allen körperlichen, seelischen und geistigen Lebensvorgängen zugrunde liegt. Diese Kraft wird *qi* genannt. Sie zirkuliert entlang sogenannter Leitbahnen (Meridiane) und verdichtet sich in deren Verlauf in bestimmten Punkten.

- **Punkte**

Wie überall auf der Welt haben sich auch früher schon die Menschen in China dort berührt, wo sie Schmerzen und Unwohlsein im Körper erlebten. Mit Sicherheit wussten sie auch damals schon, wie hilfreich es ist, sich bei Kopfweh die Schläfen oder die Stirn zu massieren, den Nacken zu reiben oder den Rücken bei Schmerzen und Schwäche mit den Händen stützen. Dabei entdeckten sie, dass es bestimmte kleine Bereiche gab, mit denen sie Beschwerden besonders erfolgreich lindern konnten. Das war wahrscheinlich der Anlass, dieses intuitive Handeln und die besonders wohltuenden Stellen genauer zu erforschen Die so gefundenen Reizorte sind heute als Akupunktur- und Akupressurpunkte bekannt.

Aufgrund jahrtausendelanger Erfahrung wurden die Indikationen dieser Punkte immer genauer und detaillierter beschrieben. Dabei wurden unterschiedliche Arten von Punkten definiert:
- **Nah- oder Lokalpunkte:** Diese liegen dort, wo auch die Beschwerden sind, z. B. im Bereich von Schultern und Nacken.
- **Fern- oder Distalpunkte:** Punkte, die weit ab vom Ort der Beschwerden liegen, z. B. Punkte in den Handflächen, die wir bei Nervosität reiben.

13

Grundlagen und Besonderheiten der Palliativen Pflege

■ Leitbahnen

Einige Menschen erleben von den Punkten ausgehend kribbelnde, pulsierende, strömende, warme oder kühle Ausstrahlungen. Interessant ist, dass es in den Beschreibungen dieser Phänomene große Übereinstimmungen gibt. Es ist anzunehmen, dass die oben erwähnten „Leitbahnen" aufgrund dieser Phänomene beschrieben worden sind.

13.12.3 Pe 6 „Inneres Tor"

Die Abkürzung „Pe 6" bedeutet, dass es sich um den 6. Punkt auf der Perikardleitbahn handelt (◻ Abb. 13.24).

Wirkung   Die Wirkung dieses Punktes wird folgendermaßen beschrieben:
– „Öffnet den Brustkorb" und ist damit einer der wichtigsten Punkte bei Atemnot und Enge in der Brust
– „Öffnet das obere Drittel des Magens" und ist damit einer der wichtigsten Punkte bei Übelkeit
– „Reguliert die Kräftigkeit und Schnelligkeit des Pulses" und wirkt somit regulierend auf den Puls und Blutdruck
– „Beruhigt *Shen,* den Geist"

Der chinesische Begriff *Shen* wird verwendet, um die ganze Sphäre emotionaler, mental-intellektueller und spiritueller Aspekte eines menschlichen Wesens zu umschreiben. Das Blut (im chinesischen Sinn) ist die Wurzel des Geistes, weil es den Geist anwurzeln lässt, ihn umfasst und verankert, sodass der Geist ruhig und glücklich sein kann. Bei einem Mangel an „Herzblut" kann es den Geist nicht anwurzeln lassen, und das führt zu Unruhe, Depression, Angstzuständen und Schlafstörungen (Maciocia 1994).

Lokalisation   Wenden wir uns Menschen zu, die unter Unruhe und Atemnot leiden, dann beinhaltet diese Zu-

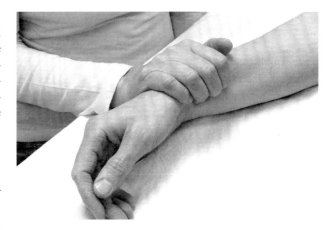

◻ **Abb. 13.25**   Lokalisation

wendung oft auch eine beruhigende, Vertrauen weckende Berührung. Schauen wir uns diese Handhaltung/Geste in ◻ Abb. 13.25 an, dann wird erkennbar, dass unsere Finger mittig auf der Innenseite des Unterarms liegen. Der Mittelfinger liegt fast wie von selbst ca. 3 Querfinger ellbogenwärts vom Handgelenk entfernt zwischen den Sehnen. Betonen wir in dieser Geste nun den Druck des Mittelfingers, wird der Punkt Pe 6 stimuliert.

Einsatzbereiche
– Bei Kreislaufinstabilität, z. B. bei Mobilisation → den Punkt ca. 2–3 Minuten halten
– Bei Übelkeit → den Punkt ca. 2–3 Minuten halten
  – bei Nahrungsaufnahme
  – *Beispiel:* Bei demenziell erkrankten Menschen kommt es im fortgeschrittenen Stadium der Erkrankung häufiger zu Würgen und Erbrechen beim Anreichen der Nahrung. Wird der Punkt währenddessen gehalten, treten diese Symptome meist nicht mehr oder sehr abgemildert auf.
  – nach zu reichhaltigem Essen
  – bei Reise- bzw. Transportübelkeit
– Zur Erleichterung des Erbrechens
  – bei Ileus
    Beispiel: Patienten mit einem tumorbedingten Ileus haben häufig das Bedürfnis zu essen, leider folgt aber der Nahrungsaufnahme oft Erbrechen. Wenn dies der Fall ist, kann der Punkt gehalten werden, dadurch wird das Erbrechen leichter. Trinken die Patienten davor noch etwas lauwarmes Wasser, müssen sie weniger würgen und die verdünnte Magensäure ist weniger aggressiv.
  – bei akuter virusbedingter Gastritis
  – bei Übelkeit in der Finalphase
    Beispiel: Eine Ursache für Unruhe und Atemnot in der Finalphase ist eine Stauung im Magen. Wird der Punkt Pe 6 in dieser Situation angewendet, kann das zu Erbrechen führen. Danach sind Atemnot und Unruhe zumeist verschwunden.

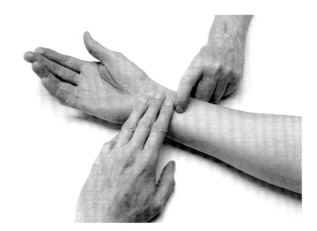

◻ **Abb. 13.24**   Pe 6 „Inneres Tor"

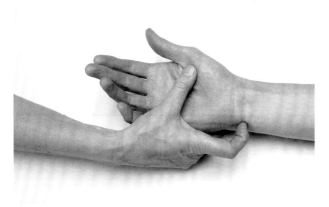

Abb. 13.26   He 7 „Tor des Geistes"

13.12.4   He 7 „Tor des Geistes"

Wirkung   He 7 liegt auf der Herzleitbahn. Er beruhigt und befriedet *Shen*, den Geist.

Lokalisation   Ein Finger zieht vom Kleinfinger die Handkante Richtung Handgelenk entlang und fällt dort wie von selbst in den Handgelenksspalt. Dort hakt sich der Finger auf der Innenseite des Gelenks ein (neben einer Sehne) (Abb. 13.26). Dieser Punkt ist sehr klein und liegt etwas verborgen, ist aber sehr deutlich zu spüren.

Einsatzbereiche
- Akute Angst

  Der Punkt kann in Situationen, in denen sie Angst erleben, von Patienten selbst gehalten werden, z. B. vor oder während Untersuchungen, in Aufklärungsgesprächen etc.
- Unruhe, Gefühl, getrieben zu sein

> **► Fallbeispiel**
> In einem Hospiz bat der Sohn einer 56-jährigen Patientin die Schwestern um Hilfe. Seine Mutter sei so unruhig. Er habe sie auf ihren Wunsch hin schon umgelagert, das Kissen aufgeschüttelt, ihre Hand gehalten und das Fenster geöffnet, aber sie fühle sich immer noch getrieben. Auf Nachfrage konnte die Patientin ihr Befinden nicht differenzierter beschreiben. Die Kollegin zeigte dem Sohn den Punkt He 7 und wie er ihn bei seiner Mutter halten könne. Nach einer Weile wurde die Patientin ruhiger und schlief nach ca. 5 Minuten ein. Der Sohn blieb weiterhin bei ihr und im Kontakt mit dem Punkt. Nach weiteren 15 Minuten erwachte die Patientin und sagte: „Das war eine ganz schwieriger Phase, durch die ich durch musste, und der Punkt war sehr hilfreich." Die Patientin ist drei Tage später verstorben. ◄

- Desorientiertheit

  Immer wieder begegnen Pflegekräfte Angehörigen, die mit einer schwierigen Situation überfordert, von ihren Gefühlen überflutet und kaum noch in der Lage sind, auf Ansprache adäquat zu reagieren. In solchen Momenten kann es sehr hilfreich sein, sich mit den Betroffenen einen kurzen Moment hinzusetzen und He 7 wie beschrieben zu halten. Meist klärt sich die Verwirrung und Kontaktlosigkeit nach 1–2 Minuten, und der Zustand stabilisiert sich nach weiteren 2 Minuten.

> **► Fallbeispiel**
> Als die Therapie bei ihrem onkologisch erkrankten Kind abgeschlossen wurde, reagierte die Mutter mit akuter Angst. Nach den vielen Monaten mit Chemotherapien, Kontrolluntersuchungen, Hoffen und Bangen und dem Wechselbad von Gefühlen war sie mit der Freude über die erfolgreiche Therapie und der Entlassung ihrer Tochter aus der engen Betreuung emotional völlig überfordert. Sie lief im Zimmer auf und ab, wimmerte vor sich hin und reagierte kaum auf Ansprache. In dieser Situation wurde ich zu ihr gerufen. Ich stellte mich ihr in den Weg und sprach sie laut an. Meine Frage, ob sie sich mit mir einen Moment hinsetzten würde und ich sie berühren dürfe, beantwortete sie mit „Ja". Ich legte eine Hand ganz leicht auf ihren Kopf und mit der anderen hielt ich mit mittlerem Druck den Punkt He 7. Nach ca. 1,5 Minuten schaute sie mich an und fragte erstaunt, was ich denn da machen würde. Auf meine Gegenfrage „Wie fühlt es sich denn für Sie an?" erwiderte sie: „Wie in der HB-Werbung, kennen Sie die?" Ich bat sie, mir das genauer zu beschreiben. „Es ist, als wenn mich etwas nach unten zieht, und das fühlt sich gut an." Ich blieb in dem Bild der Werbung und sagte ihr, sie solle mir Bescheid sagen, „wenn sie wieder unten angekommen sei". Nach weiteren 2 Minuten war sie ruhig und wieder ganz bei sich. Später ließ sie mir ausrichten, sie sei ganz gelassen nach Hause gefahren (Wellens-Mücher 2016, S. 130). ◄

■ **Unterscheidung Pe 6 und He 7**

Beide Punkte beruhigen *Shen*, den Geist, sind in ihrer Indikation jedoch klar zu unterscheiden. Pe 6 wird bei körperlichen Symptomen wie Brustenge, Atemnot, Kreislaufinstabilität eingesetzt, wenn diese mit Angst einhergehen. He 7 ist der Punkt der Wahl, wenn die psychische Symptomatik der Angst und Unruhe im Vordergrund steht.

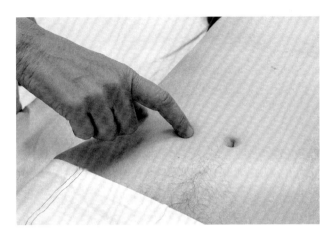

◘ **Abb. 13.27**   Ma 25 „Himmelssäule"

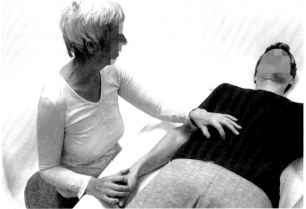

◘ **Abb. 13.28**   Ma 25 und Di 4 – Behandlung

13.12.5   Nah- und Fernpunktkombination

Obstipation und Diarrhö

- Lokalpunkt

Ma 25 „Himmelssäule" (◘ Abb. 13.27)

Lokalisation   Auf der Magenleitbahn: drei Fingerbreit neben dem Bauchnabel auf dem Bauchmuskel

Druckrichtung   Senkrecht auf den Bauchmuskel

- Fernpunkt

Di 4 „Talverbindung"

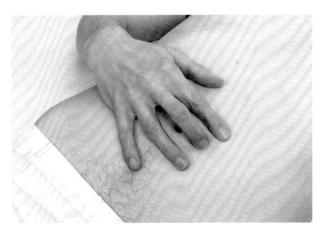

◘ **Abb. 13.29**   Ma 25 – Selbstbehandlung

Lokalisation   Auf der Dickdarmleitbahn: wenn Daumen und Zeigefinger der Hand des Patienten zusammenliegen, am Ende der Falte, die sich dabei bildet

Druckrichtung   Auf den Muskelbauch Richtung Mittelhand

❯ Achtung: Diese Punktkombination ist bei Schwangeren nicht erlaubt.

Einsatzbereiche
- Allgemeine Darmträgheit
- Urlaubsverstopfung
- Medikamentös bedingte Verstopfung
- Darmträgheit als Folge anderer Erkrankungen
- Reizdarmsyndrom
- Durchfälle aufgrund von Nahrungsmittelunverträglichkeit
- Morbus Crohn
- Colitis ulcerosa

➔ In diesen Fällen werden beide Punkte werden 3- bis 4-mal täglich gleichzeitig ca. 2–3 Minuten mit geringem Druck auf der rechten und linken Seite leicht massiert (◘ Abb. 13.28).
- Akute Verstopfung
- Darmverschluss aufgrund von Tumoren

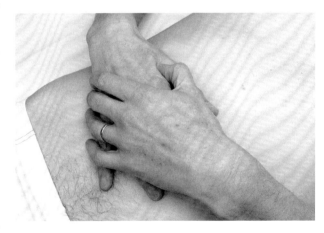

◘ **Abb. 13.30**   Ma 25 und Di 4 – Selbstbehandlung

➔ In diesen Fällen werden beide Punkte stündlich ca. 2–3 Minuten mit geringem Druck auf der rechten und linken Seite leicht massiert, bis die Patienten abführen. Das kann bis zu 3–5 Anwendungen erfordern.

Um die Kontinuität zu gewährleisten, werden Angehörige mit angeleitet oder die Patienten zur Selbstbehandlung angelernt (◘ Abb. 13.29 und 13.30).

► Fallbeispiel

Eine Kollegin der Palliativstation des St.-Elisabeth-Krankenhauses in Köln berichtet über eine Patientin mit einem tumorbedingten Ileus:

Frau S., 72 Jahre, ist mit einem Lokalrezidiv eines bösartigen Brennertumors im Bereich des distalen Rektums auf der Station. Radiologisch mittels CT wurde eine mechanische Passagebehinderung im Bereich des tiefen Dünndarms diagnostiziert. Sie hatte eine akute Ileus-Symptomatik, lehnte aber eine OP wie auch eine Ablauf-PEG (Sonde) ab. Zwei Tage später war der Bauch zunehmend aufgebläht und die Patientin litt unter starker Übelkeit. Im Laufe des Nachtdienstes wendete die Kollegin zweimal die Punktkombination Ma 25 mit Di 4 an. Am folgenden Vormittag hat die Patientin massiv abgeführt, danach war der Bauch weich und sie verspürte auch keine Übelkeit mehr (Wellens-Mücher 2016, S. 122 f.). ◄

13.13 Hypnotherapie in der Palliativversorgung – oder: Was die Palliativversorgung von der Hypnotherapie lernen kann

Wolfgang Schulze

Hypnotherapie befasst sich mit dem Umgang und der Nutzung von Trancezuständen für therapeutische Zwecke. Nachdem Trance ein universelles Phänomen ist, das von jeher zum Leben gehört, sind auch die Anwendungen vielfältig – und es soll betont werden, dass es im Folgenden weniger um eine Technik geht als vielmehr um eine (hypno-)therapeutische Haltung und Kommunikation. Palliative-Care-Patienten befinden sich in einer vulnerablen Lebensphase, wie auch Hypnotherapiepatienten in Trance verletzlich, vulnerabel sind, und ein wertschätzender, ressourcenorientierter Umgang gehört zur Haltung eines guten Hypnotherapeuten.

Zunächst kann davon ausgegangen werden, dass sich „Palliativpatienten" gehäuft in Trance-Zuständen befinden. Wenn man das berücksichtigt, wird man den Patienten mehr gerecht, wird die Kommunikation verbessert, und Fehler in der Kommunikation werden vermieden. Wir begegnen Patienten u. U. „tiefer" – auf der „Trance-Ebene" – als ohne diese Kenntnisse. Es handelt sich hier um eine „implizite" Anwendung hypnotherapeutischer Erkenntnisse, die unseren Kommunikationsstil verfeinert, ohne dass „explizit" Hypnose angewendet wird: Jeder in der Palliativversorgung Tätige, „alle Mediziner … sollten hypnotische Kommunikation kennen und anwenden" (Hansen 2010), auch ohne „explizite" Hypnoseausbildung.

Zum anderen ist bekannt, dass Hypnose ein äußerst wirksames Instrument ist, um unwillkürliche und „unbewusste" Prozesse zu beeinflussen, und was sind Symptome anderes als „unwillkürliche Prozesse", denen wir uns ausgeliefert fühlen. Durch Nutzung hypnotischer Phänomene gelingt so eine günstige Beeinflussung gerade der Symptome, die uns in der Palliativversorgung täglich begegnen, wie Dyspnoe, Hustenreiz, Angst, Übelkeit, Erbrechen, Inappetenz, Juckreiz oder (Durchbruch-)Schmerz. Für all diese Beschwerden gibt es Nachweise der Wirksamkeit von Hypnose aus anderen Kontexten, Studien in der Palliativversorgung sind aus den verschiedensten Gründen rar. Hypnotherapie ist in der Palliativversorgung sozusagen Off-Label-Use einer sonst evidenzbasierten Methode.

Die zunehmende Bedeutung der Hypnotherapie zeigt sich auch darin, dass sie in die Neuauflage der S3-Leitlinie Palliativmedizin (2019) unter „Spezifische nicht-medikamentöse Verfahren" aufgenommen wurde:

» Hypnotherapeutische Interventionen: nicht nur, aber vor allem mittels einer symptomorientierten Hypnose zur Reduktion psychogener Anteile belastender/ängstigender Symptome wie z. B. Schmerz, Übelkeit, Atemnot. Darüber hinaus auch Reduktion von Angst durch Ressourcenstärkung, Förderung der Krankheitsverarbeitung und Stärkung der Selbstwirksamkeitserwartung. Auch können hypnotherapeutische Interventionen Angst vor medizinischen Eingriffen und/oder Untersuchungen reduzieren. Hilfreich vor allem bei organischer und situativer Angst…

Ein Ziel hypnotherapeutischer Behandlung ist – das mag überraschen –, dem „Kontrollverlust" entgegenzuwirken und den Patienten die Kontrolle über ihren Körper ein Stück weit wieder zurückzugeben.

Hypnotherapie ist eine der am schnellsten wirkenden Methoden in der Behandlung von Angst, Depressionen, Phobien (z. B. Spritzenphobie oder Klaustrophobie) oder Traumaerfahrungen. Und gute Erinnerungen können reaktiviert werden, einerseits als Ressourcen, andererseits „absichtslos" – für die Biografiearbeit. Erinnerungen (wieder) zugänglich zu machen, die verschüttet schienen, ist eine besonders berührende Erfahrung.

Zu guter Letzt soll auch die Möglichkeit besprochen werden, hypnotherapeutisch Trauer zu begleiten. Diese neueren Trauerkonzepte werden nicht zuletzt durch Roland Kachler in seinen Büchern sehr anschaulich beschrieben.

13.13.1 Trance-Phänomene

Jeder, „der in Deutschland zur Schule gegangen ist", so meine Hypnotherapie-Lehrer, kennt Trance-Zustände: Die äußeren Bedingungen sind „ungünstig" – man hat den Stoff nicht kapiert und soll eine Klassenarbeit mitschreiben. Und während der Lehrer noch redet, geht ein „Teil von uns" in eine angenehme Trance, wir sind unterwegs an einem schönen Urlaubsort, genießen die Sonne, die Freiheit, riechen die guten Speisen, dass uns das Wasser im Mund zusammenläuft, wir widersetzen uns allen Naturgesetzen, schalten so weit ab, dass wir die Stimme des Lehrers gar nicht mehr hören, dass Zeit und Raum sich auflösen – bis irgendein „Wort" des Lehrers uns jäh wieder herausreißt …

Einige Trance-Phänomene werden bereits an diesem Beispiel erkennbar. Zunächst, dass es gar keinen Hypnotiseur braucht, man „spontan in Trance gehen" kann, besonders – aber nicht nur – bei Stress, Angst, Panik; ebenso, dass diese Phänomene „unwillkürlich" sind.

Hirnphysiologisch finden sich im funktionellen MRT u. a. Reduktionen der Hirnaktivität in Precuneus und präfrontalem Kortex.

Unbewusste Denkinhalte werden „freigelegt" und der Kontrolle der Großhirnrinde ein Stück weit entzogen, allerdings nicht so weit, dass in Trance ethische Normen durchbrochen würden oder Peinliches ungefiltert geschieht. „Ein Teil von mir" behält die Kontrolle.

Das veränderte Bewusstsein zeigt sich zunächst durch **kognitive Veränderungen.** In Trance „vergessen" wir die Zeit, die Zeitwahrnehmung kann komprimiert oder dilatiert sein (Zeitverzerrung), zum Beispiel: Patient: „Ich warte jetzt eine halbe Stunde auf mein Morphin!" – und es waren exakt 5 Minuten! Schwester: „Es waren aber nur 5 Minuten, Herr …, wir haben doch auch noch andere Patienten, und ich habe nicht Kaffee getrunken …" – Was geschieht beim Patienten? Er denkt sich: „Es war doch eine halbe Stunde, die glauben mir nicht, und ich bin wohl nicht so wichtig …": Der Kontakt reißt ab. – Bei Kenntnis der Zeitverzerrung würde man z. B. formulieren: „Oh ja, tut mir leid, Sie haben lange warten müssen!" – der Patient fühlt sich verstanden, der Kontakt bleibt erhalten.

Darüber hinaus wird in Trance die Grammatik vergessen. Wir hören jedes Wort für sich ohne Zusammenhang (Literalismus). Jedes Wort wird für sich wahrgenommen, wird umgehend in Bilder umgesetzt und löst entsprechende Assoziationsketten mit unmittelbaren Auswirkungen (siehe unten) aus: „Sie – werden – keine – *schlimmen* – *Schmerzen* – *leiden* – müssen – wenn das Rippenfell – *angestochen* – wird …" oder: „Ich erkläre Ihnen mal die Schmerzskala: Scherzen der Stärke 5 sind, wie wenn der *Finger in die Brotschneidemaschine* gerät … und 6 sind … und 7 sind … *fühlen* Sie sich hinein…" – „Ist ihre Übelkeit/Atemnot leicht, mittel oder wie beim *Ersticken*? Soll ich ihnen erklären, was das heißt?" …

In Trance werden Naturgesetze ebenfalls vergessen. Widersprüchliches wird problemlos akzeptiert. Wir können gleichzeitig an zwei Orten sein, können uns z. B. „von oben" sehen (Dissoziation). Im günstigen Fall kann sogar ein kleiner Eingriff „vergessen" werden (Amnesie), Zahnärzte arbeiten zum Teil damit.

Darüber hinaus gibt es **sensorische Phänomene,** die Afferenzen betreffend, und zwar auf allen Sinneskanälen: visuell, akustisch, kinästhetisch, olfaktorisch, gustatorisch (VAKOG). Die Aufmerksamkeit ist auf ein Ereignis oder Thema fokussiert, alles andere wird ausgeblendet. So werden Sinneseindrücke zum Teil nicht mehr wahrgenommen. Man spricht dann von „Minus-Phänomenen" oder „negativen akustischen, optischen, haptischen Halluzinationen", wie wenn ein „versunken" spielendes Kind die Mutter nicht mehr hört oder das Grünwerden der Ampel beim Vor-sich-hin-Träumen nicht bemerkt wird, obwohl wir direkt darauf starren. Auch das Nicht-Wahrnehmen von Schmerzreizen bei analgetischer Hypnose, z. B. beim Zahnarzt, zählt zu den Minus-Phänomenen. Ein „Plus-Phänomen" bzw. eine „positive akustische, optische, haptische Halluzination" ist das Wahrnehmen von Klängen, Stimmen, Bildern „so, als wäre man dort". Solche Phänomene sind auch von schizophrenen Psychosen bekannt, dann sind diese aber nicht mehr steuerbar (siehe unten).

Am spektakulärsten sind zweifellos **effektorische Phänomene,** also die Efferenzen betreffend, sowohl z. B. auf der sekretorischen als auch auf der motorischen Ebene. Wenn wir uns auch nur vorstellen, wir beißen in eine saure Zitrone, hat das sekretorische Auswirkungen auf die Speicheldrüsen, unabhängig davon, ob wir etwas von Speicheldrüsen wissen oder nicht. In Trance lassen sich auch andere exokrine oder endokrine Drüsen durch innere Bilder beeinflussen, z. B. die Nebenniere durch Imagination eines „Ruheortes" oder umgekehrt durch ein aufregendes Ereignis. Und so, wie sich die Muskelspannung der Arme durch autogenes Training senken lässt, indem wir uns „Schwere" vorstellen, so kann sich in hypnotischer Trance beispielsweise ein Arm „unwillkürlich" anheben (Armlevitation) bis hin zur Katalepsie, die – als pathologischer und dann nicht mehr zu kontrollierender Zustand – auch bei der schizophrenen Psychose vorkommt. (Diese motorischen Phänomene haben leider im Rahmen von Show-Hypnosen den Ruf der Hypnose angekratzt.)

In hypnotischer Trance sind diese Phänomene „flüchtig", selbstlimitierend, und „kommunikabel" – d. h., der Patient kann mithilfe des Therapeuten diese Phänomene beeinflussen, steuern und nutzen. Dazu ist eine gute therapeutische Beziehung erforderlich, auch „Rapport" genannt.

13.13.2 Anwendung hypnotischer Prozesse auf die Palliativsituation

Milton Erickson (1901–1980), amerikanischer Psychiater und Begründer der wissenschaftlichen Hypnotherapie, schrieb bereits 1958, als die moderne Hospiz- und Palliativbewegung noch in den Anfängen steckte:

» … die Nutzung von Hypnose bei Patienten, die in der Terminalphase leiden. Bei der Behandlung solcher Patienten geht es nicht darum, die Krankheit selbst zu behandeln, wo doch der Patient bereits den Tod vor Augen hat und schmerzlich leidet. Die primäre Aufgabe der Behandlung des Patienten ist, seinen persönlichen Anliegen und Bedürfnissen so weit als irgend möglich zu begegnen.

So entsteht eine komplexe Herausforderung: was braucht der physische Körper und was braucht der Patient als ganze Person und Persönlichkeit, wo **kulturelle** und individuelle **psychologische** Implikationen von gleich großer oder größerer Wichtigkeit sind als die **körperliche** Erfahrung von Schmerz …

und:

» … Hypnose kann wertvoll sein in der Behandlung quälender terminaler Erkrankungen. Sie ist zwar keine absolute Antwort zu all den dabei auftretenden medizinischen Problemen, aber einer der möglichen Wege („approach") im Umgang damit mit einem besonderen Wert bzgl. der psychologischen und der physiologischen Dimension …

Besonders der letzte Absatz ähnelt der WHO-Definition von Palliativmedizin aus dem Jahr 2002:

» Palliativversorgung ist ein Weg („approach"), der die Lebensqualität von Patienten und ihren Familien verbessert, die mit den Problemen bei einer lebensbedrohlichen Erkrankung konfrontiert sind; und zwar durch Vorbeugen und Lindern von Leiden: frühzeitige Erkennung, klare Einschätzung und Behandlung von Schmerzen und anderen Beschwerden **physisch, psycho-sozial und spirituell**.

Bemerkenswert ist, dass auch Hypnotherapie eben diese Ebenen berücksichtigt.

Folgende **Basisanwendung,** die zunächst das allgemeine Wohlbefinden bessern und Symptome reduzieren kann, ist gleichzeitig ressourcenorientiert, steigert die „Selbstwirksamkeit" und damit die Autonomie des Patienten und kann im Sinne der Biografiearbeit wertvolle, möglicherweise „verschüttete" Erinnerungen reaktivieren und oft auch zur Akzeptanz der aktuellen Lebenssituation beitragen. Diese kann im Rahmen einer expliziten, durch einen ausgebildeten Hypnotherapeuten eingeleiteten Hypnose erfolgen, aber auch „implizit" im Rahmen eines hypnotherapeutisch orientierten Gesprächs durch jeden in der Palliativversorgung Tätigen, der über Empathie, Selbstreflexion, patientenorientiertes Denken und Handeln, sprich eine „palliative Haltung", verfügt.

▶ **Beispiel: Basisanwendung**

Zunächst soll eine schöne Erinnerung (= Ressource) gefunden werden. Das kann eingeleitet werden z. B. durch die besonders in quälenden Situationen wirksame Schlüsselfrage: „Wo wären Sie jetzt lieber als hier?" – „Wo war es besonders schön in Ihrem Leben?" – „Gehen Sie zurück in Ihrer Erinnerung …" (dazu gibt es verschiedene Techniken). Signalisiert der Patient, „angekommen" zu sein, gilt es, das Erleben auf allen Sinneskanälen (VOKOG, siehe oben) mit interessierten Fragen zu aktivieren: „Wo finden Sie sich wieder? Drinnen oder draußen? Wie ist die Temperatur, angenehm warm oder angenehm frisch? Wie alt sind Sie? (besser als „Wann war das?") … Was ist zu hören, die Geräusche … die Stille hören … Stimmen im Hintergrund …? Was ist zu sehen, in der Ferne, am Horizont …? Und was in der Nähe? Schauen Sie genau hin … ganz vertraut … auf die Details achten … und bringt der Windhauch den charakteristischen Duft mit, der genau nur hier so existiert? Wie sind Sie da, sitzend, liegend, laufend … Wie ist der Untergrund beschaffen? Dann achten Sie wieder auf das, was zu sehen ist … in der Ferne … schauen Sie auf die Details, wie mit einem Fernglas … bewegt sich etwas? … Oder in der Nähe, wie mit einer Lupe, genau hinschauen … ganz vertraut … und vielleicht auch neu? Wie Sie es noch nie gesehen haben? Und die Geräusche – verändert sich etwas? Ist etwas hinzugekommen? Und der Duft … vertraut … wie fühlt sich die Kleidung an? Wie der Untergrund (genau beschreiben lassen) …"

Den Patienten sollte man nicht nötigen zu antworten. „Wenn Sie möchten, können Sie darüber reden, wenn Sie möchten, können Sie es auch bei sich behalten" ist eine Formulierung, die auch das „Verschweigen" wertschätzt. Erzählen ist allerdings sehr hilfreich, weil wir dann spezifisch nachfragen können: „Wie genau …?" ◄

Es ist unglaublich überraschend, welche Orte ressourcenorientiert aufgefunden und als beglückend empfunden werden. Wir erleben eben nicht nur den Strand, die Wiese, den Wald – bei unseren „Palliativ-Hypnosen" war es auch schon mal das Zimmer der Großmutter, ein Kahn, ein Schiff, „mein" Kinderzimmer, die Werkstatt, ein Restaurant, eine Kirche, das Fußballfeld, der Skilift, das Entbindungszimmer, der Kasernenhof (!) – Orte, die wir von uns aus nie anbieten würden!

Das ist sehr viel besser, als „von uns ausgehend" – also „paternalistisch" – eine fertige (Fantasie-) Geschichte zu erzählen oder vorzulesen. Das Vorgeben „eigener" Bilder kann in Trance sogar gefährlich werden, wenn dadurch z. B. traumatische Erinnerungen aktiviert werden ("Flashback"). Nur wer mit Trance viel Erfahrung hat, kann dies gezielt einsetzen.

Die „Atmosphäre" dieses im Patienten erlebten Ortes oder Ereignisses wirkt dann auf das Wohlbefinden, das Gemüt, das Vegetativum. Der Ort kann beruhigend wirken, aktivierend (gerade, wenn die Sehnsucht die Fatigue überwinden möchte), kann den Atem ruhiger werden lassen, den Appetit anregen, die Übelkeit verschwinden lassen, den Schmerz „vergessen", den Juckreiz umdeuten. Häufig „sucht" sich das Unbewusste des Patienten genau den Sehnsuchtsort, an dem gerade das erlebbar ist, was aktuell fehlt.

Manche Patienten müssen dazu besonders angeleitet werden. Dann ist es hilfreich, über vertiefte Trance-Kenntnisse zu verfügen bzw. eine entsprechende hypnotherapeutische Ausbildung durchlaufen zu haben. Mit dieser Ausbildung gelingt die „Trance-Induktion" wesentlich intensiver:

Man kann mit einer Art Körperscanning beginnen, ähnlich wie beim autogenen Training, oder mit der Augenfixation, bei der z. B. ein Punkt im Raum fixiert wird (früher der Finger des „Hypnotiseurs" oder gar dessen Augen, ein Pendel, eine Glaskugel – womit aber die Abhängigkeit von einem „Medium" suggeriert wird und nicht die Selbstkompetenz des Patienten). Die Aufmerksamkeit kann auf die Atmung gelenkt werden, die nicht aktiv intendiert werden sollte, sondern eher „von außen wahrgenommen", man kann ein Gefühl von Schwere an die Ausatmung knüpfen und ein Gefühl von Leichtigkeit an die Einatmung. Diese Leichtigkeit mündet dann oft in der „Armlevitation", dem unbewussten Anheben des (Unter-)Arms, z. B. durch die Vorstellung eines Helium-Ballons, der den Arm nach oben zieht. Diese „Ratifikation" zeigt dann auch dem Patienten, dass er sich in einem besonderen Bewusstseinszustand befindet, dass er „mit seinen Gedanken" den Körper beeinflussen kann. Schließlich kann man zur „Annäherung an das eigene Unbewusste und Kontaktaufnahme mit dem Unbewussten" einladen und dazu Bilder einer Treppe oder eines Weges o. ä. verwenden (Vertiefung).

Nach dieser schon entspannenden und das Wohlbefinden steigernden Einleitung beginnt die eigentliche therapeutische Arbeit: das Aufsuchen eines besonderen Ortes in der Vergangenheit (Altersregression) mit der Möglichkeit, Vergessenes wiederzufinden und wirksam werden zu lassen, eigene Bewältigungsstrategien zu reaktivieren u. v. m. Bei der Suche können Aspekte berücksichtigt werden, die in der aktuellen Situation vermisst werden: Mobilität, Appetit, Vitalität, besonders viel Luft zum Atmen etc. Dann werden, wie oben gezeigt, die Wahrnehmungen auf allen Sinnesebenen mehrfach erfragt und damit bewusst und erlebbar gemacht.

Wichtig ist, auf das Unbewusste des Patienten zu vertrauen und möglichst keine oder nur beiläufig fragend Ideen vorzugeben. Die vom Patienten imaginierten Bilder haben immer etwas mit der Erlebniswelt der Patienten zu tun, und es entwickelt sich häufig eine „anrührende Vertrautheit" zum Therapeuten (therapeutische Nähe vs. professionelle Distanz). Diese „Erlebnisse" eröffnen Gespräche über existenzielle und spirituelle Lebensthemen, wobei immer die Initiative dazu beim Patienten liegen soll. Das, was auf der Trance-Ebene zur Sprache kommt, muss sehr behutsam, fast ehrfurchtsvoll behandelt werden. Wenn der Patient seine Trance-Erlebnisse nicht von sich aus interpretiert, ist es besser, nicht darüber zu reden, sondern die Wirksamkeit dem Erleben selbst zu überlassen. So erlebt man oft eindrucksvoll Einsichts- und Verhaltensänderungen, Gelassenheit, „unerklärliche" Kontaktaufnahmen mit bisher nicht kontaktierten Angehörigen etc.

Das folgende eindrückliche Beispiel mag das verdeutlichen.

▶ **Fallbeispiel**

Frau F (42 Jahre) litt unter therapierefraktärer **Übelkeit und Erbrechen** im Endstadium eines abdominellen Sarkoms. Verheiratet, ein 8-jähriger Sohn, den sie nicht in ihre Krankheit eingeweiht hat und der sie auch nicht besuchen soll. Sie wirkte immer sehr sachlich, abgeklärt, war aber gespannt auf eine Hypnose.

Trance-Induktion über Augenfixation und Körperwahrnehmung. Levitation des Arms. Kontaktaufnahme mit dem Unbewussten. Altersregression „an einen Ort, wo alles so ganz appetitlich riecht, angenehm …". Die Patientin findet sich in Kroatien auf einer Insel wieder, sie berichtet, dass sie als Familie mit einem Schiff dort seien. Jetzt ist sie dort allein auf einem Berg. Wir „checken" alle Sinneseindrücke wie oben beschrieben. Aufgrund der Symptomatik Lenkung der Aufmerksamkeit auf den angenehmen Duft: Sie riecht den Rosmarin, dann im weiteren Verlauf aber „auch den Fisch, der unten am Strand gebraten wird" … sie geht hinunter zu dem Essen, bei dem die Familie schon sitzt, „es riecht wunderbar, der Fisch, Rotwein, Weißbrot, Olivenöl, Salz!" „Mögen Sie sich setzen?" „Ja, auf die Bank". „Wie ist die beschaffen?" – „Die ist hart, primitiv, aus Beton." – „… gleichzeitig hart, und gleichzeitig traumhaft schön!" (diese Möglichkeit der Gleichzeitigkeit lädt gerade bei schlimmer Symptomatik neben der Härte zu „traumhaft schönem Erleben" ein). „Gerade das Spüren der harten, unbequemen Bank macht Sie sicher, hier zu sein, am traumhaft schönen Strand, bei Ihrer Familie … mögen Sie was kosten?" „Ja, es geht, das Wasser läuft mir im Mund zusammen …" (Wie angenehm bei der häufigen Mundtrockenheit bei Palliativpatienten!). Sie unterhalten sich nicht, sind mit dem Genießen beschäftigt. Lange Pause. Meine kurze Überlegung: War es das? Soll ich die Trance „ausleiten?" Nachdem die Patientin sichtbar noch in guter Trance ist, entschließe mich zu fragen: „Was passiert dann? Nach dem Essen?" „Wir laufen an der Mole entlang … es wird langsam dunkel, die Sterne klar am Himmel …" „Und dann?" „Dann gehen wir aufs Schiff, auf Deck, noch was spielen, erzählen … sich in die Schlafsäcke kuscheln, dem Jungen einen Gute-Nacht-Kuss ‚zum Abschied' (!) geben, den Rücken kraulen, übers Gesicht streichen, ihn einschlafen sehen, so friedlich, er geht in seinen Traum … dann noch mit dem Mann reden, ‚über früher', die Sterne sehen, dann schlafen wir ein …" Ich habe mehrfach ihre Sätze wiederholt und ergänzt: „Jeder geht in seinen Traum, doch verbunden … Abschied für die Nacht … der Gute-Nacht-Abschied …" Vorsichtige Rücknahme, sie „will noch etwas bleiben". Eine hypnoseerfahrene Pflegekraft bleibt bei ihr.

Die Übelkeit besserte sich partiell, die kommunikative Ebene deutlich. Die Patientin hat den Sohn dann doch eingeladen, mit ihm gesprochen und sich von ihm und später dem Ehemann gut verabschiedet und ist 8 Tage später verstorben. Es handelte sich um nur eine Hypnoseanwendung!

Man mag auch feststellen, wie spärlich meine eigenen Interventionen waren, die Arbeit hat allein die Patientin geleistet. ◄

Sehr hilfreich kann die Hypnose auch bei **Dyspnoe** sein. In der Atemnot-Attacke befinden sich Patienten häufig bereits in einer (Problem-)Trance: Sie fühlen sich der Symptomatik komplett ausgeliefert, können „nichts anderes mehr denken", die Zeit dehnt sich, die Aufmerksamkeit ist fokussiert, alles andere wird ausgeblendet. Daher ist in dieser Situation meist keine formale Trance-Induktion notwendig, sondern nur ein Umfokussieren auf andere Inhalte. Man wird den Patienten auf mehreren Ebenen kontaktieren, z. B. am Arm berühren (oder den Oberarm abduzieren wie zur Thoraxweitung oder auch zur Levitationsanregung), ihm in die Augen sehen und ihn klar ansprechen: „Wo in Ihrem Leben war die Luft so richtig gut?" oder ähnlich. Und dann – wie oben beschrieben – die Situation auf allen Sinneskanälen erleben lassen: „Sie erinnern genau den Duft, das Rauschen, die Temperatur, was Sie sehen, wenn Sie genau hinschauen, bis an den Horizont …" Und so finden sich die Patienten im Wald, auf dem Berg, an einem Wasserfall, am Meer – und die „erlebte" Atmosphäre wirkt auf das Vegetativum, die Atmung wird ruhiger, die Atemarbeit nimmt ab, die O_2- und CO_2-Bilanz verbessern sich, die Angst wird weniger – ein positiv sich verstärkender Effekt analog zum Morphin.

Bei **Schmerzen** können andere Techniken eingesetzt werden, wobei der hier zunächst nur flüchtige Effekt die Indikation begrenzt, z. B. auf Schmerzen bei Interventionen oder auch Durchbruchschmerzen. Patienten können für Letztere allerdings analgetische Selbst-

hypnose lernen und damit „Selbstwirksamkeit" entdecken, „Ich kann, wenn vielleicht auch nur begrenzt, selbst etwas tun gegen meine Schmerzen". Die analgetischen Hypnosetechniken zielen auf die Ausschaltung oder Reduktion von Schmerzafferenzen und Aktivierung der schmerzhemmenden absteigenden Fasern durch spezielle Imaginationen und Umfokussieren auf andere Erlebensinhalte. Die Umbewertung psychosomatischer Schmerzen spielt in der Palliativversorgung eine eher untergeordnete Rolle, sicher aber die Verminderung der Angst-Komponente.

Zum Thema **Angst** soll eine spezielle hypnotherapeutische Möglichkeit aufgezeigt werden. Abzuklären ist allerdings, ob es sich um Ängste vor spezifischen Symptomen handelt, bei denen bereits die Information und ggf. Demonstration einer Behandlungsmöglichkeit hilfreich ist.

Bei unklaren Ängsten bitten wir den Patienten (möglichst in Trance), seinen „sicheren" Ort (statt des „schönen" Ortes, siehe oben) aufzusuchen. Wir fragen z. B.: „Wo haben Sie sich besonders sicher gefühlt? Sie kennen genau den Ort, an dem Sie sich ganz sicher fühlen …" – regen wieder alle Sinneskanäle an, und fragen, „Was könnte den Ort noch sicherer machen? Eine Hecke, eine Mauer, ein Zaun … oder ein Tier, ein Wesen? Mit wem könnten Sie über die Angst reden? Wem diese ‚anvertrauen', wie einen Schatz, zur Aufbewahrung …" An dieser Stelle können auch spirituelle Erfahrungen hilfreich sein, manche Patienten geben ihre Angst „an Gott" ab … („Lay down your burden down by the riverside"). Bei traumatischen Ängsten kann ein Hypnotherapeut die angstvolle Erinnerung „externalisieren" und als Film o. ä. aus sicherer Warte in einem guten Abstand wahrnehmen lassen (Screen-Technik) und so eine Desensibilisierung einleiten. Die Technik, die Angst, die traumatische Situation „einzupacken", evtl. zur späteren Bearbeitung, ist auch eine gute Möglichkeit, auf das Auftreten unerwarteter Effekte (z. B. Flashback) bei Trance-Arbeit zu reagieren. Die Grundlagen dafür sollten alle mit Trance arbeitenden beherrschen.

Schließlich ein paar Worte zu **Trauer**. Bekannt ist, dass Trauernde ihren Verstorbenen gerade am Anfang „sehen" können, dass er ihnen begegnet, sie anspricht etc. Hypnotherapeuten würden das als „positive optische Halluzination" interpretieren, die dem Trauernden bei der Verarbeitung hilft. Trauernde sind oft in Spontan-Trance, man kann den Trauernden auf der Trance-Ebene begegnen und mit den oben beschriebenen Techniken hilfreich beistehen. Hier kann nur angedeutet werden, was alles möglich ist: Schuldgefühle können „in der (Trance-)Kommunikation" mit dem Verstorbenen bearbeitet werden, es kann Abschied nachgeholt werden, sogar Fragen („Darf ich eigentlich das Haus jetzt verkaufen?") werden „beantwortet" – nicht im spiritistischen

Sinne, sondern im Rückgriff auf das erinnerte „Integral" des Verstorbenen. Die evtl. schmerzlichen letzten Bilder des Verstorbenen – seien es Verstümmelung, entstellende Wunden, Entpersönlichung durch Delir oder Demenz – können „überschrieben" werden durch Wachrufen früherer Erinnerungen an den damals noch gesunden Angehörigen, u. U. auch durch Vervollständigung angeborener oder langjähriger Defizite. Eine Trauernde, die den Vater nur beinamputiert kannte, imaginierte ihn als „gesunden jungen Mann mit beiden Beinen", eine andere ihr geistig behindertes und sprachgestörtes Kind als Persönlichkeit mit klaren Kommunikationsmöglichkeiten. Wie tröstlich!

Zusammenfassend ist die Nutzung hypnotherapeutischer Kenntnisse eine wichtige Bereicherung der Möglichkeiten in der Palliativversorgung, die bereits mit wenigen Kenntnissen beginnen, mit Ausbildung in Hypnotherapie aber eine enorme Erweiterung erfahren kann.

13.14 Musiktherapie mit schwer kranken und sterbenden Menschen auf der Palliativstation

Margarethe Schnaufer

Zur Einstimmung:

» Der Klang trägt mich fort in eine Welt,
   wo es keine Verpflichtungen gibt und wo ich nicht aufpassen muss.
   Ihm kann ich mich überlassen und bin für eine Weile den Schmerzen entrückt.
   (Text eines Patienten auf der Palliativstation)

13.14.1 Zur Geschichte der Musiktherapie

Der Einsatz des Mediums Musik zur Heilung körperlicher und psychischer Erkrankungen zieht sich durch die Geschichte der Heilkunst, wobei sich gesellschaftliche Auffassungen über die Wirkfaktoren von Musik je nach Entwicklungsstufe, Wissensstand und den vorherrschenden Glaubenssystemen einer Kultur unterscheiden.

Beispielsweise werden die Götter in Heilritualen magisch-mythischer Kulturen mittels Musik zu besänftigen versucht, damit sie den Kranken wieder gesunden lassen. Musik wird hier als magische Kraft verstanden. In der klassischen Antike hingegen wurden der Musik ordnende und reinigende Kräfte zugeschrieben, die zur körperlich-seelisch-geistigen Harmonisierung von Patienten eingesetzt wurden.

13.14.2 Musiktherapie in Deutschland heute

Seit dem Ende des Zweiten Weltkriegs werden in Deutschland Therapietheorie und Praxeologie der Musiktherapie auf wissenschaftlich fundierter Grundlage in enger Wechselbeziehung zur Medizin, Psychologie, Pädagogik, Musikwissenschaft, den Gesellschaftswissenschaften und im weltweiten fachlichen Diskurs systematisch entwickelt. In quantitativen und qualitativen Studien wird erforscht, wie sich die musikalischen Wirkkräfte auf menschliches Erleben und Verhalten auswirken. Es existieren verschiedene Schulen, die sich in ihrer Zielorientierung entweder ausrichten auf Heilpädagogik, Psychotherapie, Medizin oder Anthroposophie und die sich in ihren therapeutischen Konzeptionen unterscheiden (z. B. analytische, morphologische, gestalttherapeutische, verhaltenstherapeutische, schöpferische Methoden).

Allgemeine Definition

Musiktherapie als eine Form der Psychotherapie verwendet die universelle Sprache der Musik als zentrales Medium in der Behandlung. Mit und in der Musik finden die wesentlichen Prozesse statt, die seelische Störungen ebenso erfahrbar machen wie Potenziale, die dem Patienten zur Verfügung stehen. Somit kann Heilung in Gang gesetzt werden. Musiktherapie ermöglicht Patienten Kommunikation, Ausdruck, Erleben und experimentelles Handeln auf nonverbaler Ebene. Freies Spiel mit Instrumenten und Stimme sowie das Hören von Musik bilden dazu den Handlungsraum. Im therapeutischen Gespräch kann dies als prozessuales Geschehen reflektiert und damit der bewussten Verarbeitung zugänglich gemacht werden.

Indikation

Musiktherapie wird bei Patienten angewandt, die sprachlich nicht oder nur schwer erreichbar bzw. in ihrer sprachlichen Ausdrucksfähigkeit eingeschränkt sind. Darüber hinaus kann Musiktherapie im sprachgewandten Erwachsenen und Jugendlichen vorsprachliche und vorbewusste Lebensbereiche ansprechen (zitiert nach MAKS 2005).

Verdrängte Inhalte, die noch nicht in Worte gefasst werden können, und Erlebensbereiche, für die es keine Worte gibt, können musikalisch gestaltet werden, ist doch das Medium Musik in der Feindifferenzierung von Empfindungen und Gefühlen nuancierter als das Wort.

Berufsfelder

Anwendung findet Musiktherapie in vielen klinischen Feldern, in der ambulanten Praxis, in Musikschulen sowie in Einrichtungen, in denen pflegebedürftige alte

Menschen und körperlich oder geistig behinderte Menschen leben. Musiktherapeutische Behandlungskonzepte orientieren sich an den Patienten und werden berufsfeldspezifisch differenziert ausgearbeitet.

13.14.3 Das musiktherapeutische Konzept auf der Palliativstation

■ **Therapieauftrag**

In Abstimmung mit dem Patienten werden die musikimmanenten Wirkkräfte auf der Basis einer vertrauensvollen therapeutischen Beziehung gezielt zur Leidenslinderung eingesetzt. Die Gestaltungsfähigkeit des Patienten wird angeregt, seine Erlebnistiefe gefördert. Angehörige und Freunde werden angesprochen und miteinbezogen. Der Auftrag umschließt Sterbebegleitung sowie die musikalische Gestaltung von Abschiedsritualen und festlichen Höhepunkten auf der Palliativstation. Damit leistet Musiktherapie ihren spezifischen Beitrag zur Erhöhung der Lebensqualität von Schwerkranken und Sterbenden.

Ausbildung, Fort- und Weiterbildung von anderen Berufsgruppen (Ärzte, Seelsorger, Pflegekräfte, Sozialarbeiter) sowie Referententätigkeit auf Fachtagungen sind weitere Aufgaben, die der Höherentwicklung interdisziplinärer Zusammenarbeit im palliativen Team dienen.

■ **Setting**

Der Musiktherapeut gehört dem interdisziplinären Palliativteam an, in dem auch Empfehlungen für Patienten ausgesprochen werden. Für Kontaktanbahnung und Zielvereinbarungen mit dem Patienten ist der Musiktherapeut zuständig. Inhalte aus Musiktherapiesitzungen, die für einen erweiterten Blick des therapeutischen Teams auf den Patienten bedeutsam sind, bringt er, hinweisend auf die Wahrung der Schweigepflicht, ins therapeutische Team ein.

Für die musiktherapeutische Behandlung zur Verfügung stehen ein Wagen mit einer Auswahl an Musikinstrumenten, Liederbücher, mehrere CD-Player und eine CD-Auswahl.

■ **Therapeutische Beziehung**

Ausgangsbasis und therapeutischer Wirkfaktor zugleich ist die Anbahnung einer vertrauensvollen therapeutischen Beziehung, in der ein sicherer, geschützter, ermöglichender Raum entstehen kann. In diesem Beziehungsraum kann sich der Patient wahrgenommen, respektiert, wertgeschätzt und emotional verstanden fühlen – in wertfreier Anerkennung seines individuellen Welterlebens und größtmöglicher Selbstbestimmung.

■ **Musiktherapeutische Behandlungstechniken**

In Anwendung der musikimmanenten Wirkkräfte kommen in diesem therapeutischen Beziehungsraum zum Einsatz: Atem- und Stimmarbeit, Singen, Musikhören, Klanggeleitete Tiefenentspannung, Musik- Meditation, Fürspiel, gemeinsames Musizieren, freie Improvisation.

■ **Zum Menschenbild**

Im Menschen durchdringen sich wechselseitig die Ebenen Körper, Seele und Geist. Er ist ein kreatives wie auch musikalisches Wesen. Musikalische Komponenten finden sich eingeschrieben in den menschlichen Leib: So ist menschliches Leben, das sich zwischen Zeugung und Tod ereignet, zeitlich bestimmt. Und die musikalischen Wirkkräfte Klang, Rhythmus, Schwingung, Melodie, Dynamik und Form kennzeichnen den lebendigen Prozess: Das Herz pulsiert, der Atem strömt rhythmisch ein und aus, die Stimme lässt ihren persönlichen Klang ertönen, der Körper bewegt sich in seinem Tempo. Hier erfährt sich der Mensch als individuelles Wesen: *„Ich bin."* Damit sich diese Seinserfahrung aber zur Daseinsgewissheit hin entwickeln kann, müssen die leiblichen Äußerungen durch einen anderen wahrgenommen und bestätigt werden: *„Ich rufe, ich werde gehört, ich erhalte Antwort, ich antworte wieder."* In zwischenleiblicher musikalischer Korrespondenz jenseits von Worten erfährt sich der Mensch als dialogisches Wesen, verbunden mit Anderen. Die elementare leibmusikalische Kommunikation tritt in der Musiktherapie mit Schwerkranken und Sterbenden oft in den Vordergrund. Insbesondere, wenn sich Patienten sehr geschwächt fühlen, wenn sie nicht mehr über Sprache verfügen oder bereits der Erde ein Stück weit entrückt sind, können sie mittels Atemtönen und Stimmklängen Begleitung finden und auf nonverbaler Ebene in Stimmdialogen kommunizieren.

■ **Zentrale Themen**

Von der vorgeburtlichen Existenz bis zum Ende des Lebens zieht sich das musikalische Erleben des Menschen über den gesamten Lebensbogen. Und so überspannen auch die Themen, die in der Musiktherapie anklingen, Vergangenheit, Gegenwart und Zukunft: Auf je individuellen Behandlungswegen werden sie musikalisch gestaltet. Zentrale Themen von Patienten auf der Palliativstation betreffen:

- die Sinnhaftigkeit des gelebten Lebens,
- die Krankheitsverarbeitung,
- die aktuelle Befindlichkeit und momentane Bedürfnisse,
- die Auseinandersetzung mit Sterben und Tod,
- das Vermächtnis,
- spirituelle Bedürfnisse und spirituelles Erleben.

- **Therapieziele**

Patientenorientierte musiktherapeutische Behandlung gestaltet sich prozessbegleitend in der Umsetzung folgender Therapieziele:

Tiefenentspannung Patienten erfahren mithilfe musikgeleiteter Tiefenentspannung Ablenkung, Schmerzlinderung, Wohlbefinden, Ruhe und Frieden. Dies bewirken insbesondere einfache Klangstrukturen, fließende, sich zyklisch wiederholende Klänge. Sie erinnern an die Ur Erfahrung von Klang und Rhythmus, die uns leiblich eingeschrieben ist, erfahren wir doch bereits vorgeburtlich im rhythmischen Pulsieren des mütterlichen Herzschlages und dem Klang der mütterlichen Stimme erste Verbindung mit der Welt, Orientierung und Teilhabe am Ganzen.

Gefühlsregulierung Angstvolle und von innerer Unruhe getriebene Patienten beruhigen sich im musikalischen Erleben (eines Klangs, eines vertrauten Liedes, bedeutsamer Musikstücke oder eines stimmlich-klanglichen Dialogs). Sie fühlen sich von der Musik umhüllt, finden Halt und Orientierung in der rhythmischen Struktur und gewinnen Sicherheit im Wiedererkennen von Vertrautem. In der klar abgegrenzten musikalischen Form lässt sich Bedrohliches und Ängstigendes fassen. Hier kann es gefahrlos geäußert werden und muss nicht nach innen gestaut bleiben. Die Gefährdung, von Angst überschwemmt zu werden, ist gebannt. Innere Wirrnis ordnet sich. Das begründet sich auch durch die in Musik widergespiegelte geistige Ordnung der Welt: Sie bildet sich nicht nur im Zusammenklingen vieler Töne, sondern bereits in der Struktur eines einzelnen Tons ab, ist doch jeder Einzelton bereits das Gebilde einer systematischen Anordnung von Teiltönen. Ein-Klang ist also immer auch Zusammenklang, sodass wir in jeglicher Musik Bezogenheit und Verbundenheit erfahren. Trauer und Freude, Zorn und Befriedung, Ohnmacht und Aufbegehren, Bedrohung und Geborgensein – alle Gefühlszustände können musikalisch zum Ausdruck gebracht und damit enteäußert werden. Indem sie von einem anderen wahrgenommen, anerkannt und emotional verstanden werden, können sich Entlastung und Stimmungswandlung einstellen.

Kommunikation Patienten gewinnen mit dem Medium Musik eine Kommunikationsmöglichkeit hinzu: Sie können sich im musikalischen Dialog stimmlich oder instrumental mitteilen und sich dabei auf einer tiefen Ebene ihres Seins emotional verstanden fühlen, auch wenn sie nicht mehr über sprachliche Ausdruckskraft verfügen. Nicht die Worte in ihrer logisch-rationalen Bedeutung sind entscheidend für den Prozess der Vertrauensbildung, sondern die Handhabung von Stimmklang, Sprachmelodie, Lautstärke, Tempo, Rhythmus und Dynamik der Körperbewegungen. Dabei ist die Feinabstimmung im Dialog entscheidend für die Qualität der Beziehung. Weiterhin bietet Musik ein Gefäß für das Unaussprechliche, das nicht in Worte gefasst werden kann, denn Musik gestaltet auch das Atmosphärische und ist im Bereich der Emotionen nuancenreicher und präziser als Worte jemals sein können. Zentral bedeutsam ist hierbei auch, dass sich Patienten einen Handlungsraum erschließen und aus der Ohnmacht ein Stück weit herausfinden können. So teilte ein Patient seinen großen Liedschatz mit mir. Er hatte eine metastasenbedingte Querschnittslähmung und konnte sich nicht mehr fortbewegen. Freudig begleitete er unser gemeinsames Singen mit einer Handtrommel. Die musikimmanente Wirkkraft Rhythmus ermöglichte ihm, sich kraftvoll und energiereich zu erleben.

Zugang zu Ressourcen Patienten erleben im Hören von Musik ressourcenvolle Gefühlszustände. Sie erfahren Freude, Belebung, Trost, Schönheit und Harmonie.

Musikgeleitete Biografiearbeit In Resonanz auf das gemeinsame Hören individuell bedeutsamer Musikstücke und dem Singen vertrauter Lieder aktualisieren sich bedeutsame Szenen des vergangenen Lebens. Patienten blicken auf ihr Leben zurück, erzählen ihre Geschichte, ziehen Bilanz. Die Erfahrung, hierfür ein geneigtes Ohr, zu finden, verleiht ihnen Würde, Sinnhaftigkeit und Frieden.

Vermächtnis Patienten nutzen die Musiktherapie, um ihrer Nachwelt etwas persönlich Bedeutsames mitzugeben, indem sie musikalische Programme für ihre kommende Beerdigung und Trauerfeier ausarbeiten oder ihren Angehörigen und Freunden ein in der Musiktherapie selbst komponiertes Lied zum Geschenk machen. Gestaltend erleben sie Selbstwirksamkeit und fühlen sich ihrer todbringenden Krankheit weniger ausgeliefert. Sie erleben sich vollständiger, treten als Persönlichkeit in Erscheinung, die nicht auf die Krankheit reduziert ist-, auch wenn sie nur noch ein Schatten ihrer selbst sind.

Spirituelles Erleben Musik öffnet einen Raum für spirituelles Erleben. In ihr klingt eine Realitätsebene an, die nicht in Worte gefasst, aber im musikalischen Erleben tief empfunden werden kann. Patienten erleben in Zuständen umfassender Ergriffenheit die Anwesenheit eines überweltlich Umschließenden. Sie fühlen sich geschützt und geborgen, erlangen Hoffnung und Trost. Innere Bilder zu Sterben und Tod erscheinen im Klangerleben. (Patientenaussagen: „Ich werde erwartet und in Empfang genommen" – „Der Klang umhüllt und trägt mich." – „Wenn mein Sterben so wäre, müsste ich ja gar keine Angst haben". – „Ich schwebe leicht wie eine Feder im zeitlosen Raum." – „Alles löst sich auf und verschmilzt zu einem großen Ganzen.")

Musikalische Sterbebegleitung Schwerkranke und Sterbende hören außergewöhnlich intensiv. Im kontaktbasierten, persönlich bezogenen musikalischen Fürspiel, Singen und Begleiten mit Atemtönen können Lautstärke, Dynamik und Tempo so auf den Patienten abgestimmt werden, dass er sich gut begleitet fühlen kann. Musik in ihrer transzendierenden Qualität vermag, fließende Übergänge zu gestalten und Sterbende hinüber zu geleiten in einen anderen Seins-Zustand.

Raum für Angehörige und Freunde Viele Patienten wünschen sich die Anwesenheit von Angehörigen und Freunden bei der Musiktherapie und teilen mit ihnen den gemeinsamen Raum für Empfindungen und Gefühle. In emotionaler Berührtheit können Tränen fließen. Letzte schöne Momente können geteilt und eine Nähe empfunden werden, die auf sprachlicher und körperlicher Ebene nicht gelebt werden kann. Auch die musikalische Gestaltung von Beerdigungen und Trauerfeiern kann Aufgabe von Musiktherapeuten sein. (So bat mich die Tochter eines verstorbenen Patienten darum, bei der Trauerfeier für ihren Vater ein Spiritual zu singen. Sie hatte sehr darunter gelitten, dass er durch einen HNO-Tumor bis zur Unkenntlichkeit verunstaltet war. In der von ihr ausgewählten Musik aber schien seine persönliche Identität auf. Liebevoll bewegt äußerte die Tochter: „So war mein lieber Papa.")

▶ **Fallbeispiel**

Frau Klinger ist dem Tod nahe und sehnt ihn herbei. Manchmal hat sie Angst vor den Schmerzen, die sie noch erleiden muss, und vor dem Alleinsein auf dem Weg dahin. Musik ist ihr eine liebgewordene Lebensbegleiterin. Auf ihren Wunsch spiele ich für sie Improvisationen, intuitiv gespielte Musik, die aus unserer Begegnung entsteht. Bei meinem ersten Besuch wählt sie eine tiefe bauchige Okarina, ihr momentan liebstes Instrument. Die Musik lässt sie eine tiefe Verbundenheit mit der Welt erleben, führt sie ans Meer und in die Berge. Sie empfindet Weite und fühlt sich beruhigt. Bei meinem zweiten Besuch möchte sie wieder die Okarina hören. Nun erlebt sie ihr Eingebundensein in den Strom der Zeit: „Ich sah einen ewig währenden Zeitstrom, der fließt, bevor ich auf die Welt kam und der fließt, wenn ich gestorben bin", erzählt sie. Bei meinem dritten Besuch spiele ich auf ihren Wunsch die Okarina und die Klangschale. Heute erlebt Frau Klinger die Musik als eine Brücke zwischen Himmel und Erde:

„Der Ton der Klangschale ist endlich,
der Klang der Okarina führt in die Unendlichkeit." ◀

13.15 Kunsttherapie im stationären Hospiz

Vera von Harrach

In Kürze

Kunsttherapie gehört zu den kreativen Therapien, in denen Menschen künstlerisch gestalten. Beim Malen, Tonen oder durch Arbeit am Stein wird die Kreativität des Ausführenden gefordert und gefördert, und so zu einem Weg, der letztlich zu sich selbst führt und eigene Ressourcen sichtbar werden lässt.

Zunehmend wird Kunsttherapie auch in Kliniken angeboten, sei es in der Psychosomatik oder auf den Palliativstationen, in Psychiatrien oder auch in pädagogischen Bereichen. Seit einigen Jahren gehört die Kunsttherapie auch in vielen stationären Hospizen zu den psychosozialen Angeboten und kann dort hilfreich für Menschen mit einer sehr begrenzten Lebenserwartung sein.

Hinweise für Pflegende

- Es ist sinnvoll, Patienten nach ihren musikalischen Vorlieben zu fragen und ihnen behilflich zu sein, wenn sie gerne Musik hören möchten (ihnen beispielsweise ihren bevorzugten Radiosender einzustellen oder das Abspielen von CDs zu ermöglichen).
- Sehr wichtig ist es, auf Bewegungs- und Atemrhythmus, Sprechtempo und Lautstärke von Patientenäußerungen zu achten und sich hierin anzugleichen. Viele Patienten sind stark verlangsamt und übersensibel. Sich darauf einzuschwingen ermöglicht Kontaktanbahnung und gelingende Kommunikation.
- Singen und Summen kann zur atmosphärischen Gestaltung in die Pflege von Patienten einbezogen werden, wenn sie sich dafür öffnen können. Entscheidend ist es, genau wahrzunehmen, ob es für den Patienten hilfreich (belebend, beruhigend, erheiternd …) ist oder unerwünscht und störend.

13.15.1 Möglichkeiten der Kunsttherapie

In erster Linie ist Kunsttherapie eine Therapieform, in der das Augenmerk auf die eigenen Ressourcen gelegt wird. In der Arbeit mit sterbenden Menschen kann sie ein heilsames Gegengewicht zum Alltag sein. Sie kann zur Beruhigung, Entspannung oder Selbstreflexion beitragen, da Malen oder Zeichnen für die meisten Menschen ein Ausdrucksmittel ist, das sie schon als Kinder kennen gelernt haben. Zwar haben manche seit ihrer

Zum Ausklang eine Fallgeschichte aus der musiktherapeutischen Praxis:

Schulzeit nicht mehr gemalt, sei es aus Zeit- oder Lustmangel – und doch wird es am Ende häufig gern wieder aufgenommen.

Im Unterschied zur klinischen Kunsttherapie, in der es darum geht, die Persönlichkeitsentwicklung von Patienten für ihr zukünftiges Leben zu fördern, geht es auf den Palliativstationen und in den Hospizen darum, mit kranken oder sterbenden Menschen in Kontakt zu kommen, herauszuhören, was sie bewegt. Gibt es Themen, die (plötzlich) auftauchen, Unerledigtes, Wut- oder Angstgefühle, Trauer, Abschied, nicht nur von den Angehörigen, sondern vom Leben? Und gibt es die Bereitschaft, derartige Themen bildlich/künstlerisch zu be- und – wenn es gut läuft – zu verarbeiten? Das ist die Möglichkeit, die Kunsttherapie bietet – an diesem Ort Angebote und Mut zu machen, den Ausdruck im Bildnerischen zu suchen. Überhaupt: Mut finden, auch etwas Neues auszuprobieren, Mut finden, sich von inneren Impulsen leiten zu lassen, Mut finden, Gefühle zu zeigen, Mut finden, in sich etwas zu erkennen und dann zu sehen: Es ist gut! Das Malen stärkt das Selbstgefühl, und die Wahrnehmung innerer Bilder, Gefühle, Bedürfnisse wird klarer. Im gemeinsamen Gespräch über das Bild kann die so häufig anzutreffende geniale Umsetzung eines Themas aus dem Inneren als Antwort begriffen werden. In diesen Bildern, gemalt ohne äußere Vorgaben, ohne Eingriffe oder Verbesserungen, finden sich Möglichkeiten, die zum Nachdenken anregen und oft schon Trost oder Antworten beinhalten.

13.15.2 Ablauf und Voraussetzungen

Bevor der erste Kontakt mit einem betroffenen Menschen stattfindet, führt mich der Weg zunächst zur Pflegedienstleitung im stationären Erwachsenenhospiz. Hier werde ich über den körperlichen und seelischen Zustand eines jeden Gastes informiert. Dieser Kenntnisstand erleichtert den späteren Kontakt bzw. informiert auch über fortschreitende Veränderungen. Im Gegenzug wird vonseiten der Pflege bereits bei der Aufnahme eines neuen Gastes auf die Möglichkeit hingewiesen, an der Kunsttherapie teilzunehmen. Da ich für den Gast eine fremde Person bin, die womöglich auch noch etwas will, ist es sehr vorteilhaft, wenn die oder der Betreffende auf meinen Besuch vorbereitet wird. Das Gestalten selbst findet immer am gleichen Wochentag zur etwa gleichen Zeit statt, sodass auch Angehörige Bescheid wissen, auf Wunsch gern dabei sein können oder aber gerade in der Zeit abwesend sind. In manchen Einrichtungen gibt es einen Raum oder sogar ein Atelier, in dem ungestört und gemeinsam mit anderen Menschen gestaltet werden kann. Nicht immer aber ist das der Fall, und daher wird meistens im Zimmer des Betroffenen und manchmal – je

nach Befindlichkeit – auch direkt am Bett gemalt. Das hat den Vorteil, in einem vor (neugierigen) Blicken und Kommentaren geschützten Raum zu arbeiten. Es liegt in meiner Entscheidung, wie lange gemalt wird – ist jemand sehr schwach, ist mein Besuch natürlich dementsprechend kürzer.

Eine Rückmeldung an die Pflegedienstleitung ist selbstverständlich, wenn während des Gestaltens und Besprechens etwas aufkommt, das dazu beitragen kann, körperliche oder seelische Nöte zu lindern.

Empathie und **Hinwendung** zu dem Sterbenden, der sich in einer hochexistenziellen Situation befindet, sind primäre Voraussetzungen, um zunächst ins Gespräch und später vielleicht auch zum Gestalten zu kommen. Nicht Mitleid ist angebracht, sondern Mitgefühl, Einfühlungsvermögen, die Fähigkeit mitzulachen und vielleicht auch mitzuweinen, ein Stück Normalität mitzubringen, das Menschliche zu erkennen. Hier gibt es für die meisten Betroffenen keine überflüssigen Konversationen mehr. Das bedeutet für den Kunsttherapeuten (aber für alle anderen Begleitenden genauso), dass auch mit ungeschminkter Ablehnung gerechnet werden muss. Es gilt, die Situation zu berücksichtigen, aus der heraus gehandelt, gesprochen wird, und nichts persönlich zu nehmen. Sich selbst zurücknehmen können, sich klarzumachen, dass man aus dem eigenen und als selbstverständlich empfundenen Leben hereingeht in einen Raum, in dem sich ein Mensch in einer völlig anderen Situation, nämlich an seinem Lebensende, befindet. Die Individualität eines jeden Menschen, verbunden mit den persönlichen Gefühlen, Bedürfnissen und Erkenntnissen, bedeutet, dass ich nichts genauso nachempfinden kann. Aber möglicherweise könnte ich eine Ahnung haben.

13.15.3 Der Besuch und wie er manchmal verläuft

Kurz nach dem Betreten des Zimmers und der Vorstellung wird sehr schnell deutlich, ob mein Gegenüber sich auf das Gestalten einlassen möchte oder nicht. Manchmal sind es frühe Erfahrungen, die es zunächst verhindern können. So zählt zu den häufigsten Argumenten: „Ich kann doch gar nicht malen." Viele haben in ihrer Kindheit schlechte Erfahrungen gemacht und mögen da nicht wieder anknüpfen. In solchen Fällen ist es vorteilhaft zu erklären, dass es nicht um Darstellungen geht, in denen die Perspektive stimmt, sondern um einen Ausdruck der Seele oder der inneren Bilder und dass es unerheblich ist, wie und auf welche Weise dies dargestellt wird. Das Bild an sich wird später beim Besprechen quasi zum Vermittler zwischen dem Ausführenden und dem Betrachter oder dem Patient und dem Therapeuten. Für alle Interpretationen ist jedoch immer die Aussage des Malenden am wichtigsten.

Wenn es schwierig ist, einen Einstieg für den Betroffenen zu finden, kann es – mit dem Hinweis, doch „nur" einmal zu Experimentieren – eine Öffnung geben. Auch eine geeignete Einstimmung kann ein Anreiz sein – eine Geschichte, ein Gedicht, Bildbände oder Bildpostkarten sind hilfreich, um ein eigenes Bild zu beginnen. Natürlich gibt es auch Menschen, die gute Erfahrungen gemacht haben, offen und zugewandt sind, neugierig oder sogar voll mit inneren Bildern – oder auch nur mit einem … Es gilt also zu erspüren, was jemanden zur Gestaltung anregen könnte. Sehr oft bleibt nur wenig Zeit – manchmal nur für das erste und zugleich letzte Bild, in dem vieles Ungesagte, aber dennoch das Wichtigste enthalten ist. Beispielhaft dafür ist das Bild einer Frau, die sich – trotz fehlender Malerfahrung, wie sie sagte – daran machte, mit Ölkreiden und in schnellen Bewegungen etwas zunächst abstrakt Wirkendes zu malen. Nachdem sie damit fertig war, fiel bei der Betrachtung ein Boot auf, in das scheinbar etwas hineinfiel. Und plötzlich war sie sich über die Bedeutung klar, und es war ihr äußerst wichtig zu erklären, dass es ihre Arche sei und darin, so erklärte sie, „sind keine Tiere, aber die für mich wichtigsten Erfahrungen meines Lebens! Die nehme ich mit, die lasse ich auf keinen Fall zurück!" An der Stelle musste nicht über ihre Erfahrungen gesprochen werden, da sie selbst durch das Anschauen ihres Bildes erkannt hatte, worum es sich handelte und was ihr wichtig war.

Wenn einmal eine Entscheidung über das richtige Malmaterial getroffen wurde – es gibt, wie gesagt, flüssige Farben, weiche Pastellkreiden und Ölkreiden, Aquarellstifte zum anschließenden Verwässern, Filz- und Buntstifte und Kohle zum Zeichnen –, dann entsteht plötzlich etwas wie von selbst, und der Malende vergisst die Umgebung und vielleicht auch alles andere für eine kurze Zeit.

Beim gemeinsamen Betrachten des „Werks" wiederum, dem angebrachten und bestätigenden „Ja! Es ist gut!", entsteht häufig eine innige Verbindung des Malenden mit seinem Bild. So auch bei dem letzten Bild einer Frau, die ich im Hospiz begleitete, auf dem (für mich) nichts weiter zu sehen war als vier kreisende Formen in vier verschiedenen Farben jeweils in den vier Ecken des Papiers. Sie hatte dieses Bild halbseitig gelähmt, im Bett liegend, mit ihrer letzten Kraft auf meine hingehaltene Unterlage gemalt. Sie konnte kaum noch sprechen und nichts mehr erklären. Doch aus ihrer Mimik und ihren Augen, die auf dem Bild hin und her wanderten, sah ich den inneren Dialog und „sie sah, dass es gut war" … Ihr Ausdruck und das Lächeln beim Betrachten zeigten eine Übereinstimmung, Zufriedenheit und Freude. Geht es nicht auch darum? Mit sich selbst einverstanden zu sein?

13.15.4 Ausdrucksmalen oder die Seelenbilder

Die beiden genannten Beispiele sind bezeichnend für das sogenannte Ausdrucksmalen, bei dem von Vornherein keine Vorstellung über das Motiv besteht, sondern aus einem inneren Impuls heraus gestaltet wird.

Es zeigt, dass nach Vollendung der innere Dialog nur zwischen dem Malenden und seinem Bild als Klärung oder Verdeutlichung einer inneren Frage ausreichend ist. Es klärt häufig oder zeigt, wo sich der Malende in seinen Gedanken und Vorstellungen befindet oder in welcher seelischen Verfassung er ist – wie z. B. der nach links gerichtete Blick einer Figur auf einem Bild zurück in die Vergangenheit zeigen kann.

Aus diesem Grund muss das Entstandene also nicht zwangsläufig bis ins Einzelne alles besprochen werden, was häufig auch für den Malenden angenehmer ist. Aber es braucht den Betrachter, der nicht wertet, der nicht kritisiert, aber sieht! Und (hoffentlich) wahrnimmt.

Bei einem Bild, das mittels einer Vorlage oder Einstimmung entstanden ist, kann ich davon ausgehen, dass das Motiv irgendetwas bei dem Malenden ausgelöst hat – vielleicht gibt es eine Erinnerung oder ein Gefühl, dem man im Nachgestalten und später im Gespräch nachgehen kann.

13.15.5 Materialien

Die Wahl des Materials ist nicht unerheblich, wenn man weiß, worum es dem Malenden geht. Geht es darum, für sich selbst nach Lösungen zu suchen, oder beispielsweise auch darum, für Angehörige eine Erinnerung zu malen? Geht es um Ablenkung vom Klinik- oder Hospizalltag oder um Ablenkung vom eignen Kreisen der Gedanken um Schmerzen oder das Ende? Geht es um Emotionen, Angst vor dem, was kommt oder auch Wut über den Zustand oder Angehörige?

Für mich als Kunsttherapeutin ergibt sich daraus die Frage, welches Material dieser oder jener Stimmung am besten zuträglich sein könnte. Um seine Wut auszudrücken eignet sich fließende Aquarellfarbe wohl wenig, eher der kühlende Ton, der Widerstand bietet aber sich auch fügt. Was also braucht mein Gegenüber? Vielleicht die fließende Farbe, die ihren Verlauf oft selbst bestimmt? Oder die leichten Pastellkreiden, die sich so einfach mit den Fingern auf dem Papier verreiben lassen und mit denen die (Farb-) Übergänge äußerst harmonisch gestaltet werden können? Oder vielleicht auch ein hölzernes Fundstück aus dem Wald – das nicht nur so schön duftet, sondern durch seine Form auch anregt? Wie zum Beispiel bei einer Frau im Hospiz, die allein aufgrund der Form eines Holzes ihren „Engel der Freude" malte (◘ Abb. 13.31). Und der in ihrer Sichtweite als Schutz

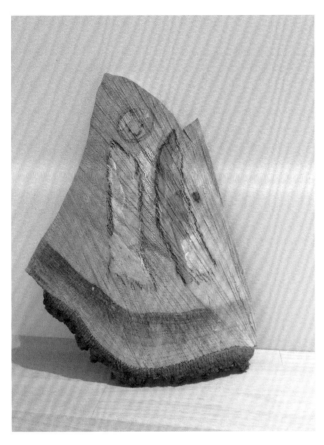

◧ **Abb. 13.31** „Engel der Freude" einer Patientin

und Begleiter in der Zeit des Abschiednehmens stand. Welches Material, welche Farben eigneten sich hingegen für eine Frau, die voller Zweifel und auch Wut immer noch keine Antwort darauf fand, ob sie das Hospiz verlassen oder lieber bleiben sollte? Wobei es kein Zuhause mehr gab, weil schon alles aufgelöst war … In dem Fall kam uns wieder der Zufall entgegen – in Form von zwei Pappen, auf denen einmal Strümpfe steckten. Mittels dieser Schablonen entstanden drei schwarze und drei rote Stiefel und sie ordnete sie so an, dass zwei rote Stiefel nach rechts zeigten (Zukunft) jeweils ein schwarzer und ein roter nach links (Vergangenheit) und zwei schwarze mittig (Gegenwart) die sich quasi gegenüberstehen. Das Gesamtbild zeigt ihre Verzweiflung.

Bilder, die für Angehörige oder Freunde gemalt werden, sollen natürlich besonders schön werden. Wenn das aus motorischen und anderen Gründen nicht immer so klappt, schlage ich auch vor, Klatschbilder zu machen. Sie entstehen durch das Drücken einer kleinen Pappe auf zwei oder mehr Farben. Diese kleine Pappe wird dann auf ein geeignetes Papier gedrückt und kann mithilfe eines entsprechenden Passepartouts ganz schön aussehen … Manchmal ist die Freude darüber groß, und es können sich Gestalten zeigen, mit denen man nicht gerechnet hat – wie bei einer Frau, die unbeabsichtigt

einen kleinen Engel druckte und ganz berührt davon war. Manchmal kommt auch der Zufall zur Hilfe – so brachte mir jemand einen alten Rebstock mit, den dann später eine Frau begeistert bemalte. So entstand ein Rabe mit geringelten Socken, schwarzem Kopf und roter Zunge – er sorgte für viel Freude …

13.15.6 Be-Deutungen

Noch einmal möchte ich an dieser Stelle darauf hinweisen, dass letztlich der Malende im abschließenden Gespräch über das Bild seine Interpretation gibt – soweit er das will und kann. Eine noch relativ junge Mutter von vier Kindern freute sich sehr auf das Malen im Hospiz. Sie begann, mit Pastellkreiden Farbflächen zu setzen, die sie verwischte, woraus dann eine größere farbige Fläche entstand. Sie betrachtete ihr Bild eine Weile und rief plötzlich aus: „Ich sehe einen Babykopf!" Ich sah ihn zunächst nicht, ließ mir aber die Umrisse zeigen. Wir verdeutlichten mit einer leichten Linie den kleinen Kopf von hinten im seitlichen Profil. Der Blick des Kindes schien in das Bild hineinzugehen – in das ferne Blau. Auf meine Frage, wie sie ihr Bild bezeichnen würde, erklärte sie, dass das „der vertrauensvolle Blick des Kindes" sei. Im Hinblick auf ihren überraschend schnellen Tod nur wenige Tage später scheint mir, dass sie (oder ihr inneres Kind) großes Vertrauen in ihren Übergang gefunden hatte.

Doch so klar wie in diesem Beispiel sind die Bilder nicht immer, und nicht immer ist dem Malenden bewusst oder mag er darüber sprechen, worin die Bedeutung seines Bildes liegt. Eine gut orientierte und mobile Frau malte als erstes ein Bild nach einer Geschichte, in der es um den Farbenreichtum verblühender Blumen ging. Sie malte ein Beet, auf dem acht dieser Blumen standen – es sei ein Blumenbeet, meinte sie. Für mich schien das Beet auch ein Grabhügel zu sein, was ich aber nicht äußerte. Doch als sie nach acht Wochen verstarb, wurde deutlich, dass die acht Blumen für die Zeit standen, die ihr noch blieb. Es kommt schon ab und an vor, dass eine bestimmte Anzahl von etwas – seien es Blumen, Bäume, Pfähle, Äste usw. – einen zeitlichen Hinweis gibt. Allerdings sollte man mit derartigen Interpretationen zurückhaltend sein.

13.15.7 Symbole

Häufig erscheinen in den Bildern auch Symbole, die für das Ich des Malenden stehen (Schmeer 1995). So zeigt beispielsweise eines der letzten Bilder eines Mannes ein sehr auffälliges großes Haus mit großen Fenstern, durch die gelbes Licht scheint (◧ Abb. 13.32) Nimmt man an,

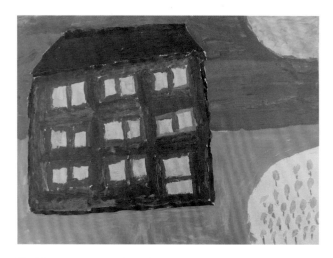

◧ Abb. 13.32   Haus mit großen Fenstern

dass das Haus ein Ich-Symbol ist, also für die Person des Malenden steht, so fällt auch auf, das es ganz oben fast am Bildrand steht – nahe am Himmel. So mag es auch (unbewusst?) dem Malenden gegangen sein. War er schon auf dem Weg „nach oben"? Auch das Licht in den Fenstern (übertragen: den Augen), das als christliches Symbol für die Hoffnung auf Wiederauferstehung und ein Weiterleben nach dem Tod steht, deutet darauf hin. Auffällig ist auch, dass die Sonne am Himmel durch alle Fenster dieses Hauses scheint.

Häufig kommt das Licht in Form von Sonne oder Sonnenuntergang, Strahlen, leuchtendem Schein in den Bildern Sterbender vor.

Es gibt viele Symbole des Übergangs oder der Integration. C. G. Jung fand dafür den Begriff der „Archetypen" (C. G. Jung, gesammelte Werke, Bd. IX). Diese Archetypen sind etwas, was uns miteinander verbindet, etwas, was wir alle in uns tragen, ohne uns darüber bewusst zu sein. Zu ihnen gehören beispielsweise in Bezug auf das Sterben, den Tod und den Übergang Symbole wie Brücken, Bögen – auch der Regenbogen gehört dazu – Flüsse (der Fluss des Lebens), Quellen, Wasser, Boote und Schiffe als Möglichkeit, den „Weg" mit einem Fahrzeug zu überqueren. Türe oder Tore, die halb oder ganz geöffnet sind. Auch in der Literatur finden sich in Märchen, Mythen, Geschichten immer wieder diese alten Symbole für den (Lebens-)Weg, die Überquerung, den Übergang. Im Märchen von Frau Holle ist der Brunnen, in den die Stieftochter springt, das Symbol für den Übergang in eine andere Welt. Zwei der sehr alten Symbole sind die Spiralen – die eine von innen nach außen gedreht, steht für das Leben. Die andere – von außen nach innen eingedreht, für das Sterben. Manchmal malen Sterbende auch immer wieder vom äußeren Rand nach innen. Das erinnert auch an Mandalas, in denen ausgehend vom inneren Kreis sich das Leben symbolisch wie in Ringen immer weiter nach außen

dreht, bis es an den Rand kommt – hier ist der Wendepunkt, die Rückkehr beginnt – der Weg zurück zum Mittelpunkt.

Symbole des Übergangs werden malerisch aus dem Unbewussten nach oben „gehoben" – auf eine bewusste Ebene. Dies geschieht auch durch das Ausdrucksmalen, das meistens mit unabsichtlichen, suchenden Bewegungen auf dem Papier beginnt und aus dem heraus sich Formen und Farben bilden. Es entstehen Bilder, in denen Landschaften den Bezug zur eigenen Befindlichkeit zeigen – z. B. Sonnenuntergangsbilder, Sonnenuntergänge am Meer; schwarze Bäume mit traurig herab hängenden Zweigen; Bäume, die ganz schief stehen und dem „Sturm des Lebens" nichts mehr entgegen halten können; Verwelkendes; Felder, auf denen reifes Korn steht zum Abernten; Nachtbilder, Mondlicht; Häuser, durch die das Licht scheint, Wege, an deren Ende (oben) helles Licht leuchtet als ein Ausdruck der Hoffnung.

13.15.8   Zusammenfassung

Kunsttherapie im Hospiz gehört zu den psychosozialen Angeboten, die auf diesem letzten Stück des Weges den Betroffenen die Möglichkeit geben, etwas von sich selbst zu erkennen, Freude zu finden oder auch Ablenkung, etwas zu kreieren, was für Angehörige oder Freunde zu einem wertvollen Erinnerungsstück werden kann, gemeinsam mit dem Partner, Geschwister oder Kind(ern) zu malen. Durch das Malen, Tonen oder sonstige Gestalten wird es möglich, Gefühlen Ausdruck zu geben und Unbewusstes bewusst werden zu lassen, es gibt der Hoffnung Ausdruck und dem Trost und kann zum Dialog anregen und zum Staunen. Es kann sogar sein, dass es das letzte Neue ist, das jemand ausprobiert.

Literatur

Aldridge D (2000) Kairos IV Beiträge zur Musiktherapie in der Medizin. Musiktherapie und Palliativfürsorge – Neue Stimmen. Hans Huber, Bern

Antonovsky A, Franke A (1997) Salutogenese. Zur Entmystifizierung der Gesundheit. DGVT, Tübingen

Asmussen M (2006) Praxisbuch Kinaesthetics. Urban & Fischer, München

Batschko E (2004) Einführung in die Rhythmischen Einreibungen. Mayer, Stuttgart

Bauby JD (2008) Schmetterling und Taucherglocke. dtv, München

Baumann M, Bünemann D (2009) Musiktherapie in Hospizarbeit und Palliative Care. Ernst Reinhardt, München/Basel

Bengel J, Strittmatter R, Willmann H (2006) Was erhält Menschen gesund? Antonovskys Modell der Salutogenese – Diskussionsstand und Stellenwert. Eine Expertise, 9. Aufl. BZgA, Köln. Forschung und Praxis der Gesundheitsförderung, Heft 6. http://www.bzga.de/botmed_60606000.html.   Zugegriffen   am 15.05.2010

Bertram M (2005) Der Therapeutische Prozess als Dialog – Struktur-phänomenologische Untersuchung der Rhythmischen Ein-reibungen nach Wegman/Hauschka. Pro BUSINESS, Berlin

Bienstein C, Fröhlich AD (2016) Basale Stimulation® in der Pflege. Hogrefe, Bern

Bierbach E (Hrsg) (2002) Naturheilpraxis Heute, Lehrbuch und Atlas, 2. Aufl. Urban & Fischer, München

Brieskorn-Zinke M (2006) Gesundheitsförderung in der Pflege. Ein Lehr- und Lernbuch zur Gesundheit, 3. Aufl. Kohlhammer, Stuttgart

Bühring U, Sonn A (2004) Heilpflanzen in der Pflege. Hans Huber, Bern

Bundesärztekammer (2011) Grundsätze der Bundesärztekammer zur ärzt-lichen Sterbebegleitung. Dtsch Ärztebl 108(7):A-346/B-278/C-278

Das große Lexikon der Heilsteine, Düfte und Kräuter (2000) 7. Aufl. Methusalem, Neu-Ulm

Delhay M (1997) Musiktherapie. In: Aulbert E, Zech D (Hrsg) Lehr-buch der Palliativmedizin. Schattauer, Stuttgart/New York

Deutsche Gesellschaft für Ernährungsmedizin (2015) Klinische Er-nährung in der Onkologie. http://www.dgem.de

Deutsche musiktherapeutische Gesellschaft (Hrsg) (2012a) Beiträge zur Musiktherapie 424. Musiktherapie in der Onkologie. Van-denhoeck & Ruprecht, Göttingen

Deutsche musiktherapeutische Gesellschaft (Hrsg) (2012b) Beiträge zur Musiktherapie 431. Spiritualität und Musiktherapie. Van-denhoeck & Ruprecht, Göttingen

DGP (2019) Radbruch L et al. Positionspapier der Deutschen Ge-sellschaft für Palliativmedizin zum freiwilligen Verzicht auf Essen und Trinken. https://www.dgpalliativmedizin.de/diverses/dgp-veroeffentlichungen.html. Zugegriffen am 10.3.2023

DGP (2022) Zur Begleitung beim Freiwilligen Verzicht auf Essen und Trinken (FVET). Handreichung der Sektion Ernährung der Deutschen Gesellschaft für Palliativmedizin. https://www.dgpalliativmedizin.de/diverses/dgp-veroeffentlichungen.html. Zugegriffen am 10.3.2023

Ebell H (2009) Krebserkrankungen. In: Revenstorf D, Peter B (Hrsg) Hypnose in Psychotherapie, Psychosomatik und Medizin. Sprin-ger, Heidelberg, S 673–691

Erickson MH (1958) Hypnosis in painful terminal illness. J Arkan-sas Med Soc; und 1959 Am J Clin Hypnosis 1(3):117–121

Fingado M (2002) Rhythmische Einreibungen – Handbuch aus der Ita Wegman-Klinik. Natura, CH-Dornach

Fingado M (2006) Therapeutische Wickel und Auflagen. Natura, Ar-lesheim

Glaser H (1999) Die Rhythmischen Einreibungen nach Wegman/Hauschka – menschengemäße Berührung pflegen. Gesundheits-pflege initiativ, Esslingen

Großklaus-Seidel M (2002) Ethik im Pflegealltag. Wie Pflegende ihr Handeln reflektieren und begründen können. Kohlhammer, Stuttgart

Gustorff D, Hannich H-J (2000) Jenseits des Wortes. Musiktherapie mit komatösen Patienten auf der Intensivstation. Hans Huber, Bern

Hansen E (2010) Hypnotische Kommunikation – Eine Bereicherung im Umgang mit Patienten. Hypn ZHH 5(1+2):51–67

Harlow T, Jones P, Shjepherd D, Hong A, Walker G, Greaves C (2015) Hypnotherapy for relief of pain and other symptoms in palliative care patients: a pilot study. Contemp Hypn Integr Ther 30(4)

Hauschka M (1989) Rhythmische Massage nach Dr. Ita Wegman. Margarethe Hauschka-Schule, Boll

Heine R (2017) Anthroposophische Pflegepraxis: Grundlagen und Anregungen für alltägliches Handeln, 4. Aufl. Salumed, Berlin

Hermann G (1999) ALTE UND NEUE HAUSMITTEL. Gesund-heitspflege initiativ

Hoerner W (1991) Zeit und Rhythmus. Urachhaus, Stuttgart

http://www.contedis.de

http://www.fussreflex.de

http://www.kinaesthetics.de

http://www.neumond.de

http://www.tropenklinik.de/fileadmin/tropenklinik/download/TPLK_PEG_Sonde_Broschuere.pdf

http://www.verlaghannemarquardt.de

Husebø S, Mathis D (2017) Palliativmedizin, 6. Aufl. Springer, Heidelberg

Ingham ED (2010) Geschichten, die die Füße erzählen; Geschichten, die die Füße erzählt haben. Vögel

Juchli L (1999) Wohin mit meinem Schmerz? Hilfe und Selbsthilfe bei seelischem und körperlichem Leiden. Herder Spektrum, Freiburg

Jung CG (o.J.) Die Archetypen und das kollektive Unbewußte. Ge-sammelte Werke IX. Walter

Kachler R (o.J.-a) Hypnosystemische Trauerbegleitung: Ein Leit-faden für die Praxis. Carl Auer, Heidelberg

Kachler R (o.J.-b) Meine Trauer wird dich finden: Ein neuer Ansatz in der Trauerarbeit. Herder

Klaschik E, Nauck F (2015) In: Bausewein C, Roller S, Voltz R (Hrsg) Leitfaden Palliativmedizin, 5. Aufl. Urban & Fischer, München

Knobel S, Enke A, Marty S (2010) Kinaesthetics. Lernen und Be-wegungskompetenz. European Kinaesthetics Association (EKA)

Kondrup J et al (2002) Incidence of nutritional risk and causes of inadequate nutritional care in hospitals. Clin Nutr 21(6):461–468

Kübler-Ross E (2009) Interviews mit Sterbenden, 5. Aufl. Kreuz, Stuttgart

Laue B, Salomon A (2003) Kinder natürlich heilen. Rowohlt, Rein-bek

Lay R (2004) Ethik in der Pflege. Ein Lehrbuch für die Aus-, Fort- und Weiterbildung. Schlütersche Verlagsgesellschaft, Hannover

Layer M et al (2003) Praxis-Handbuch Rhythmische Einreibungen nach Wegman/Hauschka. Hans Huber, Bern

Leitlinie Aromapflege. Lukas Hospiz, Herne

Lubiric E (2004) Handbuch Aromapflege. 88 ätherische Öle im Port-rait. So kombinieren Sie richtig. Tipps für die richtige Wellness-Anwendung zuhause. Haug, Stuttgart

Marquardt H (2010) Unterm Dach der Füße. Die Entwicklung der Reflexzonentherapie am Fuß, 3. Aufl. Hanne Marquardt, Königsfeld-Burgberg

Marquardt H (2012) Praktisches Lehrbuch der Reflexzonentherapie am Fuß, 7. Aufl. Haug, Stuttgart

Marquardt H (2016) Reflexzonenarbeit am Fuß, 25. Aufl. Haug, Stuttgart

Meyers Taschenlexikon in 24 Bänden (1995) Bd 6, 5. Aufl. Biblio-graphisches Institut, Mannheim

Muffler E (2009) Hypnosystemische Interventionen zur Symptom-linderung in der Onkologie. In: Isermann M, Diegelmann C (Hrsg) Ressourcenorientierte Psychoonkologie. Kohlhammer

Müller M (2004) Dem Sterben Leben geben. Die Begleitung Sterben-der und Trauernder Menschen als spiritueller Weg. Gütersloher Verlagshaus, Gütersloh

Munro S (1986) Musiktherapie bei Sterbenden. Fischer/Bärenreiter, Kassel

Musiktherapeutischer Arbeitskreis Stuttgart (MAKS) (2005) Praxis-felder der Musiktherapie. MAKS, Stuttgart

Muthesius D (2001) Schade um all die Stimmen … Erinnerungen an Musik im Alltagsleben. Böhlau, Wien/Köln/Weimar

Nuland S (1994) Wie wir sterben. Ein Ende in Würde? Knaur, Mün-chen

Nutritional Risk Sreening (NRS) (2002). http://www.dgem.de/erna-ehrungsteams/download/scores/kondrup_score.pdf

Ohlsson R (1999) Der Sinn des Lebens. Carl Hanser, München

Peter B (1994) Hypnotherapy with cancer patients: on speaking about death and dying. Hypnos 21(4):246–251, und Aust J Clin Exp Hypn 24(1):29–35

Peter B (1996) Hypnosis in the treatment of cancer pain. Hypnos 23:99–108

Petersen Y (2004) Konfliktlösende Hypnotherapie bei Tumorpatienten auf einer Palliativstation. In: Ebell HJ, Schuckall H (Hrsg) Warum therapeutische Hypnose? Richard Pflaum, München

Primavera Akademie (2008) Fachbuch der Aromapflege Band I. Ausgewählte Facharbeiten von Primavera Aroma Expertinnen. http://www.primaveralife.com

Radbruch L (2019) Umgang mit Sterbewünschen. Dtsch Ärztebl 116(41):A-1828 https://www.dgpalliativmedizin.de/phocadownload/stellungnahmen/DGP_Positionspapier_Freiwilliger_Verzicht_auf_Essen_und_Trinken%20.pdf. eingesehen am 10.3.2023

Rajasekaran M, Edmonts PM, Higginson IL (2005) Systematic review of hypnotherapy for treating symptoms in terminal ill adult cancer patients. Palliat Med 19:418–426

Renz M (2005) Zeugnisse Sterbender. Todesnähe als Wandlung und letzte Reifung. Junfermann, Paderborn

Renz M (2007) Von der Chance, wesentlich zu werden. Reflexionen zu Spiritualität, Reifung und Sterben. Junfermann, Paderborn

S3-Leitlinie (2019) Erweiterte S3 Leitlinie Palliativmedizin für Patienten mit einer nicht heilbaren Krebserkrankung, Langversion 2.0 – August 2019 AWMF-Registernummer: 128/001-OL

Schäffler A et al (2000) Pflege Heute. Urban & Fischer, München

Schiffer E (2008) Wie Gesundheit entsteht. Salutogenese: Schatzsuche statt Fehlerfahndung, 5. Aufl. Beltz, Weinheim

Schmeer G (1995) Das Ich im Bild. Ein psychodynamischer Ansatz in der Kunsttherapie, 2. Aufl. Pfeiffer, München

Schnaufer M (2003) Musiktherapie zwischen Allmacht und Ohnmacht. Über das Erringen von Handlungsräumen auf der Palliativstation. BVM, Berlin/Köln

Schnaufer M (2015) Musiktherapie und Sterbebegleitung – „In mir klingt ein Lied". In: Raible W (Hrsg) Beistand bis zuletzt. Herder, Freiburg/Basel/Wien

Schulze W (2010) Hypnose in der Palliativmedizin. Hypnose und Medizin. Hypn ZHH 5:145–161

Schulze W (2013) Hypnose und Hypnotherapie in der Palliativmedizin – Symptombehandlung und spirituelle Begleitung. Z Palliativmed 14:59–72

Schulze W (2015) Hypnotherapie in der Palliativmedizin. In: Muffler E (Hrsg) Kommunikation in der Psychoonkologie – Der hypnosystemische Ansatz. Carl Auer, Heidelberg

Schulze W (2022) Kapitel 6: Hypnose und Hypnotherapie in der Palliativversorgung. In: Revenstorf D, Peter B, Rasch B (Hrsg) Hypnose in Psychotherapie, Psychosomatik und Medizin. Springer, Heidelberg

Schulze W, Revenstorf D (2017) Hypnotherapie. Veränderungsprozesse anstoßen durch induzierte Trance. In: Berthold D, Gramm J, Gastpar M, Sibelius U (Hrsg) Psychotherapeutische Methoden am Lebensende. Vandenhoeck & Ruprecht

Schulz-Reiss C (2005) Nachgefragt: Philosophie zum Mitreden. Loewe, Bindlach

Schwerdt R (2002) Ethisch-moralische Kompetenzentwicklung als Indikator für Professionalisierung, 2. Aufl. Katholischer Berufsverband für Pflegeberufe

Seidel A (2005) Verschmerzen – Musiktherapie mit krebserkrankten Frauen und Männern im Spannungsfeld von kurativer und palliativer Behandlung. Reichert, Wiesbaden

Smetana M, Heinze S, Mössler K (2005) Stille – Sterben – Erwachen. Musiktherapie im Grenzbereich menschlicher Existenz. Verlag für Literatur- und Sprachwissenschaft, Wien

Sonn A (2004) Pflegepraxis: Wickel und Auflagen. Thieme, Stuttgart

Stark P (2002) Zwischen Leben und Tod. Rowohlt, Reinbek

Strasser F (2007) Anorexie und Kachexie. In: Knipping C (Hrsg) Lehrbuch Palliative Care, 2. Aufl. Hans Huber, Bern

Student C (1998) Stellungnahme zum Problem des Austrocknens von sterbenden Menschen. Hospiz Stuttgart, Stuttgart

Tavalaro J, Tayson R (2017) Bis auf den Grund des Ozeans. „Sechs Jahre galt ich als Hirntod. Aber ich bekam alles mit". Herder Spektrum, Freiburg

Thyler M (2003) Wohltuende Wickel. Maya Thüler, CH-Worb

Universität Ulm, Arbeitskreis Ethik in der Medizin (2004/2005) Ethische Entscheidungskonflikte im klinischen Alltag. Ulm

Wabner D Beier C (Hrsg) (2011) Aromatherapie, Grundlagen, Wirkungsprinzipien, Praxis. Urban und Fischer/Elsevier GmbH

Walper H (2012) Basale Stimulation® in der Palliativpflege. Ernst Reinhardt, München

Wellens-Mücher D (2016) Akupressur in Pflege und Betreuung, 2. Aufl. Kohlhammer, Stuttgart, S 130

Zimmermann E (2006) Aromapflege für Pflege- und Heilberufe. Das Kursbuch zur Aromapflege. Sonntag, Stuttgart

13

Symptomlinderung

Ulrike Schmid, Susanne Kränzle, Wolfgang Schanz und Christof Müller-Busch

Inhaltsverzeichnis

© Springer-Verlag GmbH Deutschland, ein Teil von Springer Nature 2023
S. Kränzle et al. (Hrsg.), *Palliative Care*, https://doi.org/10.1007/978-3-662-66043-0_14

In Kürze

Palliativmedizin und -pflege haben im Gegensatz zur kurativen Medizin und Pflege ausschließlich das Ziel, dem Patienten Linderung von quälenden Symptomen zu verschaffen und seine von ihm definierte oder mutmaßliche Lebensqualität zu erhalten oder zu verbessern.

Das Wort „Symptomkontrolle" wird vom englischen Begriff „symptom control" abgeleitet. „To control" heißt wörtlich übersetzt „beherrschen, regeln, regulieren, in Schranken halten, einschränken, bekämpfen, steuern". Da das Wort „Kontrolle" im Deutschen eine eher „absolute" Bedeutung hat, wir aber selten eine absolute Kontrolle über eine Symptomatik bekommen können, finden wir den Begriff „Symptomlinderung" (◘ Abb. 14.1) passender. Symptomlinderung ist von vielen inneren und äußeren Faktoren abhängig, die wir nicht immer beeinflussen können, so z. B. vom Beziehungsgeflecht, in dem der Betroffene lebt, seiner Biografie, seiner Spiritualität, von der Kultur und den gesellschaftlichen Normen, durch die er geprägt ist.

Man mag sich fragen, was eigentlich das Besondere der Symptomlinderung in Palliativmedizin und -pflege ist. Auch andere Kranke möchten Lebensqualität und Erleichterung quälender Symptome. Tatsächlich ließe sich ein guter Teil der Palliative-Care-Philosophie (Haltung, Kommunikation u. v. m.) auf die kurative Behandlung übertragen (◘ Tab. 14.1).

■ **Ziel**

Das Ziel der Symptomlinderung setzt der Patient auf die Fragen hin:

— Was können wir tun, damit es ihm besser geht?
— Was ist in der jeweiligen Situation notwendig im wahrsten Sinne des Wortes, nämlich „Not wendend"?

Im interprofessionellen Team wird idealerweise gemeinsam mit dem Betroffenen besprochen, welche Ziele mithilfe welcher Berufsgruppe(n) angestrebt werden.

■ **Arbeitsweise**

❯ Wenn nichts mehr zu machen ist, gibt es noch viel zu tun (Heller et al. 2007).

Palliativpflege und -medizin wollen in kurzer Zeit viel erreichen. Voraussetzungen dafür sind:

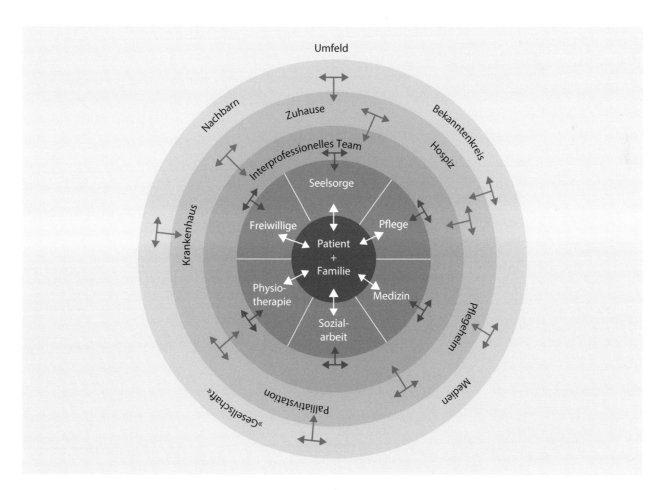

◘ **Abb. 14.1**   Symptomlinderung im interprofessionellen Team

◘ Tab. 14.1 Unterschied zwischen palliativer und kurativer Situation

	Kurativ	Palliativ
Ausgangs-punkt	Suche nach Diagnose	Lebensbedrohliche Erkrankung bekannt; Symptome vorhanden
Art der Behandlung	Ursächlich an der Grunderkrankung angreifend	Lindernd; unter-stützend; ursächlich an Symptomen angreifend
Ziel	Heilung	Lebensqualität erhalten oder verbessern

14

- Orientiertheit an den Bedürfnissen des Patienten
- Hohe Flexibilität, Kompetenz und Kreativität
- Ethische Handlungskompetenz
- Unkonventionelle Lösungen einbeziehen
- Behandlungen so einfach wie möglich halten
- Behandlungspläne kontinuierlich überprüfen und anpassen
- Die Behandlung nicht auf Medikamente beschränken
- Kurze Wege und gute Vernetzung
- Wertneutralität (angestrebte), Offenheit, Zugewandtheit und Empathie

- Gute Zusammenarbeit im Team, Denken und Handeln in interdisziplinären Kategorien
- Den Rat von erfahrenen Kollegen suchen
- Eine Situation oder Entscheidung akzeptieren können
- Kontinuierliches Überprüfen der eigenen inneren Haltung und Auseinandersetzung mit der eigenen Endlichkeit

» Gute Palliative Care besteht zu 90 % aus Haltung und zu 10 % aus Wissen und Technik. (Derek Doyle)

14.1 Schmerzlinderung

Ulrike Schmid

In Kürze

Häufig kommt die Kraft, Schmerzen zu ertragen, aus der Hoffnung, dass sie bald vorübergehen mögen. Finden wir keine Linderung, werden selbst kurze Schmerzattacken unerträglich. Chronische Schmerzen und die damit verbundene fehlende Aussicht auf Linderung und Heilung lässt Schmerzpatienten in einen Teufelskreis aus Schmerz und Leiden eintreten, Schmerz verstärkt Leiden und Leiden verstärkt wiederum den Schmerz. Auf diese Weise können Schmerzen ungewollt zum Lebensmittelpunkt werden (◘ Abb. 14.2).

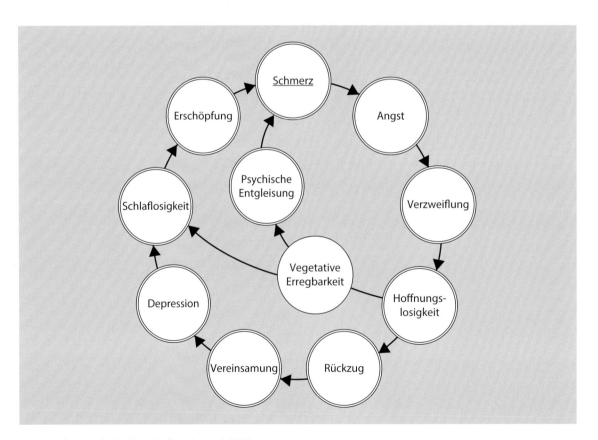

◘ Abb. 14.2 Schmerzspirale. (Aus Hankemeier et al. 2004)

14.1.1 Definition(en)

» Schmerz ist, was nach Aussage des Patienten weh tut (Juchli 1994).

Vom Schmerz weiß der Anatom am wenigsten, der Physiologe mehr, der Kliniker viel und der Patient am meisten.

Schmerz ist ein unangenehmes Sinnes- und Gefühlserlebnis, das mit einer aktuellen oder potenziellen Gewebsschädigung verknüpft ist, aber auch ohne sie auftreten kann oder mit Begriffen einer solchen Schädigung beschrieben wird. Schmerz ist immer subjektiv (Internationale Gesellschaft zum Studium des Schmerzes).

Oft werden Tumorschmerzen als die einzige Schmerzart betrachtet, die mit starken Schmerzmitteln behandelt werden darf. Diese Auffassung ist wissenschaftlich nicht mehr haltbar. Eine osteoporotische Fraktur der Wirbelsäule kann Schmerzen der gleichen Qualität und Intensität verursachen wie eine Knochenmetastase und erfordert deshalb auch eine gleichartige Behandlung.

Man unterscheidet zwischen akutem und chronischem Schmerz. Akute Schmerzen sind biologisch sinnvoll: Sie sind Warnsignale, die auf eine Gefahr, also auf einen akuten Prozess, hinweisen. Chronische Schmerzen sind laut Definition der Internationalen Gesellschaft zum Studium des Schmerzes „Schmerzen, die den erwarteten Zeitraum, in dem üblicherweise eine Heilung stattfindet, überdauern". Chronische Schmerzen werden auch als „sinnlose Schmerzen" bezeichnet, da sie ihre Warnfunktion verloren und sich verselbständigt haben, also unabhängig vom auslösenden Reiz „geworden" sind. Chronische Schmerzen sind schwerer zu behandeln als Akutschmerzen, sie können jedoch meist bis zu einem erträglichen Maß gelindert werden. Nicht alle Patienten mit chronischen Schmerzen haben in Deutschland bis heute entsprechende Beachtung und damit Linderung ihrer Schmerzen und Leiden gefunden.

14.1.2 Schmerz – ein komplexes Geschehen

In den letzten Jahrzehnten wurde deutlich, dass Schmerzen nicht nur ein medizinisches Problem sind, also auf neurophysiologisch messbare Ereignisse reduziert werden können. Schmerz wird wesentlich auch durch psychologische und soziokulturelle Faktoren beeinflusst. Man spricht von bio-psycho-sozialem Schmerz.

Total-Pain-Konzept Dr. Cicely Saunders, Begründerin der modernen Hospizbewegung und Palliativmedizin, prägte den Begriff „Total Pain", also eines „totalen", mehrdimensionalen Schmerzes, der neben der körperlichen die mentale, soziale und spirituelle Dimension umfasst. Gerade in der Palliativsituation sind Trauer, Abschied, Angst, Depression und Hoffnungslosigkeit Faktoren, die Teil des empfundenen Schmerzes sein können (Schmitz und Schulz-Quach 2019).

Gate-Control-Theorie Der Psychologe Melzack und der Pathologe Wall entwickelten in den 1960er-Jahren die „Gate-Control-Theorie" (engl. „gate" = Gatter, Tor; Carr und Mann 2022). Diese Theorie beschreibt das Zusammenspiel von Schmerzleit- und körpereigenem Schmerzhemmsystem. Das Phänomen Schmerz ist vielschichtig. Es ist eine komplexe Erfahrung, beeinflusst von neurophysiologischen, biochemischen, persönlichkeitsspezifischen, psychologischen und soziokulturellen Aspekten. Informationen von anderen Nervenfasern (Nervenfasern für Berührung, Muskelaktivität oder Temperatur) aktivieren das körpereigene Schmerzhemmsystem. Man stellt sich im Rückenmark eine Art Tor („gate") vor, welches die Weiterleitung der Schmerzinformation aus der Peripherie je nach Aktivität der Berührfasern fördert oder hemmt. In der Praxis kann man die Wirkung von Behandlungsmöglichkeiten wie TENS, Akupunktur, Wärme-Kälte-Anwendungen mit der Gate-Theorie erklären. Die Gate-Control-Theorie kann inzwischen neurophysiologisch belegt werden. Eine der wesentlichen Aussagen des Gate-Control-Konzepts, dass Schmerzreaktionen von psychologischen und soziokulturellen Einflüssen abhängig sind, ist seit Jahren allgemein akzeptiert (Larbig 1999).

Faktoren, die Schmerz beeinflussen

Es gibt vielfältige Faktoren, die auf das Schmerz-„Tor" einwirken und so den Schmerz verstärken oder lindern (Juchli 1994). Im Folgenden sind einige Beispiele genannt.

Verstärkend:
- Weitere körperliche Schmerzen
- Hilflosigkeit und Passivität des Schmerzpatienten
- Stress, Verspannung, Aggression
- Angst
- Konzentration auf den Schmerz

Lindernd:
- Medikamente
- Physikalische Maßnahmen (Wärme, Kälte, Massage, TENS)
- Ablenkung
- Entspannung
- Realistische Lebensziele setzen. Der Betroffene ist nicht mehr nur ausgeliefert, sondern nimmt sein Leben wieder selbst in die Hand. Das Leben bekommt wieder mehr Sinn. Viktor Frankl spricht hier von der „Trotzmacht des Geistes" (Frankl 2003)

Schmerzentstehung und Schmerzleitung

In unserem Körper werden viele Prozesse über Botenstoffe und Rezeptoren geregelt, so auch der Ablauf vom Schmerzreiz bis zur Schmerzwahrnehmung.

Reizauslösend können sein:

- Mechanische Reize (Druck, Verletzung)
- Elektrische Reize
- Thermische Reize (Hitze, Kälte)
- Chemische Reize (z. B. Entzündungsvorgänge, Krankheitserreger, Elektrolytverschiebungen im Körper)

Durch den Schmerzreiz werden sog. „Schmerzsubstanzen" (Kinine, Serotonin, Prostaglandine) ausgeschüttet, die die Schmerzrezeptoren (Nozizeptoren) erregen. Afferente Fasern leiten die Nervenimpulse zum Rückenmark (erster Abwehrreflex). Der Impuls wird weiter zum Mittelhirn (Formatio reticularis) geleitet: Hier werden die Aufmerksamkeit und Wachheit gesteuert. Je wacher und aufmerksamer ein Mensch ist, desto intensiver wird er den Schmerz wahrnehmen. Hier wird auch je nach Schmerzintensität die Steuerung von Kreislauf und Atmung beeinflusst. Vom Zwischenhirn (Thalamus) wird der Schmerz in drei verschiedene Zonen geleitet: zum Hypothalamus, der u. a. für den Hormonhaushalt zuständig ist, zum limbischen System, das für die Emotionen zuständig ist, bis in die graue Substanz. Erst jetzt wird der Schmerz zentral verarbeitet, also bewusst erkannt und lokalisiert. Anschließend werden über das Kleinhirn zielgerichtete Handlungen zur Schmerzbeseitigung in die Wege geleitet (z. B. kaltes Wasser bei einer Verbrennung). Gleichzeitig reagiert das Gehirn mit der Aktivierung der körpereigenen Schmerzhemmsysteme: Es schickt dämpfende Signale ins Rückenmark (Endorphine und Noradrenalin). Werden die Nozizeptoren (Schmerzrezeptoren) mit ständigen Schmerzsignalen bombardiert, werden sie empfindlicher und senden ihrerseits ständig Schmerzimpulse. Auch das Gehirn wird empfindlicher und reagiert schon bei leichten Reizen. Dies wird als Schmerzmodulation bezeichnet. Ist die körpereigene Schmerzhemmung nicht mehr in der Lage, dem „Daueralarm" entgegenzuwirken, entsteht ein sog. Schmerzgedächtnis, also chronischer Schmerz.

Es gibt Menschen, die genetisch bedingt eine geringer ausgeprägte Schmerzhemmung haben. Auch hier läuft der Fluss von Schmerzsignalen ungebremst.

Eine andere genetische Veränderung haben Menschen, die gar keinen Schmerz empfinden – sie spüren keine Schmerzen und verletzen sich ständig, da das Warnsignal fehlt (CIPA-Syndrom; Albrecht 2016).

Schmerzqualitäten

» Patienten erwarten in Krankenhäusern Schmerzen und werden durch Ärzte und Pflegende auch nicht enttäuscht. (D. Eastwood)

- **Somatischer Schmerz (Nozizeptorschmerz)**

Es kommt zur direkten Reizung der Schmerzrezeptoren, z. B. bei

- Oberflächenschmerz (Haut, z. B. Nadelstich, Quetschen)
- Tiefenschmerz (Muskeln, Bindegewebe, Knochen, Gelenke: z. B. Muskelkrampf, Kopfschmerz, tumoröse Gewebeschädigung)

- **Viszeraler Schmerz**

Aufgrund der geringen Anzahl von Nozizeptoren in Brust- und Bauchraum wird er meist als dumpf und schlecht lokalisierbar empfunden. Diese Schmerzen werden oft in andere Körperregionen projiziert: Beim Pankreastumor wird der Schmerz z. B. auch im Lendenwirbelbereich empfunden. Dies kann zu Fehldiagnosen führen.

- Eingeweide (z. B. Gallenkolik, Ulkusschmerz, Appendizitis, Tumorverdrängung)

- **Neuropathischer Schmerz**

Kann durch eine Funktionsstörung oder Schädigung im Bereich des peripheren oder zentralen Nervensystems entstehen, beispielsweise bei einem Bandscheibenvorfall oder Druck eines Tumors auf einen Nerv. Bei Leber- und Nierenversagen wird der neuropathische Schmerz durch krankhafte Stoffwechselprodukte ausgelöst. Sind viele Nerven betroffen, spricht man von einer Polyneuropathie.

- **Zentraler Schmerz (Thalamusschmerz)**

Ein zentraler Schmerz kann nach einer Hirnläsion z. B. durch Apoplex, Hirntumor oder Hirnmetastasen auftreten. Die Schmerzen sind kontralateral zur Läsion und meist auf eine Extremität beschränkt.

- **Deafferenzierungsschmerz**

Deafferenzierungsschmerzen sind neuropathische Schmerzen, bei denen das Gehirn einem Täuschungsmanöver unterliegt. Die afferente Verbindung zum Gehirn ist teils oder ganz getrennt. Beispiele sind:

- Phantomschmerz nach Amputation
- Trigeminusneuralgie
- Postzosterische Neuralgie
- Polyneuropathie (Thomm 2016)

14

Körpereigene Schmerzhemmung

Die wichtigsten körpereigenen schmerzhemmenden Stoffe sind die Endorphine. Sie wurden 1975 entdeckt. Das Wort besteht aus zwei Teilen: endogen und Morphin, ist also ein sozusagen vom menschlichen Organismus produziertes (körpereigenes) Morphin.

Endorphine wirken analgetisch, euphorisierend und dämpfen die Schmerzwahrnehmung. Sie haben die gleichen Eigenschaften wie Opioide. Sie werden im Gehirn, in der Hypophyse und im Rückenmark ausgeschüttet.

Die Wirkung von komplementären Maßnahmen, z. B. Akupunktur oder TENS, wird durch eine erhöhte Endorphinausschüttung erklärt, (siehe auch „Gate-Control-Theorie").

Es ist bekannt, dass Endorphine in Stresssituationen ausgeschüttet werden, z. B. wenn ein Schwerverletzter nach einem Unfall anderen Verletzten hilft und selbst keine Schmerzen spürt. Endorphine werden auch in der letzten Lebensphase (Stunden bis Tage) ausgeschüttet und führen bei manchen Sterbenden dazu, dass sie aus dem Koma erwachen und sich vielleicht sogar ihr Lieblingsessen wünschen. Die Hoffnung der Angehörigen, dass sich doch noch alles zum Besseren wenden könnte, bleibt jedoch so gut wie immer unerfüllt: Nach einer kurzen Phase des Auflebens stirbt der Betreffende oft „überraschend". In dieser letzten Lebensphase können durch die Endorphinausschüttung evtl. Schmerzmedikamente reduziert werden, da die körpereigene Schmerzhemmung verstärkt funktioniert.

14.1.3 Schmerzanamnese und -diagnose

> Sich ausdrücken können hat eine befreiende Wirkung – die Erlaubnis, den Schmerz zum Ausdruck bringen zu dürfen, ist der wichtigste Schritt auf dem Weg zur Veränderung.

Optimal ist ein Erstgespräch zur Schmerzanamnese, das gemeinsam vom behandelnden Schmerztherapeuten und der für die Pflege zuständigen Pflegeperson geführt wird. Dies hat viele Vorteile:

- Beide sind von Anfang an auf dem gleichen Wissensstand.
- Beide können sich mit Fragen ergänzen.
- Beide bauen eine Beziehung zum Patienten auf, hier ist das erste Gespräch oft entscheidend.
- Der Patient fühlt sich durch die Anwesenheit der Pflegefachkraft unterstützt und hat möglicherweise den Mut, mehr zu fragen oder anzusprechen.
- Pflege und Medizin demonstrieren das Ziehen an einem Strang und setzen sich gemeinsam für den Patienten oder Bewohner ein.

- Die Pflegefachkraft ist bei der körperlichen Untersuchung zugegen und kann die Ergebnisse für ihre pflegerische Einschätzung nutzen.

Folgende Fragen geben ein wesentliches Bild der Situation des Schmerzpatienten:

Fragen zur Situation des Schmerzpatienten (initiales Assessment)
- Wo ist der Schmerz? (Ort)
- Wann kommt der Schmerz?
- Seit wann besteht dieser Schmerz? (Zeit und Dauer)
- Wie ist der Schmerz? (Dauer, Qualität, Stärke, Bild für den Schmerz)
- Was tritt zusätzlich zu dem Schmerz auf? (Symptome wie Übelkeit, Kreislaufschwäche etc.)
- Was kann die Schmerzen beeinflussen? (Veränderung der Schmerzwahrnehmung)
- Wie beeinflusst Sie der Schmerz? (Zustand des Patienten)

Wichtig ist, auch etwas über das Schmerzverständnis (Kognition) der Betroffenen zu erfahren: Hat der Patient die Überzeugung, seine Schmerzen seinen nicht beinflussbar, er müsse sich bei Schmerzen schonen etc.? Welche Emotionen sind mit dem Schmerzerleben verbunden: Verzweiflung, Hilflosigkeit, Trauer, Ärger? Wie verhält sich der Betroffene: Nimmt er Medikamente, geht er zum Arzt? Dies ist individuell unterschiedlich. Deshalb darf nicht vom einem auf den anderen Patienten geschlossen werden.

■ **Differenziertes mehrdimensionales Assessment**

Schmerzambulanzen und Schmerzkliniken lassen die Patienten vor dem ersten Gespräch einen Fragebogen ausfüllen. Der Fragebogen der Deutschen Schmerzgesellschaft enthält z. B. eine Beschreibung der Schmerzcharakteristik durch eine vorgegebene Adjektivliste (z. B. klopfend, schießend, stechend, spitz, krampfartig, nagend, brennend, dumpf, zerspringend, ermüdend, Übelkeit erregend, ängstigend, quälend). Der Patient wählt zwischen den Eckpunkten „sehr" und „gar nicht". Hinweise auf eine mögliche Depression ergibt die Beantwortung von 15 Fragen (z. B. „Kritik verletzt mich mehr als früher"; „Morgens fühle ich mich besonders schlecht"), wiederum mit verschiedenen Bewertungsmöglichkeiten („trifft ausgesprochen zu" – „gar nicht"). Zusätzlich sind in dem Fragebogen Einzeltests zur Lebensqualität und zur schmerzbedingten Behinderung von alltäglichen Aktivitäten enthalten. Auf vorgezeichneten Körperbildern kann der Betroffene selbst seine schmerzenden Körperbereiche markieren

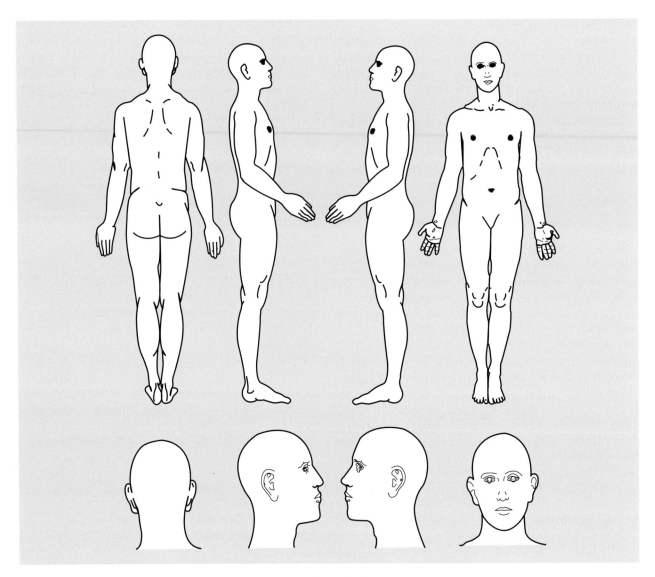

◘ Abb. 14.3   Schema zur Schmerzkennzeichnung. (Aus Hankemeier et al. 2004)

(◘ Abb. 14.3). Auf einer freien Seite besteht die Möglichkeit, den Schmerz in eigenen Worten zu beschreiben (Hankemeier et al. 2004).

Manchmal ist es einfacher für den Betroffenen, seinen Schmerz über ein Bild/eine Metapher zu beschreiben: „Mein Schmerz ist wie ein Presslufthammer in meinem Kopf", „Mein Schmerz ist, als ob ich barfuß durch ein Stoppelfeld gehen würde", „Mein Schmerz ist, als ob ein greller Blitz im 30-Sekunden-Takt einschlagen würde".

14.1.4   Schmerzverlauf

Bei der Wahrnehmung und Einschätzung des Schmerzverlaufs gemeinsam mit dem Patienten haben Pflegende eine zentrale Rolle. Keine andere Berufsgruppe verbringt so viel Zeit mit dem Patienten, kennt ihn so genau und hat so die Chance, den Patienten in seiner Schmerzsituation intensiv wahrzunehmen und zu begleiten. Die regelmäßige Überwachung und Dokumentation des Schmerzverlaufs und die Kommunikation mit dem Schmerztherapeuten sind die Basis für eine gelingende Schmerztherapie. Die Dokumentation liegt innerhalb der Verantwortung der Pflegenden (▶ Abschn. 14.1.9), die, ausgestattet mit der Verordnung einer adäquaten Bedarfsmedikation, bei einer Veränderung der Schmerzsituation zeitnah reagieren können und somit dem Patienten eine lange Schmerzphase ersparen können.

Im häuslichen Bereich und im Pflegeheim ist es organisatorisch nicht möglich, dass der behandelnde Schmerztherapeut mehrmals täglich die Schmerzsituation neu protokolliert. Hier steht und fällt eine adäquate Schmerztherapie mit der guten Zusammenarbeit zwischen Arzt und Pflege.

14.1.5 Dokumentation

Ohne eine detaillierte regelmäßige Schmerzerfassung gemeinsam mit dem Betroffenen (die Häufigkeit ist abhängig von der Stabilität der Schmerzsituation und vom Setting) ist keine adäquate Schmerztherapie möglich. Anhand der regelmäßigen Dokumentation kann der Verlauf der Schmerzsituation analysiert werden und die Schmerztherapie zeitnah angepasst werden.

■ **Schmerzeinschätzung**

Die Selbsteinschätzung des Schmerzes durch den Patienten ist der Fremdeinschätzung durch andere immer vorzuziehen. Grundsätzlich gilt: So, wie der Patient sagt, dass sein Schmerz ist, so ist der Schmerz! Die Schmerzintensität kann durch numerische, visuelle oder deskriptive Analogskalen ermittelt werden. Dies ist für viele Betroffene nicht einfach, da sie ihren Schmerz meist multidimensional erleben und durch die Erfassung mit Ratingskalen auf abstrakte Zahlen (NRS) oder Bilder (VAS) reduzieren sollen (◘ Abb. 14.4).

Zusätzlich ergibt die Pflegebeobachtung Hinweise auf die Schmerzsituation des Patienten: Körpersprache, Mimik, Aktivität, Nachtschlaf. Ist der Patient oder Bewohner kognitiv eingeschränkt, muss die Schmerztherapie auf der Basis einer Fremdeinschätzung erfolgen.

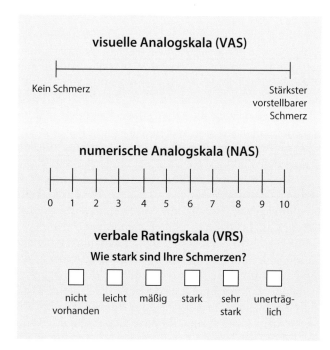

◘ Abb. 14.4 Schmerz-Ratingskalen zur Schmerzmessung. (Aus Hankemeier et al. 2004)

■ **Schmerzeinschätzung bei kognitiv eingeschränkten Patienten und Bewohnern**

Zur Einschätzung der Schmerzintensität bei Menschen mit kognitiver Einschränkung liegen verschiedene Instrumente vor (◘ Abschn. 17.1.5). Am häufigsten werden die BESD-, BISAD- oder die ZOPA-Skala eingesetzt. Die ZOPA-Skala wurde primär für Menschen im Koma bzw. Wachkoma entwickelt, kann jedoch auch bei Menschen mit Demenz eingesetzt werden. Alle Fremdeinschätzungsskalen geben keine Auskunft über die Intensität der Schmerzen, sondern über die Wahrscheinlichkeit, dass Schmerzen/Unwohlsein bestehen und ob Ursachenforschung und ggf. Schmerzlinderungsmaßnahmen, auch im Versuch-und-Irrtum-Verfahren, eingeleitet werden müssen.

■ **Schmerztoleranz (psychologische Komponente)**

Schmerztoleranz ist die Bezeichnung für die stärksten Schmerzen, die ein Mensch ertragen kann. Sie ist abhängig von:

- Persönlichkeit (Charakter, Unterscheidungsfähigkeit, Bewältigungsstrategien, z. B. Verdrängung)
- Stimmung, Gefühlen
- Tagesform
- Schlaf
- Zuwendung
- Hoffnung
- Entspannung
- Isolation
- Familie

■ **Schmerzschwelle (physiologische Komponente)**

Die Schmerzschwelle ist die geringste Reizstärke, die eine schmerzhafte Empfindung auslöst.

14.1.6 Schmerz in der Menschheitsgeschichte

Die Zufügung von Schmerzen hatte in der Geschichte der Menschheit schon immer eine Bedeutung, religiös und gesellschaftlich, beispielsweise in Form von

- Schmerz erzeugenden Strafen, z. B. in der Kindererziehung; zur Ahndung gemeinschaftsschädlicher Verhaltensweisen (z. B. öffentliche Auspeitschung bis hin zum öffentlichen Tod durch Verbrennen, Kreuzigung, Steinigung u. a.),
- Folter zum politischen Machterhalt,
- schmerzhaften Initiationsriten zur Aufnahme in die Welt der Erwachsenen (Naturvölker),
- Religion: Vorbereitung zur Erlangung der ewigen Glückseligkeit; als gerechte Sühne oder Strafe oder Zeichen der Auserwählung zu Lebzeiten (Teilhabe am Leiden Christi).

14.1.7 Sozialisation und kulturelle Faktoren

> » Schmerz tut jedem wieder anders weh.(Kalenderspruch)

Schmerz ist von Person zu Person, von Kultur zu Kultur anders. Reize, die bei einer Person unerträglichen Schmerz hervorrufen, werden von einer anderen ertragen, ohne mit der Wimper zu zucken.

Oft gibt schon die Sprache einen Hinweis auf die Haltung der dazugehörenden Kultur: „Ein Indianer kennt keinen Schmerz", „Schmerz ist eine Prüfung (oder Strafe!) Gottes", „Schmerz ist der gemeinsame Begleiter von Geburt, Entwicklung, Krankheit und Tod".

Kulturvergleichende Untersuchungen zu „Schmerzschwelle" und „Schmerztoleranz" zeigten, dass die Empfindungsschwelle für Schmerz unabhängig vom kulturellen Hintergrund einheitlich ist. Bezüglich der Schmerztoleranz gab es jedoch Unterschiede: Italienische und israelische Patienten hatten die niedrigsten Toleranzwerte, amerikanische und irische die höchsten. Frühe Erfahrungen, Reaktionen und die Einstellung von sozialen Bezugspersonen prägen die spätere Form der Schmerzverarbeitung wesentlich (Larbig 1999; Husebø 2001).

Übung

Nehmen Sie sich eine halbe Stunde Zeit, gehen Sie gedanklich in Ihre Vergangenheit zurück und beantworten Sie für sich folgende Fragen (Juchli 1994):

1. Wie gehe ich mit meinem Schmerz um?
   - Wie reagiere ich?
   - Was sage ich? Wem sage ich es? Wie viel sage ich?
   - Wie groß ist meine Schmerztoleranz?
   - Wie viel halte ich aus
   - Wie lange halte ich aus?
2. Wie bin ich sozialisiert worden?
   - Wie gingen meine Eltern mit Schmerzen um?
   - Wie reagierten sie auf die Schmerzäußerungen des Kindes?
   - Wie wurden meine Erwartungen erfüllt? – Von wem wurden sie erfüllt (Mutter, Vater …)?
3. Welche Schmerzerfahrungen habe ich gemacht?
   - Wie war meine Kindheit?
   - Wie waren meine Erlebnisse während der Schulzeit?
   - Wie sind meine beruflichen Erfahrungen?
4. Welche Schmerzphilosophie beeinflusst mein Verhalten gegenüber Schmerzpatienten?
   - Wie reagiere ich auf Schmerzäußerungen?
   - Wie sind meine Spielregeln im Umgang mit Bedarfsmedikation?
   - Wie handhabe ich die Verabreichung verordneter Medikamente?

Die Art und Weise, wie wir mit Schmerzsituationen anderer umgehen, hat mit unserer Sozialisation zu tun (Elternhaus, Schule, Umwelt, Erlebnisradius, gesellschaftliche Normen, Stellenwert der Religion – persönlich, gesellschaftlich).

14.1.8 Rolle und Aufgaben von Pflegenden

Übersicht

Rolle:
- Kooperationspartner im interprofessionellen (therapeutischen) Team
- Vernetzung/Koordination aller zur Unterstützung des Patienten und seiner Angehörigen nötigen Handlungspartner (Berufsgruppen, Institutionen, Kompetenzen)

Aufgaben:
- Wahrnehmung, kontinuierliche Einschätzung und Dokumentation des Schmerzverlaufs (in Kooperation mit dem Patienten)
- Durchführung der Grundprinzipien der medikamentösen Schmerztherapie (▶ Abschn. 14.1.12)
- Kommunikation und Vermittlung zwischen allen Beteiligten (Patient, Angehörige, Schmerztherapeut, andere)
- Aufklärung, Information und Wissensvermittlung (Edukation) bei Patienten, An- und Zugehörigen und Kollegen (Beispiel: Relevanz der regelmäßigen Medikamenteneinnahme)
- Integration, Anwendung und regelmäßige Ergänzung ihres Pflegefachwissens
- Entscheidungsfindung in pflegerischen Konfliktsituationen innerhalb des Pflegeteams
- Eigene Grenzen kennen und respektieren

Die Rolle und die daraus resultierenden Aufgaben der Pflegenden in der Schmerzlinderung sind komplex. Eine gelingende Schmerzlinderung ist ohne den Beitrag von Pflegefachkräften als Teil des „therapeutischen Teams" nicht möglich (▶ Abschn. 14.1.10). Die Basis dafür ist eine vertrauensvolle Beziehung zum Patienten und zu seinen Zugehörigen sowie ein partnerschaftliches Arbeiten auf Augenhöhe innerhalb des interprofessionellen Teams. Selbst wenn diese Basis vorhanden ist, sind Rolle und Anforderungen an Pflegefachkräfte vielseitig: Zugewandtheit zum Patienten z. B. bei der Grund- und Behandlungspflege, Verständnis von Familiensystemen zur hilfreichen Begleitung und Unterstützung von Angehörigen bis hin zur Kommunikationsfähigkeit bei der Auseinandersetzung mit anderen Berufsgruppen. Mit diesem Anspruch an sich kommen Pflegende einer „eierlegenden Wollmilchsau" schon bedenklich nahe. Deshalb sind elementare Aufgaben das Kennen und Annehmenkönnen der eigenen Grenzen, zu wissen, wann andere Experten hinzuzuziehen sind, und Selbstpflege (▶ Kap. 12) im Sinne der Prophylaxe.

14

14.1.9 Expertenstandard Schmerzmanagement in der Pflege

Auf Wunsch von Praxis und Wissenschaft hat das deutsche Netzwerk für Qualitätsentwicklung in der Pflege die beiden Expertenstandards „Schmerzmanagement in der Pflege bei akuten Schmerzen" (DNQP 2011) und „Schmerzmanagement in der Pflege bei chronischen Schmerzen" (DNQP 2015) in einem Standard vereinigt:

» Zielgruppe dieses Expertenstandards sind Menschen mit akuten, chronischen oder zu erwartenden Schmerzen in allen pflegerischen Settings. Übergeordnetes Ziel ist es, der Entstehung sowie der Chronifizierung von Schmerzen und schmerzbedingten Krisen vorzubeugen, Schmerzen zu beseitigen oder zu einer akzeptablen Schmerzsituation und zum Erhalt oder Erreichen einer bestmöglichen Lebensqualität und Funktionsfähigkeit beizutragen (DNQP 2020).

In diesem Standard sind Rolle und Aufgaben der Pflegefachkräfte in der Schmerzlinderung nachzulesen. Er verschafft uns als Berufsgruppe zusammen mit dem Krankenpflegegesetz die wissenschaftliche und rechtliche Basis, unseren Anteil zur Schmerzlinderung innerhalb des multiprofessionellen Teams zu einzubringen. Allerdings ist vielen Kollegen anderer Berufsgruppen der Umfang der pflegerischen Aufgaben in der Schmerzlinderung gar nicht bekannt.

14.1.10 Pflegerische Maßnahmen und Möglichkeiten

- Wahrnehmung, Kommunikation, Dokumentation, Verlaufskontrolle
- Zuhören und ernst nehmen (nicht: „Sie können doch gar keine Schmerzen haben" oder „Ist es wirklich so schlimm?")
- Haltung: Schmerz ist, was nach Aussage des Patienten wehtut
- Einbeziehen des Potenzials und der Möglichkeiten des Betroffenen und seinen Angehörigen (z. B. selbstständiges Führen des Schmerztagebuchs)
- Vermitteln zwischen Patient, Professionellen und Angehörigen
- Durch bedarfsgerechte Pflege zusätzliche Schmerzen vermeiden
- Ruhe und Sicherheit ausstrahlen
- Basale Stimulation in die Pflege integrieren
- Entspannende Waschungen, sanfte Einreibungen
- Berühren, massieren („Schmerz wegreiben")
- Bewegen und entspannen
- Eventuell Physiotherapie anregen, andere professionelle Hilfen einbeziehen
- Wärme- oder Kälteanwendungen (z. B. Wickel, Auflagen feucht-trocken; kalt-warm)
- Ernährung auf Situation abstimmen, dadurch mehr Schmerzen vermeiden, z. B. Blähungen
- Entlastende Lagerung und gleichzeitig Bewegungsmöglichkeit lassen
- Antidekubitusmatratzen und -unterlagen (weich, superweich, Wechseldruck, Gelauflage)
- Zur Erdung z. B. Schuhe im Bett anziehen
- Kurzzeitig in Laken wickeln (zur Reorientierung der Körpergrenzen bei Lagerung auf Antidekubitusmatratze)
- Dasein
- Entspannungsübungen
- Atemübungen
- Biografische Anamnese: Wie war die Sozialisation?: „Sei nicht wehleidig!"; „Weine nicht!"; „Sei tapfer!"
- Coping/Bewältigungsstrategien des Patienten kennen lernen
- Ablenkung (sofern stimmig für den Betroffenen)
- Eventuell Muskelrelaxans anregen (z. B. bei Anspannung der gesamten Skelettmuskulatur)
- Reflexion eigener Schmerzerfahrungen
- Reflexion der eigenen Lebensauffassung und Philosophie vom Sinn des Leidens
- Angehörige integrieren
- Anleitung von Angehörigen, die bei der Berührung von schwerst Kranken oft unbeholfen und ängstlich sind (z. B. Hand halten, in pflegerische Tätigkeit integrieren, Fußmassage)
- Kreativität fördern
- Humor – „Humor ist die Medizin, die zum Trotzdem-Leben verhelfen kann, wenn wir dem Trotzdem-Lachen eine Chance geben wollen" (Karin Leiter).
- Musik (evtl. bei Angehörigen erfragen, organisieren/ anregen)
- Musik- bzw. Kunsttherapie anregen

Über das Berühren (Berührungsqualitäten)

Folgende Erkenntnisse aus der basalen Stimulation (▶ Abschn. 13.9) können das Erleben von Berührung bei Schmerzpatienten maßgeblich angenehmer und effektiver machen und so zu einer höheren Lebensqualität und besseren Schmerzreduktion beitragen:

- Vermeidung aller punktuellen, oberflächlichen, streifenden, fliehenden und zerstreuten Berührungen.
- Hastige Arbeitsweise vermeiden. Bei hastiger Arbeitsweise werden unklare Informationen vermittelt. Unklare Informationen schaffen Verwirrung und verschlimmern in Konsequenz den Schmerz
- Berührungen ruhig, mit flächig aufgelegter Hand deutlich beginnen und enden.

- Je nach Patient eine Initialberührung ritualisieren (Absprache im Team). Die Berührung sollte am Körperstamm erfolgen (z. B. Schulter), Berührungen an anderen Körperstellen können eine Abwehrreaktion auslösen (Bienstein und Fröhlich 2021).

Adhärenz (Patient trägt Behandlung aus Überzeugung mit)

Je mehr sich der Schmerzbetroffene selbst aktiv an der Schmerzlinderung beteiligen kann, desto besser werden die Maßnahmen wirken: Jede eigene (autonome) Aktivität, und sei es „nur" das „Mitdenken", bewirkt ein Stück Schmerzreduktion und mehr Zufriedenheit für alle Beteiligten. Höhere Zufriedenheit wiederum wirkt sich positiv auf die Schmerzreduktion aus. Diese Beteiligung darf jedoch nicht zur Überforderung des Betroffenen führen, sondern sollte in einem zumutbaren und möglichst gemeinsam ausgehandelten Rahmen bleiben. Folgende Möglichkeiten bieten sich an, um den Patienten zu einer Mitarbeit anzuregen:

Adhärenz des Patienten

- Pflegeplanung/Pflegekonzept möglichst mit dem Patienten erstellen und gemeinsam ein realistisches Ziel der Therapie erarbeiten/formulieren
- Patient zur aktiven Mitarbeit anregen (sich selbst helfen wollen – sich helfen lassen)
- Schmerz genau beschreiben und Patienten möglichst selbst dokumentieren lassen
- Patientenedukation: Lernen von Entspannungsübungen, Einblick in Schmerzphysiologie und -pathologie erhalten, die Wichtigkeit von angemessener Bewegung und sozialen Kontakten verstehen lernen
- Zusammen mit dem Patienten sein Verhalten überprüfen und dazu anregen, dies immer wieder zu tun: wahrnehmen (was ist?), entscheiden (was ist zu tun?), handeln (umsetzen) → Verbesserung der Lebensqualität
- Den Patienten ermutigen zu wissen, was ihm guttut
- Den Patienten evtl. bei seiner neuen Sinnorientierung unterstützen (z. B. durch Zuhören): Wie will ich in Zukunft leben?

» Das Leben selbst ist es, das den Menschen in Frage stellt: Er hat nicht zu fragen, er ist viel mehr der vom Leben befragte, der dem Leben zu antworten hat – das Leben zu verantworten hat. (Viktor Frankl)

14.1.11   Selbstpflege und Burn-out-Prophylaxe

Die Pflege und Begleitung von Menschen mit Schmerzen kann fordernd und besonders bei Menschen mit chronischen Schmerzen auch frustrierend sein. Oft dauert es einige Tage oder sogar länger, bis die Therapien und Behandlungsmöglichkeiten beim Patienten Schritt für Schritt greifen. Da Pflegende von allen beteiligten Berufsgruppen besonders viel Zeit mit Patienten und Bewohnern verbringen, sind sie auch diejenigen, die am längsten und häufigsten mit der Situation der Hilflosigkeit angesichts der noch anhaltenden Schmerzen zurechtkommen müssen. Vielleicht sind sie sogar die unmittelbaren Adressaten von Patienten und Angehörigen, die sich eine schneller wirkende und umfassendere Schmerztherapie gewünscht hätten und diese einfordern. Pflegende haben oft hohe Erwartungen an sich selbst, die nicht immer eingelöst werden können. Manchmal sind beruflicher und persönlicher Einsatz schwer zu trennen. Außerdem wird Pflegenden jedes Mal wieder neu ein Spiegel vorgehalten und zumindest unterschwellig signalisiert: „So ist es, krank und leidend zu sein. Auch du kannst in diese Situation kommen." Alle diese Aspekte und die bewusste und unbewusste Konfrontation und Auseinandersetzung verbrauchen Energie. Dieser Energieverlust muss an anderer Stelle wieder ausgeglichen werden, sonst ist die Gefahr des Burn-outs gegeben (▶ Kap. 12).

Zur Psychohygiene beitragen können:
- Fähigkeit zur Selbstreflexion
- Gutes Arbeitsklima im Pflege- und multiprofessionellen Team; Teampflege
- Raum, auch „Negatives" aussprechen zu können
- Entlastung (z. B. Abwechslung bei der Pflegebezugsperson)
- Humor
- Fähigkeit, sich privaten Ausgleich schaffen zu können
- Supervision
- Regelmäßig Fortbildungsangebote zu nutzen

14.1.12   Medikamentöse Therapie

Medikamentöse Schmerzlinderung kann je nach Diagnose an drei Stellen angreifen (Jehn et al. 1995):
1. Reduktion/Ausschaltung der nozizeptiven Information (Medikamente, Operation, Nervenblockade) – Schmerzimpuls wird nicht weitergeleitet
2. Aktivierung schmerzempfindungshemmender Vorgänge über das ZNS (Medikamente, TENS, psychologisch) – Schmerzimpuls wird geschwächt

14

3. Beeinflussung der individuellen Schmerzwahrnehmung und des Verhaltens (z. B. Biofeedback, Verhaltenstherapie, Medikamente)

Grundprinzipien der medikamentösen Schmerztherapie (Hankemeier et al. 2004; Schlunk 2016)

- Aufbau einer vertrauensvollen therapeutischen Beziehung: Sie vermindert den Bedarf an Schmerz- und Beruhigungsmitteln.
- Das Einnahmeschema muss dem Patienten schriftlich vorliegen: Einnahmezeiten, Präparate und Wirkung der einzelnen Medikamente.
- Patienten ermutigen, aktiv an der Linderung ihrer Schmerzen mitzuarbeiten.
- Die Einbeziehung der Angehörigen ist sinnvoll.
- Der Therapie muss die Klärung (ausführliche Anamnese) der schmerzauslösenden Mechanismen vorausgehen: z. B. Knochenmetastase, Nervenkompression, viszeraler Schmerz, Muskelverspannung etc.
- Ausschöpfung der ursächlichen Therapiemöglichkeiten (z. B. Bestrahlung bei Knochenmetastasen, palliative operative Eingriffe).
- Behandlung von Faktoren, die die Schmerzschwelle des Patienten senken (z. B. Schlaflosigkeit, Angst, Depression).
- Art und Wirkung der Vormedikation beachten.
- Regelmäßige (prophylaktische) Gabe der Medikamente nach 24-Stunden-Zeitschema.
- Orale (falls nicht möglich transdermale) Applikation bevorzugen.
- Parenterale Gabe nur in Ausnahmefällen (z. B. bei Dysphagie, Stomatitis, Bewusstseinstrübung, Erbrechen, Schmerzattacken).
- Individuelle, auf den Patienten abgestimmte Dosierung (keine Angst vor hohen Dosen!) – Dosisfindung innerhalb von 2–3 Tagen.
- Einstellung und Titration (Anpassung) schnell wirksame Medikamente, für Dauertherapie Retardpräparate.
- Zusätzliche Bedarfsmedikation für Schmerzspitzen von Anfang an festlegen und im Verlauf adaptieren.
- Bei zu erwartender Schmerzverstärkung durch geplante Interventionen (z. B. Körperpflege, Verbandswechsel) präventive Gabe eines schnell wirksamen Opioidanalgetikums verordnen lassen.
- Bei Dosiseskalation oder nicht beherrschbaren Nebenwirkungen Wechsel des Opioids erwägen.
- Bei Umstellung Orientierung an Äquivalenztabelle.
- Berücksichtigung von Adjuvanzien.
- Prophylaxe von Nebenwirkungen (z. B. Obstipation, Übelkeit).

- Regelmäßige Kontrolle und Dokumentation der analgetischen Wirkung und der Nebenwirkungen.
- Zur Optimierung der Schmerztherapie andere Therapieverfahren bedenken.
- Bei „therapieresistenten" Schmerzen an psychosoziale Verstärkungsmechanismen denken.
- Nebenwirkungen und Begleiteffekte mit Patienten und Angehörigen ausführlich besprechen, sonst leidet die Adhärenz.
- Ein Einstieg in die Therapie nach dem WHO-Schema ist auf jeder Stufe möglich.
- Die Behandlung so einfach wie möglich halten.
- Bei schwierigen Situationen den Rat eines erfahrenen Kollegen suchen.

» Den Menschen behandeln und nicht den Schmerz! (Schlunk 2016)

Regeln (Schlunk 2016)

- Ziel ist, eine weitgehende Beschwerdefreiheit zu erreichen.
- Schmerzmittel je nach Intensität wählen (WHO-Stufenschema) – individuelle Dosierung.
- Regelmäßige, pünktliche, nach Möglichkeit orale Gabe entsprechend der Wirkdauer der Medikamente.
- Keine sinnlosen Kombinationen (WHO-Stufenschema).
- Parenterale Gabe nur aus zwingenden Gründen (z. B. Erbrechen, Schluckstörungen).
- Frühzeitige Erkennung und Beherrschung von Nebenwirkungen (durch engmaschige Beobachtung und Befragung).
- Adjuvante Medikation (bei Opioidtherapie Laxanzien und Antiemetika).
- Koanalgetika zur Optimierung der Schmerztherapie.

WHO-Stufenschema

Die Weltgesundheitsorganisation (WHO) empfahl 1986 erstmals die Schmerztherapie nach Stufenplan:

WHO Stufe 1 – bei leichten Schmerzen Gabe eines nichtopioidhaltigen Analgetikums (veraltet: peripher wirksames Analgetikum), z. B. Metamizol (Novalgin), nichtsteroide Analgetika (z. B. Diclofenac). Zusätzlich können Adjuvanzien (gegen Nebenwirkungen) gegeben werden.

WHO Stufe 2 – bei mittelstarken Schmerzen Gabe eines schwachen/mittelstarken Opioids (unterliegt nicht der Betäubungsmittelverschreibungsverordnung; Ausnahme Tilidin Tropfen seit 2013), z. B. Tilidin/Naloxon oder Tramadol. Ein Medikament von Stufe 1 (häufig Novalgin) kann kombiniert werden plus Adjuvanzien.

WHO Stufe 3 – bei starken Schmerzen Gabe eines stark wirksamen Opioids (unterliegt der Betäubungsmittelverschreibungsverordnung), z. B. Morphin. Auch auf dieser Stufe können zusätzlich ein Medikament von Stufe 1 plus Adjuvanzien gegeben werden (Hankemeier et al. 2004).

Adjuvanzien

Unter Adjuvanzien versteht man Medikamente, die die auftretenden Nebenwirkungen der Schmerztherapie behandeln, z. B. Laxanzien, Antiemetika und Gastroprotektiva (Hankemeier et al. 2004).

Koanalgetika

Unter Koanalgetika versteht man Medikamente, die eine eigene schmerzlindernde Wirkung besitzen und dadurch zur Einsparung von Opioiden beitragen bzw. ihre Wirkung verstärken, die jedoch keine Analgetika im eigentlichen Sinn sind. Beispiele sind Antidepressiva (brennender Schmerz), Antikonvulsiva (einschießender Schmerz), Bisphosphonate (hemmen Osteolyse), Kortikosteroide (Ödemreduktion), Neuroleptika (Antiemese) (Hankemeier et al. 2004).

Opioide: das Morphin und seine Geschichte

Seit Jahrtausenden ist Opium (Saft der unreifen Fruchtkapsel des Mohns) in medizinischen Kontexten bekannt. Bis Ende des 19. Jahrhunderts waren Opium und Alkohol die einzigen wirksamen Schmerzmittel. Problematisch war die unkontrollierte Selbstmedikation von Opium, häufig in Verbindung mit Absinth (Wermut).

In Europa erschienen Berichte über negative Folgen des Konsums von Morphin. Diese wurden als Beleg für die „besondere Schwäche orientalischer Völker" bewertet. Allerdings gehörten in der westlichen Welt opiumhaltige Arzneimittel zur Grundausstattung fast jeder Hausapotheke. Sie waren frei verkäuflich und wurden als Universalmittel für fast alle Krankheiten eingesetzt, angefangen beim Schlummertrunk für Kleinkinder.

Der deutsche Apotheker Sertürner (1803/1804) isolierte eine Wirksubstanz (Alkaloid) aus dem Opium und benannte die Substanz nach Morpheus, dem Gott der Träume „Morphin". Mit der Entwicklung der Injektionsspritze bestand die Möglichkeit, das relativ reine, konzentrierte und spezifisch wirksame Morphin

direkt in den Körper zu bringen. Zum ersten Mal in der Geschichte verfügte die Medizin über eine Methode, den Schmerz effektiv und schnell zu bekämpfen.

In den Kriegen der Neuzeit wurde Morphin bei Verwundeten eingesetzt, es wurde allerdings unregelmäßig appliziert, sodass daraus die sog. „Soldatenkrankheit" wurde, nämlich eine Morphinabhängigkeit der Veteranen (z. B. Vietnam!).

Eine gesetzliche Beschränkung gab es erstmals mit dem Betäubungsmittelgesetz aus dem Jahr 1929. Dieses erste BTM-Gesetz sollte die Gesellschaft vor den Folgekosten des Morphinmissbrauchs schützen.

Heute gibt es eine Vielzahl verschiedener Opioide, Wirk- und Darreichungsformen.

Umrechnung von Opioiden

Die ◻ Tab. 14.2 und 14.3 und geben einen Überblick über verschiedene Opioide, ihre Wirkungsdauer, ihre analgetische Potenz und den analgetischen Äquivalenzfaktor, um ein Opioid in ein anderes umrechnen zu können. Soll eine parenterale Opioidtherapie berechnet werden, ist für dieses Opioid zusätzlich der Umrechnungsfaktor parenteral/oral zu berücksichtigen. Dies sind ärztliche Aufgaben. Im Rahmen einer guten interprofessionellen Zusammenarbeit zum Wohle des Patienten ist es sinnvoll, dass Pflegefachkräfte diese Umrechnung nachvollziehen können.

◻ Tab. 14.3 zeigt die Opioid-Äquivalenztabelle, anhand derer die Umrechnung von einem Opioid zu einem anderen (z. B. bei Opioidrotation) vollzogen werden kann. Referenzmedikament ist immer Morphin (oral), auf das jeweils zurückgerechnet wird.

> ▶ **Beispiel: Umstellung auf Fentanylpflaster**
>
> Ein Patient soll von oralem Morphin auf Fentanylpflaster umgestellt werden: Er erhält 2-mal 30 mg MST. Dies entspricht einer Tagesdosis von 60 mg. Laut ◻ Tab. 14.3 entsprechen 60 mg Morphin oral = 25 µg/h Fentanyl. ◀

Nebenwirkungen von Opioiden

Die Antiemese kann nach 10–14 Tagen abgesetzt werden. Halten Verwirrtheitssymptome an, sollte das Opioid gewechselt werden. Obstipation (▶ Abschn. 14.4.2) tritt bei jeder Opioidbehandlung anhaltend auf, der Patient wird nicht tolerant (◻ Tab. 14.4).

Mythen und Märchen zu Opioiden

Folgende Mythen und Märchen zu Morphin/Opioiden halten sich hartnäckig, sowohl bei Patienten als auch bei Pflegenden und Ärzten. Sie sind allesamt nicht zutreffend:

14

⬛ Tab. 14.2 Pharmakologische Daten einiger Opioide. (Südwestdeutsches Tumorzentrum 2016)

Substanz		Wirkungsdauer[a]	Analgetische Potenz (Morphin = 1)	Orale Bioverfügbarkeit
Kodein[1]		3–5 h	1/10	entfällt
Dihydrocodein[b 2]		3–5 h	1/10	entfällt
Tramadol[b 3]		3–5 h	1/10	ca. 80 %
Tilidin/Naloxonb[4]		3–5 h	1/10	entfällt
Pethidin[5]	DtM	2–3 h	1/8	33 %
Tapentadol[6]	BtM	ca. 4 h	1/4–1/2	ca. 32 %
Morphin[b 7]	BtM	4–6 h	1	(33–)50 %[c]
Oxycodon[b 8]	BtM	5–6 h	1,5–2	≥60 %
Hydromorphon[b 9]	BtM	3–5 h	7,5[d]	(20–)40 %
Buprenorphin sublingual[10]	BtM	6–8 h	75[e]	ca. 60 %[f]
Buprenorphin transdermal[11]	BtM	84–96 h	75[e]	entfällt
Fentanyl transdermal[12]	BtM	72 h	100	entfällt
Levomethadon[13]	BtM	6–12 h	7[g]	≥50 %
D,L-Methadon[14]	BtM	6–12 h	3,5[g]	entfällt

[1]Nedolon P (mit Paracetamol); [2]DHC Mundipharma; [3]Tramal, Tramundin; [4]Valoron N; [5]Dolantin; [6]Palexia, Palexia retard; [7]Sevredol, MST Mundipharma, Capros, M-long; [8]Oxygesic, Targin; [9]Palladon retard, Palladon, Jurnista; [10]Temgesic sublingual; [11]Transtec PRO, Buprenorphin AWD; [12]Durogesic SMAT, Fentanyl AWD; [13]L-Polamidon; [14]D,L-Methadon Kps. (Rezeptur)

[a]der nichtretardierten Substanz (bei transdermalem Fentanyl bzw. Buprenorphin ist die Wirkdauer des jeweiligen Pflasters angegeben)

[b]Retardpräparat(e) zur 2 × täglichen Gabe (12-stündlich) verfügbar und vorteilhaft

[c]Der Faktor 1/2 gilt für die Umrechnung von Tagesdosen parenteral/oral. Bei intravenösen Einzeldosen (die wir nicht empfehlen) gilt für die Umrechnung intravenös/oral der Faktor 1/3

[d]Der Hersteller von Palladon retard und Palladon gibt Faktor 7,5 an, der Hersteller von Jurnista Faktor 5. Für die Umrechnung von parenteralem Hydromorphon zu parenteralem Morphin gilt Faktor 5

[e]Twycross nennt Faktor 60. Der Hersteller des Pflasters gibt neuerdings Faktor 100 an

[f]Sublinguale Bioverfügbarkeit

[g]Die Umrechnung zu anderen Opioiden ist sehr variabel, die Eindosierung dauert 2–3 Wochen. Die EAPC (European Association for Palliative Care) empfiehlt daher Methadon ausschließlich besonders erfahrenen Ärzten

— Morphin führt zu Abhängigkeit und Sucht.

— Eine langfristige Therapie ist unmöglich, da durch Toleranzentwicklung auf Dauer zu hohe Dosen benötigt werden.

— Hohe Morphindosen sind wegen der Gefahr einer Atemdepression gefährlich.

— Um einen ausreichenden Wirkspiegel zu erreichen, ist eine parenterale Gabe nötig.

— Nebenwirkungen, z. B. Sedierung, ist nicht zu vermeiden bzw. intolerabel.

— Morphin gibt man nur, wenn es „dem Ende zugeht".

— Sehr starke Schmerzen kann man auch mit Morphin nicht bekämpfen, besonders im Endstadium nicht.

Was muss eine Pflegefachkraft wissen?

— Grundprinzipien und Regeln kennen

— Umrechnungstabelle kennen und anwenden

— Nebenwirkungen kennen

— Koanalgetika und Adjuvanzien kennen

Pflegefachkräfte hinterfragen oft Sinn und Zweck, die Prinzipien der medikamentösen Schmerztherapie zu lernen, sind es doch die ärztlichen Kollegen, die eine Schmerztherapie verordnen. Ohne Pflegekräfte als Partner der ärztlichen Schmerztherapeuten wäre eine adäquate Schmerztherapie jedoch nicht möglich. Je besser eine Pflegekraft bei der Schmerztherapie mitdenkend

◼ Tab. 14.3 Opioid-Äquivalenztabelle

Stufe-2-Opioide Tramadol Tilidin/Naloxon Dihydrocodein	Buprenorphin Temgesic Sublingualtbl.	Buprenorphin Transtec PRO Buprenorphin AWD Matrixpflaster	Tapentadol Palexia retard Retardtbl.	Standard-Morphin-Retardtbl. oder -kps.	Fentanyl Durogesic SMAT Fentanyl AWD Matrixpflaster	Oxycodon Oxygesic Targin Retardtbl.	Hydromorphon Palladon retard Retardkps. Jurnista Retardtbl.	Levomethadon L-Polamidon Trp.	D,L-Methadon (Rezeptur) Kps.
oral mg/Tag	s.l. mg/Tag	t.d. µg/h	oral mg/Tag	oral mg/Tag	t.d. µg/h	oral mg/Tag	oral mg/Tag	oral mg/Tag	oral mg/Tag
200			50	20		10–13		3	6
300		17,5	75	30	12	15–20	4	4	9
600	0,8	35	150	60	25	30–40	8	9	17
	1,6	70	300	120	50	60–80	16	17	34
	2,4	105	450	180	75	90–120	24	26	51
	(3,2)	(140)		240	100	120–160	32	34	68
	(4,0)	(175)		300	125	150–200	40	43	86
				360	150	180–240	48	51	102
				420	175	210–280	56	60	120
				480	200	240–320	64	69	137
				600	250	300–400	80	86	171
				720	300	360–480	96	103	206
				(960)	(400)	(480–640)	(128)	(137)	274
				(1440)	(600)	(720–960)	(192)	(206)	411
				(1920)	(800)	(960–1280)	(256)	(274)	549
				(2400)	(1000)	(1200–1600)	(320)	(343)	686

Anmerkungen:

1) Bei Hydromorphon gilt die Tabelle für das Präparat Palladon retard. Für Jurnista gibt der Hersteller eine um Faktor 1,5 niedrigere Äquivalenz zu Morphin an

2) Die Anwendung von Levomethadon Trp. bzw. von D,L-Methadon Kps. erfordert wegen der langen Halbwertszeit spezielle Erfahrung. Sie ist bei hohen Tagesdosen kostengünstig. Der Umrechnungsfaktor zu Morphin kann im Einzelfall deutlich höher sein. Methadon Kps. erleichtern dem Patienten die orale Einnahme sehr hoher Dosen wesentlich

◻ Tab. 14.4	Nebenwirkungen von Opioiden
Früh	Übelkeit und Erbrechen, Schläfrigkeit, Gangunsicherheit, Verwirrtheitssymptome
Gelegentlich	Schwitzen, Mundtrockenheit
Anhaltend	Obstipation, Verzögerung der Magenentleerung, Miktionsstörungen, Schläfrigkeit bei Inaktivität – Patient ist leicht weckbar

begleiten kann, ein desto besserer Partner ist sie zum Wohle des Patienten und damit auch seiner Angehörigen! Da in der Palliativversorgung und -betreuung ein flexibles und schnelles Handeln notwendig ist – sonst ist die Chance, dem Patienten oder Bewohner mehr Lebensqualität zu verschaffen, vorbei – verordnet der Arzt Bedarfsmedikationen und gibt der Pflegekraft damit einen Handlungsspielraum. Dieser Spielraum kann jedoch erst voll ausgeschöpft werden, wenn Pflegekräfte die Grundprinzipien der Schmerztherapie verstanden haben. Dann können die Symptome des Patienten optimal gelindert und diesem zu einem Stück unbeschwerteren Leben verholfen werden.

14.1.13　Komplementäre Maßnahmen

> **Definition Komplementärmedizin**
>
> „Komplementärmedizin versteht sich als Ergänzung zur konventionellen Medizin und grenzt sich von der Alternativmedizin ab, welche anstelle der konventionellen Medizin durchgeführt wird. Eine Integrative Medizin kombiniert die konventionelle und die komplementäre Medizin" (Schlaeppi und Templeton 2014, S. 693).

Sogenannte „nichtmedikamentöse Therapien" oder komplementäre Maßnahmen sind eine wichtige Ergänzung zur medikamentösen Schmerzlinderung. Sie können auch als eigenständige Therapien eingesetzt werden, sowohl bei der Behandlung akuter als auch chronischer Schmerzen (DNQP 2020). Der Expertenstandard betrachtet komplementäre Maßnahmen sogar als so wichtig, dass sie in der Reihenfolge vor den medikamentösen Maßnahmen aufgeführt werden. Allerdings wurden für den Expertenstandard lediglich Studien eingeschlossen, die pflegerelevante Interventionen untersuchen. Für all diese Maßnahmen ist die Evidenz noch niedrig, wenngleich „in den letzten fünf Jahren ein Anstieg an Literatur zu komplementären Methoden … zu verzeichnen ist" (DNQP 2020). Der Abschnitt „Tumorschmerztherapie" der S3-Leitlinie Palliativmedizin

(Leitlinienprogramm Onkologie, Kurzversion 2021, S. 72) fokussiert ausschließlich medikamentöse Tumorschmerztherapie. Komplementäre Maßnahmen werden nicht bewertet. Seit September 2021 gibt es eine eigene S3-Leitlinie „Komplementärmedizin". ► Abschn. 3.2.24 widmet sich der Schmerztherapie. Beforscht sind schwerpunktmäßig Akupunktur und Akupressur, in der aktuellen Leitlinie mit Empfehlungsgrad B (gute jedoch noch keine randomisierten Studien vorhanden). Seit 2019 gibt es einen erste erste Professur für Naturheilkunde und Integrative Medizin in Tübingen. Das lässt auf mehr und vielfältigere Studien hoffen.

Das Zentrum für Qualität in der Pflege (ZQP) schreibt zur Evidenz von komplementären Pflegemethoden:

> Insgesamt fehlt es aber noch an fundiertem Wissen über Wirkung und Praktikabilität komplementärer Anwendungen und Angebote in der Pflege. Dabei ist ein guter Kenntnisstand über Wirkweisen und Risiken wichtig, denn ein unangemessener Einsatz ist nicht nur vergebene Mühe, sondern kann sogar schaden (► www.zqp.de).

Trotz niedriger Evidenz empfiehlt der Expertenstandard Schmerz (DNQP 2020) aus insgesamt 60 begutachteten Maßnahmen folgende Anwendungen:
- Mobilitätsförderung (palliative Physiotherapie/ Schmerzphysiotherapie) und Lagerung
- Entspannung
- Aromapflege
- Massagen
- TENS
- Kälte- und Wärmeanwendungen
- Akupunktur
- Ablenkung
- Einsatz von Musik

In der Palliativversorgung arbeiten wir bei schwacher Evidenz mit Erfahrungswissen. Erlaubt ist alles, was hilft und wenn es dem Wunsch und Willen des Patienten entspricht, sofern es legal beschaffbar ist.

Nicht jede komplementäre Maßnahme wirkt bei jedem Individuum gleich gut. Das zugrunde liegende Wirkprinzip lässt sich anhand der Gate-Control-Theorie (► Abschn. 14.1.2) gut erklären: Berührung, Aromapflege, Massagen sowie die meisten komplementären Anwendungen aktivieren die Berührfasern (A-Beta-Fasern). Dadurch wird das körpereigene Schmerzhemmsystem angeregt. Im Rückenmark schließt sich das – bildlich gesprochen – „Schmerztor", und die seither empfundenen Schmerzen werden weniger intensiv oder gar nicht mehr empfunden.

► Schmerzhemmsystem: Beispiel aus dem Alltag

Wenn wir das Schienbein anstoßen, ist unsere erste unbewusste Reaktion, über die angeschlagene Stelle leicht zu reiben. Dadurch intensivieren wir über die Berührfasern das körpereigene Schmerzhemmsystem, der Schmerz lässt nach, weil sich das „Schmerztor" im Rückenmark schließt. Im Zentralen Nervensystem wird die Ausschüttung von Endorphinen und Noradrenalin angeregt. Diese Botenstoffe greifen chemisch in den Prozess der Schmerzlinderung ein und verstärken diesen. ◄

So lassen sich viele der komplementären Maßnahmen erklären. Das Problem: Wir haben zwar viel Erfahrungswissen, jedoch bis heute wenig Evidenz. In Deutschland unterstützt die Robert-Bosch-Stiftung derzeit klinische Studien mit ausgesuchten komplementären Maßnahmen.

» Pflege ist therapeutisches In-Beziehung-Treten sowohl auf der Handlungs- als auch auf der Seinsebene (Juchli 1994).

Die Wirkung der folgenden Anwendungen lässt sich über die Ansatzpunkte der Beta-Fasern (Gate-Control-Theorie) gut erklären. Nicht jede Maßnahme kann von Pflegenden eingesetzt werden, sie lassen sich – je nach Setting – durch Kollegen im interdisziplinären Team ermöglichen.

■ Wickel und Auflagen (► Abschn. 13.6)

Hier findet ein komplexes Zusammenwirken von physikalischen, chemischen, psychologischen und kutiviszerale Reflexen statt durch Zuwendung, Berührung, Wärme oder Kälte, Wirkstoff der Auflage, Feuchtigkeit, Ruhen, im Zentrum der Aufmerksamkeit zu sein

■ Aromapflege (► Abschn. 13.8)

Wirkt auf das Limbische System (Gefühle) über Lunge, Haut und Schleimhäute pharmakologisch. Die Anwendung erfolgt über eine Einreibung, auf Taschentuch/Kissen/Kompressen getropft, Raumspray, Verdampfung, Bade-/Waschwasserzusatz (Scharnagel 2019).

■ Wärme

Das bewusste Gefühl von Wärme unterdrückt die Schmerzwahrnehmung und hilft, geistige und körperliche Entspannung zu fördern. Wärme wirkt tröstlich, ermutigend (durch Aufheizen des Gewebes), kann Stoffwechsel beschleunigen, Ödeme verringern, Regeneration von Gewebe beschleunigen, nützlich bei Schmerzen durch Narbengewebe und Magenschmerzen: Wärme senkt innerhalb von 5 Minuten die Azidität (Scharnagel 2019).

■ Kälte

Neben der entzündungshemmenden Wirkung kann Kälte ebenfalls die Beta-Fasern stimulieren. Die meisten Menschen wissen sehr genau, ob ihnen Wärme oder Kälte besser hilft (Scharnagel 2019).

■ Massage/Einreibung (► Abschn. 13.7)

Anregung der Beta-Fasern, Hautdurchblutung, Zuwendung, Entspannung, Umfokussierung der Aufmerksamkeit.

Folgende Öle werden gerne und häufig wegen ihrer schmerzlindernden Wirkung eingesetzt (► Abschn. 13.6):

- **Solum uliginosum comp von Wala:** bei Muskelverspannungen, Gelenkschmerzen, Neuralgien, Phantomschmerz, Knochenmetastasenschmerz, angstvollen Erregungszuständen
- **Aconit-Schmerzöl von Wala:** bei rheumatischen Beschwerden, Rückenschmerzen, Neuropathien, Herpes Zoster, Trigeminusneuralgien, Weichteilschmerzen, Gicht
- **Hautstärkungsöl Bio von Primavera:** zur Narbenpflege und zur Dekubitus- und Intertrigoprophylaxe

■ Akupunktur

Aus der Traditionellen Chinesischen Medizin (TCM). Platzieren von Nadeln auf Akupunkturpunkten entlang von Energiebahnen (Meridianen), Stimulation sensibler Nerven in Haut und Muskulatur, Schmerzmodulation über Freisetzung von Endorphinen, Serotonin und Adrenalin in das Zentrale Nervensystem (ZNS) (Agarwal 2013).

■ Akupressur (► Abschn. 13.12)

Auch „Akupunktur ohne Nadeln", Ausübung von Druck an den Akupunkturpunkten/Meridianen (Weinmann 2013).

■ Fußreflexzonentherapie (► Abschn. 13.11)

Vorstellung: Jeder Teil des Körpers hat einen Reflexpunkt am Fuß bzw. an der Hand, die Schmerzlinderung entsteht durch „Normalisieren" einer Organfunktion. Durch Fingerdruck kann ein Reflex/das Organ angeregt oder beruhigt werden (Huber 2019).

■ TENS (Transkutane elektrische Nervenstimulation)

Das TENS-Gerät kann bei Muskelverspannungen und Schmerzen im Bewegungsapparat eingesetzt werden. Es werden vier Elektroden dort platziert, wo die Schmerzen sind. Es entsteht ein prickelndes, kribbelndes Gefühl, es soll nicht unangenehm oder schmerzhaft sein. Durch Stimulierung der Beta-Fasern wird das „Schmerztor" geschlossen, Endorphine und Noradrenalin werden in Gehirn und Rückenmark freigesetzt (Scharnagel 2019).

■ Physiotherapeutische Maßnahmen

Physiotherapeutische Maßnahmen sind z. B. Entstauungstherapie, Heiße Rolle, klingendes Fußbad/Waschung, Eisandwendungen, Atemtherapie, Entspannungstechniken, Lymphdrainage.

14

■ **Bewegung**

Bewegung hat evolutionsgeschichtlich Vorrang vor Schmerz und schließt das „Schmerztor" („vor dem Tiger davonrennen"). Jede Anwendung beginnt mit unserem Bewusstsein für den Zusammenhang zwischen Körper und Geist und unserer daraus entstehenden Haltung und mit dem Aufbau einer vertrauensvollen „therapeutischen" (nach Juchli 1994) Beziehung.

■ **Kognitive Verhaltenstherapie (VT)**

Ziele der Kognitiven Verhaltenstherapie sind in diesem Fall, Schmerzbewältigungsstrategien zu entwickeln, vorteilhafte Einflüsse auf die Schmerzsituation zu verstärken und evtl. Faktoren zu „bearbeiten", die Leiden verursachen und/oder unterhalten. Die Effektivität ist durch Studien belegt.

■ **Entspannung**

Entspannungsübungen helfen dabei, die Schmerzintensität kurz- und längerfristig zu reduzieren, der Schlaf verbessert sich.

■ **Hypnotherapie (▶ Abschn. 13.13)**

Studien zeigen die Wirksamkeit von Hypnotherapie bei akuten (Zahnarzt) und bei chronischen Schmerzen. Autohypnose ist erlernbar und hat in der Wirkung Ähnlichkeiten mit Progressiver Muskelentspannung nach Jacobsen und autogenem Training.

■ **Geleitete Imagination**

Bei akuten und/oder chronischen Schmerzen Beteiligung von möglichst vielen Sinnen. Betroffene entwickeln ihre eigenen hilfreichen mentalen Bilder (Reddemann 2022; Seemann 2016).

■ **Musiktherapie (▶ Abschn. 13.14)**

Möglichkeit sich auszudrücken, zu entspannen, Endorphine werden freigesetzt, Ablenkung.

■ **Kräuter/Naturheilmittel**

Chili (Capsaicin, auch als Salbe erhältlich), wirkt durchblutungsfördernd und wird bei Nervenschmerzen eingesetzt (bekannt als Qutenza). Teufelskralle wirkt entzündungshemmend und kann bei osteoarthritischen Schmerzen eingesetzt werden. Weidenrinde hilft bei Schmerzen im Bewegungsapparat. Goldrute hat in der europäischen Kräuterkunde eine jahrhundertelange Tradition bei Nieren- und Blasenleiden sowie bei entzündlichen Erkrankungen. Weihrauch und Nachtkerze helfen bei schmerzhaften Gelenken und letztere auch bei Rheuma.

Einführung von komplementären Maßnahmen

- Gemeinsam entscheiden, welche Anwendungen eingeführt werden sollen.
- Stations-/abteilungsinternen Standard/Verfahrensanweisung entwickeln (1 bis max. 3 Anwendungen).
- Auch wenn die Anwendungen pflegerisch sind: Absprachen/Konsens mit ärztlichen Kollegen.
- Individuelles Angebot nach Anamneseerhebung machen.
- Grundwissen für ALLE: Indikationen/Kontraindikationen/allergische Reaktionen/Risiken.
- Das gemeinsame Anliegen nicht aus den Augen verlieren: **Schmerzlinderung** zu erreichen

---

14.1.14 Alte Menschen

Bei alten Menschen sind häufiger schmerzlose Herzinfarkte und fehlende Schmerzen bei Magenulzera zu beobachten. Das führt zur Hypothese einer altersbedingten Abnahme der Schmerzwahrnehmung und des Schmerzerlebens. Dies wird jedoch klinisch unterschiedlich erfahren. Grundsätzlich müssen wir davon ausgehen, dass die Schmerzempfindung bei alten Menschen genauso ausgeprägt ist wie bei jüngeren, anders ist ihre Sozialisierung und ihre psychische Verarbeitung. Dies entbindet uns keinesfalls von einem sorgfältigen Schmerzassessment, verbunden mit dem Angebot einer schmerzlindernden Therapie.

Heute hochaltrige Menschen haben nicht gelernt, ihre Bedürfnisse auszudrücken, wie wir dies heute tun. „Aushalten und Erdulden" waren angesehene Werte. Solche Prägungen bewirken, dass sehr alte Menschen oft ungern über ihre persönliche Schmerzsituation sprechen („underreporting"). Schmerz wird als Folge des Alterungsprozesses betrachtet, und die Vorstellung, dass Schmerzen nicht zu behandeln sind, ist verbreitet. Ein weiterer Grund ist, nicht zur Last fallen zu wollen.

Ältere Menschen sind manchmal der Ansicht, dass doch die Pflegenden wissen müssten, wann sie Schmerzen haben! Patienten, die Krankenhäuser von früher noch als „Sterbehäuser" kennen, werden ihre Schmerzen aus Angst vor einer Einweisung oder vor schmerzhaften Untersuchungen leugnen. Schwerhörigkeit und Fehlsichtigkeit können die Kommunikationsfähigkeit alter Menschen zusätzlich beeinträchtigen. Dies ist bei der Schmerzmessung immer mitzudenken. Sie kann ein schwieriges Unterfangen sein (Thomm 2016).

Multidimensionaler Ansatz zur Schmerzerfassung (nach Thomm 2016)
- ▬ Überblick über die Krankengeschichte verschaffen.
- ▬ Wenn möglich, Evaluierung der Schmerzintensität mittels einer Schmerzskala, die der Patient oder Bewohner versteht. Die Bedeutung, wenn nötig, jedes Mal aufs Neue erklären.
- ▬ Alte Menschen haben häufig mehrere Beschwerden. Deshalb ist es wichtig, alle Schmerzstellen zu lokalisieren und die Schmerzen der Intensität nach einzuordnen.
- ▬ Der Patient oder Bewohner wird nicht unbedingt ohne Aufforderung über seine Schmerzen sprechen.
- ▬ Angehörige ermutigen, auf Schmerzen hinweisende Verhaltensmuster zu beschreiben, wenn der Patient nicht über seine Schmerzen sprechen kann.
- ▬ Auf verändertes Kommunikationsverhalten achten (z. B. ein gesprächiger Mensch wird schweigsam).
- ▬ Auf Körpersprache (Gestik, Mimik, Körperbewegungen) achten.
- ▬ Nach Veränderungen der täglichen Aktivitäten fragen/beobachten.
- ▬ Mit regelmäßiger Schmerzerfassung die Wirksamkeit der Medikation überprüfen und dokumentieren.

14.1.15 Schmerzlinderung im multiprofessionellen Team

Schmerz ist ein komplexes Geschehen. Er setzt sich aus unterschiedlichen Komponenten (physisch, psychosozial, spirituell) zusammen und wird von äußeren und inneren Faktoren positiv und negativ beeinflusst (Schmerztoleranz). Daraus folgt, dass Schmerztherapie nur in interprofessioneller Zusammenarbeit gelingt. Nur dann kann den Bedürfnissen des Patienten (und seiner Angehörigen) adäquat begegnet werden (▶ Abschn. 11.2). Dabei spielt die von allen geteilte Haltung, den Schmerzbetroffenen ernst zu nehmen, eine große Rolle!

❯ Die meisten Störungen in der Beziehung zwischen Patient, Angehörigen, Arzt und Pflegenden beruhen auf mangelnder Kommunikation und Missverständnissen.

14.2 Fatigue

Ulrike Schmid

In Kürze

Fatigue ist eines der häufigsten Symptome bei Krebserkrankungen und von Menschen mit chronischer und schwerer Erkrankung. Studien zufolge sind zwischen 40 und 77 % (Cella 2002) aller Tumorpatienten betroffen bzw. bis zu 96 % (Fischer et al. 2017) aller Tumorpatienten, die mit Chemo- und Strahlentherapie behandelt wurden. Im angloamerikanischen Sprachraum wird das Symptom Fatigue seit über 30 Jahren beforscht, im deutschsprachigen Raum seit etwa 20 Jahren. Die Auswirkungen des Symptoms werden bis heute unterschätzt, weshalb alle Berufsgruppen ein Bewusstsein für das Symptom entwickeln sollten. Betroffene trauen sich oft nicht, ihre übermäßige Müdigkeit zu thematisieren, und manche entwickeln eine hohe Disziplin, ihre Erschöpfung zu negieren, um ihren Alltag bestehen zu können. Im Zusammenhang mit Long-Covid ist das Symptom Fatigue wieder mehr ins Bewusstsein gerückt.

14.2.1 Definition und Häufigkeit

Der Begriff „Fatigue" kommt aus dem französischen und englischen Sprachgebrauch und bedeutet unübliche Müdigkeit und Erschöpfung. Die Auslöser von Fatigue sind vielschichtig, also multidimensional und können am besten durch eine exakte Beschreibung der auftretenden Symptome eingegrenzt werden. Eine Definition aus den USA, wo dieses Thema schon früh einen Schwerpunkt in der Krebsforschung darstellte, lautet wie folgt:

❯❯ Krebsbedingte Fatigue ist ein belastendes, anhaltendes, subjektives Gefühl von körperlicher, emotionaler und/oder kognitiver Müdigkeit oder Erschöpfung im Zusammenhang mit Krebs oder einer Krebsbehandlung, das nicht proportional zu kürzlichen Aktivitäten ist und das normale Funktionieren beeinträchtigt. Es ist eine der häufigsten Nebenwirkungen bei Krebspatienten. Es hat sich gezeigt, dass Müdigkeit eine Folge der aktiven Behandlung ist, aber sie kann auch in Nachbehandlungsperioden andauern (National Comprehensive Cancer Network NCCN 2015).

Die Schweizer Pflegeforscherin Agnes Glaus definiert Fatigue folgendermaßen:

» Fatigue bei Krebskranken ist ein subjektives Gefühl unüblicher Müdigkeit, das sich auswirkt auf den Körper, die Gefühle und die mentalen Funktionen, das mehrere Wochen andauert und sich durch Ruhe und Schlaf nur unvollständig oder gar nicht beheben lässt (Glaus 2017).

Fatigue ist eines der häufigsten Begleitsymptome, über die Krebspatienten während oder nach ihrer Erkrankung und Therapie berichten. Die Angaben zur Häufigkeit von Fatigue schwanken zwischen 14 und 96 % der Betroffenen. 80–100 % der Patienten, die sich einer Chemotherapie unterziehen, leiden im Lauf der Behandlung unter Fatigue; Stärke und Dauer sind abhängig von der Intensität der Chemotherapie. 50 % der Patienten sprechen dieses Problem aber nicht an, weil sie es für eine normale, fast notwendige Folge der Behandlung halten und irrtümlich annehmen, dass nichts dagegen unternommen werden kann.

14.2.2 Symptome

Eine Vielzahl von Symptomen körperlicher und psychosozialer Art können mit dem Obergriff der „Fatigue" beschrieben werden. Glaus teilt sie in physische, affektive und kognitive Manifestationen ein (Glaus 2017):
- Physische Manifestationen: reduzierte physische Leistungsfähigkeit, Schwäche, Kraftlosigkeit, unübliches vermehrtes Schlafbedürfnis, unübliches vermehrtes Müdigkeitsgefühl, unübliches vermehrtes Ruhebedürfnis
- Affektive Manifestationen: Motivationsverlust, keine Energie, Traurigkeit, Angst, kein Kampfgeist, Verlust von Interesse allgemein, auch Verlust des Interesses am Leben, Angst, dass keine Besserung eintritt, Entfremdung von Angehörigen und Freunden
- Kognitive Manifestationen: Konzentrationsstörungen, Probleme im Denken, einen müden Kopf haben, Schlafprobleme

14.2.3 Ursachen

Die Ursachen für eine Fatigue können sehr vielfältig sein. Glaus (2017) differenziert zwischen den sog. auslösenden Faktoren und der Art und Weise, wie Fatigue von den Betroffenen wahrgenommen wird. Die Kombination von Auslösern und deren Wahrnehmung und Verarbeitung vom betroffenen Individuum bestimmt, wie sich Fatigue beim Einzelnen zeigt.

Auslösende Faktoren können biochemischer, pathophysiologischer, immunologischer oder psychologischer Art sein und können krankheits- und behandlungsbedingte Ursachen haben:

- **Krankheitsbedingt**
  - Tumorerkrankung
  - Kardiale und pulmonale Erkrankung
  - Endokrine Störungen: Hyper-, Hypoglykämie, Mangel an Schilddrüsen-, Nebennieren-, Geschlechtshormonen
  - Anämie (Tumoren und Metastasierung im blutbildenden System)
  - Infektion, Fieber
  - Anämie
  - Einschränkung der Lungenfunktion

- **Therapiebedingt**
  - Als Folge einer Operation: anhängig von Dauer, Anästhesie, Schmerzen, Blutverlust
  - Zytostatikatherapie: bei 50–100 % aller Betroffenen
  - Strahlentherapie: bis zu 100 % der Betroffenen
  - Immun- und biologische Therapien, z. B. Interferon- und Interleukintherapie
  - Anämie
  - Infektion, Fieber
  - Immunreaktion des Körpers
  - Ansammlung schädlicher Stoffwechselprodukte
  - Medikamente wie evtl. Opioide, Histaminblocker (z. B. Vomex, Atosil), Neuroleptika (z. B. Haldol, Neurocil), Psychopharmaka, Sedativa, Buscopan, Betablocker
  - Durch die individuelle Art und Weise des Betroffenen, Stress und Krankheit zu bewältigen
  - Angst, Niedergeschlagenheit, Stress
  - Schlafstörungen

- **Weitere**
  - Immobilität
  - Mangelernährung, Kachexie und damit verbundener Muskelabbau (► Abschn. 13.3)
  - Vitaminmangel
  - Dehydration
  - Elektrolytverschiebungen (Hypernatriämie, -kaliämie und -kalzämie)
  - Schmerzen, die ihrerseits Stress und Schlafstörungen verursachen
  - Besonders prägende Ereignisse im bisherigen oder derzeitigen Leben

Oft sind mehrere Ursachen (multifaktoriell und multidimensional) beteiligt, und verschiedene Symptome verstärken sich gegenseitig, z. B. Schmerz, Übelkeit, Niedergeschlagenheit und Fatigue.

14.2.4 Auswirkungen auf den Alltag

- ■ Bei Berufstätigen
- ▬ Die Arbeitsfähigkeit kann beeinträchtigt sein, dadurch kann sich die Wiedereingliederung in den Beruf verzögern.
- ▬ Konzentrationsunfähigkeit, die allgemeine Merk- und Denkfähigkeit können die berufliche Leistungsfähigkeit mindern.
- ▬ Angst, den Arbeitsplatz zu verlieren.

Diese Aspekte bekommen eine noch größere Bedeutung bei Menschen, die sich sehr über ihre berufliche Tätigkeit definieren.
- ▬ Evtl. finanzielle Einschränkung
- ▬ (Belastende) Behördengänge

Hier ist wichtig, die stufenweise Wiedereingliederungsmöglichkeiten zu prüfen, um eine Überforderung beim Berufseinstieg zu vermeiden, die ihrerseits die Fatigue verstärken und den Betroffenen in einen Teufelskreis führen kann, mit der Gefahr, in Resignation zu münden. Eine gute Beratung durch Sozialarbeiter, Arzt und auch Psychologen hilft, diese Entwicklung zu vermeiden.

- ■ Allgemein
- ▬ Aufgaben im Haushalt und in der Familie können nicht mehr geleistet werden, es entstehen Scham, Schuldgefühle, der Selbstwert leidet.
- ▬ Der Betroffene kann seiner eigenen Erwartungshaltung nicht entsprechen und erlebt wiederkehrende Frustration sowie die wiederkehrende Erfahrung des Scheiterns.
- ▬ Der Betroffene erlebt sich als Belastung für Partner, nahe Angehörige und sein soziales Netz.
- ▬ Angehörige und soziales Netz haben den Wunsch, nach überstandenen Therapien zu einer „Normalität" zurückzukehren. Dies kann vom Betroffenen nicht erfüllt werden – er wird tatsächlich als Belastung erlebt.
- ▬ Gemeinsame Aktivitäten sind eher schwer umzusetzen.
- ▬ Rückzug aus Freizeitaktivitäten.
- ▬ Fatigue kann zu einer Rollenveränderung im System Familie führen.
- ▬ Beziehungen müssen z. T. neu definiert werden.
- ▬ Angehörige und Freunde sind mit der Situation überfordert, ziehen sich deshalb zurück, dies führt zu Enttäuschung und möglicherweise Isolierung des Betroffenen.
- ▬ Depressive Verstimmung.
- ▬ Notwendige Veränderungen im persönlichen und beruflichen Kontext bringen auch regelmäßig die Erfahrung von Rückschlägen und Frustration.

Eine an Krebs erkrankte Frau im mittleren Lebensalter beschreibt ihre Befindlichkeit Monate nach Operation, Bestrahlung und Chemotherapie folgendermaßen:

„Der Tag fängt ganz gut an, doch nach dem Mittagessen ist jede am Morgen verspürte Kraft verschwunden. Jeder Tag beginnt mit Hoffnung, die jedoch bald wieder zunichte wird. Jeder Tag bringt das neue Spiel: Hoffnung, Zuversicht, Enttäuschung. Ich werde mir selbst fremd. Mutlosigkeit, Hoffnung, Zweifel, Suche nach neuen Strategien, Hoffnung, alles ist gleichzeitig und abwechslungsweise da. Betüttelt zu werden ist ebenso wenig hilfreich wie Appelle, sich zusammenzureißen. Bei misslungenen ,Versuchen' ist zusätzlich entmutigend zu hören: ,Das hab ich dir ja gleich gesagt, du musst halt Geduld mit dir selbst haben' (als wüsste ich das nicht selbst). Bei gelungenen Versuchen: ,Ja geht doch, was willst du mehr, Anforderungen an sich selbst sind doch immer hilfreich!' Fragen wie: ,Wie geht es dir' werden zur Belastung, denn die Reaktionen auf ehrliche Antworten ziehen noch mehr Kraft ab, so z. B.: ,Mir geht's auch so!', ,Was erwartest du denn, aktive und passive Phasen sind doch ganz normal im Leben!', Verweis auf die Jahreszeit: ,Was willst du, es ist November' (auch wenn ich noch nie eine Novemberverstimmung oder gar -depression hatte). ,Das Frühjahr kommt und mit ihm die neuen Kräfte.' ,Du hast doch Zeit, dich hinzulegen, wer drängt dich denn, etwas zu tun!?'"

Immer wieder tauchen Fragen auf, die sie sich selbst stellt:
- ▬ Was ist mit der zeitlebens bewährten Strategie: Wo ein Wille ist, ist auch ein Weg, Anstrengung lohnt sich, sich gehen lassen bringt nicht weiter?
- ▬ Kann ich mir noch vertrauen?
- ▬ Was, wenn der Zustand so bleibt?
- ▬ Bekomme ich wieder Anschluss an mein Leben?
- ▬ Ist mein Zustand eine versteckte Todesangst?
- ▬ Bin ich noch normal?
- ▬ Bin ich zu wehleidig?
- ▬ Kann ich mich (wieder) spontan und offen zeigen?
- 5 Wenn ich genug trainiere, kommt dann meine Kraft je wieder? ◀

14.2.5 Medizinisch-pflegerische Ziele

Fatigue kann die Lebensqualität erheblich einschränken. Untersuchungen zeigten, dass Patienten ein hohes Bedürfnis nach Information über Fatigue haben, medizinisch-pflegerisches Fachpersonal diesem Bedürfnis jedoch nicht gerecht werden (Glaus et al. 2000). Ziel ist also zum einen ein erhöhtes Bewusstsein und eine bessere Wahrnehmung des Symptoms vonseiten des Fachpersonals sowie zu anderen eine adäquate Beratung bei der Gestaltung des Alltags und beim Umgang mit den individuellen Energieressourcen, damit der Betroffene mittelfristig wieder mehr Lebensfreude und eine bessere Lebensqualität empfinden kann.

14.2.6 Assessment

Die ganz banale Frage „Wie geht es Ihnen *heute*?" kann schon sehr viel Information über die Befindlichkeit bzw. das Wohlbefinden des Patienten ergeben. Wichtig ist dabei, die Frage mit Interesse und Empathie (nicht Mitleid!) zu stellen, sonst entsteht ein Effekt wie im oben beschriebenen Patientenbeispiel. Die Frage nach dem Ergehen auf einen klar umrissenen Zeitraum zu begrenzen (z. B. „heute") gibt dem Betroffenen das Gefühl, die Frage zu überschauen und beantworten zu können. Analog zur Schmerzintensität kann auch die Schwere der erlebten Müdigkeit anhand einer Skala erfragt und dokumentiert werden (z. B. 0 = ich fühle mich nicht unüblich müde bis 10 = ich fühle mich völlig erschöpft).

Weitere Fragen können nützlich und hilfreich für ein besseres Verständnis sein:
- In welchen Situationen spüren Sie Müdigkeit?
- Wie erleben Sie die Müdigkeit?
- Wie lange dauert sie an?
- Gibt es erleichternde und verstärkende Faktoren?
- Treten Begleitsymptome auf?

Vor einigen Jahren wurde ein deutschsprachiges mehrdimensionales (physisch, affektiv, kognitiv) Messinstrument (Fatigue Assessment Questionnaire = FAQ) entwickelt (Glaus in Knipping 2017), das sich aufgrund seiner hohen Komplexität nicht für den täglichen Gebrauch eignet, sondern z. B. zur Effektivitätsprüfung einer Therapie oder für Forschungszwecke.

14.2.7 Pflegerische Aufgaben

Pflegende verbringen am meisten Zeit mit den Patienten. Ihre zentrale Aufgabe ist, das Symptom „Fatigue" wahrzunehmen, anzuerkennen, zu messen und zu dokumentieren.

Nach Glaus (2017) sind die drei Hauptaufgaben des Behandlungsteams:
1. Möglichkeiten zur Linderung der übermäßigen Müdigkeit finden
2. Unterstützung der Auseinandersetzung des Betroffenen mit seinem „Leben mit Fatigue" und den eingeschränkten Energieressourcen
3. Einen Raum herstellen, in dem nicht das Ankämpfen gegen, sondern das Annehmen der Fatigue möglich wird. Bei Menschen am Lebensende bedeutet das

Annehmen der Fatigue auch die Akzeptanz des Schweregrads der Erkrankung. Es ist Aufgabe des Behandlungsteam, diesen Prozess behutsam zu begleiten.

Basis all dessen ist eine gute Information, Aufklärung und Beratung des Betroffenen. Neben gutem Zuhören ist wichtig, dass der Betroffene „verstehen" kann, was mit ihm passiert, und Strategien entwickeln lernt. Dass er lernt, mit seiner Müdigkeit zu leben, Energien aufzuteilen, Prioritäten zu setzen, Abstriche zu machen und sich in seinem So-Sein anzunehmen, mit dem Ziel, eine Ausgewogenheit zwischen Ruhe und Aktivitäten zu erreichen. Voraussetzung ist die Bereitschaft des Betroffenen (Adhärenz), sich mit seiner Situation auseinanderzusetzen und Hilfe anzunehmen. Grundsätzlich sollen alle Interventionen eine Hilfe zur Selbsthilfe sein (Empowerment). Broschüren, Internetseiten, Filme, Selbsthilfegruppen sind je nach Bedarf hier zusätzlich unterstützend.

14.2.8 Medizinische Maßnahmen

Zu Beginn sollte eine sorgfältige Diagnostik und Abklärung der Ursachen stattfinden. Da Fatigue ein komplexes Zusammenspiel von mehreren Faktoren ist, wird es wahrscheinlich keine einfache, klare Art der Behandlung geben. Sind Ursachen bekannt, kann entsprechend interveniert werden, z. B. durch die Korrektur einer Anämie oder Elektrolytverschiebungen, durch das Überprüfen und ggf. Absetzen von Medikamenten, das Behandeln von Infektionen und anderen auslösenden Faktoren (▶ Abschn. 14.2.3).

Im Alltag wird mit Medikamenten wie Steroiden (Dexamethason 2–4 mg täglich), Antidepressiva oder auch Psychostimulanzien (z. B. Amphetaminen) gute Erfahrung gemacht. Es gibt jedoch noch keine Studien, die die Wirksamkeit belegen.

14.2.9 Fatigue-Ambulanzen

Die Forschungsgruppe „Scheibenbogen" an der Charité Berlin forscht seit vielen Jahren zum Thema Fatigue. Die Fatigue-Ambulanz ist die älteste in Deutschland, akzeptiert allerdings nur Patienten aus Berlin und Brandenburg. Das Charité Fatigue Centrum betreibt eine Website (▶ https://cfc.charite.de/) mit hilfreichen Informationen für Patienten, Pflegende und Ärzte. Bedingt durch das Long-(Post)-Covid-Syndrom bieten inzwischen mehrere Städte Fatigue-Ambulanzen an.

14.2.10 Fazit

Das Symptom Fatigue ist komplex und wird noch immer nicht genügend wahrgenommen. Wichtig ist, dass wir ein Bewusstsein dafür entwickeln und für die Betroffenen einen Raum herstellen, in dem sie sich selbst annehmen lernen. Erst dann können sie Strategien entwickeln, ob und welche Prioritäten sie setzen wollen, um Energien sinnvoll aufzuteilen. Nahestehende Angehörige in diesen Prozess einzubeziehen ist meist eine Hilfe für alle Betroffenen.

14.3 Atemnot

Susanne Kränzle

In Kürze

» Dyspnoe ist das subjektive Symptom der Atemnot, dessen Schwere allein der Patient beurteilen kann. Dyspnoe ist wie der Schmerz ein duales Phänomen, nämlich zum einen die Wahrnehmung der Atemnot, zum anderen die Reaktion auf die Atemnot (Husebø und Klaschik 2017).

Atemnot ist ein häufiger Grund, warum Menschen sich eine palliative Sedierung wünschen. Daran zeigt sich, wie dramatisch dieses Symptom einzuschätzen ist und wie groß der Hilfebedarf dabei ist.

14.3.1 Häufigkeit

- Ca. 50 % aller Patienten mit einem fortgeschrittenen Tumorleiden
- Ca. 70 % aller Patienten mit Lungentumoren oder -metastasen
- Ca. 80 % aller Patienten in den letzten 24 Stunden ihres Lebens
- „Todesrasseln" bei bis zu 90 % aller Sterbenden (Husebø und Klaschik 2017)

14.3.2 Ursachen

- Pulmonal: Asthma bronchiale, Bronchitis, Trachealstenose, tracheoösophagiale Fistel, Pleuraergüsse, Pleuritis carcinomatosa, thorakaler Tumor, Pneumothorax, Fibrose, Atelektasen, Bronchiektasen, Pneumonie, COPD
- Kardial: Herzinsuffizienz unterschiedlichster Genese
- Abdominelle Raumforderung: Aszites, Peritonealkarzinose
- Mechanische Obstruktion: Schleim, Tumor
- Azidose (Stoffwechselentgleisung), Anämie
- Neuromuskulär: z. B. bei ALS

- Psychogen: Angstzustände, Depressionen, Schmerzen, als bedrängend empfundene Angehörige
- Iatrogen: Strahlenfibrose, Überwässerung

14.3.3 Krankenbeobachtung

- Sekret
- Atemgeräusche
- Atemfrequenz
- Zyanose
- Puls, evtl. Blutdruck
- Gesichtsausdruck

❯ Atemnot löst Angst aus, Angst begünstigt Atemnot.

Pflegerische und medikamentöse Maßnahmen haben deshalb das Ziel, die Atemnot zu erleichtern und die Möglichkeiten des Patienten im Umgang mit diesem Symptom zu verbessern.

14.3.4 Mögliche pflegerische Maßnahmen

- Für Frischluftzufuhr sorgen (Fenster, Ventilator, ätherische Öle – Aromatherapie, ▶ Abschn. 13.8)
- Beengende Kleidung vermeiden.
- Atemerleichternde Lagerung mit dem Ziel, die Lungenoberfläche zu vergrößern, z. B. durch T-Lagerung auf hufeisenförmigem Stillkissen, Knierolle, Oberkörperhochlagerung oder V-A-T-I-Lagerung, d. h. durch die Anordnung von Lagerungsrollen oder Handtüchern unter dem Rücken des Patienten in V- oder A- oder T- oder I-Form werden unterschiedliche Lungenabschnitte belüftet, dies aber nur jeweils für die Dauer von ca. 15 min mehrmals täglich und wenn es toleriert wird.
- Stressfaktoren und Ängste ansprechen, versuchen, Abhilfe zu schaffen.
- Anbieten von atemstimulierenden Einreibungen (ASE, ▶ Abschn. 13.9), Fußmassagen („weg von oben") oder rhythmischen Einreibungen. Dies ist z. B. auch eine gute Möglichkeit für Angehörige, „etwas tun zu können".
- Entspannungsübungen, autogenes Training anbieten.
- Bronchialeinreibungen nach Wegmann/Hauschka (▶ Abschn. 13.7).
- Klingende Fußwaschung aus der anthroposophischen Pflege.
- Einreibung mit Plantago Bronchialbalsam.

❯ Zur medikamentösen Therapie stehen Opioide und Nichtopioide zur Verfügung. Opioide müssen zumeist niedrig dosiert werden, um einen atemerleichternden Effekt zu erzielen (ca. 5–15 mg alle 4 h). Erhält ein Patient bereits Opioide zur Kontrolle von Schmerzen, so ist die Dosis um bis zu 50 % zu erhöhen (Husebø und Klaschik 2017).

14.3.5 Medikamentöse Therapie

- Dyspnoe intermittierend: Opioide bei Bedarf
- Dyspnoe kontinuierlich: Opioide regelmäßig, am besten als Retardpräparat
- Nichtopioide medikamentöse Therapie mit Bronchodilatatoren, Glukokortikoiden, evtl. Diuretika, Digitalis, Anticholinergika
- Außerdem können indiziert sein: Neuroleptika, Benzodiazepine (z. B. Tavor; Dormicum), Barbiturate
- Die Gabe vonSauerstoff sollte, sofern der Patient nicht schon Sauerstoff erhält und darauf fixiert ist, nur nach entsprechender Indikationsstellung erfolgen. Häufig wird Sauerstoff sehr unreflektiert angeboten. Atemnot bei gleichzeitigem Auftreten von Zyanose ist die einzige Indikation für die Verabreichung von Sauerstoff. Oft erleben Patienten zwar eine subjektive Erleichterung ihrer Beschwerden durch Sauerstoffzufuhr, diese entspricht aber in der Regel einem Placeboeffekt. Erlebt ein Patient die Gabe von Sauerstoff als subjektiv erleichternd, sollte sie ihm natürlich nicht vorenthalten werden, zumal viele Patienten bereits als „O$_2$-pflichtig" aufgenommen werden.
- Reizhusten und Husten sollten in angemessener Form behandelt werden: entweder mit hustendämpfenden Mitteln (Silomat, Paracodein) oder, je nach Produktivität des Hustens, unterstützend mit schleimlösenden Mitteln – wichtig ist dabei, sich über das Ziel klar zu sein: Dämpfung eines nichtproduktiven Hustens oder Lösens von Sekret, Ermöglichen der Nachtruhe durch Gabe von hustendämpfenden Mitteln trotz Vorhandensein von Sekret usw.

Das sog. Todesrasseln entsteht durch das Unvermögen des bewusstlosen Menschen, das produzierte Sekret schlucken oder abhusten zu können. Es bewegt sich in der Luftröhre mit jedem Atemzug auf und ab und klingt dabei für die Begleitenden sehr bedrohlich, so, als ob der Sterbende ersticken würde. Wichtig ist die Aufklärung der Angehörigen und Begleitenden durch Pflegende, z. B. durch behutsames Fühlenlassen des auf- und absteigenden Sekrets am Hals des sterbenden Menschen. Das Wissen um die Ursache und darüber, dass das „Rasseln" den Sterbenden vermutlich nicht belastet, schaffen Erleichterung und die Möglichkeit, die Geräusche auszuhalten.

■ **Therapiemöglichkeit bei Todesrasseln**
Frühzeitige Gabe von Scopolamin-Pflaster. Dabei ist es außerordentlich schwierig einzuschätzen, was „frühzeitig" bedeutet. Auch erhält man durch die Gabe von Scopolamin meist wenig überzeugende Ergebnisse.

Absaugen ist bei Todesrasseln in der Regel nicht indiziert, da das Sekret viel zu tief sitzt, um nach oben transportiert werden zu können. Nur wenn sich Schleim in der Mundhöhle befindet, kann dieser mit dem Absauggerät entfernt werden, ohne den Patienten allzu sehr zu belasten.

Pflegende und betreuende Personen können beim Anblick eines Menschen, der um jeden Atemzug ringt, leicht selber „außer Atem" geraten. Hier ist es wichtig, nicht mit dem Atem des Sterbenden „mitschwingen" zu wollen, sondern bewusst den eigenen Atemrhythmus beizubehalten. Auch das bewusste „Sich-Erden", indem die Aufmerksamkeit auf den Stand der eigenen Füße auf dem Boden gelenkt wird, befreit davon, sich mit dem Sterbenden zu identifizieren und dessen Atemnot zu übernehmen. Am Bett sitzend sich die eigenen Füße zu massieren kann den gleichen Effekt haben.

14.4 Gastrointestinale Symptome

Ulrike Schmid

In Kürze

Gastrointestinale Symptome lösen starkes Unwohlsein aus und beeinträchtigen fast immer die Lebensqualität des Betroffenen. Meistens kann die ohnehin schon reduzierte Nahrungs- und Flüssigkeitszufuhr nicht mehr aufrechterhalten werden, und viele der Maßnahmen zur Linderung sind gleichzeitig ein Eindringen in die Intimsphäre des Betroffenen. Sie können Gefühle von Scham, Angst, Zur-Last-Fallen bis hin zu Ekel vor sich selbst auslösen. Neben effektivem Handeln ist hier ein sensibler und respektvoller Umgang mit den Gefühlen der Betroffenen wichtig.

14.4.1 Übelkeit und Erbrechen

Übelkeit und Erbrechen sind bei Patienten mit fortgeschrittener Erkrankung häufige Symptome. Mindestens jeder zweite Patient leidet punktuell oder längerfristig daran. Eine Vielzahl äußerer und innerer Faktoren spielt bei der Entstehung von Übelkeit und Erbrechen eine Rolle. Um diese äußerst belastende Symptomatik lindern zu können, müssen die Ursachen so genau wie möglich geklärt werden.

Ursachen

- Medikamentös: Opioide, Zytostatika, Steroide, Nichtsteroidale Antirheumatika (NSAR), Antibiotika, Carbamazepin
- Gastrointestinal: Gerüche, schmerzhafter, borkiger Mund, Soor (▶ Abschn. 13.2), Ösophagusobstruktion, Magenulkus, -tumor, Raumforderungen im Abdomen durch Tumoren, Metastasen und Aszites, Obstipation, Ileus
- Stoffwechsel: Hyperkalzämie, Urämie, Infektionen
- Veränderungen im ZNS: erhöhter Hirndruck durch Raumforderung von Tumor oder Metastasen, dies macht Druck auf das Brechzentrum im Hirnstamm
- Psychisch: Schmerzen, Angst, Stress, Depression, Gerüche, Geschmack, bedrängende Angehörige

Je nach Ursache der Übelkeit bzw. des Erbrechens sind unterschiedliche Maßnahmen notwendig. Für ein Assessment ist eine gute pflegerische Wahrnehmungsfähigkeit unerlässlich, um die Suche nach der Ursache zu beschleunigen.

Beobachtung

Pflegepersonen verbringen mehr Zeit mit Patienten und Bewohnern als Ärzte und können oft bevor der Betroffene die Übelkeit überhaupt äußert, schon wahrnehmen, dass sich Haltung, Bewegungen, Mimik und der Appetit des Patienten verändert haben. Mit Kenntnis über das Krankheitsbild des Betroffenen (alte Menschen haben oft mehrere) und der Ursachenliste von Übelkeit im Hinterkopf können gezielte Fragen gestellt werden und so die möglichen Ursachen eingegrenzt werden.

Assessmentfragen können sein:
- Auslöser der Übelkeit
- Dauer (konstant oder intermittierend, seit wann?)
- Was verschafft Linderung (wenn überhaupt)?
- Aussehen und Menge des Erbrochenen
- Sind weitere Symptome vorhanden (z. B. Durst und Schläfrigkeit als Hinweis auf Hyperkalzämie; Kopfschmerzen, Schläfrigkeit, Doppelbilder als Hinweis auf erhöhten Hirndruck)

Um die Ursachen zu klären und die Zeitspanne bis zur Linderung möglichst kurz zu halten, ist eine gute interprofessionelle Zusammenarbeit unerlässlich. Wahrnehmung findet während jeder Pflegemaßnahme statt und dient immer der Sammlung von Hinweisen. Eine ärztliche Untersuchung kann die Ursache der Übelkeit weiter eingrenzen und zur Diagnose und Therapie führen.

Pflegerische Maßnahmen und Möglichkeiten

- Bewusstsein dafür entwickeln, dass auch Gerüche, die der eigenen Wahrnehmung entgehen, Übelkeit auslösen können.
- Düfte und Gerüche jeglicher Art so gut wie möglich dämmen. Dies wird beim Essenausteilen oder Tragen einer persönlichen Duftnote bereits relevant. Raucher sollten besonders penibel auf Geruchsbeseitigung achten.
- Eventuell stark duftende Blumen etwas entfernt stellen.
- Für ausreichend Frischluft sorgen.
- Gute und konsequente Mundpflege; hier besteht eine gute Möglichkeit, Angehörige in die Pflege mit einzubeziehen.
- Essen nur in kleinen Mengen, möglichst gezielt (Wunschkost) anbieten und ästhetisch anrichten. Oft werden kalte Speisen bevorzugt.
- Lieblingsspeisen herausfinden, evtl. Diätberatung organisieren.
- Für entspannte Atmosphäre sorgen.
- Gefühle und Befindlichkeit des Patienten oder Bewohners ernst nehmen, auch wenn es aus unserer Sicht „eigentlich gar nicht sein kann", dass der Mensch so empfindet, wie er empfindet. Das Erleben eines sehr kranken Menschen ist anders als unsere Vorstellung und Logik.
- Die Sorgen der Angehörigen anhören. Angehörige machen sich oft viele Gedanken, wenn ihr schwer kranker Angehöriger nicht essen kann/möchte (▶ Abschn. 13.3).
- Kopfteil höherstellen, um Reflux zu vermeiden.
- Beteiligung an der Anamnese, um die Ursache(n) der Übelkeit zu klären.
- Die Bedürfnisse des Betroffenen achten, auch wenn sie nicht der professionellen Vorstellung entsprechen. Oft wird der Wunsch nach Ruhe und Rückzug ausgesprochen, ein anderer Patient wünscht sich vielleicht nichts sehnlicher, als auf den Balkon gebracht zu werden, um dort Frischluft tanken zu dürfen.
- Bedarfsmedikation anbieten.
- Vorsichtiger Versuch der Raumbeduftung (Zitrone, Grapefruit, Limette, Bergamotte, Mandarine, Orange oder Minze), allerdings reagieren Menschen auf Düfte sehr unterschiedlich! (▶ Abschn. 13.8)
- Unterstützende Maßnahmen: Entspannungsverfahren wie Autogenes Training, psychoonkologische Begleitung, Kunst- oder Musiktherapie (individuell).

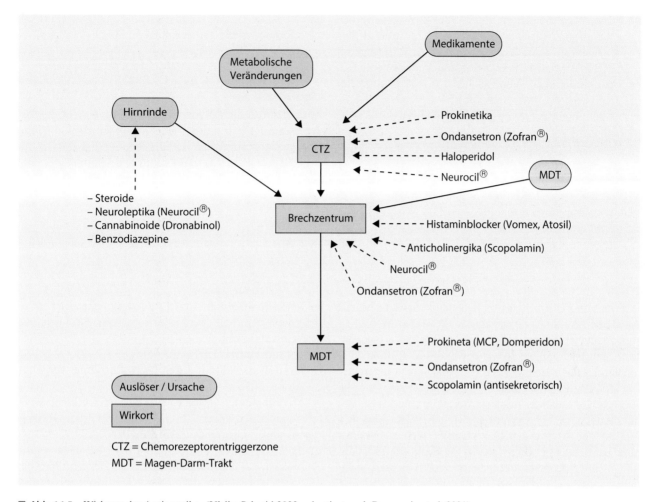

Abb. 14.5 Wirkorte der Antiemetika. (Ulrike Schmid 2022, adaptiert nach Bausewein et al. 2021)

So, wie Patienten unterschiedlich auf Gerüche reagieren, geht es auch uns in der Pflege. Je nach eigener Befindlichkeit und Geruchssensibilität sind auch wir nicht von Übelkeit verschont, z. B. im Zusammenhang mit exulzerierenden Tumoren (Fallbeispiel Ekel, ▶ Abschn. 14.7.6) oder stark riechenden Fisteln. Hier ist bei übergroßer eigener Übelkeit keine professionelle Pflege mehr möglich. Deshalb ist es für alle Beteiligten hilfreich, ehrlich mit der Situation umzugehen, die eigene Befindlichkeit anzusprechen und die pflegerische Tätigkeit innerhalb des Teams sinnvoll und möglichst gerecht aufzuteilen.

Medikamentöse Therapie

Die Wahl des Antiemetikums ist von der Ursache der Übelkeit abhängig. Medikamenteninduzierte Übelkeit z. B. wird von der Chemorezeptorentriggerzone (CTZ)

im Gehirn „erkannt" und über das Brechzentrum zum Magen-Darm-Trakt weitergeleitet. Hier schafft ein Medikament Abhilfe, das direkt auf die CTZ einwirkt. Die von einer Raumforderung im Gehirn ausgelöste Übelkeit wird vom ZNS zum Brechzentrum und zum Magen-Darm-Trakt geleitet, hier lindern Medikamente, die direkt auf das ZNS wirken oder den Hirndruck durch Reduzierung der Schwellung, verursacht durch raumfordernde Tumoren oder Metastasen, senken. Verschiedene Antiemetika können auch kombiniert werden. ◻ Abb. 14.5 zeigt, wo die wichtigsten Wirkgruppen angreifen.

■ Wirkmechanismen

Antiemetika wirken über die Blockade von Neurotransmittern an verschiedenen Rezeptoren im Gastrointestinaltrakt, in der Chemorezeptorentriggerzone und im Brechzentrum.

- Prokinetika (Metoclopramid [MCP]; Motilium): beschleunigen Magenentleerung und Transport durch den Gastrointestinaltrakt, auch zentrale Wirkung auf CTZ. NW von MCP: extrapyramidale Störungen
- Histaminblocker (Vomex; Atosil): wirken auf das Brechzentrum. NW: Sedierung
- Anticholinergika (Scopolamin): Brechzentrum. NW: Sedierung
- Neuroleptika (Haldol; Neurocil): breite antiemetische Wirkung (zentral)
- Steroide (Dexamethason/Fortecortin): zentrale Wirkung; abschwellende Wirkung bei Ödemen
- Cannabinoide (Dronabiol): zentrale Wirkung über Cannabinoidrezeptoren, einen Versuch wert, wenn alles andere nicht hilft

Fazit

Übelkeit und Erbrechen sind belastende Symptome, die die Lebensqualität eines schwer kranken Menschen stark reduzieren können. Es gibt vielfältige Ursachen. Eine standardmäßige Bedarfsmedikation ist nicht ausreichend. Pflegende müssen die verschiedenen Ursachen für Übelkeit kennen. In der Pflegeanamnese sollten die Ursachen so gut als möglich vorgeklärt und dem behandelnden Arzt übermittelt werden. Die Angriffspunkte der wichtigsten Antiemetika sollten bekannt sein. Dann ist eine zielgerichtete Beobachtung möglich, um im interprofessionellen Team dem Patienten möglichst rasch Abhilfe und damit wieder eine höhere Lebensqualität verschaffen zu können.

14.4.2 Obstipation

Obstipation tritt bei Menschen mit Palliativversorgung zwischen 32 und 82 % (Bader et al. 2012) auf und ist auch ein Problem für die Pflegenden. Patienten erleben durch die Symptomatik der Obstipation eine deutliche Reduzierung ihrer Lebensqualität. Leider ist Obstipation zu häufig hausgemacht: Ein Zusammenhang zwischen der Einnahme von Opioiden und Obstipation ist zwar bekannt, wird aber oft erst beachtet, wenn bereits Probleme bestehen. Hier können Pflegende eine wichtige Rolle spielen, nicht nur im Umgang mit Obstipation, sondern durch antizipatives (vorausschauendes) Handeln und Mitdenken, um eine Obstipation und die damit einhergehenden Probleme zu vermeiden. Ursachen von Obstipation sollten bekannt und im Bewußtsein sein.

Definition

Erschwerte bzw. fehlende Darmentleerung, oft mit Schmerzen und starkem Völlegefühl und Unwohlsein verbunden.

> Die Stuhlfrequenz ist individuell. Häufigkeiten von mehrmals täglich bis zu einmal pro Woche liegen im Bereich des Normalen.

Häufigkeit

Etwa 30–80 % aller Menschen in Palliativversorgung leiden unter Obstipation. Bei Opioideinnahme ohne Obstipationsprophylaxe ist die Häufigkeit 100 %. Es entsteht keine Toleranzentwicklung, deshalb ist die Einnahme von Laxanzien (oder natürlichen Mitteln) über die Dauer der Behandlung mit Opioiden beizubehalten.

Ursachen

- Flüssigkeitsmangel: durch Fieber, Übelkeit und Erbrechen, geringe Trinkmenge
- Bewegungsmangel: bei Schwäche, Inaktivität, Verlust der Bauchpresse
- Veränderungen in der Ernährung: einseitige oder ballaststoffarme Nahrung, geringe Mengen an Nahrungszufuhr
- Veränderungen im Tagesablauf
- Krankheitsbedingt: durch Hyperkalzämie, Hypokaliämie, Dialyse
- Medikamente: Opioide, trizyklische Antidepressiva (Schmerztherapie), Butylscopolamin (bei Rasselatmung), Diuretika (Störung des Elektrolythaushalts), Sedativa, aluminiumhaltige Antazida, Antibiotika, Anticholinergika, Eisenpräparate, Neuroleptika u. v. a. m. sowie Laxansabusus in der Vergangenheit
- Psychisch: bei Scham, Ekel (▶ Abschn. 14.7.6), Gefühl der Abhängigkeit, Depression, Trauer
- Gastrointestinale Obstruktion: Tumor/Metastasen im Darm oder Bauchraum, Verwachsungen/Vernarbungen, Ileus
- Kommunikative und fachliche Unzulänglichkeit des medizinisch-pflegerischen Personals

■ Ursachen der opioidbedingten Obstipation

Opioide führen zu starken Verzögerungen in der Magen-Darm-Passage:

- Die Magenentleerung wird verzögert.
- Die Kontraktion der Längsmuskulatur des Dünn- und Dickdarms ist gehemmt.
- Die propulsive (vorwärtstreibende) Darmmotorik nimmt ab.
- Durch die Kontraktion der Ringmuskulatur nehmen die segmentalen Einschnürungen zu.
- Die Sekretion der gastralen, biliären, pankreatischen und intestinalen Sekretion nimmt ab.
- Durch die dadurch entstehende längere Verweildauer des Stuhls im Darm wird mehr Flüssigkeit entzogen, der Stuhl weiter eingedickt.

- Der gastrale und intestinale Sphinktertonus nimmt zu.
- Der Defäkationsreflex nimmt ab.

Pflegerische Maßnahmen und Möglichkeiten

Viele Menschen haben eine lange Geschichte der Obstipation, unabhängig von einer Opioidtherapie. Eine Obstipationsanamnese hilft, um etwas über die persönliche Geschichte der Obstipation und der eingesetzten Medikamente oder Hausmittel des Patienten zu erfahren.

> Ziel aller Maßnahmen ist die Prophylaxe und Entlastung der Patienten. Es geht nicht darum, dass eine regelmäßige Darmentleerung nach Vorstellung der professionell Behandelnden stattfindet.

- Pflegeanamnese: Gibt es eine Geschichte von Obstipation?
- Nach individuellen Gewohnheiten fragen und diese berücksichtigen bzw. ermöglichen (z. B. Kaffee, Nikotin, Zeit, Zeitung)
- Wenn möglich, Hausmittel mit einbeziehen (z. B. Sahne, Butter, Pflaumensaft, Sauerkrautsaft, Traubensaft oder Sennesblätter- und Schlehenblütentee u. v. a.)
- Ursachen von Obstipation kennen (s. o.)
- Wirkweise der Laxanzien kennen
- Auf Begleitsymptome achten, z. B. Müdigkeit bei Hyperkalzämie
- Flüssigkeitsmangel vermeiden, wenn dies im Gesamtkontext der Situation möglich ist
- Vermittlerfunktion zwischen behandelndem Arzt und Patienten
- Schamgefühl respektieren und Patienten ernst nehmen
- Intimität zur Darmentleerung ermöglichen (begleitende Geräusche und Gerüche sind vielen Patienten peinlich)
- Kolonmassage: in Richtung des Kolonverlaufs von unten rechts nach rechts oben, quer über den Bauch, von oben links nach unten links oder 5-Punkte-Kolonmassage durch Physiotherapie
- Hilfen zur Entspannung, z. B. durch Massagen (Anis-, Fenchel-, Kümmelöl) oder eine Auflage (▶ Abschn. 13.6 und 13.8), Bad, Zeit lassen
- Lagerung auf linke Seite
- Bei Flatulenz (Blähungen) evtl. Darmrohr
- Analpflege: weiches Toilettenpapier, evtl. Toilettenpapier feucht (ohne Alkoholzusatz), pflegende Cremes, evtl. Sitzbad (z. B. Kamille)
- Verabreichen eines schonenden Einlaufs (z. B. Milch-Honig, siehe unten)
- Manuelle Ausräumung (evtl. mit Sedierung)

Medikamentöse Prophylaxe und Behandlung

Auch wenn Menschen nur noch wenig essen, entsteht Stuhl durch Abschilferungen der Darmzellen. Eine einigermaßen regelmäßige Stuhlentleerung ist deshalb trotzdem wichtig. Eine Änderung der Lebensgewohnheiten wie die Umstellung auf eine ballaststoffreiche Ernährung, mehr Bewegung oder eine höhere Flüssigkeitszufuhr ist in der Palliativsituation eher schwierig, weil Essen und Trinken an sich schon Probleme bereiten, sollte jedoch trotzdem besprochen werden (▶ Abschn. 13.3).

> Bei Behandlung mit Opioiden gehören Laxanzien mit aufs BTM-Rezept. Die Kosten werden von den Krankenkassen übernommen.

▪ **Verschiedene Laxanzien und ihre Wirkmechanismen**
Quell- und Ballaststoffe (▢ Tab. 14.5)
Sie haben keine Relevanz in der Palliativsituation, da viel Flüssigkeit dazu getrunken werden muss. Ist dies nicht gewährleistet, wirken diese Mittel kontraproduktiv, also obstipierend bis zementierend.

Osmotisch wirksame Laxanzien (▢ Tab. 14.6) Sie stimulieren die Peristaltik durch Wasserretention im Darm. Nachteil: Meteorismus und Flatulenz.
- Laktulose (Milchzucker): Manche Patienten mögen den süßlich-klebrigen Geschmack nicht. Patienten müssen genügend trinken können.
- Macrogol: Es bindet die Flüssigkeit innerhalb des Darmes, dadurch ist kein Flüssigkeitsentzug aus

▢ **Tab. 14.5** Quellstoffe

Handels-name	Wirkstoff/ Freiname	Dosie-rung	Latenzzeit [in h]
Agiolax	Flohsamen Weizenkleie Leinsamen	–	Initial: 24–72 Dann: 10–24

▢ **Tab. 14.6** Osmotisch wirksame Laxanzien: stuhlaufweichend und/oder peristaltikanregend

Handels-name	Wirkstoff/ Freiname	Dosie-rung	Latenzzeit [in h]
Mikroklist	Sorbitol, Glycerol	1 Stück	0,5–1
Bifiteral	Laktulose	10–40 g	Initial: 10–72 Dann: 8–24
Movicol	Macrogol 3350	13–40 g	Initial: 24–72 Dann: 8–24

dem Körper nötig. Vorteil: Nur ein Glas Flüssigkeit ist notwendig.

— Sorbitol und Glycerol (MiKroklist): haben einen starken osmotischen Effekt. beide Stoffe ziehen Flüssigkeit aus dem Körper in den Darm, diese wird im Stuhl gebunden. Dadurch weicht der Stuhl auf und kann leichter ausgeschieden werden.

Antiresorptiv wirksame Laxanzien (⬛ Tab. 14.7) Im Gegensatz zu den osmotisch wirksamen Stoffen (⬛ Tab. 14.6) hemmen antiresorptiv wirksame Medikamente die Na+- und H_2O-Resorption. Dadurch bleibt mehr H_2O im Darm, macht den Stuhl weicher und regt den Dehnreflex an. Die Stimulation des Plexus myentericus regt die Darmperistaltik an. Dies wird bei unterschiedlichen Menschen individuell verschieden empfunden: Für manche ist die Peristaltik sehr schmerzhaft, für andere hilfreich.

Der Stuhl wird durch Wasseranreicherung weich gemacht. Paraffin erhöht die Gleitfähigkeit ohne pharmakologische Wirkung auf den Darm. Durch Irritation der Rektumschleimhaut wird der Defäkationsreiz ausgelöst (⬛ Tab. 14.8).

▪ **PAMORA**

Seit 2020 gibt es drei sogenannte PAMORA (peripher wirksamer μ-Opiodrezeptorantagonisten): seit 2008 Methylnaltrexon (Relistor®) und Naloxegol (▶ Moventig®) sowie seit 2020 Naldemedin (Rizmoic® 200 μg Filmtabletten) – das dritte, das zur Therapie der Opioid-induzierten Obstipation zugelassen wurde. Während Relistor subkutan verabreicht werden muss, kann Moventig peroral appliziert werden. Dies ist auch mit Rizmoic möglich. Die Opioidrezeptorantagonisten setzen sich auf die Opioidrezeptoren im Darm und verhindern dadurch eine Besetzung durch die eingenommenen Opioide.

Studien zufolge sind die PAMORA bei 50 % aller opioidpflichtigen Patienten eine wirksame Obstipationsprophylaxe. Die Schmerzlinderung ist trotzdem gewährleistet, weil nur die Rezeptoren im Darm, nicht jedoch im Gehirn und Rückenmark besetzt werden. Studien zufolge leiden 10 % an Nebenwirkungen wie Bauchschmerzen, Übelkeit, Flatulenz oder Diarrhö. Der S3-Leitlinie zufolge sollen PAMORA bei opioidbedingter Obstipation eingesetzt werden, wenn herkömmliche Laxanzien nicht wirken (S3-Leitlinie Palliativmedizin 2021, S. 114).

▪ **Einläufe**

— Glycerin 20 ml in 1 l warmem Wasser oder
— Milch-Honig-Einlauf: 0,5 l warme Milch mit 2 EL Honig

Das Ziel eines Einlaufs ist eine nicht zu sehr belastende gute Entleerung des Darms.

Therapie

Die Wahl des Laxans kann nach Anamnese und körperlichen Untersuchung (Darmgeräusche, evtl. Austasten der Ampulle) getroffen werden. „Es gibt keine Evidenz, nach der ein Laxans gegenüber anderen zu bevorzugen ist. Bei opioidbedingter, therapieresistenter Obstipation kann eine Kombination aus Laxanzien mit unterschiedlichem Wirkmechanismus eingesetzt werden" (S3-Leitlinie Palliativmedizin 2021, S. 113 ff.). Das Flussdiagramm in ⬛ Abb. 14.6 (Klaschik 2003) kann bei der Entscheidung helfen.

Eine ähnliche Vorgehensweise ist nach einem „Stufenplan" möglich. Hier wird nicht nach dem Ausschlussverfahren, sondern nach Erfolg oder Misserfolg entschieden, welche Laxanzien eingesetzt werden sollen:

⬛ Tab. 14.7 Antiresorptiv und hydragog wirksame Laxanzien

Handelsname	Wirkstoff/ Freiname	Dosierung	Latenzzeit [in h]
Liquidepur	Sennosid B	10–20 ml	8
Dulcolax	Bisacodyl	10 mg	oral: 5–10 rektal: 5 min–1 h
Laxoberal	Natriumpicosulfat	15–40 Tr.	2–4–8
Rizinuskapseln Pohl	Rizinusöl	4–6 g	2–6

⬛ Tab. 14.8 Wirkung auf den Defäkationsreflex

Handelsname	Wirkstoff/ Freiname	Dosierung	Latenzzeit [in h]
Mikroklist	Sorbitol	1 Stück	0,5–1

Medikamentöser Stufenplan bei Obstipation

— Stufe 1: Osmotisches **oder** propulsives Laxans – kein Erfolg → Stufe 2
— Stufe 2: Osmotisches **und** propulsives Laxans – kein Erfolg → Stufe 3
— Stufe 3: Stufe 2 plus PAMORA – kein Erfolg → Stufe 4
— Stufe 4: Stufe 3 plus weitere Medikamente, Rizinusöl, auch Off-Label, z. B. Erythromycin

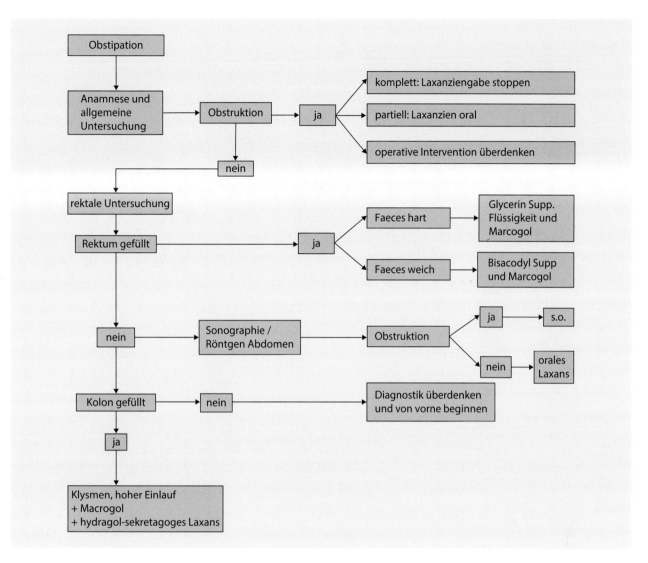

■ **Abb. 14.6**   Flussdiagramm zur Therapie der Obstipation bei Patienten in der Palliativmedizin. (Adaptiert nach Klaschik 2003)

Flankierend zu allen Stufen nichtmedikamentöse Maßnahmen, z. B. Darmmassage
    (S3-Leitlinie Palliativmedizin, Kurzversion 2021, S. 115)

❯ In der Finalphase sind besondere Zurückhaltung und ein sorgfältiges Abwägen von Nutzen und Schaden der Abführmaßnahmen angesagt.

Finalphase

Wird die Definition der Finalphase als die Zeit der letzten 24–48 Stunden verstanden, sind selten größere Maßnahmen zur Stuhlentleerung angebracht. Der Patient wird die mittel- und langfristigen Folgen der Obstipation nicht mehr erleben. Nur wenn ein Unwohlsein unmittelbar auf die Situation der Obstipation zurückzuführen ist, ist ein Handeln sinnvoll. Wurde im Vorfeld eine gute Obstipationsprophylaxe (▶ Abschn. 13.4) durchgeführt, kann das Problem der Obstipation in der Finalphase getrost vernachlässigt werden.

14.4.3   Obstruktion und Ileus

Speziell bei Tumorerkrankungen mit Aktivität im Bauchraum ist ein Ileus eine nicht auszuschließende Komplikation. Fast jede zweite Frau mit Ovarialkarzinom wird voraussichtlich einen Ileus bekommen und wahrscheinlich auch daran sterben. Eine Obstruktion ist eine große Belastung für die betroffenen Patienten und ihre Angehörigen. Besonders im ambulanten Bereich und im Pflegeheim ist es günstig, diese mögliche Komplikation schon frühzeitig zu bedenken und mit allen Beteiligten zu besprechen, um ein adäquates Handeln bei Eintreten der Situation zu ermöglichen.

Definition

Eine Obstruktion ist eine Passagebehinderung des Dünn- oder Dickdarmtrakts mit partiellem oder komplettem Verschluss des Darmlumens. Ein Ileus ist ein lebensbedrohliches Krankheitsbild durch ein mechanisches Hindernis (mechanischer Ileus) oder eine Darmlähmung (paralytischer Ileus).

Ursachen

- Tumor oder Metastasen von außen oder innen
- Bestrahlung
- Chemotherapie
- Postoperativ durch Adhäsionen (Verwachsungen, Verklebungen)
- Medikamente
- Entzündliche Darmerkrankungen
- Pankreatitis, Peritonitis
- Stoffwechselentgleisung
- Darmarterienverschluss

Symptome/Probleme

Die Schwere der Symptome ist abhängig von der Höhe der Obstruktion.
- Übelkeit und Erbrechen
- Je nach Lokalisation der Obstruktion Koterbrechen (Miserere)
- Diarrhö und/oder Obstipation
- Singultus
- Blähungen (Flatulenz)
- Bauchschmerzen (kolikartig oder kontinuierlich)
- Gestörte Nahrungs- und Flüssigkeitsaufnahme (Anorexie und Dehydrierung)
- Physische und psychische Belastung

Pflegerische Maßnahmen und Möglichkeiten

- Ruhe ausstrahlen
- Gute Mundpflege anbieten (▸ Abschn. 13.2)
- Eventuell Eiswürfel zum Lutschen
- Bei belastendem Erbrechen Entlastungsmagensonde anbieten (auch als PEG möglich)
- Edukation (Aufklärung) des Patienten und seiner Angehörigen im Nachgang der Arztgespräche
- Saubere Nierenschalen und Zellstoff
- Flüssigkeit und Nahrung nach Vorlieben des Patienten, möglichst kleine Mengen und weiche Zubereitung
- Feucht-warme Wickel bei Meteorismus und Schmerzen (S3-Leitlinie Palliativmedizin 2021)
- Ggf. Einläufe zur Aufrechterhaltung oder Wiederherstellung der Darmpassage und/oder zum Ableiten

von entstehenden Gasen anbieten (nach ärztlicher Verordnung) (S3-Leitlinie Palliativmedizin 2021)
- Ggf. Ablaufsonde anbieten (nasogastral, PEG) (S3-Leitlinie Palliativmedizin 2021)
- Themen wie Ekel und Scham bei den Betroffenen ansprechen (S3-Leitlinie Palliativmedizin 2021)
- Umgang mit eigenen Ekelgefühlen (▸ Abschn. 14.7)
- Gute Besprechung im Pflege- und interprofessionellen Team
- Reflexzonentherapie am Fuß (▸ Abschn. 13.11.4)

Diagnostik

Die Diagnostik orientiert sich an der Konsequenz für den Patienten, z. B. einer OP. Hätte ein Untersuchungsergebnis keine Behandlungskonsequenz, ist die Notwendigkeit dieser Untersuchung zu diskutieren. Die Frage lautet: Ist die Untersuchung „Not-wendend"?

Medikamentöse Therapie

Bei einer symptomorientierten medikamentösen Therapie ist eine Verkürzung der Lebenszeit nicht nachzuweisen (Bausewein et al. 2021). Bei Übelkeit und Erbrechen können die Medikamente s.c. verabreicht werden, z. B. über eine Medikamentenpumpe. Medikamentenpumpen werden im häuslichen Bereich oder im Pflegeheim entweder durch das Palliative-Care-Team vor Ort oder durch ein Home-Care-Team (nicht kostenpflichtig für Patienten) betreut. Diese betreuen die Pumpe und weisen ggf. in die Handhabung ein. Die Handhabung einer Medikamentenpumpe ist nicht schwierig, sie erleichtert die Situation für alle Beteiligten.

> Eine medikamentöse Therapie ist auch zu Hause oder im Pflegeheim möglich!

Medikamentöse Symptomreduktion
- **Übelkeit und Erbrechen**: Haloperidol, Vomex (sedierend), Cyclizin (internationale Apotheke); Prokinetikum (z. B. Metoclopramid) nur bei inkompletter Obstruktion – kann kolikartige Schmerzen hervorrufen! Antipsychotika (z. B. Haloperidol, Levomepromazin, Olanzapin) oder Antihistaminika sollten allein oder in Kombination zur Antiemese eingesetzt werden; Octreotid (Sandostatin), Steroide (Fortecortin) und Setrone (Ondansetron)
- **Gastrointestinale Sekretion**: Anticholinergika wie Butylscopolamin (Buscopan) können zur Reduk-

tion gastrointestinaler Sekretion eingesetzt werden (keine Antiemese)

- **Tumorbedingte Ödeme**: Steroide (Fortecortin)
- **Schmerzen/Koliken**: Morphin und/oder Metamizol (Novalgin) – hat eine sehr gute spasmolytische Komponente, Buscopan – auch sekrethemmend (s. o.)

(S3-Leitlinie Palliativmedizin 2021)

Operation

Für viele Patienten kommt eine Operation nicht in Frage, dennoch muss sie grundsätzlich in Erwägung gezogen werden.

Kriterien für eine Operation:

- Gute körperliche Verfassung
- Eingegrenzte Obstruktion, die gut operativ beseitigt werden kann
- Kein Aszites, keine vorausgegangene abdominelle Bestrahlung
- Ausschluss eines größeren abdominellen Tumors oder Tumorinfiltration

14.4.4 Diarrhö

Diarrhö ist in der Palliativversorgung ein weniger häufiges Phänomen, allerdings für die Betroffenen und ihr Umfeld sehr belastend. Zwischen 5 und 10 % aller Patienten mit fortgeschrittener Krebserkrankung sind davon betroffen.

Definition

Diarrhö bezeichnet mehr als drei dünnflüssige ungeformte Stühle täglich.

Ursachen

- Paradoxe Diarrhö bei Obstipation
- Beginnende gastrointestinale Obstruktion
- Psychisch: z. B. Angst; Stress
- Medikamente: Laxanzien, Antibiotika, magnesiumhaltige Antazida, NSAIDs, Zytostatika, Eisenpräparate, orale Antidiabetika, Diuretika, Chemotherapeutika
- Therapiebedingt: Bestrahlung im Bauchbereich, Operation
- Erkrankungen: Tumoren, HIV-Infektion, Infektion, Hyperthyreose, Diabetes
- Ernährung: ballaststoffreiche Kost, Obst, Fruchtsäfte, Alkohol, Mangelernährung; Unverträglichkeiten (Laktoseintoleranz; Zöliakie)
- Differenzialdiagnose: Stuhlinkontinenz

Paradoxe Diarrhö Diarrhö und Obstipation wechseln sich ab. Dies kann auf impaktierten Stuhl hinweisen. Oberhalb des völlig verstopften Darms verflüssigt sich der Darminhalt durch bakterielle Zersetzung. Dieser flüssige Stuhl kann trotz Verstopfung passieren und den Eindruck von „Durchfall" bzw. dünnflüssigem Stuhl hinterlassen.

Symptome/Probleme

- Körperliche Belastung
- Psychische Belastung: Angst, Scham, Verlust von Sicherheit und Kontrolle
- Abhängigkeit von pflegerischer Hilfe
- Im häuslichen Bereich: große Belastung für Angehörige
- Schmerzen (Bauchkrämpfe, defekte Haut in Analregion)
- Wunde Haut und Risiko einer Dekubitusbildung
- Geruchsbelästigung
- Dehydration und Elektrolytverschiebung
- Appetitlosigkeit
- Gewichtsabnahme, Mangelernährung, Energieverlust und Schwäche

Pflegerische Maßnahmen und Möglichkeiten

- Bei Obstipation (▶ Abschn. 14.4.2) Einlauf oder Ausräumen (evtl. mit Sedierung)
- Psychische Unterstützung und respektvoller Umgang mit Angst- und Schamgefühlen
- Bauchwickel zum Entkrampfen (vgl. ▶ Abschn. 13.6)
- Fencheltee zum Entkrampfen
- Gute Hautpflege möglichst prophylaktisch, ggf. Stomaberater einbeziehen
- Zum Elektrolytausgleich und Flüssigkeitssubstitution: flüssige salzige Kost (z. B. Lösung aus 1 l Wasser, 2 g Kochsalz und 50 g Zucker herstellen), Tee, Bouillon, Cola-Salzstangen-Diät
- Ernährung: Milchprodukte und Fett vermeiden, Zwieback, geriebener Apfel, Reis, Nudeln, gekochte Möhren, Eiweiß und Fett langsam wieder aufbauen
- Je nach Schwere der Diarrhö und Allgemeinzustand auch parenterale Flüssigkeits- und Nährstoffsubstitution erwägen
- Fäkalkollektor bei massiven Durchfällen

Medikamentöse Therapie

- Laxanzien absetzen
- Obstipierende Medikamente: Opioide, Loperamid (Imodium)
- Medizinische Kohle (absorbierend)
- Octreotid (Sandostatin) bei Tumorbeteiligung

- ASS bei Strahlenenteritis
- Zum Wiederaufbau der Darmflora Perenterol

14.4.5 Singultus

Schluckauf ist ein Symptom, das zwar selten von Palliativpatienten benannt wird, jedoch, besonders wenn er persistierend ist, als quälend bis schmerzhaft erlebt wird und erheblichen Einfluss auf die Aktivitäten und somit die Lebensqualität des Betroffenen nehmen kann.

Definition

Beim Schluckauf (Singultus) entsteht eine unwillkürliche Einatmungsbewegung durch eine Kontraktion des Zwerchfells. Ein „Hickser" entsteht durch den plötzlichen Verschluss der Stimmlippen. Hält der Schluckauf länger als 48 Stunden an, spricht man von einem persistierenden Singultus. Die Frequenz der Hicksgeräusche liegt zwischen 4 und 60 pro Minute.

Ursachen

Häufigste Ursache von Singultus in der Palliativversorgung ist eine Reizung des Nervus vagus bzw. des Nervus phrenicus durch:
- Magenblähung (häufigste Ursache)
- Tumoren bzw. mechanische Verdrängungsprozesse (z. B. Aszites)
- Entzündungsvorgänge
- Chemische Ursachen (Urämie, Hypokalzämie, Medikamente)
- Veränderungen im ZNS
- Psychische Ursachen (Stress)

Symtpome/Probleme

- Stress
- Sozialer Rückzug
- Schlaflosigkeit und Erschöpfung
- Inappetenz
- Schmerzen
- Ösophagitis

Anamnese

- Ausmaß der Beeinträchtigung: Dauer und Schwere des Singultus, persönliches Erleben, z. B. durch visuelle bzw. numerische Analogskala
- Begleitsymptome
- Welche Maßnahmen wurden mit welchem Erfolg bereits eingesetzt?
- Labor: Entzündungsparameter
- Evtl. bildgebende Verfahren

Pflegerische und andere Maßnahmen

- Pfefferminztee oder Pfefferminzwasser zum Aufstoßen (Vorsicht: hemmt Wirkung von Metoclopramid)
- Bauchwickel und Auflagen (▶ Abschn. 13.6)
- Anleitung zum Luftanhalten bzw. Rückatmen in eine Tüte (durch CO_2-Erhöhung zentrale Unterdrückung des Singultusreflexes im Hirnstamm)
- Kommunikationspartner und Fürsprecher sein
- Entspannungsmethoden
- Psychologische Begleitung
- Akupressurpunkte stimulieren unter den Kniescheiben und in der Vertiefung unter den Schlüsselbeinen
- Akupunktur
- Hypnose

> Bei allen Maßnahmen gilt es einzuschätzen und zu prüfen, welche zusätzliche Belastung der Betroffene durch die gewählten Maßnahmen erfährt. Es gibt viele „Hausmittel", deren Effektivität nicht offiziell nachgewiesen ist, die jedoch individuell gute Linderung erzielen können. Auch bei der Versuch-und-Irrtum-Methode ist zu beachten, dass sie für die Betroffenen genauso belastend sein kann wie das Symptom selbst. Angehörige leiden oft genauso unter dem persistierenden Singultus wie der Betroffene selbst, sie fühlen sich hilflos und erschöpft und bekommen vielleicht genauso wenig Schlaf.

Medikamentöse Therapie

- Reduktion von Ödemen durch Kortison
- Reduktion der Magenblähung durch Metoclopramid (Paspertin), Dimeticon (Sab simplex)
- Blockierung des Singultusstimulus durch das Muskelrelaxans Baclofen (Lioresal) oder die Antikonvulsiva Gabapentin (Neurontin), Carbamazepin (Tegretal)
- Zentrale Unterdrückung des Singultusreflexes z. B. mit Haloperidol (Haldol), Levomepromazin (Neurocil) oder Medazolam (Dormicum)
- Evtl. Blockade des N. phrenicus

14.4.6 Sodbrennen

Sodbrennen kann einen erheblichen Einfluss auf das Wohlgefühl haben und die Lust am Genuss von Speisen und Getränken vergällen. Außerdem kann es bei häufigem Auftreten die Schleimhäute der Speiseröhre schmerzhaft beschädigen.

Definition

Sodbrennen entsteht, wenn Mageninhalt in die Speiseröhre zurückfließt. Normalerweise wird dies vom Schließmuskel (Ösophagussphinkter), der Speiseröhre und Magen trennt, verhindert. Entsteht dennoch ein Rückfluss (Reflux), kann es zu einem häufigen sauren Aufstoßen und brennenden, kratzenden oder stechenden Schmerzen vom Magen bis zum Hals kommen. Manchmal wird auch Druckgefühl im Brustkorb beschrieben.

Ursachen

- Liegen
- Druck im Bauchraum (durch raumfordernde Prozesse im Oberbauch; Aszites; im Verhältnis zur Situation zu große Nahrungsmenge, zu spätes Essen)
- Schlucken von Luft (verursacht durch Angst, Stress oder durch zu rasches Essen)
- Kohlensäurehaltige Getränke
- Gewürze, z. B. Minze (Pfefferminztee!), Dill, Anis, Süßigkeiten, Kaffee
- Hiatushernie
- Medikamente
- Bei PEG: kalorisches Überangebot

Symptome/Probleme

- Schmerzen
- Inappetenz
- Refluxösophagitis
- Schleimhautläsionen in der Speiseröhre
- Blutungen
- Stenose
- Stress
- Sozialer Rückzug

Anamnese

- Gibt es eine Geschichte von Sodbrennen?
- Wie stark ist die Beeinträchtigung?
- Mit welchen Ursachen kann das neu aufgetretene Sodbrennen in Verbindung gebracht werden?

Pflegemaßnahmen und komplementäre Maßnahmen

- Anamnese und Ursachenforschung
- Lagerung anpassen (Oberkörper erhöhen)
- Beratung bzgl. Bewegungen, z. B. Bücken
- Säurehaltige und süße Nahrungsmittel meiden; Milch anbieten
- Mehrere kleine Mahlzeiten
- Obstipationsprophylaxe (Bauchinnendruck)
- Bauchwickel mit Kamille oder Melisse (▶ Abschn. 13.6)
- Kaugummikauen – mehr Speichelproduktion, Säure kann schneller aus Ösophagus abfließen; wird belegt durch verschiedene Studien (Moazzez et al. 2005; Avidan et al. 2002)
- Bei Völlegefühl und Aufstoßen: bittere Heilpflanzen, z. B. Bittere Schleifenblume, Wermut, Tausendgüldenkraut, Engelwurz, Kümmel, Benediktenkraut. Sie fördern die Bewegung des Speisebreis und die Entleerung des Magens
- Magenschützend, da Schleim enthaltend: Leinsamen, Flohsamen, Eibisch, Malve, Spitzwegerich
- Entspannend und neutralisierend: Kamille, Fenchel, Schafgarbe, Mariendistel
- Blähungslindernd: Kümmel, Fenchel (▶ http://www.phytodoc.de)

Es gibt außerdem eine Vielzahl von homöopathischen Mitteln. In der klassischen Homöopathie wird das Mittel passend für jeden einzelnen Patienten ausgewählt. Deshalb ist eine Ausführung in diesem Rahmen nicht möglich.

Medikamentöse Therapie

- Antazida, z. B. Riopan, neutralisieren die schon gebildete Magensäure
- Histamin-H_2-Rezeptorblocker, z. B. Ranitidin (Sostril; Zantic), Cimetidin (Tagamet), vermindern die Produktion von Magensäure durch Blockade der Rezeptoren der Belegzellen im Magen
- Protonenpumpenhemmer (PPI), z. B. Omeprazol (Antra), vermindern die Säureproduktion
- Schutzfilmbildner, z. B. Sucralfat (Ulcogant)

In seltenen Fällen könnte eine operative Therapie (laparoskopisch) indiziert sein, hier gilt abzuwägen, ob es dem Betroffenen echte Vorteile (im Sinne von Nutzen statt Schaden) bringt und ob sein Allgemeinzustand dies zulässt.

14.5 Die Unruhe sterbender Menschen

Susanne Kränzle

In Kürze

In einer meist späten Phase ihres Sterbens erleben und erleiden Menschen sehr häufig eine Phase der Unruhe, die die Betroffenen selber, aber auch die Angehörigen und die Pflegenden an die Grenzen ihrer Belastbarkeit bringen kann.

14.5.1 Ursachen

Die Ursachen für diese ausgeprägte Unruhe liegen möglicherweise darin, dass die Menschen spüren, dass ihr Tod sehr nahe ist, und damit verbunden Gefühle wie Angst, Wut, Beklemmung, Trauer, Verweigerung und

Ohnmacht empfinden. Die Vorstellung, dass alles Gekannte und Liebgewordene zurückgelassen werden muss, ohne noch darauf Einfluss nehmen zu können, mag Unruhe, Bewegungsdrang, Aggression und gleichsam ein „Fluchtverhalten" auslösen. Meist sind die Sterbenden in diesen Unruhephasen nicht ganz orientiert und damit kontrolliert, sie können weder ihr Verhalten steuern noch ermessen, was diese Unruhe für die Menschen in ihrer Umgebung bedeuten mag. Es entwickeln sich Kräfte, die schon längst verschwunden schienen, mit Worten ist selten etwas auszurichten.

Weitere Ursachen für die Unruhe sterbender Menschen können sein:

> **Ursachen für die Unruhe sterbender Menschen**
> - Körperliche Ursachen: Schmerzen, Unwohlsein, hirnorganische Veränderungen, Obstipation v. a. bei Opiatgabe, Reizüberflutung bei verwirrten Menschen.
> - Unerledigtes, Versäumtes, nicht Gelebtes, nicht „Gelungenes", nicht „Gegönntes", früher oder aktuell erlittene Verluste, Schuldgefühle.
> - Identitätskrise – Wer bin ich noch in meiner Krankheit und in meinem Sterben, ich erkenne mich nicht mehr wieder, meine früheren Beziehungen und Wertvorstellungen tragen mich nicht mehr …
> - Verlassenheitsgefühle – Sterbende erleben mitunter, dass die Welt sie verlässt.
> - Angst vor dem, was kommt – hier stellt sich die Frage der religiösen Beheimatung und ob der Glaube trägt.
> - Mögliche und als beängstigend erlebte Verbindungen in eine andere Ebene in Form von Träumen, Halluzinationen, psychotischen Zuständen – es werden Stimmen gehört, Bilder gesehen, die wir nicht wahrnehmen können.

14.5.2   Selbstfürsorge für Begleitende

Angehörige, Begleitende und Pflegende fühlen sich im Erleben dieser Unruhephasen oft konfrontiert mit der eigenen Angst vor einer ähnlichen Hilflosigkeit, Desorientiertheit, mit der Tatsache der eigenen Endlichkeit. Die Begleitung eines sterbenden Menschen stellt immer und in Phasen der Unruhe Sterbender vielleicht in besonderer Weise eine Anfrage an das eigene Leben dar: Habe ich genug gelebt, lebe ich so, dass ich morgen sterben könnte? Was fehlt mir zu einem glücklichen, erfüllten Leben? Was bereue ich, was habe ich (noch) nicht in Ordnung gebracht? Das eigene Bewusstsein darüber hilft, nicht selber von der Unruhe eines sterbenden Menschen angesteckt zu werden.

> Für Begleitende ist es unverzichtbar, auch für sich selber zu sorgen, um Phasen der Unruhe bei Sterbenden aushalten und durchhalten zu können.

Das kann heißen:
- Nehmen Sie sich Momente für sich, in denen Sie ganz bewusst Ihr Ein- und Ausatmen wahrnehmen.
- Massieren Sie Ihre Füße.
- Spüren Sie bewusst, wie Ihre Füße auf der Erde stehen, wie Sie mit dem Leben verbunden sind.
- Setzen Sie sich bequem hin, sodass Ihr Atem nicht abgeklemmt wird und Sie keine Schmerzen haben.
- Atmen Sie nicht mit dem Sterbenden – behalten Sie Ihren eigenen Atemrhythmus bei. Es wird immer wieder empfohlen, mit dem Sterbenden mitzuatmen, um sich in besonderer Weise mit diesem Menschen zu verbinden – es hilft jedoch dem Betroffenen nicht, wenn durch das Übernehmen des Atems auch Sie in Unruhe und Ängste geraten.
- Nehmen Sie die Grenzen Ihrer Belastbarkeit wahr, ohne dies zu bewerten oder sich dabei schlecht zu fühlen. Verlassen Sie den Raum für einige Zeit, wenn Ihnen das guttut und der Sterbende sich in Ihrer Abwesenheit nicht selber gefährden kann.
- Sorgen Sie dafür, dass Ihnen die Raumtemperatur angenehm ist, Sie nicht hungrig oder durstig sind und Sie sich physisch und psychisch wohl fühlen können.
- Bringen Sie z. B. einen Handschmeichler mit oder etwas Ähnliches, das Sie spürbar und mit Genuss in der Hand halten können und das Ihnen Ruhe und Kraft gibt.

14.5.3   Pflegerische und andere Maßnahmen

Was können wir für Menschen tun, die sich in einer Phase massiver Unruhe befinden, in der sie möglicherweise sich und andere gefährden? Zunächst ist es unerlässlich, die Ursache für die Unruhe im körperlichen Bereich auszuschließen. Fragen Sie nach Schmerzen, nach Angst, aber auch nach Sehnsüchten, nach „unerledigten Geschäften" – nach all dem, was Ihnen beim Anblick des betroffenen Menschen einfällt; wir dürfen und müssen in einer solchen Situation getrost auch auf unsere Intuition vertrauen. Sie werden mitunter keine adäquate Antwort erhalten, denn Phasen der Unruhe gehen oft einher mit Phasen der Verwirrung, in denen sich der sterbende Mensch in einer Realität befindet, die nicht die unsere ist. Aussagen über Schmerzen oder andere körperliche Symptome sind selbstverständlich sofort an den behandelnden Arzt weiterzuleiten.

Eine gute Möglichkeit, unruhige und möglicherweise desorientierte Menschen zu erreichen, ist Musik. Dabei kann es sich um Musik handeln, die dem Betroffenen vertraut ist, oder um solche, die einen beruhigenden, entspannenden Charakter hat. Auch ist es unerlässlich, mit dem unruhigen Patienten im Gespräch zu bleiben, selbst wenn nicht offensichtlich ist, ob die Worte aufgenommen werden können. Der Mensch soll Informationen haben zu Uhrzeit, Datum, Wochentag und über alles, was ihn in seinem Alltag interessiert und beschäftigt hat.

Schalten Sie nachts das Licht nie ganz aus, es sei denn, der Sterbende wünscht sich dies ausdrücklich. Dimmen Sie die Lampe oder stellen Sie sie auf den Fußboden. In der Dunkelheit zu erwachen und sich nicht orientieren zu können würde möglicherweise erneut Angst und Unruhe auslösen.

Oftmals ist es beruhigend für unruhige Menschen, wenn sie sich nicht alleine oder einsam fühlen. Dies kann z. B. geschehen durch das Halten eines Stofftieres, einer Puppe, eines anderen, vertrauten Gegenstands oder eines Bildes.

Suchen Sie zusammen mit dem unruhigen Menschen eine bequeme Lage, was allerdings oft mühsam und nicht von langer Dauer sein kann. Viele Sterbende wollen das Bett verlassen, wollen aufstehen – hindern Sie sie nicht daran, sondern unterstützen Sie diesen Bewegungsdrang. Es scheint manchmal, als ob Sterbende ein letztes Mal noch die Erde unter ihren Füßen spüren wollten – wenn es möglich ist, erfüllen Sie diesen Wunsch. Helfen Sie am besten zu zweit beim Aufstehen; wenn es möglich ist, lassen Sie den sterbenden Menschen ein paar Schritte tun, und haben Sie immer einen Stuhl in der Nähe, der ggf. schnell erreichbar ist. Oft genügt es schon, den Sterbenden an den Bettrand zu setzen, zu mehr reicht die Kraft nicht – und doch ist der unruhige Mensch danach zufriedener, entspannter, müde.

Je nach Wunsch und Gewohnheit kann es helfen, dem Sterbenden etwas vorzulesen, ein Lied zu singen oder zu summen oder ein Gebet zu sprechen – hierbei ist es von Vorteil, Vorlieben des Betroffenen zu kennen oder zu erfragen.

Körperkontakt sollte mit größter Achtsamkeit sich selber und dem Sterbenden gegenüber geschehen – Gesichtszüge, Körpersignale des Sterbenden und auch das eigene Erleben der Berührungen sollten Maßstab sein, inwieweit Körperkontakt hilfreich und erwünscht ist. Wenn beide Seiten es möchten, sind Einreibungen oder Massagen mit einem entspannenden Öl denkbar. Vor allem Fußmassagen oder die „Klingende Fußwaschung" aus der anthroposophischen Pflege haben eine sehr entspannende und beruhigende Wirkung. Auch Lavendelöl- oder Melissenölkompressen oder einer Rückenein-

reibung nach Wegmann/Hauschka mit Solum-Öl wird eine ausgleichende, harmonisierende Wirkung zugeschrieben.

Wenn Sie dem sterbenden Menschen Ihre Hand auflegen, tun Sie dies nur sehr leicht, „drücken" Sie ihn nicht gleichsam an die Erde. Legen Sie Ihre Hand unter die Hand des Sterbenden, sodass er die Möglichkeit hat, die eigene Hand zurückzuziehen.

Auch sterbende Menschen möchten die Möglichkeit des Alleinseins haben. Sofern keine Eigengefährdung vorliegt, verlassen Sie nach Absprache und mit entsprechender Information über den Zeitpunkt Ihrer Rückkehr von Zeit zu Zeit den Raum – es sei denn, Ihre Anwesenheit ist ausdrücklich ohne Unterbrechung erwünscht.

Neben der Unruhe treten häufig auch Halluzinationen auf. Bei Menschen, die nicht ohnehin bereits an einer fortgeschrittenen Demenz leiden, ist das „Mitspielen" bei Halluzinationen nicht empfehlenswert – bei späterem Erinnern beeinträchtigt dies möglicherweise das Vertrauensverhältnis. Sie können klarstellen, dass Sie nicht sehen oder hören können, wovon der Sterbende Ihnen berichtet, Sie aber an seiner Wahrnehmung nicht zweifeln.

▶ **Beispiel: Unruhe**

Der 43-jährige Herr W. liegt im Sterben. Er ist an einem Zungengrundtumor erkrankt und kann, als er ins Hospiz aufgenommen wird, aufgrund seiner Trachealkanüle nicht mehr sprechen. Über seine Magensonde bekommt er flüssige Nahrung und Schmerzmittel. Herr W. ist außerdem trockener Alkoholiker und leidet an einem Korsakow-Syndrom. Seine Schrift ist ungelenk und das Geschriebene oft unverständlich. Er wurde aus dem Gefängniskrankenhaus ins Hospiz „entlassen", er war wegen unbezahlter Schulden in Haft gewesen.

Seine Eltern schämen sich für ihren Sohn und besuchen ihn nie. Auch sonst kommt niemand. Der Pfarrer seiner Heimatgemeinde hatte Herrn W. geschrieben, er hätte maßgeblich selber zu seiner Einsamkeit beigetragen. Auf dem Tisch liegt ein leeres Blatt, auf das er begonnen hatte zu schreiben: „Liebe Mama, lieber Papa!". Nun kann Herr W. nicht mehr schreiben, er schwebt zwischen Wachheit und Bewusstlosigkeit. Er ist mehrere Tage und Nächte sehr unruhig, er zieht sich ständig nackt aus, wirft die Bettdecke von sich – alles scheint ihm zu heiß und zu eng zu sein. Er strebt aus dem Bett, kann sich aber vor Kraftlosigkeit nicht mehr auf den Beinen halten. Verbal, so scheint es, ist er nur noch selten erreichbar.

Wir lassen die Zimmertür offen, damit wir hören und sehen, ob Herr W. wieder aufzustehen versucht. Er muss im Bett bleiben oder wenigstens im Sessel, sagen die Mitarbeiterinnen, er kann doch nicht mehr stehen oder gehen. Aber immer wieder macht er sich auf den Weg. Eine Kollegin und ich erleben eine ausgeprägte Phase seiner Unruhe, er wirkt zutiefst unglücklich, getrieben und einsam auf mich. Wir setzen Herrn W. an den Bettrand und setzen uns rechts und links neben ihn. Wir stellen ihn schließlich auf seine Beine. Er versucht, ein paar Schritte zu gehen, kommt aber nicht von der Stelle. Er setzt sich nach einer Weile wieder und ist völlig erschöpft, wirkt aber entspannter. Wir legen ihn vorsichtig ins Bett. Wenige Stunden später ist er tot. ◄

14.5.4 Fazit

Zusammenfassend lässt sich sagen, dass die Unruhe Sterbender ein schwerwiegendes Symptom ist, da es die gesamte Umgebung mit einbezieht und aus verschiedensten Gründen mitunter an die Grenzen der Belastbarkeit bringt. Es gibt kein „Rezept", wohl aber unterschiedliche Möglichkeiten, der Unruhe zu begegnen, die individuell ausprobiert und sorgfältig auf ihre Wirksamkeit hin beobachtet werden müssen. Es ist dabei immer einfacher, über Lebensgewohnheiten, Vorlieben, Abneigungen und auch über einschneidende Erlebnisse eines Menschen Bescheid zu wissen, um etwaige unvermutete Reaktionen besser einordnen zu können. Letztlich sind unserer Kreativität und unserer Intuition keine Grenzen gesetzt, was den Umgang mit dem Symptom Unruhe anbelangt. Es sollte uns dabei aber auch immer klar sein, dass Unruhe konstruktiv und unerlässlich für den sterbenden Menschen in seinem Prozess des Abschiednehmens sein kann und ein Ausdruck der Auseinandersetzung mit dem nahen Sterben ist. Somit muss der Unruhe eines Sterbenden nicht unter allen Umständen und sofort entgegengesteuert oder sie gar medikamentös unterbrochen werden.

14.6 Juckreiz

Susanne Kränzle

In Kürze

Juckreiz (Pruritus) ist vermutlich eines der quälendsten Symptome überhaupt und kann an Haut und Schleimhäuten, generalisiert oder lokal abgegrenzt vorkommen und von Hauterscheinungen begleitet sein. In der Palliativversorgung sehen wir als häufige Ursache Gallengangs- und Leberfunktionsstörungen. Seltener ist eine allergische Reaktion die Ursache. Viele Patienten erleben Juckreiz als peinigend und zutiefst beeinträchtigend. 24 Stunden, auch im Schlaf, das Bedürfnis zu haben, sich überall kratzen zu wollen, entbehrt vermutlich der Vorstellungskraft eines jeden gesunden Men-

schen. Betroffene klagen über eine wesentliche psychische Belastung, die nicht selten zu Suizidwünschen führt.

Medikamentös wird der Einsatz von Antihistaminika mit meist eher geringem Erfolg versucht, oft ist eine milde Sedierung z. B. mit Lorazepam (Tavor) angezeigt und wird als lindernd erlebt.

14.6.1 Ursachen

- Unverträglichkeit von Medikamenten, Nahrungsmitteln, Kosmetika, Desinfektionsmitteln, Waschpulver, Latex u. v. m.
- Krankheitsbedingt durch Cholestase, Urämie, Hyperkalzämie, Leukämien, Hautmetastasen u. a.
- Psychische Ursachen wie Angst, Depression, empfundenes Defizit an Aufmerksamkeit und Zuwendung

Eine möglichst genaue Abklärung der Ursache hilft, eine adäquate Behandlungsmöglichkeit zu finden, wie z. B. das Weglassen von Medikamenten, die nicht vertragen werden. Daher ist eine sorgfältige Anamnese wichtig. Sie umfasst, wann, seit wann und wie häufig Juckreiz auftritt, wie die Haut aussieht (Rötungen, Ekzeme, nässende Stellen, blutig gekratzt, sehr trocken usw.), welcher Auslöser denkbar ist usw.

14.6.2 Pflegerische Maßnahmen und Möglichkeiten

- Waschungen mit Pfefferminztee oder mildem Obstessig (2–3 EL/5 l Wasser)
- Waschungen mit im Waschwasser gelöstem Stärkemehl (2–3 EL/5 l Wasser)
- Bei zusätzlich nässender Haut Waschungen mit Eichenrindetee (gerbender Effekt)
- Bei trockener Haut Waschungen mit Hibiskustee
- Waschungen mit eher kühlem Wasser
- Besprühen der Haut mit einer Mischung aus 200 ml Wasser und 2 EL Obstessig
- Eincremen der Haut mit mild fettenden Substanzen, die gleichzeitig eine pflegende Wirkung haben (z. B. Aloe vera, Calendulaöl, Olivenöl)
- Vorsichtige Bürstenmassage bei intakter Haut

Das Eincremen und das sanfte Massieren mit einer weichen Bürste sind für Angehörige gute Möglichkeiten, dem Betroffenen Linderung zu verschaffen und gleichzeitig „etwas tun zu können" in einer Situation, die nur sehr schwer auszuhalten ist.

14.6.3 Medikamentöse Maßnahmen

- Antihistaminikum/Antiallergikum lokal oder systemisch
- Steroide lokal oder systemisch
- Nichtsteroidale Antiphlogistika bei juckenden Hautmetastasen zur Hemmung der Prostaglandinsynthese
- Antibiotikum bei Superinfektion
- Drainage des Gallenganges als invasive Maßnahme
- Ggf. Gabe von Sedativa wie Lorazepam

> Juckreiz ist „ansteckend", die Identifikation mit dem Patienten ist auch bei Pflegenden hoch. Der Austausch mit Kollegen über das eigene Erleben und die bewusste Abgrenzung sind hier besonders notwendig, um einen von Pruritus betroffenen Kranken über längere Zeit ohne eigene Beeinträchtigung pflegen zu können.

14.7 Wundbehandlung

Wolfgang Schanz und Ulrike Schmid

In Kürze

Die Zielsetzung der Wundheilung ist auch in der Palliativpflege gegeben, jedoch nicht so absolut wie in der kurativen Pflege. Bedingt durch die schlechtere Durchblutung und Heilungsbereitschaft des Körpers ist die Wundgranulierung oft um ein Vielfaches verlangsamt oder ganz eingestellt. Hier bedingt die Gesamtsituation das Setzen der Schwerpunkte. Häufig wird die Lebensqualität zum wichtigsten Parameter, und die Wiederherstellung eines unversehrten Hautareals bleibt sekundär. Brechen Hautmalignome oder Hautmetastasen (z. B. beim Mammakarzinom) durch die Haut, spricht man von „exulzerierenden Tumoren". Sie sind eines der belastendsten Symptome von Tumorerkrankungen.

14.7.1 Ursachen für das Auftreten von Wunden

- Exulzerierende Tumoren
- Mangelnde Wundheilung nach OP
- Chronische Wunden ohne/mit lokaler oder systemischer Infektion

14.7.2 Symptome/Probleme

- Schmerzen
- Verunstaltetes Äußeres
- Erschwerte Lagerung
- Geruch und der damit verbundene Ekel bzw. Blick-Angst
- Nässende Wunden
- Hautmazerationen
- Blutungen, oft gesteigerte Blutungsneigung bei Störung der Blutgerinnung
- Verlust von Hoffnung, Selbstwert und Würde
- Soziale Isolation
- Erhebliche Beeinträchtigung der Lebensqualität

14.7.3 Ziele

- Schmerzlinderung
- Reduzierung von Gerüchen und Absorption von Wundsekret
- Vermeidung von Infektionen
- Soziale Integration, Selbstständigkeit und Würde erhalten oder wiederherstellen
- Verbesserung der Lebensqualität und des allgemeinen Wohlbefindens

14.7.4 Pflegerische Maßnahmen und Möglichkeiten

- Wundanamnese (Erscheinungsbild, Größe, Tiefe, Aussehen, Geruch) und Dokumentation
- Kreative Gestaltung des Verbands, kosmetisch akzeptabel für die Betroffenen
- Belastung durch atraumatischen Verbandswechsel gering halten (Schmerzen, Blutung, Dauer, Häufigkeit)
- Beratung, Anleitung und Aufklärung der Patienten und ihrer Angehörigen (sofern vom Patienten gewünscht) über Ursachen, Umgang mit der Wunde und mit den Begleitsymptomen (siehe oben)
- Durch eine Haltung von Akzeptanz, Achtsamkeit und Natürlichkeit die Selbst-Akzeptanz des Betroffenen fördern und unterstützen
- Wundverband an die Gegebenheit anpassen, evtl. auch mit unkonventionellen Methoden arbeiten

Grundsätzliches

- Klären, ob vor der Wundversorgung ein schnell wirksames Schmerzmittel hilfreich ist, und für entsprechende Bedarfsmedikation sorgen
- Wundsäuberung mit körperwarmer NaCl 0,9 %-Lösung, dabei Wunde abtupfen, nicht wischen oder reiben
- Bei Infektionszeichen: lokale Antiseptika für mind. 5 Tage nötig (Granulationshemmung spielt bei exulzerierenden Tumoren keine Rolle, ist bzgl. Tumorwachstum bremsend)
- Möglichst günstiges Heilungsmilieu für die Wunde schaffen: warm und feucht, allerdings bei V. a Tumorzellen kontraindiziert

Sezernierende Wunden

- Saugfähiger Verband z. B. kalziumalginathaltige Algosteril anlegen
- Mazeration der gesunden Haut durch Auffangen des Sekrets verhindern
- Gute Hautpflege, Wundränder mit Fettsalbe oder Zinkpaste (nicht auf Wunde) abdecken
- Bewährt hat sich „derma-gard"-Hautschutz-Film (als Einzel-Pad erhältlich)
- Eventuell Stomapräparate (Hautschutzplatte) nutzen bzw. Stomaberatung anfragen

Riechende Wunden

- Topisch oder systemisch Metronidazol (Clont) gegen geruchserzeugende Anaerobier
- Saugfähige Kohlekompresse auflegen (bindet Geruch und Flüssigkeit)
- Kompressen mit 2 % wässriger Chlorophylllösung tränken (desodorierende Wirkung), auch als Dragees oral oder als Salbe aufzutragen
- Maaloxan Suspension topisch
- Joghurt, Quark oder Honigverband (ph-Veränderungen, Hyperosmose) nur auf geschlossene Hautareale
- Wundränder zum Schutz der intakten Haut mit Zinkpaste oder Panthenolsalbe bestreichen, bei Wundrandstauungen haben sich Arnika-Auflagen bzw. Arnika-Öl, dünn aufgetragen, bewährt
- Evtl. mit saugfähiger Einmalunterlage bedecken und diese je nach Stelle fixieren
- Evtl. Kräuterduftkissen auf den Verband legen
- Chlorophylltropfen auf Gaze in Nähe des Patienten legen
- Duftlampe für Raumluft (frisch, herb, in Absprache mit Patienten) (► Abschn. 13.8)

Infizierte Wunden

- Nach Wundreinigung Spülung mit Antibiotikalösung, meist mit anaerobem Wirkspektrum (lokal)
- Steroid (bei entzündlicher Infiltration)

Nekrotische Wunden

- Nekrosen möglichst abtragen (sonst reduzierte Heilungschancen)
- Ist Heilung nicht das realistische Behandlungsziel:
  - Mazeration vermeiden
  - Nekrose möglichst trocknen lassen bzw. trocken halten (Untergrund prüfen)
  - Trockener Verband

Blutende Wunden

Eine Blutung wirkt oft für alle Beteiligten bedrohlich und löst Ängste aus.

- Prophylaktisch: Verkleben des Verbands mit der Wunde vermeiden, sollte Fixierung notwendig sein, nur auf gesundem Hautareal, d. h., die Wunde großflächig abdecken, sodass der Kleberand auf gesunder, nichtbetroffener Haut liegt
- Alginatverband wirkt adstringierend
- Antizipativ: Verband durch das Auflegen von feuchten Kompressen vorsichtig lösen (z. B. Salbeitee: wirkt mild desinfizierend und adstringierend); für Spontanblutung rotes Handtuch bereitlegen
- Wenn möglich komprimieren
- Kompresse mit Adrenalin 0,1 % erzielt Vasokonstriktion

Entstellende Wunden

Hier sind Kreativität, Kompetenz und ein hohes Maß an Empathie gefragt, um einen kosmetisch möglichst akzeptablen Verband zu entwickeln, damit sich der Betroffene noch einigermaßen menschlich fühlen kann und nicht in eine totale soziale Isolation gerät.

► **Beispiel: Exulzerierender Tumor**

Eine alte Dame im Pflegeheim hatte einen exulzerierenden Tumor im Oberkiefer, der fast ihre ganze linke Gesichtshälfte zerfressen hatte. Die Wunde wurde zweimal täglich mit in Clont-Lösung getränkten Kompressen verbunden. Sie roch kaum. Dennoch war sich die Bewohnerin ständig ihres Geruchs und Aussehens bewusst und litt sehr darunter. Sie konnte sich nicht vorstellen, dass jemand gerne bei ihr war, und nahm aus diesem Grund auch keine Kontakte zu den anderen Bewohnern auf. Ihre Tochter besuchte sie selten, deshalb wurde sie von der örtlichen Hospizgruppe begleitet. Manchmal ergaben sich gute Gespräche, manchmal gab sie vor zu schlafen. Dann begann sie von Elfen und Feen zu erzählen, die angeblich auf ihrer Bettdecke tanzten. Sie seien scheu und verschwänden, wenn fremde Menschen zu ihr kämen.

Solange sie von den Elfen und Feen erzählte, leuchtete ihr Gesicht, die Wunde, ihre Situation waren vergessen. Sie fand es zunehmend schön, in der freiwilligen Begleiterin ein Ohr zu haben, und sprach mehr von den Fabelwesen. Die alte Dame war nicht etwa verwirrt – sie hatte für sich eine Möglichkeit gefunden, aus der nicht auszuhaltenden Situation in eine glückliche Welt zu entfliehen. ◄

14.7.5 Dekubitus

Grundsätzlich sollen Dekubiti analog des jeweiligen Standards behandelt werden. Folgende Schwierigkeiten können sich ergeben:

- Verlangsamte Wundheilung, die äußerste Geduld bei Betroffenen wie bei Pflegepersonen erfordert
- Konflikt zwischen Lagerungswünschen (auf Häufigkeit und Lagerungsmethode achten) des Patienten und der Entlastung von Dekubiti
- Patient findet die Behandlung des Dekubitus zu anstrengend (meist aus Gründen der Schmerzerinnerung) und lehnt sie ab
- Konflikt zwischen dem aus pflegerischer Sicht „richtigen" Umgang mit der Situation und Wunsch des Patienten (▶ Abschn. 13.5)

In solchen Situationen entstehen oft Konflikte zwischen Patientenwunsch (-autonomie) und der Fürsorgepflicht von Pflegenden (Nicht-Schadens-Prinzip). Auch wenn es schwerfällt und die Zeit knapp ist, ist es wichtig, dies im Pflegeteam zu diskutieren und möglichst zu einem Konsens zu kommen, der den Patientenstandpunkt gut berücksichtigt. Eine schriftliche Änderung der Pflegeplanung und eine klare Dokumentation werden das Abweichen vom hausinternen Standard auch nach außen rechtfertigen.

14.7.6 Ekel

> **► Beispiel: Ekel**
>
> Im Hospiz pflegten wir eine Patientin mit einem Tumor in der Schädelkalotte. Sie hatte tumorbedingt ein etwa 12 × 7 cm großes Loch in der Schädeldecke. Die graue Gehirnmasse war sichtbar und gut zu erkennen. Die Wunde musste mindestens zweimal täglich verbunden werden, da sie stark sezernierte. Die Geruchsentwicklung war moderat, aber vorhanden. Sie war eine liebenswürdige Dame, die wir alle zutiefst bedauerten. Noch mehr bedauerten wir aber uns selbst, da es eine absolut ekelerregende Wunde war. Schon der Gedanke an den Verbandswechsel löste bei mir schlimmste Übelkeit aus – selbst heute noch rückwirkend. Sehr bald war klar, dass wir, die für ihre Pflegegruppe zuständigen Pflegekräfte, den Verbandswechsel nicht ohne Unterstützung übernehmen konnten. Im Pflegeteam diskutierten wir die Situation und beschlossen, alle Pflegekräfte abwechselnd in den Verbandswechsel einzubeziehen. Manche mussten sich zeitweise ausklinken, da die Situation nicht mehr erträglich für sie war. Dieser Be-

schluss wurde mit der Patientin besprochen – sie zeigte großes Verständnis, schwebte zwischen Mitleid für uns und Verzweiflung über ihren Zustand. Sie war froh, dass sie die Wunde nicht sehen konnte, blieb aber immer in ihrem Zimmer, aus Angst, anderen Patienten auf dem Gang zu begegnen (trotz des Verbands).

Diese Pflege war eine meiner größten Herausforderungen. Es fiel mir schwer, eine Beziehung zu der wirklich netten Patientin aufzubauen – mein Ekel und vielleicht auch ihre Angst, abstoßend zu wirken, standen zwischen uns. Die Patientin starb nach etwa einer Woche. Alle waren froh über ihre Erlösung, aber auch über die unsere. ◄

Definition

Ekel ist eine Emotion, die schon früh bei einem Menschen vorhanden ist. In der Psychologie geht man heute davon aus, dass Emotionen teilweise angeboren sind und teilweise erworben werden.

> » Ekel ist ein Gefühl der Abneigung und des Widerwillens. Er kann sich auf Gegenstände, Menschen und Verhaltensweisen beziehen. Ekelgefühle werden bereits durch die Vorstellung des ekelerregenden Gegenstands ausgelöst (Brockhaus Enzyklopädie).

> **Drei Abstufungen von Ekel**
>
> - **Stufe 1:** Pflegende werden mit Ausscheidungen bei Inkontinenz konfrontiert; sie beobachten Tischmanieren, die gegen die kulturellen Regeln verstoßen (z. B. mit den Fingern im Essen des Tischnachbars rühren).
> - **Stufe 2:** Pflegekräfte werden mit abgestorbenem Gewebe konfrontiert (z. B. exulzerierende Wunden, Wegputzen von Erbrochenem, verschmiertem Kot).
> - **Stufe 3:** Mund von Kot säubern. Im Mundbereich befinden sich Geschmacks- und Geruchssinn, deshalb werden ekelerregende Situationen im/am Mund am wenigsten verkraftet.

Hilfen für Pflegende

- Sich so gut wie möglich schützen (z. B. Handschuhe und Schutzkittel)
- Zu zweit arbeiten (Entlastung und fachlicher Austausch bzw. Bestätigung der Vorgehensweise)
- Sich mit Kollegen abwechseln
- Offen im Team darüber reden. Ekel ist normal und darf es sein!
- Humor
- Nach der Situation ein Reinigungsritual entwickeln (z. B. bewusstes ausgiebiges Waschen der Hände mit Autosuggestion wie: „Ich bin jetzt nicht mehr bei Frau X und lege alles, was ich heute dort erlebt habe, bewusst ab")

- „Anker" schaffen (Ich stelle mir eine Tätigkeit vor, die ich gut kann, und drücke bei dieser Vorstellung fest meinen Daumen – Verankern. In der schwierigen Situation drücke ich meinen Daumen – Ich bin emotional in der für mich guten Situation)
- Desensibilisierungstechnik (sich mit ekelerregenden Situationen so lange konfrontieren, z. B. im Film, bis kein Ekel mehr empfunden wird)

14.8 Lymphödem

Ulrike Schmid

In Kürze

Die Haut ist das größte Sinnesorgan des Körpers. Sie hat Schutzfunktion, Ausscheidungsfunktion, ist Stoffwechsel- und Anpassungsorgan. Außerdem ist sie Kommunikations- und Kontaktmöglichkeit.

14.8.1 Definition

Ein Lymphödem ist eine Ansammlung von eiweißreicher Flüssigkeit im Subkutangewebe. Bei fortgeschrittener (Tumor-)Erkrankung handelt es sich in der Regel um ein sekundäres Lymphödem, verursacht durch die Erkrankung oder deren Therapie.

14.8.2 Ursachen

- Folge einer Tumorerkrankung (Primärtumor, Rezidiv, Lymphknotenbefall), z. B. bei Mammakarzinom, Prostata- oder Ovarialkarzinom, Lymphangiosis carcinomatosa
- Folge einer Operation oder Bestrahlungstherapie
- Primäres Lymphödem (selten)

14.8.3 Symptome/Probleme

- Beeinträchtigung der Bewegungsfähigkeit durch Schwellung, Schweregefühl und Schmerzen
- Psychische Beeinträchtigung
- Gefahr der Infektion (proteinreiche Lymphe ist ein ideales Wachstumsmedium)
- Hohe Hautempfindlichkeit; Hautveränderungen

Psychische Beeinträchtigung
- Es fällt schwer, sich schön zu finden, das Selbstbild leidet (▶ Abschn. 8.4)

- Sich hässlich zu finden kann viel Lebensenergie kosten
- Selbstwertgefühl und Selbstvertrauen nehmen ab
- Gefahr der Isolation
- Reduktion der Lebensqualität

14.8.4 Pflegerische Maßnahmen und Möglichkeiten

- Aufklärung von Patienten und Angehörige über Ursachen, Umgang mit dem Lymphödem und etwaigen Folgen
- Beratung und Anleitung von Patienten und Angehörigen
- Durch eine Haltung von Akzeptanz, Achtsamkeit und Natürlichkeit die Selbstakzeptanz des Betroffenen fördern und unterstützen
- Gute Hautpflege: Säuremantel der Haut erhalten, mechanische und physikalische Reize vermeiden
- Möglichst normale Bewegungen der betroffenen Extremität, aktive oder passive Bewegungsübungen je nach Situation
- In Ruhe Hochlagerung über Herzniveau
- Bei Lymphödem der oberen Extremitäten Heben oder Tragen vermeiden
- Bei Lymphödem der unteren Extremitäten langes Stehen und Sitzen vermeiden
- Vermeiden: einengende Kleidung, abknickende Körperhaltung
- Sanfte Massage mit Lotion oder Öl (▶ Abschn. 13.8.3, Lymphentstauungsöl) von peripher zu zentral
- Basale Stimulation
- Veranlassung von Lymphdrainage
- Evtl. Kompressionsstrümpfe, -ärmel und -handschuhe oder -binden, wenn sie toleriert werden können

Hautpflege

Gute Hautpflege hält die Haut geschmeidig und beugt Hautdefekten vor. Hitze und Kälte führen durch eine Erhöhung der Durchblutung zur Ödemverstärkung. Heiße Anwendungen (auch heißes Bad) und Kälte sind an den betroffenen Extremitäten kontraindiziert.

- Wasser-in-Öl-Cremes
- Lösung z. B. aus 100 ml Jojobaöl + je 16 Tr. Cistrose, Immortelle, Minze. Die ätherischen Öle regen den Lymphabfluss an. Jojobaöl ist ein pflegendes Öl für jeden Hauttyp und deshalb gut als Grundlage geeignet.
- Oder: 100 ml Mandelöl + 19 Tr. Palmarosa + 10 Tr. Cajeput + 6 Tr. Zeder

– Berührung von außen bewirkt eine innere Berührung, Wertschätzung, Zuwendung, Geborgenheit und fördert die eigene Akzeptanz.

Lymphdrainage

Nahezu jeder Patient kann von einer manuellen Lymphdrainage profitieren. Bei Lymphödemen des Rumpfes, des Halses und der Genitalien ist sie die einzige Behandlungsmöglichkeit (Bausewein et al. 2021).

Kontraindikationen

- Entzündungen
- Thrombose
- Herzrhythmusstörungen, Hyperthyreose bei Hals- oder Bauchbehandlungen

---

Hinweise für Patienten mit Lymphödem

- Wunden, Kratzer und Insektenstiche gut säubern und mit einem Antiseptikum behandeln
- Vermeiden von Verletzungen, Verbrennungen (auch Sonne!), Abschnürungen
- Vorsichtige Maniküre und Pediküre
- Zehen- und Fingerzwischenräume gut trocknen
- Haut geschmeidig halten
- Keine Blutdruckmessungen, Blutabnahmen oder Injektionen an der betreffenden Extremität (Bausewein et al. 2021)

14.8.5 Medikamentöse Therapie

- Evtl. Diuretika (bei kardialer oder venöser Beteiligung) – bei Ineffektivität absetzen
- Kortikosteroide (Verbesserung des Lymphabflusses durch Abschwellen des Tumors oder der Metastase)

❯ Die Kompressionsbehandlung kann durch keine medikamentöse Therapie ersetzt werden.

Bei der Behandlung von Lymphödemen ist ein gutes Zusammenspiel zwischen Pflege, Medizin, Physiotherapie und den Patienten sowie ihren Angehörigen notwendig, um Entlastung für den Patienten erreichen zu können. Pflegende haben hier eine wichtige Funktion als verbindendes Element zwischen allen Beteiligten. Genauso wichtig sind die psychische Stütze und die Ermutigung des Betroffenen, um mit seiner Situation zurechtzukommen.

14.9 Im Schlaf sterben – Palliative Sedierung: Möglichkeiten und Grenzen

Christof Müller-Busch

> Sterben – schlafen –Nichts weiter! – und zu wissen, dass ein SchlafDas Herzweh und die tausend Stöße endet,Die unsers Fleisches Erbteil – 's ist ein Ziel,Aufs innigste zu wünschen. Sterben – schlafen –Schlafen! Vielleicht auch träumen! – Ja, da liegt's:Was in dem Schlaf für Träume kommen mögen,Wenn wir den Drang des Ird'schen abgeschüttelt,Das zwingt uns stillzustehn.(aus Hamlets Monolog, Übersetzung von August Wilhelm Schlegel)

14.9.1 Einleitung

In der Palliative Care gibt es einen breiten Konsens, dass im Bemühen um eine adäquate Symptomlinderung bei Patienten mit fortgeschrittenen Krebs- und anderen Erkrankungen im Endstadium auch der Einsatz von schlaffördernden und bewusstseinsdämpfenden Medikamenten angezeigt und notwendig sein kann. Trotz vieler Fortschritte in der Symptomkontrolle gilt „terminale oder palliative Sedierung" in der Palliativbetreuung als eine wichtige therapeutische Option am Lebensende, um „unerträgliches" Leiden zu lindern. Der Anteil der Patienten, die in der letzten Lebensphase mehr oder weniger schlafend in den Tod begleitet werden, liegt im Vergleich verschiedener Palliativstationen und Hospize zwischen 5 und 25 % (Jaspers et al. 2012). Eine Studie aus Mainz zeigte sogar, dass 34 % der auf einer universitären Palliativstation verstorbenen Patienten in der letzten Lebensphase eine palliative Sedierung erhielten (Hopprich et al. 2016).

Sehr viele Menschen wünschen sich heute, wenn sie gefragt werden, wie sie sterben möchten: „einfach hinüberschlafen … im Schlaf zu sterben … irgendwann nicht mehr aufwachen" oder auch „einfach eingeschläfert zu werden". Bei vielen schwerst kranken Menschen kann man allerdings beobachten, dass die Wunschvorstellung „im Schlaf zu sterben" für sie weniger bedeutsam ist. Die Schlaflosigkeit alter und sterbenskranker Menschen ist sogar manchmal verbunden mit einer Angst, den Todesmoment im Schlaf zu verpassen und dem Tod nicht bewusst begegnen zu können. Auch in der ambulanten Versorgung von Palliativpatienten wird in der Terminal- und der Finalphase mit unterschiedlicher Häufigkeit und in unterschiedlicher Form eine Sedierung durchgeführt. Erwähnt werden muss, dass es nicht selten die Angehörigen sind, die einen solchen Wunsch äußern. Hier ergeben sich schwierige ethische Fragen, ob das Bedürfnis des Betroffenen, der Wunsch der Angehörigen oder auch die Einstellung von Ärzten und Pflegenden in Palliativeinrichtungen und Hospizen handlungsweisend ist und wie die unterschiedlichen Vorstellungen berücksichtigt werden sollen bzw. müssen.

Sedierung wird im Kontext der Palliativversorgung in verschiedenen Phasen und Situationen eingesetzt, beispielsweise als kurzfristige Sedierung für belastende bzw. schmerzhafte diagnostische Maßnahmen und Behandlungen (z. B. bei Bronchoskopien oder zur Wundversorgung z. B. von Brandverletzten), in Notfallsituationen, bei der Entwöhnung von der Beatmung (terminales Weaning), als vorübergehende Maßnahme zur Erholung bei psychischen und existenziellen Krisen und in anderen belastenden Zuständen („respite sedation") sowie zur Behandlung therapierefraktärer Symptome in der Terminal- und Finalphase.

14.9.2 Begrifflichkeiten und Definitionen

In der kontrovers geführten Diskussion über Indikationen, Voraussetzungen, Formen und Ziele der Sedierung am Lebensende wird **„palliative Sedierung"** am häufigsten verwendet. Der zunächst im Hinblick auf die Beschränkung auf terminale Krankheitsstadien verwendete, aber evtl. in seiner Intentionalität missverständliche Begriff **„terminale Sedierung"** wird inzwischen seltener verwendet. Weitere Bezeichnungen sind palliative Sedierungstherapie zur Verdeutlichung der therapeutischen Intention oder **„gezielte Sedierung am Lebensende"** (Ostgathe et al. 2021). In den Empfehlungen einer internationalen Expertengruppe wird Palliative Sedierungstherapie (PST) (Weixler et al. 2016) definiert als Einsatz sedierend wirkender Medikamente mit dem Ziel, durch eine Bewusstseinsminderung unerträgliches Leiden bei sonst therapierefraktären Symptomen zu lindern. Bewusstseinsdämpfung ist die Methode der palliativen Sedierung, das gewünschte Ziel ist die Linderung der Beschwerden (Müller-Busch et al. 2006).

„Unerträgliches Leid" wird in diesem Zusammenhang als die individuell und subjektiv empfundene Intensität von Symptomen oder Situationen verstanden, deren andauerndes Empfinden bzw. Erleben so belastend ist, dass sie von einem Patienten nicht akzeptiert werden können. Dabei kann bei nicht verbal kommunikationsfähigen Patienten die Einschätzung der Pflegenden, aber auch die von Angehörigen und/oder Begleitern zur Beurteilung der Leidensintensität und -akzeptanz herangezogen werden.

„Refraktäre oder therapieresistente Symptome" sind solche, bei denen alle gezielten Behandlungsmethoden zur Linderung versagt haben oder bei denen gezielte palliative Maßnahmen innerhalb eines annehmbaren Zeitrahmens nicht eingesetzt werden konnten bzw. die unter Berücksichtigung der Lebenssituation und des Erkrankungszustands nur unter nicht zumutbaren Belastungen für die Betroffenen angewendet werden können. Zur Feststellung der Therapieresistenz sollte ein Teamkonsens hergestellt werden, der sich auf die Beurteilung palliativmedizinisch erfahrener Experten stützt.

Palliative Sedierung kann indiziert sein in Situationen unerträglicher Belastung durch physische und psychische Symptome, wenn keine andere Methode der Palliation innerhalb eines akzeptablen Zeitrahmens und ohne unzumutbare Nebenwirkungen zur Verfügung steht (Therapierefraktärität). Die spezifischen belastenden Symptome sollten identifiziert werden. Dazu zählen zumeist agitierte Verwirrtheit, Dyspnoe, Schmerz und Krampfleiden sowie unerträgliche Angst und Panikzustände. Hinzu kommen Notfallsituationen wie massive Blutungen, Asphyxie, schwere terminale Luftnot oder Schmerzkrisen (Alt-Epping et al. 2010).

Trotz dieser klaren Beschreibung konnte bisher keine einheitliche Terminologie gefunden werden, was auch auf die unterschiedlichen ideologischen Standpunkte verweist, unter denen das Thema einer Sedierung am Lebensende behandelt wird. In der medizinethischen Debatte wird die tiefe kontinuierliche terminale Dauersedierung mit dem Ziel, das Bewusstsein des Betroffenen bis zum Tode andauernd zu dämpfen, von der eher intermittierend durchgeführten Sedierung unterschieden, bei der die Beschwerdelinderung durch eine dafür angemessene Bewusstseinsdämpfung als Hauptziel angesehen wird. Für die Indikationsstellung und Art der Durchführung in einer konkreten palliativen Situation ist jedoch weniger die Begrifflichkeit bedeutsam als vielmehr die Angabe, mit welcher Intention und zu welchem Zweck eine bestimmte Form einer Sedierung erfolgt. Erst dadurch wird eine ethische Bewertung von unterschiedlichen Praktiken möglich.

14.9.3 Indikation, Ziele und Durchführung

Die Linderung unerträglichen Leidens bei sonst therapierefraktären Symptomen ist das Ziel der Sedierung. Wenn eine Bewusstseinsdämpfung als Methode zur Symptomlinderung angestrebt wird, z. B. bei extremer Unruhe bzw. in Situationen, in denen diese Symptome anderweitig nicht kontrolliert werden können, sollten gut steuerbare Medikamente mit primär sedierender Wirkung verwendet werden. In diesem Zusammenhang soll darauf hingewiesen werden, dass Schmerzen in der Palliativsituation eher selten eine Sedierung notwendig machen. Dies war noch vor wenigen Jahren anders. Atemnot, akute Paniksituationen sowie delirante, agitierte Erregungszustände, die sich trotz vieler medikamentöser und auch nichtmedikamentöser Behandlungsmaßnahmen nicht kontrollieren lassen, führen hingegen häufiger zu einer Sedierung. Die Indikation zur Sedierung wird nicht nur von der Symptombelastung des Betroffenen und der Erfahrung der Experten, diese erträglich zu machen, sondern in besonderer Weise auch von den Sterbe- und Wertvorstellungen der Beteiligten bestimmt. In den von einer Forschungsgruppe der DGP erarbeiteten Handlungsempfehlungen zum Einsatz sedierender Medikamente in der spezialisierten Palliativversorgung (Ostgathe et al. 2021) werden diese Aspekte ausführlicher dargestellt.

Voraussetzung zur Durchführung ist – wie bei allen therapeutischen Maßnahmen – die Einwilligung des Betroffenen oder seines Stellvertreters. Falls der Patient nicht einwilligungsfähig ist, z. B. in Notfallsituationen, sollte der mutmaßliche Wille maßgebend sein. Vor Beginn sollte im Team eine Einschätzung der verbleibenden Lebenszeit bzw. der Palliativphase erfolgen, in der sich der betroffene Patient befindet – auch wenn dies im Einzelfall mit Unsicherheiten verbunden ist (Grebe et al. 2016). Bei prognostisch schwierig einzuschätzenden Krankheitsbildern mit hohem Leidensdruck, z. B. bei Menschen mit exulzerierenden Tumoren im Kopf-Hals-Bereich, kann die prognostische Orientierung mit der sog. Überraschungsfrage verbunden werden: „Wären wir erstaunt, wenn Herr K. oder Frau N. in den nächsten 48 Stunden sterben würde?" (Stiel und Radbruch 2014). Die Symptome sowie die Gründe für die Entscheidung zur palliativen Sedierung sollten protokolliert und das Konzept der Sedierung sollte auf einem Sedierungsplan festgelegt werden. Dazu gehören neben den Applikationswegen und -formen, z. B. über eine Spritzenpumpe, Angaben zur kontinuierlichen oder intermittierenden Verabreichung, auch die Überprüfung der bisherigen Medikation mit der Frage, welche Medikamente in welcher Form weiterhin gegeben werden sollen. Auch über Indikation, Fortführung bzw. Beendigung von Ernährung, von künstlicher Ernährung und Flüssigkeitszufuhr während der Sedierung muss im Vorfeld mit dem Betroffenen bzw. seinem Vertreter gesprochen und Einigkeit erzielt werden. Für die Dokumentation des Verlaufs sollte die Symptomlast der zur Sedierung führenden körperlichen und psychischen Probleme anhand geeigneter Parameter, z. B. mit Rating-Skalen, erfasst werden; es sollten regelmäßige Überwachungsintervalle bestimmt werden, nach denen die Symptomlast und die Sedierungstiefe, z. B. mithilfe der für Palliative-Care-Patienten modifizierten Richmond-Agitation-Sedation-Skala (RASS-PAL; Bush et al. 2014), dokumentiert werden (☐ Tab. 14.9).

☐ **Tab. 14.9** Sedierungsgrade bei palliativer Sedierung. (In Anlehnung an die modifizierte Richmond-Agitation-Sedation-Skala [RASS-PAL])

Wert	Bezeichnung	Beschreibende Erläuterung
+4	Streitlustig	Offene Streitlust, gewalttätig, Gefahr für das Personal (z. B. wirft Gegenstände); +/– versucht, aus dem Bett oder vom Stuhl aufzustehen
+3	Sehr agitiert	Zieht an Schläuchen oder Kathetern oder entfernt diese (z. B. i.v./s.c.-Zugang; O_2-Schlauch); aggressiv; +/– versucht ‚aus Bett oder Stuhl aufzustehen
+2	Agitiert	Häufige ungezielte Bewegung; +/– versucht, aus dem Bett oder vom Stuhl aufzustehen
+1	Unruhig	Gelegentliche ungezielte Bewegung, aber Bewegungen nicht aggressiv oder lebhaft
0	Aufmerksam und ruhig	
–1	Schläfrig	Nicht ganz aufmerksam, bleibt aber auf Ansprache wach (Augen öffnen/ Blickkontakt; mindestens 10 Sekunden)
–2	Leichte Sedierung	Erwacht kurz mit Blickkontakt auf Ansprache hin (weniger als 10 Sekunden);
–3	Mäßige Sedierung	Irgendeine Bewegung (Augen oder Körper) oder Augenöffnung auf Ansprache (aber kein Blickkontakt)
–4	Tiefe Sedierung	Keine Reaktion auf Ansprache, aber irgendeine Bewegung (Augen oder Körper) oder Augenöffnung auf leichte Berührung hin
–5	Nicht erweckbar	Keine Reaktion auf Ansprache oder auf leichte Berührung hin

Dabei können Überwachungsintervalle für die Einstellungsphase und für den weiteren Verlauf unterschieden werden, wobei zur Dosisanpassung der Medikamente die angemessene Sedierungstiefe, Vitalzeichen und Nebenwirkungen anfangs, d. h. in den ersten Stunden, häufiger kontrolliert werden sollten als im weiteren Verlauf.

Generell ist das Ziel einer palliativen oder gezielten Sedierung, das Bewusstsein des betroffenen Patienten so zu dämpfen, dass belastende und mit anderen Maßnahmen nicht ausreichend kontrollierte Symptome wie Schmerzen, Atemnot, Angst und Verzweiflung nicht mehr wahrgenommen werden. Es werden tiefe und oberflächliche sowie kontinuierliche und intermittierende

Formen der Sedierung unterschieden. Das Ziel der Sedierung ist nicht notwendigerweise die Herbeiführung des Tiefschlafs oder eines komatösen Zustands bis zum Tod, sondern eine optimale Bewusstseinsdämpfung zur Symptom- und Angstminderung durch eine angemessene Dosierung der Medikamente für die Dauer der Sedierung.

14.9.4 Medikamente und Dosierungen

Viele der in der Palliativversorgung verwendeten Medikamente haben bei hohen Dosen meist temporär auftretende sedierende Nebenwirkungen. Diese auch als sekundäre Effekte bezeichneten Nebeneffekte sind jedoch unerwünscht, sodass eine Dosiserhöhung von Opiaten oder Neuroleptika mit dem Hauptziel der Bewusstseinsdämpfung eigentlich eine Fehlanwendung darstellt. Bei der Titration der zur Sedierung geeigneten Medikamente werden – abhängig vom Applikationsweg – solche mit schnellem oder allmählichem Wirkungseintritt unterschieden. In den meisten der publizierten Untersuchungen wird empfohlen, die Sedierung durch eine bedarfsgesteuerte intravenöse oder subkutane Infusion mit Benzodiazepinen (z. B. Midazolam in einer Dosierung von 0,5–10 mg/h) durchzuführen, gelegentlich mit Barbituraten und Phenothiazinen, seltener mit Propofol.

Angemessen ist in der Regel eine einschleichende Dosissteigerung, selten sind anfangs hohe Dosierungen zur raschen Symptomkontrolle notwendig. Von einigen Experten wird eine **primäre Sedierung** (Bewusstseinseinschränkung als therapeutisches Ziel) von einer **sekundären Sedierung** (Bewusstseinseinschränkung als Begleiterscheinung einer Therapie, z. B. mit Opiaten) unterschieden. Ziel der Sedierung ist nicht notwendigerweise die schnelle Herbeiführung des Tiefschlafs oder eines komatösen Zustands, sondern die optimale Symptom- und Angstminderung durch eine angemessene Dosierung der eingesetzten Medikamente während der Dauer ihrer Anwendung. Die Kombination mit Opiaten und anderen Medikamenten sollte die mit dem Einsatz dieser Medikamente verbundenen Behandlungsziele berücksichtigen, sofern diese für eine gute Symptomkontrolle in der Terminalphase indiziert und notwendig sind.

Das wasserlösliche, schnell wirksame und gut steuerbare **Midazolam** ist die am häufigsten zur Sedierung eingesetzte Substanz. Midazolam ist das einzige Benzodiazepin, das neben der intravenösen Verabreichung auch subkutan als Infusion gegeben werden kann. Bei Unverträglichkeit oder bei paradoxen Reaktionen mit Unruhe und Agitiertheit können auch andere Benzodiazepine gegeben werden, z. B. Flunitrazepam oder Lorazepam, evtl. auch Phenothiazine, z. B. Levomepromazin oder Chlorpromazin. Das Narkosemittel Propofol zeichnet sich durch einen sehr raschen Wirkungseintritt, sehr kurze Halbwertszeit und eine schnelle Ausscheidung aus, seine Anwendung setzt aber spezielle Kenntnisse, Erfahrung und Überwachungsmaßnahmen voraus, sodass es nicht für alle Situationen, z. B. in ambulanten Settings, geeignet ist.

In der Regel werden **Medikamentenpumpen** eingesetzt, mit denen durch sorgfältige Titration die Dosis des zu verabreichenden Medikaments nach Befinden und Bewusstseinslage variiert werden kann. Angestrebt wird, dass nachts ein ausreichender Schlaf möglich ist, sonst aber das Bewusstsein nur so weit gedämpft wird, dass eine allgemeine Beruhigung erfolgt. Wichtig dabei ist, dass Patienten und Angehörige die Symptome bzw. den Zustand möglichst selbst dahingehend beurteilen können, ob die bisher unerträgliche Situation durch die Bewusstseinsdämpfung erträglich geworden ist.

Die **Initialdosis** sollte so gewählt werden, dass nach Möglichkeit die Fähigkeit des Patienten zur Kommunikation erhalten bleibt. Aufgrund der Bewertung des Patienten kann die Effektivität der Sedierung beurteilt werden. Die Frage „Ist es jetzt besser erträglich?" oder „Sind die Atembeschwerden, sind die Ängste jetzt weniger?", die auch sedierten Patienten gestellt werden kann, sollte berücksichtigen, dass der sedierte Patient zwar in seiner Kommunikationsfähigkeit eingeschränkt ist, aber oft durchaus in der Lage, über sein Befinden Auskunft zu geben. In seltenen Fällen kann das therapeutische Ziel einer Symptomlinderung nur durch eine tiefe Sedierung und einen narkoseähnlichen Zustand erreicht werden.

14.9.5 Personelle Begleitung – Ernährung und Flüssigkeit

Die Sedierungstiefe sollte an den Schlaf-Wach-Bedarf des Patienten adaptiert werden und am Tag eine entspannte (eingeschränkte) Kommunikation erlauben. Dies bedeutet in der Regel intermittierende und situativ angepasste Dosistitrierung. Angemessene pflegerische und hygienische Maßnahmen sind erforderlich, um einen optimalen Komfort des Betroffenen in seiner terminalen Situation zu ermöglichen. Auch wenn über die Fortsetzung der Ernährung oder Flüssigkeitstherapie unter einer „terminalen Sedierung" kontroverse Ansichten bestehen, schließt eine „milde Sedierung" am Lebensende orale Nahrungs- und Flüssigkeitszufuhr nicht notwendigerweise aus. In einer eigenen Untersuchung konnten zwei Drittel der sedierten Patienten noch Flüssigkeit und 13 % noch Nahrung zu sich nehmen, bei einem Drittel der Patienten erfolgte die intravenöse Flüssigkeitszufuhr im Verlauf der Sedierung nur nach klinischen Zeichen von Durst.

Sedierung am Lebensende kann und darf optimale **personelle pflegerische Betreuung,** Nähe und mitfühlendes Verständnis nicht ersetzen. Die sorgfältige Kontrolle und Dokumentation der Sedierungstiefe und - dauer sowie vitaler Parameter erhöht nicht nur die Transparenz dieser inzwischen in vielen Einrichtungen der Palliativversorgung unverzichtbaren medizinischen Behandlungsmöglichkeit in der Sterbebegleitung, sondern sollte auch die Aufmerksamkeit für die besonderen Bedürfnisse Sterbender fördern und den Angehörigen die Angst und das Leiden in einer auch für sie oft „unerträglichen" Abschiedssituation erleichtern. Die Einwilligung des Patienten und seiner Angehörigen ist eine wichtige und notwendige Voraussetzung einer Sedierung am Lebensende und erleichtert die emotionale Akzeptanz.

Besonders bei Patienten mit Erkrankungen, bei denen in der Endphase u. U. schwer zu kontrollierende oder mit starken Ängsten verbundene Symptome erwartet werden können, sollte die Möglichkeit einer Sedierung in der Terminal- bzw. Sterbephase frühzeitig und mit allen Beteiligten erörtert werden. Dennoch kann in Notsituationen, z. B. im Finalstadium einer Erkrankung mit massiven Blutungen, extremer Unruhe und Erstickungsangst, eine Sedierung zur Beruhigung der Sterbephase auch ohne explizite Einwilligung des Betroffenen angezeigt sein. Die Entscheidung sollte allerdings im Interesse einer nachvollziehbaren Indikation besonders sorgfältig dokumentiert werden und transparent sein.

Einfühlsames Verstehen, ethische und fachliche Kompetenz, aber auch respektvolle Kommunikation über die Möglichkeiten, Formen und Ziele einer Sedierung sind besonders dann gefragt, wenn das Verlangen danach, „im Schlaf zu sterben", durch Patienten oder Angehörige als alternative Möglichkeit zur Euthanasie zum Ausdruck gebracht wird, aber auch dann, wenn der Druck auf Ärzte und Pflegende in Situationen unbefriedigender Symptomkontrolle aufgrund mangelnder Erfahrung und Möglichkeiten zunimmt. Durch eine Sedierung – aus welchen Gründen auch immer – „den Tod doch etwas zu beschleunigen" ist keine therapeutische Option, sondern eine missbräuchliche Verwendung, wenn als Therapieziel die vorzeitige Herbeiführung des Todes intendiert wird und nicht die Linderung unerträglichen Leidens. Die von verschiedenen Fachgesellschaften, z. B. der Deutschen Krebsgesellschaft, der DGP und der EAPC, entwickelten Leitlinien und Empfehlungen sollen dazu beitragen, auch in schwierigen Situationen Fehlentwicklungen zu vermeiden und angemessene Lösungsmöglichkeiten zu finden.

▶ **Fallbeispiel**

Die 33-jährige Frau B., Mutter von drei Kindern, leidet an einem weit fortgeschrittenen Mammakarzinom mit multiplen Knochen-, Leber- und Hirnmetastasen. Nach Ansicht der Ärzte im Krankenhaus handelt es sich um eine terminale Erkrankungssituation. Die Symptomkontrolle gestaltet sich äußerst schwierig. Frau B. ist sehr unruhig, zeitweilig verwirrt, möchte die Opiatdosis immer so gering wie möglich halten und lehnt sedierende Medikamente ab. In den Nächten kommt es zu heftigen Panikattacken mit Luftnot, Todesangst und deliranten Zuständen. Frau B. möchte so schnell wie möglich nach Hause. Der Ehemann fühlt sich trotz intensiver Unterstützung durch die Familie seiner Frau überfordert, die Sterbebegleitung zu Hause mit den Kindern (11, 8, 4) zu übernehmen. Ärzte und Pflegende sind der Ansicht, dass durch eine intermittierende palliative Sedierung eine Linderung der Beschwerden erzielt werden und damit dem Wunsch der Patientin, zu Hause zu sterben, entsprochen werden könnte. Der palliativmedizinische Konsiliardienst wird angefordert. Vor dem gemeinsamen Gespräch mit der Patientin bittet die Ärztin des Palliativdienstes nochmals den Ehemann zu sich, um zu erfahren, warum so große Widerstände gegenüber Opiaten bestehen und wie das weitere Vorgehen im Hinblick auf die Verlegung nach Hause aussehen könnte. Bei diesem Gespräch werden prognostische Fragen, medizinische Probleme, organisatorische und weltanschauliche Aspekte angesprochen. Der Ehemann hat ein schlechtes Gewissen, alles nicht zu schaffen, und fühlt sich auch durch die drei Kinder überfordert. Seit Wochen könne er nicht schlafen, er habe auch an ein Hospiz gedacht, aber diese Möglichkeit nicht mit seiner Frau besprochen, da sie sich dann abgeschoben fühle. Alle wissen, dass Frau B. in den nächsten Tagen sterben wird, aber keiner weiß genau wann. Die Ärztin bietet an, die Patientin in ein Hospiz zu verlegen, wenn es zu Hause nicht geht.

Die Ärztin erklärt dem Ehemann, dass sie dem Wunsch der Patientin gerne nachkommen würde, aber angesichts der unbefriedigenden Symptomkontrolle auch ein ungutes Gefühl habe. Die Möglichkeit der Sedierung könne zu einer ruhigen Sterbesituation beitragen. In einem gemeinsamen Gespräch mit Pflegenden der Station, der Ärztin und Frau B. wird vereinbart, während der Vorbereitung der Verlegung nach Hause durch eine subkutan applizierte Midazolamperfusion das Symptomgeschehen nachts zu beobachten. Nach zwei Tagen wird Frau B. leicht sediert, aber entspannt und ansprechbar in den häuslichen Bereich entlassen, sie wird dort von einem SAPV-Team in die Vollversorgung übernommen, der Ehemann, die Kinder und die Familie werden durch ehrenamtliche Kümmerer palliativ begleitet. Frau B. verstirbt nach 5 Tagen im Beisein der Familie ruhig und friedlich unter einer palliativen Sedierung. ◀

14.9.6 Ethische Aspekte

Während die intermittierenden Formen der Sedierung keinen Anlass zu Kontroversen im Hinblick auf Indikation und Therapieziel bieten, stellt sich besonders bei der tiefen kontinuierlichen Sedierung bis zum Lebensende immer wieder die Frage, ob diese nicht als eine langsame Form der Euthanasie oder als Ersatz für eine **Tötung auf Verlangen** eingesetzt wird. So zeigte beispielsweise eine Untersuchung in den Niederlanden, wo eine Sedierung am Lebensende besonders häufig auf Wunsch der schwerst kranken Patienten durchgeführt wird, dass fast die Hälfte der Ärzte damit auch die Lebenszeit verkürzen wollte. Bei 17 % der Befragten war dies sogar das primäre Ziel der Maßnahme. Einige Ärzte gaben zudem an, die terminale Sedierung dann anzuwenden, wenn die Voraussetzungen zur Genehmigung eines Euthanasiewunsches nicht gegeben seien. Insofern ist es immer wichtig, sich seiner Intentionen bewusst zu sein und ein klares Therapieziel im Blick zu haben.

Die Europäische Gesellschaft für Palliative Care (EAPC) wies bereits 2003 in ihrem Positionspapier zur Euthanasie und zum ärztlich assistierten Suizid (Materstvedt et al. 2003) darauf hin, dass „terminale" oder „palliative" Sedierung von der Euthanasie deutlich unterschieden werden muss. Diese Position wurde 2016 in einem aktualisierten Papier bestätigt (Radbruch et al. 2016). Bei der Euthanasie besteht die Intention darin, den Patienten zu töten, das Vorgehen besteht darin, ein tödliches Medikament zu verabreichen, und das erfolgreiche Ergebnis ist der sofortige Tod. Die Intention von terminaler Sedierung ist es, unerträgliches Leiden zu lindern; das Vorgehen besteht darin, ein sedierendes Medikament zur Symptomkontrolle einzusetzen, und der Erfolg dieser Maßnahme ist die Linderung der belastenden Symptome. In der Palliativmedizin kann eine milde Sedierung therapeutisch eingesetzt werden, die den Wachheitszustand des Patienten oder seine Kommunikationsfähigkeit nicht wesentlich beeinträchtigt. In seltenen Fällen kann das klar formulierte therapeutische Ziel nur durch eine tiefe Sedierung erreicht werden, mit der Folge, dass die Bewusstseinslage des Patienten stark eingeschränkt wird. In solchen Fällen muss die Tiefe der Sedierung regelmäßig neu überdacht werden. Zudem werden sedierte Patienten kontinuierlich überwacht und künstlich ernährt oder hydriert, falls dies im Krankheitsverlauf indiziert sein sollte. Generell ist eine tiefe Sedierung immer nur für einen bestimmten Zeitraum vorgesehen.

> Palliative Sedierung (auch gezielte Sedierung zur Leidenslinderung, Sedierung am Lebensende, termi-

nale Sedierung, Sedierung in der Terminalphase, Sedierungstherapie oder Sedierung bei Sterbenden genannt) ist eine medizinisch indizierte Therapieoption in fortgeschrittenen Erkrankungssituationen bzw. am Lebensende, die darauf abzielt, durch den Einsatz von Medikamenten das Bewusstsein des unheilbar kranken Patienten so zu dämpfen, dass er keine Schmerzen oder andere belastende Symptome mehr wahrnimmt. Auch in Extremsituationen „unerträglichen Leids" sollte eine gezielte palliative Sedierung eingesetzt werden. Es können oberflächliche und tiefe, intermittierende oder kontinuierliche Formen der Sedierung angewendet werden. Die Intention von gezielter Sedierung ist es, unerträgliches Leiden zu lindern. Bei der Euthanasie besteht die Intention darin, den Patienten zu töten, das Vorgehen besteht darin, ein tödliches Medikament zu verabreichen, und das erfolgreiche Ergebnis ist der sofortige Tod.

Auch wenn sedierte Patienten in ihren kommunikativen Möglichkeiten eingeschränkt sind und Willensäußerungen häufig nicht artikuliert werden können, benötigen sie besonders viel Zuwendung. Daher ist es wichtig, allen Patienten, deren Bewusstsein pharmakologisch gedämpft wurde, mit derselben **sprachlichen Kommunikation** und Achtung zu begegnen wie wachen Patienten (Begrüßung, Ankündigung von Pflegehandlungen, Veränderungen der Atmosphäre, z. B. wenn Licht eingeschaltet wird, das Fenster geöffnet oder Musik aufgelegt wird). Auch tief sedierte Menschen, bei denen scheinbar kein Ansprechen mehr möglich ist, sollten nicht als leblose Objekte angesehen werden. Die Wesenheit des Individuums wird auch in einer extremen Reduktion vermittelt, auch wenn wir über die unbewusste (implizite) Wahrnehmung des sedierten bzw. sterbenden Patienten nur sehr wenig wissen. Angehörige sollten auf die mögliche Wahrnehmung des palliativ sedierten Menschen hingewiesen werden und darauf achten, in welcher Weise sie mit dieser unbewussten Wahrnehmung in der Kommunikation mit dem sedierten Patienten und dessen Begleitung in der Sterbesituation sensibel umgehen.

Bei sedierten Palliativpatienten, bei denen – vor allem in der Terminal- und Sterbephase – spontane Bewegungsmuster und körperliche Kontrollfunktionen oft stärker als bei nicht sedierten Patienten verlangsamt und verringert sind, sollte ganz besonders auf komfortable Lagerung und Lagewechsel geachtet werden. Dazu gehören auch der Schutz der Augen bei u. U. unvollständigem Lidschluss, die Mundpflege, z. B. bei Atmung mit offenem Mund, die körperliche Hygiene mit besonderem Augenmerk auf die Ausscheidungen.

Sedierung am Lebensende kann und darf personelle Nähe und mitfühlendes Verständnis nicht ersetzen. Sie kann dazu beitragen, den Betroffenen, aber auch den

Angehörigen die Angst und das Leiden in einer „unerträglichen" Abschiedssituation zu erleichtern. Die Sedierung am Lebensende sollte aber auch von gesteigerter Aufmerksamkeit für die besonderen Bedürfnisse Sterbender und die Sorgen der Angehörigen begleitet werden. Sedierung am Lebensende erfordert eine strenge Indikationsstellung und Transparenz der hinter dieser Behandlungsoption stehenden Therapieziele und Absichten. Nicht die Sedierung soll zum Tode führen, sondern die zugrunde liegende Erkrankung (Müller-Busch 2014). Die erkenntnistheoretisch und philosophisch interessante Frage, unter welchen Voraussetzungen ein künstlicher Schlaf am Lebensende auch als Qualitätsmerkmal eines „guten Sterbens" angesehen werden kann, muss weiter diskutiert werden.

Literatur

Agarwal K (2013) Ganzheitliche Schmerztherapie. Praxiswissen kompakt. Haug, Stuttgart

Albrecht H (2016) Schmerz. Eine Befreiungsgeschichte. Pattloch, München

Alt-Epping B et al (2010) Sedierung in der Palliativmedizin–Leitlinie für den Einsatz sedierender Maßnahmen in der Palliativversorgung. Zeitschrift für Palliativmedizin 11(03):112–122

Avidan B, Sonnenberg A, Schnell TG (2002) Kaugummi gegen Sodbrennen. Deutsches Ärzteblatt 99(10):651

Bader S, Weber M, Becker G (2012) Is the pharmacological treatment of constipation in palliative care evidence based? A Systematic literature review. Schmerz 26(5):5668–5686

Bahlmann B (Hrsg) (2010) Pflege daheim. Ganzheitlich von Mensch zu Mensch aktiv gestalten. Salumed, Berlin

Bausewein C, Roller S, Voltz R (2021) Leitfaden Palliativmedizin, 7. Aufl. Urban & Fischer, München

Bernatzky G, Likar R, Wendtner F, Wenzel G (2007) Nichtmedikamentöse Schmerztherapie: Komplementäre Methoden in der Praxis, 7. Auflage. Springer Wien, New York

Bernatzky G, Likar R, Sittl R (2012) Schmerzbehandlung in der Palliativmedizin, 2. Aufl. Springer, Heidelberg

Bienstein C, Fröhlich A (2021) Basale Stimulation in der Pflege. Die Grundlagen, 9. Aufl. Hogrefe AG, Göttingen

Braune G (2012) Schmerztherapie. Ein Leitfaden für Pflegende in Praxis und Weiterbildung. Kohlhammer, Stuttgart

Brockhaus Enzyklopädie in 24 Bänden (1988). Bibliographisches Institut & F. A. Brockhaus, Mannheim

Brückel I, Demna-Metschies C (2010) Wala Pflege Kompendium. Einführung in die Erwachsenenpflege mit ausgewählten WALA Arzneimitteln

Bühring U, Sonn A (2013) Heilpflanzen in der Pflege, 2. Aufl. Hans Huber, Bern

Bush SH et al (2014) The Richmond Agitation-Sedation Scale modified for palliative care inpatients (RASS-PAL): a pilot study exploring validity and feasibility in clinical practice. BMC palliative care 13(1):17

Carr E, Mann E (Hrsg) (2022) Osterbrink Schmerz- und Schmerzmanagement. Praxishandbuch für Pflegeberufe, 4., überarb. u. erw. Aufl. Hogrefe AG, Göttingen

Cella D (2002) Fatigue in cancer patients compared with fatigue in the general United States population. Cancer 94(2):528–38

Deutsches Netzwerk für Qualitätsentwicklung in der Pflege (DNQP) (2011) Expertenstandard Schmerzmanagement in der Pflege bei akuten Schmerzen,1. Aktualisierung. DNQP Osnabrück

Deutsches Netzwerk für Qualitätsentwicklung in der Pflege (DNQP) (2015) Expertenstandard Schmerzmanagement in der Pflege bei chronischen Schmerzen. DNQP Osnabrück

Deutsches Netzwerk für Qualitätsentwicklung in der Pflege (DNQP) (2020) Expertenstandard Schmerzmanagement in der Pflege, Aktualisierung 2020. DNQP Osnabrück

Frankl V (2003) Der Mensch vor der Frage nach dem Sinn. Piper, München

Fischer I, Weis J, Rüffer U, Heim M, Bojko P, Ostgathe C (2017) Tumorassoziierte Fatigue in der Palliativsituation – Grundlagen, Diagnostik und evidenzbasierte Therapie. Z Palliativmed 2017; 18: 97–110. Thieme

Glaus A (2002) In: Metz C, Wild M, Heller A (Hrsg) Balsam für Leib und Seele. Pflegen in Hospiz- und Palliativer Betreuung. Lambertus, Freiburg

Glaus A (2017) In: Knipping C (Hrsg) Lehrbuch Palliative Care, 3. Aufl. Hogrefe, Göttingen

Glaus A, Frei I, Knipping C, Ream E, Brown N (2000) Schade, dass ich dies nicht vorher gewusst habe! Was Krebskranke von den Informationen über Fatigue halten: Eine Beurteilung durch Patienten in der Schweiz und in England. Pflege 15:187–194

Grebe C et al (2016) Wie sicher ist unsere Prognoseeinschätzung beim Palliativpatienten? Zeitschrift für Palliativmedizin 17(05):P103

Gschiel B, Likar R (2009) Cannabinoide in der palliativen Symptomkontrolle. Z Palliativmed 10:45–50

Handel E (2009) Praxishandbuch ZOPAla Schmerzeinschätzung bei Patienten mit kognitiven u./o. Bewusstseinsbeeinträchtigungen, 11. Aufl. Huber, Bern

Hankemeier U, Krizantis F, Schüle-Hein K (2004) Tumorschmerztherapie, 3. Aufl. Springer, Heidelberg

Heller A, Heimerl K, Husebø S (2007) Wenn nichts mehr zu machen ist, ist noch viel zu tun. wie alte Menschen würdig sterben können. 3. Auflage, Lambertus, Freiburg im Breisgau

Hermann M (2011) Wickel und Auflagen bei schwerkranken und sterbenden Menschen, Unterrichtsscript für den Universitätslehrgang Palliative Care und Organisationsethik (MAS) 2010/11 an der Alpen-Adria-Universität Wien-Klagenfurt

Hopprich A et al (2016) Palliative Sedierung auf einer universitären Palliativstation. DMW-Deutsche Medizinische Wochenschrift 141(08):e60–e66

http://www.phytodoc.de/erkrankung/sodbrennen/. Zugegriffen am 25.06.2013

https://cfc.charite.de/

https://deutsche-fatigue-gesellschaft.de/

https://www.krebsgesellschaft.de/onko-internetportal/basis-informationen-krebs/basis-informationen-krebs-allgemeine-informationen/fatigue-bei-krebs.html

https://www.leitlinienprogramm-onkologie.de/fileadmin/user_upload/Downloads/Leitlinien/Komplement%C3%A4r/Version_1/LL_Komplement%C3%A4r_Langversion_1.1.pdf. Zugegriffen am 10.3.2023

https://www.schmerzgesellschaft.de/

https://www.zqp.de

Huber H (2019) Darf ich deine Füße berühren? Palliative Care angewandt, Bd 1. Hospiz Verlag, Esslingen

Husebø S (2001) Was bei Schmerzen hilft. Ein Ratgeber. Herder spektrum, Freiburg

Husebø S, Klaschik E (2017) Palliativmedizin, 6. Aufl. Springer, Heidelberg

Jaspers B et al (2012) Palliative sedation in Germany: how much do we know? A prospective survey. Journal of palliative medicine 15(6):672–680

Jehn et al. (1995) Supportive Maßnahmen in der Onkologie, Bd. 5, Die Betreuung des Krebspatienten, ein integriertes Gesamtkonzept. Thieme, Stuttgart

Juchli L (1994) Wohin mit meinem Schmerz? Hilfe und Selbsthilfe bei seelischem und körperlichem Leiden. Herder spektrum, Freiburg

Kerckhoff A (2001) Bewährte Hausmittel. Die besten Empfehlungen der Mitglieder von Natur und Medizin. Schriftenreihe von Natur und Medizin e.V. Veronica Carstens-Stiftung

Kern M (2017) Palliativpflege. Richtlinien und Pflegestandards, 10. Aufl. Pallia Med, Bonn

Klaschik E (2002) Palliativmedizin Praxis. Leitfaden für die palliativmedizinische Alltagsarbeit (Schmerzbroschüre, Mundipharma Infoline 0800/8551111)

Klaschik E (2003) Symptome in der Palliativmedizin: Obstipation. Schlütersche GmbH, Hannover

Klaschik E (2008) Medikamentöse Schmerztherapie bei Tumorpatienten. Ein Leitfaden, 9., überarb. Aufl. Schmerzbroschüre, Mundipharma

Köhrer K (2004) Mythos Morphin Unveröffentliches Unterrichtsmanuskript

Larbig W (1999) In: Hoefert H-W, Kröner-Herwig B (Hrsg) Schmerzbehandlung. Psychologische und medikamentöse Interventionen. Ernst Reinhardt, München

Likar B, Märkert I (2009) Schmerztherapie in der Pflege. Schulmedizinische und komplementäre Methoden. Springer, Heidelberg

Maier R, Mayer P (2018) Der vergessene Schmerz. Schmerzmanagement und -pflege bei Demenz, 2. Aufl. Reinhardt, München

Materstvedt LJ et al (2003) Euthanasia and physician-assisted suicide: a view from an EAPC ethics task force. Palliative Medicine 17(2):97–101

McCaffrey M, Beebe A, Latham J (2002) Schmerz. Ein Handbuch für die Pflegepraxis. Urban & Fischer, Berlin

Menche N (Hrsg) (2019) Pflege heute, 12. Aufl. Urban & Fischer, Elsevier, München

Moazzez R, Bartlett D, Anggiansah A (2005) The effect of chewing sugar-free gum on gastro-esophageal reflux. J Dent Res 84(11):1062–1065

Morris DB (1996) Geschichte des Schmerzes. Suhrkamp. (nur antiquarisch), Berlin

Müller-Busch H et al (2006) Empfehlungen zur palliativen Sedierung. DMW-Deutsche Medizinische Wochenschrift 131(48):2733–2736

Müller-Busch HC (2014) Im Schlaf sterben: Sedierung am Lebensende – ein Kriterium für gutes Sterben? Praxis Palliative Care 25:26–28

National Comprehensive Cancer Network (2015) NCCN clinical practise guidelines in oncology: cancer-related fatigue. J Natl Compr Canc Netw 13(8):1012–1039. http://www.nccn.org/professionals/physician_gls/PDF/fatigue.pdf

Osterbrink J, Stiehl M (2007) Der Schmerzpatient in der Pflege. ComMed medizinischer Verlag Veith und Schöpflin GbR, Schopfheim

Ostgathe C, Klein C, Kurkowski S, Heckel M, Cavazos JLT, Bausewein C, Schildmann E, Handtke V, Bazata J, Meesters S, Schildmann J, Kremling A, Jäger C, Ziegler K (2021) Handlungs-

empfehlung: Einsatz sedierender Medikamente in der Spezialisierten Palliativversorgung. https://www.dgpalliativmedizin.de/images/210422_Broschu %CC %88re_SedPall_Gesamt.pdf

Perdue C, Lloyd Ash E (2008) Managing persistent hiccups in advances cancer. Nursing Times 104(34):24–25

Radbruch L et al (2016) Euthanasia and physician-assisted suicide: a white paper from the European Association for Palliative Care. Palliative medicine 30(2):104–116

Reddemann L (2022) Imagination als heilsame Kraft, 23. Aufl. Klett Cotta, Stuttgart

Richter J (2021) Schmerzen verlernen, 4. Aufl. Springer, Berlin

S3-Leitlinie Palliativmedizin für Patienten mit einer nicht heilbaren Krebserkrankung Fassung (2021) https://www.awmf.org/leitlinien/detail/ll/128-001OL.html

Schäffler A, Bazlen U, Kommerell T (Hrsg) (2019) Pflege heute, 7. Aufl. Urban & Fischer, München

Scharnagel S (Hrsg) (2019) Nichtmedikamentöses und komplementäres Schmerzmanagement. Thieme, Stuttgart

Schlaeppi M, Templeton A (2014) Komplementärmedizin in der Onkologie. Was der Grundversorger wissen sollte. Schweiz. Med Forum 14(37):689–693

Schlunk T (2016) Schmerztherapie bei Tumorpatienten. Informationen und Empfehlungen für das betreuende Team. Südwestdeutsches Tumorzentrum, Tübingen

Schmincke C (2019) Chinesisches Medizin Management, 6. Aufl. Springer, Heidelberg

Schmitz A, Schulz-Quach C (2019) In: Schnell M, Schulz-Quach C (Hrsg) Basiswissen Palliativmedizin, 3. Aufl. Springer, Berlin

Schnell M, Schulz-Quach C (2019) Basiswissen Palliativmedizin, 3. Aufl. Springer, Heidelberg

Schwermann M, Münch M (2015) Professionelles Schmerzmanagement bei Menschen mit Demenz. Ein Leitfaden für die Pflegepraxis, 2. Aufl. Kohlhammer, Stuttgart

Seemann H (2016) Freundschaft mit dem eigenen Körper schließen (Leben Lernen, Bd. 115): Über den Umgang mit psychosomatischen Schmerzen – Leben Lernen, 11. Aufl. Klett-Cotta, Stuttgart

Specht-Tomann M, Sander-Kiesling A (2014) Schmerz. Ganzheitliche Wege zu mehr Lebensqualität, 2. Aufl. Hogrefe, Göttingen

Stiel S, Radbruch L (2014) Prognosestellung bei schwer kranken Menschen. Zeitschrift für Palliativmedizin 15(03):109–121

Tanzler M (2005) Wenn der Tod eingetreten ist … Die Aufgabe der Pflege. In: Pleschberger S, Heimerl K, Wild M (Hrsg) Palliativpflege. Grundlagen für Praxis und Unterricht, 2. Aufl. Facultas, Wien

Thomm M (2016) Schmerzmanagement in der Pflege, 2. Aufl. Springer, Heidelberg

Wabner D, Beier C (Hrsg) (2011) Aromatherapie. Grundlagen, Wirkprinzipien, Praxis. Urban & Fischer, München

Wachter von M (2012) Chronische Schmerzen. Selbsthilfe und Therapiebegleitung – Orientierung für Angehörige – Konkrete Tipps und Fallbeispiele. Springer, Heidelberg

Weinmann M (2013) Schmerzfrei durch Fingerdruck. Die 200 wichtigsten Akupressurpunkte. Trias, Stuttgart

Weixler D et al (2016) Leitlinie zur Palliativen Sedierungstherapie (Langversion). Wiener Medizinische Wochenschrift:1–18

Zernikow B (Hrsg) (2013) Palliativversorgung von Kindern, Jugendlichen und jungen Erwachsenen, 2. Aufl. Springer, Heidelberg

Zimbardo P, Gerrig R (2003) Psychologie, 7. Aufl. Springer, Heidelberg

14

Pädiatrische Palliative Care

Kirsten Allgayer

Inhaltsverzeichnis

© Springer-Verlag GmbH Deutschland, ein Teil von Springer Nature 2023
S. Kränzle et al. (Hrsg.), *Palliative Care*, https://doi.org/10.1007/978-3-662-66043-0_15

15.1 Einführung

In Kürze

In Deutschland leben annähernd 50.000 Kinder, Jugendliche und junge Erwachsene zwischen 0 und 19 Jahren mit einer lebensverkürzenden oder lebensbedrohlichen Erkrankung. Diese Kinder, Jugendlichen und jungen Erwachsenen leben oft viele Jahre mit ihrer Grunderkrankung und werden aufgrund der Schwere ihrer Erkrankung das fortgeschrittene Erwachsenenalter voraussichtlich nicht erreichen.

Für ihre Familien, ihre An- und Zugehörigen bedeutet dies, dass sie oft jahrelang in dem Wissen leben, dass das kranke Kind, der erkrankte Jugendliche oder junge Erwachsene wahrscheinlich nie einen Beruf erlernen, eine eigene Familie gründen, ja, ein eigenständiges Leben führen wird. Neben dieser psychischen Belastung müssen die Familien einen Alltag organisieren, der in der Regel von den Bedürfnissen und Bedarfen des Kindes, Jugendlichen oder jungen Erwachsenen mit einer lebenslimitierenden Erkrankung bestimmt wird. Die Bedürfnisse der anderen Familienmitglieder stehen dadurch oft zurück.

Eine solche Belastung auszuhalten, oft über Jahre, Tag für Tag, 365 Tage im Jahr, 24 Stunden am Tag, kostet enorm viel Kraft.

Etwa 5000 Kinder und Jugendliche sterben jährlich in Deutschland im Alter von wenigen Tagen bis hin zu mehreren Jahren, etwa die Hälfte von ihnen, bevor sie ihren ersten Geburtstag feiern. Sie sterben vor allem aufgrund von Frühgeburtlichkeit, Geburtskomplikationen und schweren angeborenen Fehlbildungen. Die Haupttodesursachen nach dem ersten Lebensjahr sind Unfälle, Vergiftungen, Gewalt, angeborene Fehlbildungen, Deformitäten und Chromosomenanomalien, bösartige Neubildungen wie auch Krankheiten des Nerven- oder Kreislaufsystems.

15.1.1 Definition

Ergänzend zur Definition von Palliative Care, die die WHO 2002 für Menschen mit unheilbaren, fortschreitenden oder weit fortgeschrittenen Erkrankungen gleich welchen Lebensalters veröffentlicht hat (siehe ▶ Abschn. 1.1.3), beschrieb 1997 die Association for Children with Life-Threatening or Terminal Conditions and their Families, kurz ACT, mit Sitz in Bristol, Großbritannien, die pädiatrische Palliative Care. 2012 hat sich die ACT mit Children's Hospices UK zu der Organisation „Together for Short Lifes" zusammengeschlossen.

Sie sieht die pädiatrische Palliative Care als eine umfassende und aktive Versorgung ab dem Zeitpunkt der Diagnose über das Sterben und den Tod hinaus an. Diese Versorgung soll physische, psychische, soziale sowie spirituelle Aspekte mit dem Ziel der Verbesserung oder des Erhalts der Lebensqualität des erkrankten Kindes, Jugendlichen oder jungen Erwachsenen sowie seiner Familie gleichwertig in die Versorgung miteinbeziehen. Hierzu werden belastende Symptome behandelt sowie Unterstützung und Versorgung beim Sterben als auch Trauerbegleitung nach dem Tod zur Verfügung gestellt (Together for Short Lifes 2018).

15.1.2 Zielgruppe

Die Angebote der pädiatrischen Palliative Care stehen Kindern, Jugendlichen oder jungen Erwachsenen mit einer lebensverkürzenden oder lebensbedrohlichen Erkrankung sowie deren Familien zur Verfügung. Die European Association of Palliative Care (EAPC) hat 2007 das sogenannte IMPaCCT-Papier veröffentlicht, in dem definiert und klassifiziert wird, welche besonderen Bedürfnisse und Bedarfe Kinder, Jugendliche und junge Erwachsene mit einer lebensverkürzenden oder lebensbedrohlichen Erkrankung haben:

Gruppe 1 Lebensbedrohliche Erkrankungen, für die kurative Therapien existieren, aber ein Therapieversagen wahrscheinlich ist. Eine palliative Versorgung kann während der Phase eines unklaren Therapieerfolges oder bei Therapieversagen notwendig sein. Beispiele von Erkrankungen, die dieser Gruppe zuzuordnen sind: fortschreitende onkologische Erkrankungen, irreversibles Organversagen, extreme Frühgeburtlichkeit.

Gruppe 2 Erkrankungen, bei denen lang andauernde intensive Behandlungen das Ziel haben, das Leben zu verlängern und die Teilnahme an normalen kindlichen Aktivitäten zu ermöglichen, aber ein vorzeitiger Tod wahrscheinlich ist. Beispiele für Erkrankungen dieser Gruppe sind zystische Fibrose und Muskeldystrophie.

Gruppe 3 Fortschreitende Erkrankungen ohne therapeutische Optionen, bei denen häufig über viele Jahre eine ausschließlich palliative Therapie durchgeführt wird, so z. B. bei Zeroidlipofuszinosen, Mukopolysaccharidosen.

Gruppe 4 Erkrankungen mit schweren neurologischen Behinderungen, die Schwäche und Anfälligkeit für gesundheitliche Komplikationen verursachen und sich unvorhergesehenerweise verschlechtern können, aber üblicherweise nicht als fortschreitend angesehen werden.

15

Beispiele hierfür sind schwere Mehrfachbehinderungen bei Hirn- oder Rückenmarkserkrankungen (European Journal of Palliative Care 2007).

In der Regel erfordern alle diese Erkrankungen

- einen hohen Hilfe- oder Pflegebedarf im Alltag,
- eine hohe, oftmals nicht altersentsprechende physische und psychische Abhängigkeit von Bezugspersonen angesichts des nahestehenden Todes,
- eine grundlegende Beeinträchtigung oder Gefährdung von Vitalfunktionen,
- eine Abhängigkeit von palliativmedizinischen Maßnahmen.

15.1.3 Entwicklung in Deutschland

1968 entwickelte Prof. Dr. Theodor Hellbrügge an der Universitäts-Kinderpoliklinik München das erste Sozialpädiatrische Zentrum in Deutschland, da er feststellen musste, dass zur optimalen Versorgung neurologisch erkrankter und entwicklungsgefährdeter Kinder die rein medizinisch-klinische Sichtweise an ihre Grenzen stieß. Zwischen 1970 und 1981 entstanden 20 weitere solcher Einrichtungen, 2022 gab es bundesweit über 160 dieser Zentren.

Anfang der 1980er-Jahre formierte sich zur Vermeidung von Trennungstraumata sowie zur Vermeidung von Hospitalisierung die häusliche Kinderkrankenpflege. Die Pflege in der vertrauten häuslichen Umgebung sollte einerseits die Lebensqualität erkrankter Kinder, Jugendlicher und ihrer Familien steigern, andererseits aber auch die Pflegekompetenz der Eltern fördern. Aktuell gibt es etwa 180 ambulante Kinderkrankenpflegedienste in der Bundesrepublik Deutschland.

Am 10. Februar 1990 gründeten sechs Familien mit lebensverkürzend erkrankten Kindern und Jugendlichen den Deutschen Kinderhospizverein e. V. (DKHV) mit dem Ziel, einen Ort zum Austausch, zur Stärkung und Vernetzung von Familien in ähnlichen Lebenssituationen zu schaffen. Der DKHV versteht sich heute außerdem als Dachverband der Kinder- und Jugendhospizarbeit in Deutschland als auch als Interessenvertretung auf politischer Ebene.

Aufgrund dieses Gründungstages gilt der 10. Februar seit 2006 deutschlandweit als Tag der Kinderhospizarbeit, an dem die Öffentlichkeit mit unterschiedlichen Aktionen auf die besondere Lebenssituation von Kindern, Jugendlichen und jungen Erwachsenen mit lebensverkürzenden Erkrankungen sowie deren Familien aufmerksam gemacht sowie zur Solidarität aufgerufen werden soll.

Sehr schnell setzten sich die Vereinsmitglieder das Ziel, ein stationäres Kinderhospiz nach Vorbild des weltweit ersten Kinderhospizes Helen House in Oxford,

England, auch in Deutschland zu etablieren. Dieses wurde im September 1998 in Olpe unter der Trägerschaft der Gemeinnützigen Gesellschaft der Franziskanerinnen zu Olpe (GFO) eröffnet – das Kinderhospiz Balthasar. Einige Jahre später entstand in Olpe auch das erste Jugendhospiz in Deutschland, das aus der Arbeit des Kinderhospizes hervorgegangen ist und auf die besonderen Bedürfnisse Jugendlicher und junger Erwachsener mit lebensverkürzenden Erkrankungen zugeschnitten ist. Mittlerweile gibt es deutschlandweit 19 stationäre Kinder- und Jugendhospize in unterschiedlicher Trägerschaft.

Schon bald bemerkten die Familien jedoch, dass die große Entlastung, die sie bei ihren Aufenthalten in den stationären Hospizen erfuhren, in ihrem belastenden Alltag schnell wieder verpuffte, weshalb auch 1998 die ersten ambulanten Kinder- und Jugendhospizdienste in Kirchheim unter Teck und Berlin gegründet wurden. Sie begleiten die Familien in ihrem Alltag vor Ort bei sich zu Hause. Derzeit gibt es bundesweit 164 ambulante Hospizdienste für Kinder und Jugendliche, in Baden-Württemberg gibt es flächendeckend in jedem Landkreis mindestens einen Kinder- und Jugendhospizdienst, in anderen Bundesländern wie Mecklenburg-Vorpommern fahren die Mitarbeitenden der wenigen Kinder- und Jugendhospizdienste oft sehr weite Strecken, um Familien adäquat unterstützen zu können, und bilden Netzwerke mit bestehenden Erwachsenenhospizdiensten im Land, um ehrenamtliche Unterstützung wohnortnah realisieren zu können.

1999 wurde erstmals ein klinikgestützter multiprofessioneller Kinderpalliativdienst an der Universitätsklinik Bonn eingerichtet, es folgten weitere sogenannte Brückenteams in Datteln, Dresden, Düsseldorf und Münster. Sie können als Vorreiter der heutigen pädiatrischen SAPV-Teams gesehen werden, die mit dem GKV-Wettbewerbsstärkungsgesetz vom 1. April 2007 nach und nach entstanden bzw. sich aus den vorhandenen Teams entwickelten. Zurzeit gibt es deutschlandweit etwa 30 pädiatrische SAPV-Teams, die eine annähernd flächendeckende Versorgung von Kindern, Jugendlichen und jungen Erwachsenen mit einer lebensverkürzenden oder lebensbedrohlichen Erkrankung und einem komplexen Symptomgeschehen in Deutschland sicherstellen.

Im September 2002 wurde der Bundesverband Kinderhospiz e. V. als weitere Dachorganisation der Kinder- und Jugendhospizarbeit in Deutschland in Olpe gegründet und hat sich zur Aufgabe gemacht, die Interessen seiner Mitglieder in nationalen und internationalen Zusammenhängen zu vertreten.

Ebenfalls 2002 hat die Vodafone Stiftung Deutschland Prof. Dr. med. Boris Zernikow und sein Team beim Aufbau des Instituts für Kinderschmerztherapie und

Pädiatrische Palliativmedizin (VIKP) an der Vestischen Kinder- und Jugendklinik Datteln der Universität Witten/Herdecke finanziell unterstützt. Das VIKP wurde zur ersten Anlaufstelle für Kinder und Jugendliche in Deutschland, die unter chronischen Schmerzen leiden.

2010 wurde hier auch das Kinderpalliativzentrum Datteln eröffnet und somit die bundesweit erste Palliativstation für Kinder, Jugendliche und junge Erwachsene mit einer lebensbedrohlichen Erkrankung geschaffen. Es folgten Palliativstationen für Kinder, Jugendliche und junge Erwachsene in München, Homburg, und Göttingen.

15.2 Organisationsformen

Eine bestmögliche Entlastung von Familien, in denen ein Kind, Jugendlicher oder junger Erwachsener mit einer lebensverkürzenden oder lebensbedrohlichen Erkrankung lebt und stirbt, und die Herstellung oder der Erhalt einer höchstmöglichen Lebensqualität für alle Beteiligten erfordern ein Netzwerk aus einer Vielzahl an Unterstützern.

So stehen Familien beispielsweise niedergelassene Kinder- und Jugendärzte, Kinderkliniken, Sozialmedizinische Nachsorge, Bunte Kreise, Sozialpädiatrische Zentren, Kinderkrankenpflegedienste, ambulante und stationäre Kinder- und Jugendhospize, Kurzzeitpflegeeinrichtungen, Familienhebammen, verschiedenste Therapeuten, Frühförderstellen, Kindertagesstätten, Schulen, familienentlastende Dienste, Wohn- und Pflegeeinrichtungen für Kinder und Jugendliche mit Behinderungen, Seelsorger, Selbsthilfegruppen, Trauerbegleiter, Krankenkassen, Jugendämter, Landratsämter und viele andere mehr zur Seite. Auf einige soll im Folgenden näher eingegangen werden.

Die Herausforderung, die sich vor allem den betroffenen Familien, aber auch allen Versorgern, Leistungserbringern und Diensten stellt, ist eine zum Wohle der Familie individuelle, bedürfnisorientierte auf- und miteinander abgestimmte multidisziplinäre Zusammenarbeit, in der immer die jungen Menschen mit einer lebensverkürzenden Erkrankung als auch deren An- und Zugehörige als Experten in eigener Sache angesehen werden und im Mittelpunkt der Versorgung stehen.

Es darf von allen Beteiligten regelmäßig sorgsam überprüft und gemeinsam reflektiert werden, wie viele Menschen von außen im häuslichen Umfeld der Familie Einlass finden und ob alle zu jedem Zeitpunkt der Versorgung die Verbesserung der Lebensqualität für die Familie im Blick haben und deren Ressourcen stärken.

15.2.1 Niedergelassene Kinder- und Jugendärzte

Niedergelassene Kinder- und Jugendärzte sind häufig die erste Anlaufstelle für Familien, wenn Eltern Auffälligkeiten in der Entwicklung ihrer Kinder wahrnehmen oder sich Sorgen um deren gesundheitlichen Zustand machen.

Häufig gewährleisten die niedergelassenen Kinder- und Jugendärzte – immer wieder auch in Absprache und Zusammenarbeit mit den behandelnden Kliniken oder SAPV-Teams – die primäre Betreuung ihrer Patienten zu Hause. Sie steuern und verordnen die medikamentöse Therapie und die nötigen Hilfsmittel und stellen die ärztliche Erreichbarkeit und Versorgung, auch in Form von Hausbesuchen, für die Familien sicher. Damit sind sie Teil der allgemeinen ambulanten Palliativversorgung (AAPV).

15.2.2 Sozialpädiatrische Zentren (SPZ)

Sozialpädiatrische Zentren sind auf die medizinische, psychologische, therapeutische sowie pädagogische Diagnostik und Behandlung von Entwicklungsverzögerungen, Verhaltensauffälligkeiten und Behinderungen bei Kindern und Jugendlichen und die Beratung ihrer Bezugspersonen spezialisiert. Sie sind in § 119 SGB V gesetzlich verankert.

In Sozialpädiatrischen Zentren können Familien im Auftrag und auf Überweisung des Kinder- und Jugendarztes Termine vereinbaren und hier Unterstützung durch multiprofessionelle Teams finden, die interdisziplinär zusammenarbeiten. Die meisten sozialpädiatrischen Zentren arbeiten ambulant, nur wenige halten auch stationäre Angebote vor und arbeiten eng mit den niedergelassenen Kinder- und Jugendärzten und Frühförderstellen zusammen.

15.2.3 Ambulante Kinderkrankenpflegedienste

Qualifizierte Gesundheits- und Kinderkrankenpfleger in ambulanten Kinderkrankenpflegediensten versorgen schon seit vielen Jahren auch Kinder, Jugendliche und junge Erwachsene mit palliativen Diagnosen und können auf vielfältige Erfahrungen in der Versorgung dieser Patientengruppe zurückgreifen. Viele der hier tätigen Pflegeexperten haben eine intensiv- oder palliativmedizinische Weiterbildung.

Häusliche Kinderkrankenpflege soll nach § 37 SGB V eingesetzt werden, wenn eine Krankenhausbehandlung nicht ausführbar ist oder vermieden oder verkürzt werden kann und umfasst laut Sozialgesetzbuch sowohl die Grund- und Behandlungspflege als auch die hauswirtschaftliche Versorgung ihrer Patienten.

Sie übernimmt in Zusammenarbeit mit den Eltern die medizinische Versorgung der Kinder, Jugendlichen und jungen Erwachsenen, stärkt die Pflegekompetenz der An- und Zugehörigen und stellt eine optimale pflegerische Versorgung der erkrankten Kinder, Jugendlichen und jungen Erwachsenen in ihrem häuslichen Umfeld sicher.

Häusliche Kinderkrankenpflege kann dann in Anspruch genommen werden, wenn der Kinder- und Jugendarzt oder die Klinik eine Verordnung häuslicher Krankenpflege ausstellt, und kann bei der Familie zu Hause wie auch in teilstationären oder stationären Einrichtungen wie Kindertagesstätten, Schulen, Werkstätten, Wohngruppen oder Wohngemeinschaften ausgeübt werden.

15.2.4　Kinder- und Jugendhospizarbeit

Viele Elemente in der Erwachsenenhospizarbeit gleichen denen der Kinder- und Jugendhospizarbeit, obwohl diese sich nicht vorrangig aus der Erwachsenenhospizarbeit, sondern aus der pädiatrischen Versorgung entwickelt hat. Aus diesem Grund gibt es in der pädiatrischen Palliative Care auch einige Besonderheiten, die im Folgenden benannt werden sollen.

- In der Kinder- und Jugendhospizarbeit begegnen uns oft undifferenzierte, sehr seltene Krankheitsbilder mit zum Teil völlig unklarer Diagnose, Prognose und sehr spezifischen Ausprägungen. Viele der Kinder, Jugendlichen und jungen Erwachsenen mit lebensverkürzender Diagnose haben oder entwickeln eine Schwerstmehrfachbehinderung.
- Durch teilweise sehr lang andauernde Begleitungszeiträume entstehen oftmals enge Bindungen zwischen den Begleitenden und den Familien, da eine Begleitung in der Kinder- und Jugendhospizarbeit nicht nur in der finalen Lebensphase, sondern ab dem Zeitpunkt der Diagnose möglich ist und häufig durch einen jahrelangen Verlauf gekennzeichnet ist.
- Hierdurch findet eine Begleitung durch medizinische und psychische Krisen- und Hochzeiten statt, in denen unterschiedliche Unterstützungsbedarfe entstehen können, die eine flexible Anpassung des Begleitungsauftrages nötig machen und sowohl Lebens-, Sterbe- als auch Trauerbegleitung beinhalten.
- Es gibt wesentlich weniger Kinder, Jugendliche und junge Erwachsene als Erwachsene im fort-

geschrittenen Lebensalter, die lebensverkürzt oder lebensbedrohlich erkrankt sind, woraus sich größere Versorgungsgebiete, weitere Distanzen und dadurch auch eine Gefährdung der Wirtschaftlichkeit – vor allem im ländlichen Raum – ergeben.
- Aufgrund der altersgemäßen Abhängigkeit von der Versorgung durch Erwachsene liegt der Fokus der Begleitung nicht ausschließlich auf dem erkrankten Kind, Jugendlichen oder jungen Erwachsenen, sondern auf dem gesamten System aus An- und Zugehörigen. Vor allem Eltern wie auch Geschwister tragen häufig eine hohe Verantwortung in der Versorgung ihrer erkrankten Angehörigen.
- Auch die Begleitung von Abschied nehmenden Kindern, Jugendlichen und jungen Erwachsenen, bei denen ein Elternteil schwer oder lebensverkürzend erkrankt ist, zählen viele Kinder- und Jugendhospizdienste zu ihrem Aufgabenbereich und können von diesen seit 2016 auch in den Förderantrag mit eingebracht werden. Hier gibt es immer wieder auch Kooperationen, Überschneidungen und Absprachebedarfe mit den Erwachsenenhospizdiensten vor Ort. Der Deutsche Hospiz- und Palliativverband e. V. hat zu diesem Thema eigens eine Handreichung erstellt (DHPV 2017).

Stationäre Kinder- und Jugendhospize

Weil von der Diagnosestellung bis zum Tod von Kindern, Jugendlichen und jungen Erwachsenen mit Stoffwechselerkrankungen, Muskelerkrankungen, neurodegenerativen oder onkologischen Erkrankungen in der Regel mehrere Jahre vergehen, sind die Aufenthalte in einem stationären Kinderhospiz in der Regel zeitlich begrenzt, wiederkehrend ab dem Zeitpunkt der Diagnose und in der Regel bis zur Vollendung des 27. Lebensjahres möglich.

Besonders an einem Aufenthalt in einem stationären Kinder- und Jugendhospiz ist, dass nicht ausschließlich die Kinder, Jugendlichen und jungen Erwachsenen mit einer lebensverkürzenden oder lebensbedrohlichen Erkrankung beherbergt werden, wie dies beispielsweise in Kurzzeitpflegeeinrichtungen der Fall ist, sondern auch Eltern, Geschwister und weitere Zugehörige hier Aufnahme finden.

Aber auch ein Aufenthalt ohne Eltern ist in vielen stationären Kinder- und vor allem Jugendhospizen möglich, um vor allem Jugendlichen und jungen Erwachsenen mit lebensverkürzender Erkrankung altersentsprechende Abgrenzung, Verselbstständigung und Entfaltung zu ermöglichen und ihnen eine intensive Lebenszeit mit Gleichaltrigen zu schenken, die mit ähnlichen Herausforderungen konfrontiert sind wie sie selbst.

Gewöhnlich nehmen Familien vier Wochen im Jahr einen stationären Kinder- und Jugendhospizaufenthalt in Anspruch. Nur in seltenen Fällen, vor allem in besonderen Krisensituationen oder in der Lebensendphase ihres Kindes, kann die Familie unbegrenzt aufgenommen werden. In der Finalphase werden stationäre Kinder- und Jugendhospize aber im Vergleich zu stationären Erwachsenenhospizen wesentlich weniger oft in Anspruch genommen, da sich viele Eltern wünschen, dass ihr Kind zu Hause versterben kann. Nichtsdestotrotz finden Familien in stationären Kinder- und Jugendhospizen immer auch professionelle Sterbe- und Trauerbegleitung.

Die Aufenthalte dienen neben der bedürfnis- und ressourcenorientierten medizinischen, palliativpflegerischen und psychosozialen Versorgung der Gäste vor allem auch der Entlastung und Regeneration der Eltern und Geschwister, die die Betreuung, Pflege und Versorgung zu Hause oft 24 Stunden Tag für Tag meistern. Neben besonderen therapeutischen Angeboten wie beispielsweise Aroma-, Musik- oder Kunsttherapie stehen den Familien Therapiebäder, Snoezelenräume, Werkräume, Räume der Stille, besonders liebevoll gestaltete Abschiedsbereiche, Gemeinschaftsküchen, großzügige Außenanlagen – häufig mit Gedenkstätten an die Verstorbenen –, Gesprächs-, Freizeit- und Ausflugangebote zur Verfügung. Viele Familien schätzen vor allem auch den Austausch mit den anderen Familien, denen sie hier begegnen.

Die Arbeit in stationären Kinder- und Jugendhospizen ist geprägt von der Zusammenarbeit vieler verschiedener Professionen: Qualifizierte Gesundheits- und Kinderkrankenpfleger, Heilerziehungspfleger, Kinder- und Jugendärzte, Kinderpalliativmediziner, Mitarbeitende in der Hauswirtschaft, verschiedenste Therapeuten, pädagogische und psychosoziale Mitarbeiter wie Erzieher, Seelsorger, Trauerbegleiter, Psychologen und Sozialarbeiter, aber auch ehrenamtliche Mitarbeitende arbeiten hier zum Wohle der Familien in einem multiprofessionellen Team zusammen.

Seit 2017 gibt es die erste eigene Rahmenvereinbarung für stationäre Kinder- und Jugendhospize, in der die besonderen Belange von Kindern, Jugendlichen und jungen Erwachsenen noch besser berücksichtigt werden konnten. Die gesetzlichen Grundlagen für stationäre Hospizleistungen finden sich in § 39a (1) SGB V.

Ambulante Kinder- und Jugendhospizdienste (AKHD)

Ambulante Kinder- und Jugendhospizdienste unterstützen Familien durch psychosoziale Begleitung, Information und Beratung in ihrem häuslichen Lebensumfeld, in Einrichtungen der Kinder- und Jugendhilfe, Behindertenhilfe oder in Kliniken. Diese Unterstützung steht allen An- und Zugehörigen ab dem Zeitpunkt der Diagnosestellung einer lebensverkürzenden oder lebensbedrohlichen Erkrankung bis über den Tod hinaus zur Verfügung.

Am 17. Mai 2013 verabschiedete der Vorstand des Deutscher Hospiz- und PalliativVerband e. V. in Berlin 12 Grundsätze der Kinder- und Jugendhospizarbeit, die die Grundlage für die alltägliche Arbeit in allen Kinder- und Jugendhospizdiensten in Deutschland bieten sollen (Deutscher Hospiz- und PalliativVerband e. V. 2013). Vorangegangen war eine umfassende empirische Studie zur Kinder- und Jugendhospizarbeit unter Leitung von Prof. Dr. Sven Jennessen, in deren Rahmen 33 Leitlinien für gute Kinderhospizarbeit entwickelt wurden.

Den Mitgliedern der Fachgruppe Kinder, Jugendliche und junge Erwachsene geht es darum, Familien mit Kindern, Jugendlichen und jungen Erwachsenen, die lebensverkürzend oder lebensbedrohlich erkrankt sind, eine sensible, wertschätzende, bedarfsorientierte, individuelle, vielfältige, alters- und entwicklungsgemäße Begleitung zu ermöglichen, die alle Familienmitglieder selbst als Experten in eigener Sache miteinbezieht, gesellschaftliche Teilhabe ermöglicht sowie dazu ermutigt, die Themen Sterben, Tod und Trauer in ihr Leben zu integrieren.

Diese Begleitung soll außerdem

- die palliativmedizinische und palliativpflegerische Versorgung sicherstellen,
- Familienmitgliedern und nahestehenden Bezugspersonen Freiräume bieten, sie dadurch entlasten und ihnen Selbstsorge sowie Zeit zur Auseinandersetzung mit ihrer Situation ermöglichen,
- verlässlich sein und eine hohe personelle Kontinuität anstreben,
- Teilhabe am gesellschaftlichen Leben ermöglichen,
- verlässliche Begleitende über das Sterben und den Tod hinaus zur Seite stellen,
- durch qualifizierte haupt- wie ehrenamtliche Mitarbeitende durchgeführt werden, die mit dem Fokus auf die besonderen Belange von Kindern, Jugendlichen und jungen Erwachsenen ausgebildet wurden und sich regelmäßig weiterbilden,
- den Familien Kontakte und Informationen zur Verfügung stellen; dies kann nur dadurch gewährleistet werden, dass sich Mitarbeitende interdisziplinär mit anderen in der pädiatrischen Palliativarbeit Tätigen vernetzen, und
- einen Beitrag zur altersentsprechenden Trauerbegleitung von Kindern, Jugendlichen und jungen Erwachsenen leisten.

In aller Regel werden ambulante Kinder- und Jugendhospizdienste von hauptamtlichen Koordinationsfachkräften geleitet, leben aber vor allem vom bürgerschaftlichen Engagement qualifizierter Ehrenamtlicher, die ihre Zeit und vor allem ihr Herzblut den Diensten wie auch Familien zur Verfügung stellen und die Hospizidee in die Gesellschaft integrieren.

Ein Großteil der Kinder- und Jugendhospizdienste in Deutschland ist eigenständig organisiert, es gibt aber auch ambulante Kinder- und Jugendhospizdienste, die mit einem Erwachsenenhospizdienst vor Ort kooperieren bzw. ein Bestandteil dieses Dienstes sind (sog. integrierte Dienste).

Die gesetzlichen Grundlagen für die Förderung der ambulanten Hospizarbeit durch die Krankenkassen finden sich in § 39a (2) SGB V, die Begleitung durch die ambulanten Kinder- und Jugendhospizdienste ist für die Familien kostenfrei.

15.2.5 Spezialisierte Ambulante Palliativversorgung (SAPV)

Auch Kinder, Jugendliche und junge Erwachsene haben seit der Gesundheitsreform vom 1. April 2007 einen gesetzlichen Anspruch auf Spezialisierte Ambulante Palliativversorgung (SAPV). Hierfür wurden eigens auf die pädiatrische Versorgung spezialisierte Teams ins Leben gerufen, die in der Regel aus Kinder- und Jugendärzten und Gesundheits- und Kinderkrankenpflegern mit einer palliativmedizinischen Weiterbildung und psychosozialen Mitarbeitern wie Seelsorgern, Psychologen und Sozialarbeitern bestehen.

Sie haben zur Aufgabe, auch im Hinblick auf die Selbstbestimmung des Kindes, Jugendlichen und jungen Erwachsenen, die Lebensqualität ihrer schwerst kranken Patienten mit besonders komplexen Versorgungsbedarfen zu erhalten, zu fördern und zu verbessern und ihnen ein menschenwürdiges Leben bis zum Tod zu ermöglichen.

Hierzu schulen und beraten sie unter anderem Eltern, niedergelassene Kinder- und Jugendärzte sowie Pflegekräfte ambulanter Kinderkrankenpflegedienste vor allem zu Fragen der Symptomkontrolle und der Verabreichung von Notfallmedikamenten (bei starken Schmerzen, Krampfanfällen oder Atemnot), koordinieren die Versorgung in den Familien, übernehmen eine Teil-, in Ausnahmefällen auch eine Vollversorgung des erkrankten Kindes, Jugendlichen oder jungen Erwachsenen und gewährleisten eine Rund-um-die-Uhr-Rufbereitschaft. Außerdem sind sie für eine Erstellung von Krisenplänen und eine vorausschauende Therapieplanung (Advance Care Planning) zuständig.

SAPV kann dann in Anspruch genommen werden, wenn der Kinder- und Jugendarzt oder die Klinik eine Verordnung spezialisierter ambulanter Palliativversorgung ausstellt, und kann bei der Familie zu Hause oder auch in Tages- oder stationären Hospizen erbracht

werden. Die gesetzlichen Grundlagen hierfür finden sich in §§ 37b und 132d SGB V.

15.2.6 Palliativstationen für Kinder, Jugendliche und junge Erwachsene

Wenn zu Hause trotz der Unterstützung eines niedergelassenen Kinder- und Jugendarztes, häuslicher Kinderkrankenpflege, eines ambulanten Kinder- und Jugendhospizdienstes und SAPV-Teams akut keine optimale Versorgung des Kindes, Jugendlichen oder jungen Erwachsenen mit lebensverkürzender oder lebensbedrohlicher Erkrankung möglich ist, kommt die Aufnahme auf eine Palliativstation für Kinder, Jugendliche und junge Erwachsene in Frage, falls die betroffene Familie im Einzugsgebiet einer der vier Kinderpalliativstationen, die momentan in Deutschland existieren, lebt. In der Regel sind diese Palliativstationen in ein Krankenhaus integriert, und es findet sich dort ein multiprofessionelles Team, das mit Professionen analog zu den SAPV-Teams zusammengesetzt ist.

Im Rahmen der Krisenintervention werden hier zur Stabilisierung des Kindes, Jugendlichen oder jungen Erwachsenen neue oder sich verschlimmernde Symptome behandelt und die medikamentöse Therapie optimiert, damit eine Rückkehr nach Hause oder in eine andere Einrichtung – beispielsweise in ein stationäres Kinder- und Jugendhospiz – möglich wird. Aber auch eine Begleitung und Behandlung in der letzten Lebensphase ist hier, wie auf Palliativstationen für Erwachsene, möglich.

Die wenigsten Krankenhäuser in Deutschland verfügen über eine solch spezielle Station für Kinder, Jugendliche und junge Erwachsene, da die Fallzahlen zu gering sind, um in diesem Bereich kostendeckend arbeiten zu können. So findet in vielen Kliniken Palliativversorgung auf den jeweiligen Stationen für Kinder statt, oft unterstützt von einem pädiatrischen SAPV-Team, wenn ein solches an die entsprechende Klinik angebunden ist. Vor allem der Bereich der Neonatologie ist hier meist auch personell auf die Versorgung von sterbenden Kindern, Jugendlichen, jungen Erwachsenen und deren An- und Zugehörige ausgestattet.

15.2.7 Trauerbegleitung

Ein großer Aufgabenbereich in der pädiatrischen Palliativversorgung ist die Trauerbegleitung von Familien schon in der Zeit der Erkrankung, beim Sterben, bei der Vorbereitung und Durchführung der Bestattung sowie auch die Trauerbegleitung in der Zeit nach dem Versterben eines Kindes, Geschwisters oder Elternteils. Franco Rest (†2022), ehemals Professor für Erziehungswissenschaften, Sozialphilosophie, Sozialethik und Pflegewissenschaft, entwickelte hierfür die Lehre der dreistufigen Trauer und unterscheidet hierin die vorauseilende, die begleitende und die nachgehende Trauerbegleitung. Dem Thema Trauer ist ein großer eigener Bereich in diesem Buch gewidmet (▶ Kap. 25).

Selbsthilfegruppen, selbstständige Trauerbegleiter, Trauerbegleitungsinstitute und -vereine, aber vor allem auch stationäre Kinder- und Jugendhospize, sowie ambulante Kinder- und Jugendhospizdienste bauen ihr Angebot im Bereich der Kinder-, Jugend- und Familientrauerarbeit immer weiter aus. So entwickelt sich ein zunehmend größer werdendes und immer weiter differenziertes Angebot für Trauernde, wie Trauergruppen für Kinder, Jugendliche, junge Erwachsene, verwaiste und verwitwete Eltern, Familientrauertage, Trauerfreizeiten, Erinnerungs- und Gedenkfeiern und Gedenkgottesdienste.

Bisher findet der Bereich der Trauerarbeit keine staatliche Förderung, sondern muss ausschließlich über Spenden finanziert werden (DHPV 2020).

15.3 Herausforderungen für die Zukunft

Das Thema **Sexualität** bei Kindern, Jugendlichen und jungen Erwachsenen mit lebensverkürzenden Erkrankungen und mehrfachen Behinderungen ist ein Thema, das nach wie vor sowohl gesellschaftlich als auch in Fachkreisen tabuisiert oder am liebsten umgangen wird. Hier gilt es, dass sich Eltern, Geschwister, Ärzte und Pflegende sensibel und offen mit den Themen sexuelle Entwicklung, sexuelle Bedürfnisse, Recht auf Selbstbestimmung über den eigenen Körper, Wahrnehmen von Scham und Wahrung der Intimsphäre beispielsweise bei Untersuchungen und in der Assistenz und Pflege von Jugendlichen in der Pubertät auseinandersetzen, aber vor allem mit den jungen Menschen selbst über deren Körperwahrnehmung und sexuelle Bedürfnisse kommunizieren. Dafür ist es notwendig, dass neben dem Elternhaus auch in Kindertageseinrichtungen, Schulen und Einrichtungen der Behindertenhilfe auch für Menschen mit Behinderungen altersangemessen und verständlich sexuelle Aufklärung stattfindet, damit Kinder, Jugendliche und junge Erwachsene mit schweren Erkrankungen und Behinderungen in ihren individuellen Lernprozessen – eben auch im sexuellen Lernprozess – unterstützt werden können. Hierfür benötigen sowohl Eltern, medizinisches wie auch pädagogisches Fachpersonal Offenheit, Mut und sexualpädagogisches Fachwissen, das durch Fortbildungsangebote erworben aber auch durch eine inten-

sive Vernetzung zu Beratungsstellen sichergestellt werden kann.

Da aufgrund großer medizinischer Fortschritte in der Diagnostik und Versorgung von Kindern, Jugendlichen und jungen Erwachsenen mit einer lebensverkürzenden oder lebensbedrohenden Erkrankung die Lebenserwartung stark gestiegen ist, stellen sich vor allem in der **Versorgung von jungen Erwachsenen**, die bisher nicht im Fokus der pädiatrischen Palliative Care standen, Herausforderungen wie z. B. die Entwicklung von Tageshospizangeboten, die Anpassung der stationären Kinderhospize an die Bedarfe von Jugendlichen und jungen Erwachsenen, die Ausgestaltung von differenzierten Wohnformen, auch für intensivpflichtige Jugendliche und junge Erwachsene mit lebensverkürzenden Erkrankungen. Dazu gehören auch eine gut vorbereitete Transition von der pädiatrischen Versorgungsstruktur in die der Erwachsenen und die Schaffung von Ausbildungs-, Studien- und Arbeitsplätzen für junge Menschen mit einer lebensverkürzenden Erkrankung. Nur so können junge Menschen mit einer lebensverkürzenden Diagnose in ihrem altersadäquaten Loslöseprozess von den Eltern und dem Streben nach Teilhabe, Selbstbestimmung, einer autonomen Lebensweise und der Entwicklung einer Zukunftsperspektive unterstützt werden.

Trauerarbeit erfährt eine immer weitere Ausdifferenzierung, jedoch ist zu beobachten, dass **spezifische Trauerangebote für Kinder, Jugendliche und junge Erwachsene mit schwerer Behinderung** in Gesamtdeutschland sehr rar gesät sind. Hier benötigt es fachliche Expertise, Mut, Geld und Engagement, um Kinder, Jugendliche und junge Erwachsene mit schwerer Behinderung auch dann gut begleiten zu können, wenn sie nicht ausschließlich mit ihrer eigenen Endlichkeit konfrontiert sind, sondern den Tod von Freunden, die sie in Kliniken, Einrichtungen und Hospizen kennen lernen konnten, erleben oder mit dem Tod von An- und Zugehörigen konfrontiert werden. Schulen für Menschen mit Behinderungen sind hier oft anderen Schulformen voraus, in der Regel haben sie Rituale entwickelt, wie sie mit dem Tod eines Schülers umgehen, ihm gedenken und die Trauer in der Schule Raum gewinnen darf.

Der Fachkräftemangel und die Unterfinanzierung in der gesamten pädiatrischen Versorgungslandschaft führen zu einer Unterversorgung sowohl von akut und chronisch erkrankten Kindern als auch von Kindern, Jugendlichen und jungen Erwachsenen mit einer lebensverkürzenden Erkrankung. Diese Unterversorgung geht häufig nicht nur zulasten der jungen Patienten, sondern auch ihrer Eltern und Geschwister. Eine nachhaltige, verlässliche und kostendeckende **finanzielle Förderung der pädiatrischen Palliative Care** als Ganzes, vor allem auch im Bereich der Trauerarbeit, ist notwendig, um diese Angebote zum Wohle der Kinder, Jugendlichen und jungen Erwachsenen mit einer lebensverkürzenden Erkrankung als auch ihrer An- und Zugehörigen langfristig etablieren, sicherstellen und weiterentwickeln zu können.

Ein weiteres Thema, mit dem sich die Hospizbewegung als Ganzes, aber auch die Kinder- und Jugendhospizarbeit bereits befasst, ist der **Umgang mit der Suizidbeihilfe**. Dieses Thema ist außer in der Fachöffentlichkeit scheinbar unter dem Pandemiegeschehen der letzten Jahre untergegangen. Seit der Nichtigerklärung von § 217 StGB (Verbot der geschäftsmäßigen Förderung der Selbsttötung) des Bundesverfassungsgerichts vom 26. Februar 2020 können Sterbewillige auch in Deutschland professionellen Sterbehilfe in Anspruch nehmen. Eine Regulierung des Gesetzgebers zur Suizidhilfe bzw. die Erstellung eines Schutzkonzeptes steht zurzeit immer noch aus. Das heißt, dass es bisher keine Begrenzungen bezüglich der Lebenssituationen oder des Lebensalters für Sterbewillige gibt und so zum momentanen Zeitpunkt auch Kinder und Jugendliche bzw. deren Sorgeberechtigte einen Anspruch auf assistierten Suizid rechtlich begründen können. Ob sich eine Sterbehilfeorganisation finden würde, die einen solchen Sterbewunsch in Deutschland unterstützt, ist fraglich. In den Niederlanden, Belgien und Luxemburg gibt es bereits Regelungen, die unter gewissen Voraussetzungen eine Tötung auf Verlangen auch bei Jugendlichen möglich machen. Es besteht die Gefahr, dass durch die Option der Suizidbeihilfe der (finanzielle) Ausbau von Palliative Care gefährdet wird, dass Ärzte, Erkrankte und deren An- und Zugehörige teure Behandlungen ökonomisch rechtfertigen müssen und eine neue Diskussion darüber entsteht, was ein Leben lebenswert macht.

Literatur

Deutscher Hospiz- und PalliativVerband e. V. (2013) 12 Grundsätze zur Kinder- und Jugendhospizarbeit. https://www.dhpv.de/files/public/themen/2020_Grundsaetze%20Kinder-%20und%20Jugendhospizarbeit.pdf. Zugegriffen am 03.04.2022

Deutscher Hospiz- und PalliativVerband e. V. (2017) Abschied nehmende Kinder. https://www.yumpu.com/de/document/read/65854237/abschiednehmende-kinder. Zugegriffen am 20.04.2022

Deutscher Hospiz- und PalliativVerband e. V. (2020) Finanzierung der Trauerarbeit und Trauerweiterbildung im hospizlich-palliativen Arbeitsfeld. https://www.dhpv.de/files/public/themen/2020_Arbeitspapier_Finanzierung_FG-Trauer.pdf. Zugegriffen am 15.04.2022

European Journal of Palliative Care (2007) IMPaCCT: standards pädiatrischer Palliativversorgung in Europa. Eur J Palliat Care 14(3):109–114. http://www.icpcn.org/downloads/IMPaCCT_German.pdf. Zugegriffen am 02.04.2022

Together for Short Lifes (2018) A guide to children's palliative care, 4. Aufl. https://www.togetherforshortlives.org.uk/app/uploads/2018/03/TfSL-A-Guide-to-Children%E2%80%99s-Palliative-Care-Fourth-Edition-5.pdf. S 9. Zugegriffen am 02.04.2022

Weiterführende Literatur

Aktion Mensch e. V. https://www.familienratgeber.de

Beer W, Droste E (2018) … aktive Sterbehilfe würde ich jetzt nicht so toll finden, dass jemand eine Spritze gibt. In: Deutscher Kinderhospizverein e. V. (Hrsg) Lebendfreude, Lebensbrüche, Lebensfülle – Wege entstehen beim Gehen, S 160–168

Berufsverband Kinderkrankenpflege Deutschland e. V. https://bekd.de

Bundesarbeitsgemeinschaft Sozialpädiatrischer Zentren. https://www.dgspj.de/institution/bag-der-spz

Bundesarbeitsgemeinschaft Spezialisierte Ambulante Palliativversorgung. https://www.bag-sapv.de

Bundesverband der Kinder- und Jugendärzte e. V. https://www.bvkj.de

Bundesverband für körper- und mehrfachbehinderte Menschen e. V. https://bvkm.de

Bundesverband Häusliche Kinderkrankenpflege e. V. https://www.bhkev.de

Bundesverband Kinderhospiz e. V. https://www.bundesverband-kinderhospiz.de

Bundesverband Trauerbegleitung. https://bv-trauerbegleitung.de

Bundesverband Verwaiste Eltern und trauernde Geschwister in Deutschland e. V. https://www.veid.de

Deutscher Hospiz- und PalliativVerband e. V. (2021) Dialogpapier Hospizliche Haltung in Grenzsituationen. https://www.yumpu.com/de/document/read/65767930/dialogpapier-hospizliche-haltung-in-grenzsituationen. Zugegriffen am 20.04.2022

Deutscher Kinderhospizverein e. V. (2017) Kinder- und Jugendhospizarbeit in der Praxis. der hospiz verlag, Esslingen

die hospizzeitschrift (2015) 17. Jahrgang Nr. 66 Kinder, Jugendliche und junge Erwachsene mit lebensverkürzender Erkrankung und ihre besondere Berücksichtigung in der Charta. der hospiz verlag, Esslingen

Fraser L, Miller M, Hain R, Norman P, Aldridge J, McKinney P, Parslow R (2012) Rising national prevalence of life-limiting conditions in children in England. Pediatrics 129:1–7. https://www.pediatrics.org/cgi/doi/10.1542/peds.2011-2846. Zugegriffen am 02.04.2022

Gesellschaft für Transitionsmedizin e. V. (GfTM). https://transitionsmedizin.net

Hope's Angel Foundation e. V. Begleitung für Familien und Fachkräfte beim Frühtod ihres Kindes und nach pränatalmedizinischer Diagnose. https://www.hopesangel.com

Initiative Regenbogen „Glücklose Schwangerschaft" e. V. https://initiative-regenbogen.de

Jennessen S, Bungenstock A, Schwarzenberg E (2011) Kinderhospizarbeit – Konzepte, Erkenntnisse, Perspektiven. Kohlhammer, Stuttgart

Kindernetzwerk e. V. Dachverband der Selbsthilfe von Familien mit Kindern und jungen Erwachsenen mit chronischen Erkrankungen und Behinderungen. https://www.kindernetzwerk.de. Zugegriffen am 15.04.2022

NAKOS, Nationale Kontakt- und Informationsstelle zur Anregung und Unterstützung von Selbsthilfegruppen. https://www.nakos.de

pro familia Deutsche Gesellschaft für Familienplanung, Sexualpädagogik und Sexualberatung e. V. Bundesverband. https://www.profamilia.de/themen/sexualitaet-und-behinderung

Wegweiser Hospiz- und Palliativversorgung Deutschland. https://www.wegweiser-hospiz-palliativmedizin.de. Zugegriffen am 02.04.2022

Young H (2014) Trauer verstehen und mit Trauer umgehen bei Menschen mit schweren mehrfachen Behinderungen. In: Maier-Michalitsch N, Grunick G (Hrsg) Leben bis zuletzt – Sterben, Tod und Trauer bei Menschen mit schweren und mehrfachen Behinderungen. Verlag selbstbestimmtes Leben, Düsseldorf, S 120–132

Zernikow B (2021) Pädiatrische Palliativversorgung. Springer, Heidelberg

Palliativversorgung von Menschen mit neurologischen Erkrankungen – Neuro Palliative Care

Christoph Gerhard

Inhaltsverzeichnis

© Springer-Verlag GmbH Deutschland, ein Teil von Springer Nature 2023
S. Kränzle et al. (Hrsg.), *Palliative Care*, https://doi.org/10.1007/978-3-662-66043-0_16

In Kürze

Bei der Palliativversorgung neurologisch Erkrankter stellen sich besondere Herausforderungen. Viele Betroffene haben ausgeprägte Einschränkungen der Beweglichkeit (Lähmungen etc.), andere leiden an ausgeprägten kommunikativen, sprachlichen oder kognitiven (und teilweise auch emotionalen) Einschränkungen. Häufig treten körperliche, kognitive und sprachliche Veränderungen gleichzeitig auf. Deshalb stellen sich wichtige Bereiche der Palliativversorgung wie Symptomerfassung, Förderung der Autonomie, Lebensqualität, Vorsorgeplanung und Entscheidungsfindung ganz andersartig dar. Bei der Symptomerfassung gilt es dann, die andersartige Kommunikation zu entschlüsseln. Es muss nach teilweise versteckten Willensäußerungen Betroffener gesucht werden. In Kontrast zu der Sichtweise vieler Nichtbetroffener, die vielleicht schwer neurologisch Erkrankte als bloße „Pflegefälle" betrachten, zeigen Studien zur Lebensqualität Betroffener, dass diese trotz maximaler Lähmungen teilweise eine unerwartet gute Lebensqualität empfinden. Das Beispiel des verstorbenen, an ALS erkrankten Physikers Stephen Hawking mag dieses „Lebensqualitätsparadox" verdeutlichen. Immer gilt es aber, individuell herauszuarbeiten, wie es um die individuelle Lebensqualität der unmittelbar Betroffenen bestellt ist, was teilweise eine schwierige Suche nach Autonomieresten erforderlich macht.

Von herausragender Bedeutung ist die Herangehensweise an die Betroffenen. Die klassische Neurologie bedient sich einer defizitorientierten Sichtweise, um mittels sogenannter topischer Diagnostik möglichst gut Lokalisation und Ursache der Ausfälle herausarbeiten zu können. Dies ist sehr sinnvoll und letztlich in der Akutversorgung erforderlich, da man nur so zu einer klaren Diagnose und daraus folgenden zielgerichteten Therapie gelangt. In der Palliativversorgung der Betroffenen ist dagegen eine ressourcenorientierte Sichtweise notwendig, die betrachtet, was Betroffene noch können, und so die individuellen Fähigkeiten und deren Sinnstiftung in den Vordergrund stellt. Neurologische Erkrankungen mit häufigem palliativem Versorgungsbedarf sind Demenzen, Schlaganfälle, Multiple Sklerose, Morbus Parkinson, Hirntumoren. Die amyotrophe Lateralsklerose ist zwar wesentlich seltener, hat aber Modellcharakter, da mit ihr die weitaus größten Erfahrungen in der Palliativversorgung bestehen.

16.1 Autonomie und Lebensqualität

Neurologisch Erkrankten wird häufig aufgrund ihrer kognitiven und sprachlichen Ausfälle Autonomie abgesprochen. Nach Ansicht des Autors ist hier allerdings Autonomie etwas, nach dem gezielt gesucht werden

muss. Diese Suche ist manchmal schwierig, wenn aus den kaum verständlichen sprachlichen Äußerungen oder Gesten oder sogar nur einer Änderung der Atemfrequenz Autonomiereste herausgearbeitet werden müssen. Dieser so erfasste „natürliche Wille" ergänzt den gemutmaßten oder vorausverfügten Willen. Autonomie kann erheblich unterstützt werden, wenn die Behandlung zu guten Zeiten im Voraus geplant wird, was neuere Modelle des Advance Care Planning anstreben.

Wie bereits angeführt, ist die individuelle Lebensqualität Betroffener oft erstaunlich gut! Dieses sogenannte Lebensqualitätsparadox konnte z. B. in einer Studie von Lulé et al. (2008) an ALS-Betroffenen, die eine ähnlich gute individuelle Lebensqualität wie die Menschen in der Normalbevölkerung hatten, festgestellt werden.

16.2 Schmerz- und Symptomerfassung

Bei vielen Menschen mit neurologischer Erkrankung ist eine Schmerz- und Symptomerfassung mit üblichen Skalen problemlos möglich. Wenn dies nicht gelingt, muss erst analysiert werden, worin die Barriere besteht. Hat der Betroffene das Wort Schmerz vergessen und kennt er nur noch Begriffe wie „tut weh" oder „aua"? Besteht eine Sprachstörung, und wie ist diese geartet? Falls versucht wird, Schmerz anhand von mimischen Ausdrucksbewegungen abzuschätzen, so ist zu bedenken, dass diese bei vielen neurologischen Erkrankungen verändert sein können. So leiden beispielsweise Parkinson-Betroffene mitunter an reduzierten oder nicht vorhandenen mimischen Ausdrucksbewegungen, haben aber trotzdem Schmerzen, auch wenn sie nicht das Gesicht verziehen. Für Demenzbetroffene, die mit einfachen Schmerzskalen nicht mehr zurechtkommen, gibt es zahlreiche Schmerzeinschätzungsinstrumente, die das Ausdrucksverhalten analysieren und bewerten (z. B. BESD, ECPA). Für andere neurologisch schwer Betroffene im Koma etc. wurde das Zurich Observational Pain Assessment (ZOPA) entwickelt.

Zurich Observational Pain Assessment (ZOPA) (Handel 2009)

Lautäußerungen
- Stöhnen
- Klagen
- Brummen

Gesichtsausdruck
- Verzerrt
- Gequält
- Starrer Blick

- Zähne zusammenpressen
- Augen zusammenkneifen
- Tränenfluss

Körpersprache
- Ruhelosigkeit
- Massieren oder Berühren eines Körperteils
- Angespannte Muskeln

Physiologische Indikatoren
- Vitalzeichen
- Gesichtsfarbe
- Schwitzen/Röte

- Schmerzhafte Muskeltonuserhöhung (Spastik/ Rigor)

Neuropathischer Schmerz:
- Schädigung von Schmerzarealen im Gehirn und Rückenmark oder durch Läsion peripherer Nerven

16.3 Besonderheiten in der Schmerztherapie

Neurologisch Erkrankte in palliativen Situationen haben häufig Schmerzen durch Fehlbelastungen des Bewegungsapparats. Durch die körperlichen Einschränkungen (Lähmungen, Koordinationsstörungen, Sensibilitätsstörungen etc.) kommt es zu einer falschen Beanspruchung der gestörten Körperregionen. Es resultiert dann ein somatischer Nozizeptorschmerz. Aber auch in den nicht körperlich eingeschränkten, d. h. „gesunden" Körperregionen können Schmerzen auftreten, wenn die „gesunden" Regionen, um die Defizite der anderen Körperregionen auszugleichen, überbelastet werden.

Eine weitere Schmerzursache sind Muskeltonuserhöhungen wie Spastik oder Rigor. Hier hilft dann ggf. die gezielte Therapie von Spastik und Rigor. Durch Befall einer für Schmerz zuständigen Gehirn- oder Rückenmarksregion kann es zu zentralen neuropathischen Schmerzen kommen. Man nennt sie zentral neuropathisch, da sich die Schädigung im Zentralnervensystem findet. Üblicherweise kann man diese Schmerzart gut feststellen, da anatomisch typische Strukturen wie z. B. eine Körperhälfte oder der ganze Körper querschnittsförmig ab einer gewissen Körperhöhe abwärts von den Schmerzen betroffen sind. Hinzu kommen der typische Schmerzcharakter, der brennende Dauerschmerz oder der neuralgiform einschießende Sekundenschmerz.

Die für Tumorpatienten entwickelten Prinzipien der Schmerz- und Symptombehandlung können unter Beachtung einiger Besonderheiten auch für Nichttumorpatienten genutzt werden. Bei Nichttumorschmerz ist die therapeutische Breite zwischen Unter- und Überdosierung der Opioide oft wesentlich geringer als für Tumorpatienten. Sedierende oder kognitive Nebenwirkungen können sich bei diesbezüglich eingeschränkten Patienten besonders gravierend auswirken. Kopfschmerzen sind nicht besonders opioidsensibel und lassen sich besser mit Analgetika der Stufe 1 behandeln. Schmerzen durch Spastik oder durch Überbeanspruchung des Bewegungsapparats treten nur bei Belastung auf („incident pain"). Eine Dauermedikation mittels Opioiden hat dann den Nachteil, dass Schmerzspitzen nicht ausreichend abgefangen werden bei gleichzeitigen Überdosierungserscheinungen in schmerzfreien Intervallen. Schnell wirksame Fentanyl-Nasensprays, Buccaltabletten etc. könnten hier möglicherweise eine wertvolle Alternative sein, auch wenn sie einen Off-Label-Use darstellen.

Neuropathische Schmerzen sprechen kaum auf Analgetika der Stufe 1 des WHO-Stufenschemas an (▶ Abschn. 14.1.12). Sie sollten, falls sie sich in neuralgiformen, Sekunden dauernden Attacken äußern, mittels Antikonvulsiva (Carbamazepin, Oxcarbazepin, Gabapentin, Pregabalin) behandelt werden und, falls sie sich als brennender Dauerschmerz äußern, mittels Opioiden, Antidepressiva (Amitritylin, Nortriptylin, Venlaflaxin) oder Gabapentin bzw. Pregabalin. Kombinationen aus Opioiden mit koanalgetikatypischen Wirkungen (Tramadol, Levomethadon, Tapentadol) sind zur Behandlung neuropathischer Schmerzen manchmal vorteilhaft.

16.4 Besonderheiten in der Symptombehandlung

Vor der Symptombehandlung ist zu klären, was das jeweilige Symptom für den Betroffenen bedeutet. So kann ein Betroffener mit ausgeprägter Spastik diese als nützlich empfinden, weil sie ihn befähigt, auf seinen gelähmten Beinen zu stehen. Ein anderer Betroffener mit kaum feststellbarer Spastik ohne Lähmung findet diese

> **Häufige Schmerzursachen in der Neuro Palliative Care**
> Somatischer Nozizeptorschmerz:
> - Fehlbelastung des Bewegungsapparats durch Lähmungen, Koordinationsstörungen etc.

höchst beeinträchtigend und wünscht unbedingt eine Behandlung. Parkinson-Betroffene können trotz bester Beweglichkeit und obwohl sich kein Rigor untersuchen lässt aufgrund eines „minimalen" Rigors bereits Schmerzen empfinden, die sich auf eine Intensivierung der Parkinson-Therapie hin gut bessern.

Gerade in Endstadien leiden neurologisch Betroffene besonders häufig an **terminalem Lungenrasseln,** da sie aufgrund von Lähmungen das Sekret nicht mehr abhusten können. Hier ist die Therapie mit (Butyl-)Scopolamin (Buscopan) oder Glycopyrroniumbromid (Rubinol) bei gleichzeitiger Flüssigkeitsrestriktion erfolgreich, wenn sie rechtzeitig begonnen wird. Das gewohnheitsmäßige unkritische Absaugen ist aus palliativer Sicht ungünstig, weil sehr belastend, die Lebensqualität einschränkend und nicht sehr effektiv, da durch den Reiz des Absaugens eine neuerliche Sekretproduktion begünstigt wird.

In der **Dyspnoetherapie** sind Opioide gerade bei fortgeschritten neurologisch Kranken ausgesprochen erfolgreich, da meist eine Hyperkapnie durch die reduzierte Atemarbeit (vermindertes Abatmen des Kohlendioxids) vorliegt. Opioide „ökonomisieren" die Atmung und führen erst bei einer deutlich höheren Dosis zu einer Atemdepression. Sauerstoffgaben, wie sie häufig unkritisch vorgenommen werden, trocknen den Mund aus, führen zu Durstgefühlen und sind unwirksam. Obstipation ist gerade für Parkinson-Erkrankte ein häufiges Problem. Auch hier bewähren sich Medikamente wie Macrogol oder Natriumpicosulfat, die in der Palliativbetreuung häufig eingesetzt werden, da sie schonend sind. Übelkeit und Erbrechen können bei neurologisch Erkrankten auch durch erhöhten Hirndruck verursacht sein (z. B. bei Hirntumor, Hirnmetastasen, raumforderndem Schlaganfall). Deshalb steht dann die Therapie des Hirndrucks, z. B. mit Steroiden, im Vordergrund.

16.5 Kommunikation

Eine besondere Herausforderung stellen die kognitiven und sprachlichen Einschränkungen oder Bewusstseinsstörungen vieler neurologisch erkrankter Palliativpatienten dar. Gerade wenn eine Demenz vorliegt, ist oft trotz eingeschränkter intellektueller Möglichkeiten eine ausdrucksstarke und ausgeprägte Emotionalität vorhanden. Bei Bewusstseinsstörung ist eine Kommunikation über Berührungen häufig möglich. Die Sprache von Menschen mit Sprachstörung kann versucht werden zu entschlüsseln. Durch Basale Stimulation kann man auch bei bewusstseinsgestörten Menschen im Koma oder Wachkoma einen körpernahen Dialog aufbauen. Validation dient dazu, mit dem verwirrten, dementen Menschen einen wertschätzenden Dialog einzugehen, der nicht die fehlenden intellektuellen Möglichkeiten betont, sondern die emotionalen Fähigkeiten anspricht.

16.6 Aufklärung über die Diagnose

Studien zeigen, dass neurologische Palliativpatienten häufig nicht über ihre Diagnose aufgeklärt werden. Da mittlerweile bekannt ist, dass Patienten durch eine frühzeitige Aufklärung wesentliche Vorteile in der Auseinandersetzung mit der Erkrankung und der weiteren Lebens- bzw. Vorsorgeplanung (Advance Care Planning, ▶ Abschn. 9.10) gewinnen, ist dies besonders bedauerlich. Eine neurologische Diagnose wie z. B. Demenz oder ALS kann für die Betroffenen sehr schockierend sein. Das bewährte Modell zum Überbringen schlechter Nachrichten SPIKES (▶ Abschn. 8.2.5) kann auch hier sehr nutzbringend angewandt werden, da es immer wieder überprüft, ob das Mitgeteilte verstanden wurde und welche emotionale Reaktion darauf folgt.

16.7 Vorsorgeplanung und ethische Entscheidung

Vorsorgeplanung bietet gerade für neurologisch Erkrankte die Möglichkeit, trotz drohender kognitiver Einschränkungen Autonomie teilweise zu erhalten. Vorsorgeplanung bedeutet zuallererst, den Dialog über zukünftige Situationen zu führen. Aus diesem Dialog mit Angehörigen, behandelnden Ärzten, Pflegenden und anderen Gesundheitsberufen können eine Patientenverfügung bzw. eine Vorsorgevollmacht sowie eine Anordnung für Notfallsituationen entstehen. Wichtig ist, dass wirklich die individuellen Haltungen, Wünsche und Lebenseinstellungen klar werden. Da neurologisch erkrankte Menschen durch kognitive, sprachliche oder Bewusstseinsstörungen oft nicht über sich entscheiden können, ist häufig eine stellvertretende Entscheidung erforderlich. Eine wertvolle Hilfe können hierbei Vertreterverfügungen im Rahmen von Vorsorgevollmachten sein. Wichtig ist es, dass auch aktuelle körpersprachliche Willensäußerungen, die dem sogenannten natürlichen Willen entsprechen, in einem Gesamtkonzept berücksichtigt werden. Es geht darum, alle von den Betroffenen erhältlichen Informationen zu einem Ganzen zusammenzufügen. Das Behandlungsteam kann ebenso wie die stellvertretend Entscheidenden dabei durch Instrumente der Ethikberatung unterstützt werden.

16.8 Angehörige

Da fortgeschritten neurologisch Erkrankte meist über längere Zeit an erheblichen körperlichen Behinderungen und kognitiven Einschränkungen leiden, unterliegen Angehörige vielfältigsten Belastungen. Sie sind oft selbst rund um die Uhr in die Pflege ihrer Nächsten eingebunden und haben keine Zeit mehr, ihre sozialen Kontakte aufrechtzuerhalten. Aufgrund der kognitiven Veränderungen haben sie in vielen Fällen ihren Angehörigen als kompetenten (Gesprächs- und Lebens-)Partner verloren und müssen für ihn nun stellvertretend entscheiden. Sie geraten deshalb leicht in ausgeprägte Überforderungssituationen, Einsamkeit und Burnout. Daher bedürfen sie unserer besonderen Unterstützung und Betreuung. Erholungspausen müssen mit ihnen gemeinsam geplant werden (z. B. freie Abende oder Kurzurlaube). Hospizliche Begleitung kann Angehörige auf ihrem schwierigen Weg des Abschieds und der Trauer unterstützen.

16.9 Modellerkrankung amyotrophe Lateralsklerose

Seit langer Zeit gilt die amyotrophe Lateralsklerose als Modell für Nichttumorerkrankungen in der Palliativbetreuung. Anders als bei vielen anderen neurologischen Erkrankungen sind die Betroffenen bis an ihr Lebensende meist kognitiv unbeeinträchtigt. Durch Befall des ersten und zweiten motorischen Neurons kommt es zu spastischen und schlaffen Lähmungen am gesamten Körper. Es gibt drei Verlaufsformen: von den Beinen aufsteigend, von den Armen ausbreitend und im Hirnnervenbereich beginnend. Im Rahmen der sogenannten Pseudobulbärparalyse kommt es zu überschießenden mimischen Ausdrucksbewegungen, die sich dann als „pathologisches" Lachen und Weinen über den eigentlichen Affekt hinausgehend zeigen. Zunehmend kommt es zu Schluck- und Sprechstörungen sowie zu Einschränkungen der Vitalkapazität. Schmerzen entstehen durch Fehlbelastungen der Gelenke. Luftnot entsteht in der Regel nicht durch Sauerstoffmangel, sondern durch Kohlendioxidretention. Opioide ökonomisieren die und lindern Husten. Angst im Rahmen von Luftnot lässt sich mit Tranquilizern wie Lorazepam oder Midazolam behandeln. Falls vom Patienten eine PEG-Sonde gewünscht wird, führt eine frühzeitige Anlage zu weniger Komplikationen. Bei zunehmender Sprechunfähigkeit können Sprachcomputer eine wertvolle Kommunikationshilfe darstellen. Manche Patienten entscheiden sich für eine Langzeitbeatmung. Symptome wie Tagesmüdigkeit können über eine nächtliche Maskenbeatmung gebessert werden. Wichtig ist es, zu wissen, dass der Tod in der Ateminsuffizienz nicht mit Erstickungsgefühlen einhergeht, sondern den Betroffenen in eine zunehmende Sedierung im Rahmen der Kohlendioxidnarkose durch verringerte Atmung führt.

16.10 Versorgungsformen

Menschen mit neurologischen Erkrankungen haben häufig über lange Zeit palliative und kurative Bedürfnisse gleichzeitig. Sie wollen z. B. eine maximale Therapie ihrer Parkinson-Erkrankung mit allen zur Verfügung stehenden Neuerungen, möchten aber gleichzeitig eine gute Symptomlinderung z. B. von Schmerzen und eine gute Vorsorgeplanung im Interesse möglichst langer Autonomie. Palliative und kurative Versorgung sind oft über Jahre parallel zueinander sinnvoll, wobei mal die eine, mal die andere Versorgungsform im Vordergrund stehen kann. Schwerpunkte palliativer Versorgung dürften bei neurologischer Erkrankung in der ethischen Reflexion, in der Schmerz- bzw. Symptomerfassung und -behandlung, in der End-of-Life-Care liegen.

Palliativversorgung ist auch bei Tumorerkrankungen keine Versorgung nur am Lebensende, sondern muss gemäß der WHO-Definition schon frühzeitig parallel zu anderen Interventionen angewandt werden, falls erforderlich. Die Studie von Temel et al. (2010) an Menschen mit Bronchialkarzinom zeigt, wie erfolgreich und sogar lebensverlängernd diese frühe Integration ist.

Wir müssen uns daher auch in der Neuro Palliative Care davon lösen, dass Palliativversorgung etwas ist, was nur am Lebensende sinnvoll ist, sondern Palliativversorgung als etwas sehen, was mal mehr, mal weniger je nach Bedürfnislage ergänzend zu anderen Interventionen angewandt wird. Diese Parallelität erfordert gutes multiprofessionelles Arbeiten und andersartige Strukturen z. B. der palliativen Mitbetreuung (z. B. durch einen Palliativdienst im Krankenhaus, vgl. Gerhard 2017, bzw. ein Team der ambulanten Palliativversorgung) oder der hospizlichen Altenpflege (vgl. Kostrzewa und Gerhard 2010).

Literatur

Gerhard C (2011) Neuro Palliative Care. Hans Huber, Bern
Gerhard C (2015) Praxiswissen Palliativmedizin. Thieme, Stuttgart
Gerhard C (2017) Der Palliativdienst. Handbuch zur Integration palliativer Kultur und Praxis im Krankenhaus, Hogrefe, Bern
Handel E (2009) Praxishandbuch ZOPA. Hans Huber, Bern
Kostrzewa S, Gerhard C (2010) Hospizliche Altenpflege. Hans Huber, Bern
Lulé D et al (2008) Depression und Lebensqualität bei Patienten mit amyotropher Lateralsklerose. Dtsch Arztebl 105(23):397–403
Temel JS et al (2010) Early palliative care for patients with metastatic non-small-cell lung cancer. N Engl J Med 363:733–742

Demenz und Palliative Care

Marina Kojer und Eva Niedermann

Inhaltsverzeichnis

© Springer-Verlag GmbH Deutschland, ein Teil von Springer Nature 2023
S. Kränzle et al. (Hrsg.), *Palliative Care*, https://doi.org/10.1007/978-3-662-66043-0_17

17.1   Demenz und Palliative Care

Marina Kojer

In Kürze

Patienten in weit fortgeschrittenen Stadien der Demenz leiden an einer Vielzahl quälender somatischer und psychischer Symptome. Zu dieser Zeit besteht das einzig sinnvolle Behandlungsziel in der Optimierung ihrer Lebensqualität. Soll dieses Ziel erreicht werden, dürfen Kommunikation und Beziehung zu den Kranken niemals abreißen. Die Betroffenen müssen die Wärme und Nähe zugewandter Menschen spüren, die ihnen in ihrer aus den Fugen geratenen Welt Sicherheit geben. Demenzkranke sind hochsensibel und leiden darunter, wenn ihnen nicht respektvoll begegnet wird. Soweit sie noch selbst kleine, autonome Entscheidungen treffen können, sollten diese akzeptiert und gefördert werden. Nur wenn die warme, lebendige Beziehung zwischen Betreuern und Betreuten erhalten bleibt, kann es gelingen, Schmerzen und quälende Beschwerden zu erkennen, sie fachlich und menschlich kompetent zu lindern und die Kranken bis zuletzt einfühlsam zu begleiten.

17.1.1   Sind Demenzkranke Palliativpatienten?

Über lange Zeit war Palliative Care ausschließlich der Behandlung Tumorkranker in den letzten Krankheitsstadien, allenfalls noch der Behandlung von ALS-Patienten vorbehalten. Im Laufe der letzten Jahrzehnte wuchs allmählich die Einsicht in die Palliativbedürftigkeit anderer unheilbar Kranker. Kann man Menschen mit fortgeschrittener Demenz auch zu dieser Gruppe zählen? Was macht sie zu Palliativpatienten? Erst 2014 kamen 12 internationale Experten der EAPC (European Association for Palliative Care) in einer Delphi-Studie endgültig zu dem Schluss, dass Menschen mit Demenz palliativbedürftig sind. Bis dahin wurde ihnen vielfach das bewusste Erleben von Schmerz und Leid abgesprochen, gelegentlich sogar ihre menschliche Würde angezweifelt. Noch immer stirbt das Häuflein menschlichen Elends, mit dem „nichts mehr anzufangen ist", nicht selten weitgehend unbemerkt vom Rest der Welt, schon zu Lebzeiten den sozialen Tod.

Demenz ist eine unheilbare, chronisch fortschreitende, letztlich zum Tode führende Erkrankung. In Deutschland lebt derzeit mehr als 1 Mio. mittel bis schwer dementer Menschen, bis 2050 wird sich ihre Anzahl verdoppeln. Die Malignität der Demenz wird noch immer häufig unterschätzt. Das verhindert, dass die Betroffenen als Palliativpatienten wahrgenommen werden (Ouldred und Bryan 2008). Mit dem Fortschreiten der Demenz nimmt die Lebenserwartung in jedem Alter kontinuierlich ab (Guehne et al. 2005). Im hohen Alter ist das Risiko zu versterben bei Demenzkranken zwei- bis dreimal so hoch wir bei Gleichaltrigen mit anderen lebensverkürzenden Krankheiten (Tschanz et al. 2005).

Der zunehmende Verlust der zerebralen Leistungsfähigkeit stürzt die Betroffenen in Abgründe von Angst, Unsicherheit, Verzweiflung und Hilflosigkeit. Ihr Selbstbewusstsein droht am Erleben der immer größer werdenden eigenen Defizite, an der Verständnislosigkeit der Umwelt, an scheinbar unüberwindlichen Kommunikationsschwierigkeiten zu zerbrechen. Diesen umfassenden Schmerz kann nur Palliative Care lindern. Zudem gesellen sich mit dem Fortschreiten der Erkrankung zur tiefen seelischen Not immer öfter palliativbedürftige somatische Symptome hinzu wie chronische Schmerzen. Vielfach werden den Betroffenen das bewusste Erleben von Schmerz und Leid und die vielen anderen Beschwerden, die eine fortschreitende Multimorbidität mit sich bringt, abgesprochen, gelegentlich wird sogar ihre menschliche Würde angezweifelt.

❯ Schwer demente Menschen sind in allen Belangen desorientiert. Jede Veränderung erschreckt sie, trifft sie überraschend und unvorbereitet. Das macht sie extrem stressanfällig. Nutzen und Risiko jeder geplanten, den gewohnten Rhythmus störenden diagnostischen oder therapeutischen Maßnahme müssen daher schon im Vorfeld besonders sorgfältig abgewogen werden (vgl. ▶ Abschn. 17.1.5, „Multidimensionale Fürsorge").

Es ist mehr als fraglich, ob aggressive Behandlungsstrategien (z. B. Transferierung ins Krankenhaus, invasive Diagnostik und Therapie) diesen Patienten noch nützen oder ob die absehbaren negativen Konsequenzen überwiegen. Es hat sich z. B. gezeigt, dass die antibiotische Behandlung einer Pneumonie dann erfolgreicher ist, wenn der Patient in dem ihm vertrauten Pflegeheim behandelt wird und nicht ins Krankenhaus transferiert werden muss. Hospitalisation führt sogar bei kognitiv intakten Hochbetagten häufig zu Zustandsverschlechterung (Volicer 2007) und erhöhter Morbidität und Mortalität (Dosa 2005).

❯ Primäres Ziel der Behandlung von Patienten mit fortgeschrittener Demenz sollte die bestmögliche Lebensqualität und nicht die maximal erreichbare Lebensdauer sein (Volicer 2004).

17

17.1.2 Demenz und Lebensqualität

Demenzkranke können in fortgeschrittenen Krankheitsstadien noch jahrelang leben. Sie sind in dieser gesamten Zeitspanne Palliativpatienten und nicht erst dann, wenn der Tod bereits im Vorzimmer wartet! Bestrebungen, Palliative Care in Pflegeheimen zu etablieren, konzentrieren sich leider häufig auf die letzten Wochen, Tage und Stunden (Wilkening und Kunz 2003; Orth et al. 2005; Heimerl et al. 2005; Kostrzewa 2010). Die Aufgabe der Palliative Care besteht darin, schwere, unheilbare Leiden in der letzten Lebensphase zu lindern – unabhängig davon, wie lange diese währen mag (Schmidl und Kojer 2022). Demenzkranke Menschen müssen bis zum Tod oft einen langen, schweren Leidensweg zurücklegen. Es geht nicht an, zuzuschauen – oder wegzuschauen –, wenn das Leben für sie in dieser Zeit zur Hölle auf Erden wird (Müller-Hergl 2003)! Wird das Füllhorn der Palliative Care (Therapie, Pflege, Empathie, Liebe, Sorgfalt), das dem Schwerkranken über lange qualvolle Zeiten vorenthalten blieb, dann letztlich großzügig über dem Sterbenden ausgeschüttet, kann das nur als Pharisäertum bezeichnet werden!

Was bedeutet Lebensqualität für Demenzkranke? Wenn sie es uns auch nicht mehr mit Worten sagen können, so teilen sie sich doch über ihren Körper und durch ihr Verhalten mit (Kojer 2022). Gelingt der Blickkontakt, lächelt der Mensch häufig, wirkt er offen, angstfrei und vertrauensvoll, dürfen wir mit Recht annehmen, dass er nicht von quälenden Schmerzen geplagt wird und sich in seiner Umgebung wohl fühlt. Hingegen legen z. B. ängstliches Verhalten, häufiges Schreien, Aggressivität, rasch zunehmende Rückzugssymptomatik oder frühzeitiges ablehnendes Essverhalten den Rückschluss auf mangelnde Lebensqualität nahe. Wo liegen die Ursachen für diese schlechte Befindlichkeit? Was wünschen sich Demenzkranke? Was wollen sie ganz bestimmt nicht? Sie können es uns nicht mehr sagen. Es ist jedoch gewiss legitim, die Grundbedürfnisse jedes Schwerkranken auch für diese Patienten zu postulieren:
1. Ich verstehe meine Mitmenschen und sie verstehen mich.
2. Ich werde respektiert und wertgeschätzt.
3. Meine Schmerzen und quälenden Beschwerden werden gelindert.
4. Ich darf wünschen, fordern und verweigern.
5. Ich werde bis zuletzt kompetent und liebevoll betreut.

Das Erfüllen dieser „Selbstverständlichkeiten" setzt bei den Betreuenden fachliche und menschliche Kompetenz, einiges an Wissen und eine Reihe unverzichtbarer Haltungen voraus.

17.1.3 Kommunikation: „Ich verstehe meine Mitmenschen und sie verstehen mich"

> Menschen, die an fortgeschrittener Demenz leiden, können ihre Eindrücke nicht zuordnen, ihre Schmerzen nicht orten, ihre Wünsche und Bedürfnisse nicht formulieren.

Wie bekommen ihre Betreuer dann überhaupt Kenntnis von ihren Nöten? Wenn wir nicht wissen, was den Kranken quält, versagt auch das Repertoire der Palliative Care. Misslingt die Kommunikation, bleiben Schmerzen, Wünsche und Bedürfnisse unerkannt. Kommunikation ist die einzige Brücke vom Ich zum Du. Ist diese Brücke unpassierbar, bleiben Demenzkranke allein auf ihrer Seite zurück. Hilflosigkeit, Verlassenheit und Verzweiflung drängen sie in die innere Emigration. Verloren, ausgeschlossen aus der Gemeinschaft anderer Menschen, ziehen sie sich immer mehr zurück, hören auf zu sprechen, verlieren noch vorhandene Fähigkeiten, reagieren immer weniger auf Ansprache und Berührung, lehnen nicht selten jegliche Nahrung ab, erhalten möglicherweise einePEG-Sonde und vegetieren von da an „gut gepflegt" ihrem Lebensende entgegen. Dieser Prozess darf nicht unkritisch als schicksalhaft zur Kenntnis genommen werden. Es zeigt sich immer wieder, dass auch Menschen, deren Demenz zuvor, wie es schien, unaufhaltsam fortschritt, durch gelingende Kommunikation und kompetente ganzheitliche Betreuung wieder ein Stück weit in Leben und Gemeinschaft zurückverlockt werden können (Gutenthaler und Stöckl 2021; Falkner 2021).

▶ **Beispiel: Kommunikation**

Frau EK, 86 Jahre alt, schwer dement und völlig desorientiert (MMSE = Mini Mental State Examination: 5 von 30 möglichen Punkten), war bereits seit über einem Jahr im Pflegeheim, als sie aus organisatorischen Gründen im selben Heim auf eine andere Station verlegt wurde. Bis zu ihrer Verlegung konnte Frau EK sprechen, war selbstbewusst, in ihrer derben Art fröhlich und kommunikationsfreudig. Sie aß selbstständig, war gut gehfähig und sehr aktiv.

Schon bald nach der Verlegung auf die neue Station begann sich ihr Verhalten zu verändern. Sie verlor ihre Munterkeit und sprach immer weniger. Nach 3 Monaten sprach sie kaum mehr ein Wort, immer häufiger reduzierten sich ihre Lautäußerungen auf ein ohne Ende wiederholtes „wa, wa, wa, wa … ". In dieser Zeit wurde es auch schwer, mit ihr Blickkontakt zu bekommen. Sie ging noch herum, aber ihr Gang wurde allmählich kleinschrittig und unsicher. Ihr Gesichtsausdruck zeigte immer deutlicher, dass sie sich in ihrer neuen Umgebung nicht wohl fühlte. Sie schaute nicht mehr munter herum, ihr Blick blieb zumeist auf den Boden gerichtet. Auf ihrer Stirn zeigte sich immer öfter eine tiefe senkrechte Leidensfalte, die schließlich gar nicht mehr verschwand. Frau EK verlor den Appetit, pantschte lustlos im Essen herum und schluckte nur mehr Breikost. Immer öfter musste ihr die Nahrung verabreicht werden. Die Mitbewohner litten unter dem unaufhörlichen jammervollen „wa, wa, wa …" und tolerierten sie kaum noch. Meist wurde Frau EK daher allein an ein kleines Tischchen gesetzt. Dort blieb sie dann eine Zeitlang, starrte auf die Tischplatte und setzte schließlich ihre trostlose Wanderung fort. Diese rasche, scheinbar unaufhaltsame Verschlechterung wirkte wie ein freier Fall in die Abgründe der Demenz.

Nach 9 Monaten auf der neuen Station konnte Frau EK wieder auf ihre ursprüngliche Station wechseln. Eine neuerliche Testung mit dem MMSE ergab jetzt 0 Punkte. Schon nach wenigen Wochen wurden wesentliche Veränderungen sichtbar: Frau EK fand sich sehr rasch zurecht und zeigte durch ihr Verhalten, dass sie sich hier gut aufgehoben fühlte. Das in Validation nach Naomi Feil (Feil 2010; Feil und de Klerk-Rubin 2017; Gutenthaler und Stöckl 2021) geschulte Team bemüht sich seither konsequent, Kontakt zu finden, Kommunikation und Beziehung aufzubauen. Bereits nach einer Woche gelang der Blickkontakt wieder, und es wurde möglich, nonverbal mit ihr zu kommunizieren. Im Laufe der nächsten 3 Wochen kehrte ab und an das alte Lächeln in ihr Gesicht zurück. An manchen Tagen sprach sie ein paar Worte. Wollte sie eine längere Mitteilung machen, blieb sie auch weiterhin bei „wa, wa, wa …", jedoch im passenden Tonfall und begleitet von sehr beredten Gesten und Blicken. Sie freute sich über Zuwendung und Gesellschaft, reagierte meist freudig auf Kommunikationsangebote und schien einfache Mitteilungen zu verstehen. Ihr Essverhalten hatte sich noch nicht ganz normalisiert, aber sie aß wieder allein. Die steile Falte auf der Stirn war nur mehr zeitweise zu sehen. ◄

Wer mit Demenzkranken kommunizieren möchte, muss sich ihnen ehrlich zuwenden und bereit sein, ihre Sprache zu erlernen. Die führende Kommunikationsmethode für den Umgang mit desorientierten alten Menschen ist die Validation nach Naomi Feil. Je weiter die Demenz fortschreitet, desto mehr Bedeutung gewinnt neben der Validation auch die Basale Stimulation als nonverbale, vorwiegend über die Hände der Betreuenden vermittelte Kommunikationsmethode (Bienstein und Fröhlich 2016; Nydahl und Bartoszek 2012). Besonders wertvoll ist diese Methode auch im Umgang mit dementen und nicht dementen alten Menschen in Todesnähe. Auf diese Weise kann es gelingen, die Verbindung zu den Sterbenden bis zuletzt nicht ganz abreißen zu lassen (Gutenthaler 2021).

17.1.4 Einstellung und Haltung: „Ich werde respektiert und wertgeschätzt"

» Tragendes Fundament der Kultur der Haltung im Umgang mit Hochbetagten ist ein ganzheitliches, humanistisches Menschenbild. Diese Kultur versetzt uns in die Lage, auch sehr alte, vollständig hilflose und/oder fortgeschritten demenzkranke Menschen voll anzuerkennen und uns den Betroffenen nicht nur als Fachkräfte, sondern immer auch als einfühlsame Mitmenschen zuzuwenden (Kojer 2016, S. 9).

Wird respektvolles und wertschätzendes Verhalten gegenüber Demenzkranken postuliert, stößt diese Forderung üblicherweise auf ungeteilte Zustimmung: „Wir sprechen unsere Bewohner immer mit Sie und mit dem Familiennamen an! Das ist unsere Philosophie, das steht in unserem Leitbild." Die Wahrung äußerer Formen hat ihre Bedeutung. Es ist jedoch ein Irrtum anzunehmen, dass es reicht, Respekt und Wertschätzung an solchen Äußerlichkeiten festzumachen. Es ist bestimmt kein Zeichen von Respekt, jemanden mit einem Namen anzusprechen, mit dem er nichts (mehr) anzufangen weiß. Menschen mit fortgeschrittener Demenz haben oft ihren Familiennamen vergessen und erkennen nur mehr ihren Vornamen oder sogar nur mehr einen Kosenamen. In diesem Fall zeugt es von Respekt, sie mit dem Namen anzusprechen, mit dem sie sich noch selbst identifizieren können. Dies bildet die Voraussetzung für jedes ethische Handeln wehr- und hilflosen Mitmenschen gegenüber. Diese „kleine Ethik für jeden Tag" (Schmidl et al. 2016) ist die Mutter unserer Bereitschaft, uns für Menschen zu engagieren, die keine „Hoffnungsträger der Gesellschaft" sind.

❯ Die „kleine Ethik" entscheidet in jedem Augenblick darüber, wie wir uns hier und jetzt einem hilf- und wehrlosen Demenzkranken gegenüber verhalten.

In welchem Tonfall sprechen wir mit ihm? Unterhalten wir uns in seiner Anwesenheit mit Dritten über ihn? Versuchen wir, auch dort, wo es nicht ganz einfach ist, auf ihn einzugehen, oder handeln wir ihn ab? Die geforderte Ethik des persönlichen Verhaltens erkennt man z. B. an dem Bemühen, auch demente Patienten in Entscheidungen mit einzubeziehen oder bekannte Vorlieben und Abneigungen selbst dann noch zu berücksichtigen, wenn der Kranke sie nicht mehr einfordern kann. Allzu leicht wird der „unvernünftig" agierende Demenzkranke für uns zum alten Kind, dem wir besserwisserisch den Kopf zurechtrücken, das wir „in aller Güte" maßregeln und erziehen wollen. Demenzkranke sind hochsensibel, sie spüren genau, mit welcher Einstellung die Umwelt ihnen begegnet. Sie leiden unter mangelndem Respekt, unter der Missachtung, die ihnen oftmals entgegen-schlägt, unter Kränkung und Entwürdigung mehr als andere und ziehen sich als Reaktion darauf umso ra-scher aus einer verständnislosen, beängstigenden und verletzenden Welt zurück. Jeder, der demente Menschen pflegt und betreut, muss sich dessen bewusst sein, dass seine Einstellung und Haltung Krankheitsverlauf und Lebensqualität der Kranken maßgeblich mitbestimmen.

17.1.5 Schmerz und Symptommanagement: „Meine Schmerzen und quälenden Beschwerden werden gelindert"

Probleme der Schmerzerkennung bei Demenzkranken

Häufige indirekte Schmerzzeichen:
- Angespannter Gesichtsausdruck
- Verkrampfte Haltung
- Schonhaltung
- Veränderter Atemrhythmus
- Verschlechterung des Allgemeinzustands
- Blutdruckanstieg
- Tachykardie
- Zunehmende Bewegungsunlust
- Verstärkter Rückzug
- Appetitlosigkeit
- Unruhe, Schreien, Anklammern
- Aggressivität
- Zunehmende Ratlosigkeit und Verwirrtheit
- Schlafstörungen etc.

Die bestmögliche Schmerzlinderung hat in der Palliative Care oberste Priorität. Dieser Anspruch gilt auch für Demenzkranke, ihn einzulösen ist jedoch nicht immer einfach: Schmerzen können nur dann behandelt werden, wenn die Helfer wissen, dass der Patient Schmerzen hat. An fortgeschrittener Demenz Erkrankte können ihre Schmerzen nicht mehr in der allgemein üblichen Weise kommunizieren. Meist sind sie weder in der Lage, den Schmerz zu orten, noch ihn zu benennen. Dennoch muss die Schmerzdiagnose nicht dem Zufall überlassen bleiben! Wenn es nicht gelingt, die Schmerzen Demenz-kranker zu erkennen, ist nicht die Krankheit daran schuld, sondern mangelnde Beobachtung und Sorgfalt, unzureichende Beziehung und fehlende Kompetenz in Kommunikation! Es gibt stets eine körperliche oder see-lische Ursache für Angst, Unruhe oder Aggressivität – auch wenn es uns nicht immer gelingt, sie zu finden. Än-derungen des Verhaltens sind oft indirekte

Schmerzzeichen. Wie alle indirekten Zeichen sind sie mehrdeutig:

> Jede Verhaltensänderung kann (muss aber nicht!) be-deuten, dass der Patient Schmerzen hat. Daneben fin-den sich häufig auch vegetative Begleitsymptome wie Blässe, Blutdruckanstieg, Übelkeit, Tachykardie oder Veränderungen des Atemrhythmus.

So gut wie immer lassen sich an einem Patienten meh-rere indirekte Schmerzzeichen beobachten; gemeinsam ergeben sie ein klareres Bild und erleichtern die Ver-mutungsdiagnose. Die Krankenbeobachtung war und ist eine der wichtigsten Aufgaben der Pflege. Ärzte sehen immer nur eine Momentaufnahme, dagegen haben Pfle-gende die Gelegenheit, ihre Patienten kontinuierlich über 24 Stunden zu beobachten. Das veränderte Ver-halten lässt sich oft relativ leicht einer bestimmten Ursa-che zuordnen, vor allem, wenn sich die Beobachtung auf eine tragfähige Beziehung zu dem leidenden Men-schen stützt. Fehlt es dagegen an Kommunikation und Beziehung, beschränkt sich die Beobachtung häufig auf das Registrieren von Störfaktoren wie nächtliche Un-ruhe, ablehnendes Essverhalten oder Aggression. Diese Symptome werden dann oft nicht weiter hinterfragt und anstelle der Schmerzen behandelt.

▶ Beispiel: Indirekte Schmerzzeichen

Frau FS, 95 Jahre alt, schwer dement, Kontrakturen an Armen und Beinen, wird stationär im Pflegeheim auf-genommen. Ihre Augen sind ständig geschlossen, sie schreit oft, vor allem im Zusammenhang mit der Körper-pflege und der Mobilisation in den Lehnstuhl. Immer wie-der schreit sie aber auch ohne besonderen Anlass. Es ge-lingt nur mit großer Mühe, ihr Nahrung und Medikamente zu verabreichen. Auch dabei bleiben ihre Augen ge-schlossen. Auf Ansprache und Berührung reagiert Frau FS kaum.

Bei der Überprüfung ihrer Medikamente stellt sich he-raus, dass sich die Therapie großteils aus Psychopharmaka und Schlafmitteln zusammensetzt. Nachforschungen er-geben, dass die Patientin bereits seit 2 Jahren zunehmend herausforderndes Verhalten zeigte, das sich vor allem in Angst und Abwehr, anhaltendem lautem Schreien und Schlafstörungen äußerte. Die Therapie war vom be-handelnden Arzt immer wieder modifiziert und erweitert worden, bis das Verhalten der alten Frau einigermaßen er-träglich schien.

Das Pflegeteam beobachtet Frau FS sehr genau und kommt bald zu der Verdachtsdiagnose „Schmerzen bei Pflegehandlungen und im Zusammenhang mit Laxanzien-gaben". Unter einer geeigneten, immer wieder sorgsam an den Bedarf angepassten Schmerztherapie und der Um-stellung auf ein schonendes Laxans kann mit der Zeit der

Großteil der Psychopharmaka reduziert bzw. abgesetzt werden. Schon nach kurzer Zeit macht die alte Frau die Augen auf, Blickkontakt wird möglich, sie lächelt und lacht sogar manchmal laut. Sie schreit viel seltener.

In den meisten Fällen gelingt es, die Ursache dafür (Schmerz, schlechte Lage, nasse Einlage, Hunger, Durst, Einsamkeit etc.) zu finden und auszuschalten. ◄

Häufige Ursachen herausfordernden Verhaltens:
- Gesundheitliche Störungen, z. B.
  - Schmerzen
  - Beginnender Infekt
  - Blutzucker ↑↓
  - Blutdruck ↑↓
  - Exsikkose
  - O_2-Mangel
  - Nebenwirkung von Medikamenten
- Volle Blase, voller Darm
- Schlechte Lage
- Hunger, Durst
- Nasse Inkontinenzeinlage
- Enges, drückendes Kleidungsstück
- Angst
- Einsamkeit
- Überforderung
- Sehnsucht nach Bezugsperson

In den letzten 20 Jahren haben Geriater und Palliativmediziner begonnen, sich zunehmend mit dem Thema Schmerz und Demenz auseinanderzusetzen (Ferrell 2004; Flacker et al. 2001). Studien belegen, dass Hochbetagte mit weit fortgeschrittener Demenz nur selten ausreichend schmerztherapeutisch behandelt werden (Horgas und Elliot 2004; Shega et al. 2006; Husebo et al. 2016; Tsai et al. 2018). Selbst akute Schmerzen, mit denen sicher zu rechnen ist (z. B. nach Schenkelhalsfraktur; Morrison und Siu 2000), werden bei Demenzkranken unzureichend behandelt. Um diesem Missstand Rechnung zu tragen, wurde in den vergangenen Jahren eine Reihe von Fremdbeurteilungsinstrumenten zur Erkennung von Schmerzen von Personen mit fortgeschrittener Demenz entwickelt, z. B. BESD (Beurteilung von Schmerzen Demenzkranker; Basler et al. 2006) oder EACP (Echelle comportementale de la douleur pour personnes âgées non communicantes; Morello et al. 2007). Zweck dieser Assessmentinstrumente ist es, Verhaltensänderungen zu erfassen, die auf Schmerzen hinweisen könnten (Kunz 2022, S. 64 f.). Durch keinen dieser Tests lassen sich Schmerzen so genau und differenziert erfassen wie durch ein kompetentes, gut beobachtendes Team. Schmerz äußert sich individuell, kein Test kann sämtliche mögliche Verhaltensveränderungen auflisten. Die Symptome sind mehrdeutig –

sie können auch aus anderen Gründen auftreten. Das häufige und regelmäßige Ausfüllen eines Fragebogens verleitet zu Unaufmerksamkeit und mechanischem Ankreuzen. Kein Test kann die umfassende Beobachtung und die Kommunikation im multiprofessionellen Team ersetzen (Schmidl 2007; Kojer 2009). Engagierte und erfahrene Pflegende stellen nicht nur fest, dass ein Patient schreit, sie erkennen auch oft an der Qualität des Schreiens, ob er zornig ist (z. B. schreit laut, roter Kopf) oder ob er chronische Schmerzen hat (z. B. schreit leise jammernd, hört nicht auf, wenn man an sein Bett tritt).

Behandlung quälender Symptome

Die Diagnose belastender Symptome, die einer palliativen Behandlung bedürfen (z. B. Atemnot, Übelkeit und Erbrechen, Obstipation, Fatigue, Juckreiz), gelingt im Allgemeinen leicht und ist nicht an die gelingende Kommunikation gebunden. Dass diese Beschwerden in der geriatrischen Langzeitpflege trotzdem noch immer viel zu selten ausreichend beachtet und behandelt werden, liegt vor allem daran, dass häufig Krankheitswert und Behandlungsbedürftigkeit in den Köpfen der Betreuer nicht genügend präsent sind. Diese Symptome werden an anderer Stelle besprochen. Hier sollen einige für Demenzkranke typische Symptome, die oft zu Fehlentscheidungen und Fehlbehandlungen führen, diskutiert werden.

■ Ablehnendes Essverhalten
Häufige Ursachen:
- Essen schmeckt nicht
  - Ungewohnte Kost
  - Eintönig, unansehnlich, passiert, vermischt
- Art der Nahrungszufuhr abgelehnt
  - Löffel zu groß
  - Verabreichung durch Pflegeperson abgelehnt
- Schluckstörungen
  - Nach zerebralem Insult
  - Durch Psychopharmaka
- Missempfindungen in der Mundhöhle
  - Soor
  - Schlecht sitzende Prothese, Druckstellen
- Chronische Schmerzen
- Hochdosierte Psychopharmaka
- Angst
- Depression
- Weit fortgeschrittener Rückzug
- Im Vorfeld des Sterbens

Nicht selten sind Angehörige und Pflegende damit konfrontiert, dass Demenzkranke nicht ausreichend essen oder die Nahrungsaufnahme ganz ablehnen. Die Kenntnis der häufigsten Ursachen für Appetitlosigkeit kann viel dazu beitragen, unnötiges Leid zu verhindern.

Im letzten Stadium der Demenz wissen die Betroffenen oft nicht mehr, was sie mit dem Bissen im Mund anfangen sollen. Verzweiflung über diese Situation, aber oft auch die zunehmende Zeitnot der Pflegekräfte haben in den vergangenen Jahren leider dazu geführt, dass die Zahl der PEG-Sonden bei dementen alten Menschen kontinuierlich zugenommen hat. Ernährungssonden können wertvoll und hilfreich sein und haben unbestrittene Indikationen. Bei Demenzkranken werden sie vorwiegend im Endstadium der Erkrankung und in den letzten Wochen bis Monaten vor dem Tod gesetzt. Ein große Zahl von Studien und mehrere große Reviews belegen, dass Sondenernährung zu diesem Zeitpunkt weder die Lebensqualität verbessert noch die Lebenserwartung erhöht (Gillick 2000; Mitchell et al. 2003; Cervo et al. 2006; Sampson et al. 2009). Die Mortalität nach dem Setzen einer Sonde ist bei Demenzkranken besonders hoch: 54 % sterben im 1. Monat danach (Sanders et al. 2000); die Sonde wurde also erst in den letzten Lebenswochen gelegt, d. h. zu einem Zeitpunkt, zu dem das Lebensende bereits in Sichtweite rückte.

Gelingt die Kommunikation und fühlen sich die Kranken bei kompetenter und liebevoller Betreuung in ihrer Umgebung wohl, ist der totale Rückzug, der u. a. dazu führt, dass die Patienten „verlernen", wie man isst, keineswegs zwingend. Selbst schwer Demenzkranke hören dann meist erst im Vorfeld des Sterbens allmählich auf zu essen.

Palliative Care will Leiden lindern und mithelfen, das Leben lebenswerter zu machen. Dies erfordert bei Menschen im Endstadium der Demenz Verständnis, Geduld, liebevolle Zuwendung und das Anbieten von Körperkontakt. Den Patienten sollen immer wieder in kleinen Mengen Speisen und Getränke, die ihnen stets geschmeckt haben, angeboten werden. Nicht der Beutel mit Sondenernährung, die direkt in den Magen tropft, erhöht die Lebensqualität, sondern das Gefühl der Geborgenheit in einer liebevollen und fürsorglichen Umgebung sowie oft auch der vertraute gute Geruch und Geschmack eines Lieblingsessens – selbst wenn manchmal nur wenige Bissen gegessen werden können.

■ **Herausforderndes Verhalten**

❯ Ist die Möglichkeit, in allgemein verständlicher und gesellschaftlich akzeptierter Form zu kommunizieren, verloren gegangen, drücken die Kranken Angst, Einsamkeit, körperlichen und seelischen Schmerz in anderer Weise aus. Unruhe, Schreien und Aggressivität müssen dann in erster Linie als Kommunikationsversuche und nicht einfach als typische Reaktionsmuster Demenzkranker gesehen werden.

Kein Demenzkranker schreit, schimpft, tobt oder schlägt um sich, wenn er keinen Grund dazu hat. Die wichtigste Aufgabe der Betreuer muss es daher sein, die Ursache des veränderten Verhaltens herauszufinden, nicht aber so schnell wie möglich für Ruhe zu sorgen. Die empathische Grundhaltung der Betreuer, ihre tragfähige Beziehung zu den Kranken und die Vertrautheit mit deren Biografie erleichtern diese Aufgabe. Gelingt die Kommunikation und kann die Ursache gefunden und behoben werden, verschwindet das herausfordernde Verhalten ohne jede weitere Maßnahme.

„Multidimensionale Fürsorge"

Darunter ist eine spezifische, geriatrietypische Art der Symptomlinderung zu verstehen, die für hochbetagte und multimorbide Demenzkranke unverzichtbar ist. Diese Menschen sind nicht nur körperlich und seelisch in besonders hohem Ausmaß störungsanfällig und verletzlich, sie sind auch mehr als jeder andere dem Ermessen ihrer Betreuer preisgegeben. Die multidimensionale Sorge um ihr Wohlbefinden besteht darin, jede Einflussnahme mit großer Behutsamkeit zu planen und dabei stets den ganzen Menschen im Auge zu behalten. Voraussehbare Konsequenzen, Nutzen und Risiken jeder Maßnahme müssen angesichts der Gesamtsituation, der Eigenheiten und Vorlieben des Kranken jeweils kritisch hinterfragt werden. Das gelingt am ehesten, wenn wir – bildlich gesprochen – bereit sind, „immer einen Schritt hinter dem Patienten und der Patientin zu gehen" (Grob 2016). Erst das versetzt uns in die Lage zu erkennen, was für die Betroffenen selbst wichtig ist, was sie am meisten belastet. Diese facettenreiche, schwierige und verantwortungsvolle Aufgabe erfordert die interprofessionelle, partnerschaftliche Zusammenarbeit aller am Krankenbett Tätigen.

Ein Patientenbeispiel soll zum besseren Verständnis dienen:

▶ **Beispiel: Multidimensionale Fürsorge**

Frau CW, 89 Jahre alt und schwer dement, wurde im Pflegeheim aufgenommen. Sie war harn- und stuhlinkontinent und hatte beginnende Kontrakturen im Bereich beider Hüft- und Kniegelenke. Anamnestisch fanden sich ein schon seit Jahren bekannter Diabetes Typ 2 und eine chronische kardiale Insuffizienz. Beide Knie waren gonarthrotisch verändert und schmerzten zur Zeit der Aufnahme stark. Nach anfänglichen Schwierigkeiten konnte sich die alte Frau gut im Pflegeheim einleben. Sie wurde täglich in den Rollstuhl mobilisiert, die Schmerzen waren gut beherrscht, der Diabetes bei einem HbA1c von 7,0 % recht gut eingestellt. Frau CW war zwar völlig desorientiert, wusste aber in den Fragen ihres körpernahen Alltags sehr genau, was sie wollte und was nicht. Daher nahm sie ihre Medikamente nicht ganz regelmäßig und aß nur dann, wenn es ihr Freude machte. Dem in palliativer Demenzbetreuung geschulten Team (Pflegende und Ärztin) gelang es recht gut, mit ihr zu kommunizieren. Ihre jeweiligen Entscheidungen wurden respektiert. Frau CW fühlte sich in ihrer Umgebung wohl, es ging ihr gut.

Nach etwa einem Jahr wurde die Patientin zunehmend schwächer. Ihr Appetit ließ nach, sie aß aber noch ausreichend. Eine Zeitlang konnte sie noch fallweise mobilisiert werden; schließlich wurde sie bettlägerig. Da der Nüchternblutzucker immer wieder auf hypoglykämische Werte absank, wurde die orale Therapie abgesetzt. Die Blutzuckerwerte wären zwar nicht ideal, blieben aber einigermaßen tolerabel. Trotz sorgsamer Lagerung und geeigneter Matratze entstand ein sakraler Dekubitus Grad 2, der sich unter lokaler Behandlung reinigte und stationär blieb, aber nicht zuheilte. Frau CW hatte keine Schmerzen, ihr Lebensrhythmus und ihre Willensäußerungen wurden auch weiterhin respektiert. Sie war zu diesem Zeitpunkt zwar schwach, zeigte aber durch ihr Verhalten, dass sie sich wohl fühlte. Ausdrückliches Ziel der multidimensionalen Fürsorge war es, dieses Wohlbefinden aufrechtzuerhalten.

In der Absicht, die Heilung des Dekubitus doch noch voranzutreiben, drängte die ärztliche Leitung auf die Optimierung der Blutzuckereinstellung. Die Patientin erhielt wieder ein orales Antidiabetikum. Der Nüchternblutzucker bewegte sich von da an im Idealbereich (d. h. zwischen 70 und 90 mg %). Nach einem Monat musste das orale Antidiabetikum wieder abgesetzt werden. Der Dekubitus war schmierig belegt, größer und tiefer. Der Patientin ging es insgesamt deutlich schlechter als vorher. ◄

Die Entwicklung eines Dekubitus ist bei hochbetagten und multimorbiden Langzeitdiabetikern in der Regel ein multifaktorielles Geschehen. Die Fixierung auf die Beeinflussung eines Einzelparameters zeitigte erwartungsgemäß eine Reihe von negativen Konsequenzen: Die ungewohnt niedrigen Blutzuckerwerte beeinträchtigten das körperliche und seelische Wohlbefinden. Die straffe Einstellung machte laufende Blutzuckerkontrollen (Stechen in die Fingerbeere) notwendig, die die demente Patientin ängstigten und Zwangsmaßnahmen nötig machten. Verstört verweigerte Frau CW immer öfter Nahrungsaufnahme und Medikamenteneinnahme. Die Folgen – zunehmende Herzinsuffizienz, Mangelernährung, neuerliche starke Schmerzen im Bereich der Knie – führten zu einer Verschlechterung des Allgemeinzustands und des Dekubitus.

17.1.6 Autonomie: „Ich darf wünschen, fordern und verweigern"

Demenz und zunehmende Schwäche bewirken, dass die Betroffenen immer weniger Gelegenheit haben, ihre Autonomie auszuüben.

» Einem Menschen, der bereits bei den kleinsten Verrichtungen des täglichen Lebens fremde Hilfe in Anspruch nehmen muss, sollte jede Gelegenheit geboten werden, eigene Entscheidungen zu treffen und zu spüren, dass er noch als Person vorhanden ist (Kitwood 2008).

Je mehr dem Kranken von seinen Betreuern abgenommen werden muss, desto größer wird auch die Gefahr unreflektierter Übergriffe, die den Hilf- und Wehrlosen fast unmerklich vom Subjekt zum Objekt herabwürdigen. Dies geschieht bereits, wenn der Rollstuhl, in dem ein schwer dementer Mensch sitzt, einfach an einen anderen Platz geschoben wird, ohne den Kranken vorher verbal und/oder nonverbal auf die geplante Aktion vorzubereiten. Es liegt auf der Hand, dass eine einfache Mitteilung, die der Kranke in dieser Form nicht verstehen kann, dazu nicht ausreicht! Vorbereiten heißt, eine funktionierende Kommunikationsebene suchen, die Reaktion des anderen abwarten und dann erst handeln!

Wünsche zu äußern ist allen Patienten erlaubt, allerdings werden diese bei Demenzkranken häufig nicht verstanden oder kaum beachtet. Es erfordert Geduld, Einfühlungsvermögen, Kompetenz in Kommunikation – und nicht zuletzt einen Personalstand, der das Eingehen auf die Wünsche einzelner Patienten möglich macht.

Mit Patienten, die Forderungen stellen, tun sich Pflegende und Ärzte zumeist schwer. Vor allem in der Altenpflege wird es nicht gerne gesehen, wenn die Betreuten ihr Recht einfordern, statt dankbar zu akzeptieren, was ihnen geboten wird. Demenzkranke Menschen können sehr fordernd sein. Erleben sie, dass sie so, wie sie sind, als Person ernst genommen werden und dass sie ihren Willen durchsetzen können, fördert dies ihr Selbstwertgefühl, unterstützt die soziale Integration und erhöht Wohlbefinden und Lebensqualität.

In der Regel fällt es den Betreuern am schwersten zu akzeptieren, wenn der hilflose Demenzkranke etwas ablehnt: Verweigert der Kranke Körperpflege, Nahrungsaufnahme, Einlagenwechsel oder Mobilisation, wird dies meist übergangen, der deutlich geäußerte Wille wird missachtet, d. h., es wird (wenn auch meist sanft) Macht ausgeübt.

❯ Ablehnung und Verweigerung sind für Menschen mit fortgeschrittener Demenz häufig die einzig verbleibenden Möglichkeiten selbstbestimmten Handelns.

Wird auch hier der Riegel vorgeschoben, wächst die Gefahr, dass die Kranken in völlige Passivität zurücksinken und auch für sich selbst aufhören, als Person zu existieren. Sie werden geradezu in den Rückzug gedrängt und gehen sich selbst und der Welt schon zu Lebzeiten verloren.

17.1.7 Begleitung von Sterbenden: „Ich werde bis zuletzt kompetent und liebevoll betreut"

Sterbende Demenzkranke unterscheiden sich in Hinblick auf Schmerzen und quälende Beschwerden nicht von anderen Sterbenden. Themen wie Mundpflege und Schmerztherapie müssen daher an dieser Stelle nicht eigens besprochen werden. Die Erfüllung dieser selbstverständlichen Bedürfnisse scheitert in der Langzeitbetreuung allerdings nicht selten an der mangelnden ärztlichen und pflegerischen Präsenz, Ausbildung und Ausrüstung.

Die palliative Begleitung Demenzkranker beginnt mit dem Kennenlernen. Es ist entscheidend für das „Wie" von Leben und Sterben der Patienten, dass von Anfang an die Beziehung im Vordergrund steht. Es braucht Zeit, die Biografie kennen zu lernen, sich auf Eigenheiten und Rhythmen einzustellen und eine Atmosphäre der Geborgenheit zu schaffen.

Demente Hochbetagte können sich gleichzeitig in verschiedenen Zeitebenen bewegen, daher verliert der Tod für sie seine Endgültigkeit; sie können ihm gelassen entgegensehen (Kojer und Sramek 2007). Längst haben sie Abschied genommen und müssen nun nichts mehr loslassen und auch nicht mit Altlasten aus der Vergangenheit kämpfen. Im Hinblick auf ihre augenblickliche Befindlichkeit haben die meisten bis zuletzt klare Wünsche und Abneigungen. Wollen sie nicht essen, lehnen sie Tabletten oder Spritzen ab oder wehren sie sich gegen Pflegemaßnahmen, sind diese Willensäußerungen ernst zu nehmen und zu beachten. Verstärkte Unruhe oder Verwirrtheit Sterbender hat meist leicht behebbare körperliche (Schmerzen!) oder seelische Ursachen (z. B. Angst, Einsamkeit, Sehnsucht nach Bezugsperson). Leider wird bei Menschen mit weit fortgeschrittener Demenz das Herannahen des Todes häufig nicht erkannt. Eine in 7 großen italienischen Pflegeheimen durchgeführte retrospektive Studie über die letzten 48 Stunden Demenzkranker ergab, dass 20,5 % der demenzkranken Sterbenden Sondennahrung erhielten,

66 % intravenös Infusionen, 71,6 % Antibiotika, 34 % lebensverlängernde Medikamente und dass 58,2 % fixiert waren (Di Giulio et al. 2008). Das sind beängstigende, ja erschütternde Zahlen! Die Hauptursache für den sinnlosen und quälenden Aktivismus liegt vermutlich in der Fremdheit, die die Betreuer empfinden, wenn sie mit Menschen konfrontiert sind, mit denen sie nicht in Beziehung treten können. „Mit der sprachlichen Distanz geht auch die ethische Distanz einher, die die Flucht aus der Wirklichkeit des Leidens des anderen ermöglicht" (Gottschlich 2007). Distanz und Fremdheit können so groß werden, dass das betreuende Team nicht einmal bemerkt, wenn es einen Sterbenden vor sich hat. Diese Gefahr macht die gelingende (verbale und/oder nonverbale) Kommunikation zur Kernkompetenz der palliativen Behandlung, Betreuung und Begleitung Demenzkranker (Kojer 2022).

Respekt und Wertschätzung sind für die Begleitung Sterbender unverzichtbar. Für schwer demente Menschen verliert das gesprochene Wort immer mehr an Bedeutung. Das Gefühl, das mit den Worten transportiert wird, nicht ihr Inhalt, steht jetzt im Vordergrund. Die verbale Kommunikation tritt dabei immer mehr in den Hintergrund. Je desorientierter und hilfloser ein Mensch ist, desto mehr Halt und Berührung braucht er. Worte sollten daher nur sparsam verwendet und stets von Berührungen begleitet werden. Mit fortschreitender Demenz verändert sich auch das Körperbewusstsein; die Fähigkeit, den Köper als Ganzheit zu erleben, geht allmählich verloren. Beispielsweise können Schmerzen dann nicht mehr geortet werden (wo tut es mir weh?). Körperteile, die am weitesten vom Kopf entfernt sind (Hände, Füße), werden als erste nicht mehr sicher als Teile des eigenen Ich erkannt. Langsam wandert das bewusste Ich hinauf in Richtung Schultern, Brust, Hals und Kopf. Nur in diesem oberen Körperbereich kann immer bewusst wahrgenommen und erlebt werden: „Das gilt mir, ich bin nicht allein, für mich geschieht etwas Gutes." Es ist daher nicht wirklich sinnvoll, bei Menschen mit weit fortgeschrittener Demenz in der klassischen Geste der Begleitung die Hand zu halten. Eine Berührung, z. B. an beiden Schultern, wird den schwerst kranken, sterbenden Menschen viel sicherer erreichen.

Die Hände des Begleiters sollen Ruhe, Sicherheit und Entspannung vermitteln. Sie sollen immer erst „anfragen", ob sie willkommen sind, und sich beim geringsten Zeichen von Abwehr ein Stück weit zurückziehen. Atemrhythmus, kleine mimische Falten um Augen und Mund oder beginnende Unruhe verraten, wenn die Berührung jetzt gerade nicht willkommen ist. Im Allgemeinen kann man davon ausgehen, dass die Nähe, die der Kranke in gesünderen Tagen zugelassen hat, ihm auch jetzt angenehm sein wird. Wird die Berührung als wohltuend empfunden, können die Hände langsam vom Ellbogen aufwärts über Schultern, Brust und Hals in Richtung Kopf wandern. Das Gesicht ist ein Intimbereich! Berührungen sollten niemals dort beginnen (kein Tätscheln der Wange!) und nur in vertrauten Beziehungen dort enden. Es ist wichtig, sich jedes Mal verbal (z. B. „Ich komme bald wieder") und nonverbal zu verabschieden, ehe man den Sterbenden wieder verlässt. Die Hände verstärken dann für einige Sekunden sanft ihren Druck, bevor sie sich sacht (niemals abrupt!) lösen.

In einer vertrauten Umgebung, die fachlich und menschlich kompetente palliative Betreuung gewährleistet, sterben die meisten (aber nicht alle!) Patienten mit weit fortgeschrittener Demenz einen ruhigen und friedlichen Tod.

17.2 Die Betreuung und Begleitung von Menschen mit demenziellen Erkrankungen und deren Angehörigen aus pflegerischer Perspektive

Eva Niedermann

In Kürze

Im Verlauf einer demenziellen Erkrankung sind Menschen zunehmend auf die Betreuung und Begleitung anderer angewiesen. Angehörige sowie professionelle Pflegende und Betreuende sind oft über lange Zeit Weggefährtinnen und -gefährten. Sie müssen sich immer wieder neu und offen in diese Beziehung eingeben, Wege der Kommunikation finden und Bedürfnisse erfassen, um gut begleiten zu können. Im Folgenden werden diese Aspekte beleuchtet.

Die Betreuung von Menschen mit demenziellen Erkrankungen stellt an Begleitende einen besonderen Anspruch. Sie tragen mit ihrer Haltung, ihren Handlungsweisen und ihrer Art der Kontaktaufnahme entscheidend zur Lebensqualität des betroffenen Menschen bei. Wie in ▶ Abschn. 17.1 formuliert, stellt der Ansatz von Palliative Care eine notwendige Basis dar, um Menschen mit demenziellen Erkrankungen zu begleiten. Das folgende Zitat von Cicely Saunders gilt somit auch für Menschen mit demenziellen Erkrankungen.

» Du bist wichtig, weil du eben du bist. Du bist bis zum letzten Augenblick deines Lebens wichtig. Wir werden alles tun, damit du nicht nur in Frieden sterben, sondern auch bis zuletzt leben kannst. (Cicely Saunders)

Eine hospizlich-palliative Begleitung zeichnet sich durch eine radikale Orientierung an den Bedürfnissen, Wünschen und Nöten des betroffenen Menschen aus (Knipping und Heller 2007, S. 44). Menschen möchten so begleitet werden, dass sie trotz ihrer Erkrankung möglichst gut leben und „gut" sterben können. Was bedeutet das für uns, die wir Menschen mit demenziellen Erkrankungen begleiten und pflegen? Wie können wir ihre Bedürfnisse erfassen, ihr Befinden beurteilen, wenn sie im Verlauf ihrer Erkrankung immer weniger eindeutige Aussagen dazu machen können? Wie wissen wir, was sie plagt oder was ihnen gut tun würde, wenn sie eine eingeschränkte Wahrnehmung ihres Selbsterlebens haben und phasenweise zwischen sich und dem, was sie tun, keine Verbindung herstellen können (Held 2016, S. 111 ff.)? Wie gelingt es, liebevoll und einfühlsam zu sein, wenn wir ihr Verhalten immer weniger verstehen? Was bedeutet das für ihre begleitenden An- und Zugehörigen sowie für Pflege- und Betreuungsteams?

17.2.1 Als Weggefährtinnen und -gefährten verlässlich bleiben

Begleitende An- und Zugehörigen

An- und Zugehörige erleben Veränderungen des Betroffenen, ohne sie einordnen zu können. Es kostet Überwindung, diese Ahnungen und Befürchtungen gegenüber anderen Personen auszusprechen, lösen demenzielle Erkrankungen in unserer Gesellschaft doch überwiegend Entsetzen, Angst und Mitleid aus. Sie passen so gar nicht in das Bild unserer vorherrschenden gesellschaftlichen Werte Produktivität, Rationalität und Autonomie (Rüegger 2009, S. 146 f.).

Bis die Diagnose Demenz von einer Fachperson ausgesprochen wird, liegt oft eine lange Zeit der Verzweiflung und Verunsicherung hinter den Betroffen und ihren An- und Zugehörigen (Bopp-Kistler 2016, S. 14 ff.). Die Diagnose Demenz ist einschneidend, und doch wird sie überwiegend klärend und mitunter auch erleichternd erlebt – sofern sie kompetent und einfühlsam mitgeteilt und erläutert wurde. Die Art und Weise der Überbringung dieser Nachricht trägt entscheidend dazu bei, wie die betroffenen Menschen mit der demenziellen Entwicklung weiterleben können (Bopp-Kistler 2016, S. 30). Es gilt Wege aufzuzeigen, wie ein gutes Leben auch mit dieser Erkrankung möglich sein kann (Bopp-Kistler 2016, S. 25 f.).

Angehörige sind existenziell Mitbetroffene, sind „Wanderbegleiter"(Wittensöldner 2012, S. 248) und tragen, in diesem Bild gesprochen, einen immer schwerer werdenden Rucksack. Vielfältige Belastungen schlagen sich zeitlich, materiell, sozial, psychisch und physisch nieder (Ritschard 2012, S. 229). Sie müssen zunehmend stellvertretend Entscheidungen treffen und werden besonders gefordert, wenn der betroffene Mensch seine Erkrankung nicht einsehen kann (Bopp-Kistler 2016,

S. 55). Dazu müssen sie mit dem schrittweisen Abschied von einer geliebten und vertrauten Person, die da ist und doch nicht da, fertig werden (Boss 2014, S. 33).

Pflegende und Betreuende

Eine einfühlsame Begleitung gehört zu den elementaren Aufgaben des Pflegeberufs. Diese Grundhaltung muss in der Pflege und Betreuung von Menschen mit Demenz von einer besonderen Bedingungslosigkeit und Offenheit geprägt sein. Daneben erfordert eine angemessene Begleitung Kenntnisse über die verschiedenen, sehr unterschiedlich verlaufenden demenziellen Erkrankungen (Kruse 2015, S. 260).

Es gibt eine Reihe von Konzepten, Ansätzen und Methoden, die in die Pflege, Betreuung und Begleitung von Menschen mit Demenz integriert werden. Zu erwähnen sind hier vor allem der personenzentrierte Ansatz nach Tom Kitwood (Kitwood 2008), die erlebensorientierte Pflege nach dem mäeutische Ansatz von Cora van der Kooij (Van der Kooij 2007), das psychobiografische Pflegemodell nach Erwin Böhm (Schneider und Zehender 2008), die Validation nach Noemi Feil (Feil et al. 2010) sowie die Basale Stimulation nach Andreas Fröhlich (Walper 2014) und das Snoezelen-Konzept (Höwler 2016, S. 333). Sie alle basieren auf einer **einfühlsamen, ganzheitlichen Haltung** und sehen den Menschen im Mittelpunkt. Wunderlösungen und einfache Rezepte sucht man vergebens. Es gibt keine „Gebrauchsanleitungen" für den Umgang mit Menschen mit Demenz. Die Einzigartigkeit und Individualität jedes Menschen zeigt sich auch hier. Die verschiedenen Konzepte und Methoden helfen, Betroffene besser zu verstehen und zu begleiten.

Die deutlich erhöhte Verletzlichkeit von Menschen mit einer Demenz erfordert persönliche, soziale, fachliche und auch methodische Kompetenz, die in ein achtsames und liebevolles Caring, ein Umsorgen, eingebettet werden sollte. Diese beinhaltet ein anwaltschaftliches und mitleidenschaftliches Begleiten (Heller und Knipping 2007, S. 44), das den betroffenen Menschen nicht nur mit seiner Krankheit und seinen Einschränkungen wahrnimmt, sondern mit all seinen vielfältigen Gaben würdigt und immer wieder neue Zugänge sucht – rund um die Uhr, 24 Stunden am Tag. Grundsätzlich werden sich die Betreuenden und Begleitenden mit ihrer ganzen Person einbringen, sich von diesem Menschen berühren und auf eine Begegnung mit ihm einlassen müssen, die sie nicht vorhersehen und steuern können.

Das kann nur gelingen, wenn Leitende der entsprechenden Organisationen die notwendigen personellen Ressourcen dafür bereitstellen, Weiterbildungen organisieren, Flexibilität und Kreativität unterstützen und ausreichend Zeit für Austausch im Team und für Ge-

spräche mit Angehörigen vorsehen. Ansonsten werden Pflegende und damit auch Angehörige in diesen Spannungsfeldern allein gelassen und brennen aus.

Menschen, die an Demenz erkranken, sind Teil unserer Gesellschaft. Wir alle können an einer Demenz erkranken und wollen uns dann in einem Netz von verständnisvollen Menschen getragen wissen. Dieser Gedanke kann unsere Einstellung und damit auch unser Handeln in der Begegnung mit Betroffenen verändern.

17.2.2 Eine Beziehung immer wieder neu gestalten

Zu den Grundbedürfnissen jedes Menschen gehören Geborgenheit und Zuwendung. Damit verbunden ist das Bedürfnis nach bedingungslosem Angenommensein (Largo 2017, S. 189). Menschen mit demenziellen Erkrankungen sind in ihrer erhöhten Verletzlichkeit besonders auf liebevolle Zuwendung, auf Offenheit und Ermutigung, auf Beziehungen angewiesen. Damit wird zugleich die Basis gelegt für eine würdevolle Begleitung und Betreuung, denn die Würde eines Menschen „kann sich vor allem in vertrauensvollen, lebendig sozialen Beziehungen verwirklichen" (Kruse 2015, S. 261).

Vertraute Beziehungen verändern sich

Angehörige von Menschen mit demenziellen Erkrankungen erleben schmerzvoll, wie ein Mensch, mit dem sie gemeinsame Erinnerungen und Erlebnisse verbinden, in der ihnen vertrauten Art unkenntlich wird. Eine verlässliche Beziehung geht schrittweise verloren. Die Momente der Klarheit werden immer seltener und kostbarer. Pauline Boss prägte den Begriff *„ambiguous loss"*, den *„uneindeutigen unklaren Verlust"* (Boss 2014, S. 33). Der Mensch ist da und doch nicht da. Angehörige erleben Gefühle von anhaltender Trauer, oft über viele Jahre (Boss 2014, S. 157).

Durch die oft langjährige Begleitung und Betreuung entwickeln sich die betreuenden Angehörigen zu Expertinnen und Experten. Sie kennen die sich verändernden Verhaltensweisen des betroffenen Menschen und lernen zu deuten, was ihm guttut oder ihn aufregt. Dadurch entsteht eine enge, veränderte Beziehung und Rolle, die für anderes kaum mehr Platz lässt und Angehörige zunehmend isoliert. Es scheint immer weniger möglich, diese Aufgabe an eine andere Person abzugeben. Zu den sehr schwierigen und einschneidenden Entscheidungen gehört die Anmeldung des betroffenen Menschen in einer Pflegeinstitution. Angehörige erleben dabei ambivalente Gefühlslagen von totaler Erschöpfung, Schuld und Erleichterung, Trauer und Hoffnung auf ein baldiges Ende.

Übergänge begleiten und gestalten

Der Wechsel vom vertrauten Zuhause in eine Wohn- oder Pflegeinstitution wird nicht nur von Menschen mit Gedächtniseinschränkungen verunsichernd erlebt. Diese Entscheidung kann ein Mensch mit demenzieller Erkrankung nicht verstehen und nachvollziehen, selbst wenn sie ihm immer wieder einfühlsam erklärt wird. In dieser Phase des „Dazwischen-Seins", dem Verlust von Vertrautem und der Gewöhnung an Neues, ist die Pflege und Betreuung besonders gefordert, durch Beziehungskompetenz Sicherheit und Halt zu geben. Eine kontinuierliche Begleitung durch eine Pflegeperson über die ersten Tage, wenn möglich darüber hinaus, wirkt beruhigend (Wittensöldner 2012, S. 250 f.).

Auch Angehörige müssen Vertrauen fassen, geben sie doch einen Teil ihrer Sorge und Verantwortung ab. Sie brauchen die Sicherheit, dass sich die Pflegenden für das Wohl ihres geliebten Menschen einfühlsam einsetzen. Im Erzählen der meist umfangreichen Geschichte geben sie Einblick in ihr persönliches Erleben und Auskunft über Gewohnheiten und Rituale. Die Angehörigen wollen in diesen Erzählungen verstanden und gewürdigt werden für das, was sie erlebt, geleistet, ertragen und durchlitten haben.

Für die Betreuung und Pflege stellen diese Erzählungen wichtige Zugänge dar, um eine Beziehung zum betroffenen Menschen aufzubauen. So können langjährige Gewohnheiten bei der Körperpflege, beim Essen und Trinken, im Tagesablauf, beim Zu-Bett-Gehen in die Pflege integriert werden. Sie geben Hinweise auf Beschwerden, die für Unruhe sorgen, aber auch auf Lieblingsbeschäftigungen und biografische Ereignisse, die beim Betroffenen anklingen können. Ein regelmäßiger Austausch zwischen Angehörigen und der Bezugspflegeperson trägt maßgeblich zu einer guten und beidseits hilfreichen Beziehung bei und erleichtert die Anpassungsleistung, die Angehörige erbringen müssen (Held und Ugolini 2013, S. 99).

In Beziehung treten – Kontakt aufnehmen

Eine angemessene Kommunikation ist Voraussetzung, um mit Menschen mit demenziellen Erkrankungen in Kontakt zu treten. Eine einfühlsame und achtsame Haltung ist maßgeblich, genügt aber nicht immer. Bei fortschreitender Erkrankung kann die Verbindung zwischen Begriffen und ihren Zusammenhängen beeinträchtigt sein (Held und Jordi 2013, S. 52). Pflegende können dann nicht sicher davon ausgehen, dass beispielsweise die Fragen nach Schmerzen entsprechend dem Empfinden beantwortet werden. Hilfreiche Aspekte in der Kommunikation mit Menschen in fortgeschrittener Demenz sind:

- Bewusst Kontakt aufnehmen, sich Zeit nehmen
- Lärmquellen abschalten

- Sich zuwenden und auf Augenhöhe begeben
- Mit Namen ansprechen
- Sich vergewissern, dass sich die Person angesprochen fühlt
- Deutlich und in normaler Stimmlage sprechen
- Stimme am Satzende absenken
- Pausen machen zwischen den Sätzen
- Geduldig wiederholen
- Keine offenen Fragen stellen
- Im „Hier und Jetzt" sprechen, nicht in der Vergangenheit
- Zeit lassen für Antworten
- Ergänzen mit Gesten
- Wenn kein Kontakt möglich ist, evtl. später nochmals versuchen

Eine gelingende Kommunikation soll nicht nur eine Botschaft vermitteln, sondern eine Verbindung in diese andere Lebenswelt herstellen und damit einen Weg eröffnen, der die betroffene Person mit ihren Gefühlen wahrnimmt und würdigt. Validieren bedeutet, diese Gefühlswelt anzuerkennen und in Beziehung zu bleiben (Feil und de Klerk-Rubin 2010, S. 15). Das heißt auch, dass Überforderungen und verbale Konfrontationen möglichst vermieden werden. Es geht nicht um Richtig oder Falsch. Das Gefühl, das von diesem Menschen empfunden wird, ist echt und anzuerkennen. Dieses Gefühl gilt es für wahr zu erklären, indem es Begleitende aufnehmen und daran anknüpfen.

Mit zunehmender Erkrankung tritt eine Kommunikation über Empfindungen, Gefühle und Begegnungen in den Vordergrund. Alle pflegerischen Handlungen müssen diesbezüglich angepasst und möglichst positive Begegnungen gestaltet werden. Mithilfe der Basalen Stimulation kann man mit Menschen mit Bewusstseinseinschränkungen auf emotionale Weise, ganz unmittelbar in Kontakt treten (▶ Abschn. 13.8). Die Handlungen können ritualisiert in die tägliche Pflege integriert werden und wirken dadurch vertrauensfördernd (Kostrzewa und Gerhard 2010, S. 180).

Angehörige und Pflegende können plötzlich und unerwartet mit Verhaltensweisen konfrontiert werden, die sie in ihrer körperlichen und seelischen Unversehrtheit gefährden können. Häufigste Ursache ist eine chronische Überforderung durch Reizüberflutung im Alltag. Aber auch körperliche Beschwerden können herausfordernde Verhaltensweisen auslösen (Buchmann und Held 2013, S. 81 ff.). Diese Situation kann die Betreuenden ängstigen und stark verunsichern. Ein interdisziplinäres Team kann solche Erfahrungen austauschen, lässt Raum für ausgelöste Gefühle und eruiert gemeinsam, was die Ursache für solches Verhalten sein könnte.

17

17.2.3　Auf welcher Grundlage können gute Entscheidungen getroffen werden?

In der täglichen Pflege und Betreuung müssen viele Entscheidungen getroffen werden. Mit fortschreitender demenzieller Erkrankung sind die betroffenen Menschen auf Betreuende und Pflegende angewiesen, die ihre Bedürfnisse erspüren, erraten und deuten können. Die Pflegenden tasten sich hier auf der Gefühlsebene achtsam an den betroffenen Menschen heran. Auf Basis der eigenen Wahrnehmung wird von professionellen Pflegenden im Moment entschieden (Van der Kooij 2007, S. 21). Hier braucht es Zeit, Ruhe und Offenheit, um sich ganz auf diesen Menschen konzentrieren und seine Reaktionen erkennen, oft nur erahnen zu können. Die Pflege und Betreuung wird flexibel und offen angepasst, ohne ständig nachzufragen und zu erklären. Damit wird situativ, für den jeweiligen Augenblick, die Autonomie dieses Menschen respektiert (Werren 2017). Erfahrene Pflegende, die sich mit all ihren Kenntnissen achtsam und aufmerksam um einen Kontakt bemühen, erkennen und nutzen nonverbale Signale, um das Befinden des betroffenen Menschen einzuschätzen (Kruse 2022, S. 36). Sie tragen damit entscheidend zum Wohlbefinden dieses an Demenz erkrankten Menschen bei (Kruse 2022, S. 41).

Kontaktmomente

Nach dem mäeutischen Modell sind Pflegende bewusst auf der Suche nach einem positiven Kontaktmoment. Was löst beim Gegenüber ein verändertes positives Verhalten aus, wo wurde eine Verbindung spürbar? Was löst ein Lächeln oder eine entspannte Körperhaltung aus? Diese Erfahrungen werden im Team gesammelt und reflektiert. Mehr und mehr kann so das individuelle Erleben des betroffenen Menschen erfasst werden. Rezepte und Handlungsanweisungen sollten daraus nicht abgeleitet werden. Es sind vielmehr mögliche Zugänge, die in einer Situation mit einem speziellen Menschen im Kontakt gefunden wurden. Das persönliche Erleben der Pflegenden spielt dabei eine wichtige Rolle und wird im Austausch ebenfalls thematisiert.

Um den individuellen Bedürfnissen entsprechen zu können, sind verschiedene Zugänge mittels Musik, Natur, Garten, Tieren, Berührungen, Bewegung, Spiritualität etc. einzubeziehen. Auch freiwillig Mitarbeitende können kostbare Zeit und neue Kontaktmöglichkeiten einbringen. Das kann dazu führen, dass bisher ungeahnte Interessen und Verhaltensweisen zutage treten, die man dieser Person nie zugeschrieben hätte.

Es gibt zahlreiche berührende Berichte über Begegnungen mit Menschen mit Demenz. Diese weisen darauf hin, dass ein Mensch mit demenzieller Erkrankung bei einer feinfühlig aufgenommenen Begegnung die Stimmung seines Gegenübers differenziert wahrnehmen und darauf reagieren kann (Kruse 2015, S. 260). Menschen mit Demenz scheinen aufgrund ihrer Einschränkung verbaler Kommunikationsfähigkeit die emotionale Interaktion in den Vordergrund zu rücken (Newerla 2016, S. 243 f.).

Sicherheit suchen durch geteilte Unsicherheit

Gefühle, z. B. Angst, Scham, Schmerzen oder Einsamkeit, sind oft schwerer erkennbar. Diese können sich in Rückzug, in einer allgemeinen Unruhe, in Ablehnung oder auch in herausforderndem Verhalten äußern. Eine Pflegeperson, die den betroffenen Menschen regelmäßig begleitet, wird zunehmend diese Zeichen lesen können. Doch gibt es immer wieder Verhaltensweisen, die nicht eingeordnet werden können und für alle belastend sind. Pflegende stellen sich nicht nur als Fachpersonen zur Verfügung, sondern riskieren sich in diesen Begegnungen mit ihrer Person, als Mitmensch, immer auch selbst (Heller 2007, S. 199). Das Gefühl der Unsicherheit, diesen Menschen nicht verstehen und helfen zu können, kann bei den Pflegenden Erschütterung und Betroffenheit auslösen.

Es ist hilfreich und entlastend, sich in dieser „geteilten Unsicherheit" „miteinander in Beziehung zu setzen, sich zusammenzusetzen, um sich auseinanderzusetzen" (Heller und Schuchter 2013, S. 28 f.): im Besonderen dann, wenn schwierige Entscheidungen getroffen werden müssen. So z. B. bei der Entscheidung, ob ein Mensch in der Bewegungsfreiheit eingeschränkt werden muss, um ihn vor Schlimmerem zu bewahren, oder bei Fragen, die sich bei der Begleitung am Lebensende stellen. Was ist zu tun, was soll unterlassen werden, wie beurteilt der Mensch mit Demenz seine jetzige Lebenssituation?

Für eine Entscheidungsfindung sind frühere Aussagen der Betroffenen hilfreich über das, was im Leben trägt und beglückt, zu Sterben und Tod und über den Umgang mit Leidenszuständen und Pflegebedürftigkeit. Diese Äußerungen müssen in den Kontext der momentanen Situation und der letzten Monate gesetzt werden. Hier zählen die Berichte aller Beteiligten, die mit dem betroffenen Menschen in Kontakt waren, um seinem mutmaßlichen Willen möglichst nahe zu kommen. Es können gegensätzliche Vorstellungen darüber bestehen, wie die Pflege, Betreuung und Behandlung gestaltet werden soll. Dies kann zwischen Angehörigen und Pflegenden, aber auch innerhalb des professionellen Teams zu großen Spannungen führen. Diese müssen besprochen und eingeordnet werden, um die Begleitung möglichst nah an den Bedürfnissen des betroffenen Menschen entlang zu gestalten. Eine Organisation, die eine Kultur der interdisziplinären Zusammenarbeit und des Austausches fördert – und dies schließt Angehörige und Freiwillige mit ein –, trägt maßgeblich dazu bei, dass in diesen Unsicherheiten und Spannungen gemeinsam etwas Sicherheit gefunden werden kann.

Weggefährtinnen und Weggefährten von Menschen mit demenziellen Erkrankungen werden konfrontiert mit der eigenen Verletzlichkeit, Vergänglichkeit und Endlichkeit. Das muss nicht nur belastend und erschreckend sein, sondern kann auch aufzeigen, dass wir unsere Vorstellungen vom Menschsein immer wieder reflektieren und überdenken sollten (Kruse 2015, S. 262).

17.2.4 Fazit

Menschen mit demenziellen Erkrankungen fordern und beschenken uns. Ihre Begleitung stellt eine Art Lackmustest für eine ernst gemeinte palliativ-hospizliche Sorge dar. Weder die Angehörigen noch die Professionellen dürfen damit allein gelassen werden. Institutionen, Organisationen, Kommunen, Kirchen, Vereine, Politik, Wirtschaft, usw. können einen wichtigen Beitrag leisten, indem sie ihre Abläufe und Logiken auf den Zugang und die Teilhabemöglichkeit von Menschen mit demenziellen Entwicklungen überprüfen. Vor allem können sie mit der Anerkennung und Unterstützung der Betreuungs- und Pflegeaufgaben von An- und Zugehörigen zur Entlastung beitragen.

Immer mehr Städte, Gemeinden und Quartiere machen sich auf den Weg, „demenzsensibler" zu werden. Zivilgesellschaftliches Engagement, im Sinne von Caring bzw. Compassionate Communities, in Nachbarschaftshilfen, Besuchs- und Begleitdiensten, Fahrdiensten u. v. m. trägt wesentlich dazu bei, dass diese Mitmenschen und ihr Umfeld nicht stigmatisiert und isoliert werden. In den direkten Begegnungen bekommt „Demenz" vielfältige Gesichter, wird nahbar und berührend. Die Verletzlichkeit des Lebens wird sichtbar. Diese betrifft uns alle irgendwann, mit oder ohne Demenz. Schlussendlich sind wir alle aufeinander angewiesen. Umso mehr sollten wir uns als Gesamtgesellschaft dieser Aufgabe stellen und offen über Vorstellungen ins Gespräch kommen, was Menschsein alles beinhalten kann.

Literatur

Basler HD, Huger D, Kunz R, Luchmann J, Lukas A, Nikolaus T, Schuler MS (2006) Beurteilung von Schmerz bei Demenz (BESD). Schmerz 20(6):519–526

Bienstein C, Fröhlich A (2016) Basale Stimulation in der Pflege, 2. Aufl. Kallmeyer'sche Verlagsbuchhandlung, Seelze/Velber

Bopp-Kistler I (2016a) Die Demenz beginnt schleichend. In: Bopp-Kistler I (Hrsg) Demenz. rüffer & rub, Zürich

Bopp-Kistler I (2016b) Was Alois Alzheimer nicht ahnen konnte. In: Bopp-Kistler I (Hrsg) Demenz. rüffer & rub, Zürich

Boss P (2014) In: Bopp-Kistler I, Pletscher M (Hrsg) Da und doch so fern. Vom liebevollen Umgang mit Demenzkranken. rüffer&rub, Zürich

Buchmann R, Held C (2013) Dissoziatives Alltagserleben: Herausforderndes und schwieriges Verhalten. In: Held C (Hrsg) Was ist „gute" Demenzpflege? Hans Huber, Bern

Cervo FA, Bryan L, Farber S (2006) To PEG or not to PEG: a review or evidence for placing feeding tubes in advanced dementia and the decision making process. Geriatrics 61(6):30–35

Di Giulio P, Toscani F, Villani D, Brunelli C, Gentile S, Spadin P (2008) Dying with advanced dementia in long-term care geriatric institutions: a retrospective study. J Palliat Med 11(7):1023–1028

Dosa D (2005) Should I hospitalize my resident with nursing home-acquired pneumonia? J Am Med Dis Assoz 6(5):527–533

Falkner E, Poldi S (2009) Kehrt ins Leben zurück. In: Kojer M (Hrsg) Alt, krank und verwirrt. Einführung in die Praxis der Palliativen Geriatrie, 4. Aufl. Kohlhammer, Stuttgart

Feil N (2010) Validation in Anwendung und Beispielen – der Umgang mit verwirrten alten Menschen, 5. Aufl. Reinhardt, München

Feil N, de Klerk-Rubin V (2017) Validation. Ein neuer Weg zum Verständnis alter Menschen, 4. Aufl. Reinhardt, München

Ferrell BA (2004) The management of pain in long-term care. Clin J Pain 20(4):240–243

Flacker JM, Won A, Kiely DK, Hoputaife I (2001) Different perceptions of end-of-life care in long-term care. J Palliat Med 4:9–13

Gillick MR (2000) Rethinking the role of tube feeding in patients with advanced dementia. N Engl J Med 342(3):206–210

Gottschlich M (2007) Medizin und Mitgefühl: Die heilsame Kraft der empathischen Kommunikation. Böhlau, Wien

Grob D (2016) Das Gute in der Altersmedizin. VSH-Bull 1:33–39

Guehne U, Riedel-Heller S, Angermeyer MC (2005) Mortality in Dementia. Neuroepidemiology 25(3):153–162

Gutenthaler U (2021) Maria M, 85 Jahre alt … eine lebende Tote. In: Kojer M (Hrsg) Alt, krank und verwirrt. Einführung in die Praxis der Palliativen Geriatrie, 4. Aufl. Kohlhammer, Stuttgart

Gutenthaler U, Stöckl A (2021) Basale Stimulation in der Palliativen Geriatrie. In: Kojer M (Hrsg) Alt, krank und verwirrt. Einführung in die Praxis der Palliativen Geriatrie, 4. Aufl. Kohlhammer, Stuttgart

Heimerl K, Heller A, Kittelberger F (Hrsg) (2005) Leben bis zuletzt – Palliative Care im Alten- und Pflegeheim. Mehr als ein Leitfaden. Lambertus, Freiburg im Breisgau

Held C (2016) Was „macht" die Demenz mit Menschen? In: Bopp-Kistler I (Hrsg) Demenz. Fakten. Geschichten. Perspektiven. rüffer & rub, Zürich

Held C, Jordi E (2013) Dissoziatives Alltagserleben: Kommunikation. In: Held C (Hrsg) Was ist „gute" Demenzpflege? Hans Huber, Bern

Held C, Ugolini B (2013) Mit Angehörigen von Demenzkranken über dissoziatives Erleben sprechen. In: Held C (Hrsg) Was ist „gute" Demenzpflege? Hans Huber, Bern

Heller A (2007) Palliative Versorgung und ihre Prinzipien. In: Heller A, Heimerl K, Husebø S (Hrsg) Wenn nichts mehr zu machen ist, ist noch viel zu tun. Lambertus, Freiburg im Breisgau

Heller A, Knipping C (2007) Palliative Care – Haltungen und Orientierungen. In: Knipping C (Hrsg) Lehrbuch Palliative Care. Hans Huber, Bern

Heller A, Schuchter P (2013) Sicherheit durch geteilte Unsicherheit am Lebensende. Prax Palliat Care 21 Seite 28–31

Horgas AL, Elliot AF (2004) Pain Assessment and management in persons with dementia. Nurs Clin North Am 39:593–606

Höwler E (2016) Gerontopsychiatrische Pflege. Lehr- und Arbeitsbuch für die gerontopsychiatrische Pflege. Schlütersche Verlagsgesellschaft, Hannover

Husebo B, Achterberg W, Flo E (2016) Identifying and managing pain in people with Alzheimer's disease and other types of dementia: a systematic review. CNS Drugs 30(6):153–162

Kitwood T (2008) Demenz: Der personzentrierte Ansatz im Umgang mit verwirrten Menschen, 5. Aufl. Hans Huber, Bern

Kojer M (2009) Wie soll ich wissen, was dich quält? Schmerzen erkennen bei demenzkranken alten Menschen. In: Likar R, Benatzky G, Manger Kogler H, Märkert D, Ilias W (Hrsg) Schmerztherapie in der Pflege. Schulmedizinische und komplementäre Methoden. Hans Huber, Bern

Kojer M (2016) Alter braucht eine Kultur der Haltung. Die Hospiz Z 2:6–10

Kojer M (2022a) Kommunikation – Kernkompetenz der Palliativen Geriatrie. In: Kojer M, Schmidl M, Heimerl K (Hrsg) Demenz und Palliative Geriatrie in der Praxis, 3. Aufl. Springer, Berlin

Kojer M (2022b) Gestörtes Verhalten – Verhalten, das uns stört? In: Kojer M, Schmidl M, Heimerl K (Hrsg) Demenz und Palliative Geriatrie in der Praxis, 3. Aufl. Springer, Berlin

Kojer M, Gutenthaler U, Schmidl M (2007) Validation nach Naomi Feil. In: Gatterer G (Hrsg) Multiprofessionelle Altenbetreuung, 2. Aufl. Springer, Wien

Kostrzewa S (2010) Palliative Pflege von Menschen mit Demenz. Huber, Bern

Kostrzewa S, Gerhard C (2010) Hospizliche Altenpflege: Palliative Versorgungskonzepte in Altenpflegeheimen entwickeln etablieren und evaluieren. Hans Huber, Bern

Kruse A (2015) Der Demenzkranke als Mitmensch. Imago Hominis, 22,4. Institut für medizinische Anthropologie und Bioethik, Wien

Kunz R (2022) Schmerzmanagement bei älteren und kognitiv beeinträchtigten Menschen. In: Kojer M, Schmidl M (Hrsg) Demenz und Palliative Geriatrie in der Praxis, 2. Aufl. Springer, Wien

Morello R, Jean A, Alix M, Sellin-Peres D, Fermanian JA (2007) Scale to measure pain in non-verbally communicating older patients: the EPCA-2. Study of its psychometric properties. Pain 15–133(1–3):87–98

Morrison RS, Siu AL (2000) A comparison of pain and its treatment in advanced dementia and cognitively intact patients with a hip fracture. J Pain Symptom Manag 19(4):240–248

Müller Hergl C (2003) Die Herausforderung sozialer Beziehungen. In: Schindler U (Hrsg) Die Pflege demenziell Erkrankter neu erleben. Vincentz, Hannover, S 109

Newerla A (2016) Pflegekulturen im Wandel – Über Handlungsstrategien in der stationären Pflege von Menschen mit Demenz. In: Zimmermann H-P, Kruse A, Rentsch T (Hrsg) Kulturen des Alterns. Campus, Frankfurt am Main

Nydahl P, Bartoszek G (2012) Basale Stimulation. Neue Wege in der Pflege Schwerkranker. Urban und Fischer/Elesvier, München

Orth C, Alsheimer M, Koppitz A, Isfort M (2005) Abschlussbericht: Implementierung der Hospizidee im St. Josefs-Heim München-Haidhausen.   http://www.bayerische-stiftung-hospiz.de/texte2/vortrag6/htm (10.05.05)

Ouldred E, Bryant C (2008) Dementia care part 3: end of life care for people with advanced dementia. Br J Nurs 17(5):308–314

Ritschard H (2012) Entlastungsmöglichkeiten für pflegende Angehörige. In: Perrig-Chiello P, Höpflinger F (Hrsg) Pflegende Angehörige älterer Menschen. Hans Huber, Bern

Rüegger H (2009) Alter(n) als Herausforderung. Gerontologisch-ethische Perspektiven. Theologischer Verlag, Zürich

Sampson E, Associates at the Royal Free & University College Medical School, London (2009) Reuters Health Information vom 14. 04.2009.Cochrane Database Syt Rev. www.medscape.com. Zugegriffen am 07.06.2012

Sanders DS, Carter M, D'Silva J, James G, Bolton RP, Berdhan KJ (2000) Survival analysis in percutanous endoscopic gastrostomy feeding: a worse outcome in patients with dementia. Am J Gastroenterol 95(6):1472–1475

Schmidl M (2007) Schmerz und Demenz. In: Heller A, Heimerl K, Husebø S (Hrsg) Wenn nichts mehr zu machen ist, ist noch viel zu tun, 3. Aufl. Lambertus, Freiburg im Breisgau

Schmidl M, Kojer M (2022) Die letzte Lebensphase. In: Kojer M, Schmidl M, Heimerl K (Hrsg) Demenz und Palliative Geriatrie in der Praxis, 3. Aufl. Springer, Berlin

Schneider C, Zehender L (Hrsg) (2008) Seelenpflege von Montag bis Dezember. Das Psychobiographische Pflegemodell nach Erwin Böhm. Wilhelm Maudrich, Wien

Shega JW, Hougham G, Stocking CB, Cox-Hanley D, Sachs G (2006) Management of noncancer pain in community-dwelling persons with dementia. J Am Geriatr Soc 54(12):1892–1897

Tsai IP, Jeong S, Hunter S (2018) Pain assessment and management for older patients with dementia in hospitals: an integrative literature review. Pain Manag Nurs 19(1):54–71

Tschanz JT, Corcoran C, Skoog I et al (2005) Dementia the leading predictor of death in a defined elderly population: the Cache Country Study. Neurology 62(7):1156–1162

Van der Kooij C (2007) Ein Lächeln im Vorübergehen. Erlebensorientierte Altenpflege mit Hilfe der Mäeutik, Hans Huber, Bern

Volicer L (2004) Dementias. In: Voltz R, Bernat J, Borasio GD, Maddocks I, Oliver D, Portenoy R (Hrsg) Palliative care in neurology. Oxford University Press, Oxford

Volicer L (2007) Goals of care in advanced dementi: quality of life, dignity and comfort. Nutr Health Aging 11(6):481

Walper H (2014) Basale Stimulation. Palliative Care für Einsteiger. der hospiz verlag

Werren M (2017) Demenz und die „Autonomie des Augenblicks". In: Werren M, Mathwig F, Meireis T (Hrsg) Demenz als Hölle im Kopf? Theologischer Verlag, Zürich

Wilkening K, Kunz R (2003) Sterben im Pflegeheim. Vanderhoeck & Ruprecht, Göttingen

Wittensöldner C (2012) Entlastungsmöglichkeiten für pflegende Angehörige. In: Perrig-Chiello P, Höpflinger F (Hrsg) Pflegende Angehörige älterer Menschen. Hans Huber, Bern

Palliative Care bei Menschen im Wachkoma

Andreas Zieger

Inhaltsverzeichnis

© Springer-Verlag GmbH Deutschland, ein Teil von Springer Nature 2023
S. Kränzle et al. (Hrsg.), *Palliative Care*, https://doi.org/10.1007/978-3-662-66043-0_18

In Kürze

Menschen im Wachkoma befinden sich in einer Lebenssituation, in der sie nach schwerer Hirnschädigung und tiefem Koma als „bewusstlos", ohne Wahrnehmung, Empfindung und Fähigkeit zur gerichteten Reaktion oder Kontaktaufnahme, gelten. Sie scheinen in ihrer Existenz mehr körperleiblich als mental gegenwärtig zu sein. Obwohl sie in der Akutphase einer lebensbedrohlichen Grenzsituation in Todesnähe ausgesetzt waren, sind diese Menschen postakut Schwerkranke, aber keine „Sterbenden" oder gar „Hirntote". Kommt für Menschen im Wachkoma dann überhaupt eine Palliative Care in Frage?

Ein Leben im Wachkoma ist erstens eine extreme menschenmögliche Seinsweise, in der die Menschen komplett pflegebedürftig und häufig vital geschwächt sind. Als Lebende sind sie zweitens mit (unbewussten) Wahrnehmungen, Empfindungen und Bewegungen mit der Umwelt verbunden. Ein Zugang zu ihnen erschließt sich aus einer zwischenmenschlichen Begegnung und Begleitung im körpernahen Dialog über Empathie, Intuition und einer Entschlüsselung ihrer oft unverstandenen Körpersprache als Körpersemantik. Drittens brauchen sie für ein Weiterleben im Pflegeheim oder zu Hause eine liebevolle, sinnlich-emotional und kommunikativ reichhaltige Umgebung mit Wohlbefinden, mit Integration und Teilhabe. Menschen im Wachkoma haben eine verringerte Überlebensprognose, insbesondere nach einer Hypoxie. Mit zunehmendem Abstand vom schädigenden Ereignis wird die Prognose, das Bewusstsein wiederzuerlangen, unwahrscheinlicher. Zwei Drittel können sich erholen und ein frühes Remissionsstadium mit einem minimalen emotionalen oder Ja/Nein-Kommunikationsvermögen erreichen (auch: minimal responsiver, bewusster Zustand). Doch können die Kranken durch Erschöpfung und Komplikationen „sterbenskrank" werden und dann palliative Hilfe benötigen. Die Konsequenzen dieser ungünstigen, sich von einem bösartigen Leiden jedoch deutlich unterscheidenden Prognose werden in der Sterbehilfedebatte kontrovers diskutiert und stellen für Palliative Care besondere fachliche und ethische Herausforderungen dar.

18.1 Wachkoma

Schwere und schwerste Hirnschädigungen im Rahmen von Schlaganfall, Hirnblutung, Schädelhirntrauma, Eingriffen am Gehirn, Infektionen, Intoxikation und Sauerstoffmangel (Anoxie, Hypoxie), nach Herzstillstand und Reanimation führen über die Schutzreaktion des Komas, und wenn die schädigende Ursache mithilfe rettungs- und intensivmedizinischer Maßnahmen überlebt wurde, innerhalb von 2–4 Wochen nach dem schädigenden Ereignis zu dem Krankheitsbild eines Wachkomas (syn. apallisches Syndrom, „vegetative state",

◘ Tab. 18.1 Symptomatik von Wachkoma und koma-assoziierten Syndromen	
Hirntodsyndrom	Tiefes Komastadium, Augen geschlossen, keine Spontanatmung (Apnoe-Test), lichtstarre Pupillen, Ausfall der Schutzreflexe
Tiefes Koma	Augen geschlossen, beatmungspflichtig, keine Reaktion auf Schmerzreize, komplette Nichtansprechbarkeit und Reaktionslosigkeit
Wachkoma (Vollbild), syn. vegetativer Status, apallisches Syndrom	Augen tages- oder erschöpfungszeitlich geöffnet, Spontanatmung, keine gerichtete, sinn- oder absichtsvolle Reaktion auf externe Reize, keine gerichtete Kontaktaufnahme mit der Umwelt – erstes Remissionsstadium aus tiefem Koma
Minimal responsiver/ bewusster Status	Augen geöffnet, Spontanatmung, gerichtete (emotionale) Reaktionen und Ja/Nein-Antworten auf Ansprache und Reizangebote (nonverbal und/oder verbal) – frühes Remissionsstadium aus dem Wachkoma

„unresponsive wakefulness state"). Das Wachkoma stellt somit eine Antwort des Organismus auf ein lebensbedrohliches, schädigendes Ereignis dar und ist als ein erstes Rückbildungsstadium aus einem tiefen Koma zu verstehen (Zieger 2007, 2011). Im Vergleich zu anderen komaassoziierten Syndromen ist das Wachkoma durch bestimmte Symptome und Kriterien definiert (◘ Tab. 18.1).

Wachkoma stellt außerdem eine menschenmögliche Seinsweise dar, die durch die Kultur einer modernen, technisch orientierten Medizin erst hervorgebracht wurde (Zieger 2004). Ein Wachkoma kann schließlich im Endstadium neuroonkologischer und neurodegenerativer Erkrankungen wie Hirntumor, Demenz oder Creutzfeldt-Jakob-Krankheit durchlaufen werden.

Schwer nachvollziehbar erscheint es, die Lebenssituation von Menschen im Wachkoma dem physiologischen Sterbemodell einer „Ablösung des Seelisch-Geistigen" beim „Zerfall der Körperhülle" (May 2011, S. 24) zuzuordnen, haben sich diese Kranken mit der Remission in ein Wachkoma doch gerade erst dem todesnahen, tiefen Koma und dem Sterbeprozess entzogen.

18.1.1 Verlauf

Nach der akuten „Schockphase" (mit schlaffem Muskeltonus) entwickelt sich – beginnend auf der Intensivstation und der Frührehabilitationsabteilung – im Übergang zum Vollbild des Wachkomas oft ein Zustand mit vegetativer Instabilität, hypertonen Krisen, Schwitzattacken, abdominellen Beschwerden, spastischen Anspannungen mit Strecksynergien und Schreckhaftigkeit auf interne und externe Reize sowie instabiler Atmung mit wechselhaften Abfällen des Sauerstoffpartialdruckes. In dieser instabilen Frühphase werden die in der Akutphase erlittenen „Traumatisierungen" sozusagen in die Wachkomasymptomatik „mitgenommen" (Körpersemantik, ▶ Abschn. 18.1.2) und können lebensbedrohliche Ausmaße annehmen. Deshalb stehen in dieser Situation akutmedizinische und frührehabilitative Maßnahmen ganz im Vordergrund. Ob und inwieweit dabei auf weitere Wiederbelebungsmaßnahmen verzichtet und eine Änderung des Therapieziels indiziert sein kann, wird in ▶ Abschn. 18.3.3 näher besprochen. Hat sich der Zustand nach einigen Wochen stabilisiert, ist entweder die Entwicklung eines Durchgangssyndroms mit mehr oder weniger vollständiger Rückbildung (häufig nach Schädel-Hirn-Trauma), das Erreichen eines frühen Rückbildungsstadiums (minimal bewusster Zustand) oder ein Überleben im Vollbild des Wachkomas möglich.

> ❯ Unter adäquaten Versorgungsbedingungen kann ein Langzeitkoma viele Jahre überlebt werden. Es muss deshalb von einer bösartigen, zum Tode führenden Erkrankung deutlich unterschieden werden.

Ein spätes Erwachen nach vielen Jahren Wachkoma ist nur in seltenen Einzelfällen beobachtet worden. Neuere Studien zeigen auf, dass selbst beim ungünstigen hypoxischen Koma etwa 20 % innerhalb von 4 Jahren nach dem schädigenden Ereignis erwachen (Estraneo et al. 2010). Leben im Langzeit-Wachkoma ist ein Leben in Grenzsituation. Die Menschen sind häufig geschwächt und erschöpft, oft auch die durch monate- und jahrelange Sorge und Begleitung belasteten Angehörigen. Komplikationen, Infektionen und Organversagen können jederzeit eine sterbensnahe Zustandsverschlechterung bedeuten, die eine rasche und sorgfältige Abwägung der Behandlungsmöglichkeiten erforderlich macht, insbesondere auch palliativer Art.

18.1.2 Autonomes Körperselbst und Körpersemantik

Menschen im tiefen Koma leben in einer Seinsweise, die auf das autonome Körperselbst zurückgenommen ist. Physiologisch ist dies zu verstehen als Zentralisation eines durch Stresstrauma schockierten Organismus,

psychologisch als Rückerinnerung auf vertraute und sichere Vorstufen der Selbstentwicklung:

> ❯ Die frühesten Ursprünge des Selbst … sind in der Gesamtheit jener Hirnmechanismen zu finden, die fortwährend und unbewusst dafür sorgen, dass sich die Körperzustände in jenem schmalen Bereich relativer Stabilität bewegen, der zum Überleben erforderlich ist (Damasio 1999, S. 36).

In den vegetativ-autonomen Kerngebieten des Hirnstammes sind jene Prozesse lokalisiert, die den energetischen Tonus, Wachen und Schlafen sowie basale Orientierung und Aufmerksamkeit steuern. Zugleich werden hier auch jene Prozesse vermittelt, die stammesgeschichtlich als Erbkoordinationen ein basales Anpassungs- und Schutzverhalten wie auch basale Affekte (Antriebe, Instinkte) gesamtorganisch in Erscheinung treten lassen (Panksepp et al. 2007). Ebenso finden hier die Prozesse statt, die auf der Grundlage des angeborenen Motivations- und Emotionssystems (Trevarthen und Aitken 2001) frühe Lebensereignisse als gelungene oder misslungene Beziehungserfahrungen in das Gedächtnis des rudimentären Körperselbst lebensgeschichtlich einschreiben (Zieger 2009).

In der Neurowissenschaft sind hierzu verschiedene Modellvorstellungen vorgelegt worden: „Protoselbst" (Damasio 1999), „primordiale Emotionen eines aufdämmernden Bewusstsein" (Denton 2006), „affektives Primärbewusstsein" (Panksepp et al. 2007) und „Bewusstsein ohne Kortex" (Merker 2007). Die körperlichen Reflexantworten und Verhaltensschablonen von Menschen im Wachkoma werden aus beziehungsmedizinischer Sicht als basale Kompetenzen verstanden, die das erlittene lebensbedrohliche „Stresstrauma" körpersprachlich ausdrücken. Sie sind durch Beobachtung und Einfühlung nachvollziehbar und durch gedankliche Reflexion als Körpersemantik entschlüsselbar (Zieger 2005b). Damit sind körperliche Äußerungen sowohl Grundlage für den Austausch des Organismus mit der Umwelt als auch ein Ansatzpunkt zur Kommunikation und für spezifische Interaktions- und Therapieangebote, wie sie beim körpernahen Dialogaufbau in der frühen Rehabilitation von Menschen im Koma und Wachkoma Anwendung finden (Zieger 2005a).

18.1.3 Neue Forschungsergebnisse

Untersuchungen der letzten Jahre scheinen Angaben von Angehörigen und Beobachtungen in der Frührehabilitation zu bestätigen, wonach Menschen im Wachkoma nicht als „empfindungslose Körperhüllen", sondern als auf sich selbst zurückgezogene, empfindsame und verletzliche Wesen zu verstehen sind. Mit bildgebenden Verfahren konnte aufgezeigt werden, dass bei Menschen im Koma und Wachkoma Hirnregionen aktivierbar sind, basale Emotionen (Lufthunger, Hunger, Durst, Schmerz; Boly et al. 2008; Kassubek et al. 2003; Panksepp et al. 2007) und Kognitionen wie die Unterscheidung fremder und vertrauter Stimmen (Eickhoff et al. 2008), sich auf äußere Aufforderung ein Tennisspiel oder den Gang durch die eigene Wohnung vorzustellen (Owen et al. 2006) und auf die Schreie anderer Menschen innerlich zu reagieren („affektives Bewusstsein"; Yu et al. 2013). Damit scheinen sich klinische Erfahrungen, wonach „komatöse" Schwerkranke und Sterbende auch dann wahrnehmen und empfinden, wenn sie äußerlich nicht mehr reagieren (Hannich 1993; Hannich und Dierkes 1996), zu bestätigen. Diese Kenntnisse dürften für eine einfühlende, mitmenschliche und kommunikative Zuwendung in der Begleitung Schwerstkranker und Sterbender von großer Bedeutung sein (▶ Abschn. 18.2.4).

18.2 Palliative Care und Wachkoma

Palliative Care bedeutet Orientierung auf den einzelnen Kranken und auf seine konkrete Lebenssituation. Dabei kann zwischen Palliative Care in einem erweiterten und einem engeren Sinn unterschieden werden. Je nachdem ergeben sich unterschiedliche Ziele und Maßnahmen.

Differenziertes Verständnis von Palliative Care bei Schwerstkranken im Wachkoma

- **Palliative Care im erweiterten Sinne** im chronischen Stadium der Erkrankung, in der Langzeitpflege, ambulant und/oder stationär
  Ziele: Linderung von Beschwerden, Förderung von Lebensqualität, Wohlbefinden, Zufriedenheit und sozialer Teilhabe im Sinne von Entwicklung einer Langzeitperspektive
- **Palliative Care im engeren Sinne** nach Eintritt des Sterbezustandes, bei lebensbedrohlichen Komplikationen und Organversagen oder bei erklärtem Verzicht auf Wiederbelebung.
  Ziele: Linderung von Schmerzen und alle anderen palliativen Maßnahmen im Sinne von Hilfe beim Sterben, ggf. Therapieverzicht

---

In der chronischen und stabilen Phase wird Palliative Care zur Linderung von Beschwerden und zur Förderung von Lebensqualität, Zufriedenheit und Wohlbefinden eingesetzt. Dagegen bedeutet Palliative Care in einer instabilen und sterbensnahen Situation eher schmerzlindernde und wohltuende Maßnahmen mit dem Ziel, dem Leben nicht unbedingt mehr Tage „um jeden Preis", sondern mehr mitmenschliche Zuwendung und Qualität zu geben. Da die palliative Versorgung Schwerstkranker eine allgemeine medizinische Aufgabe ist, sollte es nicht vorkommen, dass jeder Sterbenskranke „zum Sterben" auf eine Palliativstation oder in ein Hospiz verlegt wird, zumal, wenn es sich um einen nicht sterbenskranken Mensch im Wachkoma handelt. Dennoch scheinen die gesellschaftlichen Entwicklungen in einigen Ländern Europas und auch in Deutschland in den letzten Jahren immer häufiger darauf hinauszulaufen, dass nicht sterbenskranke Menschen im Wachkoma, vor allem mit der Maßgabe des Nahrungsentzugs, „zum Sterben" in palliative Pflegeeinrichtungen verlegt werden. Würde dieser Trend zur Regel erhoben, wäre der palliative Gedanke verfälscht. Auf diese Weise würden Schwerkranke dem Sterben zugewiesen, obwohl sie nicht sterbend sind und, wie meistens gewünscht, lieber zu Hause sterben möchten. Außerdem würden Palliativeinrichtungen auf „Sterbehäuser" reduziert werden, und es könnte einer gesellschaftlichen Erwartung auf eine „palliative Entsorgung" Schwerstkranker Vorschub geleistet werden.

Palliative Care bei Kranken im Wachkoma beachtet die jeweilige individuelle Lebenssituation und das familiäre und soziale Umfeld, in welcher sich der Kranke befindet, seinen erklärten Willen, das jeweilige Krankheitsstadium (siehe oben) und die medizinische Indikation.

18.2.1 Akut- und Postakutstadium

Im Akutstadium kommen alle Maßnahmen der Intensivmedizin und -pflege sowie der neurologischen Frührehabilitation zur Anwendung. Menschen im Wachkoma benötigen ausreichend Zeit, sich zu stabilisieren und zu entwickeln. Eine Übersicht zum medizinisch möglichen Verständnishintergrund wird aus mehr „defektorientierter" Sicht von Nacimiento (2005) gegeben, aus mehr „beziehungsmedizinischer" Sicht von Zieger (2004, 2005a). Bei instabilen, schwachen und erschöpften Wachkoma-Kranken, die auf der Intensiv-, Frühreha- oder Pflegestation in Sterbensnähe geraten, kann unter bestimmten Bedingungen eine Änderung des Therapieziels bis zum Therapieverzicht und zur Hilfe beim Sterben angeraten sein (▶ Abschn. 18.3.3).

18.2.2 Langzeitphase

Die Langzeitversorgung von Menschen im Koma und Wachkoma ist in den letzten 10–15 Jahren zunehmend zum Gegenstand von Untersuchungen und Überlegungen in der Pflege geworden (Bienstein und Fröhlich 2004; Nydahl 2007; Steinbach und Donis 2004). Die folgende Übersicht fasst die aufgrund langjähriger Erfahrung in der Behandlung, Begleitung und Beratung von schwerst hirngeschädigten Menschen und ihren Angehörigen in der neurologischen Frührehabilitation und Langzeitversorgung (sog. Phase F) gewonnenen allgemeinen Grundsätze aus ärztlicher und pflegerischer Sicht für den Umgang mit Menschen im Wachkoma zusammen (Zieger und Döttlinger 2003).

> **Grundsätze für den Umgang mit Menschen im Wachkoma**
> - Umfassendes Menschenbild (einschl. spirituelle Dimension) und Beziehungsethik
> - Interdisziplinäre Teamarbeit und Kooperation
> - Fachspezifischer individueller bedürfnisnaher Zugang und Beziehungsaufbau
> - Aufbau einer gemeinsamen sozialen Perspektive und Teilhabe
> - Teamsupervision, institutionalisierte Unterstützung und Selbstpflege

Im chronischen Stadium geht es aus palliativer Sicht um eine bedürfnis- und situationsnahe Verbesserung von Wohlbefinden, Lebensqualität und Teilhabe. Das kann neben der medizinischen Behandlung und Pflege durch Zuwendung, Ansprache und Einbettung in eine sensorisch „angereicherte" Umgebung erreicht werden. Dabei sind die Regeln der sensorischen Regulation (Wood), der Basalen Stimulation (Nydahl) und des körpernahen Dialogaufbaus (Zieger) mit pflegerisch-therapeutischer Unterstützung unter Beteiligung der Angehörigen zu beachten.

Wundliegen, Bed-Rest-Syndrom und spastikbedingte Schmerzen und/oder Kontrakturen können durch konsequente Lagerung, passives Durchbewegen der Extremitäten, durch Anlage von Schienen/Gipsen, häufiges Aufrichten auf die Bettkante oder im Stand sowie durch Mobilisation mit Herumfahren im Rollstuhl und Vermittlung von Bewegungserfahrung unter Einsatz einer angemessenen Schmerzmittelgabe verhindert werden. Daneben können bei ängstlichen, unruhigen, verspannten und „gestressten" Kranken die im Folgenden zusammengefassten „Wohlfühlangebote" hilfreich sein.

> **Wohlfühlangebote**
> - **Körpernah:** Besuch, vertraute Gerüche, Rooming-in, Bed-Sharing, Aromatherapie, Riechenlassen von Lieblingsspeisen, Mundpflege, Lageveränderungen, begrenzende Lagerung, Nestlagerung, „Himmelbett", Initialberührung, Fersenhalten, Fußreflexzonen-, Bauch- und Kolonmassage, Handauflegen (Schulter, Kopf, Nacken), Halten eines geliebten Gegenstandes (Kuscheltier, Foto, Kreuz, Engel), atemstimulierende Einreibungen, kraniosakrale Therapie, passives Durchbewegen, Vibrationsangebote, Klangbett, Klangtherapie, Schaukelmatte, Herumfahren im (hohen) Rollstuhl, Streicheln von Tieren (geführte Bewegungen)
> - **Körperfern:** Besuch, Präsenz, Zeitmitbringen, Erzählen, Vorlesen, Gesang, leise Musik, Musiktherapie, offene Zimmertür („Lebensgeräusche"), gedämpftes Licht, vertraute Bilder und/oder Fotos aufstellen oder aufhängen, Lichttherapie, Luftveränderung, Herumfahren im (hohen) Rollstuhl, Tierbesuch, Ausflug in den Garten, Park, Wochenmarkt

18.2.3 Instabilität/Komplikationen

Häufig sind Abwehrkräfte durch Begleiterkrankungen, Infektionen und andere Komplikationen wie Wundliegen, Ernährungs- und Flüssigkeitsprobleme, Immobilität, mangelnde Ansprache und Zuwendung sowie durch eine isolative Lebensweise reduziert. Durch eine Infektion, die Dekompensation von Begleiterkrankungen und Organversagen kann ein Wachkoma-Kranker innerhalb kurzer Zeit instabil werden und in eine sterbensnahe Situation geraten. Eine solche Grenzsituation kann einige Tage anhalten, während derer der kranke Organismus sich gewissermaßen für oder gegen das Überleben „entscheidet". Die Erfahrung lehrt, dass sich bereits als „sterbend" bezeichnete Patienten und sogar „Totgesagte" nach Absetzen aktivierender oder invasiver Maßnahmen oder auch nach Absetzen aller Medikamente erholen und stabilisieren können. Deshalb ist jede vorschnelle Entscheidung zu vermeiden und ein aufmerksames, mitfühlendes Beobachten, Abwarten und geduldiges Geschehenlassen anzuraten. Eine solche Haltung ist heute unter den Bedingungen von Zeitknappheit und Kostendruck nicht immer zu verwirklichen.

Während bei unvorhersehbaren akuten Komplikationen und **ungeklärtem Patientenwillen** stets der Grundsatz „im Zweifel für das Leben" handlungsleitend sein sollte, kann bei eindeutig erklärtem Patientenwillen, mit dazu übereinstimmender Situation und bei nicht gegebener medizinischer Indikation auf „lebensrettende" akutmedizinische Maßnahmen verzichtet werden, vor allem bei Vorliegen einer „Verzicht auf Wiederbelebung"-Erklärung. Der Patientenerklärung und der medizinischen Indikation sollte inhaltlich Rechnung getragen und die Situation entsprechend dokumentiert werden. In Absprache mit den Angehörigen wird der Wachkoma-Kranke dann im Rahmen der Palliative Care durch beruhigende und entspannende „Wohlfühl-langebote", wie sie sich zur Förderung von Sicherheit, Vertrauen und Wohlbefinden bei Schmerzen, Schlaflosigkeit, Ängstlichkeit, Unruhe und Anspannung bewährt haben, symptomlindernd versorgt und beim Sterben begleitet.

18.2.4 Sterbephase

Palliative Care bei einem sterbenden Menschen im Wachkoma unterscheidet sich nicht von der Begleitung bei anderen Kranken. Palliative Care orientiert sich nicht an der Krankheit, sondern an den Bedürfnissen und Bedarfen des jeweils einzigartigen Menschen unter Anwendung von Pflegekompetenzen wie umfassende Wahrnehmung, Kommunikation/Kooperation und Schutz geben (Student und Napiwotzky 2007). Nachlassende Kontaktaufnahmeversuche und körpersprachliche Äußerungen wie auch eine zunehmende Leblosigkeit bedeuten nicht, dass Kranke nichts wahrnehmen und empfinden. Es entspricht dem human-ethischen Gebot, sie weiter in körpernahe Dialoge einzubinden.

18.3 Ethische Fragen

Die Behandlungsteams auf den Intensiv-, Frühreha-, Palliativ- oder Pflegestationen sind in der Versorgung und Betreuung von Menschen in der Grenzsituation eines Wachkomas vor verschiedene ethische Fragen gestellt. Entscheidend hierfür ist eine ethische Grundhaltung (Geiss-Mayer et al. 2009).

18.3.1 Indikationsstellung, Teamarbeit und Übertragungsgefühle

Die Indikation zur Palliative Care sollte den Willen und die Lebenssituation des Kranken berücksichtigen und im Einvernehmen mit den Angehörigen gestellt werden. Ärzte sollten sich mit Blick auf ihre Gesamtverantwortung mit dem Behandlungs- bzw. Versorgungsteam gründlich und einvernehmlich absprechen. Dabei können die oben genannten Basiskompetenzen besonders hilfreich sein. Ein interdisziplinäres Team ist nicht nur für eine qualifizierte Versorgung notwendig, sondern stellt auch das beste „Messinstrument" für die Beobachtung und Beurteilung des Entwicklungsver-

laufes der subtilen Körpersignale, Bedürfnisse und Willensäußerungen dar.

Beobachtungen der Pflegenden haben wegen der 24-Stunden-Präsenz und Kenntnis der Vorlieben und Lebensgewohnheiten des Kranken ein entscheidendes Gewicht. Wahrnehmungen und Gefühle im Pflege- und Behandlungsteam sollten wegen der damit verbundenen emotionalen Belastungen ebenso kritisch reflektiert werden wie auch die der Angehörigen. Inneres Wahrnehmen und Erleben von Menschen im Wachkoma und von Sterbenden bleibt Außenstehenden weitgehend verschlossen (Hannich und Dierkes 1996). Es ist darum verständlich, wenn Begleitpersonen von Gefühlen der Leblosigkeit, Apathie, Lähmung und Ohnmacht „angesteckt" werden. Der Übertragungsprozess kann jedoch im Team oder durch Supervision reflektiert und verarbeitet werden.

Bildgebende Untersuchungen bei Menschen im Langzeitkoma, Wachkoma und minimal responsiven Status haben in Übereinstimmung mit den von Begleitpersonen geschilderten Eindrücken, dass der Kranke „etwas mitbekommt", aktivierbare Hirnareale nachgewiesen. Diese sind verantwortlich für die Verarbeitung von „basalen Emotionen" wie Luftnot, Hunger-, Durstgefühl und Schmerzen (Boly et al. 2008; Kassubek et al. 2003; Panksepp et al. 2007) wie auch für das innere, geistige Vorstellen bestimmter Handlungen wie Tennisspielen, Gang durch die eigene Wohnung (Owen et al. 2006) sowie die Unterscheidung von fremden und vertrauten Stimmen (Eickhoff et al. 2008) bzw. von unsinnigen und sinnvollen Sätzen und die innere Aktivierbarkeit auf Schreie anderer Menschen in entsprechenden neuronalen Netzwerken, die das affektiv-emotionale (Vor-)Bewusstsein repräsentieren (Yu et al. 2013).

Begleitpersonal und Angehörige befinden sich sozusagen auf der sicheren Seite, wenn die Angaben der Angehörigen ernst genommen werden und – gestützt auf die in ▶ Abschn. 18.2.3 und hier genannten Forschungsergebnisse zum sozialen Gehirn als „Beziehungsorgan" (Fuchs 2008) – reflektiert in die Umgangspraxis einbezogen werden.

18.3.2 Patientenwille, Angehörige und Ethikberatung

Wachkoma-Kranke können ihren persönlichen Willen nicht verbal-rational äußern. Sie sind auf die Beachtung ihres „natürlichen" Willens angewiesen, wie er als situations- und bedürfnisnahe Äußerungen in der Körpersprache nonverbal-emotional zum Ausdruck gebracht werden kann. Auch die Entscheidung für einen palliativen Behandlungsweg muss vom Patientenwillen durch eine aktuelle „Patientenverfügung" oder vom Einverständnis eines entsprechenden Stellvertreters (Bevollmächtigter, Betreuer) getragen sein. Dabei ist die Frage der Reichweite einer „Patientenverfügung" kritisch zu sehen.

Auch eine Behandlungsentscheidung aufgrund des „mutmaßlichen Willens", welcher stets von den jeweils vorherrschenden allgemeinen Wertvorstellungen abhängig ist, ist kritisch zu beurteilen und sollte mittels Ethikkonsil und/oder Beratung durch ein Ethikkomitee zu einem breiten, mitmenschlich getragenen Prozess der Konsensbildung führen. Häufig sind Angehörige durch die monate- und jahrelange Begleitung des Wachkoma-Kranken selbst erschöpft und ausgebrannt. Dennoch ist in neueren Erfahrungsberichten und Studien nachgewiesen, dass Angehörige entgegen ärztlich vermittelter schlechter Prognose sich ein *eigenes* Bild vom Kranken machen und ihre emotionale Bindung und Beziehung zu ihm aufrechterhalten (Agricola 2011; Kuehlmeyer 2011). Es ist menschlich nachvollziehbar, wenn ein leidvoller, unerträglicher Schwebezustand eines Lebens „auf der Grenze" mit Zweifeln, Scham- und Schuldgefühlen erlebt wird (Mwaria 1990) und den Wunsch nach Sterbehilfe aufkommen lässt. Dabei spielen medizinische und moralische Annahmen pflegender Angehöriger für Entscheidungen am Lebensende eine entscheidende Rolle, für deren Einbindung wiederholte Kommunikation, Unterstützung der Angehörigen und ein umfassender Versorgungsplan (Advance Care Planning) empfohlen werden (Kuehlmeyer et al. 2012). Eine umfassende psychologische und ethische Beratung der Angehörigen, eingebettet in ein palliatives Versorgungskonzept, scheint demnach das beste Hilfsmittel für die Bewältigung des Wunsches nach aktiver Sterbehilfe zu sein.

18.3.3 Verzicht auf Wiederbelebung

Rettungsdienst, technische Reanimation und Notfallversorgung in der Phase des Kampfes um das Überleben können die Kranken unbeabsichtigt traumatisiert haben (Zieger 2006), sodass sich bei instabilen und von häufigen Komplikationen erschöpften Kranken im weiteren Verlauf Fragen nach Art und Umfang erneuter Wiederbelebungsmaßnahmen stellen können. Diese sollten vor dem Hintergrund eines in ▶ Abschn. 18.2 skizzierten integrierten palliativen Behandlungskonzepts bereits auf der Intensiv- oder Frühreha-Station, spätestens auf der Pflegestation mit den Angehörigen einfühlsam angesprochen werden. Neben umfassenden Informationen über die Möglichkeiten technischer und invasiver Wiederbelebungsmaßnahmen sollte über palliative Alternativen aufgeklärt werden. Auf vertrauensvoller

Grundlage kann dann entsprechend dem Patientenwillen oder der Zustimmung des Stellvertreters ein stufenweiser Verzicht auf mehr oder weniger invasive Wiederbelebungsmaßnahmen einvernehmlich vereinbart und dokumentiert werden.

Es ist zu beobachten, dass sich in den letzten Jahren unter den Bedingungen zeitlicher, personeller und ökonomischer Ressourcenbegrenzung in der Frühphase der Versorgung Schwerstkranker ein differenzierteres Verständnis von der Indikationsstellung und dem Einsatz lebenserhaltender, invasiver und intensivmedizinischer Maßnahmen entwickelt hat. In Abhängigkeit vom erklärten Patientenwillen und der medizinischen Indikation können heute mithilfe einer „Verzicht auf Wiederbelebung"-Erklärung (engl. „do not resucitate", DNR) Art und Umfang der Behandlungsmaßnahmen einvernehmlich zwischen den verantwortlichen Beteiligten abgesprochen und dokumentiert werden (Charbonnier et al. 2008). Das hat u. a. zur Folge, dass eine unerwünschte technische Reanimationsmaßnahme, z. B. eine Defibrillation, notfallmäßig auch tatsächlich nicht mehr eingesetzt, sondern der Kranke in seinem dann natürlichen Sterben palliativ begleitet wird.

18.3.4 Künstliche Ernährung

Es ist unbestritten, dass die Einlage einer Magensonde (nasal oder als PEG) eine invasive Maßnahme darstellt, die in jedem Falle neben der genauen medizinischen Indikation der Einwilligung des Patienten bedarf. Demgegenüber stellt das Beschicken einer Ernährungssonde in Übereinstimmung mit den Grundsätzen der Bundesärztekammer (2004) eine pflegerische Basismaßnahme zum Stillen von Hunger und Durst dar. Die Gesamtheit der Maßnahmen einer „künstlichen Ernährung" ist jedoch nicht als reine Therapiemaßnahme zu verstehen, sondern nur der invasive Anteil der Sondeneinlage. Eine Zwangsernährung Schwerstkranker ist ebenso abzulehnen wie das Unterlassen des Stillens von Hunger- und Durstempfinden. Es erscheint ethisch geboten, Menschen im Wachkoma, die sich **nicht im Sterben** befinden, eine ausreichende Versorgung mit Nahrung und Flüssigkeit zukommen zu lassen, wenn zu diesem Zeitpunkt eine PEG- oder nasale Magensonde bereits eingelegt ist, es sei denn, dem **Stillen des Hunger- und Durstempfindens** wurde widersprochen.

Da Menschen im Vollbild des Wachkomas häufig mit einer Trachealkanüle versorgt sind, kann ihnen Nahrung und Flüssigkeit in der Regel nicht oral verabreicht werden. Im Falle des **einsetzenden Sterbeprozesses** jedoch können auch bei Menschen im Wachkoma (analog zu Demenzkranken) die weitere Sondenernährung und Flüssigkeitsgabe in Abhängigkeit vom erklärten

Willen, des „natürlichen Willens" (Würgen, Reflux und Erbrechen von Nahrungsbrei, offenes Abwehrverhalten) und der gebotenen Zurückhaltung mit aktiven Maßnahmen zurückgefahren oder eingestellt werden. Dafür sprechen nicht nur Untersuchungen, wonach eine **Dehydration bei Sterbenden** eine euphorisierende Wirkung durch Ausschüttung von Endorphinen entfaltet (Synofzik und Markmann 2007), sondern auch, dass quälende Durst- (und Hunger-)Gefühle durch regelmäßige Mundpflege und Mundbefeuchtung sowie durch subkutane Infusionen gestillt werden können (Student und Napiwotzky 2007). Dagegen erscheint es wahrscheinlich, dass von Menschen in einem stabilen Wachkomazustand – entgegen der klassischen Lehrmeinung – basale Emotionen, die bei Atemnot, Hunger und Durst über basale limbische Zwischenhirnregionen aktiviert werden, sehr wohl als lebensbedrohlich wahrgenommen und empfunden werden können (Denton 2006; Egan et al. 2003; Panksepp et al. 2007; Zieger 2009).

Genau hier besteht Dissens zur unbegrenzten Reichweite von Patientenverfügungen nach der Verabschiedung des Patientenverfügungsgesetztes in Deutschland im September 2009.

18.4 Fazit

Menschen im Wachkoma sind lebenslang auf die qualifizierte Pflege, Förderung und Begleitung durch andere Menschen und professionelle Helfer angewiesen. Menschen im Wachkoma und ihre Angehörigen verfügen über spezifische Lebenserfahrungen und implizite, körpersprachliche Anleitungskompetenzen, von denen „Wachgesunde" lernen und Einblicke in Grenzsituationen und Tiefendimensionen menschlicher Existenz wie auch in die Sinnhaftigkeit des eigenen Lebens gewinnen können. Allgemeine Inhalte und Methoden von Palliative Care können in der Langzeitversorgung für Menschen im Wachkoma und Angehörige hilfreich sein. Das Thema „Wachkoma" gehört jedoch erst dann in die „Lebensende"-Diskussion, wenn Wachkoma-Kranke sterbenskrank werden und spezielle palliative Hilfen beim Sterben benötigen. Insofern haben „Patientenverfügungen" eine begrenzte Reichweite (Zieger et al. 2002). Diese kann jedoch im Behandlungsverlauf durch gemeinsame Absprachen individuell ausgestaltet werden, insbesondere dann, wenn zutreffende Willenserklärungen in gesunden Tagen dokumentiert und die Behandlungsindikationen im interdisziplinären Team geklärt sind.

18.5 Kritische Anmerkungen und Ergänzungen zur aktuellen Auflage

Seit Erscheinen dieses Kapitels in der 3. Auflage dieses Buches 2009 haben sich gesellschaftliche Meinungen und Einstellungen wie auch wissenschaftliche Erkenntnisse zur Palliative Care im Allgemeinen wie zum Umgang mit Menschen im Wachkoma und anderen Schwerstbetroffenen im Speziellen verändert. Diese Veränderungen sind vielfältig und haben sich beschleunigt. Kommerzialisierung und eine zunehmende Unterordnung medizinischer Entscheidungen unter wirtschaftliche Interessen bewirken einen Abbau der Heilkunst und setzen gesundheitliche Versorgungsstrukturen immer mehr unter Druck (Maio 2014). Der Aufkauf von medizinischen Versorgungszentren und Facharztpraxen durch eine börsenorientierte Gesundheitswirtschaft zielt vorrangig auf Renditeerwartungen und bedeutet einem Raubbau an dem Gemeineigentum der Solidargemeinschaft.

Die Versorgung von bewusstseinsgestörten, beatmungspflichtigen Intensivpatienten und neurologisch Schwerstbeeinträchtigten wie auch der Umgang mit den Familien, Zu- und Angehörigen ist seit jeher großen Belastungen ausgesetzt. Das Leben dieser vulnerablen Menschen wird von erheblichen Unsicherheiten, kommunikativen Anforderungen sowie kognitiven und emotionalen Verzerrungen bestimmt (Creutzfeldt 2017; Creutzfeldt und Halloway 2012; Johnson 2021; Smith et al. 2013). Neben einer grundsätzlichen Kritik am Konzept des persistierenden vegetativen Status (PVS; McCullagh 2004) und an dem angloamerikanischen Konzept „Disorders of Consciousness" (DOC) (Zieger 2020), die einer hegemonialen Deutungshoheit gleichkommt, wird beim „Wachkoma" auch von einem „Mythos" gesprochen (Celesia 2013; Kotchoubey 2017; Zieger 2007a). Philosophisch kann das Leben im Wachkoma durchaus als „Grenze des Bewusstseins" (Noe 2010) und „verkörpertes Bewusstsein" (Seth 2013) verstanden werden.

18.5.1 Fehldiagnosen und Fehlprognosen

Fehldiagnosen und falsch negative Prognosen sind nach wie vor häufig. Sie führen zu ethischen und wissenschaftlichen Grenzsituationen (Farisco und Petrini 2014) bis hin zu legalisierter Sterbehilfe und Lebensbeendigung bzw. „Euthanasie" (Welter 2015). Diesem Trend widersprechen jedoch wissenschaftliche Erkenntnisse, wonach mithilfe therapeutischer Interventionen

(Medikamente, multimodale sensorische Stimulation, technische Hilfen) unter Beteiligung vertrauter Angehöriger, von Pflegender und „emotionaler" Anregungen (Stimmen, Musik, Tiereinsatz) ermutigende und überzeugende Verbesserungen der Vigilanz, Wahrnehmungs- und Kontaktfähigkeit, Mobilität, Kommunikation und selbst auch der Überlebensqualität erreicht werden können (Lancioni et al. 2021).

18.5.2 Außerklinische Intensivpflege ohne ausreichende Frührehabilitation oder Weaning-Versuche

Obwohl in den letzten Dekaden in Deutschland für Menschen mit schweren Bewusstseinsstörungen und anderen neurologischen Syndromen frührehabilitative Versorgungsangebote entstanden sind, hat sich unter verbesserten Pflegetechnologien eine außerklinische Intensivpflege entwickelt. Wegen langer Wartezeiten zur Frührehabilitation und gemäß dem Grundsatz „ambulant vor stationär" wurde vielen Patienten die Verlegung in eine neurologische Frührehabilitationsklinik oder ein Weaning-Zentrum vorenthalten. Der Gesetzgeber hat darauf reagiert und den Gemeinsamen Bundesausschuss mit der Erstellung von Richtlinien zur Außerklinischen Intensivversorgung (AKI-RL) beauftragt, die auf Parlament vorbei inzwischen verabschiedet wurden und 2023 in Kraft treten sollen.

Dieser Prozess wurde von den schwerstbetroffenen Beatmeten und tracheotomierten Kanülenträgern, die auf technische Hilfen und Assistenz angewiesen sind, ihren Angehörigen, Familien von beatmungspflichtigen Kindern, Selbsthilfe- und Behindertenorganisationen sorgenvoll und kritisch begleitet. Einer jüngsten Nachricht im Ärzteblatt Online (2022) zufolge sehen diese Menschen durch lebensfremde bürokratische Auflagen, Fachärztemangel, Mangel an Frührehabilitations- und Weaning-Plätzen sowie die Beschränkung auf medizinische Behandlungspflege ihre sensible, aufwendige und individuelle Versorgung gefährdet sowie ihr Menschenrecht auf Selbstbestimmung der freien Wahl des Wohnortes und auf Teilhabe verletzt. Die realen Voraussetzungen für eine gesundheitliche Versorgung, die den hochspeziellen Bedarfen und Bedürfnisse dieser vulnerablen Gruppe und beteiligten Akteuren gerecht wird, sind nicht gegeben. Hinzu kommt, dass immer mehr ambulante Pflegedienste wegen Personalmangels und Insolvenzgefahr kurzfristige Verträge kündigen und die betroffenen Familien in prekäre ambulante Pflegesituationen stürzen, ohne dass vonseiten der Politik der Wille erkennbar ist, die im ambulanten Pflegesektor bestehenden Gesetzlücken zu schließen.

18.5.3 Gefahr einer palliativen „Entsorgung"

Betroffene und Angehörige werden zudem wegen häufig unterstellter „Aussichtslosigkeit" und „zweifelsfreier" Auslegung des Autonomieprinzips der Bedrohung ausgesetzt, tödliche Hilfen zum Sterben statt palliative Hilfen beim Sterben oder eine umfassende Lebenshilfe durch eine konsequente und individuell ausgerichtete Frührehabilitation zu erhalten (Zieger et al. 2002). Die Patienten werden immer mehr zu schnell und zu früh aufgegeben und gleichsam einer palliativen „Entsorgung" zugeführt. Nach der Leitlinie zu schwerer hypoxischer Bewusstseinsstörung (DGN 2018, S. 5) „muss jede ärztliche Behandlung (inklusive Nahrungs- und Flüssigkeitssubstitution und Beatmung) durch Indikation und Patientenwille legitimiert werden, selbst wenn die Behandlung die einzige Möglichkeit der Lebensverlängerung ist und der Betroffene ohne sie sterben würde." Ökonomische Anreize für lebensbeendende Maßnahmen an der Grenze von „Sterbenlassen" und „Töten" sind dabei nicht ausgeschlossen (Manzeschke und Anderson 2017).

Derartige Entwicklungen heben sich spannungsvoll ab von einer „guten Begleitung am Lebensende" bei gesundheitlicher Versorgungsplanung für Menschen mit Behinderung (Ethik-Forum 2019) – ohne Diskriminierung und Ausgrenzung. Die gesundheitliche Vorausplanung (Advance Care Planning, ACP) verspricht eine geregelte Versorgungssicherheit für bestimmte Lebenssituationen, deren Eintreffen in gesunden Tagen weder real vorstellbar noch vorhersehbar ist. Wer kann etwa heute schon wissen, wie es ist, im „Wachkoma" zu leben?

18.5.4 Antizipierte Nutzung als potenzieller Organspender

Menschen mit schwerer Bewusstseinsstörung sind weder „hirntot" noch „sterbend". Das seit den 1990er-Jahren im gesellschaftlichen Diskurs sich verfestigende defektmedizinische und nützlichkeitsethische Verständnis hat unter Berufung auf das gültige Hirntodkonzept und ein absolut gesetztes Selbstbestimmungsprinzip Therapieentscheidungen mit Handlungen eines verfügten oder mutmaßlichen Therapieabbruchs legalisiert. Schwerstbetroffene Intensivpatienten können bei antizipierter Mutmaßung oder vorliegender Willenserklärung bereits präfinal als potenzielle Organspender eingestuft, und entsprechende intensivtherapeutische Maßnahmen gegen den hierzu erklärten Willen können eingeleitet werden (Neitzke et al. 2019). Falls es zu einer legalisierten Widerspruchslösung kommt, könnte dies nur bei schriftlich erklärtem Nicht-Willen verhindert werden.

18.5.5 Care-Ethik und Behindertenparadox

Die beschriebenen Entwicklungen machen auch vor der Palliativversorgung nicht halt. So werden Menschen mit schwerer und komplexer Behinderung immer häufiger vorzeitig in „Lebensende"-Entscheidungen einbezogen, anstatt gerade bei jüngeren Schwerstbeeinträchtigten für einen gelingenden Lebensvollzug zu sorgen im Sinne von einer Care-Ethik und -Kultur (Krause 2017). Das dominante „Lebensende"-Thema in der bioethischen Debatte folgt einem reduzierten, äußeren Verständnis der Grenzen von „Sinnhaftigkeit" („futility") (Richter-Kuhlmann 2022). Wissenschaftliche Befragungen von gelähmten, schwerstbetroffenen und beatmeten Patienten haben demgegenüber ergeben, dass trotz eines lebenslangen Kampfes um ausreichende Unterstützung und Anerkennung die Betroffenen ihr Leben um bis zu 80 % als „lebenswert", „positiv", „sinnvoll" und weit ab von Suizidgedanken einschätzen, und zwar deutlich mehr als Angehörige und Neurologen (Kuehlmeyer 2013; Kuehlmeyer et al. 2013). Dieses Phänomen ist als „Behindertenparadox" bekannt (Albrecht und Devlieger 1999).

18.5.6 Triage: Ungleichbehandlung, Aussonderung und Tabubruch

Eine besonders extreme Herausforderung stellt die in der Corona-Pandemie wieder aufgekommene Triage dar. Ursprünglich für Kriegs- und Katastrophenfälle mit einem Massenanfall von (Hirn-)Verletzten konzipiert, wurde sie von Fachgesellschaften jüngst diskutiert (DIVI 2013). Von Betroffenen und Behindertenverbänden wurde die Anwendung der Gebrechlichkeitsskala (Clinical Frailty Scale 2022), CFS) kritisiert und eine gesetzgeberische Regelung gefordert. Die klinische Erfolgsaussicht als entscheidendes Kriterium priorisierter Entscheidungsfindung sei in der Notfallphase zur Einschätzung der individuellen Prognose bei z. B. schwerer Hirnschädigung untauglich. Die Anwendung der CFS verzerrt die Logik der Triage, wenn z. B. einem als „gebrechlich" eingestuften Rollstuhlfahrer oder auch einem Beatmeten mit technischem Assistenzbedarf ungleich schlechtere Erfolgsaussichten unterstellt werden, obwohl es sich um einen jungen Querschnittgelähmten oder um einen jungen muskeldystrophen Patienten handelt. Die CFS ist nur für ältere Patienten ab 65 Jahren umfassend validiert. Sie wird der gesundheitlichen Lebenswirklichkeit von jungen (Mehrfach-)Behinderten und Langzeitkranken ohne und mit neurologischer Vorerkrankung in keiner Weise gerecht. Jedes menschliche Leben müsse den gleichen Schutz seiner Würde und vor Diskriminierung sowie die Beachtung der Lebenswertindifferenz genießen (Deutscher Ethikrat 2020).

Durch Delegation einer Triage-Regelung an eine medizinische Fachgesellschaft stiehlt sich der Gesetzgeber aus seiner politischen und menschenrechtlichen Verantwortung, Ungleichbehandlung und Aussonderung besonders vulnerabler Schwerstkranker und Behinderter zu verhindern. Ein aktueller Gesetzesverschlag sieht vor, bei knappen Ressourcen eine Beatmungsbehandlung abzubrechen. Das käme einem medizinethischen Tabubruch gleich und wird von Strafrechtlern als „Totschlag" gewertet (Haarhoff 2022).

Literatur

Agricola R (2011) Leben wollen trotz Wachkoma. Sieben Jahre zwischen Hoffen und Bangen. Wissenschaftlicher Verlag, Berlin

Albrecht GL, Devlieger PJ (1999) The disability paradox: high quality of life against all odds. Soc Sci Med 48(8):977–988

Ärzteblatt Online (01.06.2022) https://www.aerzteblatt.de/nachrichten/134701/Intensivpflege-Patienten-sehen-Versorgung-gefaehrdet?rt=5ca406e5e4c38d0dd6cbff604a6f0131. Zugegriffen am 07.06.2022

Bienstein C, Fröhlich A (2004) Basale Stimulation in der Pflege, 2. Aufl. Kallmeyer'sche Verlagsbuchhandlung, Seelze

Boly M, Faymoville M-E, Schnakers C et al (2008) Perception of pain in the minimally conscious state with PET activation: an observational study. Lancet Neurol 7:1013–1020

Bundesärztekammer (Hrsg) (2004) Grundsätze der Bundesärztekammer zur ärztlichen Sterbebegleitung. Dtsch Ärztebl 101:A1298–A1299

Celesia GG (2013) Conscious awareness in patients in vegetative states: myth or reality? Curr Neurol Neurosci Repair 13:395–208

Charbonnier R, Dörner K, Simon S (Hrsg) (2008) Medizinische Indikation und Patientenwille. Behandlungsentscheidungen in der Intensivmedizin und am Lebensende. Schattauer, Stuttgart

Clinical Frailty Scale (2022) https://www.dggeriatrie.de/images/Bilder/PosterDownload/200331_DGG_Plakat_A4_Clinical_Frailty_Scale_CFS.pdf. Zugegriffen am 09.06.2022

Creutzfeldt CJ (2017) Schlaganfall – Entscheidung nach schwerem Schlaganfall. In: Erbguth F, Jox RJ (Hrsg) Anwandte Ethik in der Neuromedizin, Kapitel 19, S 213–220

Creutzfeldt CJ, Halloway RG (2012) Treatment decisions after severe stroke: uncertainty and biases. Stroke 43(12):3405–3408

Damasio AR (1999) Ich fühle also bin ich. Die Entschlüsselung des Bewusstseins. List, München

Denton D (2006) The primordial emotions. The dawning of consciousness. Oxford University Press, Oxford

Deutscher Ethikrat (2020) https://www.ethikrat.org/fileadmin/Publikationen/Ad-hoc-Empfehlungen/deutsch/ad-hoc-empfehlung-corona-krise.pdf. Zugegriffen am 09.06.2022

DGN – Deutsche Gesellschaft für Neurologie (2018) Ethik und Medizinrecht. In: S1-Leitlinie Hypoxisch-ischämische Enzephalopathie (HIE) im Erwachsenenalter. AWMF-Registernummer: 030/119. https://dgn.org/leitlinien/ll-030119-2018-hypoxischischaemische-enzephalopathie-hie-im-erwachsenenalter/ (gültig bis Herbst 2022). Zugegriffen am 10.06.2022

DIVI (2013) https://www.divi.de/joomlatools-files/docman-files/publi-kationen/covid-19-dokumente/211214-divi-covid-19-ethik-empfehlung-version-3-entscheidungen-ueber-die-zuteilung-intensivmedizinischer-ressourcen.pdf. Zugegriffen am 09.06.2022

Egan G, Silk T, Zamarippa F, Frederico P, Cunnington R, Carabott L, Blair-West J, Shade R, McKinley M, Farell M, Lancester J, Jackson G, Fox P, Denton D (2003) Neural correlates of the emergence of consciousness of thirst. Proc Nat Acad Sci U S A 100(25):15241–15246

Eickhoff SB, Dafotakis M, Grefkes C, Stöcker T, Shah NJ, Schnitzler A, Zilles K, Siebler M (2008) fMRI reveals cognitive and emotional processing in a long-term comatose patient. Exp Neurol 214:240–246

Estraneo A, Moretta P, Loreto V, Lanzillo B, Santoro L, Trojano L (2010) Late recovery after traumatic, anoxic, or hemorrhagic long-lasting vegetative state. Neurology 75(3):239–245

Ethik-Forum der Gesellschafter-Verbände des IMEW (2019) Gute Begleitung am Lebensende. Stellungnahme zur gesundheitlichen Versorgungsplanung für Menschen mit Behinderung. Institut für Menschen, Wissenschaft und Ethik Berlin (Eigenverlag)

Farisco M, Petrini C (2014) Misdiagnosis as an ethical and scientific challenge. Ann Ist Super Sanita 50(3):229–233

Fuchs T (2008) Das Gehirn als Beziehungsorgan. Kohlhammer, Stuttgart

Geiss-Mayer G, Ramsenthaler C, Otto M (2009) Haltung als Herzstück palliativer Begleitung. „Einblicke" Carl-von-Ossietzky-Universität Oldenburg 50:16–19

Haarhoff H (2022) Triage-Gesetzesvorschlag beinhaltet medizinischen Tabubruch. Der Tagesspiegel. https://www.tagesspiegel.de/politik/abbruch-der-beatmung-triage-gesetzesvorschlag-beinhaltet-medizinischen-tabubruch/28313630.html. Zugegriffen am 06.05.2022

Hannich HJ (1993) Bewusstlosigkeit und Körpersprache. Überlegungen zu einem Haltungsdialog in der Therapie komatöser Patienten. Prax Psychother Psychosom 38:219–226

Hannich HJ, Dierkes B (1996) Ist Erleben im Koma möglich? Intensiv 4:4–7

Johnson LSM (2021) The ethics of uncertainty: entangled ethical and epistemic risks in disorders of consciousness. Oxford University Press, New York

Kassubek J, Juengling FD, Els T, Spreer J, Herpers M, Krause T, Moser E, Lücking CH (2003) Activation of a residual cortical network during painful stimulation in long-term postanoxic vegetative state: a 15O-H2O PET study. J Neurol Sci 212(1–2):85–91

Kotchoubey B (2017) Mythology of the vegetative state. Neuropaediatrics 48(S01):S1–S45

Krause F (2017) Sorge in Beziehungen. Die Care-Ethik und der Begriff des Anderen bei Emmanuel Lévinas. Fromann-Holzboog, Stuttgart

Kuehlmeyer K (2011) Leben mit Wachkoma-Patienten: Was berichten Angehörige? In: Jox RJ, Kühlmeyer K, Borasio GD (Hrsg) Leben im Koma. Interdisziplinäre Perspektiven auf das Problem des Wachkomas. Kohlhammer, Stuttgart, S 60–74

Kuehlmeyer K (2013) Ethische Herausforderungen bei chronischen Bewusstseinsstörungen: Die Sichtweisen von Angehörigen und Neurologen. Promotion Humanbiologie, LMU München. https://edoc.ub.uni-muenchen.de/15671/1/Kuehlmeyer_Katja.pdf. Zugegriffen am 07.06.2022

Kuehlmeyer K, Borasio GD, Jox RJ (2012) How family caregivers' medical and moral assumptions influence decision making for patients in the vegetative state: a qualitative interview study. J Med Ethics:38332–38337, Med Ethics 38/6

Kuehlmeyer K, Racine E, Palmour N et al (2013) Diagnostic and ethical challenges in disorders of consciousness and locked-in syndrome: a survey of German neurologists. J Neurol 259:2076–2089. https://doi.org/10.1007/s00415-012-6459-9. Zugegriffen am 07.06.2022

Lancioni GE et al (2021) Behavioral intervention approaches for people with disorders of consciousness: a scoping review. Disabil Rehabil. https://doi.org/10.1080/09638288.2021.1985634. Zugegriffen am 08.06.2022, Med Ethics 38/6

Maio G (2014) Geschäftsmodell Gesundheit. Wie der Markt die Heilkunst abschafft. Suhrkamp, Berlin

Manzeschke A, Anderson D (2017) Ökonomische Anreize und ihre Bedeutung für lebensbeendende Maßnahmen – eine ethische Perspektive. In: Bormann FJ (Hrsg) Lebensbeendende Handlungen. Ethik, Medizin und Recht zur Grenze von ,Töten' und ,Sterbenlassen'. De Gruyter, Berlin, S 451–468

May A (2011) Physiologie des Sterbens. In Kränzle S, Schmid U, Seeger C (Hrsg.) (2011) Palliative Care. Handbuch für Pflege und Begleitung. 4. Auflage Sektion II, Abschnitt 3.4. Springer, Berlin, Heidelberg, S. 21–29

McCullagh P (2004) Conscious in a vegetative state? A critique of the PVS concept. Kluwer Academic Publishers, Dordrecht/Boston/London

Merker B (2007) Consciousness without a cerebral cortex: a challenge for neuroscience and medicine. Behav Brain Sci 30:63–134

Mwaria CB (1990) The concept of the self in the context of crisis: a study of families of the severely brain-injured. J Soc Sci Med 8:889–893

Nacimiento W (2005) Apallisches Syndrom, Wachkoma, persistent vegetative state: Wovon redet und was weiß die Medizin? In: Höfling W (Hrsg) Das sog. Wachkoma. Juristische, medizinische und ethische Aspekte. Lit, Münster, S 29–48

Neitzke G et al (2019) Decision-making support in Intensive Care to facilitate organ donation. Med Klin Intensivmed Notfallmed 114(4):432–447. (Position paper)

Noe A (2010) Du bist nicht Dein Gehirn. Eine radikale Theorie des Bewusstseins. Piper, München/Zürich

Nydahl P (Hrsg) (2007) Wachkoma. Betreuung, Pflege und Förderung eines Menschen im Wachkoma, 2. Aufl. Urban & Fischer, München, S 4–17

Owen AM, Coleman MR, Boly M, Davis MH, Laureys S, Pickard JD (2006) Detecting awareness in the vegetative state. Science 313:1402–1402

Panksepp J, Fuchs T, Garcia VA, Lesiak A (2007) Does any aspect of mind survive brain damage that typically leads to a persistent vegetative state? Ethical considerations. Philos Ethics Human Med 2:32

Richter-Kuhlmann E (2022) Futility – Grenzen der Sinnhaftigkeit. Dtsch Ärztebl 119(19):B712–B713

Seth AK (2013) Interoceptive inference, emotion, and the embodied self. Trends Cogn Sci Actions 17(11):565–573. https://doi.org/10.1016/j.tics.2013.09.007. Zugegriffen am 08.06.2022

Smith AK et al (2013) Uncertainty – the other side of prognosis. N Engl J Med 368(26):2448–2450. Zugegriffen am 01.06.2022

Steinbach A, Donis J (2004) Langzeitbetreuung Wachkoma. Eine Herausforderung für Betreuende und Angehörige: Eine Herausforderung für Betreuende und Angehörige. Springer, Heidelberg

Steppacher I (2010) Elektrophysiologische Indizes der Informationsverarbeitung bei Patienten im ,Vegetative State' und ,Minimally Conscious State'. Auftretensmuster und klinischer Vorhersagewert. Dissertation Fachbereich Psychologie, Universität Konstanz http://kops.ub-konstanz.de/volltexte/2011/12989/. Zugegriffen am 12.08.2013

Student JC, Napiwotzky A (2007) Palliative Care. Wahrnehmen – verstehen – schützen. Thieme, Stuttgart

Synofzik M, Marckmann G (2007) Perkutane endoskopische Gastrostomie: Ernährung bis zuletzt? Dtsch. Ärzteblatt 104(49):A 3390–A3393

Trevarthen C, Aitken KJ (2001) Infant intersubjectivity: research, theory, and clinical application. J Child Psychol Psychiatry 42:3–48

Welter U (2015) Sterbehilfe-Fall Vincent Lambert. Europäischer Gerichtshof für Menschenrechte entscheidet. https://www.academia.edu/31531822/EUROPEAN_COURT_OF_HUMAN_RIGHTS_GC_CASE_OF_LAMBERT_AND_OTHERS_V_FRANCE_JUDGMENT_OF_5_JUNE_2015_APPLICATION_NO_46043_14 (Im Minderheitenvotum 5/22 auf S. 58 Nr. 9 wird wörtlich von „euthanasia" gesprochen). Zugegriffen am 02.06.2022

Yu T, Lang S, Vogel D, Markl A, Müller M, Kotchoubey B (2013) Patients with unresponsive wakefulness syndrome respond to the pain cries of other people. Neurology 80(4): 345–352

Zieger A (2004) Koma, Wachkoma. In: Student C (Hrsg) Handbuch der Sterbebegleitung. Herder, Freiburg, S 51–54

Zieger A (2005a) Beziehungsmedizinisches Wissen im Umgang mit so genannten Wachkoma-Patienten. In: Höfling W (Hrsg) Das sog. Wachkoma. Juristische, medizinische und ethische Aspekte. Lit, Münster, S 49–90

Zieger A (2005b) Körpernaher Dialogaufbau mit Menschen im Koma/Wachkoma nach erworbener schwerer Hirnschädigung. In: Boenisch J, Otto K (Hrsg) Leben im Dialog. Unterstützte Kommunikation über die gesamte Lebensspanne. Von Loeper Literaturverlag, Karlsruhe, S 390–403

Zieger A (2006) Traumatisiert an Leib und Seele – neuropsycho-traumatologische Erkenntnisse und ihre Konsequenzen für den Umgang mit schwersthirngeschädigten Menschen im Wachkoma. In: Abteilung für Gesundheits- und Klinische Psychologie der Carl von Ossietzky Universität Oldenburg (Hrsg) Impulse für Gesundheitspsychologie und Public Health. Achtsamkeit als Lebensform und Leitbild. dgvt, Tübingen, S 115–144

Zieger A (2007a) Leben im Wachkoma – Mythos und Lebenswirklichkeit. In: Graumann S, Grüber K (Hrsg) Grenzen des Lebens. Lit, Münster, S 105–120

Zieger A (2007b) Wachkoma – eine medizinische Einführung. In: Nydahl P (Hrsg) Wachkoma. Betreuung, Pflege und Förderung eines Menschen im Wachkoma, 2. Aufl. Urban & Fischer, München, S 4–17

Zieger A (2009) Autonomes Körperselbst im Wachkoma – Wahrnehmen, Erleben und Körpersemantik. In: Ingensiep HW (Hrsg) Sprache und Sinn in Grenzsituationen des Lebens. Königshausen & Neumann, Würzburg

Zieger A (2011) Therapeutische und frührehabilitative Ansätze. Lebenssicherung, Kommunikation und soziale Perspektive (Teilhabe). In: Jox RJ, Kühlmeyer K, Borasio GD (Hrsg) Leben im Koma. Interdisziplinäre Perspektiven auf das Problem des Wachkomas. Kohlhammer, Stuttgart, S 33–47

Zieger A (2020) „Wachkoma" im Wandel – Aufbruch zu einem neurokompetenten Menschenbild? http://www.neuronales-netzwerk.org/publikationsleser/70.html. Zugegriffen am 01.06.2022

Zieger A, Döttlinger B (2003) Pflege eines Menschen im Wachkoma. In: Baumgartner L, Kirstein R, Mölmann R (Hrsg) Häusliche Pflege heute. Urban & Fischer, München, S 651–670

Zieger A et al (2002a) Eine Aufwertung der Ethik der Autonomie des Einzelnen bedeutet eine Dominanz des Stärkeren über die Ethik der Schwachen. Dtsch Ärztebl 99(14):A 917–A 919

Zieger A, Bavastro P, Holfelder HH, Dörner K (2002b) Patientenverfügungen. Dtsch Ärztebl 99(14):B770–B772

18

Palliative Care bei Menschen mit geistiger Behinderung

Evelyn Franke

Inhaltsverzeichnis

© Springer-Verlag GmbH Deutschland, ein Teil von Springer Nature 2023
S. Kränzle et al. (Hrsg.), *Palliative Care*, https://doi.org/10.1007/978-3-662-66043-0_19

In Kürze

Behinderung ist nicht in erster Linie ein Synonym für eine medizinische Diagnose, sondern ein umfassendes personales und soziales Geschehen. Behinderung stellt sich dar als ein auf mehreren Wirkungsebenen laufender Prozess. Diese Ebenen bezeichnen den unmittelbar aus dem klinischen Krankheitsgeschehen resultierenden Schaden („impairment"), die individuellen und funktionellen Einschränkungen mit der Folge von unterschiedlichen Fähigkeitsstörungen („disability") und die soziale Beeinträchtigung („handicap") und die sich daraus ergebenden vielfältigen persönlichen, familiären und gesellschaftlichen Folgen (Krueger 2006).

Alter, Krankheit, Sterben, Tod und Trauer haben schon immer auch in das Leben von Menschen mit geistiger Behinderung gehört. Sie haben erlebt, dass Menschen neben ihnen – ob nun ihre Eltern, andere Betreute oder sie Betreuende – alt und krank wurden und dass diese Menschen starben. Und sie erleben an sich Alter und Krankheit. Die Menschen mit geistiger Behinderung, die bewusst leben, werden auch die Themen Alter, Krankheit, Sterben und Tod bewusst wahrnehmen.

Menschen mit geistiger Behinderung sind unter dem Thema Palliative Care zum einen als diejenigen zu sehen, die Alter, Krankheit, Sterben und Tod anderer Menschen erleben und aushalten müssen und diese Menschen mehr oder minder intensiv und gewollt oder ungewollt begleiten, und zum anderen als Menschen, die mit ihrem eigenen Alter, ihrer Erkrankung, ihrem Sterben und nahenden Tod leben müssen. Sie sind sowohl Begleitende als auch Begleitete. In dieser Doppelrolle und diesem Zwiespalt sind uns Menschen mit geistiger Behinderung sehr nahe.

Menschen mit geistiger Behinderung haben sich in den letzten Jahrzehnten Bereiche und Themen des gesellschaftlichen und individuellen Lebens erobert, wie man das vor noch 25 Jahren kaum für möglich hielt. Dabei ist es heute unstrittig, dass es keine Bereiche und Themen gibt, von denen sie aufgrund ihrer Behinderung und Einschränkungen automatisch auszuschließen sind, sondern dass oft „lediglich" die Bedingungen für ihre Teilnahme an ihre Möglichkeiten anzupassen sind. In den letzten Jahren wurden in der Begleitung von Menschen mit geistiger Behinderung Assistenz, Autonomie und Inklusion vom Begriff zur Realität. Es kam zu einem Paradigmenwechsel: weg von der behütenden Leitung/Führung/Fürsorge hin zur assistierten Selbstbestimmung, zur Verwirklichung der Teilhabe und zur Durchsetzung der Gleichstellung. Was als großer Anspruch an uns als Betreuende begann, wurde im Lebensalltag der Menschen mit geistiger Behinderung Wirklichkeit. So sind heute z. B. Partnerschaften und das Zusammenleben/Paarwohnen in Wohnungen in kommunalen Wohngebieten, aber auch unter den Bedingungen von komplexen Einrichtungen für Menschen mit geistiger Behinderung gelebter Alltag.

Der Paradigmenwechsel wird sich auch im Themenbereich von Palliative Care vollziehen. So wie Sterben und Tod in der Gesellschaft ein offen angesprochenes und diskutiertes Thema geworden sind, so wurden sie über den Umweg über die Kontaktpersonen auch für Menschen mit geistiger Behinderung zum Thema. Der „Umweg" über die Bezugspersonen ergibt sich durch den eingeschränkten Zugang zu Informationsquellen und Medien, wobei die Einschränkung zum einen durch die intellektuellen Fähigkeiten der Menschen mit geistiger Behinderung begründet ist (z. B. fehlende Lesefähigkeit) und zum anderen durch die Auswahl der Informationsquellen, die vor allem bei Heimunterbringung häufig durch die Mitarbeiter der Einrichtung erfolgt. Wählen Menschen aus dem breiten Angebot an Informationsquellen und Informationen für andere deren Zugang dazu aus, schränken sie damit – wenn auch unbewusst und ungewollt – aufgrund ihrer eigenen Wertungen und Einstellungen zumeist dieses Angebot ein. Sind z. B. Mitarbeiter einer Wohngruppe der Meinung, dass die Menschen mit geistiger Behinderung die Themen Sterben und Tod „nicht brauchen" und durch sie nur „unnötig" belastet werden, so werden sie nach ihren Möglichkeiten alles vermeiden, was diese Themen aufkommen lässt. Die Gründe für dieses Verhalten der Mitarbeiter können dabei ganz unterschiedlich sein und vom Bestreben, die ihnen anvertrauten Menschen zu „behüten", bis zu einer unbearbeiteten eigenen Trauererfahrung und Angst vor der eigenen Endlichkeit reichen. Die Sprachlosigkeit Menschen mit geistiger Behinderung gegenüber kann auch der Einschätzung geschuldet sein, dass sie für dieses heikle Thema kein Verständnis entwickeln können.

19.1 Das Todeskonzept von Menschen mit geistiger Behinderung in der Fremdeinschätzung

Da unser Reden über Sterben und Tod Menschen mit geistiger Behinderung gegenüber davon beeinflusst wird, welches Wissen dazu wir ihnen zutrauen, wurden Mitarbeiter einer Einrichtung für Menschen mit geistiger Behinderung, im Bereich Palliative Care Tätige und Menschen, die beruflich weder mit Behinderungen noch mit dem Themenkreis Palliative Care zu tun haben, befragt, welches Wissen und welche Einstellung zu Sterben und Tod sie bei Menschen mit geistiger Behinderung vermuten. Die Befragung erfolgte anhand eines fiktiven Fallbeispiels, in dem es um einen jungen Mann (Uwe, 36 Jahre, Down-Syndrom, bei den Eltern lebend, tätig in einer Werkstatt für Menschen mit Behinderung) geht, dessen Mutter heute wegen des erneuten Auftretens ihrer Krebserkrankung wieder ins Krankenhaus muss, nachdem sie vor einem Jahr wegen dieser Erkrankung schon einmal im Krankenhaus war und wieder nach Hause kommen und gut leben konnte.

Zunächst wurden die Befragten um die Einschätzung des Todeskonzeptes (vgl. Wittkowski 1990) gebeten, das sich aus den vier Subkonzepten Nonfunktionalität (Erkenntnis, dass alle lebensnotwendigen Körperfunktionen beim Eintritt des Todes aufhören), Irreversibilität (Einsicht in die Unumkehrbarkeit des Todes, wenn er eingetreten ist), Universalität (Bewusstsein, dass alle Lebewesen sterben müssen) und Kausalität (Verständnis von den physikalischen und biologischen Ursachen des Todes) bildet. Von den 148 Befragten meinten 80 %, dass Uwe damit rechnet, dass seine Mutter wie im Jahr zuvor wieder aus dem Krankenhaus kommt und sein gewohntes Leben mit ihr weitergeht (◘ Tab. 19.1).

In der Befragung wurde auch eine Einschätzung erbeten, ob Uwe das gleiche Verständnis von Sterben und Tod wie die Befragten habe. Diese Frage verneinten 85 % der Befragten, 15 % sahen keinen Unterschied zwischen dem eigenen und Uwes Verständnis von Sterben und Tod.

Der Begriff der geistigen Behinderung sagt nichts aus über den individuellen Schweregrad der geistigen Behinderung und die daraus resultierenden Möglichkeiten bzw. Beschränkungen, die der einzelne Mensch erfährt. Die Befragten schätzten von daher nicht ein, was ganz allgemein ein Mensch mit geistiger Behinderung über das Sterben und den Tod weiß und vermutet, sondern bezogen sich mit ihrer Einschätzung auf das fiktive Fallbeispiel. Trotzdem gestatten die Einschätzungen eine erste Vermutung, was bei Menschen mit geistiger Behinderung an Wissen und Einstellungen

zum Themenbereich Sterben und Tod vermutet wird. Wenn ich vermute, dass ein Mensch den Tod für umkehrbar hält, dann werde ich ihm mit einer ganz anderen Wichtigkeit die Nachricht überbringen, dass es seiner Mutter so schlecht geht, dass sie in ein Krankenhaus muss und dass sie vielleicht nicht wiederkommt bzw. dass sie verstorben ist. Denn er wird ja nicht vermuten, dass dieser Abschied ein endgültiger ist. Vielleicht „schone" ich ihn auch und teile ihm erst dann und auch wie zufällig und nebenbei mit, dass seine Mutter verstorben ist, wenn er sich wundert, dass sie ihn nicht mehr anruft oder in diesem Jahr nichts zum Geburtstag schickt.

Noch oft besteht Unsicherheit bei Angehörigen und auch Mitarbeitern in den Einrichtungen, ob man einem Menschen mit Behinderung überhaupt den Tod von Angehörigen mitteilen soll – und wie man das wohl sagt. Sollte ein Mensch mit geistiger Behinderung an einer Beisetzung teilnehmen oder „stört" er sie? Der Ausdruck von Trauer ist immer individuell und in seiner Individualität immer zu achten. Das trifft auch auf die Trauer von Menschen mit geistiger Behinderung zu, auch wenn deren Form oder Ausdruck sich noch so sehr von unserer eigenen unterscheiden möge.

▶ **Beispiel: Trauer**

Bea, eine Frau mit geistiger Behinderung, erfuhr vom Tod einer anderen, die sie im Rahmen ihrer Arbeitstätigkeit täglich sah und deren Alzheimer-Demenz sie über lange Zeit beobachtet hatte. Sie wusste, dass diese Bewohnerin sterbend war, und besuchte sie oft auf ihrer Wohngruppe. Bei der Aussegnung umarmte sie die Verstorbene, schien sie halten zu wollen, rief ihren Namen und weinte sehr. Bea war kaum zu beruhigen und wollte sich nach der Aussegnung nicht von der Verstorbenen trennen. Wir informierten Beas Wohngruppe, damit man sie dort abends begleiten konnte, und hatten die Befürchtung, dass Bea am nächsten Tag an ihrem Arbeitsplatz, von dem sie die Verstorbene kannte, einen ähnlich starken Zusammenbruch haben könnte. Bea kam am anderen Morgen zur Arbeit, und man merkte ihr keine Trauer an, sie sprach sehr ruhig über die Verstorbene und konnte sich auch ruhig auf ein Gespräch über sie einlassen. Ein paar Tage nach der Beisetzung, an der Bea teilgenommen hatte, äußerte sie in einem Gespräch über die Verstorbene, dass sie sehr traurig über diesen Tod gewesen sei, aber nun sei ja mit der Beisetzung alles getan, was man tun konnte. Sie hatte sehr schnell diesen Tod in ihren gewohnten Alltag als Tatsache/ Wissen integriert.

Wie wichtig ihr die ordnungsgemäße Beisetzung auch als „Abschied" ist, wurde deutlich, als ihre Mutter verstarb (im Krankenhaus in einer anderen Stadt, wovon sie erst hinterher telefonisch erfuhr). Im ersten Moment sagte sie, dass die Beisetzung in dem Ort, in dem ihre Tante lebe,

◘ **Tab. 19.1** Umfrageergebnisse zum Fallbeispiel Uwe

Subkonzept	Ja	Nein
Kausalität Die Mutter kann aufgrund der Krebserkrankung sterben.	60 %	40 %
Nonfunktionalität Der Tod ist das Ende des Lebens.	71 %	29 %
Irreversibilität Der Tod ist unumkehrbar.	48 %	52 %
Universalität Alle Lebewesen – auch Uwe – müssen sterben.	79 %	21 %

Antworten in Prozent der Befragten zu Uwes Wissen in den vier Subkonzepten sein solle, damit sich die Tante um das Grab kümmern könne. Dann ging es um die Frage, ob es eine Beisetzung oder eine Feuerbestattung und „nur" eine Urne gebe. Sie konnte die Mutter erst wirklich loslassen, als die Frage mit einem Termin für eine Erdbestattung geklärt war. Eine ihr bekannte und nach evangelischem Ritual „ordentliche" Beisetzung für ihre Mutter schien in ihrer Wertung und vor ihren Freunden, denen sie gleich davon erzählte, auch für ihren Ruf als Tochter sehr wichtig zu sein. ◄

19.2 Das Todeskonzept von Menschen mit geistiger Behinderung in der Selbsteinschätzung

Der nahe Tod einer Bewohnerin einer Wohngruppe in einem Heim wird heute den anderen Bewohnern nicht mehr verschwiegen. Das Sterben wird nicht mehr geleugnet und geschieht nicht hinter verschlossenen Türen oder gar in einem von der Wohngruppe getrennten Sterbezimmer. Das Recht der Sterbenden auf das Sterben in ihrem Zuhause bedeutet gleichzeitig, dass die Mitbewohner offen informiert und begleitet werden müssen. Diese Begleitung wird sich von ihrer inhaltlichen Tiefe und ihrem Umfang her sowohl an den individuellen Möglichkeiten (intellektuelle Fähigkeiten, Sprachentwicklung …) als auch an den Bedürfnissen der Menschen mit geistiger Behinderung ausrichten müssen. Sie wird in der Praxis auch immer von den Möglichkeiten der Begleiter bestimmt und von ihnen abhängen. Hier braucht es noch Informationen und Weiterbildungen für Mitarbeitende in den Einrichtungen der Behindertenhilfe, aber auch für gerichtlich bestellte Betreuer, für Angehörige, Ärzte und Pflegende. Dabei muss es zum einen um Besonderheiten der Menschen mit geistiger Behinderung in den Bereichen Denken, Sprache, Emotionen gehen; zum anderen sind auch Fragen der aufgrund der Schwere der Behinderung eventuell ungewohnten Schmerzäußerungen zu beachten, die eine geänderte Beobachtung bzw. Dokumentation der Symptomlinderung erfordern können.

> ❯ Die Angst davor, Menschen mit geistiger Behinderung mit Alter, Krankheit, Sterben und Tod zu konfrontieren, ist unbegründet. Sie sind längst mit diesen Themen vertraut. Die Frage muss sein, wie weit sie mit diesen Themen bereits vertraut sind: was sie denken, was sie fürchten, worauf sie hoffen.

Im Rahmen einer ersten Untersuchung zum Todeskonzept von Menschen mit geistiger Behinderung wurden in einer großen Einrichtung 14 Menschen mit geistiger Behinderung nach ihrem Wissen zum Sterben und Tod und ihren Erfahrungen hierzu gefragt. Sie wurden

gebeten, von ihren Ängsten, ihren Hoffnungen und von ihren Vorstellungen und Wünschen zu ihrem Lebensende zu erzählen. Alle Gesprächspartnerinnen arbeiten als Gruppenstützen oder Schulhelferinnen, d. h., sie sind in einfachen Formen (Hilfen bei Wegen z. B. in Therapien, Begleitung bei Spaziergängen, Unterstützung bei Mahlzeiten) auch in die Betreuung anderer (zumeist sehr viel schwerer) geistig behinderter Menschen einbezogen. Die meisten von ihnen haben in ihrem Arbeitsumfeld schon erlebt, dass jemand erkrankte, schwächer wurde und verstarb. Die Gruppenstützen, die auf Wohngruppen arbeiten, haben das sehr viel deutlicher und direkter erlebt als die Schulhelferinnen, da schwer kranke Kinder nicht mehr in die Schule kommen können, wohl aber weiterhin auf ihren Wohngruppen betreut werden.

Zunächst wurden die Gesprächspartner (ein Mann, 13 Frauen im Alter zwischen 22 und 50 Jahren) anhand einer Beispielgeschichte zu ihrem Todeskonzept befragt. Dabei wurde die Beispielgeschichte aus der Befragung der Menschen ohne geistige Behinderung benutzt, wobei die Fragen dazu andere waren.

Alle 14 Gesprächspartner wussten, dass das Alter eine Todesursache sein kann (Subtext Kausalität); dass eine Krankheit die Ursache sein kann, bestätigten 12 Personen. Zwei hielten es für möglich, dass der Tod die Strafe für eine schlimme Tat sei (im Sinne von „gerechter Strafe", „Sühne", „Gottesstrafe"). Im Subtext Nonfunktionalität sind sich 10 Interviewpartner sicher, dass das Leben, so wie sie es kennen, mit dem Tod aufhört, eine Frau war sich nicht sicher. Drei Befragte glauben, dass der Tod nicht das Ende des Lebens ist, wobei hier in den Gesprächen die Hoffnung auf ein Weiterleben größer war als die Angst vor dem Lebensende. Beides wurde formuliert. Die Hoffnung resultiert aus dem christlichen Glauben, so erzählte ein Mensch mit geistiger Behinderung, dass der Pfarrer im Gottesdienst gesagt hätte, dass es ein Leben nach dem Tod gäbe – und da ein Pfarrer aufgrund seines Berufs immer die Wahrheit sagen muss, gibt es das Leben nach dem Tod wirklich, sodass der Tod nicht das Ende des Lebens ist.

Auf die Frage, ob sich Tote über Blumen bei ihrer Beerdigung freuen, antworteten neun Interviewpartner deutlich mit „Ja", vier waren sich nicht sicher und zwei verneinten das mit dem Hinweis, dass Tote sich nicht mehr freuen könnten. Eine Frau, die sich auch sicher war, dass Tote sich über die Blumen freuen, setzte hinzu, dass wir doch ansonsten keine Blumen auf den Friedhof mitbringen und man doch sonst keine Blumen dem Sarg nachwerfen würde. Diese Antwort lässt vermuten, dass das überwiegende „Ja" auf diese Frage mit dem bekannten Ritual bei Beerdigungen zu tun hat. Vielleicht fehlt hier das Verständnis für Rituale und ihre Funktion ganz allgemein, oder dieses Ritual hat für die Befragten (ohne Erklärung und aus sich heraus) als Handlung und nicht als Ritual seine Bedeutung.

Es wurde auch gefragt, ob Tote im Winter im Grab frieren würden. Nur die Hälfte der Gesprächspartner verneinte das, die andere Hälfte hielt das mit der Antwortmöglichkeit „Vielleicht" für möglich. Die Gespräche wurden im Februar geführt. Frieren ist sehr unangenehm.

Zum Subtext Universalität antworteten 13 Befragte, dass auch sie eines Tages sterben würden. Eine Frau verneinte das mit dem Hinweis auf Gott und das Leben nach dem Tod. Beim Subtext Irreversibilität wussten alle Gesprächsteilnehmerinnen, dass Menschen Tote nicht wieder lebendig machen können. Auf die Frage, ob Gott die Toten wieder lebendig machen könne, waren sich nur zwei Befragte nicht sicher, fünf bejahten diese Frage, sieben verneinten sie.

Im anschließenden Gespräch wurde auch nach der Vorstellung von der Auferstehung der Toten gefragt. Davon gehört hatten alle, vorstellen konnte sich das niemand. Einige verwiesen darauf, dass bislang nur Jesus auferstanden sei, wobei sich vor allem der Gesprächspartner, der wusste, dass ein Pfarrer aufgrund seines Berufes nie lügt, ganz sicher war, dass auch er auferstehen werde. Er war sich lediglich über die Todesdauer unsicher und meinte, es würde wohl eine Weile dauern, aber er hätte ja Zeit. Er sagte das ganz überzeugend und in beneidenswerter Ruhe und Sicherheit. Insgesamt wurde in den Antworten die christliche Hoffnung und Botschaft deutlich, mit der die meisten befragten Menschen mit geistiger Behinderung seit vielen Jahren in der diakonischen Einrichtung leben.

19.3 Schwierigkeiten der Kommunikation in der Begleitung

Insgesamt wurde in den Gesprächen deutlich, dass die befragten Menschen mit geistiger Behinderung eine Vorstellung von Sterben und Tod entwickelt haben und sehr gut darüber und über ihre Beobachtungen und Erfahrungen sprechen konnten. Es soll darauf hingewiesen sein, dass es sich bei den Gesprächspartnern um Menschen mit geistiger Behinderung handelt, die Fähigkeiten haben und entwickeln konnten, wie es nicht allen Menschen mit geistiger Behinderung möglich ist. Es wäre gut vorstellbar, mit ihnen im Rahmen einer Fortbildung den Themenkomplex Alter – Krankheit – Sterben – Tod zu bearbeiten und die Fragen, die sie während der Gespräche dazu äußerten, zu besprechen: Tut Sterben weh? Tut Altwerden weh? Woran erkenne ich, dass jemand stirbt? Woran merke ich einmal, dass ich sterbe? Warum bekommt ein Mensch eine schlimme Krankheit und ein anderer nicht? Warum muss ein Arzt sagen, dass

jemand Krebs hat, und warum merkt es der Mensch nicht selber? Warum tun nicht alle Krankheiten gleich weh? Warum töten Menschen andere Menschen, und können sie das jemals vergessen? Warum sehen Verstorbene anders aus als ich?

Sollten sie eines Tages im Sinne von Palliative Care zu begleiten sein, wird sich ihre Begleitung im Kern an derjenigen orientieren können, die für Gleicherkrankte vorgesehen ist. Die Begleiter aller Berufsgruppen werden „lediglich" ihren Sprachgebrauch dem der Patienten anpassen mussen, doch das ist zumindest beim medizinischen Wortschatz kein spezielles Problem bei Menschen mit geistiger Behinderung. Auch wenn Menschen mit geistiger Behinderung Worte wie „Schmerz", „Angst", „sterben" und „Tod" benutzen, verbinden sie damit nicht automatisch den allgemeinen Wortinhalt bzw. die gesamte Breite oder Tiefe einer Wortbedeutung. So kann es dazu kommen, dass bei der Verwendung gleicher Worte ein anderer bzw. eingeschränkter Wortinhalt verstanden wird und gemeint ist.

In wichtigen Gesprächen muss immer überprüft werden, was der Mensch mit geistiger Behinderung tatsächlich verstanden hat – die einfache Wiederholung gehörter Worte reicht als Verständnisprüfung nicht aus.

> Die Überprüfung dessen, was ein Mensch mit geistiger Behinderung von dem verstanden hat, was ihm erklärt wurde, sollte selbstverständlich sein.

Die einfachste Methode ist es dabei, sich alles wiederholen und erklären zu lassen, was man soeben erzählt hat. Von Vorteil ist sicher auch der Einsatz von einfachem Bildmaterial: Will man erklären, was bei einer Operation (im Wesentlichen) gemacht wird, so könnte man ein Vorher- und ein Nachher-Bild bereithalten und den „Unterschied" verdeutlichen.

▶ Beispiel: Kommunikation I

Auch eine „gespielte" Erklärung kann eine deutliche sein, wie mir vor Jahren einmal ein junger Mann mit Down-Syndrom und sehr eingeschränktem Sprachvermögen bewies. Martin kam zu mir und berichtete mir von seiner Operation. Er sah, dass ich ihn nicht verstand, winkte (mich) ab und begann erneut: Er sah und zeigte auf seinen Bauch, schien mit beiden Händen kräftig darin zu rühren und sagte, dass es wehgetan hätte. Dann sei er zum „Dokto" ins „Kankehaus" gegangen, habe sich hingelegt, „Dokto" ... er machte mit der rechten Hand über seinen Bauch von unten nach oben kleine Schneidbewegungen ... „dann alles aus" ... er schien alles aus seinem Bauch zu nehmen und rechts neben sich zu legen ... „dann richtig machen" ... er legte alles rechts neben sich ordentlich in Bögen ... „wieder rein" ... er nahm alles von rechts neben sich und schien es sich wieder in den Bauch zu legen ...

„dann zu" … er machte von unten nach oben über seinen Bauch mit der rechten Hand Nähbewegungen. Danach hob er seine Kleidung und zeigte mir seiner Narbe, dann schaute er mich an und sagte mit unschuldigem Hochziehen der Schultern „alles ut … Martin wieder Hause". Als ich bei Martins Gruppenmitarbeiterin nachfragte, erzählte sie, dass Martin in dieser Art vom Arzt auf die Operation vorbereitet wurde. ◄

Einen anderen Zugang brauchen die palliativ zu betreuenden Menschen mit geistiger Behinderung, die aufgrund der Schwere ihrer Behinderung sprachlich kaum bis gar nicht zu erreichen sind bzw. die eine sehr eingeschränkte Sprachentwicklung durchlaufen haben, sodass von einer sicheren lautsprachlichen Verständigung nicht ausgegangen werden kann. Es sollte immer davon ausgegangen werden, dass auch Menschen mit schwerer geistiger Behinderung Veränderungen ihrer Gesundheit und ihres Zustandes spüren, auch wenn sie dafür keine adäquaten Worte oder Ausdrucksmöglichkeiten haben sollten. Auch diese Menschen spüren, dass im Falle einer Erkrankung etwas anders ist.

Die Wahrnehmung und Äußerung von Krankheiten, zusätzlichen Beeinträchtigungen und Schmerzen bei Menschen mit geistiger Behinderung sind so individuell wie die Menschen und hängen von der Schwere der geistigen Behinderung ab. Die Äußerungen haben nicht unbedingt eine lautsprachliche Form, sondern werden häufig über das Verhalten und hier vor allem über Verhaltensänderungen sichtbar. In den letzten Jahren gibt es verstärkt Bemühungen, einfache Sprache und lautsprachfreie Kommunikationssysteme (unterschiedliche Bildsysteme, einfache Gebärden) auszubauen und in den normalen gesellschaftlichen Alltag als Mittel der gegenseitigen Verständigung einzuführen. Genannt seien hier beispielhaft Internetseiten und Publikationen von Ämtern, Ministerien und Interessenverbänden in einfacher Sprache. Kommunikationssysteme haben Zeichen bzw. Gebärden für Inhalte wie „krank", „sich krank fühlen", „Schmerzen", „Angst", „Krankenhaus", „sterben" und „Tod" und werden wohl doch in ihren Ausdrucksmöglichkeiten beschränkt bleiben, wenn man sich mit einem schwerst erkrankten Menschen mit geistiger Behinderung über diese Kommunikationssysteme zu seiner Erkrankung und den damit verbundenen Schmerzen, Ängsten oder gar über sein bevorstehendes Lebensende unterhalten muss/möchte.

Es wird oft vermutet, dass ein Mensch mit schwerer geistiger Behinderung gar nicht spürt, dass er krank ist, dass es Veränderungen seiner Gesundheit und seines Körpers gibt und dass er seine zunehmende Schwäche und Hinfälligkeit nicht wahrnimmt. Das Unvermögen, diese Veränderungen und Ängste sprachlich mitzuteilen, bedeutet (leider) nicht, dass es keine Wahrnehmung dafür gäbe.

> ▶ **Beispiel: Kommunikation II**

Eine geistig schwer behinderte Frau Mitte 50, die aufgrund der Schwere ihrer Behinderung eine sehr eingeschränkte Lautsprache entwickelt hatte, in ihrem Alltag im Förderbereich und auf der Wohngruppe mit ihrem Sprachverständnis und ihrer allgemeinen Orientierung jedoch gut zurecht kam, erkrankte an Leberkrebs. Schon vor dieser Erkrankung lehnte die Frau Ärzte, Untersuchungen und Krankenhäuser ab, sodass auch frühere Erkrankungen und notwendige medizinische Maßnahmen für sie eher quälend als erleichternd waren. Da es der Frau länger relativ gut ging, als anfangs vermutet wurde, besuchte sie die Tagesförderung weiter, in der sie sich seit vielen Jahren angenommen und zu Hause fühlte.

Nach und nach kam es dort zu Verhaltensänderungen, so lehnte sie plötzlich Beschäftigungen ab, die sie immer bevorzugt hatte, wurde ungehalten wegen Kleinigkeiten und laut, bevor sie sich ganz in sich zurückzog. Fragen nach Schmerzen verneinte sie. Die beobachtete Verhaltensänderung wurde als Ausdruck von Schmerzen gewertet, sodass sie Schmerzmittel bekam. Sie lehnte nach und nach den Kontakt zur Umwelt ab und blieb tagsüber auf ihrer Wohngruppe, wo sie zunächst Stunden und dann ganze Tage auf einem Lagerungspodest in sich zusammengekrochen und regungslos unter einer Wolldecke verbrachte. Sie wollte allein unter ihrer Decke sein, was wie ein stummer Vorwurf an die Mitarbeiter wirkte. Vielleicht fühlte sie sich allein gelassen, weil niemand etwas tat, damit sie sich besser fühlte. Vielleicht war sie durch die Veränderungen, die sie in sich spürte, völlig verunsichert und blieb als Antwort darauf und aus Enttäuschung unter ihrer Decke. ◄

Es gibt auch Beispiele dafür, dass die Wahrnehmung von Schmerzen oder Unwohlsein ganz anders sein kann, als wir das vermuten. Bei einer anderen Frau, die an Brustkrebs erkrankt war, ließ sich bis zu ihrem Tod nicht erkennen, ob sie Schmerzen gehabt hatte oder sich unwohl fühlte. Es war keine Veränderung an ihrem Verhalten zu erkennen. Es gab keine verbalen Schmerzäußerungen, zu denen sie auf einfachem Niveau in der Lage gewesen wäre.

Menschen mit Down-Syndrom erkranken häufiger als andere an einer zusätzlichen Alzheimer-Demenz. Noch gibt es wenige Untersuchungen zum Verlauf der Alzheimer-Demenz bei diesen Menschen, wobei der im Vergleich zur Normalbevölkerung frühe Zerfall mundmotorischer Fähigkeiten und damit einhergehend die Schwierigkeiten bei der oralen Nahrungsaufnahme und die Aspirationen bis hin zu Aspirationspneumonien beinahe als Leitsymptome gelten können. Was allgemein für die Begleitung von Menschen mit Alzheimer-Demenz unter pflegerischem Aspekt gilt, gilt auch für Menschen mit geistiger Behinderung: Auch bei ihnen sind zunehmende Vergesslichkeit, Sprachverlust und eingeschränkte Mobilität zu beobachten. Mitunter leiden auch sie phasenweise unter dem Gefühl, dass die Mitmenschen ihnen Böses wollen, und drücken dieses Gefühl verbal oder nonverbal aus. Voraussetzung ist natürlich, dass sie Fähigkeiten bzw. Fertigkeiten entwickelt haben und nutzen, sodass deren Abbau bemerkbar wird.

Menschen mit geistiger Behinderung sind in Abhängigkeit von der Schwere ihrer Behinderung durchaus in der Lage zu sagen, welche medizinische Behandlung sie im konkreten Erkrankungsfall wollen und was sie für sich ablehnen. Sie brauchen für diese Entscheidungen mitunter mehr und andere Unterstützungen als Menschen ohne geistige Behinderung. Das ist natürlich kein Grund, sie nicht über notwendige Untersuchungen und Therapien und die beabsichtigten Folgen und möglichen Nebenwirkungen zu informieren und ihr Einverständnis einzuholen. Auch hier gilt das medizinethische Prinzip der Autonomie des informierten und zur Entscheidung fähigen Patienten. Mittlerweile gibt es Materialien, um den Behandlungswillen eines Menschen mit geistiger Behinderung zu dokumentieren. Das eigentliche Problem ist die Erfassung des Willens. Als Begleiter, Angehörige, Betreuer und Mitarbeitende in Behinderteneinrichtungen müssen wir darauf achten, Menschen mit geistiger Behinderung an dieser Stelle nicht zu überfordern. Wer von uns kann sich in guten und gesunden Tagen schon vorstellen, wie er sich fühlen mag und wie er entscheiden würde, wenn er im Verlauf einer Krebserkrankung oder einer Demenz in eine aufwendige Diagnostik, Therapie oder Operation einwilligen soll. Was ist Lebensqualität heute für mich – und ändert sich meine Einstellung, wenn ich alt und krank und auf Hilfe und Versorgung angewiesen bin? Passen die in der Patientenverfügung beschriebenen Situationen jemals mit meinem Zustand überein und will ich dann wirklich das, was ich vor vielen Jahren verfügte? Oder werde ich – entgegen meines möglichen dann aktuellen Willens in 20 oder 30 Jahren – zum Opfer meiner Patientenverfügung?

Vielleicht liegt auch für Menschen mit geistiger Behinderung der „Ausweg" nicht in einer vor vielen Jahren getroffenen und in regelmäßigen Abständen wiederholt unterschriebenen Patientenverfügung, sondern in Gesprächen in der dann aktuellen Krankheitssituation. Alle Begleiter sind dazu aufgefordert, Hinweise auf Behandlungswünsche und -ängste/-hoffnungen sowie Wertvorstellungen von Menschen mit geistiger Behinderung respektvoll zu hören und zu dokumentieren. Denn es wäre ja möglich, dass eines Tages der mutmaßliche Wille zu erfassen ist. Und auch dann ist vom Willen des Betroffenen auszugehen – nicht von den Wertvorstellungen des Betreuers, der Angehörigen oder Mitarbeitenden in Behinderteneinrichtungen.

Neben der Patientenverfügung, die ein hohes Maß an Vorwegnahmedenken erfordert, gibt es auch das Rechtsmittel der Vorsorgevollmacht. Hier kann auch ein Mensch mit geistiger Behinderung einen Menschen bestimmen, der im Krankheits- und Notfall für ihn spricht. Der Bevollmächtigte muss nicht zwingend ein Angehöriger sein; vielleicht bestehen vertrauensvolle Beziehungen zu anderen Bezugspersonen, denen sich ein Mensch mit Behinderung anvertrauen möchte. Die auf Vertrauen begründete Vorsorgevollmacht ist kein Verzicht auf Autonomie oder Gleichstellung. Deshalb sollte die Vorsorgevollmacht immer in Gesprächen erwähnt und ihre Möglichkeiten aufgezeigt werden.

19.4 Hemmschwellen und Berührungsängste in der Begegnung mit Menschen mit geistiger Behinderung

Aus den unterschiedlichen Todeskonzepten können sich Berührungsängste ergeben: Versteht der Mensch mit geistiger Behinderung eigentlich, was ich ihm sagen will? Versteht er, dass seine Mutter tot und für immer weg ist oder dass er unheilbar erkrankt ist? Hat er eine Vorstellung davon, was das für seine Lebensführung und Lebensplanung bedeutet? Wie kann ich ihm das alles erklären?

Wir, die wir einem erwachsenen Menschen mit geistiger Behinderung solche Mitteilungen machen müssen und vielleicht sogar einschätzen sollen, ob er in eine ihm erklärte und vorgeschlagene Behandlung einwilligen kann, fühlen uns oft unsicher und gehemmt. Einerseits wollen wir ihn nicht als Kind und kindlich ansprechen, andererseits wollen wir ihm alles so einfach wie möglich erklären.

Eine Möglichkeit, diesen Spagat zu halten und nicht gleich auf den „Mund" zu fallen, besteht wohl darin, sich und dem Gegenüber die eigene Unsicherheit und Hemmung einzugestehen. Viele Menschen mit geistiger Behinderung wissen doch längst, dass sie behandelnde Ärzte und betreuende Menschen ohne Behinderung nicht perfekt sind und auch mal etwas nicht können.

Also: „Ich möchte Ihnen etwas Wichtiges sagen. Es ist nicht leicht. Vielleicht schaffe ich es nicht allein. Könnten Sie mir dann bitte helfen?"

Wenn vermutet wird, dass der Mensch mit geistiger Behinderung nichts mit der Information: „Sie haben eine Schenkelhalsfraktur" anfangen kann, muss man sie auch nicht geben. Nicht *so* geben, sondern anders: Was ist der Schenkelhals und wozu braucht der Mensch den?

Also: „Ihre Beine tragen den ganzen Körper. Ihre Beine sind wie zwei Säulen, die den Bauch, den Po, die

Brust, den Rücken und den Kopf tragen. Die Beine tragen sehr viel. Die Beine können das nur zu zweit schaffen. (Das lässt sich mit drei Bausteinen oder zwei stehenden Flaschen, auf die man etwas legt, oder mit einem Teddybär zeigen.) Als Sie ausgerutscht und gefallen sind, ist eine Säule oben kaputtgegangen. (Am Modell zeigen!) Deshalb können Sie nicht mehr stehen und gehen. Deshalb haben Sie Schmerzen."

Für einige Menschen mit geistiger Behinderung wäre es hilfreich, wenn ihnen die Röntgenaufnahme ihrer Fraktur gezeigt würde. Dazu gehört dann die Aufklärung, dass es ein Bild vom Inneren des Beines ist. Es muss auch am Körper des Patienten gezeigt werden, wo dieser Knochen ist, der auf dem Bild zu sehen ist. Sicher lässt sich die Aufnahme auf die entsprechende Körperstelle auflegen.

Die Diagnose ist klar? Zur Überprüfung dieser wichtigen Frage sollte man sich nun vom Patienten mit geistiger Behinderung erklären und/oder am Modell zeigen lassen, was ihm passiert ist. Erst wenn er das mit seinen Worten kann, kann ein tatsächliches Verständnis vermutet werden. Das Rückfragen und damit das Erzählen des Menschen mit geistiger Behinderung führen ihn aus der "passiven" Rolle des Hörers heraus; nun ist er gefragt, seine Erzählung wird gehört. Es könnte damit ein wirkliches Gespräch beginnen.

Im Gespräch geht es nun um die Frage, ob und wie die kaputte Säule repariert werden kann. Auch hier soll in kurzen Sätzen das Wichtigste gesagt werden. Und auch an dieser Stelle ist es angebracht, sich vom Patienten mit geistiger Behinderung die Sache noch einmal erklären zu lassen.

Sicher erscheint das Beispiel der Schenkelhalsfraktur beinahe als „nebensächlich" im Vergleich zu schwerwiegenden Mitteilungen wie einer Krebserkrankung oder einer Dialysenotwendigkeit. Und doch können auch diese lebensbegrenzenden Erkrankungen und noch mögliche Behandlungen in der gleichen Weise erklärt werden. Die Hemmungen in Gesprächen zu „schweren" Themen und „schlimmen" Erkrankungen haben nicht die Menschen mit geistiger Behinderung. Und niemand hilft ihnen durch Verschweigen oder Bagatellisieren oder Vertröstungen wie „das wird schon wieder!"

Hemmungen und Berührungsängste in Gesprächen mit Menschen mit geistiger Behinderung erwachsen nicht aus deren Defiziten (vermuteten oder tatsächlichen), sondern aus unserer Angst, alles offen und klar zu benennen.

Wenn einem Menschen mit geistiger Behinderung gesagt wird, dass er Krebs hat, dann hört er wie jeder Mensch ohne geistige Behinderung, dem das gesagt wird, zunächst: Ich muss bald sterben. Und er wird mit Angst, Wut, Verzweiflung, Hoffnung und Unsicherheit reagieren wie jeder andere Mensch. Vielleicht äußern sich seine Angst und Hoffnungen anders, als wir das erwarten. Anders – nicht schlechter oder besser, nur anders.

19.5 Menschen mit geistiger Behinderung als Angehörige

Alter, Krankheit, Sterben und Tod gehörten immer in den Alltag von Menschen mit Behinderung als Angehörige ihrer Eltern, Geschwister, Lebenspartnerinnen und Mitbewohnerinnen sowie Mitarbeiterinnen in Einrichtungen der Behindertenhilfe. Sie sehen, dass andere Menschen sich im Alter und durch Krankheiten verändern und sterben, sie trauern.

Oft sind es diese Erfahrungen, die vor dem Erleben des eigenen Alters und eigener Erkrankungen zu Unsicherheiten und Fragen führen. Das Umfeld muss diese Fragen – und seien sie noch so diffus und unklar formuliert – hören und beantworten. Auch an diesem Punkt hilft es nicht, beschwichtigen, vertrösten oder verschweigen zu wollen. Für ihre Fragen und Unsicherheiten müssen Menschen mit geistiger Behinderung entsprechend ihren individuellen Möglichkeiten Angebote an Informationen und Antworten bekommen. Eine Möglichkeit hierfür ist ein Curriculum Palliative Care, dessen Zielgruppe Menschen mit geistiger Behinderung sind, die sich in aufeinander aufbauenden Modulen sowohl theoretisch (im Schutz der Formulierungen "man") als auch in der Brechung eigener Beobachtungen, Erfahrungen und Ängste mit den Themen Alter, Krankheit, Sterben, Tod und Trauer beschäftigen. Ziel dieses Curriculums ist es, erstens gemachte Beobachtungen und Erfahrungen zu besprechen und nötigenfalls zu korrigieren, zweitens die Unsicherheit in der Begegnung mit Schwersterkrankten und Sterbenden zu verkleinern und die Handlungs-/Kommunikationsfähigkeit in solchen Begegnungen zu erhalten und drittens auf die Veränderungen vorzubereiten, die wir alle mit zunehmendem Alter erleben werden.

Möglich sind Fortbildungen nach diesem Curriculum für Menschen mit geistiger Behinderung und auch integrative Fortbildungen, in die auch Menschen aus ihrem Arbeits- oder Lebensumfeld als Teilnehmerinnen einbezogen werden.

Nicht vergessen werden sollte, dass Menschen mit geistiger Behinderung in diesen Gesprächen, Informationen und Fortbildungen erfahren, dass es sich bei Fragen zum Themenkreis Palliative Care um Themen handelt, die man offen ansprechen kann und die zum Leben gehören – die hier begründete Offenheit und Gesprächskultur werden auch dann helfen, wenn Menschen mit geistiger Behinderung erkranken oder sich in ihrer letzten Lebensphase befinden.

19.6 Ethik im Gespräch mit Menschen mit geistiger Behinderung

Ethik will eine Antwort geben auf die Frage „Wie soll ich mich entscheiden?".

▶ Beispiel: Ethik

Eine Frau mit geistiger Behinderung geht nach einem Krankenhausaufenthalt zur Kur. Die Mitbewohnerinnen erfahren, dass nach einer Hüftoperation alle Patienten gleich zur Kur gehen. Nach einer knappen Woche soll die Bewohnerin wieder nach Hause kommen – die Kur wird abgebrochen. Abends informiert die Gruppenmitarbeiterin die Mitbewohner davon, die sich über das Abbrechen der Kur unterhalten; sie können nicht verstehen, warum der Anspruch auf die Kur nicht auch für eine von ihnen gilt und die Kranke wieder nach Hause kommt.

Die Gruppenmitarbeiterin kann die Gründe nennen, die zum Abbruch der Kur führten. Sie kann auch mit den anderen Bewohnerinnen die Entscheidung nachvollziehen, d. h., sie kann als Gruppengespräch ein ethisches Fallgespräch durchführen. ◀

Wir schauen uns an, was wirklich nötig ist, und verlieren so unsere Scheu/Ehrfurcht vor den Begriffen „Ethik", „ethische Beratung" und „ethisches Fallgespräch". Ethische Beratungen, ethische Empfehlungen sind ein Wichten und Abwägen von Argumenten für/gegen unterschiedliche Handlungsmöglichkeiten.

Abwägen – abwiegen – Mengen vergleichen – zwei Mengen wiegen und miteinander vergleichen – eine Waage muss her! Nun wird die Situation beschrieben: Was ist (Sturz, Schmerzen, Hüfte gebrochen) wem (unsicher; Heimweh – fühlt sich nur zu Hause wohl; enge Beziehung zur Gruppe, zur Schwester; gegen Ortsveränderungen; Fremden gegenüber misstrauisch und ängstlich) passiert – welche Hilfen gab es (Krankenhausaufenthalt, Operation, Schmerzmittel) – aktueller Stand (Phase der Genesung; Schmerzen wurden seltener und geringer; noch nicht so mobil wie vor dem Sturz) – welche Handlungsmöglichkeiten gibt es (eine Kur wäre medizinisch, pflegerisch möglich und würde der Kranken nach aller Wahrscheinlichkeit helfen, schneller wieder mobil zu werden)? Aus den Handlungsmöglichkeiten muss sich die Ausgangsfrage für das Fallgespräch formulieren lassen: Ist für die Mitbewohnerin eine Kur gut? – Abwägung zwischen Nutzen und Schaden.

Auf die beiden Waagschalen kommen die Gründe für und gegen die Kur. Diese Gründe tragen die Gruppenmitglieder zusammen, sie kennen die Kranke gut und brauchen sicher nur wenig Hilfe dabei (◻ Abb. 19.1).

— **Mögliche Gründe für die Kur:** Einfache Erreichbarkeit der Therapien; schöne Landschaft und Zeit, sich zu erholen; Rehabilitationskur hilft ihr, und sie wird schneller mobiler; wir besuchen sie alle einmal (in drei Wochen); breites Therapieangebot; zeitlich begrenzt – nur drei Wochen.

— **Mögliche Gründe gegen die Kur:** Heimweh; starke Bindung an die Gruppe; starke Bindung an Begleiter/ Gruppenteam; ist gegen Ortsveränderungen; fühlt sich nur zu Hause wohl und sicher; fasst schwer Zutrauen zu Fremden (Ärzten, Schwestern, Therapeu-

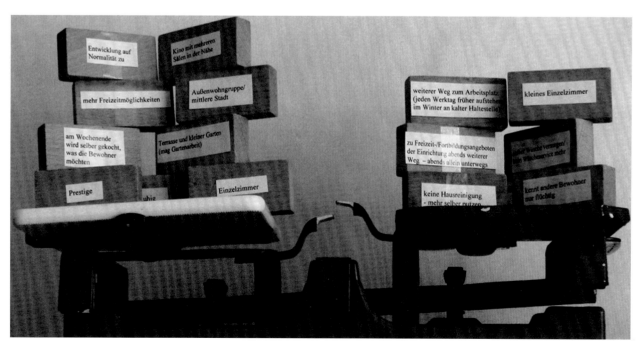

◻ **Abb. 19.1**　Waage

ten); Schwester ist schon älter und nicht mobil, würden sich drei Wochen (eventuell länger) nicht sehen – sie würde darunter leiden.

Ethik – abwägen, wie soll ich mich entscheiden? Ethik – warum haben sich andere so entschieden? Fremde Entscheidungen, die zunächst unverständlich erscheinen, werden so nachvollziehbar und verstehbar. Es wird in diesem Gruppenprozess auch deutlich, dass für *diese* Mitbewohnerin *diese* Entscheidung richtig war – für eine andere Bewohnerin müsste entsprechend ihrer Situation entschieden werden. Es gibt nicht die eine richtige Entscheidung.

Die Waage ist nichts als ein Modell zur Visualisierung von Argumenten und Entscheidungen für Menschen mit geistiger Behinderung.

Nur wenn Menschen mit geistiger Behinderung es gewohnt sind, ihre und die Gründe anderer Menschen in Entscheidungen abzuwägen, wird es möglich sein, dies mit ihnen auch in schwierigen und palliativen Situationen so zu besprechen.

Literatur

Bader I (1999) … brauche ich den Engel in dir. Sterbe- und Trauerbegleitung in der Heilpädagogischen Förderung. In: Orientierung 4:99, S. 13–16

Baumgart E (1997) Stettener Deskriptionsdiagnostik des Sprachentwicklungsstandes von Menschen mit geistiger Behinderung: eine methodische Handreichung für die Praxis. Diakonie, Reutlingen

Buchka M (2003) Ältere Menschen mit geistiger Behinderung: Bildung, Begleitung. Sozialtherapie, Reinhardt, München, Basel

Bundesverband Evangelischer Behindertenhilfe e. V (Hrsg) (1999) Bist du bei mir wenn ich sterbe? In: Orientierung. Fachzeitschrift der Behindertenhilfe, Bd 4. Stuttgart, S 99

Bundesverband evangelische Behindertenhilfe e. V. (Hrsg) Schau doch meine Hände an. Gebärdensammlung – Berlin, 2007 (weiterentwickelte Neuauflage)

Bundesvereinigung Lebenshilfe für Menschen mit Geistiger Behinderung e. V (2002) Bäume wachsen in den Himmel – Sterben und Trauer. Ein Buch für Menschen mit geistiger Behinderung. Lebenshilfe, Marburg

Dingerkus G, Schlottbohm B (2002) Den letzten Weg gemeinsam gehen. Sterben, Tod und Trauer in Wohneinrichtungen für Menschen mit geistigen Behinderungen. Alpha, Münster

Franke E (2009) Curriculum Palliative Care für Menschen mit geistiger Behinderung, Manuskript

Franke E (2012) Anders leben – anders sterben. Gespräche über Sterben, Tod und Trauer mit Menschen mit geistiger Behinderung. Springer, Wien, New York

Förderverein für Menschen mit geistiger Behinderung e. V. Bonn (Hrsg) Zukunftsplanung-Patientenverfügung (Informationen und Bezugsquelle: http://www.foerderverein-bonn-beuel.de). Zugriff am 10.3.2023

Haveman M, Stöppler R (2004) Altern mit geistiger Behinderung. Grundlagen und Perspektiven für Begleitung, Bildung und Rehabilitation. W. Kohlhammer, Stuttgart

Krueger F (Hrsg) (2006) Das Alter behinderter Menschen. Lambertus, Freiburg im Breisgau

Kruse A, Ding-Greiner Ch, Grüner M (2002) Den Jahren Leben geben – Lebensqualität im Alter bei Menschen mit Behinderungen. Projektbericht Juni 2002. Ruprechts-Karls-Universität Heidelberg. Institut für Gerontologie (Hrsg) Diakonisches Werk Württemberg, Abteilung Behindertenhilfe

Lindenmaier W (1999) Bei uns ist jemand gestorben. Orientierung 4(99):34–37

Luchterhand Ch, Murphy N (2007) Wenn Menschen mit geistiger Behinderung trauern: Vorschläge zur Unterstützung. Übers. aus d. Amerik. u. dt. Bearb. von Regina Humbert. Edition Sozial, 2. Aufl. Juventa, Weinheim, München

Otto K, Wimmer B (2007) Unterstützte Kommunikation: Ein Ratgeber für Eltern, Angehörige sowie Therapeuten und Pädagogen, 2. Aufl. Schulz-Kirchner, Idstein

Senckel B (1996) Mit geistig Behinderten leben und arbeiten. C.H. Beck, München

Weber G (Hrsg) (1997) Psychische Störungen bei älteren Menschen mit geistiger Behinderung. Huber, Bern

Wilken E (Hrsg) (2006) Unterstützte Kommunikation: Eine Einführung in Theorie und Praxis, 2. Aufl. Kohlhammer, Stuttgart

Wittkowski J (1990) Psychologie des Todes. Wissenschaftliche Buchgesellschaft, Darmstadt

Wittkowski J (Hrsg) (2003) Sterben, Tod und Trauer: Grundlagen, Methoden. Anwendungsfelder, Kohlhammer, Stuttgart

Zöller E, Huber B, Lucht I (2009) Tanzen mit dem lieben Gott: Fragen an das eigene Leben. Gütersloher Verlagshaus, Gütersloh

Palliative Care für Menschen am Rande der Gesellschaft

Susanne Kränzle

Inhaltsverzeichnis

© Springer-Verlag GmbH Deutschland, ein Teil von Springer Nature 2023
S. Kränzle et al. (Hrsg.), *Palliative Care*, https://doi.org/10.1007/978-3-662-66043-0_20

In Kürze

Der „Erfolg" von Palliative Care ist auch an der Zugangsgerechtigkeit und Verfügbarkeit zu messen. Für Menschen, die ihre letzte Lebenszeit zu Hause, in Kliniken oder Pflegeeinrichtungen verbringen, sind Angebote der Hospiz- und Palliativversorgung in aller Regel erreichbar. Menschen, die ihr Leben in die Wohnungslosigkeit oder in Vollzugseinrichtungen geführt hat und die häufig an unterschiedlichsten Problemen gleichzeitig leiden, haben bislang nicht solch selbstverständliche Zugangsmöglichkeiten. Die Situationen sind dazuhin häufig von sozialer Unverbundenheit, starkem Misstrauen, Gewalterfahrungen und möglicherweise auch einem besonders ausgeprägten Drang zur Individualisierung geprägt.

20.1 Hospiz und Palliative Care für von Wohnungslosigkeit betroffene Menschen

Die Jahresgesamtzahl wohnungsloser Menschen im Wohnungslosensektor ist nach Schätzung der BAG Wohnungslosenhilfe von 237.000 Menschen im Jahr 2018 auf 256.000 im Jahr 2020 gestiegen, das ist ein Gesamtanstieg von 8 %. Die Bundesarbeitsgemeinschaft Wohnungslosigkeit definiert Wohnungslosigkeit wie folgt:

„Wohnungslos ist, wer nicht über einen mietvertraglich abgesicherten Wohnraum verfügt. Aktuell von Wohnungslosigkeit betroffen sind danach Personen
- im ordnungsrechtlichen Sektor
  - die aufgrund ordnungsrechtlicher Maßnahmen ohne Mietvertrag, d. h. lediglich mit Nutzungsverträgen in Wohnraum eingewiesen oder in Notunterkünften untergebracht werden
- im sozialhilferechtlichen Sektor
  - die ohne Mietvertrag untergebracht sind, wobei die Kosten nach Sozialgesetzbuch XII und/oder SGB II übernommen werden
  - die sich in Heimen, Anstalten, Notübernachtungen, Asylen, Frauenhäusern aufhalten, weil keine Wohnung zur Verfügung steht
  - die als Selbstzahler in Billigpensionen leben
  - die bei Verwandten, Freunden und Bekannten vorübergehend unterkommen
  - die ohne jegliche Unterkunft sind, ‚Platte machen'
    …"

Von Wohnungslosigkeit betroffene Menschen leben meist nicht in sozial verlässlichen Beziehungen, sie sind von Armut und Ausgrenzung betroffen. Ihre gesundheitlichen Probleme sind häufig sehr viel ausgeprägter als bei Menschen gleichen Alters, die in gesicherten Verhältnissen leben. Die Lebensumstände tragen zur vorzeitigen Alterung und zu einem insgesamt körperlich und psychisch schlechten Zustand bei. Oftmals leiden sie an mehreren schwerwiegenden Erkrankungen gleichzeitig.

Die BAG Wohnungslosenhilfe schreibt dazu:

» Der Gesundheitszustand wohnungsloser Männer und Frauen ist schlecht: Häufiger als die wohnende Bevölkerung leiden sie unter Mehrfacherkrankungen. Es dauert oftmals lange, bis ein Kontakt zu dieser Patientengruppe gebahnt ist. Die Behandlung erfolgt in der Regel in ihrem Lebensumfeld und unter Voraussetzungen, die immer erwarten lassen müssen, dass es bei einem einzigen Behandlungskontakt bleibt. Von einer erfolgreichen Vermittlung an einen weiterbehandelnden Arzt kann nicht immer ausgegangen werden.Seit Einführung des Gesundheitsmodernisierungsgesetzes (GMG) im Jahr 2004 hat sich der Gesundheitszustand der wohnungslosen Männer und Frauen weiter verschlechtert. Verantwortlich dafür sind zahlreiche Regelungen: So müssen auch Wohnungslose Zuzahlungen auf Heil- und Hilfsmittel zahlen, auch für sie entfallen die Zuschüsse zu Brillen und zahnmedizinische Behandlungen sind für Wohnungslose unbezahlbar. Die Kosten für notwendige, aber nicht verschreibungspflichtige Medikamente müssen selbst getragen werden.

Dies alles lässt erahnen, dass der Zugang zu und häufig genug auch das Bedürfnis nach pflegerisch-medizinischer Versorgung keineswegs so selbstverständlich ist wie bei anderen Menschen. Dies trifft auch auf die Hospiz- und Palliativversorgung zu. Am ehesten, wenn sozialarbeiterische Hilfen vorhanden sind, können Hospiz- und Palliativdienste in Zusammenarbeit mit anderen Kümmerern versuchen, eine vertrauensvolle Beziehung aufzubauen, sofern der betroffene Mensch dies möchte. So sollten Hospiz- und Palliativdienste auf Einrichtungen und Beratungsstellen für Wohnungslose zugehen und sie in ihre Netzwerke einbinden. Umgekehrt ist es ratsam, Haupt- und Ehrenamtliche der Hospiz- und Palliativdienste sensibilisieren und qualifizieren zu lassen zu Themen, die im Leben und Sterben von wohnungslosen Menschen anders und relevant sein können.

20.2 Hospiz und Palliative Care für Menschen in Vollzugseinrichtungen

Im Jahr 2021 saßen laut Statistischem Bundesamt ca. 44.500 Menschen in deutschen Einrichtungen des Justizvollzugs und des Maßregelvollzugs, davon ca. 5500 zur Verbüßung langjähriger Haftstrafen oder zur Sicherungsverwahrung. Darunter waren ca. 17.000

Männer und Frauen, die älter als 40 Jahre waren. Auch diese Einrichtungen haben also, was ihre Gefangenen anbelangt, mit dem demografischen Wandel umzugehen. Die Gefangenen werden älter und damit auch kränker, zudem haben viele unter den Folgen ihrer gesundheitsbelastenden Lebensweise vor der Inhaftierung zu leiden. Auch hier finden sich häufig Mehrfachdiagnosen wie psychische Erkrankungen, Suchtprobleme und daraus resultierend lebensbedrohliche Erkrankungen wie Hepatitis oder HIV/Aids u. a. m. Auch auf die Bedürfnisse unterschiedlicher Kulturen in Krankheit und Sterben haben Vollzugseinrichtungen einzugehen. Wenn Gefangene sich in der letzten Lebensphase befinden, können sie nach länderspezifisch unterschiedlichen Vorschriften auch entlassen werden, sofern keine weiteren Straftaten zu befürchten sind. Auch hier sind Hospiz- und Palliativdienste in mehrfacher Hinsicht gefragt: entweder begleitend in der Vollzugseinrichtung/im Vollzugskrankenhaus oder bei der Aufnahme in eine stationäre Einrichtung wie ein Hospiz oder eine Palliativstation. Gefangene haben häufig kein soziales Netz, das ihnen in der existenziellen Situation des Sterbens zur Seite steht. Bei Entlassung in eine spezialisierte Einrichtung fallen dann auch die Kontakte weg, die während des Vollzugs entstanden sind, zu Vollzugsbeamten, Mitgefangenen, SeelsorgerInnen und anderen Menschen. Beim Verbleib in der Vollzugseinrichtung sind, wenn hospizliche Begleitung vom betroffenen Menschen gewünscht ist, Regelungen zu Besuchsmöglichkeiten zu treffen, was oft lange dauern kann, da diese juristisch überprüft und erlassen werden müssen. Das wiederum weist Hospiz- und Palliativdienste darauf hin, auch mit Vollzugseinrichtungen in Kontakt zu treten, die Angebote bekannt zu machen und dann ggf. kurzfristige Entscheidungen herbeiführen zu können zum Wohle der Betroffenen und zur Entlastung der Mitarbeitenden in den Einrichtungen. Ebenfalls müssen Mitarbeitende in Hospiz- und Palliativdiensten über die spezifischen Situationen gefangener Menschen und auch zu entstehenden juristischen Gegebenheiten und Fragen qualifiziert werden, damit die Begleitung angstfrei und vorurteilslos geschehen kann.

Die Einrichtungen und Justizbehörden sind aufgerufen, sich grundsätzlich über die Situation kranker und alter Gefangener Gedanken zu machen und dafür Sorge zu tragen, dass auch sie ihr Lebensende würdevoll und umsorgt erleben können.

> Menschen aus anderen „Randgruppen", die in Institutionen und Strukturen zumindest lose eingebunden sind, werden am ehesten über diese Strukturen erreichbar sein. Dabei ist z. B. zu denken an Menschen mit Suchterkrankungen, an Langzeitarbeitslose, an (ehemalige) Prostituierte, an geflüchtete Menschen mit oder ohne Aufenthaltserlaubnis u. a. m., die von einer Hochleistungsgesellschaft nur schwer oder gar nicht aufgenommen werden. Das kann für Hospiz- und Palliativdienste nur bedeuten, dass sie proaktiv auf die Vertreterinnen und Vertreter solcher Strukturen zugehen, ihre Angebote bekannt und erfahrbar machen müssen, damit Menschen, wie es die Hospizidee vorsieht, tatsächlich ohne Ansehen ihrer Person, Nationalität, Sozialisierung usw. in ihrem Sterben begleitet werden können, wenn sie dies möchten.

„Wie hält es die Mitte mit ihren Rändern?", fragt der Schweizer Schriftstelle Adolf Mugsch in einem Essay und begründet seine Frage gleich selber folgendermaßen: „Es ist weise und klug so zu fragen. Denn die Ränder bestimmen insgesamt die Form einer Gesellschaft, ihre Lebensform."

Literatur

BAG W, DHPV (Hrsg) (2016) Hospiz und Wohnungslosigkeit. Sterben, Tod und Trauer. Sterbende wohnungslose Menschen begleiten

Bundesarbeitsgemeinschaft Wohnungslosenhilfe. Übersicht (bagw.de). Zugegriffen im Mai 2022

DGP DHPV, BÄK (Hrsg) (2016) Charta zur Betreuung schwerstkranker und sterbender Menschen in Deutschland. Handlungsempfehlungen im Rahmen einer Nationalen Strategie

Strafvollzug – Demographische und kriminologische Merkmale der Strafgefangenen zum Stichtag 31.3. – Fachserie 10 Reihe 4.1 – 2021 (destatis.de). Zugegriffen im Mai 2022

Trauer

Inhaltsverzeichnis

Abschiedsrituale

Ulrike Schmid

Inhaltsverzeichnis

© Springer-Verlag GmbH Deutschland, ein Teil von Springer Nature 2023
S. Kränzle et al. (Hrsg.), *Palliative Care*, https://doi.org/10.1007/978-3-662-66043-0_21

In Kürze

Rituale bestimmen unseren Alltag und unseren Lebensablauf. Sie sind Ordnungsstrukturen des Zusammenlebens und der Kommunikation zwischen Menschen. Rituale können an Bedeutung verlieren, trotzdem benutzen wir sie weiter als Möglichkeiten der Gestaltung. Wir besinnen uns heute auf alte Rituale, um sie wieder mit Sinn zu füllen, oder kreieren neue, die wir individuell mit Bedeutung belegen können. Dabei ist es wenig hilfreich, Rituale aus uns fremden Kulturen zu übernehmen. Wirkungsvoll ist die Entwicklung von Ritualen, die individuell und/oder gesellschaftlich stimmig sind.

Forscher beobachten in den letzten Jahren einen Boom von Ritualen gerade in den modernen Gesellschaften. Sie "bilden sich mit atemberaubender Dynamik ständig neu, wie z. B. Lichterketten als Form der Anteilnahme, Begrüßungsrituale, Gewaltrituale am 1. Mai oder neue Bräuche wie Halloween" (Schollbach 2005).

Rituale haben etwas Geheimnisvolles, Vielschichtiges, Unergründbares. Rituale sprechen Gefühle an und geben Emotionen Ausdruck. Trauer ist die Emotion, durch die wir Abschied nehmen (Kast 2020). Übergangssituationen bringen immer einen Abschied mit sich und können durch Rituale besser bewältigt werden, z. B. durch das Ritual der Bestattung, wenn von einem geliebten (oder auch ungeliebten) Menschen Abschied genommen werden muss.

Symbole sind bei Ritualen immer von großer Bedeutung: Durch sie kann tiefer kommuniziert werden als über Worte. Symbole können z. B. Gegenstände, Musik, Düfte oder Bewegungen sein. Symbole sind "sichtbare Zeichen einer unsichtbaren ideellen Wirklichkeit", also Zeichen mit einem sog. "Bedeutungsüberschuss" (Kast 1996).

21.1 Was ist ein Ritual?

» Es gibt ein universales menschliches Bedürfnis nach Ritualen. Sie stellen Orientierungen für Gesellschaften und Gemeinschaften zu ihren Ursprüngen und Traditionen dar. (Axel Michaels, Professor für klassische Indologie, Universität Heidelberg)

21.1.1 Definition

Ein Ritual (lat. ritualis) ist ein "gleichbleibendes, regelmäßiges Vorgehen nach einer festgelegten Ordnung, also eine feste Abfolge von Handlungsschritten, die meist an bestimmte Anlässe gebunden sind". Religionswissenschaftlich werden Rituale als Riten (Ritus) bezeichnet: "Ein kultischer Handlungsablauf mit religiöser Zielsetzung, der genau festgelegten Regeln folgt, besonders im Zusammenhang mit wichtigen Lebenszäsuren". In der Fachliteratur spricht man von "rites de passage" (franz. Übergangsriten): "Riten erwachsen aus der Tradition und bedürfen der theologischen Deutung und Vertiefung, um auch über ihre Ursprungssituation hinaus als sinnvoll erfahren zu werden."

Riten werden durch Geistliche überliefert oder waren gar, z. B. in der Antike, mit Geheimhaltung verbunden (Mysterienkulte, 7. Jh. v. Chr. bis 5. Jh. n. Chr.; Giebel 2003).

Rites de passage sind "zeremonielle, häufig mit Reinigungsriten und der Symbolik von Sterben und Auferstehen verbundene Handlungen" (z. B. Beschneidung, Taufe, Konfirmation, Bar-Mizwa). Sie markieren den Übergang von einem abgeschlossenen Lebensabschnitt in einen neuen Lebensabschnitt (z. B. Heirat). Beispiele solcher Übergangsriten sind "Pubertätsrituale" (Initiationsriten), Hochzeitsrituale, Sterbe- und Totenriten. Zum Vollzug der "rites de passage" gehören z. B. Handauflegen, Übergabe von Licht oder Feuer, Salbung, Annahme eines neuen Namens, Anlegen anderer Kleidung.

» Ein Abschied durch Tod wirkt für nahestehende Hinterbliebene wie ein unsichtbares Initiationsritual. Ungewollt und kaum beobachtbar, werden sie mit der Beerdigung als Abschiedsritual in den nächsten Abschnitt ihres Lebens eingeweiht (Bayer 2005).

21.1.2 Welche unterschiedlichen Rituale gibt es?

- Religiös-kirchliche Rituale (z. B. kirchliche Feste, Gottesdienst, Taufe)
- Alltagsrituale = persönliche Rituale (z. B. Zeitung zum Frühstück, Begrüßungen, Familienfeste, Freizeitverhalten, Konfliktverhalten)
- Lebensgeschichtliche Rituale (Geburt, Kindheit, Einschulung etc.)
- Berufliche Rituale (Übergabe, Teambesprechung, Stationsrundgang)
- Rituale des öffentlichen Lebens (Schlange stehen, Höflichkeitsgesten)

21.1.3 Welche Funktion hat ein Ritual?

- Psychisch: gibt Raum für Gefühle, kanalisiert und begrenzt sie gleichzeitig (durch festgelegte Form und zeitliche Begrenzung); reduziert Angst und vermittelt Sicherheit: Rituale können über symbolische Handlungen Trauer ins Fließen bringen, sie lassen trotz vorgegebener Ordnung Platz für widersprüchliche Gefühle und eigenen Ausdruck.
- Sozial: bringt Menschen zusammen, hilft dem Individuum zum Übergang in einen anderen "Status"

mithilfe von anderen, ermöglicht ein gemeinsames, tiefes Erlebnis: z. B. Sichtbarmachen durch Trauerkleidung (Schutz- und Fürsorgebedürftigkeit: Schonung; kann auch trennend wirken!)

– Spirituell: löst ein tiefes Berührtsein aus, kann die Sinnfrage stellen: Wer bin ich? Wohin gehe ich?

– Zeitlich: setzt Struktur: Anfang und Ende – über Erinnerungsrituale ist es möglich, immer wieder in die Trauer hineinzugehen, das Ritual setzt auch ein Ende.

> » Die Funktion des Rituals, wie ich es verstehe, ist, dem menschlichen Leben Form zu verleihen, und zwar nicht durch ein bloßes Ordnen auf der Oberfläche, sondern in seiner Tiefe.
>
>   (Joseph Campbell, amerikanischer Mythenforscher)

21.1.4 Wie wirken Rituale?

Persönliche Rituale vermitteln Sicherheit und Geborgenheit und geben Struktur. Erst wenn wir aus unserem gewohnten Umfeld herausgenommen sind und das morgendliche Frühstücksritual oder abendliche Ritual, z. B. auf dem Balkon den Tag zu verabschieden, nicht stattfinden kann, spüren wir die (dann fehlende) Wirkung und Wichtigkeit unserer individuellen Rituale. Gleiches geschieht Patienten und Bewohnern, wenn sie hinfälliger werden oder nicht mehr in ihrem gewohnten Umfeld sein können (◙ Tab. 21.1).

> » Der Übergang zwischen Ritual und Gewohnheit ist oft fließend. Ein Ritual kann zur Gewohnheit werden und umgekehrt (Alsheimer 2005).

Wollen wir an neuen Ritualen teilhaben, müssen wir uns erst mit deren Inhalt, Zweck und Ziel auseinandersetzen, also einen Handlungsablauf mit Bedeutung und

Verständnis füllen können, damit das Ritual wirken kann. Das Ritual muss erst „aufgeladen" werden (Smeding und Heitkönig-Wilp 2014).

Kirchliche Rituale sollen uns in unserer existenziellen Tiefe berühren und Vertrauen in eine höhere Ordnung ausdrücken und herstellen. Die Zelebrierung durch Würdenträger der Kirche, die Gemeinschaft, die Verbindung zum Numinosen, aber auch das Vertraute des Rituals an sich tragen zur Wirkung bei. Kirchliche Rituale können auch wirken, wenn der Bedeutungszusammenhang fehlt, sie also „sinnentleert" sind, z. B. durch das Erreichen eines meditativen Zustandes (Rosenkranz beten) oder wenn schon als Kind durch das Erleben der Erwachsenen (z. B. Ergriffenheit) die Wirkung erspürt wurde. Sinnentleerte „Zwangsrituale" wirken eher blockierend.

21.2 Abschiedsrituale

Abschiedsrituale sind Übergangsrituale, z. B.: Eine Witwe wird durch das Beerdigungsritual in ihren Witwenstatus „transportiert". Sie kehrt in die Gesellschaft zurück, aber in veränderter Position.

21.2.1 Wie sieht ein Abschiedsritual aus?

Van Gennep (1986) beschreibt drei Phasen eines Abschiedsrituals, hier am Beispiel der Bestattung erklärt:

1. **Phase des Loslösens:** Während der Beerdigung werden Erinnerungen aus der Zeit vor dem Tod ausgelöst. Meine Erinnerungen intensivieren das Trennungserlebnis: Ich beginne, mich von dem Verstorbenen zu lösen – die gemeinsame Zeit ist zu Ende.
2. **Phase des Übergangs:** Im Moment des Versenkens des Sargs verschwindet der Verstorbene unwiederbringlich. Seither war er noch präsent, noch sichtbar, noch anzufassen, er war noch Vater, Großmutter, Partner. Jetzt ist diese Zeit vorbei, der Verstorbene ist eine Leiche und körperlich nicht mehr erreichbar. Symbolhaft bei einer Erdbestattung sind die ins Grab hinabgeworfenen Blumen (Vergänglichkeit) oder Erde (Erde zu Erde als Übergang in eine neue Form mit neuem Sinn). Ich nähere mich meinem neuen Status (z. B. als Witwe). Ich fühle mich vielleicht noch nicht so, bin aber auch nicht mehr Partnerin.
3. **Phase der Neuorientierung:** Sie beginnt mit dem gemeinsamen Begräbniskaffee („Leichenschmaus"). Ich erlebe: Ich bin ein Teil der Gemeinschaft und kehre durch das gemeinsame Essen wieder ins Leben zurück, wenn auch mit verändertem Status, z. B. als Witwe oder Waise.

Tab. 21.1 Unterschiede zwischen Ritual und Gewohnheit

Ritual	Gewohnheit
Geregelter, wiederholbarer Ablauf	Geregelter, wiederholbarer Ablauf
Hohe Aufmerksamkeit	Keine besondere Aufmerksamkeit
Symbole	Keine Symbole
Mit persönlichem Sinn gefüllt	Ohne bewusste Bedeutung, zweckmäßig

21.2.2 Gestaltung eines Abschiedsrituals

In der Regel wird die Form des Abschieds von den Hinterbliebenen zusammen mit einem Bestattungsinstitut in der kurzen Zeit zwischen Versterben ihres Angehörigen und dem Bestattungstermin gestaltet. Manchmal haben Angehörige angesichts des nahen Todes das Bedürfnis, die Bestattungszeremonie schon vor Eintritt des Todes vorzubereiten. Immer häufiger legen Menschen ihre Wünsche selbst fest, im Alleingang oder im Gespräch mit den ihnen wichtigen Menschen, die später die Hinterbliebenen sein werden. Was können Beweggründe dafür sein, den Abschied prae mortem zu bestimmen? Geht es darum, dies in Ruhe überlegen und festlegen zu können? Geht es um die Sorge für die Nächsten über den Tod hinaus, oder handelt es sich um eine post mortem ausgedehnte Autonomie, also möglicherweise eine (un-)bewusste Machtausübung über den Tod hinaus?

Bayer (2005) stellt fest:

» Es ist ein Unterschied, ob ein Mensch in gesunden Tagen seine Abschiedsfeier vorbereitet oder ob er es tut, wenn aufgrund des Krankheitsverlaufs der Wunsch erwächst, im Abschied von der Welt, die er zurücklassen muss, ein Zeichen zu hinterlassen.

Vielleicht geht es um Zeichen wider das Vergessen?

In jedem Fall ist es hilfreich für die Zurückbleibenden, wenn der Angehörige sein gewünschtes Abschiedsritual mit denen, die es betrifft, besprechen kann und dabei prüft, ob es für seine Nächsten auch die erwartete Hilfe bringt.

> ▶ **Beispiel: Gestaltung einer Abschiedsfeier im Zimmer des Verstorbenen mit Mitarbeitern und Angehörigen**
>
> — **Phase des Loslösens:** Durch Erinnerungen: Wer war dieser Mensch, wie war meine Beziehung zu ihm? Symbolisierung durch Texte mit Bezug zum Verstorbenen, Musik, Bilder, Fotos, Berichte über Erfahrungen und Begegnungen mit ihm. Der Fantasie sind keine Grenzen gesetzt.
> — **Phase des Übergangs:** Der Verstorbene wird verabschiedet durch ein Gebet, Dank, Wünsche, Stille, Sargbeigaben. Es wird deutlich, dass es um den Übergang von leiblicher Präsenz zur „Erinnerung" geht.
> — **Phase der Neuorientierung:** Gemeinsames Kaffeetrinken der Beteiligten – man geht körperlich von dem Verstorbenen zurück ins eigene Leben – in Gemeinschaft der anderen. Dies symbolisiert ein Stück des bevorstehenden Trauerwegs. ◀

21.2.3 Welche Rituale helfen beim Abschiednehmen?

» Rituale sind durch Tradition und Brauchtum festgelegte Formen, die das Handeln für Einzelne und Gruppen strukturieren. Sie regeln und ordnen die Begegnung mit sich selbst, mit anderen und mit dem Numinosen, also Sterben, Tod, Trauer (Canacakis 2011).

Allgemein gilt, dass Rituale allen Beteiligten helfen: sowohl dem schwer kranken sterbenden Menschen als auch den Angehörigen und den Professionellen. An erster Stelle müssen immer die Bedürfnisse des sterbenden Menschen stehen. Kann der Sterbende nicht mehr kommunizieren, gehört es zu den elementaren Aufgaben der Pflegenden, seine Bedürfnisse wahrzunehmen oder, wenn möglich, sich im Austausch mit den Angehörigen diesen zu nähern.

> **Während der letzten Stunden und Tage**
> — Ruhige Körperpflege und Lagerung als sinnliches Ritual
> — Alles, was dem sterbenden Menschen lieb und vertraut ist (Berührung, Musik, Lesen, Beten, Singen, Monochord, Leier, Klangschale, Tönen; gemeinsames Schweigen)
> — Nähe und Distanz je nach Bedürfnis des Sterbenden; hier brauchen Angehörige manchmal Unterstützung, um die „richtige" Distanz zu finden
> — Fenster öffnen
> — Religiöse Rituale mithilfe der entsprechenden Geistlichen, je nach Kultur frühzeitig Erkundigungen einholen, z. B. Krankensalbung, Segnung, Sterbegebete und -riten

» Gott segne dich und behüte dich. Er lasse leuchten sein Angesicht über dir und sei dir gnädig. Er erhebe sein Angesicht auf dich und schenke dir seinen Frieden. (Aaronitischer Segen, 4. Mose 6, 24–26)

■ Kommentar
— Manche Menschen verbinden mit dem geöffneten Fenster die Einladung an die Seele, sich zu lösen und entweichen zu können. In Österreich und in der Schweiz wurden im 18. und 19. Jahrhundert sog. „Seelenfenster" in die Wand der Schlafzimmer oder auch im Giebel des Hauses eingebaut: kleine Öffnungen, die nie geschlossen wurden und durch die, wenn jemand im Sterben lag, die Seele entweichen konnte.

In der Sterbephase kann sich eine Situation sehr schnell ändern. Was heute stimmig ist, braucht es morgen nicht mehr zu sein.

> ► **Beispiel**
>
> Herr K., Bewohner eines Pflegeheimes, wünscht sich Begleitung für seine letzten Stunden und Tage. Von der Bereichsleitung erfahren wir, dass sein Lieblingslied „Ich hatt' einen Kameraden" ist. Und: „Bitte keine christlichen Texte!" Überrascht und erfreut, dass die freiwillige Begleiterin das Lied kennt, erfreut sich Herr K. an allen Strophen und singt jede mit. Bei der nächsten Begegnung hat sich die Begleiterin schon auf den „Kameraden" eingestellt, doch Herr K. winkt ab. Nach einer Pause wünscht er sich: „Beten Sie das Vaterunser mit mir!" Er verstirbt ein paar Stunden danach. ◄

Unmittelbar nach dem Tod

- Ruhe, Stille, Gebet, Lied zusammen mit Angehörigen oder als Familie alleine, je nachdem, was in der Situation stimmig ist.
- Möglicherweise gibt es (im stationären Bereich) eine Sammlung von Texten, aus der man einen für die Situation passenden aussuchen kann.
- Hektik und Aktivität sind fehl am Platz.
- Eventuell Kerze, Blume(n).
- Angehörigen die Zeit geben, die sie zum Abschiednehmen brauchen, und sie ermutigen, sich diese Zeit zu nehmen.
- Angehörige, die nicht dabei waren, informieren, wie ihr Angehöriger gestorben ist.
- Den Toten waschen und kleiden, eventuell gemeinsam mit den Angehörigen.

▪ **Kommentar**

- Abhängig davon, was für den Verstorbenen wichtig war und inwieweit Angehörige dies praktizieren können und möchten, gestaltet sich die Zeit, unmittelbar nachdem der Tod eingetreten ist. Zeit und Raum für Abschied, sowohl für die Angehörigen als auch für diejenigen, die den Verstorbenen gepflegt und begleitet haben, sind elementar wichtig und können für Angehörige den Trauerprozess entscheidend mitbeeinflussen.
- Das Symbol der Kerze (nicht in jeder Situation möglich) ist ein Zeichen für das Weiterleben in einer anderen Dimension, Blumen stehen für Vergänglichkeit und für die Wertschätzung des Verstorbenen.
- Das Waschen und Kleiden ist ein Ritual, das den Verstorbenen würdigt, ihn symbolhaft bereit macht für den Übergang und für das Abschiednehmen der Hinterbliebenen. Wenn Angehörige mithelfen wollen, kann dies ein wichtiger „Trittstein" (Smeding und Heidkönig-Wilp 2014) in die Trauer (► Kap. 23) sein und die Trauer erleichtern.

> » Dann leuchtet ein helles, strahlend weißes Licht aus dem Herzen Gottes mit solchem Glanz und solcher Durchsichtigkeit, dass du es kaum anzusehen wagst und doch dein Auge nicht davon wegzulenken vermagst. Handle dann so, dass du dieses helle durchsichtige Licht nicht fürchtest. Wisse, es ist Weisheit. Betrachte es mit Demut und ernstem Glauben, denn es ist das Licht der Gnade Gottes. Denke im Glauben: „Zu ihm will ich meine Zuflucht nehmen" und bete. Denn es ist Gott selbst, der kommt, dich zu empfangen um dich aus den Ängsten und Schrecken des Todes zu erretten.
>
> (Aus dem Bardo Tödol, Tibetanisches Totenbuch)

Nach dem Tod

- Abschiedsfeier/Aussegnung
- Den Verstorbenen, auch wenn er in einer Institution gestorben ist, zu Hause aufbahren
- Angehörige ermutigen, den Verstorbenen so oft zu sehen, wie sie möchten
- Angehörige ermutigen, den Verstorbenen zu berühren, mit ihm zu reden, ihm noch Dinge zu sagen, die ungesagt blieben
- Rituale anderer Kulturen – z. B. rituelle Reinigung (durch Vertreter dieser Religion)
- Kerze (z. B. im Allgemeinbereich einer Institution zum Zeichen, dass jemand gestorben ist), wenn möglich, ein Bild vom Verstorbenen dazustellen
- Information der Mitbewohner bzw. Mitpatienten, z. B. auch durch Aushang am schwarzen Brett (mit Bild)
- Weg des Abtransports der Leiche bedenken – warum sollten Mitpatienten und -bewohner das Abholen des Leichnams nicht sehen?
- Totenwache
- Bestattung und „Leichenschmaus"
- Gedenkfeiern
- Requiem, Jahresmesse
- Allerheiligen, Allerseelen
- Totensonntag
- Abschiedsbuch
- Den Verstorbenen im Team noch einmal erinnern und besprechen, mit Austausch von guten und auch weniger guten Erfahrungen
- Wenn Ungesagtes übrig ist, Angehörige ermutigen, auch nach der Beerdigung mit dem Verstorbenen zu reden oder an ihn zu schreiben. Der Brief kann im Grab eingegraben, verbrannt oder auch aufbewahrt werden

- Angehörige zu jeder kreativen Ausdrucksweise ermutigen (schreiben, malen, tanzen etc.). Es gibt heute Kursangebote mit entsprechend ausgebildeter Begleitung
- Familienfeste (auch Geburtstagsfeier des Verstorbenen) feiern und dabei auch über den Verstorbenen reden

■ **Kommentar**

- Viele Angehörige wissen nicht um die Möglichkeit der Aufbahrung zu Hause (▶ Kap. 22), auch wenn ihr Angehöriger zu Hause oder in einer Institution verstorben ist. Sie brauchen Information und Ermutigung, die Dinge zu tun, die sie gerne tun möchten, z. B. den Verstorbenen zu berühren, mit ihm zu reden.
- Mitbewohner im Pflegeheim bzw. Mitpatienten auf Station merken, wenn ein Mitpatient verstorben ist. Eine Kultur des offenen Darüber-Redens kann Ängste abbauen und fördert den normalen erwachsenen Umgang miteinander, auch in Institutionen. Auch Demenzkranke „spüren", dass jemand verstorben ist, und sollten in angemessener Form informiert werden und evtl. die Möglichkeit bekommen, sich von dem Verstorbenen verabschieden zu können.
- Ein Abschiedsbuch ist sowohl für Angehörige, die in die Institution zurückkommen, als auch für die Mitarbeitenden eine hilfreiche Möglichkeit, sich zu erinnern. Durch das Eintragen der Lebens- und Sterbedaten und/oder Erinnerungen und Begebenheiten mit dem Betreffenden entsteht eine weitere Wertschätzung des Verstorbenen. Ein Hospiz hat in seinem Andachtsraum einen „Lebensbaum": Auf abgesägten Astscheiben ist der Name jedes Verstorbenen geschrieben, alle Scheiben zusammen ergeben einen ständig wachsenden Baum des Lebens.
- Eine Abschiedsfeier für alle, die von dem Verstorbenen Abschied nehmen möchten (Angehörige, Mitarbeitende jeglicher Profession) kann je nach Team mit oder ohne Seelsorger gefeiert werden: vielleicht gibt es eine Auswahl an Texten, vielleicht ist eine Person, die den Verstorbenen verantwortlich versorgt hat, bereit, die Feier passend zur Persönlichkeit des Verstorbenen zu gestalten – mit Musik und/oder Texten und mit der Möglichkeit, noch etwas zum Verstorbenen zu sagen. Das Ritual sollte mit einer gemeinsamen Aktivität wie gemeinsames Kaffeetrinken abgeschlossen werden (▶ Abschn. 21.2.2).
- Viele Pflegende haben ihre eigene Möglichkeit gefunden, von dem verstorbenen Patienten oder Bewohner Abschied zu nehmen. Bei intensiven Pflegen ist es für das Team hilfreich, noch einmal rückblickend zu besprechen, was das Besondere oder Schwierige an der Pflege des Verstorbenen war.
- Erhalten Pflegende von ihrer Team-/Stationsleitung die „Erlaubnis", sich auch nach dem Tod sehr persönlich zu ihren Erfahrungen mit dem Verstorbenen zu äußern, fällt es leichter, den Toten wirklich loszulassen, und verringert das Risiko, heimlich Schuldgefühle zu kultivieren.

▶ **Praxisbeispiele**

„Frau S. hatte für mich eine wahnsinnig schöne Ausstrahlung. Die Zeit der Körperpflege bei ihr habe ich immer sehr genossen. Selbst als es ihr ganz schlecht ging, schien sie immer ruhig und gelassen. Hinterher war ich dann selber immer ganz ruhig. Ich werde sie vermissen."

„Herr M. war für mich ein richtiger Kotzbrocken. Jedes Mal, wenn ich ihn verbinden musste, war das furchtbar für mich. Ich habe oft nur Ekel empfunden und muss gestehen, ich bin froh, dass er tot ist." ◀

▶ **Beispiel einer Abschiedsfeier**

Während meiner Zeit im St. Christopher's Hospice in London wurde Bill, ein etwa 60-jähriger Wohnsitzloser, ins Hospiz aufgenommen. Nach einem Krankenhausaufenthalt hatte er keine Bleibe für die letzten Wochen seines Lebens. Aus den Wochen wurden Monate bei uns, die Bill sehr genoss! Warmes Essen, ein bequemes Bett, Hilfe, wann immer er Hilfe benötigte. Bald war er in seinem Rollstuhl nur noch auf Achse. Das brachte ihm das Schild „Porsche" auf der Rückseite seines Gefährts ein. Bill war ein herber Bursche, ohne viele Worte, aber mit trockenem Humor, geprägt von jahrzehntelangem Leben auf der Straße. Eines Tages blieb der Rollstuhl unbenutzt neben dem Bett stehen. Bill starb.

Menschen ohne Angehörige und Vermögen bekommen eine „Sozialbestattung", eine Art anonyme Feuerbestattung. Allen im Team war klar, dass wir Bill so nicht verabschieden konnten. Alle sammelten Ideen, welche Texte und Musik zu Bill passen könnten. Zu dritt entwarfen wir stellvertretend für unser Team eine Abschiedsfeier. In der Aussegnungshalle des Krematoriums waren wir zu viert mit Bills Sarg: der Mann vom Friedhofsamt und wir. Wir verabschiedeten Bill mit unserem Ritual, das wir abwechselnd sprachen und gestalteten.

Am Ende wurde der Sarg abgesenkt. Zum Abschluss tranken wir im Garten eines Pubs ein Bier – Bill hatte immer gern eins getrunken – und redeten über unsere Erinnerungen. Hätte er uns sehen können, hätte ihm das sicher gefallen, er hätte es entsprechend trocken kommentiert. Diese Feier wird mir unvergessen bleiben. Danach konnten wir Bill frohen Herzens loslassen. ◀

21

» **Ich lebe mein Leben in wachsenden Ringen** Ich lebe mein Leben in wachsenden Ringen,die sich über die Dinge ziehn.Ich werde den letzten vielleicht nicht vollbringen,aber versuchen will ich ihn.Ich kreise um Gott, um den uralten Turm,und ich kreise jahrtausendelang;und ich weiß noch nicht: bin ich ein Falke, ein Sturm oder ein großer Gesang.

(Rainer Maria Rilke)

21.3 Schlussgedanken

Ingrid Riedel schreibt in ihrem Buch *Seelenruhe und Geistesgegenwart* von einem möglichen Zusammenhang zwischen der Wiederentdeckung des Rituals und einer Art von Heimweh. Der Mensch habe „Heimweh nach Struktur in einer Zeit, die immer mehr chaotische Umbrüche nach sich zieht, Heimweh nach Tradition in einer Zeit zunehmenden Traditionsverfalls" (Riedel 2001). Nicht alle Menschen finden Zugang zu Ritualen. Während der Corona-Pandemie haben jedoch viele von uns erlebt, wie sehr Rituale fehlen, wenn sie nicht ausgeübt werden dürfen. Und wie sehr Abschied erschwert wird, wenn kein Verabschieden möglich ist und kein Abschiedsritual. Vielleicht entsteht mit zunehmendem „Heimweh" der Wunsch, es doch einmal zu versuchen mit einem Ritual.

Literatur

Alsheimer M (2005) Die Kraft der Rituale. Palliative Care Lehren Lernen Leben. http://www.dgpalliativmedizin.de. 6.3.2023
Bayer H (2005) Wie lange ist eigentlich nie mehr? Den Alltag menschlich gestalten – neue Rituale entwickeln. In: Smeding RM, Heidkönig-Wilp M (Hrsg) Trauer erschließen. Eine Tafel der Gezeiten. der hospiz verlag, Wuppertal, S 181–188, Zugriffsdatum am 6.3.2023
Canacakis J (2011) Ich sehe Deine Tränen. Kreuz, Stuttgart
Gennep van A (1986) Übergangsriten. Campus, Frankfurt
Giebel M (2003) Das Geheimnis der Mysterien. Antike Kulte in Griechenland, Rom und Ägypten. Patmos, Düsseldorf
Kast V (2020) Trauern. Phasen und Chancen des psychischen Prozesses. 5. Aufl. Kreuz, Stuttgart
Kast V (1996) Die Dynamik der Symbole. Grundlagen der Jungschen Psychotherapie. dtv, München
Riedel I (2001) Seelenruhe und Geistesgegenwart. Was uns Tatkraft gibt. Königsfurt, Krummwisch
Schollbach P (2005) Der Forscher ist sich sicher: Die moderne Gesellschaft sehnet sich nach Ritualen. Ludwigsburger Kreiszeitung 27(05):2005
Smeding RM, Heidkönig-Wilp M (Hrsg) (2014) Trauer erschließen. Eine Tafel der Gezeiten, 2. Aufl. der hospiz verlag, Wuppertal

Umgang mit Verstorbenen

Ulrike Schmid

Inhaltsverzeichnis

© Springer-Verlag GmbH Deutschland, ein Teil von Springer Nature 2023
S. Kränzle et al. (Hrsg.), *Palliative Care*, https://doi.org/10.1007/978-3-662-66043-0_22

In Kürze

Die Versorgung von Verstorbenen ist für manche Pflegenden eine wenig beliebte Aufgabe. Für andere ist sie ein wichtiger Teil ihrer Pflege eines Menschen bis zu seinem Tode und eine Möglichkeit, um Abschied zu nehmen. Unheimliche „Geschichten" über Erfahrungen mit Verstorbenen schüren Unsicherheit und Angst. Nicht selten gibt es eine Art Initiationsritus in den Pflegeberuf, nämlich, in der Regel nachts, eine Leiche transportieren oder transferieren zu müssen, begleitet von Schauermärchen über Arme oder Beine eines Verstorbenen, die sich plötzlich wieder bewegten und unter dem Laken hervorkamen.

Um Tote und ihr angebliches Eigenleben ranken sich schon von alters her Gerüchte und merkwürdige Vorstellungen, so z. B. im *Handwörterbuch des deutschen Aberglaubens* (1932):

- Zauberkraft der Leiche: „Die Leiche wird als unrein empfunden, sie besitzt Zauberkraft, die bald als gefährlich, bald als heilkräftig benutzt wird. Diese gute oder böse Zauberkraft kann sich auf alles, was in der Nähe ist, übertragen, auf das Haus, die Angehörigen und auf Dinge."
- Berühren der Leiche: „Sieht man eine Leiche an, so soll man sie an Arm, Hand oder Zehe fassen oder mit der flachen Hand über die Wange streichen, dann erscheint einem der Verstorbene nicht. Wer Furcht verlieren will, muss nach Dunkelwerden zu einer Leiche gehen, das Gesicht der selben mit der Hand überstreichen, seine Hand in die der Leiche legen und deren Füße mit seinen beiden Händen eine Minute lang halten. Um die Furcht vor der Leiche zu verlieren, soll man sie auch an der Nase fassen."

Relikte magischer Trauerrituale und Bräuche reichen bis ins 21. Jahrhundert hinein: Im Mittelalter entwickelte sich die Angst vor dem „Untoten", d. h. die Vorstellung, dass die Seele in den Körper des Verstorbenen zurückkehrt und dieser „Untote" die Lebenden mit ins Reich der Toten nimmt. Um dies zu vermeiden, schloss man Augen und Mund des Verstorbenen (= Eintrittspforten für die Seele). Man achtete darauf, dass der Verstorbene nicht mehr „zurückschauen" konnte und sich so doch „festhielt". Die Angst vor „Untoten" haben wir heute (weitgehend) verloren, die alten Bräuche jedoch, ohne den Zusammenhang zu kennen, vielfach beibehalten.

22.1 Eine Möglichkeit des Abschiednehmens

Die Versorgung eines Verstorbenen ist eine Möglichkeit, um Abschied von einem Patienten oder Heimbewohner zu nehmen, besonders, wenn sich während der Pflege eine Beziehung zu diesem Menschen entwickeln konnte. Oft ist es für Pflegefachkräfte die einzige Möglichkeit, Abschied nehmen zu können, da der Alltag ja parallel zu einem Todesfall immer weitergeht.

Es gibt Angehörige, die sehr gerne beim Waschen und Ankleiden ihres verstorbenen Angehörigen assistieren möchten. Meist haben Angehörige aber nicht den Mut, zu fragen, ob dies möglich ist.

> ▶ **Beispiel: Abschiednehmen**
>
> Eine 52-jährige Frau starb an metastasierendem Brustkrebs. Ihre wichtigste Angehörige war ihre Schwester, die sie auch im Sterben begleitete. Nachdem wir der Schwester Zeit gelassen hatten, sich in aller Ruhe von ihrer Schwester zu verabschieden und alle, die wir im Hospiz greifbar waren, das Vaterunser an ihrem Bett gesprochen hatten (dies war stimmig mit der Verstorbenen und ihrer Schwester), war die Angehörige am Gehen. Ihr zögerliches Sich-Verabschieden löste bei mir intuitiv die Frage aus: „Ich werde Ihre Schwester jetzt waschen und frisch anziehen. Möchten Sie denn gerne mit dabei sein?" Erstaunt, dass dies überhaupt möglich sei, nahm sie mein Angebot dankbar an.
>
> Während des Waschens redete ich mit der Toten, wie bei einer normalen Körperpflege. Die Schwester bekam erst große Augen, die sich sogleich in Erleichterung verwandelten – es war spürbar, wie eine Last nach der anderen von ihr abfiel. Sie redete nun auch mit ihrer toten Schwester und begann mir dann von ihrer Beziehung zu erzählen. Fast gelöst ging die Angehörige nach Hause, für sie war es ein unendlich wichtiger letzter Dienst, den sie ihrer Schwester tun konnte. ◀

Der individuelle Umgang in dieser Situation ist durch die Biografie der Angehörigen geprägt (Lebensweise, Werte, Glaubenssysteme) und erfordert von uns Achtung und Sensibilität.

22.2 Was ist wichtig?

Im Moment des Versterbens:

- Ruhe bewahren. Puls und RR zu messen ist unwichtig, die Werte zu kennen hat keine Konsequenz.
- An Atempausen denken (1 min kann sehr lang sein).
- Anwesende Angehörige zu Atempausen informieren.
- Sterbezeit notieren.
- Sind Angehörige anwesend, werden sie sich an den anwesenden Professionellen orientieren, unabhängig, wie erfahren oder unerfahren sich diese fühlen. Die eigene Ruhe macht auch Angehörige ruhiger.
- Das Sterben ist für viele Angehörige eine Krisensituation – auch wenn der Tod vorhersagbar war.

Jetzt ist es ganz wichtig, auf ihre Fragen und Bedürfnisse einzugehen und ihnen dadurch Sicherheit zu vermitteln.

— Den Angehörigen vermitteln, dass sie sich in Ruhe verabschieden dürfen. Eventuell erklären, was wann stattfinden wird/muss, damit sie sich orientieren können.

— Der Arzt muss die „sicheren Todeszeichen" feststellen.

— Muss der Verstorbene versorgt werden, können Angehörige draußen warten und später weiter Abschied nehmen oder evtl. assistieren.

— Information der Mitpatienten oder -bewohner, evtl. aus dem gemeinsamen Zimmer ausquartieren, solange der Verstorbene auf Station ist.

— Soll der Verstorbene nach Haue zur Aufbahrung überführt werden, ist dies ab 4 Stunden nach Todeseintritt möglich. Die Angehörigen müssen den Bestatter für den Transport autorisieren (per Fax möglich).

— Häuslicher Bereich: Angehörige informieren, dass weder die Benachrichtigung des Arztes noch der Bestatter eilig ist, und auf die Möglichkeit des Aufbahrens zu Hause hinweisen.

22.3 Praktische Versorgung

❯ Auch nach dem Tod hat der Mensch ein Recht auf die Wahrung seiner Intimsphäre.

— Zur Versorgung eines Toten sind die gleichen Schutzmaßnahmen vorzunehmen wie bei einer normalen Körperpflege. Ein Verstorbener ist nach Eintritt des Todes so „infektiös" wie zu Lebzeiten. Bei Menschen mit Infektionskrankheiten gilt dasselbe.

— Für manche Angehörige ist es wichtig, den Verstorbenen so sehen zu können, wie er gestorben ist, mit allen Schläuchen und Lagerungshilfsmitteln. Geräte sollten dabei aber abgestellt sein und keine Geräusche mehr verursachen (dies ist makaber!), aus einer Medikamentenpumpe können notfalls die Batterien entfernt werden.

— Wenn der Tod unerwartet kam, muss die erste Leichenschau stattgefunden haben, bevor etwas verändert werden darf.

— Die Augen des Verstorbenen zu schließen ist etwas Intimes – vielleicht möchten Angehörige dies selbst tun?

— Angehörige je nach Wunsch beim Waschen und Kleiden einbeziehen.

— Den Verstorbenen auf den Rücken legen (nicht ganz flach, Mageninhalt kann auslaufen), alle Hilfsmittel, Geräte und Schläuche entfernen (PEG kann abgeschnitten werden).

— Körperpflege (▶ Kap. 13), hier geht es nicht primär um Hygiene, sondern um einen symbolischen Akt, deshalb gibt es hier unterschiedliche Vorgehensweisen.

— Mit Inkontinenzmaterial Blasen- und Darmentleerung vorbeugen.

— Frische Kleidung (Hemd oder eigene Kleidung, die dafür bereitgelegt wurde), je nach Wunsch, anziehen.

— Haare kämmen, Rasur, falls nötig, durchführen.

— Wenn möglich, Zahnprothese einsetzen.

— Das Kinn mithilfe eines längs aufgerollten Handtuches anheben, damit der Mund geschlossen bleibt. Das Handtuch verschwindet unter Kopfkissen und Laken. Es kann auch eine speziell dafür entwickelte Kinnstütze eingesetzt werden. Achtung: Die Leichenstarre setzt im Unterkiefermuskel zuerst ein (1–1,5 h).

— Oberkörper leicht erhöht lagern (so wird die Position im Sarg sein – Leichenstarre!).

— Hände auf der Brust übereinanderlegen, nur auf Wunsch falten und nur wenn sie nicht mehr auseinandergenommen werden müssen.

— Ist mit den Angehörigen geklärt, welcher Schmuck belassen werden soll?

— Den Verstorbenen mit sauberem Laken bis Brusthöhe abdecken.

— Evtl. Kerze (mit Batterie) anzünden.

— Evtl. Blumenschmuck in die Hände legen.

— Der Raum sollte aufgeräumt werden.

Nicht jeder Träger unterstützt, dass das Versorgen von Verstorbenen ein pflegerischer Auftrag ist. Manche argumentieren gar, dass diese Maßnahme nicht vergütet wird. Da es meist weniger um eine hygienische als um eine psychohygienische Maßnahme für die Pflegenden und um einen würdigen Abschluss der Pflegebeziehung geht, wären die Träger gut beraten, ihre Entscheidungen nochmals auf den Prüfstand zu stellen.

22.4 Überraschungen

— Beim Umlagern kann Luft aus der Lunge gepresst oder durch Dehnung hineingesaugt werden – der Verstorbene kann dadurch noch einmal seufzen.

— Ist der Oberkörper beim Drehen nicht genügend erhöht, kann Mageninhalt oder Lungensekret auslaufen.

— Durch das Erschlaffen der Schließmuskulatur können Blasen- und Darminhalt spontan entleert werden.

— Werden die nach dem Entfernen von Kathetern und Sonden entstehenden Öffnungen nicht abgeklebt, kann Sekret austreten.

22.5   Doch lebendige Leichen?

Nachdem der Tod eingetreten ist, kühlt der Leichnam ab: an der Körperoberfläche innerhalb von 6–12 Stunden, an Händen und Gesicht innerhalb von Stunden. Die inneren Organe kühlen langsam ab, sie können nach 24 Stunden noch warm sein.

Die Gesichtszüge des Leichnams können sich innerhalb der ersten 24 Stunden verändern: Ist ein Mensch mit einem Lächeln im Gesicht gestorben, kann das Lächeln wieder verschwinden, ist das Gesicht bei Eintritt des Todes ernst, kann am Folgetag ein Lächeln entstanden sein. Diese Veränderungen kann man mit den Umbauprozessen in der Gesichtsmuskulatur und der Wasserverdunstung aus der Haut erklären. Für Angehörige ist es besonders schwer, wenn das anfänglich lächelnde Gesicht ernst geworden ist, sie suchen unwillkürlich eine Bedeutung in einer veränderten Befindlichkeit des Verstorbenen. Manchmal scheint die Veränderung so frappierend klar zu sagen: Hier liegt die leere Hülle, die Seele hat diese Hülle verlassen. Die Hülle sieht verlassen aus.

Vertrocknungserscheinungen zeigen sich bald an Augen und Schleimhäuten, die Haut wirkt geschrumpft. Manchmal entsteht der Eindruck, die Nasenspitze hänge Richtung Mund „herunter". Manchmal öffnen sich die Augen wieder.

Haare und Nägel können auch post mortem wachsen. Hierfür ist der Dehydrierungsprozess verantwortlich, der die Haut schrumpfen lässt, Barthaare und Fingernägel hervortreten und länger erscheinen lässt. Da die Haut über Hautatmung noch weiter mit Sauerstoff versorgt wird, bleiben ihre Funktionen tatsächlich noch bis zu zwei Tage lang erhalten (▶ Abschn. 3.4).

Der Zersetzungs- und Gärungsprozess, der je nach Temperatur nach drei oder mehr Tagen verstärkt einsetzt, verändert den Leichnam weiter, auch nach außen sichtbar. Mit den heutigen Möglichkeiten der Kühlung oder Thanatopraxie (▶ Abschn. 23.2) sind diese Prozesse selten zu sehen.

Literatur

Bethesda & Dialog Ethik (Hrsg) (2012) Abschieds- und Sterbekultur. Gestaltung der letzten Lebensphase mit und in Organisationen. Peter Lang, Bern

Großbongard A, Traub R (2013) Das Ende des Lebens. Ein Buch über das Sterben. Deutsche Verlags-Anstalt, München

Jevon P (2013) Pflege von sterbenden und verstorbenen Menschen. Hogrefe, Göttingen

Kern M (2017) Palliativpflege. Richtlinien und Standards, 10. Aufl. Pallia Med, Bonn

Müller-Busch C (2012) Abschied braucht Zeit. Palliativmedizin und Ethik des Sterbens. Suhrkamp medizinHuman, Frankfurt am Main

Schäffler A et al (2019) Pflege Heute, 7. Aufl. Elsevier, Amsterdam

Thomas C (1994) Berührungsängste? Vom Umgang mit der Leiche. vgs, Köln

Bestattung

Ulrike Schmid

Inhaltsverzeichnis

© Springer-Verlag GmbH Deutschland, ein Teil von Springer Nature 2023
S. Kränzle et al. (Hrsg.), *Palliative Care*, https://doi.org/10.1007/978-3-662-66043-0_23

In Kürze

Die Dynamik im Bestattungswesen ist so groß wie nie. Wo vor ein paar Jahren noch düstere Räumlichkeiten voll demonstrierter tragischer Traurigkeit waren, findet man heute helle Verkaufsräume mit freundlichen, für den Umgang mit Trauernden sensibilisierten Mitarbeitern, bunten Särgen und einer großen Bereitschaft, den Wünschen und Bedürfnissen Angehöriger entgegenzukommen. Mit der Hospizbewegung hat sich ein Bewusstseinswandel in der Bevölkerung und auch bei den Bestattern vollzogen: Möglichkeiten des Abschieds werden besser genutzt und je nach Wunsch der Angehörigen mithilfe von Bestattern auch individuell gestaltet. Trauer wird bewusst als ein wichtiger und fürs Weiterleben notwendiger Teil des Abschiednehmens gelebt und integriert. In vielen Bundesländern wurde das Bestattungsgesetz (Landesrecht) überarbeitet.

Berührungspunkte mit dem menschlichen Leichnam rufen oft lebhafte Fantasien hervor. Viele, die beruflich mit der Versorgung von Verstorbenen zu tun haben, werden am Anfang ihrer Tätigkeit mit Schauergeschichten z. B. über Tote, die sich plötzlich bewegten und noch Laute von sich gaben, eingeführt. Kühlräume und Aufbahrungsräume in Institutionen befinden sich fast immer in dunklen, weitläufigen einsamen Untergeschossen, eine Umgebung, die Fantasien und eine Entsorgungsmentalität eher unterstützt. Einerseits brauchen Menschen, die beruflich den menschlichen Leichnam auf seinem letzten Weg begleiten, eine Möglichkeit der Distanzierung, andererseits brauchen Angehörige mehr denn je das Vorbild eines achtungsvollen und natürlichen Umgangs mit dem Verstorbenen, vom Eintritt des Todes bis zur Bestattung. Wenn Pflegende mehr wissen und sich mit irrationalen Ängsten auseinandersetzen können, wird sich dies nicht nur positiv auf ihre zu bewältigen Aufgaben auswirken, sondern ihnen automatisch auch mehr Sicherheit im Umgang mit Angehörigen geben.

23.1   Formalitäten

23.1.1   Leichenschau

- Der hinzugezogene Arzt muss den unbekleideten Verstorbenen untersuchen.
- Die Ausstellung des Totenscheins ist erst nach Eintritt der sicheren Todeszeichen (Leichenstarre, Leichenflecken; ▶ Abschn. 3.4, ▶ Abschn. 23.1.4) möglich.
- Der Totenschein besteht aus zwei Teilen, einem amtlichen (für Bestatter für Transport und Abwicklung der Formalitäten und zur Vorlage beim Standesamt für die Sterbeurkunde) und einem vertraulichen Teil (Leichenschauschein, enthält Todesursache und Erkrankungen).

23.1.2   Obduktion

Bei nicht natürlicher, unklarer Todesursache oder Seuchengefahr muss der Leichnam obduziert werden, die Angehörigen müssen ihre Einwilligung dazu geben. Manche Institutionen verlangen die Einwilligung allerdings schon mit der Unterschrift im Behandlungsvertrag. In manchen Situationen genügt eine richterliche Anordnung. Eine Obduktion ist im Palliative-Care-Bereich eher selten.

23.1.3   Von den Angehörigen zu erledigen

- Testament: ungeöffnet beim Amtsgericht einreichen.
- Bank benachrichtigen: Nur, wenn die Hinterbliebenen Mitkontoinhaber sind oder eine Vollmacht über den Tod hinaus vorliegt, können die Bankguthaben gleich angetastet werden.
- Versicherungen und Rententräger benachrichtigen.
- Verträge ändern.

Alle anderen organisatorischen Aufgaben sind im Angebot der Bestattungsinstitute. Auf Wunsch können Angehörige diese aber auch selbst erledigen.

23.1.4   Sichere Todeszeichen

Der tote Organismus unterliegt Veränderungen. Totenflecken und Leichenstarre sind die sicheren Todeszeichen (der Tote kann mit Sicherheit nicht mehr belebt werden = biologischer Tod). – Klinischer Tod: Atem- und Kreislaufstillstand = Erlöschen der Vitalfunktionen = „unsichere Todeszeichen".

■ **Totenflecken (Leichenflecken)**

Totenflecken treten 1–2 Stunden nach Eintritt des Todes auf. Manchmal besteht schon zu Lebzeiten eine starke Marmorierung durch Minderdurchblutung, die für Totenflecken gehalten wird. Rotviolette Totenflecken entstehen durch die Kraft der Schwerkraft: Das Blut sackt in tiefe Körperregionen ab (z. B. in den Rücken bei Rückenlage). Anfangs lassen sich die Totenflecken noch „wegdrücken". Nach 12–24 Stunden ist das aus den zerfallenen Erythrozyten freigewordene Hämoglobin ins Gewebe gewandert: Die rotvioletten Flächen sind nicht mehr wegzudrücken.

■ **Leichenstarre (Rigor mortis)**

≫ Ist die Leiche beim Ankleiden steif, so muss man sie dreimal beim Vornamen rufen, dann wird sie weich (*Handwörterbuch des deutschen Aberglaubens*, Thomas 1999).

23

Die Leichenstarre beruht auf einer Veränderung der Muskelproteine. Nach der generellen Erschlaffung aller Körpermuskeln nach Eintreten des Todes versteift sich die Muskulatur, abhängig von Außentemperatur, Stoffwechselvorgängen während des Sterbeprozesses, Fieber, und Anstrengung im Todeskampf. Bei höherer Außentemperatur, Fieber und schwerem Todeskampf setzt die Leichenstarre früher ein, ab 30 Minuten nach Eintritt des Todes. Nach 50–300 Stunden löst sie sich wieder. Warum sie sich überhaupt löst, ist wissenschaftlich nicht geklärt. Die Leichenstarre setzt bei den stärksten Skelettmuskeln ein (Unterkiefer und Nacken). Bei einer konstanten Temperatur von 4 °C bleibt die Totenstarre bestehen.

- **Weitere Todeszeichen**

Abfall der Körpertemperatur, Eintrübung der Hornhaut, Einsetzen von Fäulnis- und Auflösungsprozessen.

23.2 Der tote Organismus

Mit dem Atem- und Kreislaufstillstand ist die Sauerstoffzufuhr beendet. Dies ist der Anfang der Zersetzungsprozesse im Körper. Es kommt zur Gärung: Enzyme, die zu Lebzeiten für den Stoffwechsel zuständig sind, beginnen, die Zellstrukturen aufzulösen. 100 Billionen Mikroorganismen, also Bakterien, deren Aufgabenbereich vorher im Darm war, verbreiten sich über das Gefäßsystem und den Magen-Darm-Trakt. Sie beginnen, diese in Kohlendioxid, Wasser, Methan, Alkohol und organische Säuren umzuwandeln. Durch Kühlung des Leichnams oder durch Thanatopraxie („Modern Embalming") werden diese Prozesse verzögert.

23.2.1 Leichengift

» Die Leiche ist tabu, d. h. ihr Zustand wird als unrein empfunden, sie besitzt Zauberkraft, die entsprechend den verschiedenen Gefühlen der Hinterbliebenen bald als gefährlich gefürchtet, bald als heilkräftig benutzt wird. Diese von der Leiche ausgehende (gute oder böse) Zauberkraft kann sich auf alles, was in der Nähe ist, übertragen, auf das Haus, die Angehörigen, Leute (und Dinge), die mit ihr in Berührung kommen. Schon das bloße Ansehen kann gefährlich sein. Allgemein verbreitet ist die Furcht vor einer Leiche, doch bleibet meist unbestimmt, wovor man sich eigentlich fürchtet (*Handwörterbuch des deutschen Aberglaubens*, Thomas 1999).

❯ Eine Schadeinwirkung infolge von Hautkontakt oder durch Einatmung aufgrund von „Leichengift" ist auszuschließen. Bei oraler Aufnahme oder Selbstinjektion sind toxische Wirkungen nach Eintritt der Fäulnis der Leiche durch Bakterientoxine und Spaltprodukte möglich. Bei frischen Leichen besteht Gefahr der Infektion durch die Krankheitserreger der Verstorbenen, z. B. Hepatitis, Aids, TB (*Lexikon der letzten Dinge*, Thomas 1999).

Dass Leichen giftig sind, ist auch heute noch ein verbreiteter Mythos, nicht nur bei Laien, sondern auch bei Mitarbeitenden im Gesundheitswesen.

Ein Blick in die Geschichte zeigt, dass im 18. Jahrhundert die Bestattung in und um Kirchen unterbunden wurde, da Ärzte und Chemiker Beobachtungen über tödliche Gefahren durch verwesende Leichen publizierten. Friedhöfe wurden im Ansehen der Öffentlichkeit zu Orten von Fäulnis und Ansteckung. Heute ist wissenschaftlich belegt, dass Friedhöfe nie gesundheitsschädlich waren.

Vor der Erfindung von Desinfektionsmitteln starben viele Frauen im Wochenbett an Kindbettfieber. Der Mythos verbreitete sich erfolgreich, dass Ärzte, die direkt nach der Leichenschau zu den Wöchnerinnen kamen, diese durch mitgebrachtes Leichengift angesteckt hätten. Dass die gefährlichen Keime am ehesten von anderen Patienten stammten, da die Ärzte mit ihrem damals mangelhaften Hygieneverständnis ihre Hände nicht zwischen den einzelnen Patienten wuschen, erklärt uns heute im Rückblick die vielen Todesfälle. Nach Einführung der Händedesinfektion gingen sie nämlich drastisch zurück.

- **Verwesung**

Bei der Verwesung werden, abhängig von der Außentemperatur, die Eiweiße Lysin und Ornithin durch die normalerweise im Körper vorkommenden Bakterienpopulationen zersetzt. Daraus entstehen die Amine Cadaverin und Putrescin, die zusammen mit entstehenden Schwefelverbindungen für den Verwesungsgeruch verantwortlich sind. Diese Verbindungen entstehen auch zu Lebzeiten bei bakterieller Eiweißzersetzung im Darm.

- **Hygienische Vorsichtsmaßnahmen**

Vielfach orientiert sich in Kliniken und Altenpflegeheimen der Umgang mit Verstorbenen an gleichen Denkmustern. Angehörige und Pflegende praktizieren bei Verstorbenen das „Prinzip Distanz" durch Abstand und zusätzliche Schutzkleidung, kaum dass der Tod eingetreten ist. Welche hygienischen Vorsichtsmaßnahmen sind bei Verstorbenen tatsächlich angebracht? Die herkömmlichen, im Krankenhausbetrieb üblichen

Hygienemaßnahmen im Umgang mit Patienten genügen, um die Infektionsgefahr gegen Null zu reduzieren.

23.2.2 Scheintod

> **Definition**
>
> Atmung und Herzschlag sind durch klinische Untersuchung nicht wahrnehmbar, im Gegensatz zum klinischen Tod aber nicht erloschen. Eine spontane Erholung ist möglich.

Scheintod spielt in der Literatur und unserer Fantasie eine viel größere Rolle als in der medizinischen Wirklichkeit. Im 18. Jahrhundert führte die Angst der Menschen, Scheintote zu bestatten, so weit, dass Grabstätten mit Glocke und einer bis zum Leichnam reichenden Schnur ausgestattet waren, um „auferstandenen" Scheintoten die Möglichkeit zu geben, sich bei der Außenwelt bemerkbar zu machen. Deshalb hat der Gesetzgeber bestimmt, dass der Arzt vor der Ausstellung des Totenscheins die „sicheren Todeszeichen" (▶ Abschn. 23.1.4) feststellen muss. Dies ist eine absolut sichere Methode. Schwierig bleibt die sichere Todesfeststellung nur bei stark unterkühlten oder vergifteten Menschen, eine eher seltene Situation in der Palliativpflege. Im häuslichen Bereich und im Pflegeheim macht es wenig Sinn, den Arzt sofort zu holen: Der Totenschein darf unmittelbar nach dem Ableben des Patienten noch gar nicht ausgefüllt werden, da die sicheren Todeszeichen noch nicht festgestellt werden können.

23.3 Aufbahrung

Die Art und Weise des Umgangs mit dem Verstorbenen und die Möglichkeit, in Ruhe Abschied nehmen zu können, hat einen großen Einfluss auf die Trauerarbeit der Angehörigen (▶ Abschn. 4.1 und ▶ Kap. 24). Alle Professionellen sind gefordert, hier beizutragen, dass ein Abschied in Ruhe und Würde zu einer Selbstverständlichkeit für Angehörige werden kann.

In Institutionen gilt die interne Regelung, dass der Verstorbene 2–3 Stunden auf der Station verbleiben muss, bevor er in den Kühlraum gebracht werden oder vom Bestatter abgeholt werden darf. Für Angehörige ist es eine große Hilfe zum Abschiednehmen, wenn ihr verstorbener Angehöriger an „seinem Platz" in seinem Zimmer bleiben kann und nicht in einem Nebenraum untergebracht werden muss. Auch ein noch so freundliches Arztzimmer oder der Frühstücksraum erscheint

Angehörigen in dieser Situation unwürdig und als eine Art des Abgeschobenwerdens.

In fast jeder Institution gibt es einen Aufbahrungs- oder Abschiedsraum. Die Ausstattung dieser Räumlichkeiten ist von Institution zu Institution unterschiedlich. Die Spanne reicht vom gekachelten „Funktionsraum", der nur über den innerbetrieblichen Handwerks- oder Entsorgungsbereich erreichbar ist, bis hin zum sorgfältig mithilfe von Künstlern ausgestatteten und mit Symbolik versehenen Raum.

In einigen Institutionen gibt es multiprofessionell besetzte Initiativgruppen, oft initiiert von der Klinikseelsorge, die auch ohne großes Budget mit viel Überlegung und Engagement einen Raum gestaltet haben, der Angehörigen das Abschiednehmen leichter macht. Er soll ihnen den äußeren Rahmen und inneren Raum verschaffen, in der Form und Länge Abschied zu nehmen, die ihnen entspricht. Hier ist auch geregelt, welches Personal zuständig ist, die Angehörigen dorthin zu begleiten und ihnen bei Bedarf beizustehen.

In Hospizen und auch in Pflegeheimen ist es möglich, den Verstorbenen so lange in seinem Zimmer, seiner für alle vertrauten Umgebung zu lassen, bis er von den Bestattern überführt wird. In manchen Hospizen und manchen Pflegeheimen gibt es die Regelung, das Zimmer des Verstorbenen auch nach der Überführung weitere 24 Stunden leer stehen zu lassen, in Würdigung des Verstorbenen und um allen die Chance zu lassen, den Verstorbenen tatsächlich innerlich verabschieden zu können, ohne sich gleich in „dessen Zimmer" mit einem neuen Menschen auseinandersetzen zu müssen. Nach dieser Zeit fällt es den Mitarbeitenden meist leichter, das Zimmer wieder zu belegen.

Viele Angehörige wissen nicht, dass eine Überführung aus dem Krankenhaus, Pflegeheim oder Hospiz nach Hause möglich ist, um den Verstorbenen daheim aufzubahren. Die Überführung übernimmt der Bestatter. Sie ist im Verhältnis zu den anfallenden Gesamtkosten einer Bestattung nicht teuer.

23.3.1 Aufbahrung zu Hause

Der Verstorbene darf je nach Bundesland (Auskunft über das städtische Friedhofamt) 36–72 Stunden ohne Genehmigung daheim in einem kühlen Raum aufgebahrt werden. Anschließend soll er in die Leichenhalle überführt werden. Braucht die Familie mehr Zeit, um sich zu verabschieden, z. B. wenn Familienmitglieder aus dem Ausland anreisen, kann eine Verlängerung beim Standesamt beantragt werden. Dies übernimmt das Bestattungsinstitut, kann aber auch von der Familie direkt beantragt werden. Der Bestatter trägt laut Gesetz die Verantwortung für die adäquate Unterbringung des

Verstorbenen. Die Spielräume werden je nach Bestatter unterschiedlich ausgeschöpft.

Ist von vornherein klar, dass eine wesentlich längere Aufbahrungszeit benötigt wird, gibt es die Möglichkeit des „Modern Embalming" (Thanatopraxie). In Ausnahmefällen kann ein Bestatter dadurch Sonderregelungen für eine Aufbahrungszeit von Wochen erhalten (max. 6 Wochen).

23.3.2 Aufbahrung wozu?

Wir haben alle Bilder von Totenwachen in unserer Vorstellung. Totenwachen gab es bis zur Mitte des letzten Jahrhunderts, zumindest im ländlichen Bereich, auch bei uns in Deutschland. Die Aufbahrung ermöglicht uns das Begreifen, dass dieser Mensch nun wirklich tot ist. Jeder der Hinterbliebenen kann dies auf seine Art tun.

> ▶ **Beispiel**
>
> Meine Großmutter verstarb, als ich im Ausland lebte. Telefonisch hatte ich sie in ihrer Krankheit begleitet. Nachdem ich die Todesnachricht erhalten hatte, war mein dringendstes Bedürfnis, Zeit mit ihrem Leichnam zu verbringen. Sie lag in der Friedhofskapelle aufgebahrt. Ich konnte einen Abend lang alleine mit ihr sein, mit ihr sprechen, weinen, sie berühren, sie wahrnehmen. Ich war verzweifelt, weil ich den Ernst der Lage verkannt hatte und in den letzten Stunden nicht bei ihr sein konnte.
>
> Ich bin mir sicher, dass diese Möglichkeit des Begreifens mir in meiner Trauer maßgeblich geholfen hat. ◀

Die niederländische Schriftstellerin Connie Palmen beschreibt in ihrem Buch *I.M.* den überraschenden Tod ihres Lebensgefährten. Sie legte sich auf seinen toten Körper, suchte nicht nur mit den Händen, sondern mit ihrem ganzen Körper und allen ihren Sinnen zu begreifen, dass der von ihr über alles geliebte Mensch tot war (Palmen 2001).

Bei Laien besteht eine große Unsicherheit, ob sie wohl ihren verstorbenen Angehörigen anfassen dürfen. Die Angst vor dem „Leichengift" hemmt Angehörige, ihren Bedürfnissen spontan nachzugehen. Ein kleiner Hinweis, dass selbstverständlich nichts dagegenspricht, den Verstorbenen zu berühren, zu streicheln, zu küssen und zu umarmen, kann hier weichenstellend für den Verlauf des Trauerprozesses sein.

> » Man soll sich die Erfahrung nicht nehmen lassen, körperlich zu spüren und auch zu begreifen, dass jemand tot ist. (Hillermann, Trostwerk Hamburg)

Manchmal sind Angehörige viel schlauer als alle Professionellen zusammen:

> ▶ **Beispiel**
>
> Ein alter Herr lag im Sterben. Seine Frau begleitete ihn mithilfe des ambulanten Pflegedienstes und der Hospizgruppe vor Ort zu Hause. Er starb mitten in der Nacht, seine Frau im Ehebett neben ihm begleitete ihn bis zum letzten Atemzug – und darüber hinaus. Sie informierte weder die beiden erwachsenen Töchter noch den Hausarzt. „Ich brauchte diese Zeit für mich, legte mich ganz nah zu meinem Mann ins Bett. Ich wollte ihn noch einmal intensiv spüren und in aller Ruhe von ihm Abschied nehmen. Am Morgen war ich dann so weit, meine Töchter und den Doktor zu informieren. Da konnte ich dem Trubel standhalten. Ich hatte Abschied genommen." ◀

23.4 „Trittsteine" in die Trauer – Umgang mit Angehörigen

Zwischen dem Eintritt des Todes und der Bestattung befinden sich viele Angehörige in einer Art Vakuum. Sie funktionieren, haben aber nicht immer Kontakt zu ihren Gefühlen. Diese Phase wird von Verena Kast (2020) als „Schockzustand" beschrieben.

Smeding und Heidkönig-Wilp (2014) schreiben von der sog. Schleusenzeit. Bis zur Bestattung kann zum Verstorbenen noch ein direkter Kontakt aufgenommen werden, nach der Beerdigung ist er unwiederbringlich „verloren", nicht mehr sicht- oder berührbar.

Der Umgang mit den nahen Angehörigen ist in dieser Zeit von elementarer Bedeutung: Alle, die mit den Hinterbliebenen Kontakt haben, haben die Chance, ihnen „Trittsteine" (Smeding und Heidkönig-Wilp 2014) in die Trauer zu legen, so wie wenn man sich Steine aussucht, um trockenen Fußes über einen Bach zu kommen. Trittsteine sind kleine Hilfestellungen, die eine wichtige Basis für die zukünftige Trauerarbeit sein können, z. B.:

- Direkt nach dem Tod für ein Gespräch erreichbar sein, vielleicht ein Getränk und einen ruhigen Sitzplatz anbieten.
- Wenn Angehörige nicht beim Sterben dabei waren, möchten sie fast immer wissen, wie ihr Angehöriger verstorben ist.
- Sich mit den wichtigsten organisatorischen Dingen auskennen und Fragen beantworten können, vielleicht gibt es einen Merkzettel dazu.
- Auch für später aufkommende Fragen zur Verfügung stehen.
- Über Trauerprozesse informiert sein und auf mögliche Reaktionen hinweisen, z. B. „Es kann sein, dass Sie eine Zeit lang gar nicht weinen müssen und wenig Gefühle spüren, das ist normal – unsere Seele schützt uns manchmal vor zu schwierigen Situationen".

- Angehörige ermutigen, Zeit mit dem Verstorbenen zu verbringen, evtl. das Angebot machen, dabei oder in der Nähe zu bleiben.
- Angehörige ermutigen, den Verstorbenen anzufassen, ihm noch etwas zu sagen.
- Manchmal möchten Angehörige dabei sein oder assistieren, wenn der Verstorbene gewaschen und gekleidet wird – dies ermöglichen.
- Ein Todesfall und die dabei nötigen Entscheidungen machen unsicher – „eigenartige" Verhaltensweisen von Angehörigen nicht bewerten.

> ▶ **Beispiel**

Eine Frau, Mitte 50, war soeben Witwe geworden. Sie konnte sich das Leben ohne ihren Mann nicht vorstellen, konnte sich nicht vorstellen, wie sie weiterleben sollte. Sie wusste nur, sie wollte kein Bestattungsinstitut, sie wollte alle diese Aufgaben selbst erledigen. Eine gute Freundin stand ihr 3 Tage lang auf dem Weg zu den Ämtern, bei den vielen Entscheidungen und ihrer Ausführung bei. Viel später berichtet sie, dass genau dies ihr Sprungbrett zum Weiterleben gewesen sei. ◀

23.5   Andere Kulturen

Es ist sinnvoll, sich schon zu Lebzeiten eines Patienten genau zu erkundigen, was während des unmittelbaren Sterbeprozesses und danach für die entsprechende Kultur wichtig ist. Hat der Patient Angehörige, regeln meist diese in Kooperation mit den der Kultur entsprechenden Geistlichen vor Ort den Fortgang der Totenversorgung. Trotzdem ist es hilfreich, Bescheid zu wissen, besonders wenn keine Angehörigen da sind, um zu klären, was uns als „Ungläubigen" erlaubt ist und vor allem was nicht. Am häufigsten haben wir es mit muslimischen Familien zu tun: Die meisten deutschen Friedhöfe haben inzwischen einen separaten Waschraum für die Totenriten der muslimischen Mitbürger (Handbuch Religionen und Weltanschauungen 2007) und ein muslimisches Gräberfeld, auf dem die Verstorbenen mit Blick in Richtung Mekka begraben werden können. Einige Bundesländer haben ihr Bestattungsrecht aktualisiert. So dürfen Muslime im Leintuch entsprechend ihren religiösen Vorschriften bestattet werden. Immer mehr Muslime lassen sich inzwischen in Deutschland bestatten, außerdem gibt es Bestatter, die sich auf die Bestattung von Muslimen in ihren Herkunftsländern spezialisiert haben (▶ Abschn. 23.9).

Im stationären Bereich können intensive Wehklagen unserer ausländischen Mitbürger nach einem Todesfall zum Problem werden, besonders wenn sich Mitpatienten und andere Angehörige dadurch gestört fühlen. Hier gilt es, mit viel Fingerspitzengefühl und Einfühlungsvermögen zu vermitteln.

23.6   Friedhofskultur, Bestattungskultur

Die gesellschaftlichen und kulturellen Werte einer Epoche oder Region finden ihren Niederschlag auch im Bestattungswesen. In der Sepulkralkultur (lat. sepulcrum = Grab) spiegeln sich kultureller Stand, religiöse Einstellung, das Verhältnis zu Geschichte und Natur, die soziale Haltung sowie das kunsthandwerkliche und künstlerische Niveau einer Gesellschaft.

Aus Sicht der Überlebenden ist es wichtig, den Verstorbenen Zeichen zu setzen, um die Erinnerung an sie wach zu halten. Denn: Nur derjenige ist tot, der vergessen ist. Und: Durch all die Jahrtausende zog sich die Hoffnung auf ein Leben, das nicht mit dem Tod zu Ende ist.

Vor einigen Jahren wurden im Wald von Memleben bei Halle Hügelgräber aus der Jungsteinzeit (vor 4200 Jahren) entdeckt. Damalige Herrscher wurden in meterhohen Grabmonumenten aus Sandsteinplatten und Erde bestattet. Ihre Grabbeigaben sagen etwas über den Stand der damaligen Kultur aus. Ähnlich wie in Ägypten musste auch ihnen ihr Hofstaat in den Tod folgen.

Aus hygienischen Gründen legten die alten Römer ihre Friedhöfe außerhalb der Städte an, entlang von Straßen wie z. B. der Via Appia. Dadurch sollten die Verstorbenen den Menschen präsent bleiben und nicht über dem Alltag vergessen werden.

Im 12. Jahrhundert begann in Deutschland die Tradition der Grabmonumente innerhalb der Kirchen und auf den Kirchhöfen. Je höher der gesellschaftliche Rang des Verstorbenen, desto näher wurde das Monument an den Altar gebaut.

Martin Luther prangerte im 16. Jahrhundert mit der Schrift „Ob man vor dem Sterben fliehen möchte" die sanitären Zustände auf den Friedhöfen an. Die Gräber waren nicht tief genug, die Toten wurden vielfach übereinander beerdigt und waren nur in ein Leichentuch eingewickelt. Dass diese Art der Bestattung Geruchsentwicklung begünstigte und Tiere anlockte, ist nachzuvollziehen.

Wolfgang Amadeus Mozart soll ein berühmtes Opfer der Bestattung der darauffolgenden bürgerlich-aufgeklärten Rationalität im Umgang mit Toten sein: Per Dekret durften Tote nur noch außerhalb der Städte begraben werden, in Wien waren dies unbezeichnete Gemeinschaftsgräber vor den Stadttoren. Neue Forschungen belegen jedoch, dass Mozart nicht in einem Massengrab bestattet wurde (Bestattungsmuseum Wien).

Als Gegenbewegung dazu setzte sich im 19. Jahrhundert das Individualrecht auf den Friedhöfen durch: Wer Geld hatte, konnte seinem Darstellungstrieb freien Lauf lassen und sich große Grüfte oder Monumente errichten. In jedem Fall war jedes Grab individuell gekennzeichnet, und wenn nur mit einem schlichten Holzkreuz. Beispiele dafür sind der Ohlsdorfer Friedhof in

Hamburg, die viktorianischen Friedhöfe in London und sehr anschaulich der Wiener Zentralfriedhof.

Im ausgehenden 19. Jahrhundert wurde eine Grabmalgenehmigungspflicht eingeführt, um wieder einen vernünftigen Ausgleich zwischen Individualismus und Gemeinwohl zu erreichen.

1920 entstand in Deutschland der funktionale „Reformfriedhof", während des Nationalsozialismus wurde 1937 eine reichsweite Friedhofsmusterordnung erlassen. Vom Bestattungsgesetz aus dieser Zeit lösten sich einzelne Bundesländer erst in den vergangenen Jahren.

23.7 Bestattungswesen

Der Beruf des Bestatters hat sich vom Handwerker zum modernen Dienstleistungsbetrieb gewandelt. In der Regel war der Schreiner vor Ort auch der Sargmacher und dadurch automatisch für die Bestattungen am Ort zuständig. In manchen Orten war ihm ein Totengräber zur Seite gestellt. So wie der Schreinerberuf auf die nächste Generation „vererbt" wurde, wurden auch die Aufgaben des Bestatters bis in die zweite Hälfte des 20. Jahrhunderts hinein an die nächste Generation weitergegeben. Heute sind sowohl der Wettbewerb zwischen den Bestattungsfirmen sowie die Erwartungen der Angehörigen an die Bestatter groß. Veränderte Bedürfnisse wie Hilfe zur Trauerbewältigung, individuelle Bestattungsformen und ein Trend zu offener Aufbahrung, dazu Bürokratisierung und Technisierung stellen Herausforderungen und damit Ausbildungsbedarf an die Bestatter. Erst seit dem Jahr 2003 gibt es eine dreijährige Ausbildung zum Bestattungswirt. Außerdem bietet der Verband Deutscher Thanatologen eine siebenwöchige Zusatzausbildung zum Thanatologen an (diplomierter Bestattungswirt).

Inzwischen gibt es auch Bestattungs-Discounter und Vergleichsseiten im Internet. Soll die Bestattung des Verstorbenen jedoch mehr als nur eine „Entsorgung" des Leichnams sein, muss gut geprüft werden, was diese Angebote den Hinterbliebenen bieten.

Das Bestattungswesen ist so sicher wie keine andere Marktsparte: Bestatter werden immer gebraucht werden. Die Versuchung besteht, möglichst viel Verdienst aus dem Unabwendbaren und von wehrlosen Angehörigen zu erwirtschaften. Dies ist mit ein Grund dafür, warum der Ruf von Bestattern nicht immer ein hervorragender ist. Grundsätzlich empfiehlt sich, kein Pauschalurteil zu fällen, sondern sich nach Möglichkeit schon frühzeitig Gedanken zu machen, was im Todesfall Wunsch des Verstorbenen, Bedürfnis der Angehörigen und Unterstützung für die Hinterbliebenen sein könnte.

Ein Informationsbesuch bei einem Bestatter bis hin zum Bestattungsvorsorge-Treuhandvertrag kann alle Beteiligten entlasten: die Angehörigen, weil sie sicher sein können, im Sinne des dann Verstorbenen zu handeln, und den Betroffenen, der seine Wünsche festgelegt hat und weiß, dass er den Angehörigen nicht mit den Bestattungskosten auf der Tasche liegen muss.

Aufgaben des Bestatters
- Alle organisatorischen Aufgaben in Absprache mit den Angehörigen (z. B. Sterbeurkunden beantragen und abholen, Todesanzeige, Trauerbriefe, Trauerfeier, Trauerredner, Bestattungsform, Danksagung u. v. m.)
- Überführung zum Ort der Aufbahrung, in die Leichenhalle, in eine andere Gemeinde, in das Heimatland des Verstorbenen. Tote dürfen laut Bestattungsgesetz nicht privat transportiert werden. Dies gilt auch für verstorbene Kinder.
- Den Verstorbenen waschen, kleiden, aufbahren, einsargen.
- Von Krankheiten und Unfällen verunstaltete Todesopfer so richten, dass Angehörige sie noch sehen können, z. B. Ersetzen von einer fehlenden Nase nach einem gewaltsamen Tod, Schusswunden, Unfallspuren, ggf. nicht zerstörte Körperteile so aufbahren, dass die Angehörigen den Toten daran erkennen können.
- Der Verstorbene soll tot aussehen, um den Angehörigen die Auseinandersetzung mit der Realität des Todes nicht zu erschweren.

■ **Modern Embalming**

Die moderne Form des „Einbalsamierens" (Thanatopraxie) wird seit bald 100 Jahren in Amerika und seit wenig später auch in europäischen Ländern wie Großbritannien, Frankreich und Belgien praktiziert.

» Modern Embalming ist die Kenntnis von der hygienischen und kosmetischen Versorgung von Verstorbenen für die offene Aufbahrung ohne Kühlung, also die Behandlung von Verstorbenen für die befristete Erhaltung – auch unter extremen Bedingungen (▶ http://www.thanatologen.de).

Embalming bedeutet das Einspritzen einer Formalinlösung in den Blutkreislauf des Verstorbenen mit dem Ziel der Konservierung während der Aufbahrungszeit. Die Zusammensetzung der Lösung ist abhängig von der Länge der gewünschten Aufbahrungszeit. Der Bestatter verhandelt mit der Behörde (Standesamt) eine Ausnahmegenehmigung, soll die Aufbahrung zu Hause länger als 36 Stunden dauern. In der Regel bekommen Bestatter die Genehmigung für die Dauer, die von den Angehörigen gewünscht ist (auch Wochen). In Deutschland gibt es nur wenige Thanatopraktiker. In anderen Ländern (z. B. Großbritannien) ist die Thanatopraxie Standard.

Was soll ggf. mit der thanatopraktischen Behandlung erreicht werden? Gibt es dafür einen guten Grund (z. B. lange Aufbahrungszeit), ist die Technik hilfreich für den Trauerprozess. Soll es darum gehen, dass der Verstorbenen wie schlafend aussieht ist, die Anwendung der Thanatopraxie zu hinterfragen.

23.8   Bestattungsrecht

Das „Gesetz über das Friedhofs- und Leichenwesen" (Bestattungsgesetz) ist Länderrecht, das bedeutet, es gibt Unterschiede von Bundesland zu Bundesland.

Friedhofordnungen sind Kommunalrecht. Jede Kommune kann also für sich festlegen, welche Grabsteingröße und -beschaffenheit, Bepflanzung oder Grabplatten erlaubt sind oder wie lange die „Ruhezeiten" sind. Hier schreibt das Bestattungsgesetz lediglich den Rahmen vor. Die Mindestruhezeit für einen erwachsenen Verstorbenen ist mit 15 Jahre geregelt, ob die Ruhezeit vor Ort nun 18 oder 25 Jahre beträgt, entscheidet die Kommune. Hier spielen Komponenten wie Art des Bodens und die Verfügbarkeit von Land eine Rolle. Anspruch auf eine Grabstelle besteht nur in dem Ort, in dem man zuletzt gemeldet war.

Das Bestattungsrecht legt Folgendes fest:
- Bestattungsplätze
- Feuerbestattungsanlagen
- Durchführung der Feuerbestattung
- Leichenhallen
- Leichenschau
- Umgang mit Leichen
- Leichenbeförderung

Die Bestattungsgesetze der einzelnen Bundesländer sind im Internet über ▶ http://www.postmortal.de abrufbar.

NRW (Nordrhein-Westfalen) hat in Deutschland das liberalste Friedhofsgesetz. Andere Bundesländer lockerten in den vergangenen Jahren Sargpflicht und Bestattungsfristen, so können in einigen Bundesländern muslimische Mitbürger und -bürgerinnen innerhalb von 24 Stunden nach Versterben bestattet werden. Es besteht für Muslime keine Sargpflicht mehr, Verstorbene dürfen auch in Deutschland im Tuch bestattet werden, wie es der muslimische Glaube vorschreibt. Der Transport zum Friedhof muss jedoch im Sarg erfolgen, und das „ewige" Ruherecht muss grundsätzlich erkauft werden.

Jüdische Mitbürger und -bürgerinnen machen vom Wegfall der Sargpflicht keinen Gebrauch. Sie lassen sich außerhalb Israels immer im Sarg bestatten. Da die jüdischen Friedhöfe jeweils Eigentum der jüdischen Gemeinde vor Ort sind, besteht dadurch ewiges Ruherecht (Gespräch mit R. Hollaender, jüdische Theologin).

23.8.1   Bestattungsrecht in unseren Nachbarländern

Während in ganz Deutschland Friedhofszwang besteht, darf in fast ganz Europa darf eine Urne auch außerhalb des Friedhofs beigesetzt werden, nur in Griechenland ist die Feuerbestattung generell nicht erlaubt. Ebenso darf in fast allen europäischen Ländern (bis auf Österreich) die Asche außerhalb des Friedhofs verstreut werden. Einschränkungen sind z. T. öffentliche Wege, in der Schweiz darf die Asche überall, nur nicht auf dem Friedhofsgelände verstreut werden. In den Niederlanden darf Asche überall, in Frankreich überall außer auf öffentlichen Wegen verstreut werden. In Belgien, Frankreich, Großbritannien, Luxemburg, den Niederlanden, Österreich, der Schweiz und Ungarn darf die Urne daheim aufbewahrt werden. In Deutschland ist dies verboten, und Asche darf nur in NRW verstreut werden (▶ Abschn. 23.9). Allerdings gibt es die Möglichkeit, die Asche ins Ausland schicken zu lassen. Ausländische Bestatter (z. B. Schweiz) schicken die Asche gerne auf neutralem Postweg gegen Gebühr direkt an die Angehörigen nach Deutschland zurück.

> ▶ **Beispiel**
>
> Während meiner Palliative-Care-Beratungstätigkeit im häuslichen Bereich in Großbritannien bekam ich natürlich auch über die bereits verstorbenen Familienmitglieder erzählt. Anfangs konnte ich die oft dazugehörende Kopfbewegung gar nicht einordnen, wenn von „Grandpa" erzählt wurde und schräg nach hinten genickt wurde. Erst als eine Frau einmal erzählte, dass sie die Asche ihres Vaters jetzt bald auf seinem Lieblingsberg ausstreuen wollten, und sie dabei liebevoll eine Urne vom Fenstersims nahm und umarmte, verstand ich auch jene Kopfbewegungen.
>
> Ich lernte, dass es für manche Menschen richtig und wichtig ist, die Asche des Verstorbenen eine Zeit lang nah bei sich im Haus zu haben, bevor sie – wie, wo und wann auch immer – losgelassen und beigesetzt werden kann. ◀

23.9 Bestattungsformen

Im europäischen Kulturraum finden sich seit jeher zwei Arten der Bestattung: die Erdbestattung und die Verbrennung mit anschließender Urnenbestattung.

Laut RAL Gütegemeinschaft Feuerbestattungsanlagen e. V. hatten Feuerbestattungen im Jahr 2018 einen Anteil von 76 %. Nach ► De.statista.com haben Feuerbestattungen von 2012 (64 %) bis 2021 auf 77 % zugenommen.

» Den eignen Tod, den stirbt man nur, doch mit dem Tod der anderen muss man leben.(Mascha Kaleko)

Es besteht Friedhofszwang, kein Mensch darf außerhalb eines Friedhofs körperlich bestattet werden. Auf manchen Friedhöfen ist jedoch eine Sargbestattung unter einem Baum ohne übliche Grabstätte möglich.

23.9.1 Kremation

Das Element des Feuers wurde in verschiedenen Kulturen unterschiedlich gedeutet. Es war zerstörerisch, in anderen Kulturen galt es als Geschenk der Götter und war heilig. Die Verbrennung eines Leichnams könnte im Sinne einer Rückgabe an die Götter und Reinigung des Verstorbenen verstanden worden sein. Im hinduistischen Glauben spielt die Reinigung der Seele des Verstorbenen von seinen irdischen Resten eine große Rolle: So erst kann die Seele in einen neuen Körper reinkarniert werden.

Wird der Körper als eine Ansammlung von Energie und Nährstoffen betrachtet, werden diese nach einer Verbrennung dem natürlichen Kreislauf wieder zugeführt.

Seit der Frühgeschichte der Menschheit bis Christi Geburt entwickelten sich Erd- und Feuerbestattung parallel zueinander. Das Christentum verlangte wie die Religion der Ägypter, der Juden und später der Muslime einen intakten Leib, um das Weiterleben von Körper und Seele auch im Jenseits zu gewährleisten. Karl dem Großen gelang es, die Feuerbestattung per Dekret zu verbannen und eine gewisse Ordnung im Umgang mit Leichen einzuführen. 1000 Jahre hielt man sich an dieses Gesetz, bis im 19. Jahrhundert mit zunehmendem Wissen um Hygiene und Krankheitserreger, auch im Blick auf die Pest- und Choleraepidemien des ausgehenden Mittelalters, die Diskussion um Verbrennungen wieder begann. 1873 wurde auf der Weltausstellung in Wien die erste Feuerbestattungsanlage präsentiert. Nach der Weimarer Republik nahmen die Kremierungen zu, da die Kosten weiter gesenkt werden konnten und die Einäscherung somit für die Arbeiterschaft interessant wurde. Erst 1920 gab die evangelische Kirche ihren Widerstand gegen die Feuerbestattung auf, die katholische Kirche Mitte der 1960er-Jahre.

Kremationsöfen unterliegen heute Umweltschutzbestimmungen. Wie bei jeder Verbrennung entstehen Rauch, Gase und Rußpartikel, die giftige Stoffe enthalten (z. B. Dioxine, Furane, Quecksilber). Das Abgas bei einer Verbrennung wird durch Filter gereinigt, diese werden als Sondermüll entsorgt. Die Asche selbst ist danach rückstandsfrei. Der Leichnam wird unversehrt zusammen mit dem Sarg eingeäschert. Ein unverbrennbarer Schamottestein durchläuft den Verbrennungsprozess. Somit ist stets eindeutig, um wessen Asche es sich handelt. Durch die Ofenkonstruktion (verschiedene Brennkammern) ist gewährleistet, dass sich die Asche der Toten nicht vermischt. Die reine Brennzeit liegt bei 60–90 min, danach werden Prothesen aus der Asche entfernt, das Asche-Knochen-Gemisch wird gemahlen. Es bleiben 1,5–2 kg feine Asche. Die Asche wird in eine verrottbare Metallurne gefüllt und per Post an den Bestatter oder das zuständige Friedhofsamt geschickt. Nur in NRW ist seit 01.09.2003 erlaubt, dass Angehörige die Asche abholen und selbst zum Ort der Bestattung bringen.

Inzwischen können die Angehörigen auf Wunsch in den meisten Krematorien bei der Einäscherung dabei sein: Sie können sehen, wie der Sarg in den Ofen gefahren wird. Es gibt eine Anzahl von Angehörigen, die dieses Angebot gerne in Anspruch nehmen.

Die Wahl des Krematoriums ist frei. Es gibt private Krematorien, die den kommunalen Krematorien z. B. durch „Sonderangebote" starke Konkurrenz machen.

23.9.2 Beisetzungsmöglichkeiten

Die meisten Friedhöfe haben heute ein breites Angebot an Beisetzungsmöglichkeiten, um das „Abwandern" zu Naturbestattungen und die anonyme Bestattung gering zu halten: normales Reihengrab, Urnengrab, Kolumbarium, Urnenwand, Urnenhalle, Gemeinschaftsgrab, Verstreuen der Asche, Naturbestattung, z. B. unter einem Baum.

- **Bestattung in einem Gemeinschaftsgrab (anonyme oder halbanonyme Bestattung)**

Die Urne wird auf einem bestimmten Friedhofsareal, meist einem Rasenstück, ohne Beisein der Angehörigen und ohne deren Wissen um den konkreten Ort zusammen mit vielen anderen Urnen beigesetzt. Die Stelle ist nicht gekennzeichnet, die Angehörigen haben normalerweise keine Möglichkeit, den genauen Ort zu erfahren. Manche Friedhofsverwaltungen praktizieren eine halbanonyme Bestattung: Auch hier ist die Stelle nicht gekennzeichnet, die Angehörigen haben jedoch die

Möglichkeit, bei der Bestattung dabei zu sein und wissen dadurch um die Stelle. Einige Friedhöfe führen nur dann eine anonyme Bestattung durch, wenn der Verstorbene dies vorher schriftlich verfügt hat.

- **Seebestattung**

Die Urne (aus Salz – löst sich im Wasser auf) wird auf Wunsch des Verstorbenen, auch im Beisein der Angehörigen, außerhalb der Fischfanggründe in die Ost- oder Nordsee versenkt. Die Position wird auf einer Seekarte festgehalten. Das Ausstreuen der Asche auf hoher See ist verboten.

- **Luftbestattung**

Die Vorstellung vom Tod als Einswerdung mit der Schöpfung ist bei vielen Menschen präsent. Manche Menschen fühlen sich dem Element der Luft (Vorstellung von Freiheit) verbunden. Da das Verstreuen von Asche über Deutschland nicht legal ist, haben sich manche Bestatter im grenznahen Bereich zu Frankreich, in den Niederlanden und in Österreich auf das Verstreuen von Asche vom Ballon bzw. Hubschrauber aus spezialisiert. Für diese Bestattungsart muss eine schriftliche Verfügung des Verstorbenen vorliegen.

- **Sozialbestattung**

Hat der Verstorbene keine (zahlungsfähigen) Angehörigen und hinterlässt kein Vermögen, kommt das Sozialamt für eine einfache anonyme Feuerbestattung auf. Hat der Verstorbene schriftlich verfügt, dass er erdbestattet werden möchte, hat er das Recht auf eine Erdbestattung.

23.9.3 Alternative Formen

Dass Verstorbene auch außerhalb eines herkömmlichen Friedhofs beerdigt werden können, hat in Deutschland noch keine lange Tradition. Bestattet wurde nach alter Väter Sitte. Eine Motivation, dies zu ändern, ist bei etwa jedem fünften Bundesbürger vorhanden. Gründe sind der Wunsch nach Individualität, veränderte Familienstrukturen mit erhöhter Mobilität und höherem Alter der Hinterbliebenen und damit erschwerter Grabpflege. Auch der finanzielle Faktor spielt eine Rolle: Der durchschnittliche Preis einer Bestattung liegt bei 5000 Euro, viele Menschen möchten so viel nicht ausgeben und wählen deshalb eine alternative Form der Bestattung.

- **Friedwald**

Im Jahr 1999 wurde der erste Friedwald in der Schweiz gegründet und das Konzept patentiert: Der Verstorbene erwirbt einen an das Erbbaurecht angelehnten Grundbucheintrag: Durch einen „befristeten" Kauf sichert er

sich für 99 Jahre einen Ruheplatz. Die schnell verrottbare Urne aus Maisstärke wird von den Angehörigen ins Wurzelwerk gebettet, die Grabpflege übernimmt die Natur. In der Schweiz gibt es heute 80 Friedwälder, in Deutschland über 70 (▶ www.november.de). Der günstigste Einzelruheplatz kostet 490 Euro, die Beisetzungskosten belaufen sich auf 350 Euro (2022). Inzwischen gibt es einige Konkurrenzunternehmen zum Friedwaldkonzept.

- **Ruhebiotop**

Ein Ruhebiotop (bios = das Leben, topos = der Ort: hier ruht sich der Mensch aus) funktioniert nach demselben Prinzip wie die Friedwälder. Die einzelnen Biotope unterscheiden sich durch verschiedene Strukturen wie Bäume, Sträucher, Gräser, Farne, Kräuter und Steine. Auf einer kleinen Metallplakette stehen Name und evtl. Lebensdaten des Verstorbenen, die Angehörigen erhalten zur Sicherheit eine Karte, auf der das Grab eingezeichnet ist. Die Grabpflege übernimmt auch hier die Natur. Ein Ruheplatz inklusive sich zersetzender Bio-Urne kostet 750 Euro, ein ganzer Familiengrabbaum orientiert sich am Holzpreis und liegt zwischen 2900 und 4600 Euro.

Das offizielle Genehmigungsverfahren für einen Friedwald oder ein Ruhebiotop ist langwierig: Fragen der Ethik, des Umweltschutzes und der Rechtsgrundlage sind zu klären. Da in fast allen Bundesländern (bis auf Berlin, Brandenburg, Mecklenburg-Vorpommern, NRW, Thüringen) Friedhofszwang herrscht, muss das Waldstück nach geltendem Recht als kommunaler Friedhof ausgewiesen werden. Feste Riten gibt es nicht. Nur etwa ein Drittel aller Beisetzungen findet im Beisein eines Geistlichen statt. Ansonsten ist alles erlaubt, was nicht gegen die guten Sitten verstößt.

Die forstliche Versuchs- und Forschungsanstalt Freiburg hat für Holzasche einen Düngeeffekt ab 250 g pro Quadratmeter festgestellt. Auch die basische Knochenasche kann als Dünger und Säurepuffer im Boden wirken. Das enthaltene Magnesium kann der Baum zum Chlorophyllaufbau brauchen. Langfristig könnten höchstens Schwermetalle oder Medikamentenrückstände in den Aschen dem Waldboden schaden. Doch darüber gibt es noch keine Untersuchungen. Somit ist die Einrichtung eines Ruheforstes eine relativ sichere Methode, Umweltschutz zu betreiben (Löhr 2005).

- **Ascheverstreuung**

Die freie Ascheverstreuung ist in Deutschland nur in Berlin, Brandenburg, Mecklenburg-Vorpommern, NRW und Thüringen erlaubt. Die Asche wird anonym, aber nicht beliebig verstreut. So schreibt das Bestattungsgesetz von NRW vor, dass der Beisetzungsort z. B. „nicht in einer der Totenwürde widersprechenden

Weise, also etwa in einer Fußgängerzone, genutzt werden darf" und „der Verstreuungsort dauerhaft öffentlich zugänglich" sein muss (StGB 2005).

■ **Oase der Ewigkeit**

Die Urne mit der Asche des Verstorbenen wird in die Schweiz überführt. Angehörige bekommen die Urne „zur freien Verfügung" mit „späterer Almwiesenbestattung" übergeben (▶ http://www.naturbestattungen.de).

■ **Urne zu Hause**

Die Mitnahme, Beisetzung oder Aufbewahrung der Asche in privatem Raum ist in Deutschland im Gegensatz zu vielen anderen europäischen Ländern nicht erlaubt. Umfragen entsprechend wünschen sich dies 1 % aller Deutschen.

■ **Asche im Amulett**

Manche Krematorien füllen bis zu 5 g der Asche in ein Amulett ab. Das Bestattungsgesetz der meisten Länder schreibt zwar vor, dass die Asche ungeteilt in die Urne gefüllt werden muss, einige Krematorien bieten dennoch an, für Angehörige einen kleinen Teil der Asche abzufüllen. Dies gilt auch für die folgenden Bestattungsformen.

■ **Aschediamant pressen und schleifen lassen**

Ein Teil der Asche (Kohlenstoff) wird komprimiert und zu einem Schmuckstück geschliffen (sehr teuer).

■ **Aschenrakete**

Ein Teil der Asche wird in einen Feuerwerkskörper eingearbeitet und wie eine Silvesterrakete gezündet.

■ **Weltraumbestattung**

Ein Krümel der Asche (7 g) wird mit einem Bestattungssatelliten in die Erdumlaufbahn „deponiert". Sie verglüht beim Eintritt in die Erdatmosphäre. Die restliche Asche wird nach Wunsch beigesetzt. Dies wird vom US-amerikanischen Unternehmen Celestis Space Services angeboten und nur von den USA aus durchgeführt (▶ www.november.de). Die orbitale Weltraumbestattung kostet ca. 2500 Euro (für 1 g Asche) bzw. 5000 Euro (für 7 g Asche).

■ **Asche auf den Mond schießen**

Diese Form wird ebenfalls vom US-amerikanischen Unternehmen Celestis Space Services angeboten und nur von den USA aus durchgeführt. Eine Mondbestattung kostet ca. 10.000 Euro (für 1 g Asche). Bei größeren Aschemengen wird die Bestattung entsprechend teurer.

23.10 Bestattungspflicht

Es besteht eine gesetzliche Bestattungspflicht. Welche Personen bestattungspflichtig sind, ist im jeweiligen Bestattungsrecht der Bundesländer festgelegt. Diese Bestattungspflicht ist nicht mit dem Erbrecht verknüpft. Auch wenn das Erbe ausgeschlagen wird, besteht eine Bestattungspflicht. Ein rechtlicher Betreuer ist nicht verpflichtet, die Bestattung des vorher Betreuten zu veranlassen (Ausnahme: Sachsen). Erst wenn kein Angehöriger gefunden wird, übernimmt das Sozialamt die Bestattung.

23.11 Vorsorge

Alle Bestattungsunternehmen beraten rundum zum Thema Bestattung, auch zur eigenen Bestattung. Eine intensive Orientierung bis hin zur Verfügung dessen, was gewünscht wird, kann in der Sterbesituation entlastend sein, da Angehörigen schwierige Entscheidungen erspart bleiben können. Allerdings kann auch das Gegenteil der Fall sein, wenn nämlich die Wünsche des Verstorbenen nicht mit den Vorstellungen der Angehörigen harmonieren. Dies beginnt mit Verfügungen wie: „Auf meiner Beerdigung sollt ihr alle fröhlich und weiß gekleidet sein. Sie soll ein Freudenfest sein und ich möchte, dass ihr alle singt und tanzt" und setzt sich fort in Festlegungen wie einer Feuerbestattung oder gar einer anonymen Bestattung im Gemeinschaftsgrab. Manche Angehörige ertragen den Gedanken einer Verbrennung des geliebten Menschen nicht, viele Angehörige brauchen trotz aller Popularität der anonymen Bestattung eine Stätte der Erinnerung, unabhängig davon, ob oder wie häufig diese besucht wird. Vorhanden muss sie sein, um die Trauer bewältigen zu können.

Deshalb sei an dieser Stelle eindringlich empfohlen:

❯ Besteht die Möglichkeit, die eigene Bestattungsvorsorge mit den wahrscheinlich hinterbleibenden Angehörigen zu besprechen, kann ein Abgleichen der Vorstellungen und Wünsche viel unnötigen Schmerz vermeiden und die spätere Trauerarbeit unterstützen. In der Regel will Vorsorge genau dies tun.

Festgelegt werden kann im Vorfeld alles, was man möchte: Kleidung, Sargausstattung, Sargbeigaben (Schmuck, andere wichtige Dinge), die Trauerfeier inklusive Redner, Art der Bestattung, Grabschmuck und Pflege bis hin zur finanziellen Regelung. Die meisten Bestattungsinstitute bieten heute einen Bestattungsvorsorge-Treuhandvertrag der Deutschen Bestattungsvorsorge Treuhand AG an (▶ www.bestatter.de), das Geld für die gewünschte Bestattung kann auf ein Treuhandkonto einbezahlt werden und darf auch vom Sozialamt nicht angetastet werden.

23.12 Grabstätten für Tot- und Fehlgeburten

Heute ist es in allen Bundesländern möglich, nicht bestattungspflichtige tot- oder fehlgeborene Kinder (unter 500 g) in einer Grabstätte auf dem Friedhof beizusetzen. Ob dies in einem Grabfeld mit zentralem Gedenkstein, im Familiengrab oder in einem Kindergrab sein kann, ist von Bundesland zu Bundesland verschieden. Der Druck von Selbsthilfegruppen, Friedhofsverwaltungen, Seelsorgern und Trauerkreisen wuchs in den vergangenen 20 Jahren stetig und macht dies heute möglich. Engagierte ortsansässige Bestatter, Steinmetze und Gärtner wirken zusätzlich unterstützend, auch in finanzieller Hinsicht. In den meisten Familien ist die Trauer um das gestorbene Kind besser zu bewältigen, wenn ein offizielles Abschiednehmen an einem offiziellen Grab möglich ist.

23.13 Organspende

Organspenden sind im Verhältnis zu der Zahl der Menschen, die auf eine Organspende warten, rar. Von einer Organspende ausgeschlossen sind Menschen, die an Krebs erkrankt sind, die an bestimmten Nervenerkrankungen leiden, evtl. auch Menschen mit einer Diabeteserkrankung und Infektionskrankheiten. Dadurch ist die Wahrscheinlichkeit, in der Palliativsituation einen Organspender zu betreuen, außerordentlich gering.

Auskunft gibt die Internetadresse ► www.organspende-info.de oder Tel. 0800-9040 400.

23.14 Körperspende

Jede Universität mit medizinischer Fakultät ist auf Körperspenden angewiesen. Bei manchen Universitäten besteht zu Zeiten ein Überangebot, deshalb ist es sinn-voll, den Bedarf kurzfristig noch einmal zu klären. Die meisten Universitäten nehmen Körperspender ab dem 50. Lebensjahr, die schriftlich verfügt haben, dass sie ihren Körper spenden möchten. Ausgeschlossen sind Verstorbene, die an einer meldepflichtigen infektiösen Krankheit litten, wenn ein Unfalltod oder Suizid vorliegt oder eine Obduktion oder Sektion stattgefunden hat. Ein Körperspender kann nicht gleichzeitig Organspender sein, die Organspende bekommt immer Vorrang. Die Körperspende wird nicht vergütet. Die entsprechende Universität übernimmt die Feuerbestattung und anonyme Urnenbeisetzung auf dem jeweiligen Friedhof vor Ort. Auskunft (auch über Körperspende für Plastination) gibt der Bundesverband für Körperspende e. V.

Literatur

Bestattungsmuseum Wien. http://www.bestattungsmuseum.at Gespräch mit Dr. Keller, Kurator, 26.01.2009

Handbuch Religionen und Weltanschauungen (2007) Evangelische Kirche im Rheinland, 4. Aufl. http://www.ekir.de

Hegewisch H (2000) Die Totenwäscherin. Ullstein, Berlin

http://www.aeternitas.de

http://www.bestatter.de

http://www.charon-institut.de

http://www.die-barke.de

http://www.koerperspende.de

http://www.naturbestattungen.de

http://www.oase-der-ewigkeit.de

http://www.sepulkralmuseum.de

https://de.statista.com/statistik/daten/studie/1281529/umfrage/sarg-und-urnenbestattungen-in-deutschland/

https://november.de/ratgeber/bestattungsarten/waldbestattung/friedwald/

https://www.bestatter.de/bestattungsvorsorge/bestattungsvorsorge-treuhandvertrag/

https://www.organspende-info.de/

Kast V (2020) Trauern. Kreuz, Stuttgart

Löhr S (2005) ‚Unter diesen Wipfeln ist Ruh'. Frankfurter Allgemeine Sonntagszeitung, Nr. 22 05.06.2005

Palmen C (2001) I. M. Ischa Meijer – In Margine, In Memoriam. Diogenes, Zürich

Sitzmann F (2005) Sind Verstorbene giftig? Zum Risiko von Infektionskrankheiten durch Tote. Intensiv 13:63–65

Smeding RM, Heidkönig-Wilp M (Hrsg) (2014) Trauer erschließen. Eine Tafel der Gezeiten, 2. Aufl. hospiz verlag, Wuppertal

Thomas C (1999) Berührungsängste? Vom Umgang mit der Leiche, 3. Aufl. vgs, Köln

Vom Wesen der Trauer

Martin Klumpp

Inhaltsverzeichnis

© Springer-Verlag GmbH Deutschland, ein Teil von Springer Nature 2023
S. Kränzle et al. (Hrsg.), *Palliative Care*, https://doi.org/10.1007/978-3-662-66043-0_24

In Kürze

Trauer ist eine unwillkürliche psychische Reaktion des Menschen auf Verlusterfahrung. Wenn ein Mensch sich einer Operation unterziehen muss und wenn dabei sein Körper verletzt wird, entstehen Schmerzen. Genauso selbstverständlich entstehen nach Verlusten psychische und seelische Schmerzen. Menschen, die sich diese Schmerzen nicht zumuten wollen oder nicht zutrauen, können versuchen, sie zu überspielen oder sich zu betäuben. Die Verletzung der Seele wird dadurch nicht verhindert. Wir können gewissermaßen gar nicht entscheiden, ob wir trauern wollen oder nicht. Sie sucht uns heim und steckt in uns.

24.1   Kennzeichen der Trauer

Für den hilfreichen Umgang mit Trauer sind einige Grundinformationen wichtig:

Trauer ist ein Geschehen im Bereich der Gefühle. Wir leben in einer Zeit, in der wir gelernt haben, uns selbst zu steuern über die Vernunft und durch rationales Denken. Willensstärke und Entscheidungskraft gehören zu den Tugenden unserer Gesellschaft. Genau diese Instrumentarien eigener Lebensgestaltung versagen in der Trauer. Deshalb fühlen sich trauernde Menschen absolut ohnmächtig, hilflos und von ihrem seitherigen Leben abgetrennt. Die eingeübten Methoden, das eigene Leben zu gestalten und Probleme „in den Griff" zu bekommen, funktionieren nicht. Begleiter, professionelle und amateurhafte Helfer, versuchen häufig über rational einleuchtende Argumente darzulegen, dass die geschilderten Gefühle von Schmerz, Schuld oder Verlassenheit übertrieben oder einseitig seien und mit Gegenargumenten widerlegt werden könnten. Alle diese Versuche schlagen fehl und beweisen der betroffenen Person, dass diese Begleiter sich auf die Ebene der Gefühle kaum einlassen können.

Zwischen allgemeiner Trauer um einen guten Nachbarn oder Freund oder auch um eine wichtige Persönlichkeit des öffentlichen Lebens und der besonderen Trauer um einen Ehepartner bzw. um ein Kind bestehen riesige Unterschiede. Allgemeine Trauer kann uns sehr bewegen, sie kann Angst hervorrufen und uns in der Nacht den Schlaf rauben. Trotzdem ist sie kaum vergleichbar mit jenem Verlust der eigenen Identität, den wir erleben, wenn ein eigenes Kind oder ein Ehepartner stirbt. Ganz nahe Angehörige sind ein Teil der eigenen Identität. Zur Persönlichkeit und zum inneren Selbstverständnis eines Menschen gehört, dass er sein Leben genau mit diesem Menschen teilt, dass dieses Kind zu ihm und seinem Leben gehört. Wenn dieser Mensch stirbt, entsteht nicht nur eine Lücke. Der Verlust geht viel tiefer. Mit ihm stirbt auch das eigene Leben so, wie es war.

Wir machen uns deshalb bewusst, dass in der Trauer zwei psychische Entwicklungsprozesse gleichzeitig ablaufen. Zum einen geht es darum, wie diese Person den Verlust eines geliebten Menschen irgendwann zulassen und damit leben kann. Zum anderen geht es darum, wie im Prozess der Trauer aus dem Verlust des seitherigen Lebens heraus ein neues Leben, eine neue Identität und eine neue Lebensbejahung wachsen können. In der Krise des Trauerns liegen Prozesse von Abschied und Wachsen ganz nahe beieinander. Jeder Mensch unterscheidet sich genetisch und biografisch von anderen Menschen. Dies betrifft auch die Art des Umgangs mit Gefühlen. Die biografisch prägenden und belastenden Erfahrungen in der Kindheit spielen dabei eine große Rolle. Deshalb finden wir keine zwei Menschen, die genau gleich trauern. Die Tiefe des Schmerzes, der Verlauf der Trauer und die zeitliche Dauer sind bei jedem Menschen unterschiedlich. Deshalb erfordert die Trauer viel Geduld von den Betroffenen und von denen, die sie begleiten. Auch hier wird spürbar, dass wir im Bereich unserer Gefühle völlig anders „funktionieren" als im Bereich der Vernunft. Vernunftentscheidungen können manchmal blitzschnell festgestellt werden. Veränderungen in Gefühlen brauchen sehr viel Zeit. Außenstehende Begleitende müssen wissen, dass sie nie die Trauer eines anderen Menschen trauern können. Auch wenn ich sehr viele Eltern begleitet habe, die um ein Kind trauern, bleibt ein großer Unterschied zwischen dem „originalen" Schmerz betroffener Eltern und meinem Wissen um den vermuteten Schmerz. Trauerbegleiter müssen diesen tiefen Unterschied respektieren. Sie sollen nicht so tun, als ob sie sich in die Trauernden „gut hineinversetzen" könnten.

Über die zeitliche Dauer, über den Rhythmus des Verlaufs und über die Tiefe der Empfindungen wird allein in der Psyche der Betroffenen entschieden.

Diesen Respekt müssen auch Eheleute und nahe Angehörige untereinander aufbringen. Zur Trauer gehört deshalb eine Spannung zwischen erwünschter Nähe und der Erfahrung von Alleinsein in der Trauer. Viele Eltern, die um ein Kind trauern, geraten untereinander in Streit oder scheitern, weil der spontane Wunsch nach größerer Gemeinschaft in der Not enttäuscht wird. Die Art, mit Gefühlen umzugehen, sie offen auszuleben oder sie eher zu verbergen, ist auch unter Ehepartnern unterschiedlich.

Genauso trauern Kinder um einen Elternteil oder um ein Geschwister anders als ihre Mütter oder Väter.

Frauen oder Männer, die um den Partner, die Partnerin oder um ein Kind trauern, empfinden oft, dass ihre eigenen Geschwister oder Eltern sich in die Trauer kaum hineinversetzen können. Oft kühlen verwandtschaftliche Beziehungen in der Trauer ziemlich ab. Je klarer diese Beobachtungen ausgesprochen werden, desto eher können daraus entstehende Enttäuschungen und Verletzungen reduziert werden.

Beim Verlust eines Kindes oder eines Ehepartners zerbricht die eigene Identität. Manche sagen: „Ich fühle mich wie amputiert." Es ist hilfreich, wenn wir uns solche Bilder in der Sprache genau vorstellen. Wer sich „wie amputiert" fühlt, ist extrem verletzlich. Viele gut gemeinte Ratschläge anderer Menschen lösen in dem Betroffenen keine Dankbarkeit, eher Rückzug, Enttäuschung, manchmal Verbitterung aus. Menschen in großer Trauer fühlen sich verletzt, wenn andere von „Teilnahme" sprechen, ohne wirklich teilzunehmen. Eine betroffene Person kann sagen: „Wenn mich jemand fragt ‚Wie geht's?', weiß ich schon, dass er's gar nicht wissen will".

Genauso verletzend ist es, wenn Freunde einen ganzen Abend lang den Verstorbenen nicht mehr erwähnen. Eine Mutter, die um ihr Kind trauert, fühlt sich schon verletzt, wenn sie eine glückliche Familie auf der Straße sieht. Menschen, die unterstützen und begleiten, sollten diese Verletzlichkeit weder beurteilen noch bekämpfen, sondern einfach respektieren. Sie gehört zu schwerer Trauer.

Insgesamt ist zu bedenken, dass wir mit unserem Willen zwar den Verstand lenken können; kaum aber unsere Gefühle. Der berühmte Therapeut C. G. Jung bezeichnet die Seele deshalb als ein „autonomes System".

Trauernde und die sie Begleitenden können Gefühle zwar übergehen, wegschieben oder sogar verdrängen. Dadurch lösen sie sich jedoch nicht auf. Wer seine unverfügbaren Gefühle dauernd zu überspielen versucht, wird umso unvorbereiteter, manchmal sehr plötzlich und dramatisch davon heimgesucht oder überschwemmt.

Wer Trauernde begleitet, sollte deren Gefühle nicht verändern, nicht korrigieren, nicht bekämpfen, sondern so zulassen, wie sie uns begegnen.

24.2 Trauer als Weg in die Tiefe – psychisch-spirituelle Prozesse

24.2.1 Die erstaunliche Ruhe

Viele Menschen in unserer Kultur haben heute große Angst, wie es ihnen ergehen wird, wenn der geliebte Mensch, den sie begleiten und um dessen Leben sie fürchten, tatsächlich stirbt. Johann Sebastian Bach konnte im Alter von 22 Jahren seine berühmte und tiefgründige Sterbekantate „Gottes Zeit ist die allerbeste Zeit" (BWV 106) komponieren. Er hatte in diesem jugendlichen Alter schon 18 Todesfälle im Umfeld seiner Familie miterlebt. In früheren Generationen lernte man von Kind auf, mit Sterben, Tod und Trauer umzugehen. So sehr wir uns freuen, dass durch gesunde Ernährung und gute Medizin frühes Sterben weitgehend verhindert wird, so groß ist die Angst und Unerfahrenheit bei denen, die trotzdem heimgesucht werden. Wenn wir jedoch trauernde Menschen fragen, wie es gewesen sei, als der Tod nach langem Leiden eintrat, erhalten wir auffallenderweise immer wieder dieselbe Antwort: „Es war ganz ruhig; ja, es war erstaunlich ruhig, eine Ruhe, wie ich sie noch nie erlebte, fast eine Spur Erleichterung. Eine Ruhe, in der ich mich geradezu getragen fühlte."

Nach langer Erfahrung gelange ich zur Überzeugung, dass der Mensch erst stirbt, wenn er alle „unerledigten Geschäfte", nicht zu Ende geführte Konflikte, Schuldgefühle, Verletzungen entweder in der inneren Auseinandersetzung vor dem Sterben noch einmal durchlebt hat oder sie einfach liegen lassen kann. Dann hat sich in der Tiefe seiner Seele eine Identität gebildet, in der Sterben erlaubt ist. Es ist, wie wenn die Seele sagen würde: „Ich sterbe jetzt." Dürfen wir annehmen, dass diese Ruhe, dieses Zur-Ruhe-Kommen des Sterbenden sich ausbreitet und sich auf die ängstlichen Angehörigen überträgt? Solche Prozesse kann kein Mensch machen. Wir entdecken, dass sich an der Grenze des Lebens spirituelle Erfahrungen einstellen, über die wir sonst nicht verfügen. Für Trauernde ist es hilfreich, wenn sie ahnen oder spüren, welche psychischen oder spirituellen Prozesse beim Sterbenden und in der Trauer in Gang kommen.

24.2.2 Schock als Schutz und Schonung

Was empfinden Trauernde in den ersten Tagen oder Wochen nach dem Verlust? Die meisten Menschen vermuten, in dieser Zeit sei die Wunde noch ganz neu und der Schmerz am größten. Wir hören genau auf die Betroffenen. Sie sagen uns häufig: „Ich fühlte mich erstaunlich intakt. Während andere meinten, ich sei handlungsunfähig, konnte ich alle Dinge regeln und organisieren, geradezu sachlich erledigen. Manchmal fühlte ich mich wie eine Marionette, die sich selber zuschaut. Ich wusste, wie schrecklich alles war, aber hatte kaum Gefühle." Manche Menschen berichten auch, wie „getrost und gläubig" sie in dieser ersten Zeit gewesen seien. Eine Mutter wollte solo einen Auferstehungschoral am Grabe ihres Kindes singen. So viel „Kraft" konnte sie sich ein Jahr später nicht mehr vorstellen.

Viele Menschen berichten auch von einer Spaltung zwischen Fühlen und Wissen. Obwohl sie das Sterben miterlebt und sich vom Leichnam verabschiedet hatten, erscheint ihnen alles „ganz unwirklich". Sie empfinden, es müsse sofort jemand kommen und berichten, alles sei nur ein Traum, und der Verstorbene komme bald wieder.

Auch diese psychischen Reaktionen zu Beginn der Trauer kann kein Mensch selber „machen". Sie sind psychisch-spirituell veranlasste Reaktionen. Gemeinsam mit den Betroffenen können wir fragen, welcher „Sinn" darin liegen könnte. Es ist zwar kein Trost in der Trauer, aber doch ein bisschen tröstlich, wenn wir entdecken, dass uns im allergrößten Schock zugleich ein Schutz zuteilwird. Wenn wir von einem unvorstellbaren, nicht zu bewältigenden Schmerz heimgesucht werden, erzeugt unsere Seele jene Lähmung, in der wir das Ausmaß der Katastrophe nicht in der ganzen Härte empfinden. Diese Erfahrung weckt Vertrauen, dass wir trauern können, auch wenn wir nicht wissen, wie es weitergeht.

Diese „Phase des schützenden Schocks" dauert unterschiedlich lange. Wenn ein Mensch plötzlich oder durch ein grausames Geschehen stirbt oder wenn die Leidtragenden durch äußere Aufgaben sehr belastet sind, kann dieser Zustand der Lähmung und des Nicht-Wahrnehmens lange dauern. Wir spüren dann, wie Menschen das schreckliche Sterben minutiös schildern können, als ob sie kaum beteiligt wären.

Begleiter sollten sich klar machen, dass sie diesen Menschen den psychischen Schutz nicht vorschnell wegnehmen oder zerbrechen dürfen. Wenn wir ungeduldig werden und den Betroffenen aus seiner Trance aufwecken wollen, dass er begreift, „was geschehen ist", kann eine innere Versteifung wachsen. Vermutlich hat unsere Seele ein sehr genaues Gespür dafür, wie viel Schmerz und Wahrheit sie uns wann „zumutet".

24.2.3 Probierverhalten – Annäherung an den Schmerz

Viele Wochen oder mehrere Monate später berichten Trauernde, der Schmerz nehme „überraschenderweise" immer mehr zu. Sie wüssten gar nicht, wie sie damit umgehen könnten, zumal im Kollegenkreis, unter Freunden und in der Verwandtschaft alle davon ausgingen, dass bald wieder „alles normal" würde. Der Schmerz komme aber hinterrücks.

Plötzlich überfiele sie beim Nachhausekommen die Erkenntnis, dass sie ja ganz allein seien. Sie sähen Dinge des Verstorbenen in der Wohnung und hätten Angst, sie zu berühren, aus Angst vor riesigem Schmerz. Wenn sie zum Grabe kämen, verspürten sie manchmal eine riesige Wut, als ob die Seele sagen würde: Das passt doch nicht zu mir.

Erstaunlicherweise spürten sie diesen Schmerz nicht immer gleich. Es gebe Tage, an denen sie alles im Griff hätten, gefasst seien, arbeiten könnten und dächten, ich schaff' das einigermaßen. Dann aber würden eine un-

bedarfte Frage, ein Bild, eine geliebte Musik, eine schöne Erinnerung das ganze Gebäude der Tapferkeit zum Einsturz bringen, und sie könnten nur noch weinen. Dieser Zustand totaler Schwäche mache ihnen Angst.

Im Gespräch entdecken wir unregelmäßige, aber deutlich spürbare Intervalle. Der Trauernde erlebt immer wieder windstille Zonen, in denen der Schmerz aussetzt. Danach öffnen sich die Schleusen, und ein Strom von Schmerzen strömt herein und überschwemmt das ganze Leben. Erstaunlicherweise nimmt diese Strömung wieder ab. Die Ruhe kommt dann wieder.

Erkennen wir auch darin eine psychisch-spirituelle Steuerung, die trotz allem Schmerz eine hilfreiche Perspektive enthält? Auch diese Entdeckung könnte das Vertrauen stärken, dass es innere Hilfen beim Weg durch Trauer gibt. Wir entdecken in diesem Rhythmus eine vorsichtige Annäherung an das ganze Ausmaß einer Trauer. Es ist, wie wenn die Seele ausprobieren würde, wie viel Schmerz erträglich ist und wann die Last wieder begrenzt werden muss.

So könnte das Wort des Apostels Paulus gemeint sein: „Wenn ich schwach bin, bin ich stark" (2. Kor. 12, 10). Die Seele sammelt so lange Kräfte, bis sie eine Phase von Schwachheit zulassen kann. Dann wäre es ein Zeichen von gewachsener Kraft, wenn wir Schmerzen zulassen können. Ist diese Kraft aufgebraucht, wirkt wieder jener Schutz, in dem Gefühle sich zurückziehen.

24.2.4 Die ganze Wahrheit – kein Ausweg aus dem Schmerz

Bis jetzt hatte der innere Kontakt zum Verstorbenen ziemlich gut geklappt. Fragt man in einer Gruppe, wer mit dem Verstorbenen redet, melden sich fast alle Teilnehmer. Obwohl das Sterben in deutlicher Erinnerung ist, kann es die Seele doch nicht fassen. Innerlich lebt der Verstorbene noch mit. Man denkt an ihn, spricht mit ihm, man bringt ihm etwas, z. B. die Blumen auf dem Grab. Die meisten Betroffenen haben einen Ort, z. B. die Wohnung oder das Grab oder einen Spazierweg, wo sie sich mit dem Verstorbenen besonders verbunden fühlen. Das lindert ihren Schmerz.

Aber jetzt, nach längerer Zeit der Trauer, sind sie ihrer ganzen Qual erst recht schutzlos ausgeliefert. Es ist, wie wenn die Seele dauernd schreien würde: niemals wieder! Jetzt kommt jener Schmerz auf, den man sich vorher nie vorstellen konnte und den man auch anderen Menschen nicht erklären kann. Man fühlt sich sehr allein.

Dieser größte Schmerz fällt in eine Zeit, in der man anderen nicht mehr zu sagen wagt, wie groß die Trauer noch ist. Man empfindet, der Schmerz sei unendlich und werde immer schlimmer. Jeder gut gemeinte Trost von

24

außen prallt jetzt ab. Das gut gemeinte Bild, am Ende des Tunnels sei wieder Licht, ist fremd. Das Dunkel ist jetzt ausweglos.

Dabei wird bewusst, dass auch das eigene Leben, so wie es seither war, zerbrochen ist. Die Vorstellung, dass man ein neues Leben finden könnte, wird als unvorstellbar abgelehnt.

Viele Begleiter halten diesen Abgrund schwer aus. Sie wollen „helfen" und werden ungeduldig, wenn die Betroffenen alles ablehnen. Je massiver die Hilfsangebote von außen sind, desto mehr ziehen sich Trauernde zurück. Einladungen, dass die trauernde Person „einmal herauskomme" und „wieder auf andere Gedanken komme", werden abgelehnt. Trotzdem beobachten wir, dass viele Trauernde in dieser Phase größter Qual froh sind, dass sie noch einen Beruf haben, in dem sie abgelenkt werden, und dass viele sich noch eine Spur von „Normalität" erhalten.

Dieses Nebeneinander von größtem Schmerz und von „Normalität" muss im Betroffenen von innen gesteuert werden und kann nicht von außen bestimmt werden. Entdecken wir auch in dieser Phase absoluter Trauer psychisch-spirituelle Prozesse, die hilfreich oder heilend sind?

24.3 In tiefster Tiefe: Heilung

Die Frage ist nicht, was wir „machen" können, sondern was wir beobachten.

Jene, die begleiten, brauchen dabei eine innere Doppelstrategie. Einerseits sind der Glaube und die Gewissheit wichtig, dass es Prozesse der Heilung gibt. Dadurch sind sie in der Lage, Phasen absoluter Ohnmacht, in denen scheinbar nichts geschieht, auszuhalten. Der Glaube fördert die Geduld, das Dunkel zuzulassen. Gleichzeitig wird im Blick aufs Trösten- und Helfen-Wollen eine Askese abverlangt. Obwohl ich gewiss bin und obwohl die trauernde Person diese Gewissheit spürt, muss ich auf alles schnelle oder fromme Trösten verzichten. Ich muss dem trauernden Partner erlauben, sich in der Hölle zu fühlen.

Martin Luther hat einmal kühn behauptet, in solchen Situationen werde „einer dem anderen zum Christus". So wie Christus in seinem Sterben absolute Ohnmacht trägt und aushält, so wird von uns gefordert, im Nichts-tun-Können auszuhalten. Hier bewahrheitet sich die Aussage des Apostels Paulus: „Wir werden immerdar in den Tod gegeben um Jesu Willen, damit auch das Leben Jesu offenbar werde an unserem sterblichen Fleisch" (2. Kor. 4,11).

Der Glaube und die Erfahrung, dass Trost wachsen kann, ist kein Rezept, mit dem wir Gefühle der Verzweiflung, der Ohnmacht und der Verlassenheit ver-

hindern könnten. Wir gewinnen eher Freiheit, diese zu durchleben. So wie Ostern aus dem Karfreitag herauswächst, so wächst Trost inmitten tiefster Trauer.

Die folgenden Aspekte psychischer Erfahrung sind für diesen Gang durch tiefste Tiefe wichtig.

24.3.1 Vor dem Loslassen kommt das Wieder-Holen

Eine trauernde Frau ruft wütend aus: „Immer heißt es, ich solle loslassen. Ich will aber gar nicht loslassen!"

Selbstverständlich kommt es darauf an, dass die trauernde Person irgendwann loslassen kann, was gewesen ist. Die Psyche bereitet sich darauf vor, indem sie immer wieder herholt, was ihr fehlt. Das ist so ähnlich, wie wenn wir uns in die Augen blicken oder uns umarmen, bevor wir voneinander gehen. Genauso wollen Trauernde nicht nur an die verstorbene Person denken, sie wollen sie spüren, fühlen, Nähe und Kontakt empfinden.

Es gehört zu den psychisch-spirituellen Gaben, dass dies möglich ist. Die Trauernden sprechen nicht nur mit den Verstorbenen. Es gibt auch Visionen, Auditionen, Träume, wo man sich sogar körperlich berührt und angesprochen fühlt. Deshalb wollen viele keinen Urlaub auswärts, weil sie zu Hause die Gegenwart des Toten noch erleben, ihn hören, sehen oder riechen können.

Manchmal haben rational geprägte Menschen Angst, das sei ein bisschen „verrückt". Viele wollen mit anderen nicht darüber sprechen, weil das als übertrieben oder pathologisch verurteilt wird.

Genau in diesem Wieder-Holen erleben Trauernde ein doppeltes Geschehen. Einerseits tut ihnen der Kontakt zum Verstorbenen gut, andererseits spüren sie jedes Mal einen schrecklichen Schmerz dabei. Es ist, wie wenn der Abschied tausendmal erlebt und eingeübt wird. Viele Menschen gehen tausendmal mit tausend Schmerzen zum Grab, begegnen dem Toten und weinen schrecklich. Trotzdem: Sie fühlen sich beruhigt, wenn sie wieder weggehen. Menschen lernen, die Nähe und den Schmerz zugleich zu fühlen. In diesem Sinne werden die schrecklichen Umstände des Sterbens in inneren Bildern immer wiederholt; bis man empfindet: „So war es, so kannst du's stehen lassen."

Begleiter sollten diesen Prozess nicht durch Druck oder Ungeduld von außen stören, als ob es eine Regel gäbe, wie schnell die Trauer heilen müsste.

24.3.2 Wie verändern sich Gefühle?

Gerade in der Trauer treten bewusst-rationales Denken und die Entwicklung der Gefühle weit auseinander. Wie verändern sich Gefühle? Die Antwort lautet: Sie verändern sich, wenn sie erlaubt sind, gefühlt, gesagt, beschrieben werden können. Verbotene, unterdrückte, auf die Seite gestellte oder sogar verdrängte Gefühle bleiben in der Seele liegen und äußern sich manchmal erst Jahrzehnte später – häufig umso heftiger. Im Fühlen der Gefühle übt die Seele eines Menschen ein, mit diesem Gefühl umzugehen, es zu akzeptieren oder andere, manchmal gegenläufige Gefühle daneben zu stellen. Gefühle, die man haben darf und sagen kann, verschwinden nicht plötzlich. Aber sie verlieren ihre Wucht, ihren Schmerz und auch die Last. Wer Trauernde begleitet, erspart dem Betroffenen kein einziges Gefühl. Begleitung gibt Erlaubnis und Schutzraum, belastende und schreckliche Gefühle hervorkommen zu lassen. Wieder haben wir den Eindruck: Im Wiederholen der Gefühle übt die Seele ein, dass es so ist, wie es ist. Durch logische Argumente lassen sich Gefühle nicht oder nur scheinbar auflösen. Sie sind durch Vorsätze oder Verbote auch kaum steuerbar.

Deshalb helfen Argumente, dieses oder jenes Gefühl sei übertrieben und nicht angemessen, nicht weiter. Eine Beurteilung oder Zurückweisung von Gefühlen lässt die Betroffenen verstummen.

Zwei Gefühle sollen hier besonders beschrieben werden, weil sie oft mit großem Schmerz verbunden sind: die Gefühle der Schuld und der Wut. Sie begegnen uns in fast jeder Trauer.

Das Gefühl der Schuld

Immer leben wir in der Hoffnung, dass wir morgen besser machen können, was heute nicht so ganz gelang. Kein Tag muss ganz perfekt sein, weil es ein Morgen gibt. Der Tod raubt uns dieses Morgen. Deshalb bleibt alles so stehen, wie es gewesen ist. Jeder findet deshalb im Wiederholen der Vergangenheit vieles, was er hätte anders machen sollen und wollen. Der Mensch ist oft nicht rational. An viele Erfahrungen, die andere als belanglos ansehen, können sich Schuldgefühle knüpfen.

Hat eine Mutter ihr Kind streng erzogen, empfindet sie, dass sie oft böse war. Erzog sie eher liberal und aufgeschlossen, kann sie empfinden, sie habe sich zu wenig um das Kind gekümmert. Fast jeder grübelt, ob der Unfall verhinderbar oder ob die Krankheit heilbar gewesen wäre, wenn man dieses oder jenes anders entschieden hätte.

Selbstverständlich treten bei Suizid solche Schuldgefühle noch stärker und belastender hervor. Für Trauernde nach Suizid ist es hilfreich, wenn sie von anderen hören, dass auch ganz „normale" Trauer Schuld enthält. Weder mit frommen noch mit rationalen Argumenten kann solche Schuld schnell abgesprochen werden. Auch hier soll die begleitende Person gewiss sein, dass sogar die schwerste Schuld vergeben wird. In diesem Vertrauen entsteht ein Freiraum, in dem alle Schuld – oft immer wiederholend – sagbar wird. Eine Mutter, die einen Schwangerschaftsabbruch betrauerte, beschreibt in einer Gruppe immer wieder ihre Schuld. Am fünften Abend dieser Gruppe sagt sie überraschend, sie fände ihre Schuld nicht mehr. Sie betrauert ihre Entscheidung immer noch, aber die Last der Schuld ist abgefallen. Das ist Erfahrung von Vergebung.

Das Gefühl der Wut

Wenn ein Angehöriger schwer erkrankt, lange leiden muss oder verunglückt, stirbt oder sich gar selbst das Leben nimmt, dann gibt es viele Gründe, wütend zu sein. In fast jeder Warum-Frage steckt eine Portion Wut. Sie kann sich gegen alle und alles richten. Warum hat der Arzt nichts mehr gemacht? Warum bin ich nicht noch einmal hingegangen? Warum hat er nicht mehr gekämpft? Warum habe ich das Motorrad nicht einfach verboten? Weil du so autoritär warst, ist der Junge immer so aggressiv gefahren! Warum hat er nicht an uns gedacht, als er sich vor den Zug warf? Warum bist du so plötzlich gegangen? Warum bemerkte ich nicht, wie schlecht es ihr erging? Warum lässt Gott das zu?

Ich kann nicht mehr beten: dein Wille geschehe. Wenn ich ein junges Paar streiten sehe, bin ich wütend. Wenn ich eine junge Mutter glücklich mit ihren Kindern treffe, werde ich ganz neidisch.

In unserer christlich geprägten Gesellschaft ist Wut weniger erlaubt als Schuld. Zornigen Kindern wird die Zuwendung entzogen. Manche Menschen haben in der Kindheit gelernt, keine Wut zu spüren, auch wenn ihnen der Kopf vor Wut fast platzte.

Auch die Wut baut sich nur ab, wenn sie gestattet ist. Manchmal brauchen Menschen unsere Hilfe, dass sie ihre große Wut auf Gott zu sagen wagen.

Der Schrei Jesu am Kreuz „Warum hast du mich verlassen?" ist ein Gebet, in dem die Wut hervorkommt. Ein guter Vater hat Verständnis für die Wut von Kindern, die ihr Unglück nicht verstehen können.

24.3.3 Kann Trauer jemals enden?

Inmitten dieses Schmerzes ist Besserung kaum vorstellbar. Alle gängigen Rezepte, wie man Probleme löst, funktionieren nicht. Unterdrückte Gefühle suchen uns überfallartig heim. Dazu kommt die Furcht, die verstorbene Person könnte ganz verschwinden, wenn die Trauer aufhört.

Erstaunlicherweise gibt es inmitten dieser Hölle eine innere Stimme, die sagt: Ich muss da durch. So weh der Schmerz tut, so magnetisch werden Trauernde manchmal zu ihm hingezogen. Das wird gestützt durch jene psychisch-spirituelle Erfahrung, dass Schmerzen leichter werden, wenn wir sie offen fühlen können. So entsteht eine Beziehung, ein Vertrauen zur eigenen Trauer. Je mehr sie sein darf und der Schmerz erlaubt wird, desto eher kommt Entspannung auf. Die Trauer wird durchs Trauern besser. Diese Entspannung wird nicht selbst gemacht. Sie stellt sich häufig überraschend wie ein Wunder ein.

Manchmal meldet sich sogar ein schlechtes Gewissen: Wie kann ich mich an Schönem freuen, wenn der andere nicht mehr da ist? Darf ich einen anderen Menschen lieben, obwohl ich dieses lange Zeit für möglich hielt? Darf ich meine Wohnung ändern, so wie es mir gefällt? Manchmal tauchen plötzlich noch einmal ganz starke Schmerzgefühle auf. Habe ich ihn ganz verlassen, wenn ich am Grab ihn nicht mehr suche?

Am Ende der akuten Trauer steht eine neue, ebenfalls spirituelle Erfahrung. Die verstorbene Person kehrt anders und ganz neu zurück. Man sucht sie nicht mehr außen, körperlich, im Grab, weil man sie tief innen in der Seele nahe fühlt. Was er gewesen ist, wie er mich geprägt hat, lebt nun in mir weiter.

Der Verstorbene wird zu einem Teil des Selbst und wird es immer bleiben. Manchmal übernehmen Trauernde Aufgaben, die früher der Verstorbene erledigte, und sie führen sie genau so aus, wie er es tat.

So wächst eine neue Persönlichkeit, in die der verstorbene Mensch und die Trauer um ihn integriert sind. Die Trauer, der Dank für diesen Menschen und neue Lebensperspektiven liegen jetzt ganz nahe beieinander.

24.4 Erschwerungen oder Störungen in der Trauer

Trauer haben wir bis jetzt als einen psychisch-spirituellen Prozess geschildert, in dem die Seele durch allen Schmerz hindurch den Weg zur Heilung sucht und findet. Trauer wird nicht gemacht eher zugelassen, beobachtet und bewusst erfahren.

In der Kindheit erworbene psychische Störungen oder psychiatrische Erkrankungen können diesen Weg erschweren oder verhindern. Begleiter sollen in solchen Fällen die betroffenen Personen ermutigen, professionelle Hilfe aufzusuchen. Viele Störungen sind aber nicht krankhaft. Sie erfordern vom Trauernden und seinen Begleitern nur mehr Geduld.

24.4.1 Ursachen für Erschwerungen und Störungen

Depressive Menschen haben häufig – zu Recht – Angst vor einem allzu tiefen Sturz in ihre eigenen Gefühle. In ihnen lebt ein tiefes Bedürfnis nach Verschmelzung mit

jenem Menschen, den sie liebten. Deshalb laufen sie Gefahr, in ihrem eigenen Schmerz völlig zu versinken. Sie können sich kein eigenes Leben mehr vorstellen. Dies kann sich manchmal als eine Verstimmung einstellen, die Zeit braucht. Es kann aber auch zu einer Krankheit werden, die dann gefährlich ist. Wenn z. B. eine trauernde Person massive Probleme hat, am Morgen aufzustehen und den Tag überhaupt zu beginnen; wenn wir Verwahrlosung wahrnehmen; wenn Schlafstörungen den ganzen Rhythmus durcheinander bringen; wenn sich ein Mensch lange Zeit nur noch starr und leer fühlt – dann ist professionelle Hilfe angezeigt. Es kann sogar gefährlich sein, diesen Menschen sehr bewusst in das Gefühl der Trauer hineinzuführen.

Nach Suizid, Mord oder grausamem Tod wiegen die Schuld- und Wutgefühle besonders schwer. Die gesamte Beziehung zum Verstorbenen wird auf Schuld hin untersucht. Dazu kommt eine eigene Verletzung. Warum hat der von mir geliebte Mensch keine Hilfe geholt und nicht geäußert, wie es ihm geht? Oft entdeckt man nachträglich, dass die verstorbene Person gespalten lebte. Äußerlich schien alles normal. Gleichzeitig hat dieser Mensch das eigene Sterben minutiös vorher bedacht und geplant. Warum konnte er nicht selber spüren, wie schrecklich dieses Sterben sein würde? Manchmal ist der Suizid das Ende eines langen Leidensweges. Wie können Angehörige die Erleichterung akzeptieren, die ein solcher Tod – neben aller Trauer – mit sich bringt?

Begleiter, Angehörige und die Trauernden selbst brauchen viel Geduld, weil nach einem solchen Tod die Schockphase manchmal sehr lange anhält. Für Trauernde um suizidal Verstorbene ist es hilfreich, wenn sie in einer Trauergruppe erfahren, wie auch nach ganz „normalem" Sterben Schuldgefühle quälen können. Zunächst nehmen sie an, nur sie selbst litten unter Schuldgefühlen.

Beschwerend für die Trauer ist es auch, wenn den Trauernden erst nach dem Tod bewusst wird, wie sehr sie vom Verstorbenen gekränkt wurden. Menschen, die jahrelang unverheiratet zusammenlebten, werden manchmal nach dem Tod von direkten Angehörigen des verstorbenen Partners zur Seite geschoben, als ob sie keine Rechte hätten. Sie fragen sich, warum der Geliebte sich nicht deutlicher zu ihnen bekannt hat. Noch belastender ist es, wenn nach dem Tod Nebenbeziehungen, außereheliche Kinder und Erben auftauchen oder wenn sich finanzielle Verpflichtungen herausstellen, über die man niemals ehrlich sprechen konnte. Wie kann man Wut auf den Verstorbenen und die Selbstzweifel mit dem Schmerz der Liebe vereinbaren? In der Begleitung soll geklärt werden, dass beides nebeneinander möglich ist und sein darf.

Eine sehr strenge, auch religiös strenge Erziehung sowie schweres Schicksal in der Kindheit können dazu führen, dass belastende Gefühle kaum zugelassen werden. Dies lähmt den Prozess der Trauer. Es gibt eine Frömmigkeit, in der weder schwere Schuld noch Wut erlaubt sind. Ihre religiöse Sozialisation ist zugleich ein Training, solche Gefühle – um der Anerkennung willen – zu unterdrücken.

Kinder und Jugendliche, deren Familie von schwerer Krankheit, Trauer oder Unglück betroffen wird, empfinden automatisch, dass sie sich „zusammennehmen" müssen und mit ihren eigenen Gefühlen andere nicht belasten dürfen. Sie werden dadurch häufig zu Menschen, die ihre eigenen Angelegenheiten „in den Griff kriegen", keine Probleme äußern und ohne Umstände funktionieren. Diese Tüchtigkeit hilft viel im Leben, scheitert aber in der Trauer.

In der Begleitung helfen wir den Betroffenen, diese Prägung zu erkennen und zu akzeptieren. Die einzelnen Phasen ihrer Trauer dauern dadurch länger.

Frauen, die schon mit 16 oder 17 Jahren ihren Partner kennen lernten und sich erst mit ihm zusammen zu einer erwachsenen Persönlichkeit entwickelten, empfinden beim Verlust dieses Partners eine extreme Leere und Orientierungslosigkeit. Sie wissen nicht, wer sie sind und was aus ihnen ohne diesen Menschen werden könnte. Alles, was sie als Erwachsene sind und können, ist erst in dieser Partnerschaft gewachsen. In der Trauer sind sie herausgefordert, sich neu zu finden und zum ersten Mal eine Persönlichkeit zu entwickeln, die allein im Leben stehen kann. Manchmal knüpfen wir in den Gesprächen an die Jugend an und fragen, welche Interessen und Fähigkeiten damals vorhanden waren, die jetzt neu wahrgenommen werden und sich entfalten können. Es ist unsinnig, einer Frau in Trauer nachträglich vorzuwerfen, sie habe sich eben zu stark über ihren Mann definiert.

„Wenn Jungen nicht weinten und die Zähne zusammenbissen", schlummert in ihnen manchmal nicht getrauerte Trauer aus ihrer Kindheit und Jugend. Ein Mann, der um seine Frau trauert, ist beunruhigt, weil er nach sehr langer Zeit gar keine Entwicklung spürt und um sie weint „wie ein kleines Kind". Auffallenderweise nimmt er beim Weinen auch die Körperhaltung eines hilflos weinenden Kindes ein. Im Gespräch entdecken wir, dass er mit 6 Jahren seinen Vater und mit 8 Jahren seine Mutter verlor, in eine Pflegefamilie kam und dort gehänselt wurde, wenn er aus Schmerz und Heimweh weinte. Die damals nicht geweinten Tränen strömen fast 50 Jahre später aus ihm heraus. Erst als er auch diese Trauer trauern durfte, wuchs Befreiung. Wenn Trauer unverhältnismäßig lange geht und heftig bleibt, können wir fragen, ob auch alte, liegen gebliebene Trauer mitschwingt.

Häufig sind Menschen durch familiäre oder berufliche Pflichten so in Anspruch genommen, dass wenig Raum und Zeit bleiben für Gefühle. Sie klagen über eine innere Spannung, in der sich die Gefühle der Trauer melden und doch nicht zum Ausbruch kommen dürfen. Ein Vater, dessen Frau verunglückt ist und der für drei kleine Kinder sorgen muss, braucht eine bewusste Balance zwischen dem Umgang mit seinen Gefühlen und dem „Funktionieren in der Familie". Einerseits will er seine Trauer um die Frau und Mutter der Kinder nicht verbergen oder unterdrücken, andererseits wünschen seine Kinder entspannte Atmosphäre z. B. beim Geburtstag oder an Weihnachten.

Ähnliche Schwierigkeiten haben auch Menschen, die als Lehrer oder in Serviceberufen tätig sind. Wenn sie sich viele Stunden am Tag immer auf andere Menschen konzentrieren müssen oder wenn sie immer gut gelaunt und freundlich erscheinen sollen, werden sie am Abend oder am Wochenende umso mehr von Schmerz und Schwachheit heimgesucht. Wenn sie zu lange ihre Trauer unterdrücken, können die Überfälle durch Gefühle sehr dramatisch werden, zu einer Erstarrung, zu Kribbeln im Körper führen, oder es stellt sich eine Krankheit ein. Dann sorgt der Körper für jene Ruhe, in der die Trauer aufkommt.

In der Begleitung versuchen wir, solche Vorgänge bewusst zu machen, dass die Betroffenen für sich eine erträgliche Balance zwischen Trauern und „normalem" Leben finden.

24.5   Was hilft und heilt der Glaube?

Manche sehnen sich nach Glauben und meinen, dann löse sich die Trauer auf. Andere, die bewusst im Glauben leben, berichten enttäuscht, wie ihnen dieser jetzt kaum helfe.

Eine Frau, für die der Glaube an die Auferstehung selbstverständlich war, bekennt fast wütend, sie wolle ihr Kind nicht im Himmel, sondern hier auf Erden. Wenn andere sie trösten wollen und meinen, ihr Kind müsse jetzt die Schrecken dieser Erde nicht erleben, empfindet sie dies als zynisch.

Manche Trauernde berichten, dass gerade in Gottesdiensten, wenn gesungen würde, größter Schmerz ausbreche und dass für sie Gott „nie mehr allmächtig" sei. Trotzdem kommen sie von Gott nicht los. Eine Trauernde berichtet: „So wütend ich auch immer bin, er ist der einzige, an den ich mich wende".

In den folgenden Aspekten wird aufgezeigt, wie wir im Glauben positive Führung finden, wie aber auch Verführung möglich ist.

24.5.1 Vom Beten

» Das Gebet ist ein Reden des Herzens mit Gott. (Martin Luther)

Weil dieser Vater gütig ist, kann man ihm alles sagen, was bewegt. Von Gott erwarten wir, dass er immer auch da bleibt, wo wir völlig hilflos sind, und wo sich scheinbar nichts bewegt. Gerade darin wirkt das Beten heilend, weil wir verzichten, die eigenen Gefühle schnell und technisch zu verändern. Das Gebet schenkt einen Freiraum, in dem alles sein darf, wie es ist, und in dem wir schwach sein dürfen. In den Psalmen der Bibel begegnen uns Menschen, die ihr Leiden genauestens beschreiben und die ihre Klage oder Anklage zu sagen wagen. Indem sie solches sagen dürfen, spüren sie Erleichterung und Gottes Nähe.

▶ **Beispiel**

Ein schwäbischer Bauer berichtet in der Trauergruppe, wie er mit seinem „Heiland" rede, wenn es ihm schlecht ergehe. Vordergründig klingt das sehr patent und könnte andere provozieren. Als ihn jemand fragt, was er denn seinem Heiland sage, wenn er mit ihm spreche, weint er und berichtet, er bespreche mit dem Heiland, wie böse er gewesen sei. Bevor sein Sohn gestorben sei, habe er mit ihm einen fürchterlichen Streit geführt. Jetzt, wo er nicht mehr da sei, bereue er seine Rechthaberei. Im Gebet kann er die eigene Schuld besprechen. Er fühlt sich mit seiner Schuld von diesem Vater angenommen. ◀

Manchmal entdecken wir auch eine zerstörerische Pervertierung dieser Möglichkeit des Betens.

▶ **Beispiel**

Ein Elternpaar ist fast gelähmt vor Wut. Sie berichten von einer fundamentalistisch religiösen Gruppe, in der sie den Satz „Er heilet alle deine Gebrechen" (Ps. 103,3) wörtlich nehmen sollten. Wenn das Gebet ehrlich und intensiv gläubig sei, dann werde die Behinderung des Kindes überwindbar. Stattdessen starb das Kind. Die vermeintlich fromme Gruppe ließ dieses Ehepaar völlig im Stich. Zum Schaden kam die Strafe, weil ihr Gebet zu schwach gewesen sei. ◀

Gerade in der Not darf das Gebet nicht zu einem magischen Ritual gemacht und damit missbraucht werden, als ob wir dabei unsere Ziele sichern könnten. Dadurch wachsen am Ende Verzweiflung, Wut und Trauer. Das Beten wird zum Fluch, wenn es zum rationalen Mittel für eigene Zwecke wird.

24.5.2 Vom Leben nach dem Tod

Konstitutiv für den Prozess des Trauerns ist die Erfahrung, dass der Kontakt zu denen, die gestorben sind, lebendig bleibt. In Gesprächen mit dem Verstorbenen wird die Beziehung weitergeführt, Konflikte werden am Grab noch einmal besprochen. Visionen, Auditionen und oft auch Träume schaffen Nähe. Wenn man fragt: Wo ist der Tote?, sagen die meisten: Hier ist er; es ist, wie wenn er um mich wäre. Diese psychisch-spirituelle Möglichkeit des Wiederholens schafft in den meisten Trauernden Gewissheit, dass die Toten leben. Diese Überzeugung äußern auch Menschen, die nicht besonders kirchlich sind. Die frühere, eher rationale Frage, ob man sich ein Leben nach dem Tode „vorstellen" könne, scheint nicht mehr wichtig. Manche sagen: Ich könnte gar nicht leben ohne diese Überzeugung. Selbstverständlich leiten wir daraus keinen „Beweis" für Auferstehung ab. Gewissheit fragt nicht nach Beweisen.

Zerstört wird solcher Glaube, wo man ihn als Argument gegen die Trauer missbraucht. Der Glaube verhindert Trauer nicht Er gibt viel eher Kraft und Mut dazu. Ein überzeugter Glaube löst den Schmerz nicht plötzlich auf.

24.5.3 Die Kraft des Trostes

Der Weg durch die Trauer ist für Menschen nicht machbar und nicht einfach steuerbar. Die Kraft im ersten Schock der Trauer wird von keinem Menschen selbst gemacht. Woher kommt dieses Wiederholen-Können? Wie ist es möglich, dass die Trauer durch das Trauern leichter wird, dass belastende Gefühle ihre Last verlieren, wenn man sie äußern und auch fühlen darf? Warum fühlen sich viele Menschen entspannt und etwas erleichtert, wenn sie heftig weinen konnten? Welche Kraft macht es möglich, dass ein Mensch, der lange Schuld beklagt, irgendwann seine Schuld annehmen und Vergebung spüren kann?

Wenn ein Mensch am Ende der Trauer eine neue Identität, ein neues Bejahen seines eigenen Lebens spürt, ist das wie Auferstehung. Es ist etwas geschehen, was lange Zeit „unvorstellbar" war. So kommen wir – nach langer Erfahrung – zur Überzeugung, dass Trauer insgesamt ein spirituelles Geschehen ist, in dem der Schmerz des Abschieds und das Wachsen eines neuen Lebens verschmolzen sind. Im Johannesevangelium erfahren wir deshalb, dass es nur einen „Tröster" gibt (Johannes 14,26). Es ist die Kraft des Geistes, der in größter Schwachheit wirkt.

So gewiss diese Überzeugung ist, so wenig erspart sie irgendjemandem das tiefe, dunkle Tal, in dem er sich verlassen fühlt. Der Glaube wird nie zum Rezept, mit dem wir schnelle Heilung „machen" könnten. Wir bleiben allezeit auf Führung angewiesen und können uns mit „frommem Wissen" nicht aus unserer Trauer retten.

24.5.4 Vom Geheimnis unseres Lebens

Schließlich entdecken wir im Prozess der Trauer das Geheimnis unseres Lebens insgesamt: Im Vergehen wächst das neue Leben. Jeder Tag stirbt am Abend. Das Paradies, in dem uns alles zufloss, was wir brauchten, ging im Geborenwerden uns verloren. Der Eintritt in den Kindergarten, der Schulanfang, die Pubertät, Verlust der Kindheit, Berufswahl, Eheschließung, Elternrolle, Midlife-Crisis, Scheitern einer Ehe, Umzug durch Wechsel im Beruf, Erfahrungen der Grenzen unserer Kräfte, Eintritt in den Ruhestand, Verlust geliebter Menschen, Einschränkungen der Bewegungsfreiheit, Pflegebedürftigkeit, Einweisung ins Heim … Überall entsteht Trauer, überall entschwinden Möglichkeiten für immer. Jedes Mal stellt sich die Frage, wer wir sind, wenn dieses oder jenes nicht mehr sein kann. Immer sind wir darauf angewiesen, im jeweils neuen Status Bejahung unseres eigenen Lebens zu finden. Wer mit 80 Jahren gerne 20-jährig wäre, kann im Alter nichts genießen. In jedem kleinen oder großen Umbruch spielt sich ein ähnlicher Prozess ab: wiederholen, was verloren geht; Schmerz empfinden und durchleben; nicht wissen, wie es weitergeht; Bejahung in der Psyche: Ja, es ist jetzt so. Neues Suchen, was dann werden kann.

Die Religion bietet deshalb an den wichtigsten Umbruchstellen eines Lebens „Passageriten" an: Taufe, Schulanfängergottesdienst, Konfirmation und Firmung, Trauung, früher gab es beim Bau des eigenen Hauses einen „Aufrichtgottesdienst", goldene Hochzeit, Krankensalbung und Bestattungsfeier. Jedes Mal wird das Vergangene vor Gott gebracht und Kraft erbeten für den neuen, unbekannten, manchmal mühevollen Weg.

24.5.5 Kreuz und Auferstehung – Ursymbole unseres Lebens

In diesem Sinne entdecken wir Kreuz und Auferstehung Jesu als Ursymbole unseres Lebens. Dürfen wir im Vergehen, inmitten größter Schwachheit, in der Erfahrung von Beschuldigtwerden oder Unrecht, im Sterben selbst auf jene Kraft zu neuem Leben warten? Genau dies wird an Jesu Kreuz und Auferstehung als Wahrheit unseres Lebens aufgezeigt. Wir entdecken die Bibel als eine Sammlung von Erzählungen, in denen immer solches Geschehen berichtet wird. In der Schöpfung entsteht inmitten von dunklem, unstrukturiertem Chaos ein Raum, in dem das Leben wächst. Die Sintflut zeigt, wie Gott die ganze Menschheit, die sich sicher wähnt, aus dem Abgrund rettet.

Mose war dem Wasser ausgesetzt und ist als Mörder auf Vergebung angewiesen. Die Geschichte Israels endet beinahe in der babylonischen Gefangenschaft und findet darin trotzdem neues Leben. In seinen Gleichnissen redet Jesus nicht nur vom Reich Gottes, sondern auch von unserem eigenen Leben. Es sind immer Wachstumsgeschichten, in denen das Weizenkorn in die Erde fällt und erstirbt und dabei „viel Frucht" bringt (Johannes 12,24).

Im Leben und im Sterben Jesu spiegelt sich das Handeln Gottes. Wenn wir in der Beschäftigung mit Trauer diese Struktur des Lebens kennen lernen, dann wird der Glaube an die Auferstehung plausibel. Warum sollte Gott am Ende unseres irdischen Lebens anders handeln, als er schon immer an uns handelt?

Doch wieder eine Warnung: Auch dieses „Wissen" erspart den Abgrund nicht. Das Chaos der Verzweiflung lässt sich durch solches Wissen nicht verhindern. Das neue Leben wuchs schon immer in jener Nacht, in der wir selber nichts mehr machen konnten, sondern warten mussten. So schmerzlich der Tiefpunkt unseres Sterbens ist, so frei und hell leuchten jene Bilder, in denen Jesus vom ewigen Leben spricht: ein Fest- und Hochzeitsmahl.

24.6 Vom Umgang mit uns selbst: Merksätze für die Trauerbegleitung

Wenn wir Trauernde begleiten, begegnen wir nie nur dem anderen, sondern immer auch uns selbst. Eigene unerledigte Erfahrungen und Gefühle von Trauer werden wach. Manchmal erwecken sie das Bedürfnis nach schnellen Lösungen und Ratschlägen, manchmal greifen wir zu schnellem Trost oder werden ungeduldig. Deshalb werden folgende 10 Hinweise angefügt:

1. Versuche niemals, einem Menschen seine Trauer wegzunehmen. Ermutige ihn vielmehr, seine Trauer zu trauern; denn Trauer wird durchs Trauern besser. Gefühle ändern sich durchs Fühlen.

2. Lerne, immer besser zu hören. Hilf dem, der trauert, zum Fühlen seiner Gefühle. Gefühle sind immer „innere Wirklichkeit" des Betroffenen. Vergewissere dich, ob du sie richtig verstanden hast. Vernunftargumente, Appelle oder Ratschläge zeigen dem Trauernden, dass du seine Gefühle nicht ernst nimmst. Gefühle lassen sich durch Argumente der Vernunft kaum verändern.

3. Bestimme nie von dir aus, wie lange jemand trauern darf. Der Verlust eines geliebten Menschen kann die Identität des Angehörigen völlig zerstören. Wer von der Trauer nicht „loskommt", trauert nicht „zu viel", eher zu wenig. Wer Angst vor den Gefühlen der Wut oder Schuld hat, bleibt leicht in seiner Trauer stecken.

4. Bedenke, dass jeder Mensch anders trauern darf. Gib keine Rezepte, wie es sein soll. Die psychische Reaktion auf Verlust ist stark von psychischen Prägungen in der Kindheit abhängig. Du sollst nie einen Menschen ändern wollen! Das kann nur aus ihm selber wachsen. Beachte die Unterschiede zwischen Männern und Frauen im Umgang mit Gefühlen.

5. Hilf weinen dem, der weinen muss. Viele Menschen werden unsicher, wenn sie sich „nicht im Griff haben". Unterdrückte Tränen trocknen nicht. „Tröste" nicht, wenn jemand weint. Er soll bei dir erfahren, wie er nach langem Weinen zwar erschöpft, doch meistens ruhiger ist.

6. Hab acht auf dein Erfolgsbedürfnis. „Demut" ist der Mut, zu helfen, wenn ich nicht helfen kann. Prüfe deine eigene Geduld oder Ungeduld. Veränderungen können nur langsam in der Seele des Betroffenen wachsen. Jeder Druck erzeugt Blockade. Wenn du da bleibst, obwohl du innerlich nicht willst, klammert sich dein Partner an dich.

7. Lass die Beziehung zu den Toten leben; nur so kann Abschied wachsen. Verzichte auf den Ratschlag „loszulassen". Nur was mir sicher ist, kann losgelassen werden. Deshalb suchen Trauernde oft unendlich die Nähe zum Verstorbenen, z. B. durch den Gang zum Friedhof, durch Vergegenwärtigung durch viele Bilder, durch häufiges Erzählen besonders schöner oder schrecklicher Erinnerungen.

8. Gib acht auf kleinste Veränderungen, die du wahrnimmst. Trauernde empfinden oft, der Schmerz sei immer gleich und ewig. Der Appell, sie sollten Mut behalten, nützt nichts. Der Rückblick, ob wirklich alles gleich geblieben ist, kann hilfreich sein. Manchmal sind kleine Zeichen wichtig: ein erstes Lachen; ein Bier, das schmeckt; ein Schmuck, der gefällt. Solche Veränderungen erzeugen manchmal sogar Schuldgefühle.

9. Sei offen für spirituelle, geistliche und übersinnliche Erfahrungen. Fast alle Trauernden reden mit dem Toten. Sie sehen ihn oder fühlen seine Gegenwart. Ein Vogel, der am Grab sitzt, wird zum Zeichen für die Seele. In Träumen zeigen viele Tote, wie sie leben. Die Gewissheit des Wiedersehens wächst in vielen Menschen und ist für ihre Trauer hilfreich.

Später sind sie überzeugt, dass der, der starb, in ihnen seinen Platz hat.

10. Bedenke deinen eigenen Glauben, dass Gottes Kraft in Schwachheit wirkt. Erlaube dem Trauenden auch seine „Wut" auf Gott (z. B. Warum-Frage). Erlaube Zweifel oder Funkstille. Zur Beziehung gehört auch Auseinandersetzung. Zwinge keinen zu irgendeinem Glauben. Du musst nicht Gottes Ehre retten und nicht schnell „trösten" können. Wenn du für dich selber glaubst, dann sei gewiss, dass Gottes Kraft auch in totaler Schwachheit und Verzweiflung wirkt; auch wenn du's gar nicht sagen kannst.

24.7 Hilfsangebote und Treffpunkte für Trauernde

Noch einmal betonen wir, dass die Mehrheit der Menschen den Weg durch ihre Trauer selber findet. In unserer sehr rationalisierten und individualisierten Gesellschaft, in der die Fähigkeit zum kreativen Umgang mit eigener Schwachheit unterentwickelt ist, brauchen Menschen manchmal professionelle Hilfe, manchmal auch nur erfahrene Menschen, die für Gespräche offen sind. Was früher in der Großfamilie und in der Nachbarschaft selbstverständlich möglich war, findet heute in vielen Gesprächsgruppen und Hospizen statt.

■ Seelsorge der Kirchen

Pfarrer, Pfarrerinnen oder Pastoralreferenten sind häufig in Seelsorge und Trauerbegleitung ausgebildet. Man kann von ihnen Hilfe erbitten oder nach ausgebildeten Begleitern fragen. Wer Bedarf hat, soll nicht stumm warten, sondern von sich aus um Gespräche bitten.

■ Selbsthilfegruppen

Im Bereich kirchlicher Erwachsenenbildung bieten viele Selbsthilfegruppen die Möglichkeit zur Begegnung mit Menschen und zum Austausch der Erfahrungen untereinander. Es ist oft sehr entlastend, wenn man spürt, dass andere – zwar nicht die gleichen – aber ähnliche Erfahrungen machen.

■ Seelsorgerlich oder therapeutisch geführte Gruppen

Fast alle Hospizdienste bieten Gesprächsgruppen, die von qualifizierten Trauerbegleitern geführt werden. Sie ermöglichen eine konzentrierte Beschäftigung mit dem Verlauf der eigenen Trauer. Dadurch wachsen Vertrauen und Selbstannahme. In diesen Gruppen können auch therapeutische Hilfen – falls nötig – vermittelt werden.

■ **Verwaiste Eltern**

In der Bundesrepublik hat sich ein Netzwerk gebildet von Gruppen für Eltern, die um ein Kind trauern. Auskunft: Bundesverband Verwaiste Eltern in Deutschland e. V., Tel.: 0341/9468884; E-Mail: kontakt@veid.de; Internetadresse: ▶ http://www.veid.de.

■ **Trauercafé**

In einzelnen Städten werden Treffpunkte angeboten, die unverbindliche Kontakte ermöglichen. Dabei sollte darauf geachtet werden, dass die Gesprächspartner sich nicht nur gegenseitig in der Trauer und Ausweglosigkeit bestärken. Viele Menschen suchen nach dem Abklingen akuter Trauer neue Möglichkeiten der Begegnung mit anderen, auch für die Gestaltung ihrer Freizeit, in der die Trauer nicht verschwiegen werden muss.

Literatur

Canacakis J (1990) Ich begleite dich durch deine Trauer. Kreuz, Stuttgart

Kachler R (2005) Meine Trauer wird dich finden. Kreuz, Stuttgart

Kachler R (2008) Damit aus meiner Trauer Liebe wird. Kreuz, Stuttgart

Kachler R, Majer-Kachler C (2013) Gemeinsam trauern – gemeinsam weiter lieben, das Paarbuch für trauernde Eltern. Kreuz, Stuttgart

Kast V (1983) Trauern. Phasen und Chancen des psychischen Prozesses. Kreuz, Stuttgart

Knöll G (2003) Du bist tot – ich lebe. Trauernde Geschwister, Norderstedt

Kübler-Ross E (1986) Über den Tod und das Leben danach. Silberschnur, Güllesheim

Smeding RM, Heidkönig-Wilp M (Hrsg) (2005) Trauer erschließen. Eine Tafel der Gezeiten. der hospiz verlag, Wuppertal

Das Undenkbare denken lernen – Kinderwissen und Kinderweisheit im Umgang mit dem Tod

Esther Fischinger

Inhaltsverzeichnis

© Springer-Verlag GmbH Deutschland, ein Teil von Springer Nature 2023
S. Kränzle et al. (Hrsg.), *Palliative Care*, https://doi.org/10.1007/978-3-662-66043-0_25

25

In Kürze

» Ich bin überzeugt, dass Kinder immer mehr wissen, als sie sagen können. Das ist der große Unterschied zwischen ihnen und uns Erwachsenen, die wir bestenfalls ein Hundertstel dessen wissen, was wir sagen … (Jaques Lusseyran)

Vorstellungen von Leben und Tod sind geprägt durch die Historie; das gilt für Erwachsene und Kinder gleichermaßen. Annahmen darüber verändern sich im Laufe der Menschheitsgeschichte wie auch im Laufe des persönlichen Heranwachsens. Religiös-kulturelle Traditionen, soziale Rahmenbedingungen und individuelle Vorerfahrungen, emotionale Reife und kognitive Fähigkeiten bestimmen unsere Annäherung an ein Thema, das wir uns in kleinen „verdaulichen" Portionen, unterstützt durch An-Schauung und Be-Greifen, erschließen.

Kinder haben ein entwicklungsabhängiges (keinesfalls immer nach eindeutigen Altersklassen klassifizierbares) Verständnis für die Vorgänge am Ende des Lebens. Ihre Befähigung, mit Abschieden umzugehen, sich mitteilen zu können und die Not-wendenden Fragen zu stellen, wächst mit unserem Wissen über den Prozesscharakter von Hilfestellung sowie deren Rahmenbedingungen, vor allem aber durch das Zutrauen in die kindlichen Ressourcen und die Sinnhaftigkeit von offener Kommunikation.

Erarbeiten wir uns eine bewusste Position, statt eigene Ängste und Hilflosigkeiten zu übertragen, so können wir die kindlichen Bedürfnisse im Umgang mit dem Endlichen und dem Unendlichen besser wahrnehmen. Begleitung von Kindern, die mit dem Tod von Bindungspersonen konfrontiert sind, also als existenziell wahrgenommene und ihr Leben einschneidend verändernde Verluste erleiden, setzt über ein profundes entwicklungspsychologisches Grundverständnis hinaus die Bereitschaft zur Unvoreingenommenheit und wechselseitigen Teilhabe voraus.

Unsere Berührbarkeit in diesem Arbeitsfeld schafft Nähe. Diese Nähe ist per se Instrumentarium und verpflichtet deshalb zur (Selbst-) Reflexion.

25.1   Der lange Weg der Enttabuisierung: Historische Einflüsse auf die Idealisierung von Kindheit

Die Kapitelüberschrift zielt darauf ab, das Un-Denkbare nicht nur auf die Frage notwendiger mentaler Strukturen beim Kind zu beziehen, sondern auch auf uns selbst, die wir lernen müssen, wie sehr die Verständnismöglichkeit der Kinder von unseren eigenen Einstellungen und Haltungen zum Thema abhängt.

Beobachten wir also unser „kindliches Gegenüber", aber beobachten wir auch unser eigenes Erschrecken:

Das Kind, in dem wir uns selbst fortschreiben, das uns ein Garant für Zukunft ist, das wir beschützen wollen und für dessen Rechte wir uns bemühen weltweit einzutreten, das Kind in seiner glücklichen Zeitlosigkeit und in seinem selbstvergessenen Spiel, dieses Kind soll nun aufgeklärt werden über das Unvorstellbare, Unsagbare, die unüberwindbare endgültige Begrenzung, über die terminale Erkrankung einer nahen Bezugsperson, über die Limitierung allen, auch seines eigenen, Lebens?

Die Errungenschaft der bürgerlichen Welt, Kindheit als Schutzzone zu etablieren, hat das Bedürfnis der Erwachsenen geprägt, Kinder vor der grausamen Wahrheit des bevorstehenden (eigenen oder fremden) Todes schützen zu wollen, und oft zu fragwürdigen Stellungnahmen gerade der professionellen Ratgeber geführt. Heute beherrscht nun uns – wie es Arno Gruen in einem Vortrag formulierte – eine „Ideologie, die Verletzlichkeit verneint". Das tiefe Betroffensein von existenziellen Verlusterfahrungen mahnt jedoch unsere Auseinandersetzung mit der eigenen Sterblichkeit an. Mit großer kollektiver Anstrengung versuchen wir, besonders Kinder, die uns allen als Projektionsfläche für Unsterblichkeitsphantasien dienen, vor Themen der Abschiedlichkeit zu bewahren.

Tatsächlich fühlen wir uns oft auch schlicht überfordert, dem Verlustschmerz der betroffenen Kinder und Jugendlichen Halt und Rahmung zu geben. Irrationale Ängste, Abwendung, Untröstlichkeit, vehementer Zorn, all diese fundamentalen Gefühle der Verzweiflung konfrontieren uns Erwachsene mit Kontrollverlust, Kränkungen und eigener Schwäche, insbesondere wenn wir selbst in den Abschiedsprozess involviert sind. Diese irritierenden Emotionen und eigene Hilflosigkeit können oft nur schwer mit unserem Selbstbild des fürsorgenden und beschützenden Begleiters in Übereinstimmung gebracht werden.

25.1.1   Zeitgeistabhängige Beiträge zur Todeskonzept-Entwicklung

Viel zitiert wird S. Freuds Aussage „… das Kind weiß nichts von den Gräueln der Verwesung, vom Frieren im kalten Grab, vom endlosen Nichts …" (Traumdeutung, 1913). Doch Anfang des 20. Jahrhunderts war die Neugier am Thema der kindlichen Entwicklung von Todeskonzepten geweckt, und man beschäftigte sich mit Stufen- bzw. Phasen-Modellen, die eine Zuordnung zwischen Alter des Kindes und Verständnisqualität zu erlauben schienen. Studiendesigns prüften die mentalen Reifungsprozesse und erklärten die Abhängigkeit eines schlüssigen Todeskonzeptes von kognitiven Funktionen wie der Erfassung der Zeitlichkeit (chronologische und nicht länger nach emotionalem Bedeutungsgehalt geordnete Abfolge von Ereignissen) und der Kausalität (Ursachenverständnis, Grund für eine Zustandsveränderung). Wichtige erste Erkenntnisse über die sich in der frühen Kindheit langsam entfaltende Möglichkeit, zwischen Gegenständen und lebenden Wesen zu unterscheiden, wurden veröffentlicht. J. Piaget, A. Strauss und andere erforschten die reifenden Fähigkeiten des Kindes, immer weitere Unterscheidungen vorzunehmen: Zuerst gibt es keine Differenzierungen zwischen Lebendigem und Totem. Dann entsteht ein Verständnis dafür, dass nicht alles, was bewegt erscheint, auch lebendig ist (vergleiche ein Auto, das ja nicht aus sich selbst heraus Aktivität erbringen kann; ein Stein, der von A nach B nur durch die Schwerkraft oder einen Wurf gelangen kann). Auch die Spontaneität einer Bewegung reicht nicht aus, um das Kriterium des Lebendigen zu erfüllen (vergleiche ein aufflackerndes Feuer), ebenso wenig die Eigenbewegung eines Objektes (vergleiche die Planeten in ihrem Kreislauf).

Mit der Zeit erfasst das kindliche Denken, dass es ausschließlich pflanzliches, tierisches und menschliches Leben gibt, dass Stoffwechselvorgänge ein charakteristisches Merkmal sind und mit dem Erlöschen dieser Funktionen auch das Leben ein endgültiges Ende erfährt.

Die Hoffnung, diese qualitativen Veränderungen in der Erkenntnis über uns und die Welt für die „Anwender" (Kinderärzte, Psychologen, Pädagogen, Eltern) fassbarer zu machen und Handlungsempfehlungen geben zu können, führte zur Angabe von exakten „Alterskorridoren", in denen Kindern bestimmte Verständnisoptionen zugeschrieben wurden. Diese strengen Altersklassifikationen werden heute kaum mehr als tragfähig empfunden, da viele frühere Untersuchungen Forschungsergebnisse präsentierten, ohne wesentliche Faktoren wie besondere Vorerfahrungen, individuelle Lebenssituation der Kinder (etwa eigene schwere Erkrankung) und Einfluss der Gemeinschaft, in der sie aufwuchsen, zu berücksichtigen.

Darüber hinaus lehrt uns die Neurobiopsychologie in den letzten Jahren, dass es intensive Verflechtungen zwischen kognitiven Leistungen und begleitenden Emotionen gibt, und stellt die Erlebnis- und Erfahrungsgebundenheit von Lernfortschritten in den Vordergrund.

Somit ist ein „kontext-unabhängiges", im „freien Raum" entstehendes Todeskonzept nicht länger vertretbar (Niethammer 2008).

Ende des 20. Jahrhunderts haben Übersichtsarbeiten (Vergleiche der empirischen Literatur zur Todeskonzeptentwicklung) ergeben, dass es mehr Übereinstimmungen als Widersprüche darin gibt, dass sich Kinder sehr viel früher als ursprünglich angenommen verschiedene Teile („Subkonzepte") eines endgültigen Konstrukts aneignen und z. B. die Mehrheit der 5- bis 7-Jährigen ein stabiles Wissen um die Nichtfunktionalität des Körpers am Ende des Lebens sowie die Endgültigkeit des Todes besitzen.

Die Unausweichlichkeit und die Universalität des Todes sind wahrscheinlich die schwierigsten Komponenten für ein umfassendes Verständnis. Aber auch hier ist die Vermutung zulässig, dass die meisten Kinder spätestens mit 7–8 Jahren über ein voll ausgereiftes, gedanklich schlüssiges Konzept verfügen.

In den letzten Jahrzehnten verändert außerdem der immer rascher einer immer größer werdenden Anzahl von Kindern zur Verfügung stehende Informationshintergrund die Voraussetzungen und die Inhalte der Wissensaneignung permanent. In der heutigen Zeit wäre es naiv anzunehmen, dass erst ein 12-Jähriger ein dem erwachsenen Verständnis vergleichbares Abstraktionsniveau erreichen kann. Intensive Mediennutzung und Vernetzung setzen Kinder viel früher „in Kenntnis"; der Austausch von Wissen verdichtet und beschleunigt sich, gleichzeitig ändert sich die unmittelbare Erfahrbarkeit fundamentaler Zustände des Lebens und des Todes in dramatischer Weise. Die heutige Elterngeneration verfügt in großen Teilen nicht mehr über die unmittelbare Erfahrung des Betrachtens oder Berührens eines toten Menschen und kann so auch oft nur im eigenen Schock über das Ereignis verharren, nicht aber Kindern beispielgebend und anleitend zur Seite stehen. Die Einübung des prozessualen und abschiedlichen Charakters unserer Existenz hat seine Selbstverständlichkeit als Baustein in den Lebenslehrplänen der Erziehenden längst eingebüßt. Dies entzieht den Kindern die Chance auf konkrete Begegnungen mit den Metamorphosen alles Lebendigen. Erheblich veränderte Erziehungshaltungen und zeitgeistaffine Erweiterungen der heute zu erwerbenden Skills, in denen zwar nicht wie früher ein vorenthaltenes Wissen und ein Zuwenig an Aufklärung dominiert, aber mittlerweile ein Zuviel an unverbundener und „leerer" Information vorherrscht, nehmen Einfluss auf unser Selbst-Verständnis.

25.1.2 Zur Bedeutung der Rolle der modernen Medien

Im 21. Jahrhundert, in dem das Sterben selten zu Hause als familiäre Realität erfahren werden kann (Kliniken, Seniorenheime, Palliativeinheiten, Hospize sind als Spezialisierungseinrichtungen für den defizitären Körper und die Exkarnation zuständig geworden), suchen und finden Kinder und Jugendliche dennoch die Auseinandersetzung mit den existenziellen Lebensthemen. Fernsehkonsum, Videogames, Computerspiele vermitteln „Stellvertreter"-Erfahrung zum Thema Leben und Tod, die „Spiel-Räume" dazu expandieren in der

25

virtuellen Welt ständig. Auf verschiedenen Levels lernt der Nutzer („User"), sich isolierten Risiken auszusetzen und diese zu überwinden. Darstellungen von Verletzten, Sterbenden, Getöteten sind allgegenwärtig.

Doch die Art der Präsentation verschafft keine verwertbare Erfahrungsgrundlage: Die für eine Verarbeitung der intensiven optischen und akustischen Reize zu kurze Zeitspanne, das passive Ausgesetztsein an vorgegebene Handlungsabläufe, das durch die eigenen Distanz zum Geschehen vorhandene innere Unbeteiligtsein und die Isolation des Mediennutzers machen das virtuelle Sterben austauschbar und emotional bedeutungslos. Dem künstlichen und damit konsequenzenlosen Tod unseres Alter Ego schließt sich ja in der Regel die Wiedererweckung für ein strategisch verbessertes „second life" an. Damit wird die Annäherung an das Verständnis eines einmals unausweichlichen, unumkehrbaren und in der Gemeinschaft aktiv zu gestaltenden Prozesses erschwert – für die komplexe Auseinandersetzung mit einem schweren Verlust und um Zugang zu erhalten zu den Gefühlen der Trauer sind diese Schein-Welten kaum geeignet.

Themen unseres menschlichen Daseins, mit denen wir uns in unserer Gesellschaft nicht mehr bewusst beschäftigen wollen, kehren jedoch aus der Verdrängung wieder und erzeugen die Attraktivität einer „Schattenwelt", in der „simuliert" wird, was nicht gelebt werden kann.

25.2 Entwicklungspsychologische Aspekte für das Verständnis des begrenzten Lebens

» Ehrlicher Umgang bedeutet nicht, dem Kind Antworten auf Fragen zu geben, die es nicht gestellt hat, sondern die Zeichen des Kindes wahrzunehmen (Duroux 2006, S. 125).

Wie reift im Kind eine Vorstellung um Sein und Nicht-Sein? Lässt sich der Tod wirklich verstehen? Welche Erklärungen machen in welchem Alter Sinn, um situations- und entwicklungsangemessene Hilfestellung geben zu können?

Sich die vielen (alltäglichen) Begegnungen mit Trennung, Verlust und Abschied, die Kinder bereits in ihrem frühen Leben zu bewältigen haben, bewusst zu machen, könnte hilfreich sein: Wir machen buchstäblich von Geburt an Trennungserfahrungen, erleben die Unterschiede zwischen An- und Abwesenheit von Bindungspersonen, gewinnen und verlieren Freundschaften, werden als Klassensprecher oder in Fußballmannschaften ge- und auch wieder abgewählt, halten uns selbst vorübergehend für den unbezwingbaren Dreh-

und Angelpunkt des Weltgeschehens und erfahren dennoch Einbußen und Zurückweisungen. Wir glauben ursprünglich fest an die Allmacht unserer Eltern, nehmen aber nach und nach ihre Fehler und Schwächen wahr. Spielzeuge und Kleidung können kaputt, Luftballone verloren gehen, nicht alles ist ersetzbar! Dies sind erste Schritte in der Auseinandersetzung mit Unvollkommenheit, Verwundbarkeit und Wandel. Die skizzierten „Bruchstellen" in der kindlichen Biografie sind erste Vorerfahrungen der Endzeitlichkeit.

Leben und Tod gehören für die menschliche Wahrnehmung untrennbar zusammen. Nur wenn ich etwas über das Leben weiß, kann ich auch den Tod erkennen. Alles Verstehen von der Welt, vom Anderen und von uns selbst entwickelt sich stetig, beginnend mit sensomotorischen Prozessen der Selbsterfahrung (Reize aus dem Körperinneren), über das Anschauliche und Begreifbare (konkrete Erfahrungen der natürlichen Vorgänge) hin zu allgemeingültigen Überlegungen. Auch wenn wir bestimmte Tatsachen anzuerkennen lernen, muss unser Konzept vom Leben und vom Tod dennoch flexibel genug bleiben, um bei neuen Erfahrungen lebenslang erweitert werden zu können. Jede weitere Konfrontation mit Verlusten verändert die persönliche Auseinandersetzung mit diesem Thema, beschleunigt reife Verständnisprozesse. Kulminierte Verlusterfahrungen können uns erheblich prägen.

25.2.1 Entwicklungstypische Reaktionsmuster in der Begegnung mit dem Tod bei gesunden Kindern und Jugendlichen

■ Säuglingsalter

Die schmerzlichst und elementar empfundene, plötzliche und unverständliche Nichtanwesenheit einer Bindungsperson wird als Bedrohung des eigenen Lebens verspürt. Hält die Trennung von der Bezugsperson an, weigern sich Kinder in diesem frühen Alter vielleicht zu essen, hören auf zu wachsen oder ziehen sich aus dem wichtigen Dialog mit ihrer Umwelt zurück.

■ Kleinkindalter

Im Kleinkindalter ist der Tod gleichbedeutend mit „Abwesenheit auf Zeit". Kinder assoziieren „Dunkelheit" und „Kälte". Reale und phantasierte Welt sind eng miteinander verflochten, Wunsch und Wirklichkeit bedingen sich wechselseitig. Da das eigene Größenselbst zu magischen Selbstüberschätzungen neigt, können entwicklungsbedingt schuldbehaftete Vorstellungen über die Ursache von Krankheit und Tod entstehen. Wünschte sich das Kind im heftigen Streit, seine Schwester wäre nicht mehr da, und verunglückt diese Schwester in der Folge, so verknüpft das Kind das in der Realität von ihm natürlich unbeeinflussbare Ereignis mit seiner internalen Kontrollüberzeugung (Glauben an die eigene Zuständigkeit) und empfindet die eigenen Gedanken und Gefühle möglicherweise als ursächlich auslösend für die Katastrophe.

- Vorschulalter

Dies gilt auch weiterhin für das gesamte Vorschulalter. Dieser Lebensabschnitt weist dem Tod eine Rolle als Existenzspielart des Lebens zu (Idee von fließenden Übergängen). Das Todesereignis ist nicht mehr länger nur Ahnung, kann aber aufgrund der Tragweite des zu Erkennenden nicht ununterbrochen als Realität ertragen werden. Die Tatsache des Todes von Bezugspersonen wird einerseits anerkannt, andererseits kann parallel dazu Vorsorge getroffen werden für die Wiederkehr der/des Verstorbenen. Kinder decken beim Abendbrot einen zusätzlichen Teller mit auf oder bestehen darauf, wärmende Kleidung oder Getränke ans Grab bringen zu dürfen.

- Frühes Grundschulalter

Detailwissen über die materielle Welt und deren natürliche Veränderung hilft im frühen Grundschulalter, unabänderliche Fakten anzuerkennen. Der Wunsch nach ausführlichen und ehrlichen Erklärungen bei der Suche nach der Wahrheit ist oft kompromisslos. Kinder beschäftigt die Frage, was es mit den Verwesungsprozessen auf sich hat. Tote Tiere werden rituell beerdigt (dies kann sich in einer quasi zeremoniellen Spielsequenz viele Male unverändert wiederholen). Später wird der Kadaver ausgegraben, genauestens beobachtet und von allen Seiten untersucht. In diesem Alter ist es oft der unbedingte Wunsch der Kinder, auch an der Beerdigung teilzunehmen. Grundsätzlich ist es möglich und sinnvoll (jedoch keineswegs verpflichtend!), Kinder jeden Alters zu Abschiedsfeierlichkeiten einzuladen und sie ihren Möglichkeiten entsprechend bei der Mitgestaltung zu unterstützen (Geschenke/Zeichnungen können mitgegeben, Blumen, Blätter, Muscheln gesammelt, der Sarg kann geschmückt und bemalt werden oder wir lassen Brieftauben aufsteigen etc.). Diese konkreten Erfahrungen im Kreis einer Trauergemeinschaft sind es, welche bei der Auseinandersetzung mit der Endgültigkeit und Irreversibilität des Todes behilflich sind. Voraussetzung ist allerdings, dass die zu erwartenden Abläufe vorher besprochen werden, ein Erwachsener sich für das Kind verantwortlich und zuständig fühlt, um ihm in der hochemotionalen Situation ein verlässlicher Anker zu sein. Dies impliziert die Möglichkeit des (zeitweisen) Rückzugs in ein geschütztes Ambiente und die persönliche Freiheit, das Bewegungs- und Aktions-

bedürfnis von Kindern in spontane Rituale vor Ort einzubinden.

- Späteres Grundschulalter

Meist gibt es bereits im späteren Grundschulalter gewisse Vorerfahrungen mit endgültigen Abschieden. Sie werden ins bereits erweiterte kognitive Bezugssystem des Kindes eingeordnet und sind eine verfügbare Quelle im ausreifenden Verständnis für die Unausweichlichkeit und Unumkehrbarkeit des Todes. Die Tragweite des nächsten Erkenntnisschrittes, nämlich das Bewusstsein der eigenen Sterblichkeit, muss oft noch abgewehrt werden. Je weniger das möglicherweise Selbstbetroffensein vom älteren Schulkind geleugnet werden kann (Unfalltod eines Klassenkameraden o. Ä.) und umso stärker angstbesetzt dies ist, desto eher wird sich das Kind in der Phantasie noch mit Vermeidungsstrategien beschäftigen, z. B. einen äußeren Verursacher des Verlustes zu identifizieren versuchen und in dessen Rolle schlüpfen, um eine aggressive Auseinandersetzung mit dem Thema zu inszenieren (Kampfspiele und Zeichnungen von „Unbesiegbaren", mit denen sich das Kind identifiziert und damit zeitweise die Bedrohung abwehren kann, dienen dem Schutz der Psyche vor überflutenden Erkenntnissen). Die wachsende Einsicht in Krankheitsprozesse und biologische bzw. physikalische Bedingungen des Sterbevorganges führt allmählich zur Vorstellung des Todes als Beendigung aller lebenswichtigen Funktionen im Organismus.

- Vorpubertät

Bei ausreichender emotionaler Stabilität ist in der Vorpubertät eine sachliche Annäherung an das Faktenwissen möglich und das Begreifen des unausweichlichen universellen Phänomens des Todes wahrscheinlich. In der Regel ist dann das intellektuelle (!) Konstrukt vom Tod auch dem der Erwachsenen vergleichbar.

- Jugend

Trotz der Fähigkeit, mit dem Verstand alle Dimensionen des Verlustes zu erfassen, bedeutet es für Jugendliche aufgrund ihrer hormonellen, emotionalen und sozialen Umbruchsituation eine besonders schwere Herausforderung, sich auf den Tod z. B. eines Elternteils vorbereiten zu müssen. Der selbstbewusste Entwicklungsschritt in die Adoleszenz ist von der positiven Besetzung des eigenen Körpers und positiver Erfahrung mit dem der anderen abhängig; gerade der gleichgeschlechtliche Elternteil hat große Bedeutung für die Förderung einer gesunden sexuellen Identität, sodass der Umgang mit beeinträchtigender, gar verstümmelnder Krankheit und Tod äußerst schwierig ist. Der Wunsch nach Normalität und Zugehörigkeit zu den Gleichaltrigen ist ausgeprägt, eine Ausgrenzung durch die besondere Lebenssituation einer gravierenden Verlusterfahrung wird u. a. aus diesem Grund als sehr belastend erlebt. Gleichzeitig gehören Todessehnsüchte, die Wünsche nach die Wahrnehmungsgrenzen sprengender Bewusstseinserweiterung zum Initiationsweg und erhöhen das Risiko für exzessive Kompensationen durch extremes Verhalten und auch Drogenkonsum. Erhebliche Konflikte können entstehen, wenn mitten in der Ablösungsphase eine zur gewünschten Autonomie gegenläufige Bewegung einsetzt, sobald Trennungs- und Verlustumstände das familiäre Bezugssystem mit einem erhöhten Anspruch auf Präsenz und Zusammenhalt (Kohäsion) reagieren lassen. Der Erfahrungsaustausch in der Peergroup und alterstypische Medien (Chat) sind eine wichtige Ergänzung zu den Gesprächen zu Hause, um den oft durch Rückzugstendenzen gekennzeichneten und erst verzögert einsetzenden Trauerprozess zu unterstützen.

25.2.2   Die Frühreife von Kindern mit multiplen Verlusterfahrungen

Weist die kindliche Biografie Schicksalsschläge wie komplexe Migrationserfahrungen, einzelne oder gar sich wiederholende traumatisierende Ereignisse, mehrfache Beziehungsabbrüche, belastende Trennungserfahrungen oder das Erleben kulminierter Trauerfälle im Bezugssystem auf, so müssen wir einerseits von einer viel früher einsetzenden „Not-Reifung" im Verständnis ausgehen und uns andererseits die zwangsläufig hohe Verwundbarkeit durch eine weitere Konfrontation mit Verlusten bewusst machen.

Jede neue Herausforderung aktualisiert vorbestehende Trennungserfahrungen, sowohl die damals krisenhaften Umstände als auch die Art des Umgangs damit. Eventuelle Traumatisierungen und mehr oder minder suffiziente Überlebensstrategien zeigen sich.

Kinder, die besonders viele Erfahrungen mit einem instabilen Lebensgefüge machen mussten, reagieren manchmal wie gut trainierte Erwachsene auf einen bevorstehenden Todesfall; sie neigen zu geradezu erschreckend professionellem und frühreifem Verlustmanagement. Andere können bereits durch erste „Signale" einer Gefährdung der Bindungspersonen in so tiefe Verwirrung stürzen, dass sie dekompensieren. Mit den spezifischen Belastungen wachsen allerdings meist auch die besonderen Befähigungen, mit Extremsituationen umzugehen.

❯ Manche Familien sind über Generationen hinweg mit wiederholten Verlusterfahrungen konfrontiert. Erwartungshaltungen sind Teil der „Familienidentität" geworden und wirken sich auf die Situationswahrnehmung und die Informationsverarbeitung aus. Die tradierten Reaktionsmuster beeinflussen die Art und Weise, wie Kinder sich in Zeiten der Not positionieren.

25.2.3   Das antizipierende Wissen von chronisch und schwer kranken Kindern

❯❯ Die Wiese schläft ein, Vater, ... Weißt Du was sie jetzt fühlt? ... Sie fühlt eine große Müdigkeit, aber sie ist sehr glücklich, so, als wenn man beim Spielen viel gelaufen ist ... Die Blumen sind Wurzeln in der Luft. Die Tiere gehen aus und ein. Sie sind drinnen und draußen. Sie gehen in die Erde hinein und aus dem Himmel heraus ... Die ganze Wiese schläft ein, siehst Du nicht? Sie erwacht zum Traum ... (Piumini 2006).

Viele dieser durch lange Krankheit im Umgang mit Veränderungen und Einschränkungen in ihrer Selbstbestimmung und ihrer Selbstwirksamkeit geschulten Kinder sprechen nicht in der uns vertrauten Weise über ihren bevorstehenden Tod. Sie bevorzugen oft andere Kanäle (altersangemessene spielerische und kreativ gestalterische Komponenten, Malen und Musik etc.), um uns ihr „Wissen" zu kommunizieren. Immer wieder teilen sich Kinder indirekt mit, indem sie ihre vorbewussten Ahnungen in Bildern ausdrücken. In der finalen Phase werden unmissverständliche Grundbedürfnisse körpersprachlich gezeigt. In den letzten Jahren besteht weitgehend Einigkeit darüber, dass es ein weises Vorbewusstsein der betroffenen kleinen Patienten gibt, das sie und uns vorbereitet auf den Abschied.

Allerdings fragen Kinder oft auch nicht nach dem, was ihnen auf dem Herzen liegt, um (paradoxer-, aber verständlicherweise) die Erwachsenen zu schonen. Fast immer erleben wir ihr intuitives Bedürfnis, andere, besonders ihnen nahestehende Menschen zu schützen. Signalisieren professionelle Begleiter aber eindeutig, dass sie den Kindern als Gesprächspartner zur Verfügung stehen, dann entwickelt sich ein sehr ehrlicher Austausch über das tatsächliche Interesse von Kindern: Was genau passiert mit mir? Tut Sterben weh? Was kommt danach? Außerdem beschäftigen sie sich mit pragmatischen Dingen: Wenn ich tot bin, wer kümmert sich dann um meine Meerschweinchen?

Kinder mit infauster Prognose sind am Ende ihres Lebens oft erstaunlich „reif". Sie scheinen den Übergang und manchmal sogar den Zeitpunkt ihres Todes „vorauszuverstehen". Diese uns allen bekannten Beispiele fordern geradezu dazu auf, in der Begleitung schwer kranker Kinder die Stimmigkeit des Rasters der altersabhängigen Todeskonzeptentwicklung kritisch infrage zu stellen.

D. Niethammer hat seine jahrelange Erfahrung immer wieder dezidiert auf den Punkt gebracht: Auch bereits kleine Kinder mit 4–5 Jahren können eine eigene (nicht mit der Metaebene der Erwachsenen vergleichbare, aber sehr schlüssige) Vorstellung vom Tod haben. Es hängt von unserer authentischen und ehrlichen Haltung ab, inwieweit wir an diesem Prozess teilhaben.

> Kinder vermögen das Unvorstellbare: Sie wissen um ihr Sterben und planen ihr Leben, es gibt ein eindeutiges, und sehr früh vorwegnehmendes Ahnen des Todes, und dennoch erwarten sie die Zukunft. Sobald wir mit offenen Sinnen für die Botschaften der Kinder empfänglich (und weniger belehrend als lernend präsent) sind, erfahren wir, dass diese Pendelbewegungen zur Lebenskunst von sterbenden Kindern gehören.

25.3 Verlust einer Bindungsperson: Begleitung von Kindern und Jugendlichen im Trauerprozess

Es hilft Kindern nicht, wenn versucht wird, eine schwere Erkrankung und gar den bevorstehenden Tod eines Angehörigen geheim zu halten; dies entpuppt sich meist eher als zusätzliche Belastung – denn im Unausgesprochenen erwachsen meist die qualvollsten Phantasien, und eine spannungsgeladene nichterklärte Verhaltensänderung der Erwachsenen kann das Vertrauensverhältnis zutiefst irritieren. Kinder und Jugendliche haben Anspruch auf eine altersentsprechende Teilhabe an den Ereignissen in ihrer nächsten Umgebung. Sie haben ein Recht auf das ihnen zuträgliche und hilfreiche Maß an Information. Sie dürfen vom Erleben ihrer Umgebung nicht ausgeschlossen werden und benötigen, wie die Erwachsenen auch, Abschiedsrituale, die sich an ihrer individuellen Situation orientieren.

25.3.1 Einbindung und Teilhabe

Mit Kindern über die Folgen einschneidender Veränderungen zu sprechen ist für alle Betroffenen wichtig. Indem Erwachsene hier ihre Verantwortung wahrnehmen, können sie so irrationalen Befürchtungen und Schuldgefühlen vorbeugen. Entgegen der immer noch vertretenen Meinung, es beschwere Kinder, wenn Bezugspersonen über ihre eigene große Trauer sprechen und diese zum Ausdruck bringen, zeigen sich die seelischen Schutzmechanismen der Kinder meist ausreichend stabil, um sich im gemeinschaftlichen Trauererleben „dazuzuweinen" oder sich in einem überfordernden

Augenblick durch eine funktionierende Abwehrstrategie unmissverständlich zu entziehen. Eine – für den Moment notwendige passagere – Vermeidungshaltung lässt jedoch keine Rückschlüsse zu über die grundsätzliche Befähigung des Kindes, sich mit den Themen von Verlust, Sterben und Tod in einem andauernden und wechselseitig beeinflussbaren Beziehungsgeschehen auseinanderzusetzen. Wie bei einer Perlenkette reihen sich die einzelnen, in gemeinsamer Anstrengung verbrachten Versuche, sich dem Unbegreiflichen zu nähern, aneinander und bereichern beide Seiten. Kinder besitzen wertvolle Selbstheilungskräfte und entwicklungsentsprechende Vorstellungen davon, was für sie selbst und die sie unterstützenden Erwachsenen hilfreich ist. Sie sind darüber hinaus gute Ratgeber für ihre Umgebung. Sie verfügen über ein intuitives Wissen und bieten uns ihre **eigenen Erklärungsmodelle** an.

Die Paradoxie liegt wohl darin, dass wir lernen müssen, uns weniger instruierend und argumentierend als viel eher zuhörend und beobachtend zu verhalten, wollen wir Kinder und Jugendliche während des drohenden oder eines bereits erlittenen Verlusts einer Bezugsgröße in ihrem Leben unterstützen. Unerlässlich ist dabei sicherlich die Mehrgenerationenperspektive, d. h. die (anamnestische) Spurensuche nach den bereits erlittenen Verlusten wie auch den besonderen Befähigungen des erweiterten Familiensystems, diese zu kompensieren, ja vielleicht sogar daran gewachsen und erstarkt zu sein (Romer und Hagen 2007).

Hinweis

Ob Kinder jemanden finden, der das „Nicht-Aushaltbare" mit ihnen gemeinsam aushält, ihrem Verstummen mit stellvertretendem „Ins-Wort-Bringen" eine Stimme verleiht oder still das, was sie „herausschluchzen", annimmt, ist weitaus bedeutsamer als „substituierende Tröstung" oder „rationalisierende Erklärung". Aufgabe von Begleitern ist vielmehr, verlässliche Orientierungshilfen zu etablieren und die Besonderheit und das Ausmaß des Verlustes zu begreifen und zu achten – bedeutet der Abschied von einer Bindungsperson für das Kind doch immer auch einen Teilverlust des eigenen Selbst.

25.3.2 Überdauernde Beziehungen

Wir kennen wichtige Einflussgrößen auf die Verarbeitung eines existenziellen Verlustes: Insbesondere Art und Stärke der Bindung, Art und Umstände des Todes, vorausgehende Verlusterfahrungen und elterliches Modellverhalten prägen laut Worden (1996) unseren Umgang mit der Erschütterung durch den Tod einer wichtigen Bezugsperson. Ein sicher gebundenes Kind hat hier andere (prognostisch günstigere) Voraussetzungen als ein hoch ambivalent verstricktes oder gar dasjenige mit der Hypothek destruktiver Bindungsmuster.

Wiederum Worden war es, der folgende Aufgaben in der Trauerleistung von Kindern sinngemäß wie folgt beschrieb:

- Anerkennung der Realität (Akzeptanz des erlittenen Verlustes)
- Durchleben des Schmerzes (emotionale Reaktion)
- Adaptation an die veränderte Situation (Lebensumfeld ohne den Verstorbenen)
- Ausbalancieren zwischen Erinnern und Weiterleben (der Angehörige ist Teil meiner seelischen Identität und dennoch darf ich weiterleben/weiterwachsen)

Damit die spezifische Qualität der (Liebes-)Bindung trotz eines radikalen Beziehungsabbruchs (Tod) intrapsychisch erhalten bleibt und die die Entwicklung des Kindes stärkenden Persönlichkeitsaspekte des sterbenden bzw. verstorbenen Menschen als stabile seelische Repräsentanz zur Verfügung stehen, benötigt es eine entsprechende Vorbereitung und geleitete Auseinandersetzung mit dem bevorstehenden Abschied. Besuche auf der Intensivstation z. B. sind mittlerweile durchaus realisierbar, sollten aber immer ausführlich vorbesprochen werden; Anfertigungen von Skizzen, ein Foto von Station, erste Begegnungen im Schwesternstützpunkt, Wunschbegleitung durch einen vertrauten Erwachsenen, die Möglichkeit, zwischen Krankenzimmer und Balkon/Gang/Caféteria zu pendeln, das Vorausschicken/Mitnehmen von Übergangsobjekten (Kuscheltiere), überschaubare Zeiträume, Vereinbarungen/Codes zur Verständigung auf das Besuchsende etc. helfen in der Annäherungsphase.

Trauernde Kinder senden vermehrt – da wir oft sprachlos sind angesichts hoch belastender Erinnerungen, die unser Gehirn auf ganz andere Weise verarbeitet als eine alltagsrelevante Erfahrung – nonverbale Signale. Ihre Mitteilungen an uns verschlüsseln sie auch in symbolischer Form. Bilder, Bastel- und Tonarbeiten, ihre Geschenke – mit anderen Worten: die Werkschau aller gesammelten projektiven Tätigkeiten – dürfen wir als das besondere methodische Rüstzeug ihrer intensiven Auseinandersetzung mit den Ereignissen und als Kommunikationsangebot an uns begreifen. In den verschiedenen Phasen des Trauerprozesses, die keinem Schema, keinem linearen Verlauf unterliegen und immer wieder die aktuelle Trauerleistung spiegeln, macht es Sinn, ihrem Spielen, ihren kreativen Äußerungen und ihrem unmittelbaren Verhalten besondere Aufmerksamkeit zu widmen.

Verlieren Kinder und Jugendliche nicht eine erwachsene Bindungsperson, sondern Bruder oder Schwester, so gibt es einige spezifische Trauermerkmale.

Besonderheiten der Geschwistertrauer
- Ihre Sicht auf die Welt ändert sich dramatisch (Verlust der „Unschuld").
- Ihr Selbst-Verständnis ist großer Irritation ausgesetzt (Identitätsthemen).
- Der Fokus der Aufmerksamkeit ihrer Bindungspersonen verändert/vermindert sich durch die Betroffenheit der Eltern/Großeltern (eigene Trauer).
- Ihre Geschwisterposition wechselt mit allen damit verbundenen Implikationen (z. B. plötzlich in der Rolle des „Ältesten").
- Sie haben ihren persönlichen Verlust (des Beschützers, der Spielkameradin etc.) zu verarbeiten.

Manchmal „schützen" Geschwisterkinder ihre Eltern vor der eigenen Trauer, ziehen sich zurück und plagen sich unerkannt mit Selbstvorwürfen und Schuldgefühlen herum. Öfter als vielleicht erwartet sehen wir „überangepasstes Verhalten" und die Tendenz zu sogenannten sozial erwünschten Reaktionen, beispielsweise tritt dann eine starke Leistungsorientierung im Sinne einer „Ausgleichsbemühung" auf. Auch Überidentifikation mit dem verstorbenen Geschwister kann ein Lösungsversuch sein, dann werden ganze Cluster von charakteristischen Eigenschaften quasi imitiert, unter anderem, um den geliebten Eltern den Verlust erträglicher zu machen und selbst stärker wahrgenommen zu werden. Verhaltensauffälligkeiten, körperliche Symptome, aber auch deutliche Einbrüche im schulischen Kontext sind ebenfalls mögliche Indikatoren für das „verborgene Leid" der überlebenden Geschwister. Mittlerweile haben sich die Angebote für diese Betroffenengruppe deutlich vermehrt: Geschwistertreffen wurden etabliert, Kurhäuser und Reha-Einrichtungen haben sich für trauernde Familien geöffnet, Freizeitangebote sind von Nachsorgeorganisationen speziell auf deren Bedürfnisse abgestimmt worden.

Trauerantworten von Kindern und Jugendlichen können uns gewaltig verunsichern: Ein oberflächlich so betrachtetes Unberührtsein („Meine Tochter/mein Sohn scheint den Vater gar nicht zu vermissen, sie/er weint nie") oder am anderen Ende des Spektrums externalisierende Verhaltensstörungen („Aggressionen in Schule/Hort") bieten aufgrund des empfundenen Erwartungsdrucks seitens der Erwachsenen leider oft Anlass zu agitierten Reaktionsmustern.

Keinesfalls muss eine auffällige Verlustreaktion, zu der auch heftige Emotionen oder ein gänzlich unerwarteter Trauerausdruck gehören können, immer (psycho-)therapeutisch aufgefangen werden. Kindertherapeutische/kinderpsychiatrische Hilfe ist jedoch dann angezeigt, wenn plötzliche oder erhebliche Verhaltensänderungen zu beobachten sind oder gar Entwicklungsrückschritte nicht nur vorübergehend, sondern langfristig über mehrere Monate hinweg persistieren. Detailliertere Hinweise auf einen erschwerten Trauerverlauf finden sich weiter unten (► Abschn. 25.3.3). Ein Erfahrungswert aus der Praxis ist, dass nur wenige der in der Sterbephase eines Angehörigen achtsam begleiteten Kinder ohne Vorbelastungen im späteren Verlauf für eine längerfristige therapeutische Maßnahme vorstellig werden.

Dem Verlustschmerz der betroffenen Kinder und Jugendlichen zu begegnen fordert allerdings jeden von uns in seinem Selbstbild als „Beschützer" heraus und verlangt nach einer reflektierten Verortung eigener Überzeugungen, denn fundamentale Gefühle der Verzweiflung oder Wut des betroffenen Kindes oder Jugendlichen konfrontieren uns mit Kontrollverlust, Kränkung und Angst vor der eigenen Schwäche. Diese Gefühle sind den Angehörigen wie Helfern bekannt – sie prägen Abschied und Neuorientierung, und sie verändern die Beziehungen zu den überlebenden Bindungspersonen! Idealisierung des Verstorbenen und Provokation in der Beziehungsgestaltung mit den die Verantwortung übernehmenden Erwachsenen gehören zum Alltag eines Trauersystems. Schließlich können wir keine Wiedergutmachung anbieten, sondern nur „zweitbeste Lösungen", wie es Roland Kachler (2010) so treffend formuliert.

Der Beitrag professioneller Begleiter durch die Trauerzeit ähnelt einer Gratwanderung zwischen der Vermeidung des Agierens als Selbstentlastung einerseits und der Vermeidung von Passivität und Lähmung durch einen pseudolegitimierenden Rückzug als Referenz auf das Abstinenzgebot andererseits.

Hinweis

Auffälligkeiten sind – entpathologisiert betrachtet – primär eine adäquate Reaktion auf ein inadäquates Ereignis, den „anachronistischen"(unzeitgemäßen) Verlust. Verhaltensänderungen markieren die Zäsur zwischen „Vorher" und „Nachher"; sie zeigen notwendigerweise die Infragestellung unserer Sicherheitssysteme auf und bereiten uns auf eine neu zu findende Balance in einem radikal erschütterten Beziehungsmobile vor.

25.3.3 Belastungsgrenzen und Risiken für Komplikationen im natürlichen Trauerprozess

Belastungszeichen von Kindern treten oft zeitlich versetzt auf – dann, wenn die Bezugspersonen in ihrem Umfeld bereits damit begonnen haben, sich zu stabilisieren. Nunmehr alleinerziehende Elternteile oder trauernde Großeltern werden von den Kindern also in der Zeit der ersten größten Not vorübergehend sogar aktiv gestützt. Um im Bild des vom Sturm zerzausten Mobiles zu bleiben: Es wird versucht, eine neue Homöostase für das destruierte Gleichgewicht zu finden. Natürlich ist per se betrachtet immer auch eine Portion „Selbst-Überforderung" dabei, und dies bedarf der Beobachtung. Der Akt der Verantwortungsübernahme durch die betroffenen Kinder würde jedoch isoliert betrachtet elementar missverstanden. Aus der Perspektive der kindlichen Wahrnehmung ist es die situationsspezifisch angemessene Antwort eines – zudem abhängigen – Mitglieds der Trauergemeinschaft und somit eine nachvollziehbare, systemisch sinnvolle „Strategie", die weitere und fortlaufende Anpassungsanstrengungen der Familie erfordert. Oft erst nach mehreren Monaten können dann „Symptome" (bezeichnende und erkennbar gemachte Seelenarbeit) deutlich sichtbar in den Vordergrund treten und fordern die Aufmerksamkeit ein, die betroffene Kinder nun benötigen, um einen nächsten Entwicklungsschritt für sich einzuleiten. Zusammenfassend können hier nur einige in der Fachliteratur beschriebene konkrete Belastungen von Kindern nach dem Tod von Angehörigen stichwortartig aufgelistet werden.

Die wichtigsten Belastungen sind:

- Eigene Todesfurcht, Todesphantasien (Ausprägung je nach Entwicklungsalter)
- Möglicherweise Überflutung mit traumatischen Bildern/Sinneseindrücken (Flashbacks)
- Furcht vor Verlassenheit und Sorge um die Befriedigung eigener körperlicher und seelischer Bedürfnisse
- Evtl. Angst und Schuldgefühle im Zusammenhang mit Umständen des Todesereignisses
- „Intrapsychische Differenzierung" (Lösung) vom Toten

Sorgfalt erfordert die Einordung von Hinweisen auf potenziell traumatisch wirkende oder entwicklungspsychologisch vulnerabilisierende Umstände eines Verlustes. Auch die Einschätzung der Signale erschwerter Trauer, d. h. die Trennschärfe zwischen angemessener Trauerreaktion und etwa einer beginnenden depressiven Erkrankung, ist mitunter schwierig.

Besondere Achtsamkeit ist notwendig in folgenden Fällen:

- Bei plötzlichen, unvorhergesehenen Katastrophen wie z. B. Unfällen mit Todesfolge, Suizid etc. (Traumaqualität im Verlustereignis). Hier erhöht sich das Risiko für erschwerte Trauerreaktionen erheblich.
- Mehrfache, besonders frühe Vorbelastungen (kumulative Ereignisse) wirken verstärkend, eventuelle „Re-Traumatisierung" beachten.
- Bei Bezugspersonen, die aufgrund des aktuellen eigenen verkomplizierten Trauererlebens (z. B. durch Depressionen) bei der Wahrnehmung der kindlichen Bedürfnisse gehandicapt sind.
- Bei Kindern und Jugendlichen, die ein eigeschränktes bzw. unzureichendes „soziales Netz" besitzen, da alternative Bindungsangebote fehlen.
- Bei Kindern und Jugendlichen aus Familien, die ein sog. „geschlossenes System" (wenig Außenkontakte) bilden, mit wenig Möglichkeit zur „offenen" und „direkten" Kommunikation (Vielzahl von Tabu-Themen), und zudem ein ausgeprägtes Rückzugsverhalten zeigen.
- Bei Kindern im Vorschulalter, da diese dazu neigen, sich für die tragischen Ereignisse in ihrem Umfeld die Verantwortung (Schuld) zuzuschreiben (ist auch noch bei Älteren möglich!).
- In der Präpubertät/Pubertät: Wenn gleichgeschlechtliche Elternteile sterben, da das Hineinwachsen in die geschlechtsspezifische Identität erschwert wird.
- Bei Jugendlichen, die sich oft prinzipiell schwertun, ihren Gefühlen von Betroffenheit, Angst und Wut Ausdruck zu verleihen, und die sich oftmals überfordern in ihren Wünschen nach Unauffälligkeit und größtmöglicher Normalität. Außerdem geraten sie notwendigerweise in Konflikt zwischen Ablösung von der Familie und einer (erwarteten oder selbstauferlegten) Wiederannäherung.
- Bei übermäßiger Beschäftigung mit „virtuellen Realitäten" statt begleiteter Lebens-Erfahrung im Umgang mit dem Tod.

25.3.4 Systemische Perspektiven

Effektstärke des äußeren Systems

Kompetenz in der Trauerbegleitung bedeutet oftmals aus der zweiten Reihe heraus koordinierend, vermittelnd, bestätigend und beruhigend wirksam zu werden, d. h., die unmittelbaren Bezugspersonen in ihrem persönlichen Kontaktangebot an die betroffenen Kinder ermutigend anzuleiten, Informationen bereitzustellen, neue Fäden zu knüpfen oder bestehende innerhalb eines vorhandenen (regionalen) Betreuer-Netzwerkes zusammenzuführen. Derartigen Initiativen muss selbstverständlich eine Einverständniserklärung der Sorgeberechtigten zugrunde liegen, eine explizite Auftragsklärung ist hier die Voraussetzung.

Hans Goldbrunner (1996) hat es auf den Punkt gebracht:

» Es geht nicht darum, bestimmte Teile der Trauer … etwa den intensiven Schmerz auszuleben, sondern die unterschiedlichen Arten der Trauer der einzelnen Teile eines sozialen Systems miteinander in Interaktion treten zu lassen … um den interpersonalen Austausch wieder zum Fließen zu bringen.

> Die Stabilisierung des Kindes im gewohnten sozialen Milieu und kulturellen Umfeld zu unterstützen hat Vorrang. Begleitern ist zu empfehlen, in Gesprächen zum anamnestischen Hintergrund der Familie immer wieder ebenso behutsam wie detailreich zu erfragen, welche Ansprechpartner aus dem relevanten Lebensumfeld für das Kind bedeutsam sein könnten (erweiterte Verwandtschaft, Paten, Freundinnen, Nachbarn, Lehrer, Trainer etc.). Diese Informationsgewinnung dient dem Helferkreis, aber auch der Sensibilisierung der Angehörigen für das bereits vorhandene Netzwerk.

Erinnerung und Neuorientierung durch „binnenseelische" System-Arbeit

Da es in der Trauer um nahe Bezugspersonen sehr unbedacht wäre, eine Los-Lösung im Sinne eines endgültigen, abschließenden Trennungsvollzuges zu forcieren, geht es um Entwicklung und Entfaltung *mit* der oder dem Verstorbenen als integriertem Anteil der kindlichen Persönlichkeit. Das duale Trauer-Prozess-Modell (DPM (Stroebe und Shut 1999) wurde von Margaret

Stroebe und Monika Müller im Handbuch der Kindertrauer (Röseberg und Müller, Hrsg. 2014, S 25 ff) sehr anschaulich beschrieben und zeigt das beständige Oszillieren zwischen verlustorientierten und anpassungsorientierten Aspekten der Trauer. Ein neues Verständnis von „Continuing Bonds" (Klass und Steffen 2018) hat nun schon geraume Zeit die Idee von Trauerarbeit, die zu einem finalen Abschluss gebracht werden könnte, abgelöst zugunsten intrapsychisch erhaltener, wenn auch veränderter (symbolisierender) Beziehungen zu den wichtigen verstorbenen Bindungspersonen.

Zeremonien und Rituale greifen als strukturierende Elemente in Phasen des Überganges auf der einen Seite Veränderungen auf und markieren diese, sie ermöglichen andererseits Kontinuität, erhalten Bindungen und lassen den verstorbenen Menschen in der Lebensgeschichte der Kinder „mitwachsen". Dabei können festliche Anlässe genutzt werden, um Familienzusammengehörigkeit sicht- und fühlbar zu machen, indem beispielsweise eine Glaskugel-Sammlung der Mutter am Weihnachtsbaum jährlich ergänzt wird. Am Geburtstag von Enkelsohn oder Enkeltochter kann im Sinne des Großvaters quasi als Vermächtnis der „Schleich"-Figuren-Zoo um ein neues (besonderes) Tier erweitert werden. Jahresrituale können Einbezug und Abschied gleichermaßen ins Bewusstsein rufen – die „dias de la muerte" in Mexiko sind ein solches auch bei uns bekanntes und von einer ganzen Nation zelebriertes „Kulturgut".

Kleidung und andere symbolische Gegenstände lassen sich als Übergangsobjekte „adoptieren" (Papas Wintersocken dienen als Hausschuhe/eine Sofadecke ist Metapher für gemeinsames Kuscheln und wärmt), oder typische Alltagsrituale werden gezielt aufgegriffen (proteinhaltiges Frühstücksgetränk des verstorbenen älteren Bruders dient jetzt der eigenen „Stärkung"). Auf einem Erinnerungstisch gibt es Platz für Fotos/symbolische Objekte – jeden Monat wird neu arrangiert, Gegenstände können ausgetauscht werden, hinzukommende (Reise-)Mitbringsel bereichern.

Narrative Elemente wie die Entwicklung einer Familienchronik, das gemeinsame Gestalten eines Stammbaums, das Basteln eines Lebensbuches (Lieblingsrezept/eine Schriftprobe/ein Stück Stoff/eine „Riechprobe" des Parfums) fördern das Erinnern – wobei hier gute wie schlechte Erfahrungen ihren Platz haben sollten –, aber auch die reale Anerkennung der unwiederbringlichen Zäsur und die Bewusstmachung von Unterschieden (früher/jetzt).

Aktuelle Lebensereignisse werden als „Fortsetzungsgeschichte" erzählt, so reift etwa eine früh verstorbene Mama in der inneren Bindungswirklichkeit zu einer Art „Schutzengel", später zur Freundin, die in ersten Liebesangelegenheiten „berät". Wir können Briefe auf einem Floß zum großen Meer senden, Spazierwege durch bekannte Gegenden in anderen Schuhgrößen laufen und

neue Spuren legen … Die Übernahme der Versorgungsverantwortung durch einen die Geschicke der Familie nun in die Hände nehmenden Erwachsenen wird vielleicht durch eine veränderte „Sitzordnung" bei Tisch akzentuiert – dies ist ja auch in sich bildenden Patchwork-Konstellationen eine bekannte Verhandlungsmaterie. Neue Verbindungen bedürfen neu zu gestaltender Rituale, in die man Kinder mit ihrer Kreativität bestens einbinden kann.

25.4 Praxisbezug für Palliative-Care-Fachkräfte

> Es liegt nicht immer in der Macht der Eltern, Trennungen und Verlusterlebnisse zu verhüten oder deren Dauer und Umstände zu bestimmen. Dagegen liegt es weitgehend in ihrer Hand, dem Kind beim Wahrnehmen, Ertragen und Ausdrücken seiner Gefühle zu helfen (Romer und Hagen 2007).

Die Entwicklung eines Kindes ist nicht nur über das Alter an Jahren bestimmbar. Entscheidend für die Frage, wie viel ein Kind vom Sterbeprozess, vom bevorstehenden oder aber eingetretenen Tod und vor allem vom „Für-immer-Totsein" versteht, sind seine Vorerfahrungen und die das Kind auf den Abschied zuführenden unmittelbaren Vorbereitungen durch die Bezugspersonen.

Damit Bindungspersonen dies für ihre Kinder leisten können, ist Informationsaustausch und Vernetzung mit den Palliative-Care-Pflegekräften vor Ort besonders wichtig. Gespräche in ungestörtem Rahmen erlauben den Familienmitgliedern, ihre individuelle Situation zu schildern, Besorgnisse und Wünsche zu äußern. Die Pflegepersonen wiederum erfahren die Vorgeschichte der Kinder von Neigungen und Prägungen sowie Verhaltenswahrscheinlichkeiten.

Wer aus dem Team zu welchem Zeitpunkt welche konkreten Informationen unter Berücksichtigung des jeweiligen Entwicklungsniveaus der betroffenen Kinder und Jugendlichen über die „Phänomenologie" und „Genese" der Erkrankung, über die Bedingungen des Kontaktes und die vorsichtigen prognostischen Einschätzungen gibt/geben darf, wird sich bei einer respektvollen Dialogbereitschaft miteinander ergeben.

Hinweis

Das Verständnis der Kinder für das Geschehen ist nicht auf die Verstandesleistung begrenzt, sondern bedeutet auch Erfassen mit den Sinnen, Erspüren mit den Seelenkräften. Deshalb ist es wichtig, Kindern den Zugang zu allen Wahrnehmungskanälen offen zu halten (Berühren und Ertasten erlaubt). Gleichzeitig spielt es eine große Rolle, ob wir uns auf „Augenhöhe" mit den Kindern begeben und uns so z. B. die optischen, akustischen oder olfaktorischen Eindrücke in Abhängigkeit der Körpergröße beim Betreten eines Krankenzimmers bewusst machen (Dominanz eines Urinbeutels beim Herantreten ans Bett des Vaters; Gerüche, die, weil nicht erklärbar, als unheimlich erlebt werden).

25

Aufklärungsinhalte über das zu Erwartende

- Vorbereitung auf visuelle, akustische, olfaktorische Eindrücke
- Vorbereitung auf das vielleicht (krankheitsbedingt) veränderte Verhalten
- Vorbereitung auf evtl. vorhandene Kommunikationseinschränkungen
- Vorbereitung auf die zu erwartenden körperlichen (vegetativen) Reaktionen des oder der Kranken
- Möglichkeit und Gestaltung der Annäherung (vorteilhafte Bettseite wegen Schmerzfreiheit; Kuscheln erlaubt, erbetene Handreichungen als Entlastung, da Kinder gern etwas beitragen möchten)
- Das wiederholte Angebot des begleiteten, gemeinsamen Zugangs (Lieblingspfleger)
- Möglichkeit, die Situation zu verlassen (zeitliche Begrenzung, alternative Aufenthaltsräume)
- Möglichkeit, unterstützt zu werden (Fragen können gestellt, Erklärungen eingeholt werden)
- Möglichkeit des „indirekten" Kontaktes (Bilder, Fotos, Musik, ein gebackener Kuchen, Briefe, Audio-Nachrichten etc.)

> Aufklären als aktiver Beitrag wird wesentlich ergänzt durch das Zuhören und die Aufmerksamkeit für die aktuellen situationsbezogenen Hoffnungen und Ängste der Kinder.

25.4.1 Der Vielfalt achtsamen Raum gewähren

Der Umgang mit dem Tod ist in hohem Maße durch religiöse und kulturelle Traditionen mitbestimmt. Die Lebenspraxis der Kinder wird durch die Denk- und Glaubenssysteme ihrer Bindungspersonen moduliert. Es ist bedeutsam, nach den überlieferten und gelebten Traditionen zu fragen und sich von den Familien selbst beraten zu lassen, wie die Kinder in den Abschiedsprozess miteingebunden werden können. Manchmal erscheint uns das Fremde uneinfühlbar, und wir neigen dazu, unsere eigenen Anschauungen zu übertragen, dann sind wir besonders gefährdet, die internen Prozesse von Patienten und ihren Familien mit übergriffigem Besserwissen zu stören. Anregungen durch die Helfer sind wünschenswert, Impulse zu geben ist sehr wertvoll, projektives Agieren natürlich tabu. Widerspruchsfreiheit zwischen eigenen Überzeugungen und den „Wahrheiten" der Klienten wird sich dabei nicht immer herstellen lassen. Da die Wurzeln, mit denen wir uns verankert haben, sobald wir uns in Schwellensituationen

befinden, besonders wichtig sind, ist es jedoch sicherlich Konsens, auch den uns im doppelten Wortsinn „fremden" Umgangsformen mit Respekt zu begegnen und die Durchführung der jeweilig bedeutsamen Übergangsrituale zu ermöglichen.

25.4.2 Wertschätzung der besonderen Herausforderung

Für Palliative-Care-Fachkräfte bedeutet die Arbeit mit betroffenen Kindern, dass sie es einerseits mit extremem, unerwartet emotionalem Ausdrucksverhalten, andererseits mit oft tief verborgenen Gefühlszuständen zu tun haben und mit beidem automatisch in Resonanz gehen. Eine besondere Nähe entsteht und muss später wieder gelöst werden.

Sie begegnen Eltern und Großeltern, deren Erziehungssouveränität zutiefst erschüttert wurde, Kindern, die sich entweder abwehrend zurückziehen oder maximal fordern, manchmal scheinbar „sehr weit" entwickelt, manchmal erschreckend „ahnungslos" sind.

Sie treffen auf Pubertierende, die sich verständig zeigen für die Notwendigkeiten der Versorgung und merkwürdig „cool" wirken; andererseits fehlen oft emotional orientierende und sozial Halt gebende Strukturen im Angehörigensystem, lassen sich „leib-haftige" Vorerfahrungen mit Tod und Sterben nicht voraussetzen.

Das multiprofessionelle Team kann und wird Regulationskräfte mobilisieren, es ist jedoch auch besonderen Zerreißproben und Spaltungsenergien unterworfen. Auch jeder Begleitende selbst hat Kindheitserinnerungen an Verluste; diejenigen, denen er sich beruflich aussetzt, aktivieren seine eigenen Seelenschmerzen. Sich diesem Thema zu öffnen bedeutet also, sich auch in der persönlichen Verortung zu prüfen. Wenn wir achtsam mit dem eigenen wie dem Potenzial der uns Anvertrauten umgehen, werden wir in Bewegung bleiben und weiter dazulernen. Neugierig auf die idiosynkratischen (aus sich selbst heraus entstehenden) Lösungsansätze der Kinder zu sein hilft bei der Herausforderung, sich dem Leben zugewandt zu halten.

Das Geheimnis energetischer Systeme besteht darin, sich in der Krise stets neu auszubalancieren. Die Fähigkeit von Familien, sich dem Abschied zu stellen und einen Neuanfang zu wagen, gehört zu diesen Elementarkräften.

25.5 Zusammenfassung

Konzepte über das Leben und den Tod sind untrennbar miteinander verbunden.

Die Vorstellungsinhalte sind nicht angeboren, sondern werden erlernt und durch Erfahrung erweitert. Grundsätzlich entwickeln sich unsere Vorstellungen von dem Glauben an eine durch und durch beseelte Welt (Animismus) über erste konkrete Erlebnisse (naturalistisches Denken) zu einem abstrakten allgemeingültigen Wissen über Unumkehrbarkeit, Ursächlichkeit, Universalität und Unausweichlichkeit des Todes (intellektuelles Konstrukt). Wir benötigen diese einzelnen Erkenntnisschritte, um ein ausgereiftes Verständnis für unsere Sterblichkeit zu entwickeln. Die meisten Forscher sehen eine Reihenfolge, in der diese sog. Subsysteme erfasst werden.

Während in der frühen Kindheit der Tod als reversibler Zustand (änderbar) vergleichbar der Trennung oder dem Schlaf erscheint, ist im Grundschulalter Einsicht in den universellen biologischen Prozess (unausweichliche und endgültige Nicht-Funktionalität des Körpers) erreicht. Für die komplexeren Denkoperationen bezüglich der (krankheits-)verursachenden Faktoren und die Allgemeingültigkeit der Vergänglichkeit ist ein klares Wissen über biologische und physikalische Vorgänge im Körper notwendig. Doch nicht nur Kindern fällt das Begreifen schwer. Ein „Durchdenken" der eigenen Nicht-Existenz ist zwar als intellektuelles Gedankenspiel für uns Erwachsene möglich, aber nicht „einfühlbar" (es gibt keine seelische Repräsentation von Nicht-Sein). Auch das „voll ausgereifte Konstrukt" unterliegt im Zusammenhang mit einer existenziellen Verlusterfahrung großen Erschütterungen, die magisches Denken und Hoffen wiederbeleben und frühe Trennungs- und Verlustängste reaktualisieren.

Der Alltag für Kinder beinhaltet ein weitläufiges „Übungsplateau" im Abschiednehmen. Die skizzierten Bruchstellen in der kindlichen Biografie nähren von Geburt an erste Überlebenserfahrungen mit dem unwiederbringlichen Verlust eines symbiotischen Zustandes, mit existenziellem Trennungsschmerz, bereiten uns über viele Kinderjahre voller Auseinandersetzungen mit Unvollkommenheit, Verletzbarkeit und fortschreitendem Wandel auf die Endlichkeit als Lebens-Axiom des Menschlichen vor. Entwicklungsschritte sind nur möglich, weil Metamorphosen (Prozesse der Um-Ver-Wandlung) unser Leben in permanenter physischer wie psychischer Bewegung halten. Alle bereits erlittenen Verluste erzeugen einerseits natürlich „Vulnerabilitäten", andererseits aber bahnen sie auch flexiblen und kreativen Anpassungsstrategien den Weg.

Der Abschied von einer Bindungsperson begleitet uns lebenslänglich, die damit verbundenen Erfahrungen manifestieren sich immer wieder neu in Übergangs-

phasen und Schwellensituationen und werden jedes Mal auf verändertem Niveau der Integration zugeführt. Für seine Traueraufgabe braucht das Kind die Hilfe von schwingungsfähigen Erwachsenen. Erst wenn es sich ausreichend gesichert fühlt, kann es damit beginnen.

Der offene Blick auf die transgenerationalen Wunden und Ressourcen der Familie ebnet einem umfassenden Verständnis für die Bedürfnisse der Kinder und Jugendlichen den Weg.

Literatur

Brandstätter M, Fischinger E (2012) Angehörige in der Palliativversorgung. In: Fegg, Gramm, Pestinger (Hrsg) Psychologie und Palliative Care. Kohlhammer, Stuttgart

Duroux A (2006) Umgang mit belastenden Symptomen in der Palliativmedizin. In: Führer M, Duroux A, Domenicop Borasio G (Hrsg) Können Sie denn gar nichts mehr für mein Kind tun? Münchener Reihe Palliative Care. Kohlhammer, Stuttgart, S 118 ff

Fischinger E (2003) Von heilsamen Ritualen im Kontext der Trauer bei Kindern und Jugendlichen in Bauer-Mehren/Kopp-Breinlinger/Rechenberg-Winter (Hrsg) Kaleidoskop der Trauer. Roderer, Regensburg

Fischinger E (2012) Kinder als Patienten. In: Fegg, Gramm, Pestinger (Hrsg) Psychologie und Palliative Care. Kohlhammer, Stuttgart

Frank M (2002) Tabuthema Trauerarbeit. Don Bosco, München

Freud S (2000) Die Traumdeutung. Studienausgabe. Fischer, Frankfurt am Main

Goldbrunner H (1996) Trauer und Beziehung. Systemische und gesellschaftliche Dimensionen der Verarbeitung von Verlusterlebnissen. Matthias Grünewald, Mainz

Gruen A. Über Identität und Unmenschlichkeit (Vortrag)

Hagen M, Möller B (2013) Sterben und Tod im Familienleben. Hogrefe, Göttingen

Haustein L (2010) Tod eines Geschwisters. Books on Demand, Norderstedt

Holzschuh W (Hrsg) (2000) Geschwistertrauer. Pustet, Regensburg

Kachler R (2010) Hypnosystemische Trauerbegleitung. Carl-Auer, Heidelberg

Kachler R (2021) Kinder im Verlustschmerz begleiten. Klett-Cotta, Stuttgart

Klass D, Steffen EM (Hrsg) (2018) Continuing Bonds in Bereavement. New Directions for Research and Practice. London

Niethammer D (2008) Das sprachlose Kind. Schattauer, Stuttgart

Piumini R (2006) Eine Welt für Madurer. dtv, München

Reihenberg-Winter P, Fischinger E (2010) Kursbuch Systemische Trauerbegleitung. Vandenhoeck & Ruprecht, Göttingen

Romer G, Hagen M (2007) Kinder körperlich kranker Eltern. Hogrefe, Göttingen

Röseberg F, Müller M (Hrsg) (2014) Handbuch Kindertrauer. Vandenhoeck & Ruprecht, Göttingen

Stroebe MS & Schut H (1999) Das duale Prozessmodell der Trauerbewältigung: Begründung und Beschreibung. Death Studies 23:197–224

Worden JW (1996) Children and grief: when a parent dies. The Guilford Press, New York

Serviceteil

© Springer-Verlag GmbH Deutschland, ein Teil von Springer Nature 2023
S. Kränzle et al. (Hrsg.), *Palliative Care*, https://doi.org/10.1007/978-3-662-66043-0

Stichwortverzeichnis

A

B